U0232862

当代中医专科专病诊疗大系

推拿科疾病诊疗全书

主审 庞国明 房敏

主编 朱恪材 曾庆云 罗建 梅荣军 冷恩荣

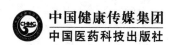

中国健康传媒集团

中国医药科技出版社

内 容 提 要

　　本书共分为基础篇、临床篇和附录三大部分，基础篇主要介绍了推拿科疾病的相关理论知识，临床篇详细介绍了常见推拿科疾病的中西医结合认识、诊治、预防调护、研究进展等内容，附录包括临床常用检查参考值、开设推拿专病专科应注意的问题。全书内容丰富，言简意赅，重点突出，具有极高的学术价值和实用价值，适合中医临床工作者学习阅读参考。

图书在版编目（CIP）数据

推拿科疾病诊疗全书 / 朱恪材等主编 . — 北京：中国医药科技出版社，2024.1
（当代中医专科专病诊疗大系）
ISBN 978-7-5214-4195-6

Ⅰ.①推… Ⅱ.①朱… Ⅲ.①按摩疗法（中医） Ⅳ.① R244.1

中国国家版本馆 CIP 数据核字（2023）第 200761 号

美术编辑　陈君杞
版式设计　也　在

出版　**中国健康传媒集团** | 中国医药科技出版社
地址　北京市海淀区文慧园北路甲 22 号
邮编　100082
电话　发行：010-62227427　邮购：010-62236938
网址　www.cmstp.com
规格　787 × 1092mm $\frac{1}{16}$
印张　31 $\frac{1}{4}$
字数　761 千字
版次　2024 年 1 月第 1 版
印次　2024 年 1 月第 1 次印刷
印刷　三河市万龙印装有限公司
经销　全国各地新华书店
书号　ISBN 978-7-5214-4195-6
定价　**256.00 元**

获取新书信息、投稿、
为图书纠错，请扫码
联系我们。

《当代中医专科专病诊疗大系》
编委会

1

朱恪材	朱章志	朱智德	乔树芳	任 文	刘 明
刘 洋	刘 辉	刘三权	刘仁毅	刘世恩	刘向哲
刘杏枝	刘佃温	刘建青	刘建航	刘树权	刘树林
刘洪宇	刘静生	刘静宇	闫金才	闫清海	闫惠霞
许凯霞	孙文正	孙文冰	孙永强	孙自学	孙英凯
纪春玲	严 振	苏广兴	李 军	李 扬	李 玲
李 洋	李 真	李 萍	李 超	李 婷	李 静
李 蔚	李 慧	李 鑫	李小荣	李少阶	李少源
李永平	李延萍	李华章	李全忠	李红哲	李红梅
李志强	李启荣	李昕蓉	李建平	李俊辰	李恒飞
李晓雷	李浩玮	李燕梅	杨 荣	杨 柳	杨 楠
杨克勤	连永红	肖 伟	吴 坚	吴人照	吴志德
吴启相	吴维炎	何庆勇	何春红	冷恩荣	沈 璐
宋剑涛	张 芳	张 侗	张 挺	张 健	张文富
张亚军	张国胜	张建伟	张春珍	张胜强	张闻东
张艳超	张振贤	张振鹏	张峻岭	张理涛	张琼瑶
张攀科	陆素琴	陈 白	陈 秋	陈太全	陈文一
陈世波	陈忠良	陈勇峰	邵丽黎	武 楠	范志刚
林 峰	林佳明	杭丹丹	卓 睿	卓进盛	易铁钢
罗 建	罗试计	和艳红	岳 林	周天寒	周冬梅
周海森	郑仁东	郑启仲	郑晓东	赵 琰	赵文霞
赵俊峰	赵海燕	胡天赤	胡汉楚	胡穗发	柳忠全
姜树民	姚 斐	秦蔚然	贾虎林	夏淑洁	党中勤
党毓起	徐 奎	徐 涛	徐林梧	徐雪芳	徐寅平
徐寒松	高 楠	高志卿	高言歌	高海兴	高铸烨
郭乃刚	郭子华	郭书文	郭世岳	郭光昕	郭欣璐
郭泉滢	唐红珍	谈太鹏	陶弘武	黄 菲	黄启勇
梅荣军	曹 奕	崔 云	崔 菲	梁 田	梁 超
寇绍杰	隆红艳	董昌武	韩文朝	韩建书	韩建涛
韩素萍	程 源	程艳彬	程常富	焦智民	储浩然

曾凡勇　曾庆云　温艳艳　谢卫平　谢宏赞　谢忠礼
靳胜利　雷　烨　雷　琳　鲍玉晓　蔡文绍　蔡圣朝
臧　鹏　翟玉民　翟纪功　滕明义　魏东华

编　　委（按姓氏笔画排序）

丁　蕾　丁立钧　于　秀　弓意涵　马　贞　马玉宏
马秀萍　马青侠　马茂芝　马绍恒　马晓冉　王　开
王　冰　王　宇　王　芳　王　丽　王　辰　王　明
王　凯　王　波　王　珏　王　科　王　哲　王　莹
王　桐　王　夏　王　娟　王　萍　王　康　王　琳
王　晶　王　强　王　稳　王　鑫　王上增　王卫国
王天磊　王玉芳　王立春　王兰柱　王圣治　王亚莉
王成荣　王伟莉　王红梅　王秀兰　王国定　王国桥
王国辉　王忠志　王育良　王泽峰　王建菊　王秋华
王彦伟　王洪海　王艳梅　王素利　王莉敏　王晓彤
王银姗　王清龙　王鸿燕　王琳樊　王瑞琪　王鹏飞
王慧玲　韦　溪　韦中阳　韦华春　毛书歌　孔丽丽
双振伟　甘陈菲　艾春满　石国令　石雪枫　卢　昭
卢利娟　卢桂玲　叶　钊　叶　林　田丽颖　田静峰
史文强　史跃杰　史新明　冉　靖　丘　平　付　瑜
付永祥　付保恩　付智刚　代立媛　代会容　代珍珍
代莉娜　白建乐　务孔彦　冯　俊　冯　跃　冯　超
冯丽娜　宁小琴　宁雪峰　司徒小新　皮莉芳　刑益涛
邢卫斌　邢承中　邢彦伟　毕宏生　吕　雁　吕水林
吕光霞　朱　保　朱文胜　朱盼龙　朱俊琛　任青松
华　刚　伊丽娜　刘　羽　刘　佳　刘　敏　刘　嵘
刘　颖　刘　熠　刘卫华　刘子尧　刘红灵　刘红亮
刘志平　刘志勇　刘志群　刘杏枝　刘作印　刘顶成
刘宗敏　刘春光　刘素云　刘晓彦　刘海立　刘海杰
刘继权　刘鹤岭　齐　珂　齐小玲　齐志南　闫　丽
闫慧青　关运祥　关慧玲　米宜静　江利敏　江铭倩

汤建光	汤艳丽	许　亦	许　蒙	许文迪	许静云
农小宝	农永栋	阮志华	孙　扶	孙　畅	孙成铭
孙会秀	孙治安	孙艳淑	孙继建	孙绪敏	孙善斌
杜　鹃	杜云波	杜欣冉	杜梦冉	杜跃亮	杜璐瑶
李　伟	李　柱	李　勇	李　铁	李　萌	李　梦
李　霄	李　馨	李丁蕾	李又耕	李义松	李云霞
李太政	李方旭	李玉晓	李正斌	李帅垒	李亚楠
李传印	李军武	李志恒	李志毅	李杨林	李丽花
李国霞	李钍华	李佳修	李佩芳	李金辉	李学军
李春禄	李茜羽	李晓辉	李晓静	李家云	李梦阁
李彩玲	李维云	李雯雯	李鹏超	李鹏辉	李满意
李增变	杨　丹	杨　兰	杨　洋	杨文学	杨旭光
杨旭凯	杨如鹏	杨红晓	杨沙丽	杨国防	杨明俊
杨荣源	杨科朋	杨俊红	杨济森	杨海燕	杨蕊冰
肖育志	肖耀军	吴　伟	吴平荣	吴进府	吴佐联
员富圆	邱　彤	何　苗	何光明	何慧敏	佘晓静
辛瑶瑶	汪　青	汪　梅	汪明强	沈　洁	宋震宇
张　丹	张　平	张　阳	张　苍	张　芳	张　征
张　挺	张　科	张　琼	张　锐	张大铮	张小朵
张小林	张义龙	张少明	张仁俊	张欠欠	张世林
张亚乐	张先茂	张向东	张军帅	张观刚	张克清
张林超	张国妮	张咏梅	张建立	张建福	张俊杰
张晓云	张雪梅	张富兵	张腾云	张新玲	张燕平
陆　萍	陈　娟	陈　密	陈子扬	陈丹丹	陈文莉
陈央娣	陈立民	陈永娜	陈成华	陈芹梅	陈宏灿
陈金红	陈海云	陈朝晖	陈强松	陈群英	邵玲玲
武　改	苗灵娟	范　宇	林　森	林子程	林佩芸
林学英	林学凯	尚东方	呼兴华	罗永华	罗贤亮
罗继红	罗瑞娟	周　双	周　全	周　丽	周　剑
周　涛	周　菲	周延良	周红霞	周克飞	周丽霞

周解放　岳彩生　庞　鑫　庞国胜　庞勇杰　郑　娟
郑　程　郑文静　郑雅方　单培鑫　孟　彦　赵　阳
赵　磊　赵子云　赵自娇　赵庆华　赵金岭　赵学军
赵晨露　胡　斌　胡永昭　胡欢欢　胡英华　胡家容
胡雪丽　胡筱娟　南凤尾　南秋爽　南晓红　侯浩强
侯静云　俞红五　闻海军　娄　静　娄英歌　宫慧萍
费爱华　姚卫锋　姚沛雨　姚爱春　秦　虹　秦立伟
秦孟甲　袁　玲　袁　峰　袁帅旗　聂振华　栗　申
贾林梦　贾爱华　夏明明　顾婉莹　钱　莹　徐艳芬
徐继国　徐鲁洲　徐道志　徐耀京　凌文津　高　云
高美军　高险峰　高嘉良　高韶晖　郭士岳　郭存霞
郭伟杰　郭红霞　郭佳裕　郭晓霞　唐桂军　桑艳红
接传红　黄　姗　黄　洋　黄亚丽　黄丽群　黄河银
黄学勇　黄俊铭　黄雪青　曹正喜　曹亚芳　曹秋平
龚长志　龚永明　崔伟峰　崔凯恒　崔建华　崔春晶
崔莉芳　康进忠　阎　亮　梁　伟　梁　勇　梁大全
梁亚林　梁增坤　彭　华　彭丽霞　彭贵军　葛立业
葛晓东　董　洁　董　赟　董世旭　董俊霞　董德保
蒋　靖　蒋小红　韩圣宾　韩红卫　韩丽华　韩柳春
覃　婕　景晓婧　嵇　朋　程　妍　程爱俊　程常福
曾永蕾　谢圣芳　靳东亮　路永坤　詹　杰　鲍陶陶
解红霞　窦连仁　蔡国锋　蔡慧卿　裴　晗　裴琛璐
廖永安　廖琼颖　樊立鹏　滕　涛　潘文斌　薛川松
魏　佳　魏　巍　魏昌林　瞿朝旭

编撰办公室主任　高　泉　王凯锋
编撰办公室副主任　王亚煌　庞　鑫　张　侗　黄　洋
编撰办公室成员　高言歌　李方旭　李丽花　许　亦　李　馨
　　　　　　　　　　李亚楠

5

《推拿科疾病诊疗全书》
编 委 会

坚持中医思维　彰显特色优势
提高临床疗效　服务人民健康

王　序

中医药学是中华民族的伟大创造，是中国古代科学的瑰宝，也是打开中华文明宝库的钥匙，为中华民族的繁衍生息作出了巨大贡献。党和政府历来高度重视中医药工作，特别是党的十八大以来，以习近平同志为核心的党中央把中医药工作摆在了更加突出的位置，中医药改革发展取得了显著成绩。2019 年 10 月 20 日发布的《中共中央 国务院关于促进中医药传承创新发展的意见》指出，传承创新发展中医是新时代中国特色社会主义事业的重要内容，是中华民族伟大复兴的大事，对于坚持中西医并重，打造中医药和西医药相互补充协调发展的中国特色卫生健康发展模式，发挥中医药原创优势、推动我国生命科学实现创新突破，弘扬中华优秀传统文化、增强民族自信和文化自信，促进文明互鉴和民心相通、推动构建人类命运共同体具有重要意义。

传承创新发展中医药，必须发挥中医药在维护和促进人民健康中的重要作用，彰显中医药在疾病治疗中的独特优势。中医专科专病建设是坚持中医原创思维，突出中医药特色优势，提高临床疗效的重要途径和组成部分。长期以来，国家中医药管理局高度重视和大力推动中医专科专病的建设，从制定中长期发展规划到重大项目、资金安排，都将中医专科专病建设作为重要任务和重点工作进行安排部署，并不断完善和健全管理制度与诊疗规范。经过中医药界广大专家学者和中医医务工作者长期不懈的努力，全国中医专科专病建设取得了显著的成就。

实践表明：专科专病建设是突出中医药特色优势，遵循中医药自身发展规律和前进方向的重要途径；是打造中医医院核心竞争力，实现育名医、建名科、塑名院之"三名"战略的必由之路；是提升临床疗效和诊疗水平的重要手段；是培养优秀中医临床人才，打造学科专科优秀团队的重要平台；是推动学术传承创新、提升科研能力水平、促进科技成果转化的重要途径；是各级中医医院、中西医结合医院提升社会效益和经济效益的有效举措。

事实证明：中医专科专病建设的学术发展、传承创新、经验总结和推广应用，对建设综合服务功能强、中医特色突出、专科优势明显的现代中医医院和中医专科医院，建设国家中医临床研究基地，创建国家和区域中医（专科）诊疗中心及中西医结合旗舰医院，提升基层中医药特色诊疗水平和综合服务能力等方面都发挥着不可替代的基础保障和重要支撑作用。

《中共中央 国务院关于促进中医药传承创新发展的意见》对彰显中医药在疾病治疗中的优势，加强中医优势专科专病建设作出了规划和部署，强调要做优做强骨伤、肛肠、儿科、皮科、妇科、针灸、推拿以及心脑血管病、肾病、周围血管病、糖尿病等专科专病，要求及时总结形成诊疗方案，巩固扩大优势，带动特色发展，并明确提出用3年左右时间，筛选50个中医治疗优势病种和100项适宜技术等任务要求。2022年3月国务院办公厅发布的《"十四五"中医药发展规划》也强调指出，要开展国家优势专科建设，以满足重大疑难疾病防治临床需求为导向，做优做强骨伤、肛肠、儿科、皮肤科、妇科、针灸、推拿及脾胃病、心脑血管病、肾病、肿瘤、周围血管病、糖尿病等中医优势专科专病。要制定完善并推广实施一批中医优势病种诊疗方案和临床路径，逐步提高重大疑难疾病诊疗能力和疗效水平。可以说《当代中医专科专病诊疗大系》（以下简称《大系》）的出版，是在促进中医药传承创新发展的新形势下应运而生，恰逢其时，也是贯彻落实党中央国务院决策部署的具体举措和生动实践。

《大系》是由享受国务院政府特殊津贴专家、全国第六批老中医药学术继承指导老师、全国名中医，第十三届和十四届全国人大代表庞国明教授发起，并组织全国中医药高等院校和相关的中医医疗、教学科研机构1000余名临床各科专家学者共同编著。全体编著者紧紧围绕国家中医药事业发展大局，根据国家和区域中医专科医疗中心建设、国家重点中医专科建设，以及省、市、县中医重点与特色专科建设的实际需要，坚持充分"彰显中医药在疾病治疗中的优势"，坚持"突出中医思维，彰显特色主线，立足临床实用，助提专科内涵，打造品牌专科集群"的编撰宗旨。《大系》共30个分册，由包括国医大师和院士在内的多位专家学者分别担任自己最擅长的专科专病诊疗全书的主审，为各分册指迷导津、把关定向。由包括全国名中医、岐黄学者在内的100多位各专科领域的学科专科带头人分别担任各分册主编。经过千余名专家学者异域同耕，历尽艰辛，寒暑不辍，五载春秋，终于成就了《大系》。《大系》的隆重出版不仅是中医特色专科专病建设的一大成果，也是中医药传承精华，守正创新进程中的一件大事，承前启后，继往开来，难能可贵，值得庆贺！

在2020年"全国两会"闭幕后，庞国明同志将《大系》的编写大纲、体例及《糖尿病诊疗全书》等书稿一并送我，并邀我写序。我不是这方面的专家，也未能尽览《大系》的全稿，但作为多年来推动中医专科专病建设的参与者和见证人，仅从大纲、体例、样稿及部分分册书稿内涵质量看，《大系》坚持了持续强化中医思维和中医专科专病特色优势的宗旨，突出了坚持提高临床疗效和诊疗水平及注重实践、实际、实用的原则。尽管我深知中医专科专病建设仍然不尽完善，做优做强专科专病依然任重道远。但我相信，《大系》的出版必将为推动我国的中医专科专病建设和进一步彰显中医药在疾病治疗中的独特优势，为充分发挥中医药在维护和促进人民健康中的重要作用，产生重大而深远的影响。

故乐以此为序。

国家中医药管理局原局长
第六届中华中医药学会会长 王明旭

2023年3月18日

陈 序

由我国优秀的中医学家、全国名中医庞国明教授等一批富有临床经验的中医药界专家们共同协力合作，以传承精华、守正创新为宗旨，以助力国家中医专科医学中心、专科医疗中心、专科区域诊疗中心、优势专科、重点专科、特色专科建设为目标，编撰并将出版的这套《当代中医专科专病诊疗大系》丛书（以下简称《大系》），是在 2000 年、2016 年由中国医药科技出版社出版《大系》第一版、第二版的基础上，以服务于当今中医专科专病建设、突出中医特色、强化中医思维、彰显中医专科优势为出发点和落脚点，对原书进行了修编补充、拾遗补阙、完善提升而成的，丛书名由第一版、第二版的《中国中西医专科专病临床大系》更名为《当代中医专科专病诊疗大系》。其内容涵盖了内科、外科、妇科、儿科、急诊、皮肤以及骨科、康复、针灸等 30 个学科门类，实属不易！

该丛书的特点，主要体现在学科门类较为齐全，紧密结合专科专病建设临床实际需求，融古贯今，承髓纳新，突出中医特色，既尊重传统，又与时俱进，吸收新进展、新理论和新经验，是一套理论联系实际、贴合临床需要，可供中医、中西医结合临床、教学、科研参考应用的一套很好的工具书，很是可贵，值得推荐。

今国明教授诚邀我在为《大系》第一版、第二版所写序言基础上，为新一版《大系》作序，我认为编著者诸君在中华中医药学会常务理事兼慢病分会主任委员、中国中医药研究促进会专科专病建设工作委员会会长庞国明教授的带领下，精诚团结、友好合作，艰苦努力多年，立足中医专科专病建设，服务于临床诊疗，很接地气，完成如此庞大巨著，实为不可多得，难能可贵，爱乐为之序。

中国科学院院士
国医大师 陈可冀

2023 年 9 月 1 日

王 序

传承创新发展中医药，是新时代中国特色社会主义事业的重要内容，《中共中央 国务院关于促进中医药传承创新发展的意见》明确指出"彰显中医药在疾病治疗中的优势，加强中医优势专科建设"。因此，对中医专科专病临床研究进行系统整理、加以提高，以窥全貌，就显得十分重要。

2000 年，以庞国明主任医师、林天东国医大师等共同担任总主编，组织全国 1000 余位临床专家编撰的《中国中西医专科专病临床大系》发行海内外，影响深远。二十年过去，国明主任医师再次牵头启动《大系》修编工程，以"传承精华，守正创新"为宗旨，以助力建设国家、省、市、县重点专科与特色专科为目标，丰富更新了大量内容和取得的成就，反映了中医专科研究与发展的进程，具有较强的时代性、实用性，并将书名易为《当代中医专科专病诊疗大系》，凡三十个分册，每册篇章结构，栏目设计令人耳目一新。

学无新，则无以远。这套书立意明确，就其为专科专病建设而言，无疑对全国中医、中西医结合之临床、教学、科研工作，具有重要的参考意义。编书难，编大型专著尤难，编著者们在繁忙的医疗、教学、科研工作之余，倾心打造的这部巨著必将功益杏林，更希望这部经过辛勤汗水浇灌的杏林之树（书）"融会新知绿荫蓬，今年总胜去年红"。中医之学路迢迢，莫负春光常追梦，当惜佳时再登高。

中国工程院院士
国医大师　王琦
北京中医药大学终身教授

2023 年 7 月 20 日于北京

打造中医品牌专科　带动医院跨越发展

——代前言

　　"工欲善其事，必先利其器。"同样，肩负着人民生命健康和健康中国建设重任的中医、中西医结合工作者，也必当首先要有善其事之利器，即过硬的诊疗技术和解除亿万民众病痛的真本领。《当代中医专科专病诊疗大系》丛书（以下简称《大系》），就是奉献给广大中医、中西医结合专科专病建设和临床诊疗工作者"利器"的载体。期望通过她的指迷导津、方向引领，把专科建设和临床诊疗效果推向一个更加崭新的阶段；期望通过向她的问道，把自己工作的专科专病科室，打造成享誉当地乃至国内外的品牌专科，实施品牌专科带动战略、促助医院跨越式发展，助力中医药事业振兴发展。

　　专科专病科室是相对于传统模式下的大内科、大外科等科室名称而言的。应当指出的是，专科专病科室亦不是当代人的发明，早在《周礼·天官冢宰》就有"凡邦之有疾病者……则使医分而治之"。"分而治之"就是让精于专科专病研究的医生去分别诊疗。因此，设有"食医""疾医""疡医"等专科医生，只不过是没把"专科专病"诊疗分得那么细和进行广泛宣传罢了。从历代医家著述和学术贡献看，亦可以说张仲景、华佗、叶天士等都是专科专病的诊疗大家。因仲景擅伤寒、叶天士擅温病、华佗擅"开颅术"等，后世与近代的医学家们更是以擅治某病而誉满华夏，如焦树德擅痹病、任继学擅脑病等。因此，诸多名医先贤大家们多是专科专病诊疗的行家里手。

　　那么，进入 21 世纪以来，为什么说加强中医专科专病建设的呼声一浪高过一浪呢？究其原由大致有四：

　　首先是振兴中医事业发展、突出中医特色优势的需要。20 世纪 80 年代以后的中医界提出振兴中医的口号，国家也制定了相应的政策，中医事业得到了快速发展。但需要做的事还有很多很多。通过专科专病建设，可以培育、造就一大批高水平的中医、中西医结合专业人才，突出中医特色，总结实用科学的临床经验，推动中医、中西医结合专科专病的深入研究，助力中医药事业振兴发展！

第二是促进中西医协同、开拓医疗新领域的需要。中医、西医、中西医结合是健康中国建设中的三支主要力量，尽管中西医结合在某些领域和某些课题的研究方面取得了一些重大成就和进展，但仍存在着较浅层次"人为"结合的现象，而深层次的基础医学、临床医学等有机结合方面还有大量工作要做。同时，由于现在一些医院因人、财、物等条件的限制，也很难全面开展中西医结合的研究和临床实践。而通过开展专科专病建设，从某些病的基础、临床、药物等系统研究着手，或许将成为开展中西医协同、中西医结合的突破口，逐步建立起基于实践、符合实际的中西医协同、中西医结合的诊疗新体系，以开拓中医、中西医结合临床、教学、科研工作的新领域，实现真正意义上的中西医协同、中西医结合。

第三是服务于健康中国建设和人民大众对中医优质医疗日益增长新要求的需要。随着经济社会的发展和现代科学技术的进步，传统的医疗模式已满足不了人民群众医疗保健的需要，广大民众更加渴望绿色的、自然的、科学的、高效的和经济便捷的传统中医药。因此，开展中医专科专病诊疗，可以引导病人的就医趋向，便于病人得到及时、精准、有效的诊治；专科专病科室的开设，易于积累临床经验、聚焦研究方向、多出研究成果，必将大大促进中医医疗、医药、器械研发的进程，加快满足人民群众对中医药日益增长的医疗保健需求的步伐。

第四是提高两个效益的需要。目前有不少中医、中西医结合医院，尤其是市、县（区）级中医院，在当代医疗市场的激烈竞争中显得"神疲乏力"、缺少建设与发展中的"精气神"，竞争不强的原因虽然是多方面的，但没有专科特色、没有品牌专科活力是其重要的原因之一。"办好一个专科，救活一家医院，带动跨越发展"，已被许许多多中医、中西医医院的实践所证实。可以说，没有品牌专科的医院，是不可能成为快速发展的医院，更不可能成为有特色医院的。加强专科专病建设的实践表明：通过办好专科专病科室，能够快速彰显医院的专业优势与特色优势；能够快速提高医院的知名度，形成品牌影响力；能够快速带动医院经济效益和社会效益的提升；能够快速带动和促进医院的跨越式发展。

有鉴于上述四点，《大系》丛书，应运而生、神采问世，冀以成为全国中医、中西医结合专科专病建设工作者的良师益友。

《大系》篇幅宏大，内容精博，内涵深邃，覆盖面广，共 30 个分册。每分册分基础篇、临床篇和附录三大部分。基础篇主要对该专科专病国内外研究现状、诊疗进展以及提高临床疗效的思路方法等进行了全面阐述；临床篇是每分册的核心，以病为纲，分列条目，每个病下设病因病机、临床诊断、鉴别诊断、临床治疗、预后转归、预防调护、专方选要、研究进展等栏目，辨证论治、理法方药一线贯穿，使中医专科专病的诊疗系统化、规范化、特色化；附录介绍临床常用检查参考值和专科建设的注意事项（数字资源），对读者临床诊疗具有重要参考价值。

《大系》新全详精，实用性强。参考国内外书籍、杂志等达十万余册，涉及方药数万种，名医论点有出处，方药选择有依据，多有临床验证和研究报告，详略有序，条理清晰，充分反映了当代中医、中西医结合专科专病的临床实践和研究成果概况，其中不乏知名专家的精辟论述、新创方药和作者的独到见解。为了保持其原貌，《大系》各分册中所收集的古方、验方等凡涉及国家规定的稀有禁用中药没有做删改，特请读者在实际使用时注意调换药物，改换替代药品，执行国家有关法规。

本《大系》业已告竣，她是国内 1000 余位专家、学者、编者辛苦劳动的成果和智慧的结晶。她的出版，必将对弘扬祖国中医药学，开展中医、中西医结合专科专病建设，深入开展中医、中西医结合之医疗、教学、科研起到积极的推动作用，并为中医药事业的传承精华、守正创新和人类的医疗卫生保健事业做出积极贡献。

鉴于该《大系》编著带有较强的系统性、艰巨性、广泛性以及编者的认知差别，书中难免存在一些问题，真诚希望读者朋友不吝赐教，以便修订再版。

庞国明

2023 年 7 月 20 日于北京

编写说明

推拿是中医学的重要组成部分，也是最具有鲜明中医特色的治疗技术之一，它不但以非药物的绿色治疗而被广大医务工作者所广泛应用，其简、便、廉、验的独特优势也深受广大人民群众的喜爱，不论在医疗机构，还是在民间都广受欢迎，数千年来生生不息，传承至今，为中华民族的健康做出了重大贡献。

本书基础篇阐述了推拿科常见疾病的国内外研究现状及治疗前景，推拿对人体生理病理的影响，以及推拿科诊断思路、手法应用规律，提高疗效的思路和方法等；临床篇以推拿科常见疾病诊疗为主线，以科为纲，以病统篇，系统地介绍了对内科、骨科、妇科、儿科疾病和保健的认识、推拿治疗、预防调护，特别有医家诊疗经验、专方选要、研究进展等栏目，使得本书能从多角度、多学科，全面立体对推拿科常见疾病的治疗有一个综合把握和了解，克服了以往推拿论著平面单一介绍的不足，使得内容更加丰满。本书附录有"临床常用检查参考值"便于读者查阅，还收录了"开设推拿科专病专科应注意的问题"（数字资源）。

本书由开封市中医院偕同成都中医药大学、山东中医药大学附属医院、河南中医药大学、安徽中医药大学和上海中医药大学等单位，积极合作，翻阅了大量的文献资料，参考了国内外研究动态，编著而成，在此表示感谢。

全书力求内容翔实新颖，深入浅出、通俗易懂，可供中西医临床医师和从事推拿诊疗研究的医务工作者参考，也适用于基层临床医务人员和保健推拿从业人员。

鉴于编者水平所限，书中难免存有缺点及不妥之处，敬请广大读者提出宝贵意见。

编委会
2023 年 6 月

目　录

基础篇

临床篇

数字资源

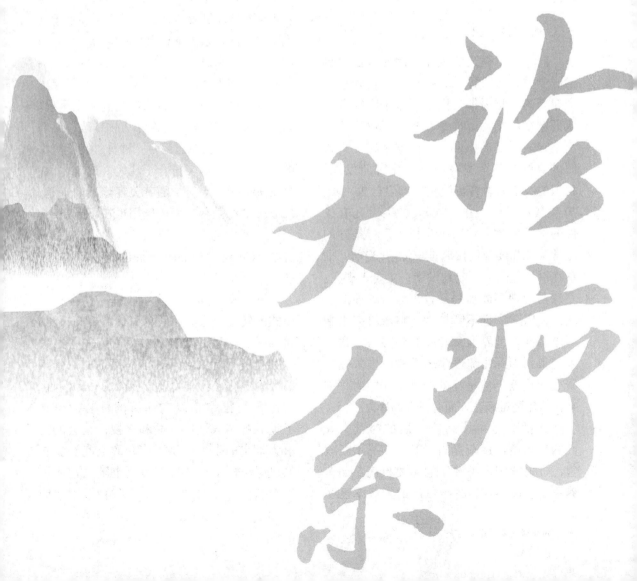

基础篇

第一章 国内外研究现状及前景

第一节 研究现状

传统中医推拿的历史源远流长，随着社会的不断发展，推拿在维护人类健康和防病治病方面的重要性越来越受到国际社会的普遍关注和重视。近年来，世界范围内不断掀起推拿学术研究热潮，推拿在全球，特别是在西方发达国家发展迅猛。了解和正确地把握推拿医学的发展状况以及今后的发展趋势，对推拿的发展以及推拿如何进一步走向世界具有十分重要的意义。

一、国内现状

世界医学模式的改变，促使人们对自然医学重新进行评估，推拿疗法进入了一个崭新的历史时期。由于国家按摩师资格认证制度的实施，推拿、按摩行业正从一个不被人看好的职业，变得越来越受到人们的重视，甚至正在向产业化方向发展。我国的医学与教育行政领导部门自20世纪70年代起，就不止一次地强调："凡有条件的医院要建立按摩推拿科，凡有条件的医学院校都要开设按摩推拿课。"当前，推拿在世界范围内不断地发展，主要表现在：立法与管理不断加强，教育与培训逐渐活跃，临床适应证不断扩大，临床研究水平不断提高。世界推拿发展的趋势是推拿越来越得到国际主流医学的重视。推拿临床研究的重点仍然是疗效的确定，同时，推拿在治疗疑难病证方面有很大的潜力。

21世纪是科技高速发展的时代。人们的生活条件逐渐提高，卫生状况不断改善，过去危害人类健康的主要疾病，如营养不良、传染病、寄生虫病的发病率已明显降低；但同时，由于现代社会讲究速度和效率，社会又处于转型期，人际关系复杂，脑力和体力活动的不均衡，使人们的躯体和精神经常处于一种紧张状态，故心身疾病的发病率呈现逐年上升趋势。另外，据有关资料表明，我国即将进入老龄社会，各种老年病的患病率正在不断上升。随着推拿按摩临床和科研的不断深入，许多心身疾病和老年病（如神经官能症、高血压、冠心病等）都逐渐成为推拿治疗的优势病种，临床上也取得了很好的疗效。推拿按摩将在这些病的治疗中发挥独到的作用。同时，随着社会经济不断发展，人们已不再满足于吃饱穿暖，而是追求更高水平的生命质量。因此，保健推拿以其不用药、无化学刺激、不扰乱体内阴阳气血及内环境平衡的自然疗法特点在人体康复方面越来越受到人们重视。而且，推拿按摩直接作用于人体体表，无创伤，整个推拿按摩过程是一种身心完全放松的状态，这正好又符合了现代人追求休闲、享受的需求。另外，随着美容热潮的兴起，推拿按摩在美容方面的应用也在不断拓展。因此，我们完全有理由相信，推拿按摩必将在21世纪人类的医疗保健和生活中扮演非常重要的角色。

近年来，随着生物－心理－社会科学模式的转变，人们保健意识日益提高，"预防为主、全民健身"已成为人们的普遍共识和自觉行为，寻求最佳祛病健身、延年益寿的方法，已成为现今社会的一种潮流。中医传统推拿正以它独特的优势，得到了世界各国人民的认同和重视，社会的需求为推拿的发展提供了广阔的空间和崭新的机遇，推拿疗法推广应用也随之进入了一个新的历史时期。目前，各种按摩保健中心正从大城市向中小城市甚至城镇地区发展，不仅规模越来越大，而且市场也在不断开拓，对促进人民健康起到了积极的作用。

目前全国中医院校大多设有推拿系或推拿专业，推拿教学普遍受到重视，全国县级以上中医院大多设有推拿科，在临床中发挥着重要的作用。在学术上，近20年来，先后出现了有关推拿的专著200余部，上至百万字的巨著，下至几万字的普及本、保健书籍，充分体现了各推拿流派的特色，呈现出"百家争鸣，百花齐放"的学术气氛，这说明推拿是当前最活跃、最具生气的学科之一，21世纪的推拿学科将有一个长足的飞跃。

二、国外现状

传统推拿传到国外已有上千年的历史，随着社会的不断发展，传统中医推拿在维护人类健康和防病治病方面的重要性越来越受到国际社会的普遍关注和重视。近年来，推拿在世界范围内特别是在西方发达国家发展迅速，全球接受包括推拿在内的CAM（补充和替代医学）治疗的人数迅速增长。

中医推拿早期传入日本、美国、泰国、法国等地，并融合当地医学特色形成了特殊的日式、美式、泰式、法式等推拿，以中医基础理论为指导的中医推拿对各式推拿有深远影响。目前美国许多州和华盛顿特区已立法承认推拿，准予办理执照或注册登记。中医推拿还在墨西哥、巴哈马、巴西、哥伦比亚部分省、阿根廷等国获得合法地位，被古巴纳入国家医疗保健体系中。德国的推拿治疗医疗费用，可由国家医疗保险公司或私人医疗保险公司部分支付。瑞士联邦政府承认推拿在瑞士的合法性，并从1999年起从医疗保险费中报销。英国政府早在2004年就成立了英国中医管理委员会，并积极地促进推拿和传统医药的立法工作。在欧洲其他国家，如奥地利、意大利、荷兰、丹麦、比利时、俄罗斯，推拿已获得官方的认可；西班牙、芬兰、葡萄牙、希腊、阿尔巴尼亚等国，对推拿多采取观望或默许的态度。2000年澳大利亚维多利亚省实现了中医合法化。在亚洲，推拿已在泰国、新加坡、印度尼西亚、韩国取得合法地位。我们相信，伴随推拿疗法的推广，将会有越来越多的国家和人民接受推拿、信任推拿，给推拿立足国内走向世界提供一个广大的舞台。

三、现状分析

近10余年来，全国按摩推拿专业队伍快速壮大，但在繁荣的表象下，也隐藏着诸多令人担忧的问题。其中包括：与社会上按摩保健业发展速度相比，医院推拿科的建设相对迟缓；推拿按摩职业教育与时代要求尚有一定差距；社会按摩保健中心的发展有待规范等。其中比较突出的问题是推拿队伍素质不高，不少自称推拿按摩的医生却不明推拿治病原理，手法轻率粗鲁，缺少基本功力；在按摩推拿教学上的问题上则是不注重专业自身的特点，无论在人才选择与课程设计上缺乏合理性，教学质量难以保证。各级医疗主管部门应当深刻认识到推拿保健在未来社会中的地位，更加重视医院推拿科的建设（特别是中医医院），尤其是硬件设施的建设，使其适应社会需求，跟上时代步伐；另外，要加强推拿科从业人员多种形式的培训，增强服务意识，充分发挥医院的人力及医疗资源优势（这是社会推拿保健中心所不具备的），使医院推拿真正成为推拿按摩业健康发展的主导力量和保持其纯洁性的坚定捍卫者。

推拿学科在各医疗学科中所处地位各有不同，从全国三级综合医院来看，单独成立推拿科的医院较少，多数医院基本上把推拿科纳入康复医学科或推拿科等管理范畴，作为传统治疗的一个科室，单独有病房的推拿科几乎没有。但是在三级甲等中医院中大部分推拿科有病房，有极少部分医院推拿科为国家、省级重点学科，医院比较重视。二级中医院成立推拿科病房的少之又少，往往放在针灸病房或康复科病房，从事推拿工作人员也不多。在大多数医疗单位推拿学科地位低下是不争的事实，各级推拿学会均隶属于中医药学会，为二级学会。推拿学科的人员构成，从各级医院的推拿医生，到各中医院校的推拿教师，他们的学历和职称，较其他学科从业人员，普遍偏低。而同为中医外治疗法的针灸疗法，其地位远在推拿之上。推拿行业的门槛较低，已严重影响推拿学科的发展。

推拿教育应适应时代要求不断进行改革。首先要改变以培养传统医生为主的思想，时代要求以人为本，需要能为人的健康提供全方位服务的综合人才。为适应医学模式转变的需要，推拿按摩职业教育的课程设置中应增加相应课程，如医学心理学、社会医学等。为适应对外交流的需要还应加强外语教育。此外适当开展公共关系学及社交礼仪等教育，将有助于提高推拿师的综合素质，使其能尽快适应工作。成立全国统一的按摩师协会，宣传正规按摩，抵制非正规按摩，维护按摩师利益，树立按摩师良好形象，不断规范和整顿整个按摩业使其健康发展。

第二节　问题与对策

一、推拿发展问题

随着中医药在越来越多的国家和地区迅速普及，其巨大的医疗价值和市场潜力日益显现，中医药规范化的国际呼声和需求日益高涨。规范化、标准化是科学研究的基础，也是一门学科成熟度的标志。世界卫生组织、美国国立补充与替代医学中心，日韩及欧洲一些国家纷纷开展了中医药规范的相关研究。在当前知识经济时代的背景之下，中医药在激烈的国际竞争中面临着新的机遇和挑战，规范化战略已成为中医发展的战略之一，中医药教育规范化首当其冲。

（一）人才培养问题

对目前就业情况分析以及对招聘单位的调查发现，推拿本科毕业生普遍存在手法操作能力差，对推拿学科的常见病认识不够深入，实战能力差的情况。其不足主要体现在如下几个方面：第一：针对学生体能锻炼及功法训练较少，使得毕业生基础素质薄弱。第二：推拿手法实训课程未受到重视，操作实训课时少。推拿手法是推拿学的基础与灵魂，注重实践，只有多练手法与四诊检查，才能"机触于外，巧生于内，法从手出，手随心转"。第三，推拿课程中，推拿临床常见病的课程比重少，而现在临床上很少见或者已经很少用推拿治疗的疾病仍然占有一定的篇幅，使得需要重点讲解的病种课时被压缩，无法讲透彻。总之，推拿课程的设置不当是造成上述问题的重要因素。

1. 推拿人才教学问题

目前推拿不论是在课堂与临床教学的呼应方面，还是在临床教学的培养方法及考核等方面都存在着一定的问题，无法适应学科发展的需要。

（1）课时不足，临床实习量不够，现存的课堂学习长期以来一直维持在70多学时，而临床实习时间仅为1个月，现有《推拿学》教材精练概括，由于课堂教学时间有限，深入细致地教与学都存在着一定的困难。

（2）课堂与临床学习处于脱节状态，《手法学》《治疗学》的教学分别进行。学生们在课堂学习过程中，瞻前顾后，很难形成一个有机整体，在课堂对手法的学习及演练就不可能贯穿始终。因此，临床实习时在手法学上基本是从头再来，进而影响了常见病诊断、治疗等其他实习内容。由于上述原因，在临床教学方面很难选择重点，更难以找出行之有效的培养方法，也就谈不上制定客观、量化的考核标准。

2. 推拿人才素质问题

（1）基础知识不扎实　主要表现为人体解剖知识不扎实。对肌肉组织的分层、走向、主要功能，以及周围神经卡压等情况概念模糊。因此治疗时往往缺乏针对性，存在"一把抓"现象。如肩痛，只认为是肩周炎，忽视了肩胛上神经卡压、冈上肌肌腱炎等情况。造成了医生较累，患者较痛、疗程较长，甚至无效的结果。有的对脊柱的结构、疾病椎管外或椎管内的属性掌握不好，该扳的不扳，不该扳的则予扳动。这就不是疗效好与不好的问题，而是存在严重的事故苗头。

（2）诊断意识模糊　施行推拿治疗之前，治疗师应对疾病有明确的诊断。而诊断意识模糊是较为突出的问题。临床科室的诊断、影像学的诊断大多会成为推拿师的诊断。影像学知识的欠缺也是这一问题的另一种表现。有些治疗医师看不懂CT、MRI等影像学检查，于是只看最后的结果。这种依赖型的诊断一旦有误，必然会造成失治，甚至造成不良后果。不少推拿师不善于将临床表现、检查所见、影像学检查结果三者结合起来，进行综合分析。常被忽视的是一些既简单又必要的临床检查，不重视第一手资料的采集，必然影响诊断结果。

（3）手法不熟练　部分治疗师对推拿的基本手法不能熟练运用，不能按持久、有力、均匀、柔和的基本要求进行治疗。轻者不达病所，重者患者难以接受。颈椎扳动具有危险性，应严格掌握适应证，且对手法有严格的要求。而个别治疗医师对此不甚明了，盲目扳动较多。更有甚者，每次扳动都要听到关节弹响，这是十分危险的，应予重视。

上述几个问题是否以偏概全，仅供探讨，但就存在的问题而言，应引起重视。加强推拿按摩人才的培养，应该选择基础知识扎实，热心此项事业者重点培养。作为一名推拿师，应重视基础知识、影像学知识、诊断技能、手法实施知识的学习和训练，如此才能做到得心应手。正如《医宗金鉴》所说："知其体相，识其部位，一旦临症，机触于外，巧生于内，手随心转，法从手出。"

（二）科室建设问题

推拿科在很多综合性大医院和多半是辅助小科室，甚至一些西医医院中根本就未开设推拿科，即使在中医院，推拿科的地位也不高，但是在三级甲等中医院中，大部分推拿学科有病房，有极少数医院的推拿学科为国家、省级重点学科，医院是比较重视的。二级中医院成立推拿科病房的少之又少，从事推拿工作人员也不多，科研课题更是谈不上。从各级医院的推拿医生，到各中医院校的推拿教师，他们的学历和职称，较其他学科从业人员，普遍偏低，而同为中医外治疗法的针灸学科，其地位远在推拿之上。

二、推拿发展的对策

（一）人才培养对策

1. 优化实验室教学硬件

（1）扩大实验室规模，改善实训教学环境　扩大实验室规模，为学生训练提供良好的环境；要在每一间实验室都配备各种各样的人体模型、挂图、针推器具，为学生训练提供良好的氛围。

（2）细化实验室分工，增强实验室功能　用于推拿实训的教学实验室应包括：徒手练功室，是基本功和功法训练场所；器械练功室，是体能训练的场所；手法训练室，是推拿基本手法和推拿人体操作的训练场所；手法测定室，通过推拿手法测定仪，从客观上测定学生推拿手法，便于学生参照教师的手法训练的场所；体质测定室，是学生体质测评的场所；现代仪器展示室，里面陈列各种现代化的推拿科理疗仪器以及和推拿相关的发明创造供学生参观和学习；模拟诊疗室，便于真实地模拟诊疗场景和临床真实病例示教。

（3）引进现代化仪器设备，启发学生创新意识　引进现代化仪器设备，首先要让学生学会使用这些仪器，其次要求学生掌握这些仪器的作用机制，此外，还要通过这些仪器设备，启发和培养学生的创新意识。让他们通过这些现代化成果来体会发明者的科技创新思路，取其精髓，举一反三。

（4）多媒体辅助实训教学，提高教学效果　多媒体教学由于形象、生动、直观、可视、可听，图文并茂，信息量大，非常适合于推拿的实训教学。首先，多媒体大大增加课堂知识容量；其次，其生动活泼的表现力，可以让学生对知识点一目了然。尤其在示教中遇到比较抽象的知识点时，单凭老师的讲解，学生无法真正地理解，这时候多媒体教学能收到奇特的效果。例如在讲到"一指禅"手法时，学生对"沉肩、垂肘、悬腕、指实、掌虚"的推拿要点难以真正理解，手法操作不到位，容易影响一指禅手法的学习效果。应用多媒体教学就可以清楚地用动画显示每一个要点，用力的方向、力度、深度等。再次，避免

了学生挤成一团争看老师的示范，有了多媒体示教，在学生练习的时候，指导教师便能巡视并纠正学生的错误动作，指导教师的作用得到充分发挥。

2. 改革实训教学模式

（1）加强体能训练　包括集体训练和专项训练，集体训练是指推拿专业的学生，从大一开始就由专业教练带领他们每天集体晨练，内容包括少林内功、易筋经等。专项训练是指根据学生体能情况不同，指导他们使用不同的健身器材（如握力计、哑铃、背力计、健身架等），做一些有针对性的训练，提高肌肉力量，并定期做体能测试，为后期的推拿学习打基础。

（2）分阶段技能训练和考核　为了让每个学生的手法技能都过关，可采用阶段式技能训练和考核法。第一阶段是姿势和手法的训练，学生主要在米袋上练习，人手一个米袋，按要求操作，教师巡回指导并纠正。第一阶段考核合格的学生可进入第二阶段。第二阶段即在推拿手法测定仪上练习，此阶段可以将学生的手法以三条正弦曲线客观地表现在电脑上，通过与教师的相对标准的手法做比较，反映出学生手法的不足之处，以便及时纠正。考核合格便可进入第三阶段——人体操作，两人一组，相互模拟医生和患者进行练习。

（3）临床模拟诊疗训练　学生的基本手法技能达标后，就要进行临床思辨能力和综合能力训练。在模拟诊疗室，由教师指导，以标准化患者为对象，模拟场景训练，进行病史采集、辨证立法、模拟治疗。教师认定合格者，有资格进实训基地，在教师的指导下，为前来就诊的全校师生员工进行初步诊疗。实践证明，这种通过模拟、仿真和真实的诊疗活动，更有利于提高学生临床实践能力。

（4）开展模拟治疗教学，提高操作常规技能　按摩推拿学是一门实践性很强的

学科，与内科系列学科不同的是当医生拟定治疗方案后，必须依靠治疗操作的实施才能达到预想目的。手法治疗过程犹如中药处方，同样是君、臣、佐、使需要各种手法的相互配合得当，比如治疗软组织损伤一般经过疏经、松筋、正骨、扶正等几个阶段，要使手法间相得益彰，减少可能引起的不良反应，治疗内科疾病也须经阴阳虚实辨证而确立治疗原则、操作步骤，达到补虚泻实，调和阴阳。由此可见，一个完善的推拿治疗方案不仅是一招一式，而是多种手法有机相合的结果，这就提示了在治疗过程中，以何种手法为先，何种手法为后，何种手法为主，何种手法为辅，必须心中有数，做到手法与手法之间要有联系，变换自然，基础手法与肢体被动运动的结合要合理，为此，要尽可能结合临床治疗的一般操作常规，分部位和分病种进行练习，也即是模拟治疗教学。模拟治疗教学可以安排在推拿手法练习后期进行。利用大教室，根据班级学生实际数，制备相应数目的诊疗床和座凳，学生每2人一组，轮流担当医生与患者，做操作常规练习，这无疑加强了学生的临床实践能力。

（5）建立评价体系　以专业能力为指标的评价体系建立和实行以专业能力为指标的评价体系。将推拿课程的期末考试分为笔试与临床技能考试两部分，两部分必须都合格才算合格。技能操作考试采用抽签的形式，随机抽取一个病案，要求学生分析此病案的病因病机，做出中医诊断、证型分析，并针对该病案设计推拿治疗方案，并在模拟患者身上进行实际操作治疗，教师根据临床技能考试评分标准予以成绩评定。

3.加大实验室开放力度

（1）与教学相关的课内开放　由于实训课时有限，要保证实训方案的实施，建立开放实验室势在必行。本院主要采取强制性开放和自主性开放相结合的模式。对于阶段技能考核未合格的学生，强制其参与开放实验室，在老师的指导下进行有针对性的训练，直到技能考核合格为止。

（2）以大学生实训基地为主的课外开放训练　建立以推拿为主的大学生实训基地，为师生和群众提供义务诊疗服务，在教师及临床医生的指导下，学生全权负责接待、病史采集、初步诊断、制定处方和治疗方案。课外时间全部开放，由带教的老师轮流值班。基地由大学生自主管理、自主运行，使之成为着眼于大学生技能训练和综合素质培养的大型实训基地，为大学生创造一个沟通课堂学习和临床实践的平台，更好地推进医学生临床教育，提高大学生的临床诊疗技能，锻炼临床思维能力，促进学生及早参与临床、体验临床、了解临床，为将来进入临床做准备。学生实践能力是衡量推拿教学质量的一个主要标志，作为高校教师，更有责任培养博学多才、医术高超的杏林新学。

4.调整专业课设置

推拿专业本科办学须根据社会需求，把人才培养的目标分为三个层面：第一，在具备全面的医学基础知识，了解各科疾病的基础上，掌握娴熟的推拿手法，具备一定的手法操作功力，能够满足预防保健推拿的人才需求；第二，在此基础上，进一步掌握一定的康复知识，掌握以推拿为主的辅助康复治疗手法，如推拿、中药、理疗等方法，对内科、神经科、骨科相关疾病进行康复治疗，以适应康复推拿的人才需求；第三，进一步对推拿治疗效果最好的常见骨伤科疾病如颈椎病、腰椎间盘突出症、肩周炎等，重点掌握其解剖、生理、病理、诊断、鉴别诊断、综合治疗等知识，能处理临床常见的急重症，能胜任推拿临床治疗工作。五年制推拿专业本科教学培养的推拿人才最基本能力是掌握娴熟的推拿操作并具备一定的手法功力；在临床治疗岗位上，还需要对推拿治疗最为有效的疾病在基础理论、综合治疗方面都要深入了解，仅仅一般性的了解是远远不够的。因此，有必要对目前的推拿办学思路进行改革，首先应该针对以上不足对目前的推拿学课程做出调整。第一，增加实训课时的比例，通过加强推拿功法训练提高学生身体素质，重视训练学生的手法技巧及手法功力、渗透力以提高推拿手法的效果。第二，压缩一些推拿治疗学课程中非临床常见病的课时，增加推拿临床常见病（颈椎病、腰椎病等）的课程比例，重点讲解这些疾病的基础知识（如解剖、生理、病理、医技检查等），为诊断、鉴别诊断、制定治疗方案提供基础，从而提高学生的临床思维能力，为自主学习、终身学习打下基础。另外，目前社会对推拿人才三个层面的需求。首先，对基础性的预防保健推拿人才，应通过功法练习而增强手法体能，从而使手法更娴熟，且具备一定的功力，增强实践动手能力。其次，对于推拿康复医师人才，在实训课程中增加 SET（悬吊运动法）、MCU（颈椎功能检测系统）等新内容介绍，使学生对主动功能的新动向、新设施及主动、被动康复的概念更清晰。最后，对于较高要求的推拿临床医生人才，应在课程中增加 MCU、SEMG（表面肌电）等新技术检测分析的内容，增加学生对疾病疗效评价的最新认识，提高学生对探索更深层次知识的兴趣。例如社会对推拿本科毕业生有临床治疗、康复推拿、预防保健推拿三个方面的人才需求，其中临床治疗方面的人才需求相对最少，临床康复推拿次之，预防保健推拿最大。针对这种现状与趋势，本科针灸推拿专业的教学应在课程设置与教学重心方面做出调整，以加强本科毕业生的实际操作能力，强化推拿常见病的学习，使学生具备更强的职业竞争能力与再学习能力，力争达到教育与社会需求的和谐统一。

（二）科室管理对策

从现代管理角度谈推拿科的管理方法主要从人力资源的管理、科室文化建设、团队精神激励机制、个性化服务、成本管理、品牌效应、科研合作等方面讨论提高推拿科管理效率的方法，通过对科室自身存在问题的分析，有目的地加强在以上这些方面的管理，促进推拿科的发展，提高在医疗市场中的竞争力。

1. 内部流程管理

（1）人力资源 人才是科室发展的关键。其实，任何的改革计划都是死的，唯有通过工作人员才能把它激活，所以只有空前地关注、培训和发展人力资源，科室才能稳健地快步发展。人力资源的管理，可从以下五点着手。

① 医师素质的培养：品行良好的工作人员能给科室带来较佳的工作氛围。科室应该制定定期的讲座及讨论会，建立自己的文化氛围，并通过它来影响员工的素质。让员工接纳并自觉地遵从科室文化。这也许会有困难，但很重要，当每个人都积极倡导科室文化时，这种精神的力量就是一种不可低估的凝聚力。对于那些不能融入科室文化的员工，应坚决考虑调整到与他的品性相适合的部门工作。

② 能力和业绩的评价建立：用完全真实而有意义的能力测试和业绩的评价体系，定期对人力资源进行评价，让每个人都能清晰地知道自己的能力与业绩；对不足之处，提出新的培训计划和努力方向；在推拿科，有的医生对治疗卒中有特长，而有的医生又对治疗颈椎腰椎病有造诣，因此，可根据个人的特长制定不同的培训及发展规划。让合适的人做适合他的工作，以提高整个科室的战斗力。

③有效的进修发展计划：科室首先要有自己整体的发展规划，在实施这一规划的过程时，必定需要配合人才的培训进修计划，进行有效的进修学习，制定诸如讲座、讨论会、培训计划、定期的实践经验交流会等连续的发展计划。因为人和工作的相匹配，工作就会变得有趣和刺激，每个人就都能在这个科室中得到学习和成长的机会。例如，若科室准备在推拿治疗妇科疾病方面有所突破，可以根据评价体系的结果，把在对这方面有特长的医生送出去进行更深入的进修和培训。另一方面，推拿学科的优势病种主要是脊柱相关性疾病，患者大多是中老年的患者，离不开骨科、内科临床诊疗的基本原则和方法，推拿科医师必须到骨科、神经内科、心血管内科、中医科、放射科等科室进行轮转培训和医学人文培训，经过这样培训，推拿医师的知识面广，理论和技能扎实，诊断水平和服务技巧高，可以大大推进推拿学科的发展。

④成功的关注：科室的发展离不开人才，所以必须把每个医生的发展都当作是科室发展的战略之一和努力的方向。关注每一个医生的发展，才能提高科室持续发展的生命力。

⑤树立明星人才：通过真实的业绩评价，树立明星人才，并给予相应的培养方向和激励政策，让他们有成就感，并不断拓宽他们的工作范围，如负责科室的新业务的发展等。这样的明星能带动整个科室积极向上的工作氛围。

（2）科室文化　科室需要建立一个正直的文化氛围，如坦诚、诚实、透明、公正、严守规章制度，严守医疗规程等等，并让每一个人在科室都遵循这样的规则及文化氛围。这样做可以形成科室的一种精神凝聚力，经过这种文化锤炼的团体是优秀而且坚不可摧的。

（3）团队精神　在医学界里，团队合作精神的体现尤为重要。当科室的每一个人对科室的文化都认同，都有共同的价值观的时候，便形成了严格的思考习惯和纪律，那么整个科室的反应是快速而凝聚的；齐心协力地工作，会让科室创造奇迹和非凡的业绩。例如在推拿科，对卒中患者的康复治疗，需要的是医生、护士、康复师、心理医生高度统一的思考及努力，建立共同的治疗目标以及相互的协同治疗，才能使卒中患者得到最好的康复；而科室得到的是经济和社会效益的双丰收。

（4）激励机制　公平和有效的激励机制对科室的发展极其重要。医院尤其要重视经济效益，没有经济基础，其他无从谈起。通过科室建设使业务量翻番，劳务费增长，员工积极性会增加，更重要的是员工感觉在医院的地位增高，有一种自豪感，也使医院重视本科室发展。正确的评价体系与报酬相称，能推动科室的经济效益。这个不该是硬性要求完成的经济指标，而应该是如何去超越过去的业绩，如何去战胜竞争对手。重视和奖励那些有想法的人，积聚勇气和热情，把完成目标式的方法，改造成充满了开拓精神的发展规划方式，并与外界进行业绩对比，评价自己的成绩，从而制定出最人性化和最有成效的激励机制。

（5）个性服务　服务的理念必须是让患者和家属满意，要好到患者与你不自觉地保持黏性。主要的方法就是满足和超越患者的期望。不仅要在医疗技术的水平、细节的关注等方面做好，还要体现出个性化的服务。比如，在推拿科，对一些消费能力较高的患者，可以提供一次性的床单、针灸针，私人的空间，专人的服务等，这样可以创造更好的经济和社会效益。推拿科对患者也要进行治疗前评定，评定后确定治疗目标和措施，根据个体情况再进行个体化方案设计，在治疗一个疗程后再进行评定，以确定是否继续进行治疗或结束治疗，这既是对医生治疗行为和患者的治疗效果的一种管理，也是医保部门对医院付费的一种管理，同样彰显了科室的个性化服务。

（6）成本管理　可以通过财务的核算和分析，找出高成本的原因及规避的方案，从而降低成本。其实就是对如何展开竞争的问题做出清晰的选择，要考虑尽量在控制成本的同时创造出与众不同的医疗优势和服务，把精力放在创新、技术、内部流程、附加服务等任何能使你与众不同的因素上。

2. 品牌科室

必须有具有竞争力的品牌，这一品牌的建立能使科室成为推拿行业或当地区的领导者。简单地说，在推拿科，医生疗效优势是在卒中还是在颈椎腰椎疾病或者其他方面，要能找到一个能获得持续竞争优势的品牌，把精力放在此项目，将每个细节做到完美。争取能做到这一疾病领域中最高的技术品牌、这一疾病领域中的优秀人才的发源地、这一疾病领域中的最好声誉。

3. 科研

通过科研提炼治疗疾病的方法，深层次的挖掘可持续并能更新的技术，获得对下一品牌的强有力的支持，并不断有新的科研成果为后续的技术品牌做准备。

4. 合作

关注推拿领域及相关医疗领域的发展最新状况及程度，加强对外合作，相互促进发展。推拿学科与西医学之解剖学、生理学以及现代生物力学结合较之中医其他学科更为最紧密，要借助各学科所构筑的平台才能发展得更高更远，要借助技术的创新使推拿学科的发展更有生命力。

第三节　前景与思考

一、推拿发展前景

（一）整体发展前景

中医推拿历史悠久，从萌芽至今至少经历两千多年的演变和发展，汉朝有对推拿手法的记载，唐代设有按摩博士的职位。不可否认，推拿学科一直未建立完善的理论体系，其思想和要点多散在于各种医著论述中。近几十年是中医推拿理论发展的黄金时段，如何推进推拿学科走向现代化发展的快速通道是业内专家关注的焦点。

推拿学科是中医瑰宝的重要组成部分，如何让推拿学科更好地适应现代化快速发展的医疗环境，是业内人士不断探索和关注的重点。随着社会经济发展和生活环境的改变，人们对医疗、临床、养生等提出更高要求，这是由传统型社会向现代社会发展的复杂过程；中医理论要发扬和推广，要适应现代科技和西医学冲击，有机结合西医学模式和中医学理论，是推拿事业发展的必经之路，中医要从自身优势出发，从宏观、整体去面对疾病、面对患者，开展现代科学实验和研究，激活中医传统文化力量。推拿作为中医传统文化的重要组成部分，在经受现代文化冲击和考验同时，也在前进中探索。

推拿学科和针灸、气功、中医药治疗方法类似，临床适应证覆盖面广，治疗效果显著。推拿学科在于医生的手法，通过熟练手法对患者经络系统加以刺激，产生相应疗效。推拿学科正向两个方向发展，一是偏向于传统中医体系，主要推崇对经典理论和完善，以及显著临床疗效，突出推拿学科中医特色，特别在内外妇儿等学科，其理论和实践应用较为广泛；二是偏向于西医学模式，主要是通过科研和学术作为铺垫，应用病理、生理和各临床学科作为基础，力求推拿的科学性和客观性，此类模式在骨伤科较为常见。推拿学科发展和推广的前提是临床疗效，若失去临床就失去价值。对于优势病种，如腰椎间盘突出、颈椎病、腰腿痛、关节炎、肩周炎等病证应当坚守阵地，同时需要应用现代化科学解剖、生理、病理对推拿机制深入研究，构建推拿理论和体系，使学科向生物－社会－心理医学模式不断发展，把推拿疗效推广到临床各科，扩大推拿手法临床施治范围。加快自身发展，把临床疗效运用到各种疾病预防和治疗中，更好地推动推拿学科发展，为中医推拿带来更多机会。不断推进现代化科研对于推拿手法、推拿穴位的研究，进一步了解手法在人体固定位置产生疗效的机制，明确物理效能、生物效能、化学效能、心理效能状况，更好地解释和发展推拿特色。由上可见，传统推拿并没有驻足不前，现代化医学模式也没有抛弃，应当更紧密地有机结合传统理论和现代化医学，推动学科走向现代发展的快车道。

（二）社会对推拿人才的需求前景

随着社会人才需求结构的改变与高校扩招带来的毕业生数目的增加，目前中医院校推拿专业毕业生就业日趋困难，就业形势日益严峻，尤其在推拿方面表现突出。同时，社会用人单位岗位空缺的现象却也不时发生。究其原因，在于目前推拿人才培养和社会需求存在脱节。目前推拿人才培养主要体现以下特点。

（1）推拿临床医师人才需求 主要需求单位为各级医院的推拿科、相关专病专科或综合性医院的中医科。此类人才需求相对较少，主要是要开展临床诊疗工作，运用推拿为主要手段，治疗以颈肩腰腿痛及关节活动障碍为主的疾病。一般要求应聘者具有扎实的全科医学基础知识，能运用推拿疗法为主，结合推拿、理疗、中药内服外用等方法治疗疾病；特别对伤科常见病发病的基础知识和以推拿为主的保守治疗手段能重点掌握。

（2）推拿康复医师人才需求 主要需求单位为综合医院康复中心、康复科，社区康复服务站等。此类人才需求较前者多，主要开展以推拿为主的辅助康复治疗手段，对内科、神经科、骨科相关疾病进行康复治疗。此类人才需求一般要求应聘者具备全科医学知识，良好的推拿手法，对单个病种并不要求深入了解其解剖、生理、病理等基础知识。

（3）预防保健推拿人才需求 主要需求单位为社区及亚健康服务中心、健康管理服务机构、养生保健服务行业等。目前对于亚健康状态的干预已经受到了政府及医疗界的广泛重视，预防保健推拿人才的社会需求逐渐加大，市场前景广阔，其服务对象为庞大的亚健康人群。此类人才需求一般要求应聘者具备专业的手法操作能力，掌握预防保健相关医学知识。

（三）社会养生保健的需求前景

进入21世纪，人类的生活方式、工作方式发生了巨大改变，疾病谱与医学模式都发生了很大改变，脊柱及关节的退变疾病大大增多，70%的人群处于亚健康状态，老龄化趋势愈来愈明显，许多慢性病证更加普遍，要求回归自然疗法的呼声越来越高，而推拿等自然疗法正顺应了时代的召唤。随着疾病谱改变，西医学的理念已由治愈疾病向预防疾病和提高健康水平方向做出调整。中医的"治未病"思想再次得到重视，中医推拿的发展迎来了又一个春天。西医的发展面临着如医疗费用不断增长、化学药物的危害、医疗服务缺乏人性化等困境，而非主流医学往往方法简便、不良反应小、不污染环境，又以患者为医疗主体，所以越来越受欢迎。现在，很多发达国家都已注意到了传统医学的可取之处，开始加大研究力度，并主张将那些经现代科学验证的传统医药和医疗手段纳入现行医疗体系，并协调其与主流医学的关系，形成"整合医学"的发展策略。

推拿学科是中医瑰宝的重要组成部分，几千年来一直为广大中华儿女及世界人民的健康服务，其具有独特的治疗作用。首先，推拿对疾病的预见性是其他医学门类无法比拟的。有诸内，必形之于外。任何疾病在其发生发展过程中都会出现这样或那样的征兆。推拿的诊断与治疗中，对经络、腧穴、脉位、结点等处的诊察，可以及早发现那些疾病尚处于萌芽状态时才会有的色质变化，压痛点，敏感区及结节条索等。第二，推拿在保健与养生方面有着卓越的功效。这一点已被广泛认同。医学发展到今天，保健养生越来越受到人们的重视，有数据表明，一元的保健费用可以节约八元的治疗费用，其人文与经济效益是显而易见的。第三，推拿在慢性病，老年病，多因素疾病方面独具优势。人们常有一个误区，认为中医只能治疗功能性的，非感染性的疾病。其实恰恰相反，面对体质虚弱、致病因素复杂、病程较长的患者，非药物的、整体性强的推拿是可以发挥其独特功效的。如失眠，顽固性便秘，卒中后遗症等疾病，推拿的优势是明显的。第四，推拿的心理效应。西医学也承认，在对疾病的治疗上，先心理、后身体，而中医早在其发展之初就十分重视精神与物质的统一。

二、推拿发展的思考

21世纪初期，国家中医药管理局发文要求各地要高度重视重点中医医院建设，充分发挥中医药所具有的医疗与科研创新潜力，促进中医药的传承与创新。要求各地方按照"统一规划、分级负责"的原则，落实项目和资金，严格坚持建设标准和规范，抓好相关规划实施和建设。通过中央和地方共同努力，力争基本形成以中医临床研究基地为龙头，地市级以上中医医院为骨干的中医药事业发展的新局面，逐步实现中医药事业的振兴与发展。推拿作为中医特色鲜明的中医疗法，必须抓住发展契机，拓宽发展路径。

（一）临床常见病诊疗思路拓展

推拿专业临床常见病多为脊柱病，针对以往对脊柱病只注重临床治疗（病中）。忽视未病先防、瘥后防复（针对病前、病后）二个环节的问题，以中医"治未病"的宝贵思想为指导，引进系统工程学理论，提出"脊柱系统健康单元"管理方案的概念。人的一生，脊柱的退变在所难免，目前脊柱病的发病更是提前到青少年，贯穿到中老年。因此，应把人的脊柱健康作为人体健康的一个重要单元进行系统管理。"脊柱健康单元"包含三部分：预防、临床治疗、瘥后防止复发。首先，预防"针对病前"体现中医学"治未病"思想。健康体检中心每年体检人群中有大量长期办公室伏案的脊柱病易发人群，建议在健康体检中心设立专门的脊柱健康咨询窗口。第二是定期举办健康教育讲座，在报纸发表科普文章，不断研究整理，针对不同年龄段、不同职业人群提出脊柱健康管理方案。第三是联系政府有关职能部门，或与各级科协部门联系，通过各种渠道共同努力开展脊柱健康教育宣传。第四，临床诊疗方案的梳理，不断修订、完善以提高临床疗效。第五，病后（瘥后防复）脊柱病是慢性退行性疾病，容易复发，导致前期的治疗前功尽弃，患者丧失信心，因此要高度重视"瘥后防复"。要对出院和门诊已治愈患者建立规范的随访制度，不间断地进行健康宣教；要重视脊柱功能的恢复，挖掘中医导引动作并引进现代康复技术，研究总结有助于脊柱功能重建的颈椎导引操。通过以上环节，可大大提高普通人群对脊柱病的知晓率。扩大推拿学科的社会影响，推动推拿学科的发展。

（二）科研教学发展思路

第一，重视基础研究：要多学科研究，推拿与生物力学、人体工效学、人体工程学等其他学科协同研究，力争在推拿的基础研究上取得突破。

第二，加强与其他临床学科的合作：推拿界要主动与其他医学学科合作，主动地渗透到临床各科中去，运用推拿手法的特长，扎扎实实地解决一批其他学科中难以解决或副作用较大的疾病。

第三，扬弃糟粕：要批判性地剔除推拿中的不科学、不合理成分，如暴力手法、无目的性的危险手法以及一些过时陈旧的理论观点。

推进教育改革与发展，调整推拿专业课程设置，明确培养目标、纠正商业化偏向，以适应市场与临床医疗需要，加大推拿专业科研投入，以促进学科可持续发展，加强发展社区推拿康复，加强推拿治未病、养生保健等多方面临床与科研工作的开展，以拓展领域。

（三）推拿产业化发展规划

推拿这一古老而又现代的医术，历经千年沧桑，取得了长足的发展，但同时也面临着种种困境。现代经济学原理和学科发展经验证明：走专业化和产业化相结合的道路是学科发展的必由之路，推拿学科的发展也不例外。现在推拿的基础研究仅为临床服务，其科研成果与市场脱节，有些成果对临床的指导意义不大。推拿临床日渐萎缩，所创造的经济效益无力支持基础研究，其科研经费仅靠国家有限的资助。推拿在医疗保健、体育界、医疗保健器材、药物、休闲娱乐等相关领域可与市场紧密结合，其发展应以临床和基础科研为主体，大力发展以上相关领域产业，走产业化和专业化相结合的道路，这才是推拿学科发展的必由之路。

1. 积极开拓推拿教育市场

中医药院校是培养推拿专业人员的主要阵地，其毕业生基础理论扎实，手法功力较好，但仅限于中医推拿，对国外各式推拿知之甚少，影响了就业渠道。国内其他推拿学校（培训班）数不胜数，大多数存在急功近利的思想，办学条件不足，师资力量薄弱，授课培训时间短，学生素质参差不齐，毕业后以一知半解之技术充斥于保健娱乐推拿场所，影响了推拿的市场形象。所以，应创办一所推拿门类齐全、培养方式灵活、适合不同人群、面向国内外招生的学校（学院），并以此为基点开展连锁学校，重塑推拿形象，打造推拿品牌。

（1）运动推拿　体育产业是蕴藏无限商机的朝阳产业，运动推拿作为体育本体产业——体育康复医疗专业中的重要一员，必将发挥举足轻重的作用。现在我国体育界缺少理论和操作都很过硬的按摩师。因此须编写一本规范、科学的推拿教材，尤其是针对不同的运动项目，在日常训练、比赛及运动心理等各方面都要有系统规范的推拿理论和操作。同时联合大学、医院开展运动推拿的基础研究，其毕业生可输送到各级体育部门为运动员的训练和比赛服务。

（2）娱乐保健及美容推拿　在娱乐保健推拿中，应根据市场需求，开展多种推拿方法的教育培训，如中医保健推拿、港式推拿、泰式推拿、韩式推拿、欧式推拿、足部按摩等，让学员全面掌握各式保健推拿以拓宽就业渠道，提高推拿质量和人员素质，提升推拿形象。美容推拿同样具有巨大的潜在市场，特别是减肥，应引起重视并进行临床及基础研究。

（3）婴幼儿康体培训　中医小儿推拿历史源远流长，但对婴幼儿保健推拿却没有深入挖掘及系统研究，保健推拿具有广阔的市场推广潜力和巨大的经济和社会效益。所以应总结出一至几套适合不同年龄段的婴幼儿保健推拿套路，在进行临床及实验研究的基础上，开办短期培训班以广泛推广。

（4）中老年健身功法培训　中国正逐步进入老龄化社会，中老年人健康尤受关注，中医（包括推拿）在养生保健方面积累了丰富经验，如五禽戏、八段锦、易筋经、少林内功等，历经千载而不衰。所以可从古代功法中筛选一至几种，重新组合成适合中老年人锻炼的功法套路，开办短期培训班以广泛推广。

2. 创办以保健推拿为主体产业集团

该产业集团可由大学、医院与社会企业以不同方式合办，大学、医院可提供专业推拿技术（包括推拿讲师及技师）及推拿药物配方或专利（如药浴方），社会企业提供经营资金。该产业集团经营可以保健推拿为主，并配以洗浴（可开展极具中医特色的中药洗浴）、餐饮、健身等一系列项目，以期提供全面、专业、正宗的健身休闲服务。该产业集团以建立连锁经营，主导国内保健娱乐推拿为经营战略目标，打造推拿的品牌效应。

3. 研制保健（医疗）推拿器械及膏摩药物

按摩器产品虽然竞争激烈，但市场上真正适用于消费者的却为数不多。推拿专业人员精通人体解剖及各种运动系统疾病，可与仿生学、人体工程学、生物力学等专业人员共同研制出适合不同消费人群的按摩器。还可研制出适合推拿专业临床应用的牵引床、治疗床等高科技产品。膏摩在中医发展史上应用久远，但现在早已淡出了中医推拿临床。膏摩以其便捷、高效的优点，仍有极大的市场潜在价值，所以研制出新型膏摩药品已迫在眉睫。可精选古代膏摩方并结合现代药理研究成果及经皮吸收给药技术，研制出一系列的膏摩产品应用于推拿临床和患者。膏摩产品的市场推广不仅会提高临床医生的临床治疗效果，而且还极有可能成为国内中药企业的发展方向。

4. 积极开拓海外推拿医疗市场

涉外医疗理应是传统医学发展的必由之路。在国内形成推拿产业化的同时，应积极拓展国际市场，可包括以下几方面：以不同形式开办推拿（中医）学校以开拓推拿国际教育市场，创建推拿门诊及中医（推拿）医院，开办以保健推拿为主体的服务形式多样化的娱乐休闲公司。推拿产业国际化的实现，同时也传播了中医文化，为国内中药企业打入国际市场创造良好条件。

（四）推拿产业化发展所需采取的措施

1. 创建推拿信息网络

推拿信息网络是推拿专业信息的交互平台，对推拿产业化发展具有举足轻重的作用。其内容可包括推拿医疗、运动及保健推拿、推拿产业（包括推拿学校及集团公司）、国外推拿、推拿古籍文献等数据库。为了最大限度使有限资金发挥其应有的作用，应从行业角度统筹规划推拿信息网络建设，并制定出近、远期规划建设方案。

2.扩大与国外各推拿流派的学术合作与交流

要大量翻译出版国外有代表性的推拿著作，并定期翻译一至几种有代表性的推拿期刊。同时要加大与国外推拿的学术交流，弘扬传播中医推拿，吸收学习国外推拿的学术特色和经营理念，以加快自身的发展提高，这也为推拿产业国际化创造良好的前提条件。

3.掌握推拿学科发展的主动权，提高创新能力

中医推拿学科的发展战略应转移到以自主创新和实现以技术跨越发展为主的方向上。现在推拿临床往往以颈肩腰痛为主，其实中医推拿在其他临床学科（如内科、儿科）的某些病种更具有优势，所以应加快梳理并扩展推拿临床的疾病谱，加快推拿优势病种的临床与基础研究，为推拿产业化发展提供坚实的保障。

4.积极培养并吸纳能促进推拿学科发展的复合型人才

学科的发展竞争最终是人才的竞争，积极提高推拿专业人员的综合素质，培养除推拿专业外，还应精通以下各专业的一门或数门，如外语、生物力学、人体工程学、西医内科、骨科、经营管理等。同时可吸纳以上各专业人才加盟推拿事业，这必将为推拿产业化发展注入新的活力。

5.转变观念，树立事业与产业相结合的思想

目前，推拿科研人员往往关注的是申请课题、论文鉴定、评奖等，其科研成果有些对临床指导意义不大，往往不直接产生专利产品，与市场经济脱节。所以，应鼓励推拿科研人员要有敏锐的与市场相适应的科研思路和方向，创造出具有知识产权的新产品，以此促进推拿产业化发展；反之，推拿产业化发展必将会为推拿的基础与临床研究提供充足的资金，提高推拿

的知名度，打造推拿的品牌效应。所以，未来的推拿不再是身强力壮、有点医学知识就能胜任的职业，推拿的发展不再是单靠临床与科研的结合。推拿是知识密集型的职业，推拿学科的发展必须是专业化与市场化的结合。当然，推拿产业化发展还要有国家政策的扶持，如优惠的税收政策，鼓励推拿的产学研一体化发展等。

总之，推拿的发展任重道远，只有推拿界有志同仁迎难而上，与时俱进，解放思想，摒弃传统守旧观念，真正认清推拿学科的发展方向，走产业化和专业化相结合的道路，以推拿临床和科研为主体，大力发展推拿相关产业，以期建成大学医院集团，打造中医推拿产业品牌，重塑推拿健康服务形象，必能兴盛推拿，繁荣中医，使中国的传统医学真正挺立于世界医林。

主要参考文献

[1]王玉贤，危剑安，宋春鑫.中国中医药标准化研究概况［J］.环球中医药，2010，3（2）：155-158.

[2]黎积福.浅谈推拿科的管理［J］.医学信息，2012，25（8）：51-52.

[3]蔡荣林，唐巍，胡玲，等.推拿学专业临床实习生教学管理模式的探讨［J］.中医临床研究，2011，3（4）：105-106.

[4]姚斐，房敏.以学生为中心以实践为主导的推拿学教学模式初探［J］.卫生职业教育，2011，29（13）：43-44.

[5]王华兰，董升，梁振新.五步教学法在教学中的实践探讨［J］.中国中医药现代远程教育，2011，9（5）：64-65.

[6]王允娜.浅谈推拿教学改革［J］.医学信息，2011（6）：2785-2786.

[7]许迎生.现代化推拿学科构建［J］.实用中医内科杂志，2013，27（4）：152-153.

第二章　推拿干预对生理病理的影响

第一节　西医学认识

推拿学作为一种临床常用的治疗手段，对于其作用机制的研究也较丰富。大量的临床观察和基础研究为推拿学的继承和发展注入了充足的动力。同时，越来越丰富的研究成果不断地加深我们对推拿作用机制和推拿对人体生理和病理变化影响的认识。西医学对于推拿作用机制的认识总体上可以从其对人体不同系统作用机制，对人体组织形态改变两个方面进行体现。

一、对人体不同系统的作用机制

（一）对神经系统的作用机制

不同的手法，用力轻重，操作时间长短，施治部位、经穴之不同，都会对神经系统产生各种不同的影响。

推拿对神经系统有一定的调节作用。手法刺激可通过反射传导途径来调节中枢神经系统的兴奋和抑制过程。例如较强的手法刺激健康人的合谷穴和足三里穴后，发现脑电图中"α"波增强，说明强手法的经穴推拿能引起大脑皮质的抑制；在颈项部施用有节律性的轻柔手法可使受试者脑电图出现"α"波的增强变化，表明大脑皮质的电活动趋向同步化，有较好的镇静作用，可以解除大脑的紧张和疲劳状态；对脑动脉硬化患者的脑电阻图进行观察，发现治疗后，其波幅增加，流入时间缩短，改善了脑动脉搏动性供血。经研究发现，轻柔的推拿手法可降低交感神经的兴奋性，如颈项部用轻柔手法操作后，脑血流量显著增加；如用肌电图测定颈椎病患者颈部

两侧肌肉的放电情况，发现手法治疗后，患者紧张性肌电活动消失或明显减少，故患者常在推拿治疗后感到神清气爽，精神饱满，疲劳消除；用肌电图观察手法治疗急性腰扭伤的患者，其腰部肌肉神经的电生理变化情况，也得出了上述结论。

失眠患者接受推拿治疗时，常常在推拿过程中即可进入睡眠状态；嗜睡患者在推拿后可感觉到头清目明，精力充沛。该现象和推拿手法对神经系统产生的抑制与兴奋作用是分不开的。不同的推拿手法对神经系统的作用也不同，如提、弹、叩击手法起兴奋作用，表面抚摸则起抑制作用。同一手法，若运用的方式不同，如手法频率的快慢，用力轻重，时间长短等，其作用也不同，如轻的、短时间的手法可改善大脑皮质的功能，并通过自主神经反射，调整疲劳肌肉的适应性和营养供求状况；重的、长时间的手法则起相反的效果。在沿神经走行方向按压时，可使神经暂时失去传导功能，起到局部镇痛和麻醉作用。在缺盆穴处的交感神经星状结处按压，能使瞳孔扩大，血管舒张，同侧肢体皮肤温度升高；按压下腹部和捏拿大腿内侧，可引起膀胱收缩而排尿，尿量增加，机体内的蛋白分解物，尿酸、尿素等同时排出体外，尿中氮的排泄量也随之增加。

推拿手法的刺激部位和治疗穴位，大多分布在周围神经的神经根、神经干、神经节、神经节段或神经通道上。手法的刺激作用，可改善周围神经装置及传导路径，可促使周围神经产生兴奋，以加速其传导反射。如震颤法可使脊髓前角炎患者对感应电流不产生反应的肌肉，重新产生收缩反应，已消失的膝腱反射和跟腱反射重新

出现。同时手法还具有改善局部血液循环，改善局部神经营养状况，促使神经细胞和神经纤维恢复的作用。另外，手法还具有改变同一节段神经支配的内脏和组织的功能活动，促使其加强或改善的作用，如手法刺激第五胸椎，可使贲门括约肌扩张，而刺激第七胸椎，则其作用相反。各种手法用力之轻重不同，将对神经产生强弱不同的作用，而引起不同的反应。例如轻度用力的手法，其刺激作用软弱而柔和，可使中枢神经系统产生抑制且产生轻松舒适之感，具有放松肌肉、缓解痉挛、镇静止痛的作用；重度用力的手法，其刺激作用较强烈，可使中枢神经系统产生兴奋，且产生酸麻胀重感，可促使精神振奋，肌肉紧张，呼吸心跳及胃肠蠕动加快，腺体分泌增强等。过强过长时间的重度手法虽易使神经兴奋，但很快可转入抑制状态，故患者可有疲劳思睡的感觉。

（二）对循环系统的作用机制

推拿治疗具有扩张血管，增强血液循环，改善心肌供氧，加强心脏功能，从而对人体的体温、脉搏、血压等产生一系列的调节作用。

1. 对血管的作用机制

（1）扩张毛细血管　各种推拿手法对血管的作用，主要表现在促使毛细血管扩张，使储备状态下的毛细血管开放。实验证明，推拿可引起一部分细胞内的蛋白质分解，产生组胺和类组胺物质，使毛细血管扩张开放。说明推拿手法不仅能使毛细血管的开放数量增加，而且直径和容积也扩大，渗透性能有所增强，增加了血流量，改善了肢体循环，因而大大地改善了局部组织的供血和营养。施行大面积的推拿手法治疗可使全身血液得以重新分配，降低血流阻力，减轻内脏瘀血，有助于静脉回流，降低中央动脉的压力，减轻心脏负担。

（2）促进血管网重建　将家兔跟区切断后再缝合，术后进行推拿治疗，发现治疗组跟腱断端间有大量的小血管生成，而对照组家兔仅跟腱周围组织中有一些管壁增厚并塌陷的小血管，血管中还有血栓形成，可见推拿能促进病变组织血管网的重建。

（3）恢复血管壁的弹性功能　推拿手法对人体体表组织的压力和所产生的摩擦力，可大量地消耗和清除血管壁上的脂类物质，减缓了血管的硬化，对恢复血管壁的弹性，改善血管的通透性，降低血液流动的外周摩擦力，都具有一定的作用。

总之，推拿治疗对血管的作用，除了刺激作用之外，与血管本身的功能状态以及人体整体的功能状态，都有一定的关系。

2. 对血液循环的作用原理

（1）加速血液流动　推拿手法作用于体表，但其压力却能传递到血管壁，使血管壁有节律地被压瘪、复原，当复原后，受阻的血流骤然流动，使血流旺盛，流速加快。但由于动脉内压力很高，不容易压瘪，静脉内又有静脉瓣的存在，不能逆流，故实际上是微循环受益较大，使血液从小动脉端流向小静脉端的速度得到提高。微循环是血清与组织间进行物质及气体交换的场所，而动脉、静脉只是流通的管道，可见促进微循环内的血液流动，对生命具有重要意义。例如用推拿治疗颈椎病，发现椎动脉血流图均有不同程度的波幅升高，说明推拿可缓解椎动脉受压程度，使椎动脉中血液流动的速度加快，从而改善了脑血管的充盈度；推拿在单侧委中穴上操作，可引起双侧小腿血流量增加；通过血流动力流变学参数来测定推拿后的作用，发现推拿能使脉率减慢，每搏输出量增加，从而有节省心肌能量消耗，提高心血管功能，改善血液循环等作用。

（2）降低血液黏稠度　在瘀血状态下，

由于血液流速降低，而使血液黏稠度增高，黏稠度的增高又进一步使流速降低，二者如此恶性循环，终使血液凝集、凝固。通过推拿手法有节律地机械刺激，迫使血液重新流动及提高血液流速，从而降低了血液黏稠度，使流速与黏稠度之间进入良性循环状态。

总之，推拿治疗通过放松肌肉，改变血液高凝、黏、浓聚状态，可加快血液循环，改善微循环和脑循环，因此，可广泛地用于治疗高血压、冠心病、动脉硬化等疾病。

3. 对心脏功能的作用机制

推拿手法对心率、心律、心功能都有调节作用。研究证实，推拿可使冠心病患者的心率减慢。由于心率减慢，心脏做功减轻，氧耗减少，同时还可使冠心病患者的左心室收缩力增加，舒张期延长，使冠状动脉的灌注随之增加，从而改善了冠心病患者的心肌缺血、缺氧状态，缓解了心绞痛的症状。手法按揉灵台、神道治疗心绞痛，心电图恢复正常者可达 33.3%。手法按揉心俞、肺俞、内关、足三里可以治疗心肌炎后遗症，缓解胸闷、心慌等症状。指压腕背的阳池穴能治疗房室传导不完全性阻滞而引起的心动过缓。

总之，推拿对心脏功能的作用机制，主要是降低外周阻力，改善冠状动脉供血，提高心肌供氧，减轻心脏负担，改善心脏功能。

4. 对血压的作用机制

推拿后人体肌肉放松，肌肉紧张缓解，引起周围血管扩张，循环阻力降低，从而减轻心脏负担，并通过对神经、血管、血流的调节作用，从而影响人体的血压。有人对 46 例原发性高血压患者进行推拿后，发现患者的收缩压、舒张压、平均动脉压均有明显下降，与治疗前相比 $P < 0.001$，且外周总阻力下降率达 80.43%，血管顺应

性改善率达 78.2%，心搏出量增加，射血分数增高，心肌耗氧量减少率达 80.4%，从而达到降低血压和改善临床症状的目的。研究证实，对高血压患者进行推拿治疗，确能降低其血压，经过多次推拿治疗后，可使血压稳定在一定水平。此外，推拿合谷穴有明显的升压作用，推拿次数多，其血压上升幅度大且平稳。停止推拿操作，即使血压下降，其速度也较缓慢。可见，推拿手法对血压的影响，与降低周围总阻力，改善血管顺应性，以及通过节段神经的传导反射而起的调节作用等因素有关。

（三）对消化系统的作用机制

推拿对消化系统有直接作用和间接作用两个方面。

直接作用，是指手法的直接作用力，可促使胃肠管腔产生形态改变和运动，促使其内容物的运动和变化，即促使胃肠蠕动速度的加快和力量的加大，从而加快（或延缓）胃肠内容物的运动排泄过程。

间接作用，是指手法的良性刺激，通过神经、经络的传导反射作用，可增强胃肠的蠕动和消化液的分泌，促进对食物的消化吸收过程，加强消化系统的功能。

1. 对胃肠蠕动的作用机制

推拿的直接作用和间接作用，都可刺激到胃肠，使平滑肌的张力、弹力和收缩能力增强，促进胃肠蠕动。推拿手法直接刺激穴位，可增强胃壁的收缩能力，如推拿中脘、脾俞、胃俞等穴位治疗胃下垂患者，经钡餐检查，大部分轻、中度患者胃下垂程度均有明显改善，有的甚至恢复正常；如持续用力按压中脘穴，可引起胃壁蠕动加快，甚至痉挛而出现恶心呕吐；直接刺激腹部，可增强肠蠕动，如持续用力按压气海穴，可引起肠蠕动加快，甚至引起肠痉挛，并使肠中气体和粪便迅速排出体外。同时，有的实验还证明，推拿对胃

蠕动有双向调节作用，即原来表现胃蠕动次数多的可以减少，使排空延长；原来表现胃蠕动次数少的能增加，使排空加速。推拿所起的作用，与胃的功能状态有关，穴位有相对的特异性，例如推脾经有明显的促进胃运动作用，而逆运内八卦，对胃运动的调节作用，往往是双向的，即胃肠蠕动处于亢进状态时（如胃肠痉挛），推拿可使其转入抑制状态（即缓解其痉挛）；而当胃肠蠕动处于缓慢抑制状态时，推拿则可使其蠕动增强。

2. 对胃肠分泌吸收功能的作用机制

推拿手法的刺激信号，通过自主神经的反射作用，使支配内脏器官的神经兴奋，促使胃肠消化液的分泌；同时推拿手法能改善胃肠血液淋巴的循环，而加强了胃肠的吸收功能。例如推补脾经后，胃液酸度有明显增加，而胃液分泌量的变化则不明显。运用推拿手法治疗疳积患儿，其尿淀粉酶得以提高。捏脊疗法可以提高对蛋白质、淀粉的消化能力，增加小肠吸收功能，促进食欲，增强脾胃功能，对小儿疳积有很好的治疗作用。运用捏脊与按揉足三里相结合的方法，亦可以对脾虚泄泻患儿小肠功能有影响，患儿较低的木糖排泄率，经推拿后较前增加。此外，推拿可促进胆汁排泄，降低胆囊张力；抑制胆囊平滑肌痉挛，从而取得缓解胆绞痛的作用，超声检查结果可以证实推拿手法的治疗作用。

（四）对泌尿系统的作用机制

推拿手法可调节膀胱张力和括约肌功能。如按揉肾俞、丹田、龟尾、三阴交等穴位可以治疗小儿遗尿症，又可治疗尿潴留。动物实验证实，按揉半清醒状态下家兔的"膀胱俞"，可使平静状态的膀胱收缩，内压升高。

（五）对免疫系统的作用机制

推拿可以调节免疫功能。如对实验性接种肿瘤的小白鼠选取中脘、关元、足三里穴进行手法治疗。发现推拿能抑制实验性小白鼠移植性肿瘤细胞的增殖，且治疗组推拿后其一般状况明显好于对照组；同时又对小白鼠的免疫功能进行了测定，发现治疗组的自然杀伤细胞数值明显高于对照组，说明推拿能提高机体的免疫功能，从而发挥抑制肿瘤细胞的作用。又如对健康者背部足太阳膀胱经处施用平推法10分钟，可以使白细胞的吞噬能力有不同程度地提高，淋转率、补体效价也增高。对苯污染造成的白细胞减少症患者，选用"足三里""四花穴"等穴进行推拿治疗后，其白细胞总数增加，白细胞吞噬指数升高，患者的临床症状和体征亦得改善。此外，临床上应用推鼻旁、摩面、按揉风池、振四肢等防治感冒，效果也很好。

（六）对内分泌系统的作用机制

对糖尿病患者行按揉脾俞、膈俞、足三里、擦背部足太阳膀胱经并配合少林内功锻炼后，部分患者的胰岛功能增强，血糖有不同程度的降低，尿糖转阴，"三多一少"的临床症状有明显改善。在患者颈3~5棘突旁寻找敏感点，施用一指禅推法治疗甲状腺功能亢进患者，可以使其心率较手法治疗前有明显减慢，其他症状和体征都有相应改善。推拿还具有增高血清钙的作用，治疗因血钙过低所引起的痉挛。对佝偻病患者施用掐揉四缝穴、捏脊等推拿手法治疗后，其血清钙、磷均有上升，有利于患儿骨骼的发育和生长。

（七）对运动系统的作用机制

人体肌肉、肌腱、筋膜、关节囊、韧带等软组织受到撞击、扭转、牵拉或不慎跌仆闪挫，或劳累过度、持续活动、经久积劳等因素所引起的损伤，而无骨折、脱位、筋断及皮肉破损的，均为软组织损伤，推拿治疗对这一类软组织损伤的运动系统疾病具有以下独特的疗效。

1. 改善肌肉的营养代谢

肌组织可因运动过度而发生变性、坏死、结构紊乱等病理改变，推拿手法的直接或间接作用，可促进肌纤维的收缩和伸展活动，肌肉的活动又可促进血液、淋巴等体液的循环活动，从而改善肌肉的营养状况，增强肌肉的张力、弹力和耐受力。但肌肉的主动运动，会消耗能量、消耗氧，产生乳酸等有害代谢物质；而使组织液变为酸性，可产生局部组织的酸中毒，出现酸胀疲劳。运用推拿手法可促使肌肉得到充分的氧及营养物质，并将组织液中的乳酸等有害代谢产物吸收或排出体外，从而消除肌肉的疲劳，提高肌肉的活力和耐受力。根据"腰背委中求"的循经取穴原则，在足太阳膀胱经的委中、承山及臀部阿是穴等施以按法、揉法等手法，通过神经－体液因素，改变了体内生化过程和酶系统的活动，改善了神经根及神经纤维的微循环，从而使局部组织的营养代谢得以改善，获得明显缓解患者腰腿痛症状的效果。有动物实验表明，将腓肠肌萎缩型猴子分组观察，发现未经手法治疗的猴子腓肠肌在4~6周后有明显的结缔组织增生，形成纤维条索状组织，手法组则不出现或出现少量病变软组织，其恢复较好。

总之，推拿对这些软组织病的疗效，主要是在手法作用下，通过加快局部血液循环，促使滑液分泌增加，改善组织营养来实现的。

2. 促进组织修复

临床上对肌肉、肌腱、韧带部分断裂者采用适当的推拿手法理筋，将断裂的组织抚顺理直，有利于减轻疼痛并与断面生长吻合，因此，推拿手法对损伤组织的修复具有良好的作用。例如将家兔被切断的跟腱缝合后约2周，开始给予推拿手法治疗，发现能明显促进跟腱的修复，且其胶原纤维排列的方向亦接近正常的肌腱，结构强度亦高。又如对犬作肌腱修补术后，给予持续性制动或保护性被动活动，通过光镜、透射电镜和扫描电镜观察对肌腱组织修复的影响，发现保护性被动活动产生的机械分离作用打断了肌腱修复区域与周围组织之间的粘连，阻止了鞘管组织的内生，刺激了腱细胞本身的再生，并且还能抑制和消除修复肌腱区域内炎症组织的产生，从而使肌腱修复的结构比制动组更接近于正常，鞘管的恢复也更好，肌腱的机械性能和功能恢复也较制动组好。对肌腱损伤后完全制动与早期被动活动的组织学和生物力学进行的研究，发现，制动组肌腱损伤区域愈合时间延长，肌腱部发生了一定程度的粘连；早期保护性被动活动组的肌腱表面形态接近于正常，扫描电镜下仅可见少量粘连形成，没有发现瘢痕存在，胶原纤维虽还不成熟，但排列与肌腱纵轴平行，并且比制动组的胶原纤维粗大，损伤区域内的细胞数目和血管都明显少于制动组；同时对两组分别进行了肌腱滑动功能、断裂力量、强度，以及能量吸收进行了实验，发现被动活动组的以上各种指标均优于制动组。由此说明推拿手法可以帮助损伤组织的修复。

3. 分离、松解粘连

软组织损伤后，瘢痕组织增生，互相粘连，会对神经血管束产生卡压，是导致疼痛与运动障碍的重要原因。运动关节类推拿手法可间接松解粘连，而按、揉、弹、拨等法则可直接分离筋膜、滑囊之粘连，促使肌肉、韧带放松，起到松动关节的作用。如对关节活动障碍的肩关节周围炎患者，在肩髃、肩贞等穴位施以按、揉、拨等手法并配合适当的被动运动，经过一定阶段的治疗后，患者的肩关节活动度均有不同程度的改善，有些患者则完全恢复了正常。有人用肩关节造影观察到手法对肩关节粘连的作用时，发现手法治疗后，肩关节囊粘连松解。由此证明，推拿手法对分离、松解粘连具有一定的作用。

4. 促进炎症介质分解、稀释

软组织损伤后，血浆及血小板分解产物形成许多炎症介质，这些炎症介质有强烈的致炎、致痛作用。在推拿手法作用下，肌肉横断面的毛细血管数比手法前增加40余倍，微循环中血液流速、流态改善，体内活性物质的转运和降解加速，炎性产物得以排泄。如对急性腰扭伤患者观察表明，推拿对肾上腺皮质功能有刺激作用，使白细胞上升，嗜酸性粒细胞减少，并释放较多的17-羟皮质类固醇，这些物质对消除局部无菌性炎症有重要意义。

推拿能促进静脉、淋巴回流，加快物质运转，也促进了炎症介质的分解、稀释，使局部损伤性炎症消退。有人通过对腰椎间盘突出症患者推拿前后血浆中5-羟色胺（5-HT）和5-羟色胺的前体色氨酸（TrP）及其代谢产物5-羟吲哚乙酸（5-HIAA）含量的测定，发现首次推拿后，患者血浆中的5-HT、5-HIAA和TrP的含量呈现非常显著的下降，证明了推拿可促进致痛物质的分解、稀释。

5. 促进水肿、血肿吸收

推拿手法具有良好的活血化瘀作用，可加快静脉、淋巴回流，由于局部肿胀减轻，降低了组织间的压力，消除了神经末梢的刺激而使疼痛消失，有利于水肿、血肿的吸收。实验研究表明，在狗的粗大淋巴管内插入套管，可发现推拿后其淋巴流动比推拿前增快7倍；在颈项部施以按、揉、推、㨰等推拿手法，对患者的皮肤微循环进行检测，发现皮肤微循环有明显改善（$P < 0.01$）。

二、对机体组织形态改变的影响

推拿治疗疾病的基本原理是外力对人体组织的作用效果，因此，推拿过程中会引起人体组织形态的改变。这一类的改变集中在人体的运动系统所包含的骨、肌肉、肌腱、筋膜；循环系统包括的局部血管；神经系统包含的各种神经根等组织中。因此发现推拿对机体组织形态的作用效果对于认识推拿的作用机制具有重要意义。推拿对于组织形态的影响主要包括宏观和微观两个方面。

（一）推拿对人体局部的形态学影响

推拿对于人体解剖形态的影响涵盖了运动、循环等多个系统，其中对运动系统的影响最大。

推拿对于运动系统形态改变的影响：推拿作为一种外治法，其重要的起效机制为力学作用，力学作用于人体首先导致人体的形态学改变，其中又以运动系统肌肉、肌腱、骨骼的形态改变最为明显。推拿影响对运动系统的影响主要体现在推拿能够使受损的肌肉、肌腱恢复正常形态，通过改善肌肉内部微循环的方式使肌肉的充血、水肿得到改善。反复的推拿能够使钙化的肌肉组织内肌纤维再生，达到修复组织的目的，同时部分具有温热作用的推拿手法如擦法、振法等，能够有效地促进局部循环，使局部组织生长加快。对于一些骨与关节的病变，推拿能够通过扳、按、挤等手法迅速纠正移位，恢复骨与关节的正常解剖位置。综上所述，推拿能够通过力学作用改变局部组织的修复与生长进程，进而改变运动系统的形态。例如，对于腰椎间盘突出症，有研究表明拔伸类手法能影响颈椎的盘内压，有使其下降的趋势，

10kg 较 5kg 力降低盘内压更明显，进而改变颈椎间盘的形态。脊柱小关节紊乱是脊柱病常见的病理改变，推拿纠正小关节紊乱是推拿治疗颈椎病和腰突症的重要机制。有人在尸体上动态测定关节内压和关节位移变化以观察推拿整复类手法对颈、腰椎小关节的影响，结果发现，小关节移位后，本身存在复位趋势，而推拿旋转扳法能较好地纠正同侧小关节紊乱。

推拿对于循环系统的改变主要体现在推拿能够有效地缓解肌肉紧张，放松血管，同时对于一些功能障碍的区域，推拿能够通过主动增加局部张力的方法促进血液循环及帮助毛细血管扩展，进而达到调节局部循环，恢复血管弹性，促进血管生长的目的。

（二）推拿对人体细胞形态和代谢的影响

有研究表明，推拿治疗周围神经损伤后相关肌肉的组织形态学和组织化学指标前后的改变有一定作用，在研究推拿对骨骼肌的作用方面，有人观察了推拿加腰背肌训练对非特异性腰痛患者治疗前后血清中的 CK（肌酸肌酶）、LDH（乳酸脱氢酶）、SOD（超氧化物歧化酶）活性和 MDA（丙二醛）含量以及 VAS 疼痛指数改变，发现多种推拿手法，如揉、点按、拨、拿、拍打等配合腰背肌训练能明显改善上述指标，从而增强骨骼肌承受负荷强度和抗缺氧耐力水平。为弄清推拿对软骨的修复作用，有报道以家兔为标本，使其超常规大强度运动，以造成膝关节软骨损伤模型，观察发现造模后，IL-1（白细胞介素 -1）、TNF（肿瘤坏死因子）、PGE_2（前列腺素 E_2）的含量均明显增高，提示软骨持续损害，但经推拿后，这些物质含量下降，从而推测其能对关节软骨基质产生保护作用。因此推拿对于细胞的形态和代谢

具有确切的影响，对于细胞内物质的释放和细胞生长方向具有重要的影响意义。

第二节　中医学认识

推拿学作为中医学的一个重要分支，在 3000 多年的发展历史过程中，形成了一套完善的理论认识和临床实践体系。中医学对推拿的认识主要包含以下几个方面。

（一）调整脏腑

推拿具有调整脏腑功能的作用。脏腑是化生气血，通调经络，主持人体生命活动的主要器官。脏腑功能失调后，所产生的病变，通过经络传导反应在外，如有精神不振，情志异常，食欲改变，二便失调，汗出异常，寒热，疼痛以及肌强直等异常表现，即所谓"有诸内，必形诸外"。推拿是通过手法刺激相应的体表穴位、痛点，并通过经络的连属与传导作用，对内脏功能进行调节，达到治疗疾病的目的。如：按揉脾俞、胃俞穴可调理脾胃，缓解胃肠痉挛，止腹痛；一指禅推法在肺俞、肩中俞穴上操作能调理肺气，止哮喘。临床实践表明，不论是阴虚、阳虚，还是阴盛、阳亢，也不论是虚证或实证、寒证或热证，只要在相宜的穴位、部位上选用相应的推拿手法进行治疗，均可得到不同程度的调整，如肾阳不足可用擦命门穴达到温补肾阳的作用；肝阳上亢者可用强刺激点按太冲穴，达到平肝潜阳的作用。这些说明了推拿不仅可以调整阴阳，补虚泻实，而且对脏腑功能具有良好的双向调节作用，这种作用一是直接作用，即通过手法刺激体表直接影响脏腑功能；二是间接作用，即通过经络与脏腑间的联系来实现。

（二）疏通经络

经络是人体内经脉和络脉的总称，是

人体气血运行的通路，它内属脏腑，外连肢体，通达表里，贯穿上下，像网络一样分布全身，将人体的脏腑组织器官各部分联系成一个统一协调而稳定的有机整体。具有"行血气而营阴阳，濡筋骨，利关节"之功能。人体就是依赖它来运行气血，发挥营内卫外的作用，使脏腑之间及其与四肢百骸保持动态平衡，使机体与外界环境协调一致。当经络的正常生理功能发生障碍时，外则皮、肉、筋、脉、骨失养不用，内则五脏不荣，六腑不运，气血失调，不能正常发挥营内卫外的生理作用，则百病由此而生。经气是脏腑生理功能的动力，经气的盛衰，直接反映了脏腑功能的强弱。推拿手法作用于体表的经络穴位上，可引起局部经络反应，起到激发和调整经气的作用，并通过经络影响到所连属的脏腑、组织、肢体的功能活动，以调节机体的生理、病理状况，达到百脉疏通，五脏安和，使人体恢复正常生理功能的目的。经络包含经脉、络脉、经筋和皮部，因此，推拿具有疏通经络的作用意义非常广泛，在临床各科疾病的治疗作用中均有体现。所谓"经脉所至，主治所及"就是这个道理。如搓摩胁肋可疏肝理气使胁肋胀痛缓解；掐按合谷穴可止牙痛；按揉角孙穴可治疗头痛。其调整、疏通作用的大小，与推拿时手法操作的经络、穴位（或部位）的准确与否、手法作用时间的长短、刺激量大小等有明显的关系。又如风、寒、湿邪侵入人体，客阻经络，则产生肌肉酸痛，此属经络"不通则痛"，通过推拿手法治疗使风寒湿邪外达，经络疏通而痛消，此属"通则不痛"，故《素问·举痛论篇》说："寒气出于背俞之脉则脉泣，脉泣则血虚，血虚则痛，其俞注于心，故相引而痛。按之则热气至，热气至则痛止矣。"《医宗金鉴》说："按其经络，以通郁闭之气"均说明了推拿的疏通经络作用。

（三）行气活血

气血是构成人体和维持人体生命活动的基本物质，是脏腑、经络、组织器官进行生理活动的基础。气具有温煦和推动作用，血具有营养和滋润作用。气血周流全身运行不息，促进人体的生长发育和新陈代谢。人体一切疾病的发生、发展，无不与气血相关。气血调和能使阳气温煦，阴精滋养；气血失和则皮肉筋骨、五脏六腑均失去濡养，以致脏腑组织等人体正常的功能活动发生异常，而产生一系列的病理变化。《素问·调经论篇》说："血气不和，百病乃变化而生。"推拿具有调和气血，促进气血运行的作用。

其途径有三：第一是推拿对气血的生成有促进作用。推拿通过手法的刺激可调节与加强脾胃的功能，即健运脾胃。脾胃有主管饮食消化和运输水谷精微的功能，而饮食水谷是生成气血的重要物质基础，故有脾胃是"后天之本"和"气血生化之源"之说，推拿可引起胃运动的增强，促进脾的运化功能，进而增强脾胃的升降，有利于气血的化生。第二是通过疏通经络和加强肝的疏泄功能，促进气机的调畅。气血的运行有赖于经络的传注，经络畅通则气血得以通达全身，发挥其营养组织器官，抵御外邪，保卫机体的作用；肝的疏泄功能，关系着人体气机的调畅，气机条达舒畅，则气血调和而不致发生瘀滞。第三是通过手法的直接作用，推动气血循行，活血化瘀。推拿对气血运行的促进作用，是通过手法对体表经穴、部位的直接刺激，而使局部的毛细血管扩张，肌肉血管的痉挛缓解或消除，经脉通畅，血液循环加快，瘀血消除等来实现的。

（四）理筋整复

中医学中所说的筋，又称经筋，是指

与骨相连的肌筋组织，类似于现代解剖学的四肢和躯干部位的软组织，如肌肉、肌腱、筋膜、韧带、关节囊、腱鞘、滑液囊、椎间盘、关节软骨盘等软组织。因各种原因造成的有关软组织损伤，统称为筋伤或伤筋。筋伤后由筋而连属的骨所构成的关节，亦必然受到不同程度的影响，产生"筋出槽、骨错缝"等有关组织解剖位置异常的一系列病理变化，出现诸如小关节紊乱、脱臼滑脱、不全脱位、关节错缝、椎间盘突出、肌肉或韧带、筋膜等部分纤维撕裂等症状。筋伤后，通过医生认真检查，从压痛点、形态、位置变化等，可以了解损伤的部位、性质。《医宗金鉴》中说"以手扪之，自悉其情"，同时记载了筋歪、筋断、筋翻、筋转、筋走等各种病理变化。目前对这些病证的治疗，有赖于推拿手法。肌肉、肌腱、韧带完全断裂者，须用手术缝合才能重建，但部分断裂者则可使用适当的按、揉、推、擦等手法理筋，将断裂的组织抚顺理直，然后适当加以固定，这样可使疼痛减轻并有利于断端的生长吻合。肌腱滑脱者，在疼痛部位能触摸到条索样隆起，关节活动严重障碍，若治疗不当，可转化为肌腱炎，产生粘连，须及时使用弹拨或推扳手法使其恢复正常。关节内软骨板损伤者，往往表现为软骨板的破裂或移位，以致出现关节交锁不能活动或肢体活动困难。通过适当的推拿手法可使移位嵌顿的软骨板回纳，解除关节的交锁，疼痛明显减轻。腰椎间盘突出症患者，由于突出物对神经根的压迫，继发无菌性炎症，每见下腰痛与下肢坐骨神经放射痛，致腰部活动受限，行走不便，运用适当的推拿手法，例如牵引拔伸、一指禅推法、滚法、按法、扳法、摇法等，改变突出物与神经根的位置关系，从而解除或减轻突出物对神经根的压迫或刺激，消除无菌性炎症，使疼痛减轻或消除。脊柱后关节紊乱患者，棘突常偏向一侧，关节突关节间隙常有宽窄改变，致关节囊及邻近的韧带因受牵拉而损伤，运用推扳、斜扳、脊柱旋转复位及旋转拔伸复位法等，可整复其紊乱。骶髂关节紊乱患者，因关节排列紊乱，关节滑膜受到嵌顿挤压及局部软组织受牵拉，继发无菌性炎症而出现骶髂部剧烈疼痛或伴有坐骨神经痛，通过各种扳法及髋膝关节的屈伸等被动活动手法，将移位整复，疼痛便随之减轻或消失。总之，对筋伤和骨缝移位、紊乱等，可通过手法的作用进行理筋整复，纠正解剖位置的异常；使各种组织各安其位，才能有利于软组织痉挛的缓解和关节功能的恢复。

主要参考文献

[1] 罗才贵. 推拿治疗学 [M]. 北京：人民卫生出版社，2001.

[2] 罗才贵. 实用中医推拿学 [M]. 成都：四川科学技术出版社，2004.

[3] 罗才贵. 推拿学 [M]. 上海：上海科学技术出版社，2008.

[4] 朱文峰. 中医诊断学 [M]. 北京：人民卫生出版社，1999.

[5] 吴谦. 医宗金鉴 [M]. 北京：中国医药出版社，2011.

[6] 严隽陶. 推拿学 [M]. 北京：中国中医药出版社，2009.

[7] 罗才贵. 推拿医籍选 [M]. 北京：科学出版社，2011.

第三章　推拿科的诊断思路与方法

第一节　诊断思路

中医学认为，人体是一个有机的统一整体，人体发病绝不是无缘无故的，事物之间有着因果和其他的相互作用及联系。因此，在临床诊断中，不能用片面孤立的、静止不变的观点看待疾病，必须用普遍联系的、动态整体的观点来指导临床，才能获得对疾病本质的认识。在推拿科临床诊断中，常常遵循以下原则。

一、明病识证，病证结合

病和证的关系，表现在同一疾病可以有不同的证，称之为"同病异证"，如腰椎间盘突出症根据突出节段不同，反映在下肢的后侧表现为"足太阳膀胱经证"；反映在下肢外侧表现为"足少阳胆经证"；反映在大腿前面则表现为"足阳明胃经证"。又如头痛根据疼痛部位的不同分为太阳经证（后枕痛连及项背）、阳明经证（前额连眉棱骨痛）、少阳经证（颞部或一侧头痛）以及厥阴经证（颠顶痛）。而不同的疾病也可以有相同的证，正所谓"异病同证"，如腰椎间盘突出症、第三腰椎横突综合征、腰椎椎管狭窄症等疾病均可出现腰部及大腿外侧疼痛的"足少阳胆经证"。

"病证结合""方证相应"是临床研究的重要途径。我国现行的医事制度，中医医院的临床诊断规范要求中医、西医双重诊断，既有中医病证、证候的内容也包括西医的疾病诊断。若一种疾病不同的发展阶段中出现不同的证候，即属"同病异证"。证不同，则手法当有相异之处，方证相应则指证候是手法运用的依据，反过来治疗

手法又是检验证候诊断是否正确的手段。中医临床用药主要是用方剂治病，方剂的潜能蕴藏于整合之中，针对全息病证，融合调节、对抗、补充，启动自组织、自适应、自稳态、自修复的整体功能，求得和谐自然的整合效应。

辨病是对中医辨证的必要和有益补充，有利于进一步认识疾病的性质，有利于掌握不同疾病的特殊性及发展、转归。但在临证时切忌将辨证与辨病简单地对号入座，生搬硬套，如手指麻木不单见于神经根型颈椎病，还可见于胸腔出口综合征、腕管综合征、糖尿病周围神经病变、末梢神经炎等疾病。而神经根型颈椎病也不仅以颈项疼痛、手指麻木为主症，也可表现为上肢的疼痛无力，甚至肌肉萎缩等。

临床中还应注意中医疾病，必要时要辨清其中医的病种归属。如中风就是一个中医病的概念，虽有中经络、中脏腑之分，但其基本病机总属阴阳失调、气血逆乱。推拿科治疗以本病的恢复期和后遗症期为主，因而其治疗当以舒筋通络为主，辅以祛瘀化痰、滋养肝肾、益气养血等方法。

推拿科临证时既要辨证，亦要辨病。其中辨病论证，是认识和解决某一疾病过程中基本矛盾的手段；辨证论治是认识和解决某一疾病过程中主要矛盾的手段。因此辨病与辨证是相辅相成的，在辨证的基础上辨病，在辨病的同时辨证，辨证与辨病相结合，有利于对疾病性质的全面准确认识，为治疗提供指导依据。中医学对许多疾病的诊断均以证为名，反映了辨证论治的诊疗体系和"同病异治""异病同治"的基本精神，体现了中医治病的基本指导思想。证在广度方面涉及许多中医和西医

的病，如腰痛是腰椎间盘突出症、腰肌劳损等骨伤科疾病，急、慢性肾盂肾炎，肾结石等泌尿系疾病或者女性妇科疾病的主症。通过辨证就能突出疾病的主要矛盾，给予相应的治疗手段。尤其是在辨病较为困难的情况下，有时可通过辨证取得疗效。因此，辨证论治不但是中医而且也是推拿认识和治疗病的根本手段。

二、审度病势，把握规律

疾病的过程是正邪斗争、此消彼长、不断变化发展的过程，疾病的每一个阶段都有不同的病理特点，必须把握其动态变化，才能更好地为分阶段治疗提供指导。

疾病的发生、发展受多方面因素的影响，如时令气候、地理环境等，尤其是病患的个体体质因素对疾病的影响更大。因此，在临床诊断疾病时，应该根据季节、气候、地区、患者的年龄、体质的不同特点而综合判断，具体包括因时制宜、因地制宜、因人制宜三方面。

四时气候的变化对人体的生理功能、病理变化都会产生一定的影响。即使一天之中，人体气血也会依经络循行有一定的流注顺序，因此在病理状态下会出现"旦慧、昼安、夕加、夜甚"的时辰变化规律。故诊断时应该结合不同季节、不同时辰的特点，为治疗手法的选择、轻重或者用药的原则提供依据。如春夏季节，气候由温渐热，阳气升发，人体腠理疏松开泄，脉象稍浮、有力；而秋冬季节，气候逐渐寒凉，阴盛阳衰，腠理致密，阳气敛藏于内，此时脉象稍沉、迟，这些均应视为正常脉象。

临床诊断疾病时应考虑不同地区的地理环境的不同，如我国西北地区，地势高而寒冷少雨，故其病多燥、多寒；而东南地区地势低而温热多雨，故其病多湿、多热。

临床诊断疾病时还应考虑患者的性别、年龄、体质、生活习惯的不同。如女性患者，必须注意经、带、胎、产的问题。年龄不同，生理功能及病变特点也会不同，老年人生机减退，气血衰少，患病多以虚证为主，或正虚邪实。在体质方面，由于每个人的先天禀赋和后天摄养不同，个人素质有弱有强，以及偏寒偏热与素有宿疾的不同，辨证时均要考虑以上问题。

三、审证求因，把握病机

审症求因就是根据病证类型来探求疾病发生的根本原因，是辨证的重要内容。辨证求因，就是在审察内外、整体察病的基础上，根据患者一系列的具体表现，加以分析综合，求得疾病的本质和症结所在，从而审因论治。所谓辨证求因的"因"，除了六淫、七情、饮食劳倦等通常的致病原因外，还包括疾病过程中产生的某些症结，即问题的关键，作为辨证论治的主要依据。这就要求根据患者临床表现出的具体证候，从而确定病因是什么、病位在何处、其病程发展及病变机制如何。如患者自诉腰痛，我们还不能得出辨证结果，只有进一步询问疼痛部位、性质，是否疾病初起，最后检查是舌脉等，才可以初步确定是肾虚腰痛还是寒湿腰痛或是瘀血腰痛。若是肾虚腰痛，还要进一步辨证到底是肾阴虚，还是肾阳虚。假如有腰膝酸软、疼痛，伴舌红苔少、口干、脉细数，就可知其腰痛为肝肾阴虚证，从而为治疗指出方向。由此可知，仔细地辨证，就可对疾病有确切认识，诊断就更为正确，在治疗上就能达到审因论治的较高境界。

《素问·阴阳应象大论篇》指出："治病必求于本"，此处疾病之"本"指阴阳失调之类的病机。《丹溪心法》"此求其病机之说与夫求其本，其理一也。"对于中医学而言，病机就是对疾病本质的高度概括。为了通过辨别分析症状以达到准确把握病机的目的，必须掌握以下三个方面：首先，要客观、全面地辨别、分析疾病的各种临床症状，既要排除假象，又不可抓住一点而忽略其他临床表现；其次，要在理解诸症各自机制的基础上，进一步厘清它们之间的内在联系，分清主次，突出重点；最后，联系与证候相关的其他因素进行综合、判断，如病证发生的季节与地区，病证发生后的演变过程，患者的体质特点以及生活嗜好等。只有经过严密的辩证思维，才能准确地把握病机，进而确定其证候。一般来说，证候类型常常以病机来命名，证的确定建立在对病机认识的基础之上，所以，求本的过程也就是辨证的过程，二者名异实同，都体现了中医诊断的原则和特色。

四、注重引进诊断新技术

在中医辨证的基础上，临床诊断疾病时还要注重与西医学技术的结合。筋伤诸疾中医治法丰富而有效，西医诊断准确而方便。临床上注意两套医学理论及方法的结合应用。在中医手法配合中药治疗筋伤疾病的基础上，重视西医学检查设备的应用和参考。伤科四诊，目之所至终不及影像检查；手之所触也可参考明确解剖。中医虽擅长治疗本类疾病，循经治疗往往也能起到较好疗效，但以解剖为辅，治疗顺应肌肉筋骨，也是临床需要。治病不应拘泥中西之辩而导致诊治选法有所偏颇，一切应当以治病为要，缓解病情是为根本，治疗方法只为工具，切不可因方法选择贻误病机，舍本求末而耽误病情。

五、预后转归

预后是指疾病发生后，对将来发展为各种不同后果，如痊愈、复发、恶化、伤残、并发症和死亡等情况的预测或事前估计。通常以概率表示，如治愈率、复发率、五年生存率等。医生、患者及家属都迫切地需要了解疾病的预后情况，医生对疾病的预后情况，不仅对选择治疗方案有重要意义，而且可以回答患者及家属提出的各种问题，加强医患之间的沟通，避免医患矛盾的发生。然而，要对预后做出客观的估计与判断，尽可能使预后的结果接近患者的实际结局，有时有一定的难度。

不同疾病的预后影响因素可能相同、部分相同或完全不同。影响疾病预后的因素复杂多样，包括患者身体状况、疾病性质、病程、临床类型、病情、诊断时间、治疗方法、医疗条件和医疗保险制度、经济状况、家庭关系等，涉及生物、社会和心理等，以及尚待研究的其他未知因素。如年龄这个预后因素对不同疾病的预后影响不同：如感染性疾病，年龄大的患者发生严重并发症甚至死亡的概率明显高于年轻人，即年龄越大，预后越差；而癌症，年轻患者恶性程度往往较高，生存期较短，年龄越大的患者生存期相对较长。

主要参考文献

[1] 罗才贵. 推拿治疗学 [M]. 北京：人民卫生出版社，2001.

[2] 罗才贵. 实用中医推拿学 [M]. 成都：四川科学技术出版社，2004.

[3] 罗才贵. 推拿学 [M]. 上海：上海科学技术出版社，2008.

[4] 朱文峰. 中医诊断学 [M]. 北京：人民卫生出版社，1999.

[5] 王家良. 实用临床流行病学 [M]. 北京：人民卫生出版社，2008.

第二节　诊断方法

一、辨病诊断

病即疾病，是在病因作用下，正邪斗争、阴阳失调所引起的具有自己特定发展规律的病变全过程，具体表现为若干特定的症状和不同阶段前后衔接的证候。

辨病，是对疾病的病种做出判断，即做出病名诊断。疾病的病名，是对该病全过程的特点与规律所做出的概括与抽象定义。

临床诊断是医生对疾病进行预防和治疗的重要依据。同时也是防治疾病的前提。诊断的过程就是医生对疾病透过现象看本质，从感性认识提高到理性认识的过程。诊断的过程分三个步骤：资料的收集、资料的整理及正确的诊断。这三者是互相联系着的，又是相辅相成的。只有诊断明确，治疗才能有效。想要做出正确的诊断就必须熟练掌握和正确运用各种诊断方法，如病史采集、体格检查及各种辅助检查。

在推拿临床中，掌握好推拿常用检查方法是我们对疾病做出正确判断的基本要求，也是我们正确运用推拿手法对疾病实施治疗的前提。在检查前要求遵循"无病推定"的原则，要仔细全面，不能落项，不要漏诊或误诊。它要求我们要全面学习和掌握手法查体技巧，必要时结合辅助科室检查结果，尽可能全面地获得病情资料，分清主次，从而对患者做出正确的临床诊断。

在学习当中，要尽可能地全面掌握各种基本检查方法。基本检查方法的目的是为了让我们全面了解患者的基本信息，包括患者的一般状况、各关节活动度、压痛点和某些特异性临床体征，为做出正确诊断提供尽可能多的资料。检查时须认真仔细，按一定的顺序进行逐个检查，防止漏项。特殊检查能够对疾病起到特异性诊断的作用，是做出临床诊断的重要依据。在实施特殊检查时，目的要明确，正确掌握和运用检查方法和实施检查的步骤。

（一）物理学检查的基本原则

（1）全身状况　人体作为一个整体，不能只注意检查局部而忽略了整体及全身情况。尤其是多发性创伤（头昏）的患者往往骨折、脱位、伤口出血表现得明显急迫，如果只注意局部骨折、脱位情况，而忽略了内出血，胸、腹、颅内等情况，就会漏诊。所以一定要注意外伤患者的生命指征，争取时间而不至于延误病情，做到准确及时地诊断和治疗。

（2）检查顺序　检查者对每一部位都要建立一套完整的检查程序和顺序，这样可以避免忽略某些症状或体征。推拿科主要采取的物理检查是望、触、叩、听、嗅、动、量等综合检查，检查时可按照以上顺序进行。对全身各系统各局部的检查也要遵循一定的顺序，这可根据检查者自身的经验或不同情况来定。如急症患者应先检查症状、体征明显的部位，而后再遵循习惯的顺序完成整个检查。如门诊或住院患者可按检查者习惯，先四肢后脊柱、神经检查等。

（3）由局部到全身　由局部物理检查而逐渐扩展到全身。即注意局部、体征明显的部位，又不放过全身其他部位的病变或其他有意义的变化。如膝关节的疼痛可能源于腰髋的疾病。手指麻木可能是颈椎病、糖尿病周围神经病变的原因引起。

（4）充分暴露　室内光线要充足，病变部位要充分暴露，必要时对侧也需要暴露，以便观察局部的肿胀、隆起、凹陷、畸形等情况。

（5）双侧对比　四肢和躯干是两侧对称的，检查时应该将患侧和健侧对比观察。如外形是否对称、有无膨隆、肿胀、凹陷、两侧长短、粗细、肤色等情况。

（6）手法轻柔　检查者在检查前，应通过自己的言语、表情和姿态与患者沟通，取得信任使患者放松。检查手法要轻柔，可先由健侧开始检查。当某一部位疼痛严重时，先检查距离疼痛部位远处，而后逐渐接近患处。手法要由轻到重，避免引起患者防御性反应，影响检查效果。

（7）多体位检查　包括站立、行走、坐位、仰卧、俯卧、侧卧、截石位等姿势。如腰椎管狭窄患者查体，应在行走一段时间出现自觉症状后再行检查，更能准确地反映病变情况。

（8）反复检查　有些疾病，特别是神经系统定位，应反复检查。尤其是颈椎病或颈椎管狭窄患者，应反复不同人、不同时间检查。

（9）综合分析　物理学检查只是一种诊断方法，必须结合病史、辅助检查及化验结果等各种信息，综合分析，才能做出诊断。任何疾病发展过程中，其症状、体征并非一成不变，同一症状、体征在不同阶段其表现和意义也各不相同。必须综合考虑病史、物理检查、辅助检查（化验、各种影像学检查、电生理检查、内镜检查、病理检查等）做出诊断。

（二）物理学检查基本方法

运动系统物理学检查基本内容，应包括望、触、叩、听、嗅、动、量等几个方面。

1. 望诊

望诊又称视诊，是利用视觉在适合的光线（自然光）下，观察有无皮疹、发绀、出血点或黄疸等，侧面光对观察肿瘤轮廓较为清楚。充分暴露检查部位，必要时对侧也需要暴露，以作对比。观测患者全身及局部状况，此外，必要时还可借助内镜进行观测。

（1）全身情况　观测患者一般健康状况、营养、发育、意识状态、面色、面容及表情、体型、皮肤色泽、出汗程度、毛发分布、有无色斑、丛毛、静脉曲张等。

（2）局部观察

1）静态观察：从不同角度（前面、后面、侧面）观察患者在不同体位（站立、坐位、平卧、侧卧等）下，两侧是否对称，脊柱生理弯曲是否改变，肢体的力线、夹角、轴线等情况，注意以下几个方面。

皮肤：注意皮肤色泽（发红、发绀、苍白、黄染、色素沉着、色素脱失）、湿度与出汗、弹性、皮疹、皮肤脱屑、出血点与紫癜、水肿、创面（瘢痕、溃疡、窦道、肉芽、分泌物及周围情况）、皮肤纹理及毛发分布。

肿胀或膨隆：注意肿胀处皮肤是否发红、静脉曲张等。注意肿胀范围，是以关节为中心的肿胀还是以某个部位为主的肿胀。注意膨隆的部位、大小、范围等。

肢体周径变化：注意有无肌肉肥大、肌肉萎缩，有些神经病变可以导致肌肉萎缩，其他疾病也可能造成肌肉萎缩。

畸形：创伤导致的畸形为骨科专有体征。如骨折造成的成角、短缩、旋转等畸形，关节脱位与半脱位造成的畸形等。脊柱因创伤或骨病等均可造成侧弯或前、后弯曲的畸形。先天发育或代谢性骨病造成的扁平足、马蹄足和内外翻等畸形。注意观察畸形的部位、特征。

2）动态观察：见本章动诊。

2. 触诊

在运动系统中主要是对骨、关节、肌肉、肌腱、韧带进行触诊。特别注意压痛和肿块的位置、形态、深度、大小、质地、压痛、表面、波动、震颤、搏动与周围组织的关系及移动度的感知。触诊时应根据患者体位和需检查的部位而定。仰卧时检查者应位于患者右侧，坐位时应位于患者正面或侧方。触诊时先由健侧向病变区逐一触诊，由病变外周向病变中央逐步触诊。检查时要耐心指导患者，配合检查者做好动作，先轻后重、由浅而深、准确定位，避免患者的防御性反应，影响触诊效果。触诊可进一步验证望诊所见，又可以发现望诊不能发现的体征，为慎重应反复核实。

（1）压痛　检查压痛时，应先让患者指明疼痛部位及范围，检查者用手从病变外周向中央逐步触诊。应先轻后重、由浅入深，注意压痛部位、范围、深浅程度、有无放射痛等，并注意患者的表情和反应。

判断压痛的范围是否准确，应在一定区域做多次多处按压，如压痛部位不再变化，则定位意义较大。

（2）皮肤　检查皮肤出汗程度、湿度、温度、弹性。皮疹在触诊时要体会其平坦还是隆起，隆起于皮肤表面的皮疹是细颗粒感还是不规则隆起，按压皮疹是否褪色，有无瘙痒或者脱屑。皮肤水肿是黏液性水肿还是象皮肿。皮下结节检查时应注意结节的部位、大小、硬度、活动度、有无压痛。瘢痕检查时注意坚硬程度、质地是否均匀、与深部组织有无粘连。

（3）肿块　检查肿块的位置、深浅、大小、形状（圆形、椭圆形、分叶状、不规则状）、范围、表面是否光滑、质地、有无压痛、波动、搏动、与周围组织关系、有无浅表静脉曲张，并注意有无局部和全身淋巴结肿大。

（4）畸形　检查时注意畸形是先天性还是后天性，手法复位后畸形是否会消失及患者的反应。

（5）异常感觉　如骨擦感、骨擦音、皮下捻发感、肌腱弹响、厚韧的关节囊的感觉。

（6）动、静脉触诊　触诊动脉搏动的有无，结合局部皮温和色泽，可判断血管是否有损伤。触诊静脉充盈度。

3.叩诊

叩诊可分为直接叩诊和间接叩诊。直接叩诊是指用手指直接叩击或用手掌直接

拍击被检部位，分别称为指诊法或拍诊法。指诊法不如拍诊法灵敏、准确，在使用上有限制。叩击时被叩部位在一定程度内的组织振动所产生的声响称之为叩击音。

（1）局部叩击痛　检查时局部叩击引起疼痛，常表明病变位置比较深。

（2）纵轴叩击痛　沿肢体纵轴叩击，受伤部位出现疼痛，提示可能会有骨折。

4.听诊

（1）骨擦音　骨折断端相互摩擦时发出的粗糙的声音。

（2）肌腱运动时的声音　如弹响。

（3）关节运动时的声音　如弹响、摩擦音。要注意声音的部位、大小、性质。

5.嗅诊

嗅诊是利用鼻的嗅觉来辨别患者呼出或者身上散发出来的气味。如不同病原微生物感染时伤口发出的气味。

6.动诊

动诊是利用患者主动或者被动活动情况来观察影响关节活动的各种组织功能及病变情况的一种检查方法。检查时结合听诊，当肢体活动时发出异常声音并伴有症状时，诊断意义较大。

（1）关节运动检查　检查时要与对侧进行对比。关节运动的特点体现于运动的灵活性和稳定性。关节的动诊检查分为主动运动和被动运动。一般先检查主动运动，后检查被动运动。在关节主动运动时要注意关节运动的方式、活动范围、动作的连贯程度和伴随的声音。关节的被动运动分为两类　一是与关节主动运动方向一致的被动运动，其活动范围可稍大于该关节主动运动的范围；二是检查者沿四肢纵轴方向牵拉或在侧方回旋挤压该关节，以观察是否引起疼痛或有异常活动。在被动运动中受到牵拉的组织主要是肌肉、韧带、关节囊等。被挤压的组织主要是骨、关节面、关节盘、神经根等。检查者需根据骨、关

节及其附属结构的解剖和生物力学特点来判断病变位置。

（2）肌肉运动检查　主要检查引起关节运动的肌肉的收缩能力，拮抗肌活动的协调性，局部感兴趣的肌肉活动时肌腱的走行，被动运动肢体时肌张力的变化。

7. 量诊

量诊是利用工具测量肢体的长度和周径、关节的活动范围、肌力、和感觉障碍区等。

（1）肢体长度测量　用于辨别骨缩短或者增长的程度。检查时应使两侧肢体处于对称位置，利用骨性标志，测量肢体的长度，然后两侧进行比较。测量方法误差由大到小、操作由简向繁，分别是目测法、皮尺测量法和 X 线测量法。

常用肢体长度测量法如下：①躯干长度：脊柱中立位，自枕外隆突至尾骨尖；②上肢长度：自肩峰至桡骨茎突尖或中指尖；③上臂长度：自肩峰至肱骨外上髁，或自肱骨大结节至肱骨外上髁；④前臂长度：自肱骨外上髁至桡骨茎突，或自尺骨鹰嘴至尺骨茎突；⑤下肢长度：自髂前上棘经髌骨中线至内踝下缘，或自脐（或剑突）至内踝下缘；⑥大腿长度：自髂前上棘至髌骨上缘，或股骨大转子至膝关节外侧间隙；⑦小腿长度：自腓骨头定点至外踝下缘，或膝关节内侧间隙至内踝下缘。

（2）肢体周径测量　用于辨别肢体有无萎缩或肥大。检查时选两侧肢体相对应的同一平面，用皮尺测量后对比。

常用测量部位如下：①上臂：肩峰下 10cm；②前臂：尺骨鹰嘴下 10cm；③大腿：髌骨上缘上 10cm；④小腿：髌骨下缘下 10cm。

（3）关节活动范围测量　先检查检测，再检查患侧，先主动活动后被动活动。目测时可检查患者的几个动作，如肩关节旋转 360° 角；肘关节屈伸；屈肘时前臂旋前、旋后；手握拳、伸掌；下肢下蹲；头前屈、后仰、左右旋转；弯腰、后伸等。

目前常用的是"肢体中立位 0° 法"，即以肢体关节中立位为 0° 角，测量该关节在其屈伸、收展、内外旋等各运动平面的两个相反方向的活动角度。注意在测量肩关节和髋关节时要固定肩胛骨和骨盆，手指由于关节多，故多采用总测法，各关节活动范围详见各论。

（4）肌力测量　用于测量肌肉的瘫痪程度。令患者采取某一特定的体位和姿势，使不检查的肌肉放松，固定受检肌肉附着的肢体的一端，让患者收缩某一肌肉，在肌肉的另一附着端产生某一动作，并尽可能达到最大范围，此时检查者根据情况施加或改变阻力，用手触摸受检肌肉和观察肢体主动运动的范围和力量，从而判断该肌肉的收缩功能。

手法检查肌力的分级的标准，按肌力的大小分 6 级。

0 级：肌肉完全无收缩，即肌肉完全瘫痪。此时可观察到患者的关节无活动也感觉不到肌肉收缩。

1 级：肌肉稍微有收缩。此时可观察到或感觉到肌纤维的收缩，但患者的关节无活动。近于完全瘫痪。

2 级：可以观察到肌肉收缩，并引起关节产生活动，但不能对抗地心引力。属于重度瘫痪。

3 级：肌肉收缩能对抗引力使关节活动，但不能对抗阻力。属于轻度瘫痪。

4 级：肌肉收缩能对抗一定的阻力，但较正常肌力差。

5 级：肌力正常，能够对抗强的阻力。

（5）感觉障碍区检查　用不同的工具（棉签、针头、冷或热的物体）检查不同神经支配区域的皮节。

常见的感觉有浅感觉（痛觉、温度觉、触觉）、深感觉（关节觉、振动觉）、复合感觉（皮肤定位觉、两点辨别觉、实体辨别觉、体表图形觉）等。

（三）各部位具体检查方法

1.一般状况

一般状况检查包括：①生命体征：体温、脉搏、呼吸、血压；②发育、营养与体型；③意识状态：意识模糊、谵妄、嗜睡、昏睡和昏迷；④面容、表情与语态；⑤体位：自动体位、被动体位与强迫体位；⑥姿势与步态：正常步态、跛行、鸭状步态、醉酒步态、慌张步态、共济失调步态等；⑦气味：呼吸气体、呕吐物、汗液、痰液、尿液、粪便与脓液等气味。

2.关节活动度

（1）颈部　颈部运动检查时，嘱患者坐位，头正直，固定双肩。检查时重点观察运动是否自如，有无运动障碍，要排除代偿动作。对颈椎骨折或脱位者，禁运动检查，防止造成脊髓损伤。

1）屈伸运动：嘱患者头尽量前屈和后仰，正常时两者约为35°~45°。

2）旋转运动：嘱患者向一侧转动头部，正常者下颌几乎可以触及同侧肩部，大约60°~80°。

3）侧弯运动：嘱患者将耳朵向肩部靠近，正常者头部可倾斜约45°。

（2）腰部　腰椎运动的个体性差异很大，一般来说，运动范围随着年龄增长而减小；不同职业的人，运动范围也不相同；在脊柱不同节段，活动度也有差异；腰椎病变活动受限时，可出现各种异常步态，以此判断腰椎有无病变及病变的性质。

1）前屈运动：患者取直立位，嘱患者先低头，然后向前作缓慢弯腰运动，正常者腰椎呈弯向前的均匀弧形；骶棘肌无紧张或痉挛；骨盆无代偿性倾斜；前屈运动无障碍；腰椎前屈可达80°~90°。

2）后伸运动：检查者一手扶住患者骨盆，一手扶住其肩部，协助患者作腰椎后伸运动，先嘱患者向后仰头，再缓慢地使脊柱向后做过伸运动。观察和记录每个节段的变化及发生疼痛反应和运动障碍的部位，正常者可达到30°。

3）侧弯运动：患者取直立姿势，检查者双手固定其骨盆，让患者作头胸向侧方弯曲运动，观察有何异常表现、障碍程度，并作双侧对比，正常者侧弯可达20°~30°。

4）旋转运动：检查者双手固定患者两侧髂骨翼，嘱患者作左右躯干旋转运动，观察其运动范围及是否有运动障碍或疼痛反应，并两侧对比，正常者旋转可达到30°。

（3）肩部

1）前屈运动：检查者一手固定患侧肩部，嘱其向前抬起上肢，正常者前屈可达90°。

2）后伸运动：嘱患者将上肢后伸，正常者后伸可达45°。

3）外展运动：嘱患者屈肘90°，然后作上臂外展运动，正常者外展可达90°。

4）内收运动：嘱患者屈肘，上臂置胸前并向内移动，正常者内收可达45°。

5）外旋运动：嘱患者屈肘90°，检查者一手扶肘部，一手扶腕部，使上臂作外旋动作，正常者外旋可达30°。

6）内旋运动：嘱患者屈肘90°，前臂内收到胸前，或将前臂绕到背后部触摸到对侧肩胛下角，正常者内旋可达80°。

7）上臂上举：分为沿着冠状面和矢状面举起两种，根据运动过程中受限、疼痛的程度和范围来判断肩部上举的功能。

8）环转运动：上臂以肩肱关节为中心做画圈动作，可以沿着冠状面、矢状面及横面任何一个面进行。根据运动过程中受限、疼痛的程度和范围来判断肩部环转的功能。

（4）肘部

1）屈肘运动：嘱患者做屈肘动作，正常者屈曲可达到140°。先做主动运动检查，然后进行被动检查。

2）伸肘运动：嘱患者做最大限度的屈肘，然后再伸直，正常者伸直为0°~5°。

3）旋转运动：嘱患者屈肘90°，两上臂紧靠胸臂侧面，拇指向上，然后作旋前和旋后动作，两侧对比检查。正常者前臂旋前可达90°，旋后可达80°~90°。

（5）腕部

1）伸腕运动：嘱患者屈肘90°，前臂旋前位，掌心向下，手呈半握拳，医者一手握住前臂下端，另一手握住手掌部，然后患者做伸腕动作，观察是否有运动受限。正常伸腕可达70°。

2）屈腕运动：检查时患者手位置同前，嘱其作屈腕运动，观察有无运动障碍或肌力不足。正常者可屈腕80°。

3）腕桡偏运动：检查体位同前，嘱患者手向桡侧倾斜作侧偏运动，正常时可达30°。

4）腕尺偏运动：检查体位同前，嘱患者手向尺侧倾斜作侧偏运动，正常时可达到45°。

（6）手部

1）伸指运动　检查时屈肘90°，前臂旋前位，手掌朝下，嘱患者掌指关节伸直，近节指间关节屈曲，医者用手固定近节指骨，再嘱患者作伸指运动，观察是否有伸指障碍。

2）屈指运动：检查者固定被检查关节的近端指骨，然后嘱患者屈曲指间关节，正常者掌指关节、近节指间关节和远节指间关节分别可屈曲80°、90°和60°。

3）手指外展：嘱患者将手指伸直，并分别以中指为轴线作分开动作，正常时均可超过20°。

4）手指内收：嘱患者将手指外展，然后将各指并拢，如不能并拢则为手指内收运动障碍。

5）拇指背伸：嘱患者的拇指在外展位作背伸运动，观察其背伸的力量和范围。

6）拇指屈曲：患者手心向上，检查者固定其第一掌骨，嘱患者屈曲拇指，正常时可达60°。

7）拇指外展：外展运动分为桡侧外展和掌侧外展。检查桡侧外展时，患者手心向上，拇指沿着掌平面向外平行运动，正常约50°；检查掌侧外展时，患者手伸直，拇指离开掌平面向前方运动，与掌平面垂直，约为70°。

8）拇指内收：检查拇指从外展位再回到解剖位置，或拇指从解剖位置沿着掌面向尺侧移动，达手掌尺侧缘为正常，约45°。

9）拇指对掌：检查时，先将拇指置于掌侧外展位，然后向各指端作对掌运动，正常时可触到其他指尖和第五掌骨头。

（7）髋部

1）前屈运动：患者仰卧，两下肢中立位，医者一手置于下部腰椎，另一手固定骨盆，然后嘱患者做患肢屈髋运动，当屈到一定角度时，若发生运动障碍，则骨盆出现旋转后倾，腰椎生理弯曲度变直，医者手就会感到腰部下落和骨盆旋转。正常髋关节屈曲可达到140°。

2）后伸运动：患者取俯卧位，两侧下肢中立位，先主动后伸检查，观察后伸角度，然后医者一手按住骶骨部，固定骨盆，另一手托住大腿下段，抬起大腿使髋关节后伸，注意骨盆是否会离开床面。正常髋关节可后伸30°。

3）外展运动：检查时患者取仰卧位，两下肢伸直并拢，检查者一手按住髂骨，固定骨盆，另一手握踝部缓慢地将患肢向外移动，当移到一定角度或达最大限度时，骨盆则发生移动。正常髋关节可外展45°。

4）内收运动：检查时患者仰卧位，两侧下肢中立位，检查者一手固定骨盆，另一手持踝部使患肢内收，从健侧下肢前方越过中线继续内收，至骨盆发生移动为止，即最大内收限度。正常髋关节可内收30°。

5）外旋运动：伸直位检查时，患者取仰卧位，两侧下肢中立位，检查者一手扶足部，嘱患者作下肢外旋运动，再旋转健肢与其对比；屈膝90°位检查时，体位同前，屈膝、屈髋各90°，医者一手扶住膝部，另一手扶住足部，使小腿和足内收，利用小腿作杠杆使大腿沿纵轴发生外旋。观察小腿内收角度，即是髋外旋角度。正常时下肢伸直位外旋可达45°，屈膝90°位可达80°。

6）内旋运动：伸直位检查时，体位同前，只是患肢向内旋转；屈膝位检查时体位也同前，只是扶足部的手推其向外移动，而使大腿产生向内旋转的动作。髋关节的内旋活动正常可达35°~45°。

（9）膝部

1）伸膝运动：检查时，患者坐于诊察床边，双小腿自然下垂，嘱患者主动伸直患腿，正常关节伸直为0°，青少年或女性有5°~10°过伸。

2）屈膝运动：检查时，患者俯卧位，两腿并齐，检查者一手按住股骨远端，另一手扶住足部，嘱患者作屈膝动作，膝关节正常屈曲可达140°。

（10）踝部

1）踝关节背伸：检查时患者取坐位，两侧下肢伸直并拢，然后嘱患者两足同时作背伸运动，正常时可达35°。

2）踝关节跖屈：检查时体位同前，嘱患者作前足下蹬的动作，尽力跖屈，正常时可达45°。

3）距下关节内翻运动：检查时患者坐于诊察床边，双小腿自然下垂，嘱患者作足内翻运动，正常内翻可达45°。

4）距下关节外翻运动：检查体位同上，嘱患者做足的外翻运动，正常时外翻可达20°。

3. 压痛点

（1）头面部　颞颌关节压痛，一般见于颞颌关节炎、脱位、半脱位等。触摸乳突部压痛，多见于乳突炎、面瘫、落枕等。三叉神经痛的患者，可有三叉神经分支支配区的痛觉过敏及触痛。对头部外伤患者，如外观无明显改变，要认真细致地触诊，有无压痛点，是否有无皮下血肿及颅骨塌陷。

（2）颈部　应注意有无压痛点，伴放射痛、肌痉挛、肌挛缩、棘突偏歪等。颈项部的棘突、棘间、椎旁、横突、锁骨上方、颈后下角区下部、枕骨下方等有压痛，可见于颈椎骨错缝、颈椎病、颈肋、前斜角肌综合征、寰枢关节半脱位等颈部疾病。落枕可触摸到斜方肌等肌肉强硬，小儿肌性斜颈可触摸到胸锁乳突肌痉挛或挛缩等。颈椎旁有压痛，可伴有肩、肩胛及上肢放射痛，见于颈椎病、颈椎间盘突出症。

（3）胸部　一般而言，内脏病变按照该脏器的解剖位置，在相应的体表上有疼痛反应及压痛。检查肋骨骨折时，检查者用食指和中指分别置于肋骨两侧，顺着肋骨的走行方向，从后向前下方滑移并仔细触摸，骨折如有移位，能触及骨折断端和压痛，骨折移位不明显时，则可能仅有压痛。

（4）腹部

1）阑尾炎压痛点：即麦克伯尼点，在右髂前上棘与脐连线的中、外1/3交界处，阑尾炎发作时，阑尾穴（足三里直下2寸）常有压痛或酸胀感，以右侧较明显。

2）胆囊炎压痛点：在右季肋缘与腹直肌右缘的交角处。检查时用四指或拇指压住胆囊点，嘱患者深吸气，当胆囊下移时碰到手指，患者感到疼痛而突然屏气，即为胆囊压痛试验阳性。

3）胆道蛔虫患者压痛点：在剑突下二指，再向右开两指处。

4）压痛区：胃溃疡压痛区在上腹部正中或偏左，范围较广；十二指肠溃疡压痛区在上腹部偏右，常有明显的局限压痛点。

5）腹膜刺激征：胃肠穿孔等急性腹膜炎患者，腹肌紧张，全腹压痛及反跳痛。

（5）腰背部　浅表压痛说明病变浅在，多为棘上、棘间韧带、筋膜、肌肉的损伤；深压痛表明可能系椎体或附件有病变或损伤。横突骨折或横突间韧带撕裂伤的患者，多在骶棘肌外缘局部有深压痛；第三腰椎横突综合征，在横突尖部有明显的深在压痛，并有时沿臀上皮神经向臀部放散；腰4~5椎间盘突出的患者，腰4~5椎板间线的部位有明显的深在压痛并向患侧下肢放射可至足；中线部位有深在压痛，可能有椎体结核或椎体骨折。

（6）骨盆部　耻骨部位如有压痛，外伤患者多有骨折存在，否则应注意骨肿瘤等骨病的存在；外伤后耻骨联合部压痛，且间隙增宽，可能为耻骨联合分离，若无外伤史，见于耻骨联合软骨炎、后耻骨联合结核；髂嵴外缘压痛，多数是臀筋膜炎或臀上皮神经痛；如骶骨背面有广泛压痛，多为骶棘肌起始部筋膜损伤；骶髂关节部压痛，临床多见于骶髂关节炎、骶髂关节扭伤、结核、松动症或早期类风湿；在臀大肌触到纤维条索，则是臀大肌纤维挛缩，或是臀筋膜炎；坐骨结节部压痛常是坐骨结节滑囊炎或坐骨结节结核；骶尾关节部压痛，可能是骶尾部挫伤、骶骨下端骨折或尾骨骨折、脱位。

（7）肩部　肩关节周围炎，其压痛点多在肱骨大、小结节间沟，喙突或冈上窝部；肱二头肌长头肌腱炎压痛点多局限于结节间沟，且可触及增粗的长头腱；肱二头肌短头肌腱炎，压痛点多局限于喙突；

三角肌下滑囊炎，压痛点主要位于三角肌区；冈上肌腱炎或冈上肌肌腱断裂，压痛点位于肱骨大结节尖顶部；肩背部肌筋膜炎，可在背部肩胛骨周围触及多个压痛点和结节。

（8）肘部　肱骨内、外上髁炎压痛点分别位于肱骨内、外上髁的上方；小儿桡骨头半脱位时，压痛点在桡骨小头前方；成人桡骨小头骨折，压痛点在肘前外侧；肱骨内外髁撕脱骨折、尺骨喙突和鹰嘴突骨折，压痛点多在骨折的局部。

（9）前臂部　外伤或感染引起的疼痛压痛明显，拒按；骨折引起的压痛往往在骨折的断端，疼痛较剧；肌肉萎缩者喜按，肌肉柔软，压痛不明显。

（10）腕手部　桡骨茎突部压痛多系拇长伸肌腱、拇短伸肌腱腱鞘炎；腕部损伤，若鼻烟窝部压痛，多为腕舟骨骨折；腕掌侧正中压痛，可能是月骨脱位或骨折；在腕背侧正中压痛，多是伸指肌腱腱鞘炎；下尺桡关节间和尺骨小头下方压痛，多是腕三角软骨损伤、下尺桡关节脱位；腕管综合征的压痛点，多在腕掌侧横纹正中部大小鱼际之间，且多伴有手指放射痛和麻木感；掌骨头部压痛，多是屈指肌腱腱鞘炎。

（11）髋关节　腹股沟部肿胀和压痛，可能是急性化脓性关节炎、髋关节结核、髋部骨折等；梨状肌下缘压痛则多涉及坐骨神经的病变。

（12）膝部　髌上滑囊炎时，在髌骨上方能触到囊性肿块，有波动和轻度压痛；髌骨横行骨折时，在髌骨前面能触到裂隙和明显沟状凹陷，压痛敏感；髌骨软化症者向下按压髌骨，使髌骨轻轻移动时，可出现明显的疼痛；胫骨结节骨骺炎，局部能触到高凸坚硬的包块，压痛明显；膝关节间隙压痛，可能为半月板损伤。

（13）踝部　踝部局限性胀痛，多见

于筋伤、关节外骨折；当内踝发生骨折时则压痛点在内踝前下方，内踝尖端部；外踝骨折时，局部肿胀明显，压痛在外踝部；外侧副韧带损伤，肿胀和压痛都在外踝前下方。

（14）足部　拇长伸肌腱鞘炎在足背部呈长条状肿胀，并有明显触痛；跖骨骨折时，可顺距骨轴线肿胀，并能触到骨折端及压痛；第二跖骨头无菌性坏死，压痛在第二跖趾关节近端；跟距关节间隙压痛可能为跟距关节炎；在第一跖骨头内侧皮下囊性肿块，而压痛明显，常为外翻形成的囊炎；第五跖骨基底部骨折，压痛和肿胀在足外侧第五跖骨近端；足跟触痛伴肿胀多见于跟骨骨折、跟骨结核、跟骨骨髓炎等；无肿胀的跟骨周围痛，若在跟骨结节部，则为跟腱炎；跟骨底部痛，不能行走负重，往往是跟骨脂肪垫肥厚、跟骨刺或跟底滑囊炎；青少年如有跟后部痛，多见于跟骨骨骺炎。

4.特异性临床体征

（1）头面部

1）面神经麻痹：周围性面瘫一侧不能闭眼，额部皱纹消失，做露齿动作时，口角斜向健侧鼻唇沟消失；中枢性面瘫主要表现为颜面下半部瘫痪，口角歪向病侧。

2）婴儿囟门检查：两手掌分别放在左右颞部，拇指按在额部，用中指和食指检查囟门。正常前囟门可触及与脉搏一致的跳动，囟门与颅骨平齐，稍有紧张感。如前囟隆起，多见于高热、颅内出血等颅内压增高的疾病；前囟门迟闭，见于佝偻病等；前囟凹陷，多见于吐泻后大伤津液的患儿。

3）张口度测定：张口时上下颌牙齿之间的距离，相当于自己2~4指三指并拢时末节的宽度，如下颌关节强直，则宽度减小或牙关紧闭。

（2）颈项部　颈项强直、偏斜见于落枕、斜颈、寰枢关节半脱位等；骨折、脱位、肌痉挛、退变等可使颈椎生理曲度改变；皮肤、软组织病变可见瘢痕、窦道、寒性脓肿等。

（3）背部

1）后突畸形：胸椎后凸畸形分弧形后凸（即圆背畸形）和角状后凸（即驼背畸形）。弧形后凸见于青年性椎软骨病、类风湿性脊柱炎、老年性骨质疏松症等；角状后凸畸形见于椎体压缩性骨折、脱位、椎体结核和肿瘤骨质破坏等。

2）侧弯畸形：胸椎出现侧弯畸形时，下腰椎可发生代偿性侧弯，见于脊柱特异性侧弯等。

3）棘突触诊：检查者将中指置于棘突尖上，食指、无名指放于棘突两侧，自上而下滑行触摸，注意棘突有无异常隆起或凹陷，棘突间隙是否相等，棘突、棘上韧带及棘间韧带有无增厚肿胀及压痛，棘突的排列是否在一条直线上，有无侧弯或棘突偏歪。

（4）腰部

1）后突畸形：腰椎生理前凸增大，表现为臀部明显向后凸起，躯干向后仰，这多数是由于骨盆前倾的缘故，多见于水平骶椎、下腰椎滑脱、小儿双侧先天性髋关节脱位等。

2）侧弯畸形：下腰椎如果出现侧弯，要鉴别是原发性侧弯还是代偿性侧弯，而原发性下腰椎侧弯则多见于腰椎间盘突出症。

3）棘突触诊：同背部。

（5）骶尾部　从后面观察两髂后上棘是否在同一高度，如果向上移位或向后突出，则多是骶髂关节移位。

（6）胸部

1）桶状胸：整个胸廓表现为高度扩大，尤其是前后径扩大，外形像桶状，多见于肺气肿及支气管哮喘患者。

2）鸡胸：表现为胸骨（尤其是下部）显著前突，胸廓的前后径扩大，横径缩小，见于佝偻病。

（7）腹部　站立时如见上腹部凹陷，而脐部及下腹部隆起，多为胃下垂患者；幽门梗阻或肠梗阻时，则出现明显的胃或肠蠕动波，且常伴有胃型或肠型；腹部青筋暴露伴有腹水、脾肿大者，多为肝病所致的门脉高压症；小儿骨瘦如柴，腹大如鼓，并见青筋暴露，多为疳积。

（8）肩部

1）畸形：观察双肩部是否对称、是否在同一水平，两侧肩胛骨内缘与中线的距离是否相等。锁骨骨折、肩关节脱位等损伤时，患者为缓解肌肉牵拉性疼痛，肩部往往向患侧倾斜；臂丛神经损伤或偏瘫造成的肩部肌肉麻痹，也会出现垂肩畸形；肩关节脱位、肩部肌肉萎缩和腋神经麻痹，肩峰异常突出而出现"方肩"畸形；先天性高位肩胛症出现肩角高耸，如为双侧则出现颈部短缩畸形；前锯肌麻痹致肩胛胸壁关节松动，肩胛骨向后凸起，如累及双侧则称为"翼状肩"。

2）骨性标志：肩峰、大结节、喙突三点组成三角形，称肩三角；肩峰在肩外侧最高点的骨性突出处；其下方的骨性高突处为肱骨大结节；肩峰前方为锁骨外侧端；锁骨外、中 1/3 交界处的下方一横指、肱骨头内上方为喙突。

3）骨折或脱位：锁骨骨折有移位时能触及骨擦音和异常活动；肩关节脱位时，肩三角关系改变，并可在肩峰下方触到明显凹陷和空虚感，在腋窝部或肩前方能触到肱骨头；肩锁关节脱位时，在锁骨外端触到突起的骨端，向下按压时，有琴键样弹跳感，并有明显压痛。

（9）肘部

1）肘部畸形

①肘外翻：正常的肘关节伸直时，上臂与前臂之间形成一生理性外偏角（即携带角），男性 5°~10°，女性 10°~15°，携带角大于 15° 即为肘外翻畸形。常见于先天性发育异常、肱骨下端骨折、肱骨下端骨骺损伤等。

②肘内翻：携带角小于 5° 者，称为肘内翻。常见于尺偏型肱骨髁上骨折复位不良，或骨骺损伤造成生长发育障碍所致。

③肘反张：肘关节过伸超过 10° 称之为肘反张，多由于肱骨下端骨折复位不良所致。

④靴形肘：由于肱骨下端与尺桡骨上端的关系改变，于侧面观察肘部时，状如靴形，故称"靴形畸形"。常见于肘关节脱位或伸直型肱骨髁上骨折。

⑤矿工肘：尺骨鹰嘴突滑囊炎患者，其肘后形成像乒乓球样的囊性肿物，因多发于矿工，故而得名。

2）肘后三角：触摸肘后三角可以判断肘部的骨折和脱位。肘关节屈曲 90° 时，肱骨外上髁、内上髁和尺骨鹰嘴突三点连线构成的等腰三角形，称肘后三角。当肘关节伸直时，则三点在一条直线上。当肱骨髁上骨折时，三点关系保持正常；而肘关节脱位，则此三角关系破坏；尺骨鹰嘴骨折，近端被肱三头肌拉向上方，肱骨内、外髁骨折移位，肘后三角亦会发生改变。

（10）前臂部

1）前臂肿胀者，要区分有否外伤或感染；前臂成角畸形者，可能有骨折；前臂肌肉萎缩者，要区分是神经损伤引起还是失用性肌萎缩。

2）经损伤引起前臂肌肉萎缩往往与神经的分布和走循有关；失用性肌萎缩往往与神经的分布和走循的关系不大，有的甚至整个前臂肌肉萎缩。

（11）腕部

1）腕部畸形

①腕下垂：桡神经损伤后，前臂伸肌

麻痹，不能主动伸腕，形成腕下垂畸形；前臂伸腕肌腱的外伤性断裂，亦可形成"垂腕"畸形。

②尺骨小头变位：尺骨小头向背侧移位，常见于下尺桡关节分离移位、三角软骨损伤等。

③餐叉样畸形：见于伸直型桡骨远端典型移位骨折。系骨折远端向背侧桡侧移位，侧观时腕部呈餐叉样畸形。

2）腕部肿块：腕背侧触得形状大小不一、边界清楚的孤立性囊性肿物多为腱鞘囊肿；桡骨茎突狭窄性腱鞘炎急性炎症期，可触及局部明显高凸。

（12）手部

1）手部畸形

①爪形手：由前臂缺血性肌挛缩形成，则为手的掌指关节过伸，而近位指间关节屈曲；由尺神经损伤或臂丛神经损伤形成，则表现为指间关节半屈，掌指关节过伸，4、5指不能向中间靠拢，且小鱼际肌萎缩；由烧伤形成爪形手，则有明显瘢痕和并指畸形。

②猿手（扁平手）：正中神经和尺神经同时损伤所致，表现为大、小鱼际肌萎缩，掌部的两个横弓消失，使掌心变为扁平，形如猿手。

③锤状指：因手指末节伸肌腱断裂引起末节指间关节屈曲，不能主动背伸，形似小锤状。

2）手指肿胀：第2~5指指间关节梭形肿胀，多为类风湿关节炎；沿肌腱的肿胀多为腱鞘炎或肌腱周围炎；整个手指呈杵状指，多为肺源性心脏病、支气管扩张或发绀型先天性心脏病等疾患；腱鞘囊肿多为孤立局限的包块，有明显的界线。

3）手指震颤：运动时震颤减轻或消失，静止时出现。多见于甲状腺功能亢进、震颤麻痹、慢性酒精中毒等。

（13）髋部

1）畸形：单侧髋内翻畸形，临床多有患股短缩；髋外翻外旋畸形表现为患肢外展，不能内收，比健肢稍长。

2）触诊：大转子向上移位多见于股骨颈骨折、粗隆间骨折、髋关节后上方脱位等；大转子部滑囊炎，在局部可触到较大的囊性肿物，质软可移动；当患者做髋关节屈伸活动时，可触到在大转子上来回滑动的髂胫束。

（14）膝部

1）膝关节畸形：常见于佝偻病、骨折畸形愈合、骨骺发育异常、小儿麻痹后遗症等。

①膝外翻：正常的膝关节有5°~10°的生理外翻角。超过15°，则为膝外翻畸形。单侧膝外翻称"K"形腿；双侧膝外翻称"X"形腿。

②膝内翻：若正常生理外翻角消失，则易形成小腿内翻畸形。如为双侧，则称"O"形腿。

③膝反张：正常的膝关节伸直可有0°~5°的过伸，如过伸超过15°，则称为膝反张畸形。

2）股四头肌萎缩：多见于膝关节半月板损伤，腰椎间盘突出症及下肢骨折长期固定后等。

（15）足踝部

1）足部畸形

①马蹄足：行走时前足着地负重，踝关节保持在跖屈位，足跟悬起。

②仰趾足：又称"跟足"。行走时足跟着地负重，踝关节保持在背伸位，前足仰起。

③内翻足：足底向内翻转，行走时足背外侧缘着地。

④外翻足：足底向外翻转，行走时足内侧缘着地。

⑤扁平足：足纵弓塌陷变平，足跟外

翻，前足外展，足舟骨低平，严重者触地。

⑥高弓足：足的纵弓异常升高，行走时足跟和跖骨头着地。

2）踝关节肿胀：引起踝关节肿胀的最常见原因是踝部外伤，其中以踝部筋伤多见，如有内外踝骨折或胫骨下端骨折，则肿胀更为显著；若为踝关节结核或关节炎等，则肿胀形成缓慢；踝下凹陷消失，跟骨增宽，跟腱止点处疼痛，可能为跟骨骨折；内、外踝下方及跟腱两侧的正常凹陷消失，兼有波动感，可能为关节内积液或血肿；肿胀局限于一侧，多见于侧副韧带损伤，足后部肿胀多属跟腱炎、滑囊炎、骨质增生等。

（四）特殊检查方法

1. 头面部

（1）对光反射　检查瞳孔活动功能。

1）直接对光反射：光线直接照射一侧的瞳孔，正常时该侧瞳孔立即缩小，移开光源后迅速复原。

2）间接对光反射：光线照射一侧的瞳孔，正常时另一侧瞳孔立即缩小，移开光源后瞳孔扩大。

（2）集合反射　患者注视 1m 以外检查者的食指，然后检查者的食指逐渐移近眼球，正常时双眼内聚（辐辏反射），瞳孔缩小（调节反射）。集合反射异常，常见于眼肌麻痹。

（3）角膜反射　嘱患者睁眼向内注视，检查者以棉絮轻触患者外侧的角膜，正常反应为被刺激侧迅速闭眼，称直接角膜反射；对侧也出现闭眼，称间接角膜反射。直接和间接角膜反射都消失，见于三叉神经病变；直接角膜反射消失，间接角膜反射存在，见于该侧面神经病变。

（4）下颌反射　嘱患者微张口，检查者将左手拇指放于其下颏，用叩诊锤扣之，观察下颌有无闭合及反应的强弱。下颌反

射消失，多因三叉神经下颌支或运动核受损；亢进者常见于双侧皮质脑干束病变。

（5）咽反射　用压舌板轻触患者左侧或右侧的咽后壁，正常者出现咽部肌肉收缩和舌后缩，并伴有恶心反应。咽反射减弱或消失，见于咽部神经损害。

2. 胸腹部

（1）胸部　胸廓挤压试验：用于诊断肋骨骨折和胸肋关节脱位。先进行前后挤压，检查者一手扶住后背部，另一手从前面推压胸骨部，使之产生前后挤压力，如有肋骨骨折时，则骨折处有明显疼痛感或出现骨擦音；再行侧方挤压，用两手分别放置胸廓两侧，向中间用力挤压，如有骨折或胸肋关节脱位，则在损伤处出现疼痛反应。

（2）腹部　腹壁反射：患者仰卧，下肢屈曲，放松腹肌，检查者用钝尖物由外向内，沿肋弓下缘、脐平行、腹股沟上的平行方向轻划，正常时可见到腹肌收缩。上腹壁反射中心在胸髓 7~8；中腹壁反射中心在胸髓 9~10；下腹壁反射中心在胸髓 11~12。一侧腹壁反射消失见于锥体束损害，某一水平的腹壁反射消失提示相应的周围神经和脊髓损害。

3. 脊柱部

（1）颈项部

1）椎间孔挤压试验：又称叩顶试验、压顶试验或 Spurling's 试验，患者坐位，医生用双手重叠按压患者头顶，并控制颈椎在不同角度下进行按压，如引起项痛和放射痛者为阳性，说明颈神经根受压。可见于颈椎间盘突出症或颈椎病。第 6 颈神经根受压时疼痛放射至拇指、手及前臂的桡侧；第 7 颈神经根受压时放射至食指、中指及手背；第 8 颈神经根受压时放射至小指、环指及前臂的尺侧。

2）椎间孔分离试验：又称引颈试验或颈椎拔伸试验，患者坐位，医生双手分别

托住患者下颌并以胸或腰部抵住患者枕部，逐渐向上牵引颈椎，以逐渐扩大椎间孔。如上肢麻木疼痛等症状减轻或颈部有松快感，则为阳性。提示为颈椎病（以根型颈椎病为多见，对颈型亦有诊断意义）。

3）臂丛神经牵拉试验，又称脊神经根试验，患者颈部前屈，医生以一手抵住患侧头部，一手握患肢腕部，反方向牵拉，患肢有疼痛或麻木感者为阳性，提示臂丛神经受压。

4）超外展试验：患者取坐位或立位，上肢从侧方被动地外展高举过肩至头。若桡动脉脉搏减弱或消失，即为阳性。记录脉搏开始减弱及消失时上肢的部位，并对比两侧，用于检查锁骨下动脉是否被喙突及胸小肌压迫，阳性即为超外展综合征。

5）深吸气试验，又称 Adson's 试验，用于检查有无颈肋和前斜角肌综合征。患者取坐位，前臂放膝上，深吸气后屏住呼吸，仰头并将下颌转至患侧，同时下压患侧肩部，若桡动脉脉搏减弱或消失，即为阳性。此时疼痛往往增加；相反，抬高肩部，面转向前方，则脉搏恢复，疼痛缓解。

（2）腰部

1）拾物试验：本试验主要用于判断小儿脊柱前屈功能有无障碍。当小儿不配合检查时，常用此方法检查。置一物于地面，嘱患儿拾起，注意观察患儿的取物动作和姿势。正常时，应直立弯腰伸手拾起。当脊柱有病变，腰不能前屈时，患儿则屈髋、屈膝，腰部板直，一手扶住膝部下蹲，用另一手拾起该物。此为拾物试验阳性。

2）俯卧背伸试验：用于检查婴幼儿脊柱是否有保护性僵硬或脊柱病变，患儿俯卧，两下肢伸直并拢，检查者提起其双足，使腰部过伸。正常脊柱呈弧形后伸状态。有病变者则大腿和骨盆与腹壁同时离开床面，脊柱呈强直状态。

3）腰骶关节试验：又称骨盆回旋试验，主要用于检查腰骶部疾患。患者仰卧，双腿并拢，令其尽量屈膝、屈髋，检查者双手扶住膝部用力按压，使大腿贴近腹壁，这时腰髋部呈被动屈曲状态，如有病变则腰骶部出现疼痛反应即为阳性。

4）直腿抬高试验及加强试验：患者仰卧，检查者一手握患者足部，保持膝关节在伸直位，将两下肢分别做直腿抬高动作。正常时，两下肢同样能抬高 80° 以上，除腘窝部有紧张感外，并无疼痛或其他不适。若一侧下肢或双下肢抬高幅度降低，不能继续抬高，同时伴有下肢放射性疼痛则为直腿抬高试验阳性。应记录其抬高的度数。当直腿抬高到最大限度的角度后，将下肢降低 5°~10° 使足踝背伸，如引起患肢放射性疼痛加剧者，即为加强试验阳性。借此可以区别由于髂胫束、腘绳肌或膝关节后关节囊紧张所造成的直腿抬高受限。

5）健腿直腿抬高试验：检查健侧腿直腿抬高试验时，如引发患肢坐骨神经放射性痛者，为阳性，见于较大的腰椎间盘突出症，或中央型腰椎间盘突出症。

6）坐位屈颈试验：患者取坐位或半坐位，两腿伸直，使坐骨神经处于紧张状态，然后被动或自动向前屈颈，如出现患肢疼痛即为阳性。

7）股神经紧张试验：患者俯卧，检查者一手固定患者骨盆，另一手握患肢小腿下端，膝关节伸直或屈曲，将大腿强力后伸，如出现大腿前方放射样疼痛，即为阳性，表示可能有股神经根受压。

8）屈膝试验：患者俯卧位，两下肢伸直。检查者一手按住其骶髂部，另一手握患侧踝部，并将小腿抬起使膝关节逐渐屈曲，使足跟接近臀部。若出现腰部和大腿前侧放射性痛，即为阳性，提示股神经损害，并可根据疼痛的起始位置以判断其受损的部位。

（3）骶尾部

1）骨盆挤压试验：用于诊断骨盆骨折和骶髂关节病变。患者卧位，检查者两手分别放于髂骨翼两侧，两手同时向中线挤压，如有骨折则会发生疼痛，称骨盆挤压试验阳性。或嘱患者采取侧卧位，检查者双手放于上侧髂骨部，向下按压，后法多用于检查骶髂关节病变。

2）骨盆分离试验：多用于检查骨盆骨折及骶髂关节病变。患者仰卧位，检查者两手分别置于两侧髂前上棘部，两手同时向外推按髂骨翼，使之向两侧分开，如有骨盆骨折或骶髂关节病变，则局部发生疼痛反应，称为骨盆分离试验阳性。

3）斜扳试验：用于诊断骶髂关节病变，患者取仰卧位，健侧腿伸直，患侧腿屈髋，屈膝各90°，检查者一手扶住膝部，一手按住同侧肩部，然后用力使大腿内收，向下按在膝部，如骶髂关节发生疼痛为阳性。

4）床边试验：用于检查骶髂关节病变，患者平卧，患侧臀部置于床边，健侧腿尽量屈膝、屈髋，检查者用手按住膝部，使大腿靠近腹壁，另一手将患腿移至床边外，用力向下按压使之过度后伸，使骨盆沿着横轴旋转，如骶髂关节发生疼痛则为试验阳性。

5）单髋后伸试验：用于检查骶髂关节病变，患者取俯卧位，两下肢并拢伸直，检查者一手按住骶骨中央部，另一手肘部托住患侧大腿下部，用力向上抬起患肢，使之过度后伸，如骶髂关节疼痛则为阳性。

4. 上肢部

（1）肩部

1）搭肩试验：又称杜加斯征，患者屈肘，如手能搭到对侧肩部的同时，肘部能贴近胸壁为正常。若患者不能完成上述动作，或仅能完成两动作之一者为阳性，提示有肩关节脱位的可能。

2）落臂试验：患者站立，先将患肢被动外展90°，然后令其缓慢地向下放，如果不能慢慢放下，出现突然直落到体侧则为阳性，说明有肩袖破裂存在。

3）肱二头肌抗阻力试验：患者屈肘90°，检查者一手扶其肘部，一手扶其腕部，嘱患者用力作屈肘及前臂旋后动作，检查者给予阻力，如出现肱二头肌腱滑出，或结节间沟处产生疼痛为阳性征，前者为肱二头肌长头腱滑脱，后者为肱二头肌长头肌腱炎。

4）直尺试验：正常人肩峰位于肱骨外上髁与肱骨大结节连线之内侧。检查者用直尺边缘贴于患者上臂外侧，一端贴肱骨外上髁，另一端能与肩峰接触则为阳性，说明肩关节脱位。

5）疼痛弧试验：嘱患者肩外展或被动外展患肢，当外展到60°~120°范围时，冈上肌腱在肩峰下摩擦，肩部出现疼痛为阳性征，这一特定区域的外展痛称疼痛弧。

6）冈上肌腱断裂试验：嘱患者肩外展，当外展在60°~120°时可以看到患侧三角肌用力收缩，但不能外展上举上肢，越用力越耸肩。若检查者被动外展患肢越过120°，则患者又能主动上举上肢。这一特定区外展障碍为阳性征，说明有冈上肌腱的断裂或撕裂。

（2）肘部

1）网球肘试验：前臂稍弯曲，手呈半握拳，腕关节尽量屈曲，然后将前臂完全旋前，再将肘伸直。如在肘伸直时，肱桡关节的外侧发生疼痛，即为阳性。

2）腕伸、屈肌紧张（抗阻力）试验：令患者握拳、屈腕，检查者按压患肢手背，患者抗阻力伸腕，如肘外侧疼痛则为阳性，提示肱骨外上髁有炎性病灶；反之如令患者伸手指和背伸腕关节，检查者以手按压患者手掌，患者抗阻力屈腕，肘内侧痛为阳性，提示肱骨内上髁炎或病变。

3）前臂（收展）试验：本试验用于判断是否有肘关节侧副韧带损伤。检查时患者与检查者对面坐，上肢向前伸直，检查者一手握住肘部，一手握腕部并使前臂内收，握肘部的手推肘关节向外，如有外侧副韧带断裂，则前臂可出现内收运动。若握腕部的手使前臂外展，而拉肘关节向内，出现前臂有外展运动，则为内侧副韧带损伤。

（3）前臂部

1）桡骨膜反射：反射中枢在颈 7~8。患者肘关节半屈曲，前臂略外旋，叩击其桡骨下端，正常反应为旋前和屈肘。

2）前臂肌群拮抗试验：患者做前臂旋前、旋后、伸腕和屈腕动作，医生握住患者的手，施加与患者相反的作用力，来判定前臂各肌群的力量。

3）前臂纵轴叩击实验：查看前臂是否有骨折。如果叩击实验为阳性，则结合触诊，来判定骨折的位置。

（4）腕部

1）腕三角软骨挤压试验：判断是否有三角软骨损伤。检查时嘱患者屈肘 90°，掌心向下，检查者一手握住前臂下端，另一手握住手掌部，使患手向尺侧被动偏斜，然后伸屈腕关节，使尺腕关节部发生挤压和研磨，如有明显疼痛加重即为阳性。

2）握拳试验：常用于诊断桡骨茎突狭窄性腱鞘炎。检查时嘱患者屈肘 90°，前臂中立位握拳，并将拇指握在掌心中，检查者一手握住前臂下端，另一手握住患者手部同时使腕关节向尺侧屈腕，如在桡骨茎突部出现剧烈疼痛，则本试验为阳性。

（5）手部 霍夫曼征：快速弹压被夹住的患者中指指甲，引起诸手指的掌屈为阳性，提示中枢神经损害。

5. 下肢部

（1）髋部

1）特伦德伦堡试验：又称髋关节承重功能试验，用于检查有无臀中肌麻痹和髋关节的稳定程度。检查时患者直立位，背向检查者，先将患腿屈膝抬起，用健侧单腿站立，然后再做患侧单腿站立，注意观察站立时骨盆的升降变化。正常时单腿站立后对侧骨盆上升，患侧单腿站立时，则对侧骨盆下降低落。常用于诊断小儿麻痹后遗症、小儿先天性髋关节脱位、成人陈旧性髋脱位，股骨颈骨折后遗症髋内翻畸形、股骨头坏死等的检查。

2）托马斯征：又称髋关节屈曲挛缩试验，用于检查髋关节有无屈曲挛缩畸形。检查时患者取仰卧位，腰部放平，先将健侧腿伸直，然后再将患腿伸直，注意观察，达到一定角度时，腰部是否离开床面，向上挺起，如腰部挺起则为阳性。当患肢完全伸直后，再将健肢屈髋、屈膝，使大腿贴近腹壁，腰部也下降贴近床面，此时患腿自动离开床面，向上抬起，亦为阳性。阳性者说明髋关节有屈曲挛缩，常用于检查髋关节结核、髋关节炎或强直、类风湿关节炎、髂腰肌炎等。

3）艾利斯征：又称下肢短缩试验，用于检查肢体有无短缩。检查时患者取仰卧位，两腿并拢屈髋、屈膝，两足并齐，这时观察两膝高度，如患腿低落为阳性，说明有肢体短缩。临床常见于股骨颈骨折、髋关节后脱位、股胫骨缩短。

4）望远镜试验：又称套叠征，用于检查婴幼儿先天性髋关节脱位。检查时患儿仰卧位，两下肢放平伸直，检查者一手固定骨盆，另一手握住膝部将大腿抬高 30°，并上下推拉股骨干，如出现松动感，或抽动感，即为阳性。可双侧对照检查。

5）髋关节过伸试验：又称腰大肌挛缩试验，患者取俯卧位，患膝屈曲 90°，检查者一手握踝部将下肢提起，使患髋过伸。若骨盆亦随之抬起，即为阳性，说明髋关节不能过伸。腰大肌脓肿、髋关节早期结核、髋关节强直，可有此阳性体征。

6）髂胫束挛缩试验：患者侧卧位，健肢在下，检查者立于患者背后，一手固定骨盆，另一手握住患肢踝部，使患膝屈曲90°，患髋先屈曲、外展，再后伸。最后放松握踝的手，让患肢自然落下，正常时落在健肢的后方，若落在健肢的前方或保持上举外展的姿势，则为阳性，说明髂胫束挛缩或筋膜阔张肌挛缩。

7）蛙式试验：多用于幼儿，检查时，患儿仰卧，使双膝双髋屈曲90°，检查者使患儿双髋作外展外旋至蛙式位，双侧肢体平落在床面为正常，若一侧或双侧肢体不能平落于床面，即为阳性，说明髋关节外展外旋受限，根据临床可考虑为先天性髋关节脱位。

8）股骨大转子位置的测量

①髂坐连线：患者仰卧位，髋部稍屈曲（45°~60°），由髂前上棘至坐骨结节划一连线，正常时股骨大转子顶点恰在该连线上，若大转子超过此线，说明有大转子上移。

②布瑞安三角：患者取仰卧位，自髂前上棘与床面作一垂线，自大转子顶点与身体平行画一线与上线垂直，即构成一个直角三角形，称为布瑞安氏三角，检查者对比两侧三角形的底边，如一侧底边变短，说明该侧大转子向上移位。

③休梅克线：患者取仰卧位，两下肢伸直中立位，两侧髂前上棘在同一平面，检查者从两侧髂前上棘与股骨大转子顶点分别连一直线，正常时两连线之延长线相交于脐或脐上中线，若一侧大转子上移，则延长线交于健侧脐下，且偏离中线。

（2）膝部

1）浮髌试验：用于检查膝关节腔内积液，检查时患腿伸直，检查者一手压在髌上囊部，向下挤压使积液流入关节腔内。然后用另一手拇、中指固定髌骨内外缘，

食指按压髌骨，这时可感到髌骨有漂浮感，重压时手沉，松指时浮起称浮髌试验阳性。

2）侧副韧带损伤试验：用于检查膝关节侧副韧带是否有断裂，检查时患者仰卧位，患腿伸直，检查者一手扶膝侧面，另一手握住踝部，然后使小腿作被动的内收或外展动作。如检查内侧副韧带，则一手置膝外侧推膝部向内，另一手拉小腿外展，这时产生松动感和内侧疼痛。若检查外侧副韧带，则一手置膝内侧推膝部向外，另一手拉小腿内收，此时发生膝外侧疼痛和产生松动感亦为阳性征。这表明有膝关节侧副韧带断裂或损伤。

3）麦氏征试验：又称回旋挤压试验，是临床诊断半月板损伤最常用的试验方法，检查时患者取仰卧位，双下肢伸直，如检查内侧半月板损伤，检查者一手扶患膝，另一手握住足踝部，先将膝关节屈曲到最大限度时，然后使膝外旋、小腿内收，并逐渐伸直膝关节，这样使膝关节内侧间隙产生挤压力和研磨力。如发生弹响和明显疼痛，即为阳性。如使小腿外展膝内旋，可以检查外侧半月板损伤。

4）研磨提拉试验：患者俯卧，使患膝屈曲90°，检查者一手按住大腿下端，另一手握住患肢踝部提起小腿，使膝离开床面，作外展、外旋或内收、内旋活动，若出现膝外或内侧疼痛，则为研磨提拉试验阳性，说明有带损伤试验，说明有内侧或外侧副韧带损伤。若检查者双手握足踝部，使膝关节在不同角度被动研磨加压，同时作外展外旋或内收内旋活动，如出现膝关节疼痛和弹响为阳性，说明有内侧或外侧半月板损伤。由于该试验有两种临床意义，故研磨和提拉检查也用于鉴别膝关节半月板和侧副韧带损伤。

5）抽屉试验：本试验用于检查十字韧带是否发生断裂。检查时患者取坐位或仰卧位，双膝屈曲90°，嘱患者用双手按住

大腿下段，检查者双手握住小腿上段，用大腿夹住患肢的足部防止移动，同时作小腿前后推拉动作，如过度向前移动，则说明是膝关节前十字韧带断裂，若向后过度移动，则说明是后十字韧带有断裂，注意在检查移动时必须以解剖位置为活动起点，否则容易发生判断错误。如后十字韧带断裂时，小腿上端自然向后移位，检查时可以拉向前移动，这是恢复解剖位置的移动，不要误认为是胫骨向前移动，再向后推出现的移动才是异常活动。

6）交锁征：患者取坐位或仰卧位，嘱患者做患肢膝关节屈伸活动数次，若突然关节出现疼痛，不能屈伸为阳性，说明膝关节被破裂的半月板交锁，但慢慢旋膝以后，可解开交锁，又复能主动屈伸。凡有此试验阳性者，平日上楼下楼或上、下坡时有膝关节交锁史。

7）挺髌试验：患膝伸直，用拇、食二指将髌骨向远端推压，嘱患者用力收缩股四头肌，若引发髌骨部疼痛者为阳性，多提示髌骨劳损（髌骨软化症）。

（3）踝部

1）跟腱挛缩试验：跟腱挛缩常由比目鱼肌和腓肠肌挛缩引起，该试验可进行两者鉴别。患者取坐位，使小腿自然下垂，若膝关节屈曲，踝关节下垂腱屈畸形为比目鱼肌挛缩。如膝关节伸直位，踝关节屈不能背伸，则腓肠肌挛缩。如膝伸直或屈曲位，均出现跖屈，则为双肌挛缩。

2）踝阵挛：检查者一手托住腘窝，一手握足，用力使其踝关节突然背屈，然后放松，可以产生踝关节连续交替的伸屈运动，则视为阳性，提示有锥体束损害。

（4）足部

1）巴宾斯基征：轻划足底外侧，引起拇趾背屈，余趾呈扇形分开的反应为阳性，提示有锥体束损害。

2）弹趾试验：轻叩足趾基底部或用手将足趾向背面挑动，如引起足趾跖屈为阳性，提示有锥体束损害。

二、辨证诊断

证即证候，是疾病发生和演变过程中某一阶段病理本质的反应，它以一组相关的症状和体征为依据，不同程度地揭示出患者当前的病机（由病邪、病位、病性、病势等综合而成）。

辨证，是在中医理论指导下，对四诊收集到的病情资料进行辨别、分析、综合，判断其证候类型的思维过程，即确定现阶段属于何证的思维加工过程。它是将患者周围环境、体质强弱与疾病规律综合考虑的一种诊断方法，具有整体、动态和个体的特色。

历代医家通过长期临床实践，逐渐发展形成病因辨证、气血津液辨证、经络辨证、脏腑辨证、六经辨证、卫气营血辨证、三焦辨证等。这些辨证方法，虽有各自的特点和侧重，但在临床应用中是可以相互联系，互相补充的。其中病因辨证是着重从病因角度去辨别证候，是外感病辨证的基础。脏腑辨证主要应用于杂病，是各种辨证的基础。六经、卫气营血和三焦辨证，主要是运用于外感热病。经络辨证与气血津液辨证与脏腑辨证密切相关，相互补充的一种辨证方法。

经络辨证与脏腑辨证互为补充，二者不可截然分开。脏腑辨证侧重于阐述脏腑功能失调所出现的各种症状，而经络病证则主要是论述经脉循行部位出现的异常反应，对其所属脏腑辨证论述较为简略，是脏腑辨证的补充，对临床各科，特别是针灸、推拿等治疗具有重要意义。

推拿科临床中，主要运用经络辨证和气血津液辨证等辨证方法。

（一）经络辨证

经络辨证，是以经络学说为理论依据，对患者的若干症状体征进行分析综合，以判断病属何经、何脏、何腑，从而进一步确定发病原因、病变性质、病理机制的一种辨证方法，是中医诊断学的重要组成部分。

经络是人体经气运行的通道，又是疾病发生和传变的途径。其分布周身、运行全身气血，联络脏腑肢节，沟通上下内外，使人体各部相互协调，共同完成各种生理活动。故当外邪侵入人体，经气失常，病邪会通过经络逐渐传入脏腑；反之，如果内脏发生病变，同样也循着经络反映于体表，在体表经脉循行的部位，特别是经气聚集的腧穴之处，出现各种异常反应，如麻木、酸胀、疼痛，对冷热等刺激的敏感度异常，或皮肤色泽改变，或见脱屑、结节等。例如《素问·脏气法时论篇》："肝病者，两胁下痛，引少腹……肺病者，喘咳逆气肩背痛。"

胁下、少腹、肩背，便是该脏经络循行之处。正由于经络系统能够有规律地反映出若干证候，因此临床根据这些证候，用经络辨证的方法，以进一步确定病变性质及其发展趋势。

1.十二经脉病证

十二经脉，包括手足三阴经和三阳经。它们的病理表现有三个特点：一是经脉受邪，经气不利出现的症状与其循行部位有关。如膀胱经受邪，可出现颈肩部、腰背、足跟等处疼痛；二是与经脉特性和该经所属脏腑的功能失调有关。如肺经为十二经之首，易受外邪侵袭而致气机壅塞，故见胸满，咳喘气逆等肺失宣降的症状；三是一经受邪常影响其他经脉，如脾经患病可是胃脘疼痛，食后作呕等胃经病证。可见十二经病症是有一定规律可循的，掌握其

规律和特点，便可以帮助我们推求出病因病机与病名，更好地指导临床。

（1）手太阴肺经病证 手太阴肺经病证是指手太阳肺经经脉循行部位及肺脏功能失调所表现的临床证候。肺主气，司呼吸、连喉系，属于太阴经，多气多血，每日寅时（03:00~05:00）周身气血注于肺。

临床表现：肺胀、咳喘、胸部满闷；缺盆中痛；肩背痛，或肩背寒，少气，洒淅寒热，自汗出，臑或臂内前廉痛，常发热，小便频数或色变等。

证候分析：肺者生气之源，其脉循胃口上膈属肺。肺合皮毛，肌表受邪，内传于肺，失其宣降，致胸闷胀满，咳喘气逆；缺盆为十二经通络，与肺接近，肺气不畅，故见疼痛；肺经行于肘臂间，其经气不利，则肩背及臑、臂内侧前缘疼痛，掌中热；邪客于肌表，卫气郁闭，故是恶寒发热；腠理不固，则汗出；外邪入里化热，或肺经有热，则可见烦渴、咽干；肺为肾母，邪伤其气，故小便频数或色变。

（2）手阳明大肠经病证 手阳明大肠经病是指手阳明大肠经经脉循行部位及大肠功能失调所表现的临床证候。大肠禀燥化之气，主津液所生的疾病，属手阳明经，每日卯时（05:00~07:00）周身气血注入大肠。

临床表现：齿痛、颈肿；咽喉肿痛，鼻衄，目黄口干；肩臂前侧疼痛；拇、食指疼痛、活动障碍。

证候分析：手阳明大肠经的支脉，从缺盆上贯颊入齿，故病则齿痛、颈肿、咽喉肿痛，大肠经之别络达目，邪热炽盛，则目黄口干；热盛迫血妄行，故鼻衄；病邪阻滞经脉，气血不畅，则肩臂前侧疼痛；拇、食指疼痛及活动障碍，均为本经经脉所及的病变。

（3）足阳明胃经病证 足阳明胃经病证是指足阳明胃经经脉循行部位及胃腑功

能失调所表现的临床证候。脾与胃相连，以脏腑而言，均属土；以表里而言，脾阴而胃阳；以运化而言，脾主运而胃主化。

足阳明胃经多气血，每日辰时（07:00~09:00）周身气血注于胃。

临床表现：壮热、汗出、头痛、颈肿、咽喉肿痛、齿痛，或口角歪斜，鼻流浊涕；或鼻衄；惊惕狂躁；或消谷善饥，脘腹胀满；或膝腹肿痛，胸乳部、腹股部、下肢外侧、足背、足中趾等多处疼痛，足中趾活动受限。

证候分析：胃经多气多血，受邪后易从阳化热，则见里实热证。里热内盛则壮热；邪热迫津外出致汗出；胃火循经上炎，则见头痛、颈肿、咽喉肿痛、齿痛、口唇疮疹；若风邪侵袭可见口角歪斜，鼻流浊涕；热盛迫血妄行，则鼻衄；热扰神明，则惊惕发狂而躁动，胃火炽盛，致消谷善饥；胃病及脾，中焦气阻，则脘腹胀满；胃经受邪，气机不利，则所循行部位如胸乳部、腹股部、下肢外侧、足背、足中趾等多处疼痛，且活动受限。

（4）足太阴脾经病证 足太阴脾经病证是指足太阴脾经经脉循行部位及脾脏功能失调所表现的临床证候。脾为胃行其津液，为十二经脉的根本，属足太阴经，主血少气旺，每日巳时（09:00~11:00）周身气血注于脾。

临床表现：舌本强、食则呕、胃脘痛、腹胀善噫，得后与气则快然如衰，身体皆重。

舌本痛，体不能动摇，食不下，烦心，心下急痛、溏泻、癥瘕、泄泻、水闭、黄疸，不能卧，股膝内肿厥，足大趾不用。

证候分析：脾经血少气旺，如果经气发生变动，因其脉连舌本，所以发生舌根强硬现象。脾病失运，所以食则呕，胃脘痛，腹胀。若阴盛而上走阳明，故气滞而为嗳气；得后与气则快然如衰者，为脾气

得以输转而气通，所以矢气或大便后腹胀和嗳气就得以衰减或暂时消除。脾主肌肉，湿邪内困，故身体皆重。脾不健运，筋脉失养，则舌本痛，肢体关节不能动摇。足太阴的脉，上膈注心中，故为烦心，心下急痛。脾经有寒，则为溏泄；脾经有郁滞则为癥瘕。脾病不能制水则为泄，为水闭，为黄疸，不能卧。足太阴脾经起于大趾。上膝股内前廉，故为肿为厥，为大趾不用等病。

（5）手少阴心经病证 手少阴心经病证，是指手少阴心经经脉循行部位及心脏功能失调所表现的临床证候。手少阴心经少血多气，十二经之气皆感而应心，十二经之精皆供而养心，故为生之本，神之居，血之主，脉之宗。每日午时（11:00~13:00）周身气血注于心。

临床表现：心胸烦闷疼痛、咽干、渴而欲饮、目黄、胁痛、臑臂内侧后缘痛厥，掌中热。

证候分析：心属火脏，故心经病变多见热证。心火内盛，则心胸烦闷疼痛；本经的支脉从心系上挟于咽部，故心火上炎，心阴耗损，则咽干，渴而欲饮；手少阴支脉系于目系，又出于胁下，故目黄胁痛。心脉又循臑臂内侧入掌中，故而可见臑臂内侧后缘痛和掌中发热之征。

（6）手太阳小肠经病证 手太阳小肠经病证，是指手太阳小肠经经脉循行部位及小肠功能失调表现出的临床证候。

小肠为受盛之官，化物所出，与心为表里，居太阳经，少气多血。每日未时（13:00~15:00）周身气血注于小肠。

临床表现：耳聋、目黄、咽痛；肩似拔、臑似折。颈项肩臑肘臂外后廉痛。

证候分析：小肠经属阳，其病多热。小肠经支脉从缺盆循颈上颊，至目锐眦，即入耳中，故出现聋、目黄、咽痛；肩似拔，臑似折，乃由于手太阳之脉循臑外后

廉出肩解绕肩胛，交肩上的缘故。热邪侵袭小肠经脉，则肩、肘、臂外侧后缘等处疼痛。

（7）足太阳膀胱经病证　足太阳膀胱经病证，是指足太阳膀胱经经脉循行部位及膀胱功能失调所表现的临床证候。

膀胱为州都之官，藏津液，居太阳经，少气而多血。每日申时（15:00~17:00）周身气血俱注于膀胱。

临床表现：发热，恶风寒，鼻塞流涕，头痛，项背强痛；目似脱，项如拔，腰似折，腘如结，踹如裂；癫痫、狂证、疟疾、痔疮；腰脊、腘窝、腓肠肌、足跟和小趾等处疼痛，活动障碍。

证候分析：膀胱经行于背部，易受外邪侵袭。邪客体表，卫阳郁滞，是故发热，恶风寒，鼻塞流涕。本经脉上额交巅入络脑，是故头痛，项背痛；又因足太阳经起目内眦，还出别下项、抵腰中、过髀枢、下合腘中、贯踹内，故本经有病，眼珠疼痛得好像要脱出一样，颈项好像被人拉拔一样，腰好像要折断一样，膝弯部位好像结扎一样不能弯曲，踹部（即小腿肚）像撕裂一样疼痛，股关节屈曲不利，其所过部位均疼痛，足小趾不能随意运动；热邪极盛则发生癫痫、狂证、疟疾；热聚肛门，气血壅滞，则酿生痔疮。

（8）足少阴肾经病证　足少阴肾经病狂，是指足少阴肾经经脉循行部位及肾脏功能失调所表现的临床证候。肾脏藏精主水，属阳气初转，阳气乍生的少阴。足少阴肾经，多气而少血。每日酉时（17:00~19:00）周身气血俱注于肾。

临床表现：面黑如漆柴，头晕目眩；气短喘促，咳嗽咯血；饥不欲食，心胸痛，腰脊下肢无力或痿厥，足下热痛；心烦，易惊，善恐，口热舌干，咽肿。

证候分析：肾虽属阴，内藏元阳，水中有火；肾又为五脏之本，则易影响其脏腑而出现寒热错杂、虚实相兼的证候。肾主水，水色黑、肾精亏损，不能上荣于面，故见面黑如漆柴，头晕目眩；金水相生，肾虚子病及母，故咳唾有血或气促而喘。肾阴不足，虚火上犯于胃，致饥不欲食；心肾不交，故心烦，易惊、善恐；病邪阻滞肾经，则腰脊下支无力或痿厥，足下热痛。

（9）手厥阴心包经病证　手厥阴心包经病证，是指手厥阴心包经经脉循行部位及心包络功能失常所表现的临床证候。心包络为心之宫城，位居相火，代君行事属于厥阴经，少气而多血。每日戌时（19:00~21:00）周身气血俱注于心包络经。

临床表现：手心热，臂肘挛急，腋肿，甚则胸胁支满，心烦，心悸，心痛，喜笑不休，面赤目黄等。

证候分析：心包为心之外围，内寄相火，其病多见热证并往往影响到心。手厥阴之脉起于胸中，循胸出胁，入于掌中，故其所循行的部位发生病变，引起手心热，上肘部挛急腋肿，胸胁支满；气血运行不畅，则心悸，心痛；神魂不宁，则心烦甚或喜笑不休；心火上炎，故目赤目黄。

（10）手少阳三焦经病证　手少阳三焦经病证，是指手少阳三焦经经脉循行部位及三焦功能失调所表现的临床证候。

三焦为人体水谷精微生化和水液代谢的通路，总司人体的气化，属手少阳经，少血多气。每日亥时（21:00~23:00）周身气血注于三焦。

临床表现：耳聋、心胁痛，目锐眦痛，颊部耳后疼痛，咽喉肿痛，汗出，肩肘、前臂痛，小指、食指活动障碍。

证候分析：三焦之脉上项系耳后，故本经受邪，热邪上扰，则见耳聋，三焦出气以温肌肉、充皮肤，故为汗出。三焦是主气所生病者，气机抑郁，则心胁不舒而痛，肩肘，前臂疼痛，小指、食指活动障碍，都是由于经脉循行之所处，经气不利所引起。

（11）足少阳胆经病证　足少阳胆经病证，是指足少阳胆经经脉循行部位及胆腑功能失常所表现临床证候。胆为中精之府，十一经皆取决于胆，属足少阳经，多气少血。每日子时（23:00~01:00）周身气血注于胆。

临床表现：口苦、善太息，心胁痛不能转侧，甚则面微有尘，体无膏泽，足外反热。头痛颔痛，缺盆中肿痛，腋下肿，马刀侠瘿，汗出振寒为疟，胸、胁、肋髀、膝外至胫，绝骨外踝前及诸节皆痛，足小趾、次趾不用。

证候分析：胆经为人体气机出入之枢纽，邪客于此，气机失常，则见胆液外溢而口苦，胆郁不舒，故善太息。足少阳之别，贯心循胁里，故心胁痛不能转侧；足少阳之别散于面，胆木为病，故面微有尘，体无膏泽。少阳属半表半里，阳胜则汗出，风胜则振寒而为疟。其他各证，皆为其经脉所及经气不利而成。

（12）足厥阴肝经病证　足厥阴肝经病证，是指足厥阴肝经经脉循行部位及肝脏功能失调所表现的临床证候。肝主藏血，主疏泄，属足厥阴经，少气而多血。每日丑时（01:00~03:00）周身气血注于肝。

临床表现：腰痛不可俯仰，面色晦暗，咽干，胸满，腹泻，呕吐，遗尿或癃闭，疝气或妇女少腹痛。

证候分析：足厥阴的支脉与别络，和太阳少阳之脉，同结于腰踝下中部下部之间，故病则为腰痛不可俯仰。肝血不足，不能上养头面，致面色晦暗；肝脉循喉咙之后，上入颃颡，上出额，其支者从目系下颊里，故病则咽干，肝经上行夹胃贯膈，下行过阴器抵少腹，故病则胸满，呕吐，腹泻，遗尿或癃闭，疝气或妇女少腹痛等。

2. 奇经八脉病证

奇经八脉为十二正经以外的八条经脉，除其本经循行与体内器官相连属外，并通过十二经脉与五脏六腑发生间接联系，尤其是冲、任、督、带四脉与人体的生理、病理，都存在着密切的关系。奇经八脉具有联系十二经脉，调节人体阴阳气血的作用。分言之，督脉总督一身之阳；任脉总任一身之阴；冲脉为诸脉要冲，源起气冲；带脉状如腰带，总束诸脉；阳跷为足太阳之别脉，司一身左右之阳；阴跷为足少阴之别动脉，司一身左右之阴；阳维脉起于诸阳会，阴维脉起于诸阴交，为全身纲维。故人体脏腑经络有病通过奇经八脉表现出来。

（1）督脉病证　督脉病证，是指督脉循行部位及与其相关的脏腑功能失调所表现的临床证候。督脉起于会阴，循背而行于身之后，为阳脉的总督，故又称为"阳脉之海"，其别脉和厥阴脉会于巅，主身后之阳。

临床表现：腰骶脊背痛，项背强直，头重眩晕。大人癫疾，小儿风痫。

证候分析：脉起于会阴，并于脊里，上风府、人脑、上巅、循额，故病邪阻滞督脉，经气不利，故腰骶脊背痛，项痛强直；督脉失养，脑海不足，故见头晕头重；若阴阳气错乱，则可出现大小癫疾和小儿风痫。

（2）任脉病证　任脉病证，是指任脉循行部位及与其相关脏腑功能失调所表现的临床证候。任脉起于中极之下，循腹而行身之前，与冲脉主身前之阴又称"阴脉之海"。任脉又主胞胎。

临床表现：脐下、少腹阴中疼痛，男子内结七疝，女子带下癥瘕。

证候分析：任脉主阴，易感寒邪，寒凝于脉，血行不畅，则脐下、少腹阴中疼痛；任脉固主血前之阴，阴凝寒滞，气血瘀阻，则见男子疝气，女子带下癥瘕积聚。

（3）冲脉病证　冲脉病证，是指冲脉循行部位及其相关脏腑功能失调所表现的临床证候。冲脉起于气街，与少阴之脉挟脐上行，有总领诸经气血的功能，能调节十二经气血，故又称为"血海""经脉之海"，与任脉同主身前之阴。

临床表现：气逆里急，或气从少腹上冲胸咽、呕吐、咳嗽；男子阳痿，女子经闭不孕或胎漏。

证候分析：冲为经脉之海，由于冲脉之气失调，与足阳明之气相并而上逆，气不得降，故出现气从少腹上冲胸、咽、呕吐、咳嗽等症；冲为血海，与任脉共同参与生殖功能，冲任失调或气血不充，致男子阳痿，女子经闭不孕等。

（4）带脉病证　带脉病证，是指带脉循行部位及其相关脏腑功能失调所表现的临床证候。带脉起于季胁，绕腰一周，状如束带，总约十二经脉及其他七条奇经。

临床表现：腰酸腿痛，腹部胀满，赤白带下，或带下清稀，阴挺、漏胎。

证候分析：带脉环腰，总束诸脉，人身冲任二脉，与阳明合于宗筋，会于气街，皆属于带脉，而络于督脉，则太冲所以能够上养心肺，须赖带脉以主持之，而人身之气所以能上下流行，亦赖带脉为关锁。带脉经气不利，故出现腰酸腿痛；中气不运，水湿困阻于带脉，则腹部胀满，带下清稀量多；带脉气虚，不能维系胞胎，则见阴挺、漏胎。

（5）阳跷、阴跷脉病证　阳跷、阴跷脉病证，是指阳跷、阴跷脉循行部位及其相关脏腑功能失调所表现的临床证候。阴跷主一身左右之阴，阳跷主一身左右之阳，均起于眼中。跷脉左右成对，均达于目内眦，有濡养眼目，司开合的作用。

临床表现：阳跷为病，阴缓而阳急；阴跷为病，阳缓而阴急。阳急则狂走，目

不昧；阳跷急则阴厥。

证候分析：阳跷、阴跷二脉均起于足跟，阳跷循行于下肢外侧，阴跷循行于下肢内侧，二者协调关节，有保持肢体动作矫捷的作用。如某侧发生病变，则经脉拘急，另一侧则相对弛缓。两脉均达于目内眦，故阳跷患病，阳气偏亢则目内眦赤痛，或失眠而狂走；阴跷患病；阴寒偏盛，寒盛则下肢厥冷。

（6）阳维、阴维病证　阳维、阴维病证，是指阳维、阴维二脉循行部位及其相关脏腑功能失调所表现的临床证候。阳维起于诸阳之会，阴维起于诸阴之交，分别维系三阳经和三阴经。

临床表现：阳维为病苦寒热，阴维为病苦心痛。若阴阳不能自相维系，则见精神恍惚，不能自主，倦怠乏力。

证候分析：人身阳脉统于督，阴脉统于任，而诸阳诸阴之散见而会者，又必有经脉以维系而主持之，二维脉有维系阴阳之功能。阳维脉起于诸阳会，以维系诸阳经，由外踝而上行于卫分，故阳维脉受邪，可见发热、恶寒；阴维脉起于诸阴交，以维系诸阴经，由内踝而上行于营分，故阴维脉受邪，则见心痛。若二脉不能相互维系，阴阳失调，阳气耗伤则倦怠无力，阴精亏虚则精神恍惚，不由自主。

（二）气血津液辨证

气血津液辨证，是运用脏腑学说中气血津液的理论，分析气、血、津液所反映的各科病证的一种辨证诊病方法。

由于气血津液都是脏腑功能活动的物质基础，而它们的生成及运行又有赖于脏腑的功能活动。因此，在病理上，脏腑发生病变，可以影响到气血津液的变化；而气血津液的病变，也必然要影响到脏腑的功能。所以，气血津液的病变，是与脏腑密切相关的。气血津液辨证应与脏腑辨证

互相参照。

1. 气病辨证

气的病证有很多《素问·举痛论篇》说："百病生于气也"，指出了气病的广泛性。但气病临床常见的证候，可概括为气虚、气陷、气滞、气逆四种。

（1）气虚证　指脏腑组织功能减退所表现的证候。常由久病体虚，劳累过度，年老体弱等因素引起。

临床表现：少气懒言，神疲乏力，头晕目眩，自汗，活动时诸证加剧，舌淡苔白，脉虚无力。

证候分析：本证以全身功能活动低下的表现为辨证要点。人体脏腑组织功能活动的强弱与气的盛衰有密切关系，气盛则功能旺盛，气衰则功能活动减退。由于元气亏虚，脏腑组织功能减退，所以气少懒言，神疲乏力；气虚清阳不升，不能温养头目，则头晕目眩；气虚毛窍疏松，外卫不固则自汗；劳则耗气，故活动时诸症加剧；气虚无力鼓动血脉，血不上营于舌，而见舌淡苔白；运血无力，故脉象按之无力。

（2）气陷证　指气虚无力升举而反下陷的证候。多见于气虚证的进一步发展，或劳累用力过度，损伤某一脏器所致。

临床表现：头晕目花，少气倦怠，久痢久泄，腹部有坠胀感，脱肛或子宫脱垂等。舌淡苔白，脉弱。

证候分析：本证以内脏下垂为主要诊断依据。气虚功能衰退，故少气倦怠。清阳之气不能升举，所以头晕目花。脾气不健，清阳下隐，则久痢久泄。气陷于下，以致诸脏器失其升举之力，故见腹部坠胀、脱肛、子宫或胃等内脏下垂等证候。气虚血不足，则舌淡苔白，脉弱。

（3）气滞证　指人体某一脏腑，某一部位气机阻滞，运行不畅所表现的证候。多由情志不舒，或邪气内阻，或阳气虚弱，

温运无力等因素导致气机阻滞而成。

临床表现：胀闷，疼痛，攻窜阵发。

证候分析：本证以胀闷、疼痛为辨证要点。气机以畅顺为贵，一有郁滞，轻则胀闷，重则疼痛，而常攻窜发作，无论郁于脏腑经络肌肉关节，都能反映这一特点。同时由于引起气滞的原因不同，因而胀、痛出现的部位状态也各有不同。如食积滞阻则脘腹胀闷疼痛；若肝气郁滞则胁肋窜痛；当然气滞于经络、肌肉，又必然与经络、肌肉部位有关。所以，辨气滞证候还需与辨因辨位相结合。

（4）气逆证　指气机升降失常，逆而向上所引起的证候。临床以肺胃之气上逆和肝气升发太过的病变为多见。

临床表现：肺气上逆，则见咳嗽喘息；胃气上逆，则见呃逆、嗳气、恶心、呕吐；肝气上逆，则见头痛、眩晕、昏厥、呕血等。

证候分析：本证以症状表现是气机逆而向上辨证要点。肺气上逆，多因感受外邪或痰浊壅滞，使肺气不得宣发肃降，上逆而发喘咳。胃气上逆，可由寒饮、痰浊、食积等停留于胃，阻滞气机，或外邪犯胃，使胃失和降，上逆而为呃逆。嗳气、恶心、呕吐。肝气上逆，多因郁怒伤肝，肝气升发太过，气火上逆而见头痛、眩晕、昏厥；血随气逆而上涌，可致呕血。

2. 血病辨证

血的病证表现很多，因病因不同而有寒热虚实之别，其临床表现可概括为血虚、血瘀、血热、血寒四种证候。

（1）血虚证　指血液亏虚，脏腑百脉失养，表现全身虚弱的证候。血虚证的形成，有禀赋不足；或脾胃虚弱，生化乏源；或各种急慢性出血；或久病不愈；或思虑过度，暗耗阴血；或瘀血阻络新血不生；或因患肠寄生虫病而致。

临床表现：面白无华或萎黄，唇色淡

白，爪甲苍白，头晕眼花，心悸失眠，手足发麻，妇女经血量少色淡，经期错后或闭经，舌淡苔白，脉细无力。

证候分析：本证以面色、口唇、爪甲失其血色及全身虚弱为辨证要点。人体脏腑组织，赖血液之濡养，血盛则肌肤红润，体壮身强，血虚则肌肤失养，面唇爪甲舌体皆呈淡白色。

血虚脑髓失养，睛目失滋，所以头晕眼花。心主血脉而藏神，血虚心失所养则心悸，神失滋养而失眠。经络失滋致手足发麻，脉道失充则脉细无力。女子以血为用，血液充盈，月经按期而至，血液不足，经血乏源，故经量减少，经色变淡，经期迁延，甚则闭经。

（2）血瘀证　指因瘀血内阻所引起的一些证候。形成血瘀证原因有：寒邪凝滞，以致血液瘀阻，或由气滞而引起血瘀；或因气虚推动无力，血液瘀滞；或因外伤及其他原因造成血液流溢脉外，不能及时排出和消散所形成。

临床表现：疼痛和针刺刀割，痛有定处，拒按，常在夜间加剧。肿块在体表者，色呈青紫；在腹内者，紧硬按之不移，称为癥积。出血反复不止。色泽紫暗，中夹血块，或大便色黑如柏油。面色黧黑，肌肤甲错，口唇爪甲紫暗，或皮下紫斑，或肤表丝状如缕，或腹部青筋外露，或下肢青筋胀痛等。妇女常见经闭。舌质紫暗，或见瘀斑瘀点，脉象细涩。

证候分析：本证以痛如针刺，痛有定处，拒按，肿块，唇舌爪甲紫暗，脉涩等为辨证要点。由于瘀血阻塞经脉，不通则痛，故疼痛是瘀血证候中最突出的一个症状。瘀血为有形之邪，阻碍气机运行，故疼痛剧烈如针刺，部位固定不移。由于夜间血行较缓，瘀阻加重，故夜间痛甚。积瘀不散而凝结，则可形成肿块，故外见肿块色青紫内部肿块触之坚硬不消。

出血是由于瘀血阻塞络脉，阻碍气血运行，致血涌络破，不循经而外溢，由于所出之血停聚不得，故色呈紫暗，或已凝结而为血块。瘀血内阻，气血运行不利，肌肤失养，则见面色黧黑，肌肤甲错，口唇、舌体、指甲青紫色暗等体征。瘀血内阻，冲任不通，则为经闭。丝状红缕、青筋显露、脉细涩等，皆为瘀阻脉络，血行受阻之象。舌体紫暗，脉象细涩，则为瘀血之症。

（3）血热证　指脏腑火热炽盛，热迫血分所表现的证候。本证多因烦劳、嗜酒、恼怒伤肝、房事过度等因素引起。

临床表现：咳血，吐血，尿血，衄血，便血，妇女月经先期、量多，血热，心烦，口渴，舌红绛，脉滑数。

证候分析：本证以出血和全身热象为辨证要点。血热逼血妄行，血络受伤，故表现为各种出血及妇女月经过多等。火热炽盛，灼伤津液，故身热、口渴。火热扰心神则心烦。热迫血行，壅于脉络则舌红绛，脉滑数。血分火热炽盛，有内伤外感之别。此处所指血热主要为内伤杂病。在外感热病辨证中，有热入血分的"血分证"亦是指血热，但与此处所指的血热在概念上完全不同。外感热病之血热，详见"卫气营血辨证"。

（4）血寒证　指局部脉络寒凝气滞，血行不畅所表现的征候。常由感受寒邪引起。

临床表现：手足或少腹冷痛，肤色紫暗发凉，喜暖恶寒，得温痛减，妇女月经愆期，痛经，经色紫暗，夹有血块，舌紫暗、苔白，脉沉迟涩。

证候分析：本证以手足局部疼痛，肤色紫暗为辨证要点。寒为阴邪，其性凝敛，寒邪客于血脉，则使气机凝滞。血行不畅，故见手足或少腹冷痛。血得温则行，得寒则凝，所以喜暖怕冷，得温痛减。寒凝胞宫，经血受阻，故妇女经期推迟，色暗有块。舌紫暗，脉沉迟涩，皆为寒邪阻滞血脉，气血运行不畅之征。

3. 气血同病辨证

气血同病辨证，是用于既有气的病证，同时又兼见血的病证的一种辨证方法。

气和血具有相互依存，相互资生，相互为用的密切关系，因而在发生病变时，气血常可相互影响，既见气病，又见血病，即为气血同病。气血同病常见的证候，有气滞血瘀，气虚血瘀，气血两虚，气不摄血，气随血脱等。

（1）气滞血瘀证　指由于气滞不行以致血运障碍，而出现既有气滞又有血瘀的证候。多由情志不遂，或外邪侵袭，导致肝气久郁不解所引起。

临床表现：胸胁胀满走窜疼痛，性情急躁，并兼见痞块刺痛拒按，妇女经闭或痛经，经色紫暗夹有血块，乳房痛胀等症，舌质紫暗或有紫斑，脉弦涩。

证候分析：本证以病程较长和肝脏经脉部位的疼痛痞块为辨证要点。肝主疏泄而藏血，具有条达气机，调节情志的功能。情志不遂，则肝气郁滞，疏泄失职，故见性情急躁，胸胁胀满走窜疼痛。气为血帅，气滞则血凝，故见痞块疼痛拒按，以及妇女闭经痛经，经色紫暗有块，乳房胀痛等症。脉弦涩，为气滞血瘀之征。

（2）气虚血瘀证　指既有气虚之象，同时又兼有血瘀的证候。多因久病气虚，运血无力而逐渐形成瘀血内停所致。

临床表现：面色淡白或晦滞，身倦乏力，少气懒言，疼痛如刺，常见于胸胁，痛处不移，拒按，舌淡暗或有紫斑，脉沉涩。

证候分析：本证虚中夹实，以气虚和血瘀的证候表现为辨证要点。面色淡白，身倦乏力，少气懒言，为气虚之症。气虚运血无力，血行缓慢，终致瘀阻络脉，故

面色晦滞。血行瘀阻，不通则痛，故疼痛如刺，拒按不移。临床以心肝病变为多见，故疼痛出现在胸胁部位。

气虚舌淡，血瘀紫暗，沉脉主里，涩脉主瘀，是为气虚血瘀证的常见舌脉。

（3）气血两虚证　指气虚与血虚同时存在的证候。多由久病不愈，气虚不能生血，或血虚无以化气所致。

临床表现：头晕目眩，少气懒言，乏力自汗，面色淡白或萎黄，心悸失眠，舌淡而嫩，脉细弱等。

证候分析：本证以气虚与血虚的证候共见为辨证要点。少气懒言，乏力自汗，为脾肺气虚之象；心悸失眠，为血不养心所致。血虚不能充盈脉络，见唇甲淡白，脉细弱。气血两虚不得上荣于面、舌，则见面色淡白或萎黄，舌淡嫩。

（4）气不摄血证　又称气虚失血证，是指因气虚而不能统血，气虚与失血并见的证候。多因久病气虚，失其摄血之功所致。

临床表现：吐血，便血，皮下瘀斑，崩漏，气短，倦怠乏力，面色白而无华，舌淡，脉细弱等。

证候分析：本证以出血和气虚证共见为辨证要点。气虚则统摄无权，以致血液离经外溢，溢于胃肠，便为吐血、便血；溢于肌肤，则见皮下瘀斑。脾虚统摄无权，冲任不固，渐成月经过多或崩漏。气虚则气短，倦怠乏力，血虚则面白无华。舌淡，脉细弱，皆为气血不足之证。

（5）气随血脱证　指大出血时所引起阳气虚脱的证候。多由肝、胃、肺等脏器本有宿疾而脉道突然破裂，或外伤，或妇女崩中，分娩等引起。

临床表现：大出血时突然面色苍白，四肢厥冷，大汗淋漓，甚至晕厥。舌淡，脉微细欲绝，或浮大而散。

证候分析：本证以大量出血时，随即

出现气脱之症为辨证要点。气脱阳亡，不能上荣于面，则面色苍白；不能温煦四肢，则手足厥冷；不能温固肌表，则大汗淋漓；神随气散，神无所主，则为晕厥。血失气脱，正气大伤，舌体失养，则色淡，脉道先充而微细欲绝，阳气浮越外亡，脉见浮大而散，证情更为险恶。

4. 津液病辨证

津液病辨证，是分析津液病证的辨证方法。津液病证，一般可概括为津液不足和水液停聚两个方面。

（1）津液不足证　指由于津液亏少，失去其濡润滋养作用所出现的以燥化为特征的证候。多由燥热灼伤津液，或因汗、吐、下及失血等所致。

临床表现：口渴咽干，唇燥而裂，皮肤干枯无泽，小便短少，大便干结，舌红少津，脉细数。

证候分析：本证以皮肤口唇舌咽干燥及尿少便干为辨证要点。由于津亏则使皮肤口唇咽干失去濡润滋养，故呈干燥不荣之象。津伤则尿液化源不足，故小便短少；大肠失其濡润，故见大便秘结。舌红少津，脉细数皆为津亏内热之象。

（2）水液停聚证　指水液输布，排泄失常所引起的痰饮水肿等病证。凡外感六淫，内伤脏腑皆可导致本证发生。

1）水肿：指体内水液停聚，泛滥肌肤所引起的面目、四肢、胸腹，甚至全身浮肿的病证。

临床将水肿分为阳水、阴水两大类。

①阳水：发病较急，水肿性质属实者，称为阳水。多为外感风邪，或水湿浸淫等因素引起。

临床表现：眼睑先肿，继而头面，甚至遍及全身，小便短少，来势迅速。皮肤薄而光亮。并兼有恶寒发热，无汗，舌苔薄白，脉象浮紧。或兼见咽喉肿痛，舌红，脉象浮数。或全身水肿，来势较缓，按之没指，肢体沉重而困倦，小便短少，脘闷纳呆，呕恶，舌苔白腻，脉沉。

证候分析：本证以发病急，来势猛，先见眼睑头面，上半身肿甚者为辨证要点。风邪侵袭，肺卫受病，宣降失常，通调失职，以致风遏水阻，风水相搏，泛溢于肌肤而成水肿。

风为阳邪，上先受之，风水相搏，故水肿起于眼睑头面，继而遍及肢体。若伴见恶寒，发热，无汗，舌苔薄白，脉浮紧，为风水偏寒之征；如兼有咽喉肿痛，舌红，脉浮数，是风水偏热之象。若由水湿浸渍，脾阳受困，运化失常，水泛肌肤，塞阻不行，则渐致全身水肿。水湿内停，三焦决渎失常，膀胱气化失同，故见小便短少。水湿日甚而无出路，泛溢肌肤，所以肿势日增，按之没指，诸如身重困倦，脘闷纳呆，泛恶欲呕，舌苔白腻，脉象沉缓等，皆为湿盛困脾之象。

②阴水：发病较缓，水肿性质属虚者，称为阴水。多因劳倦内伤、脾肾阳衰、正气虚弱等因素引起。

临床表现：身肿，腰以下为甚，按之凹陷不易恢复，脘闷腹胀，纳呆食少，大便溏稀，面色㿠白，神疲肢倦，小便短少，舌淡、苔白滑，脉沉缓。或水肿日益加剧，小便不利，腰膝冷痛，四肢不温，畏寒神疲，面色㿠白，舌淡胖、苔白滑，脉沉迟无力。

证候分析：本证以发病较缓，足部先肿，腰以下肿甚，按之凹陷不起为辨证要点。由于脾主运化水湿，肾主水，所以脾虚或肾虚，均能导致水液代谢障碍，下焦水湿泛滥而为阴水。阴盛于下，故水肿起于足部，并以腰以下为甚，按之凹陷不起，脾虚及胃，中焦运化无力，故见脘闷纳呆，腹胀便溏，脾主四肢，脾虚水湿内渍，则神疲肢困。腰为肾之府，肾虚水气内盛，故腰膝冷痛。肾阳不足，命门火衰，不能温养肢体，故四肢厥冷，畏寒神疲。阳虚不能温煦于上，故见面色㿠白。舌淡胖、苔白滑，脉沉迟无力。为脾肾阳虚，寒水内盛之象。

2）痰饮：痰和饮是由于脏腑功能失调以致水液停滞所产生的病证。

①痰证：指水液凝结，质地稠厚，停聚于脏腑，经络，组织之间而引起的病证。常由外感六淫，内伤七情，导致脏腑功能失调而产生。

临床表现：咳嗽咳痰，痰质黏稠，胸脘满闷，纳呆呕恶，头晕目眩，或神昏癫狂，喉中痰鸣，或肢体麻木，见瘰疬、瘿瘤、乳癖、痰核等，舌苔白腻，脉滑。

证候分析：本证临床表现多端，所以古人有"诸般怪证皆属于痰"之说。在辨证上除掌握不同病变部位反应的特有症状外，一般可结合下列表现作为判断依据：吐痰或呕吐痰涎，或神昏时喉中痰鸣，或肢体麻木，或见痰核、舌苔腻、脉滑等。

痰阻于肺，宣降失常，肺气上逆，则咳嗽咳痰。痰湿中阻，气机不畅，则见脘闷，纳呆呕恶等。痰浊蒙蔽清窍，清阳不升，则头晕目眩。痰迷心神，则见神昏，甚或发为癫狂，痰停经络，气血运行不利，可见肢体麻木。停聚于局部，则可见瘰疬、瘿瘤、乳癖、痰核等。

舌苔白腻，脉滑皆痰湿之征。

②饮证：饮证是指水饮质地清稀，停滞于脏腑组织之间所表现的病证。多由脏腑功能衰退等障碍等原因引起。

临床表现：咳嗽气喘，痰多而稀，胸闷心悸，甚或倚息不能半卧，或脘腹痞胀，水声辘辘，泛吐清水，或头晕目眩，小便不利，肢体浮肿，沉重酸困，舌苔白滑，脉弦。

证候分析：本证主要以饮停心肺、胃肠、胸胁、四肢的病变为主。饮停于肺，肺气上逆则见咳嗽气喘，胸闷或倚息，不能半卧。水饮凌心，心阳受阻则见心悸。饮停胃肠。气机不畅，则脘腹痞胀，水声辘辘。胃气上逆，则泛吐清水。水饮留滞于四肢肌肤，则肢体浮肿，沉重酸困，小便不利。饮阻清阳，则头晕目眩，饮为阴邪，故见舌苔白滑，饮阻气机，则脉弦。

第四章 治则与手法应用规律

第一节 治疗原则与新进展

一、治疗原则

（一）辨病治疗

中医学非常重视辨病，疾病是在致病因素的作用下，机体脏腑的功能失衡。人与环境不相适应，人体由健康状态变为疾病状态，这是一个渐变的过程，是由发生到发展到康复或死亡的一个过程。辨病即对疾病的病种做出判断，得出病名的诊断。疾病的病名是对该病全过程的特点与规律所做的概括与抽象，即该疾病的代名词。辨病着眼于疾病整个过程的病理演变，有助于从整体、宏观水平认识疾病的病位、病性、病势、邪正关系及疾病的发展变化规律。现代中医临床实践辨病为先，辨证是在辨病基础上进一步进行。因辨病着眼于疾病整个病理演变过程，在辨病前提下辨证，有助于从整体水平认识疾病的阶段、病位、病性、病势；有整体认识，又有阶段性认识，才可以动态把握疾病发生、发展的变化规律，准确辨别病因、病性、病位。辨证是在辨病框架下的辨证。单纯辨证，只侧重于疾病某阶段的病性、病位，不能把握疾病总体的病变规律。

另外，现代中医在坚持传统望、闻、问、切宏观辨证的同时，已经利用西医学的先进检测手段，运用现代生物、化学、物理技术进行微观辨证，这可以使四诊视野得到拓宽延伸。如借助电子胃镜，现代中医可望诊胃脘痛（消化性溃疡）患者胃黏膜糜烂及溃疡充血、水肿的情况；运用

显微镜，现代中医望诊可达细胞亚结构；运用 CT、MRI 可以判断椎间盘突出的部位、程度、有无钙化、是否稳定等。故辨病会更有针对性地选用现代先进的检测手段，利用某些微观病理变化的客观检测指标，明确疾病的中西医诊断，指导精确辨证，从而做到宏观辨证与微观辨证的有机结合，有利于促进中医疾病辨证的标准化、客观化、规范化。辨病治疗时注意以下三个方面。

1. 治未病

治未病的原则是推拿的治疗原则之一，早在《黄帝内经》中就有"不治已病治未病，不治已乱治未乱"的论述。孙思邈在《千金要方》中强调了应用按摩导引预防疾病的重要性："每日必须调气补泻，按摩导引为佳，勿以康健，便为常然，常须安不忘危，预防诸病也。"更在《千金要方》中记载了以膏摩预防小儿疾病法："小儿虽无病，早起常以膏摩囟上及手足心，甚避寒风。"《五十二病方》中载药巾按摩法，即先秦时期运用的养生保健和性保健法。临床上多运用五官保健、五脏保健和肢体保健等，以及自我保健推拿以预防疾病。

2. 治病求本

"治病必求其本"是中医推拿辨证施治的基本原则之一。求本，是指治病要了解并正确辨别疾病的本质、主要矛盾，针对其最根本的病因病理进行治疗。任何疾病的发生发展，总是通过若干症状显现出来的，只有在充分了解疾病的各个方面，包括临床表现在内的全部情况的前提下，通过综合分析，才能透过现象看到本质，找出病之所在，确定相应的治疗方法。

3. 因时、因地、因人制宜

因人、因病、因时、因地制宜是指治疗疾病时要根据不同对象、不同病证以及不同的时间、地理环境制定相应的治疗方法。

1) 因人制宜：由于推拿手法的治疗效果受人体诸多因素的影响，包括患者的年龄、性别、体质、胖瘦、治疗部位、生活习惯、职业特点、痛阈值的大小等，因此，手法的选择及临床具体运用应有所不同。如患者体质强，操作部位在腰臀四肢，病变部位在深层等，手法刺激量可大；患者体质虚弱，操作部位在头面胸腹，病变部位在浅层，或小儿等，手法刺激量较小。

2) 因病制宜：在推拿治疗过程中运用什么手法，应视疾病的性质、病变的部位，辨证辨病选择手法。例如：关节运动障碍者，常选用摇法、扳法、伸展法等关节被动运动类手法；关节移位者，应选用扳法、拔伸法、平端法等整复关节类手法；有粘连者，则应使用扳法、弹筋拨络法、理筋法等。此外，对于治疗某一疾病的推拿手法，推拿医师既要掌握一般规律与常法，又要注意临证变通，随着病情的进退，主症与兼症，主要痛点与次要痛点的增减、消失、转化等，综合分析，及时进行手法的加减。

3) 因时制宜：这是指手法操作时要考虑到时间和季节因素。如晚间的推拿治疗不宜采用兴奋型手法。《素问·四时刺逆从论篇》言：春气在经脉，夏气在孙络，长夏之气在肌肉，秋气在皮肤，冬气在骨髓中。因此，在推拿治疗中，所及的经络和穴位所用的力度应随四时气之所在，邪气之所不同而变异，即"洞悉血气之源流，而后能导邪病之窾却"。"若春气在经脉，"其按摩循十二经脉和任督脉之干线取其俞穴，不得偏离，手法宜重；"若夏气在孙络，长夏之气在肌肉，秋气在皮肤，"系夏秋患病，其病邪表浅，治疗中手法宜轻，因皮肤多汗黏腻，直接在皮肤表面进行手法操作容易使皮肤破损，治疗时可在患者皮肤表面涂一些保护性介质，并注意少用摩擦类手法等；"冬气在骨髓中"，肌肤腠理致密，多取背部膀胱经及督脉，用力深透缓和，推拿介质多用葱姜水、麻油。

4) 因地制宜：手法的施术亦应根据居住的地理环境的不同而灵活地选择运用。如中国北方寒冷，北方人体格多壮硕，肌肤腠理致密结实，施术时手法宜深重才能有效；而南方潮湿，南方人体型多瘦小，肌肤腠理相对疏松薄弱，推拿治疗时手法宜相对轻柔。

（二）辨证治疗

推拿手法的施术与中医内治法一样，也应以中医基本理论为指导，遵循辨证论治的原则。正如《理瀹骈文》中云"外治之理即内治之理"，又云"外治必如内治者，先求其本，本者何也，明阴阳识脏腑也"。辨证是治疗的前提和依据，只有明确病变的阴阳、表里、虚实、寒热等属性，才能从复杂多变的疾病现象中抓住病变的本质，把握病证的标本、轻重、缓急，采取相应的手法以扶正祛邪、调整阴阳，使气血复归于平衡，达到治疗疾病的目的。因此，手法的施术不仅是对症的局部治疗，而且始终贯穿着辨证论治的思想。根据手法的性质和作用，结合治疗部位，手法治疗有温、补、通、泻、汗、和、散、清、吐、消十法。例如，"热者清之"是治疗一般热性病的主要法则，但热病的症状极其复杂，治疗时应鉴别里热、表热，病在里者还需辨别是属于气分热还是血分热，是实热还是虚热，然后根据不同情况，采用相应的手法。气分实热者，轻推督脉（自大椎至尾椎），以清泻气分实热；血分实热者，重推督脉（自大椎至尾椎），以清热凉血；表实热者轻推背部膀胱经（自下而上），表虚热者轻推背部膀胱经（自上而下），以清热解表。推拿治病可以起到扶正祛邪、调理阴阳的作用。以扶正为主，或以祛邪为主，或是扶正与祛邪并重，或是先扶正后祛邪，或是先祛邪后扶正。并要注意扶正祛邪同时并用时，应采取扶正而不留邪，祛邪而不伤正的原则。疾病的发生发展，从根本上说是阴阳的相对平衡遭到破坏，即阴阳的偏盛偏衰代替了正常的阴阳消长，所以调整阴阳，是推拿治疗的基本原则之一。病证结合治疗推拿治疗疾病，需要病证结合治疗，将二者统一起来，才能对疾病做出正确的诊断，从而施以不同的手法，辨证施术。

1. 八纲辨证

八纲，即表、里、寒、热、虚、实、阴、阳。八纲辨证，就是把四诊获得的材料，按照八纲加以综合、分析，概括为八个具有普遍性的证候类型。八纲是辨证的基本法则，对疾病的辨证具有普遍的指导意义。因此，推拿治疗也须按照八纲进行辨证，为治疗提供理论依据。

（1）表里　辨表里是辨别病变的部位及病邪之浅深。一般来说，疾患初起，邪在肌表，病证轻者为表证；患在筋骨，邪入脏腑，病证较重者为里证。

1）表证：局部表现为红肿高起，范围局限，灼热疼痛，且伴恶寒发热，无汗或有汗，头痛或全身不适，舌苔薄，脉浮等全身症状。

2）里证：胸腹部内伤等疾患。局部表现为疼痛拒按，肿势弥漫，痛点局限，皮色不变或紫暗；且伴有壮热或潮热，烦躁或不安，大便秘结或泄泻，小便短赤或不利，舌质红、苔黄，脉数或沉实等全身症状。

（2）寒热　辨寒热是辨别疾病属寒证或热证。寒证多由寒邪凝滞，热证多由热毒炽盛所致。

1）寒证：局部表现为皮色不泽，不红不热，酸痛麻木，肿硬或萎弱；且伴有面色苍白，肢冷喜温，口淡口渴，小便清长，大便溏薄，舌质淡、苔薄，脉沉或虚细等全身症状。

2）热证：局部表现为肿而色红，焮红热疼痛，或肉腐成脓；且伴有高热面赤，口渴冷饮，烦躁不安，小便短赤，大便秘结，舌质干红、苔黄厚，脉弦数等全身症状。

（3）虚实　辨虚实是辨别人体正气强弱与病邪盛衰。虚证是指正气虚，实证是指邪气盛。属虚属实是由邪正相争所决定的。

1）虚证：局部表现为不红不热，脓液清稀，疮口久不愈合；且伴有面色萎黄，神疲体倦，声低气短，食少便溏，舌质淡、苔薄白，脉虚细无力等全身症状。

2）实证：局部表现为痛有定处，疼痛拒按，或有肿胀；且伴有发热烦渴，胸腔胀满，大便秘结，小便短赤，舌质红、苔黄厚，脉洪数有力等全身症状。

（4）阴阳　阴阳是八纲中的总纲，它可以概括表、里、寒、热、虚、实。即里、虚、寒证，多属阴；表、实、热证，多属于阳。在病变的情况下，如邪气实的疾病，阳偏胜就出现阳证，阴偏胜就出现阴证；正气虚的疾病，真阴不足就出现阴虚。又如大量出血或吐泻可引起亡阴，大汗可引起亡阳。阴证和阳证，在临床上又有不同的表现，辨证时要从整体出发，既要注意局部症状，也要重视全身情况，分析正邪虚实，辨别寒热阴阳，才能更好地指导治疗和判断预后。

1）阴证：一般起病慢，病程长，病位深，初期局部症状和体征常不明显，随着病情发展而渐趋明显或严重，全身情况多有虚证、寒证的正虚表现，临床上，属于阴证的疾患,如结核性感染、慢性化脓性感染、慢性损伤等。

2)阳证:一般起病急,病程短,病位浅,初期局部症状和体征比较明显,随着病情发展而更趋明显或严重,全身情况多有实证、热证的邪盛表现。临床上,属于阳证的疾患,如急性化脓性感染、烧伤、急性损伤等。

八纲是相互关联,不可分割的。如从表证、里证而言,又可有寒热的区别和虚实的不同。既要注意分纲辨证,又要善于综合、分析。同时八纲各种证候,都不是静止不变的,在一定条件下则可以互相转化,如表证可以入里,寒证可以化热,实证可以转虚,阳证可以转为阴证等。因此,在辨证时,必须随时注意疾病的发展和变化,对具体情况进行具体分析,才能抓住主要矛盾,认识疾病的本质。

2.病因辨证

病因辨证,就是从六淫邪毒、饮食不节、精神因素、外来伤害等几个方面进行辨证,现分别叙述如下。

(1)六淫邪毒 风、寒、暑、湿、燥、火六淫侵袭,伤害人体,因而发病。六淫并不是各个孤立的,而是互相联系、互相转化的。六淫邪毒还包含疫疠之毒(传染性的致病因素,以及由微生物感染所致的因素)。

1)风:风为阳邪,善行数变,其特点为关节疼痛,游走不定,关节屈伸不利。推拿手法宜用弹拨法、揉法、一指禅推法等,以疏风宣达为主。

2)寒:寒为阴邪,沉伏凝滞,痹着筋骨,一般多为阴证。其特点为肿而不硬,皮肤紫暗,不红不热,痛有定处,得暖则缓。推拿手法宜用按揉法、擦法、摩法等,以温中逐寒为主。

3)暑:暑为阳邪,常多挟湿,暑湿熏蒸,久则化热,多发于肌肤、头面部。其特点为红肿酿脓,灼热疼痛,遇冷痛减。推拿手法宜用按揉法、扫散法、一指禅推法等,以解暑化湿为主。

4)湿:湿为阴邪,黏滞秽浊,随所偏盛,化寒化热。其特点为皮肉湿烂,重着下注,溃疡渗液,滋水淋漓。推拿手法宜用按揉法、一指禅推法等,以温中化湿为主。

5)燥:燥为阳邪,燥伤津液,血燥生风,多发于手足、皮肤等处。其特点皮肤干燥、瘙痒、脱屑、皲裂。推拿手法宜用一指禅推法、揉法等,以滋润肃化为主。

6)火:火为阳邪,诸痛痒疮皆属于火,风、寒、暑、湿、燥诸邪皆能化火,可见于身体各处。其特点为发病快,来势急,红肿、灼热、疼痛。推拿手法宜用扫散法、一指禅推法等,以滋阴泻火为主。

(2)饮食不节 饮食不节可致脾、胃、肠功能紊乱,具体可表现为:饮食伤在胃,则胃痛,恶闻食臭,食纳不佳,胸膈痞满,吞酸暖腐,舌苔厚腻,脉滑有力。饮食伤在肠,则见腹痛泄泻。过食辛辣厚味,胃肠积热,可发生疮疡。饮食过度,或不洁,可引起蛔虫性肠梗阻、胆道蛔虫病等。推拿手法宜用摩法、一指禅推法、揉法等,以调补肠胃为主。

(3)精神因素 精神因素可造成阴阳失调、气血不和、脏腑经络的功能紊乱而发病。例如:情志不畅,肝郁不舒,可致肝气郁结,气滞痰凝,临床以颈淋巴结结核、甲状腺疾病、乳腺增生病、肿瘤等为多见。推拿手法宜用摩法、一指禅推法、揉法等,以疏肝理气为主。

(4)外来伤害 外来伤害包括金刃、跌打、兽类咬伤及毒虫蜇伤、烧伤、冻伤等。这些伤害,轻则皮肉筋骨受损,重则伤及脏腑,能引起严重的全身病变。推拿手法宜根据具体情况进行相应选择。

3.气血、筋骨辨证

当人体受到损伤、感染等疾病时，导致气血运行失常，或筋骨受损，形成气血凝滞，引起筋骨病变。《黄帝内经》说："气伤痛，形伤肿"。肿、痛是气血凝滞的两种不同的病理反应。损伤的发生，必然引起气血凝滞，或外伤筋骨，或内损脏腑，所谓："肢体损于外，则气血伤了内，营卫有所不贯，脏腑由之不和"。感染的形成，也能导致气血凝滞，或阻于肌肉，或留于筋骨，所谓："营气不从，逆于肉里，乃生痈肿"。由此可见，气血凝滞，是疾病发生与形成的主要病机之一。因此，在临床辨证时，必须辨明气血、筋骨与疾病的关系，才能认识疾病本质，进行辨证施治。

（1）气血辨证

1）气滞：多因情志不舒，饮食失调，感受外邪或用力努伤、闪挫等，使某一脏腑或某一部位气机阻滞，运行不畅，聚则有形，散而无迹，阵发疼痛，攻病无常。表现为胸胁满闷，呼吸不舒，咳嗽气急，掣引疼痛等。推拿时应根据不同原因采用不同手法。如情志不畅引起宜取手足厥阴、足少阳经腧穴为主。推拿手法宜用摩法、分法、拿法等，以疏肝理气。如因饮食失调引起，宜取足太阳经、任脉、手足阳明经腧穴为主。推拿手法宜用摩法、按法、拿法等，以健脾行气。如因感受外邪引起，宜取手足太阳经、手太阴经、手阳明经腧穴为主。推拿手法宜用推法、拿法、擦法等，以行气祛邪。若因用力努伤、闪挫等引起，可局部取穴与循经取穴相结合。推拿宜用揉法、摩法、拿法、点法等，以行气止痛为主。

2）气逆：因气机升降失调，气上逆不顺，一般多指肺胃之气上逆和肝气上逆。若肺气上逆，表现为咳嗽、喘息。宜取手太阴、手阳明经腧穴为主。推拿手法宜用擦法、拿法、按法等，以降气止咳。若胃气上逆，表现为呃逆、嗳气、恶心、呕吐等。宜取手足阳明经腧穴为主。推拿手法宜用摩法、点法、按法等，以和胃降气。如肝气上逆，表现为头痛、眩晕、昏厥、呕血等。宜取足厥阴经、足少阴经腧穴为主。推拿手法宜用点法、按法、掐法等，以降气镇逆。

3）气虚：头昏目眩，少气懒言，声低气短，食欲不振，疲倦乏力，自汗，动时诸症加重，面色㿠白，舌质淡苔白，脉细弱等全身症状。治宜取督脉、任脉、手足阳明经腧穴为主。推拿手法宜用摩法、揉法、一指禅推法等，配合捏脊等，以补气为主。

4）血瘀：伤气则气滞，伤血则血凝，气滞能使血凝，血凝能阻气行，以致病变为血瘀。表现为肢体、胸胁、腹部疼痛或刺痛，痛处固定不移，胁腹部有痞块，皮下紫斑或血肿，女子月经量少、紫暗或经闭等，口唇、舌质发紫或有紫斑，脉细涩。治宜取足太阴经、足厥阴经、足太阳经腧穴为主。推拿手法宜用揉法、摩法、点法、拿法等，以活血化瘀。

5）血虚：感染疾患后期，由于邪去正虚，阴血亏损而出现血虚证候，可伴有面色苍白或萎黄，唇色淡白，头晕眼花，心悸失眠，四肢不温，手足发麻，妇女月经量少、愆期或经闭，舌质淡、苔白，脉细弱等全身症状。治宜取足太阴经、足太阳经、足厥阴经腧穴为主。推拿手法宜用揉法、一指禅推法、按法等，以补血。

（2）筋骨辨证　筋骨有赖于气血温煦和肝肾濡养，筋骨损伤，必然伤及气血和影响肝肾精气。年轻及肝肾气盛的人，筋骨盛强，故筋骨损伤每易于修复；年老及肝肾气衰的人，筋骨衰弱，故筋骨损伤则修复迟缓，所以病在筋骨者，内治多以调理气血、肝肾为主。

4.脏腑、经络辨证

疾病与脏腑、经络关系密切，虽然大

多数疾病都发生在皮、肉、筋、骨，但外邪由表入里可内传脏腑；反之，脏腑的病变也可在局部引起不同的反应，同时，经络内属脏腑，外络肢体，疾病的传变，可通过经络由表入里或由里达表而引起病变。

（1）火毒内攻，侵犯心包　全身症状可出现憎寒壮热，烦躁不安，神昏谵语，舌质红绛，脉洪数，甚则昏迷、惊厥等；局部可见疮陷无脓，肿势蔓延，皮色变紫，或脓水淋漓，甚至创面迅速出现出血和坏死等恶化现象，这些多见于全身性化脓感染。

（2）引动肝风　因创伤后外感风邪而引动肝风，出现牙关紧闭，角弓反张，强直性阵发件抽搐等症，可见于破伤风。

（3）六腑不通　六腑之气是泻而不藏，常以通降为用。若发生病变，壅塞不通，一般具有腹痛、呕吐、腹胀、便闭等疾。气机不通则痛，腑气不降则呕，气滞过盛则胀，腑气内结则闭。例如　急腹症以胆腑、胃肠病证居多，且往往涉及脏。

（4）下焦湿热　由于虚致膀胱气化不宜，则湿热之邪蕴结于下焦，而出现小便短赤，尿频、尿急、尿痛，甚则尿血、尿浊、尿闭；伴有腰痛、少腹痛，舌苔黄腻，脉弦数等症。可见于泌尿系统结石或感染。

（5）肺气不固　皮肤病与肺、脾有关。肺主气，司呼吸，外合皮毛，肺气不固则气虚而腠理疏，为风寒所乘。故见面色苍白，时时自汗，喜暖恶冷，疲倦乏力，舌质淡、苔薄白，脉沉细，局部为皮损色白，时起时消，反复发作。可见慢性荨麻疹。

（6）内脏损伤　外力作用可引起内脏损伤，因外力方式、损伤部位的不同，而出现各种临床表现，例如　头部内伤，可见晕厥呕吐，耳鼻衄血；胸部内伤，可见胸闷气急，咳血咯血；腹部内伤，可见腹胀便秘，吐血便血等症。

（7）肝肾亏损　肝主筋，肝血虚则不能养筋，可出现关节不利，酸痛萎弱，麻痹乏力等症，多见于关节、软组织的慢性损伤；阴液耗伤则肾阴亏，可出现潮热盗汗，腰膝酸软，头晕耳鸣，口燥咽干，舌红少津，脉细数等症，多见于骨关节结核。

（8）经络阻塞　感染及损伤疾患，每因气血凝滞，引起经络阻塞，临床上可从经络部位予以辨证。例如：发于背部的蜂窝织炎、腘窝脓肿，为足太阳膀胱经循行部位，属湿热壅滞；若发于乳房的急性乳腺炎，为足阳明胃经循行部位，故多属阳明积热。另一方面，也可从经穴部位压痛点以辨识疾病，例如：一般肝胆系统疾病可在中都、阳陵泉等穴出现压痛点；一般肠道系统疾病可在足三里穴出现压痛点；慢性腰痛病可在承扶、委中、承山、昆仑等穴出现压痛点等。

二、治疗新进展

目前，推拿正朝着保健和医疗两个方向发展，即治未病的保健按摩和愈分愈细的医疗推拿。

随着社会经济的稳定快速发展，人民生活水平逐渐提高，人们对生活质量的需求，也伴随着进入老龄化社会的进程，提高到一个新的水准。人们注重养生之道，未病先防的保健意识逐渐加强，已经不再满足于吃饱穿暖、治疗既病，而是向更高的"未病先防、既病防变、病愈防复、先时治疗"的保健原则看齐。作为当今世界传统非药物疗法的重要组成部分，保健按摩以其无毒、无不良反应得到人们的青睐，它既不需要特殊医疗设备，也不受时间地点气候条件的限制，具有操作简便、易于掌握、易于推广等特点，日益成为深受我国广大群众喜爱的养生健身措施，同时也为世界人民所接受。保健按摩对正常人来说，能增强人体的自然抗病能力，强身健体；对亚健康人群而言，通过对身体阴阳失调及时调整，既可使局部症状消退，又可加速恢复患部的功能，使机体经常处在"阴平阳秘，精神乃治"的健康状态，从而收到良好的治疗效果。

融合解剖、生理、生物力学、中医整体观、辨证论治、西方康复和整脊医学等，医疗推拿也在日新月异地发展，向更高层次、更专业化前进。在各大医院推拿科，专科专病分类越来越细，尤其是发展最快的骨伤推拿，作为临床常见的颈肩腰腿痛的首选治疗方法，在预防和治疗人体肌肉、筋骨等运动系统损伤与疾病方面疗效卓著。融合整脊疗法、运动生物力学，推拿治疗已广泛用于治疗颈椎病、腰椎间盘突出症、肩关节周围炎、膝关节骨关节炎、急性腰扭伤等骨折、脱位、筋伤等病证。同时，在骨伤推拿的理论研究、实验研究等方面也取得了丰硕的成果，对骨伤推拿的发展起了极大的推动作用。其次是内科推拿、妇科推拿、五官推拿、小儿推拿等。尤其是小儿推拿，近两年得到了全面的发展，随着家庭收入的提高，独生子女的增加以及家庭保健意识的提高，家长更愿意接受非药物疗法，小儿推拿由于没有不良反应，不会给婴幼儿带来痛苦，在治疗婴幼儿常见疾病如婴幼儿腹泻、小儿营养不良、小儿遗尿、小儿肌性斜颈、小儿脑瘫、小儿的疳积、急慢惊风等均具有显著的疗效，对改善易感患儿体质，增强免疫力方面也大有裨益，因此日益为患儿家长所接受。随着相关学科的发展，新疗法、新技术的广泛应用，运用现代科学技术对小儿推拿加以研究，是推动小儿推拿发展的重要环节。在各个中医院、社区医院、个体诊所都在开展小儿推拿，可以说小儿推拿的春天已经来临。

第二节　常用推拿手法介绍

一、摆动类手法

术手以其着力点在治疗部位上作垂直固定支撑的条件下，在动作的起始位的两侧做来回往复周期性摆动的一类手法，总称为摆动类手法。如一指禅推法、滚法、大鱼际揉法等。

（一）一指禅推法

定义：用拇指指端（中峰）、偏峰或螺纹面着力于治疗部位，沉肩、垂肘、悬腕，以周期性地肘关节屈伸，带动前臂与腕关节做内、外摆动以及拇指关节屈伸的联合动作，即谓一指禅推法。其中以拇指中峰着力者谓一指禅中峰推法，以拇指偏峰着力者谓一指禅偏峰推法，以螺纹面着力的称一指禅螺纹推法。一指禅推法是一指禅推拿流派的代表手法。

（1）操作方法

①手握空拳，拇指自然伸直并盖住拳眼，用拇指指端或指纹面着力于受术部位；

②以肘关节为支点，前臂做主动摆动，带动腕关节摆动以及拇指掌指关节或指骨间关节的屈伸运动，产生的功力，作用于人体受术部位。

③频率为每分钟 120~160 次。

④本法也可双手同时操作。

一指禅推法可分为指端推、指腹推和偏峰推三类。

拇指较挺直者一般采用指端着力的一指禅推法，而拇指指骨间关节弯曲（背伸）幅度较大者可选用指腹推或指端推法。

（2）动作要领

①沉肩：肩关节放松，肩胛骨自然下沉，不要耸肩用力。

②垂肘：肘关节放松，自然下垂，肘

关节桡侧缘低于腕关节。以肘部不可外翘，不可加紧，以腋下能容一拳为宜。

③悬腕：在腕关节放松的基础上，腕关节自然屈曲90°，腕关节摆动中，大多尺侧缘低于桡侧缘。

④掌虚：除拇指外，其余四指及掌部自然放松屈曲，呈握空拳状。

⑤指实：拇指指端、偏峰或螺纹面自然着实吸定于一点，使产生的"力"持续地作用于治疗部位上，不能产生跳跃，同时切忌拙力下压。

⑥紧推慢移：一指禅推法的操作过程中，前臂及腕关节的摆动较快，频率达到每分钟120~160次，但着力面移动（拇指指端、螺纹面或偏峰）的速度缓慢。

（3）作用　舒筋通络、调和营卫、行气活血、健脾和胃。

（4）适应证　本法刺激较小，深透性好，可适用于全身各处，临床上常用于治疗头痛、失眠、面瘫、消化道等内科、妇科疾病，以及关节酸痛等症。

（二）㨰法

定义：以小鱼际及手背尺侧为着力面，沉肩、垂肘、立臂、竖掌，肘关节做周期性的伸屈与前臂内、外旋转的联合运动，并带动腕关节屈伸与手掌内外摆动，使弓成半圆形的手背在施术部位上做来回滚动的手法即谓㨰法。㨰法是丁季峰先生于20世纪40年代始创的，由一指禅推拿流派原有的㨰法发展而来，是㨰法推拿流派的代表性手法。

（1）操作方法

①术者手指自然放松，以第5掌指关节背面吸定于受术部位。

②肩关节放松，以肘关节为支点。

③前臂作主动摆动，带动腕关节的伸屈和前臂的旋转运动。

④使手背近尺侧部在受术部位作持续不断地来回滚动。

⑤频率在120~160次/分之间。

（2）注意事项

①手背着力面须始终紧贴治疗部位的皮肤，内外滚动是一种滚动摩擦的运动形式，不能在治疗面上来回拖擦和滑移。

②力度与节律要均匀，不能忽快忽慢，时轻时重，或用重力向前硬顶。

③在摆动周期之间，术手不要抬起离开治疗部位，以免造成上、下起落的敲击动作。

④施术上肢肘关节要高于腕关节，并在腕之内侧，手的掌指与指间关节一直保持自然屈曲的姿势，无任何主动捏拢与伸展的动作。

⑤腕关节的屈伸交替要过渡自然，不要引起跳动。

⑥术者站立操作时，两脚自然分开，上身前倾约30°。可通过加大上身前倾角度来增加施术压力。

⑦治疗时如需加大刺激量，可将术手立起来，以第2、3、4、5掌指关节处着力来进行操作。

（3）作用　舒筋活血，滑利关节，解痉止痛。

（4）适应证　本法接触面积大，压力大，刺激量大，渗透性强，广泛应用于颈、肩背、腰臀及四肢等肌肉较丰厚的部位。㨰法刺激面积大、作用力强、深透作用明显，是临床最常用的手法之一。本法除面部、前颈、胸腹部外，其他部位均可应用，特别适用于肩背、腰臀及四肢肌肉较为丰厚的部位，具有舒筋通络、祛风散寒、温经祛湿、活血化瘀、解痉止疼、松解粘连、滑利关节等功效，适用于伤科、内科、妇科多种疾病的治疗，尤以治疗运动系统与神经系统疾病见长，如颈椎病、肩周炎、腰椎间盘突出症、偏瘫、高血压、神经衰弱等。

（三）揉法

以指、掌、掌根、大鱼际、四指近侧指间关节背侧突起、前臂尺侧肌群肌腹或肘尖为着力点，在治疗部位带动受术皮肤一起做轻柔缓和的回旋动作，使皮下组织层之间产生内摩擦的手法，即为揉法。其中，根据着力部位的不同，可分为中指揉法、拇指揉法、掌揉法、掌根揉法、大鱼际揉法、膊揉法、肘揉法、拳揉法等。

（1）动作要领

①腕关节放松，动作要灵活，吸定，既不能有体表的摩擦运动，也不可向下按压。整个动作要协调而有节律性。

②频率每分钟 120~160 次。

③拇指揉法时频率要缓慢。大鱼际揉法操作时以前臂做主动运动，腕关节不可做主动外展摆动。指揉法揉动幅度要小。

1）大鱼际揉法

①以大鱼际自然吸定于治疗部位或穴位上。

②手指自然伸直。

③腕关节充分放松。

④以肘部为支点。

⑤沉肩、垂肘。

⑥前臂作主动摆动带动腕部摆动，使大鱼际和吸定部位的皮下组织一起作轻柔和缓的回旋运动。

2）指揉法

用指腹着力于施术部位或穴位上，做轻柔和缓的环旋转动，并带动皮下组织一起运动的方法，用中指的称为中指揉；用拇指的称为拇指揉；用食、中指称为双指揉法；用食、中、无名指称为三指揉。

3）掌根揉法

用掌根部自然着力于治疗部位或穴位上，腕关节充分放松并稍背伸，手指自然弯曲，以肘部为支点，前臂做主动摆动带动腕部作轻柔和缓的回旋运动。

（2）作用和适应证　本法具有活血化瘀、消肿止痛的功效。

①大鱼际揉法着力面积大，而且柔软舒适，刺激更为柔和，老幼皆宜，临床上常用于头面部、胸腹部、胁肋部和四肢关节。

②指揉法临床上多用于小儿推拿，施术面积小，功力较集中，动作柔和而深沉，适用于全身各个部位或穴位。

③掌根揉法着力面积大刺激柔和舒适，适用于面积大而又较为平坦的部位，如背腰部、腹部和四肢。

（3）注意事项

①伤筋的急性期（伤后的 24 小时内）不宜采用揉法治疗，以免加重局部的皮下出血，加重肿胀。

②局部有皮损或传染性皮肤病者。

③局部肿胀较重或关节内积液较多者，不宜用揉法在局部操作。

二、摩擦类手法

以手的不同部位在受术体表作直线或环形移动摩擦的手法，称为摩擦类手法。主要包括摩法、推法、擦法、搓法和抹法。

（一）摩法

以食指、中指、无名指相并的螺纹面或掌面为着力点，以腕关节为中心使之作环形而有节律的摩动的手法。摩法刺激柔和舒适，适用于全身各处，以胸腹部及胁肋部为常用。

（二）擦法

用指、掌贴敷于体表的一定治疗部位，作直线往返摩擦运动的手法，称为擦法。根据着力部位的不同，可分为小鱼际擦法（侧擦法）、大鱼际擦法、掌擦法等。

擦法是一种柔和温热的刺激，适用于全身各处，具有行气活血、温通经络、祛风散寒、祛瘀止痛、宽中理气和健脾和胃的作用。临床上擦后可配合湿热敷法，可提高疗效。

（三）推法

以指、掌、肘或拳背等着力于施术部位上，运用适当的压力，做单向直线推动，称推法，分为：拇指平推法、掌推法、拳推法、肘推法。

推法具有行气止痛，温经活络，调和气血的功效。全身各部均可适用。

推法与擦法的异同点：都为直线运动，但推法是单方向移动，对体表压力较大，推进速度也缓慢，不要求局部发热，其意在于推动气血运行；擦法是往返运动，速度较快，要求局部发热，意在祛风散寒。

（四）搓法

用双手的掌面夹持住一定的部位，相对用力做快速搓揉的同时作上下往返移动，称为搓法。以双手夹搓，形如搓绳，故名搓法。具有温和舒适，具有行气活血、疏通经络、解痉止痛、疏肝理气的作用，常用于两胁、肩关节和四肢。

（五）抹法

用单手或双手拇指螺纹面或掌面紧贴皮肤，在体表作上下、左右往返抹动或弧形曲线的抹动的手法称之为抹法。

抹法轻柔舒适，适用于头面部、颈项部和胸腹部，以头面部为常用。

具有开窍镇静、安神明目、疏通经络、行气活血、宽胸理气的作用。主治头痛、头晕、失眠、近视、感冒、胸闷、呕吐、呃逆等病证。

三、振动类手法

（一）抖法

用双手或单手握住患者的上肢或下肢远端，微微用力做连续的、小幅度的、频率较快的上下颤动的手法，称为抖法。

本法是一种缓和、放松、疏导的手法，具有疏通经络，滑利关节，行气活血、松解粘连的功效，适用于四肢。尤其是上肢。用于肩周炎、颈椎病、髋部伤筋及疲劳性四肢酸痛等病证。可作为推拿结束手法使用。

（二）振法

以指或掌在体表作快速振颤的手法，称为振法。分为掌振法与指振法两种。

振法柔和舒适，适用于全身各处和穴位。

掌振法适用于胸腹部，具有温中理气，健脾和胃，行气止痛，疏通经络之功效。

指振法常用于胸腹及头面部，具有疏通经络，镇静安神的功效。

四、挤压类手法

（一）按法

用拇指指面或掌面按压一定的部位或穴位，逐渐用力深压，按而留之，称为按法，指面着力的称为指按法，用掌着力的称为掌按法。

具有舒筋通络、解痉止痛、温经散寒的作用，常用于头痛、三叉神经痛、腰腿痛、坐骨神经痛、痹症等各种痛症，风寒感冒、风湿麻木、颈项强直等症。

（二）点法

用指端、指间关节或肘部着力于患者体表施治部位或穴位，持续的向下进行点压的手法称为点法。点法由按法演化而来，点法刺激量更大。

①本法通经活络，消积破结，调和阴阳，点穴开筋，消肿止痛。

②根据点法选择的部位，决定治疗不同疾病。如点肾俞则补肾气，利筋骨，治腰腿疼痛；点合谷治疗头痛、牙痛等；点压痛点治疗局部疼痛。

（三）捏法

拇指与其他手指相对用力挤压受术部位并逐渐移动的手法，称为捏法。

①刺激较重，用于浅表的肌肤，常用于脊背、四肢、颈项部。

②有舒筋活络，行气活血的功用。

③尤其常用于小儿脊柱两旁，往往双手操作又称捏脊疗法，捏三提一。

④可治疗肌肉酸痛、消化不良、腹泻、食欲不振、失眠和小儿疳积等。

（四）拿法

用拇指和食指、中指或其余四指手指相对用力，提拿一定部位，进行一紧一松地拿捏的手法称之为拿法。有"捏而提起谓之拿"的说法。

①常用于头部、颈项部、肩背部、四肢部。

②拿合谷能疏风解表，通络止痛。

③拿肩井可以祛风散寒，发汗解表，舒筋活血，松解痉挛。

④拿肩井能通调全身气血，主治头痛、感冒、肌肉酸痛和麻木。

（五）捻法

用拇指螺纹面与食指螺纹面（或食指桡侧）相对捏住治疗部位，稍用力，做对称的快速捻搓动作，称为捻法。

本法具有疏通关节，理筋通络之功效；适用于指、趾小关节及浅表部位；常用于治疗指、趾小关节疼痛，肿胀，屈伸不利，如类风湿关节炎、趾间关节损伤等病证。

（六）拨法

用拇指端、近肘关节部或食指、中指、环指指端深按于治疗部位，并着力按而拨动之的手法，称为拨法，或弹拨法。

本法是较强刺激手法，临床常"以痛为输"，或是在指下有"结节"感的部位操作；具有解痉止痛、分解粘连、梳理肌筋等功效，常用于治疗落枕、漏肩风、腰腿痛等软组织损伤引起的肌肉痉挛、疼痛，均有明显的效果。

五、叩击类手法

用手掌、拳背、手指或特制的器械叩击体表的手法为叩击类手法。本类手法包括拍法、击法、叩法、弹法等手法。

（一）拍法

用虚掌拍打体表，称拍法。拍法可单手操作，亦可双手同时操作。

拍法适用于肩背部、腰骶部及下肢，治疗急性腰扭伤、肌肉痉挛、慢性劳损、风湿痹痛、局部感觉迟钝、麻木不仁等症。

拍打动作要平稳，如接触皮肤，以皮肤轻度充血发红为度，拍打时力量不可有所偏移，否则易拍击皮肤而疼痛。对结核、严重的骨质疏松、骨肿瘤、冠心病等病证禁用拍法。

（二）击法

用拳、掌、指和棒状工具叩击体表的手法，称为击法，有拳击法、掌击法、指尖击法、棒击法等。指尖击法——适用于头顶，桑枝棒击法——多用于肩胛区、腰臀部及下肢后侧，拳击法——多用于颈背部，掌击法——适用于脊柱及臀部、下肢后侧。击法是辅助手法；适用于头顶，肩背，腰臀及四肢部；如头顶的囟门穴、大椎、八髎；配合治疗头痛、风湿痹痛、肌肉麻木不仁等症。

（三）叩法

以小指尺侧或空拳的尺侧缘叩击体表的手法，称之为叩法。

叩法刺激程度较击法为轻，有"轻击为叩"的说法，可类同于击法范畴。

叩法具有疏通经络，消除疲劳，振奋精神的作用；适用于肩背腰臀及四肢部位；临床上常配合㨰法、拿法，治疗腰背部、四肢部肌肉酸痛、麻木、知觉减退等。

（四）弹法

用手指弹击受术部位或腧穴的手法，称为弹法。分为指甲弹法和指腹弹法两类。适用于全身各处，以头面、颈项最为常见。有舒筋通络、行气活血的功效；常用于项强、头痛，或精神诱导。

六、运动关节类手法

使患者关节做生理活动范围内的屈伸、旋转、内收或外展等被动活动的手法，称之为运动关节类手法；包括摇法、背法、扳法和拔伸法，是临床常用的推拿手法之一；具有理筋整复、松解粘连的作用，对某些疾病常能取得"立竿见影"的功效。

（一）摇法

以患肢关节为轴心，使关节做被动的环转运动，称摇法。分为①颈部摇法，②腰椎摇法，③肩关节摇法，④肘关节摇法，⑤腕关节摇法，⑥髋关节摇法，⑦膝关节摇法，⑧踝关节摇法，⑨掌指关节或指间关节摇法。

1.颈部摇法

坐位，颈项部放松；术者用一手扶住患者头顶后部；另一手托住其下颌部；两手臂协调运动，使头颈部做顺时针和逆时针环转摇动，反复摇转数次。

2.肩关节摇法

托肘摇肩法：坐位。一手按压肩关节上方以固定，一手托握肘部，使其前臂搭放于术者前臂上，使肩关节做中等幅度的环形摇转运动。

握手摇肩法：坐位，以一手扶按肩部以固定，另一手握腕部，使上肢外展。两手协调施力，做肩关节中等幅度的环形摇转运动。

3.肘关节摇法

患者坐位，上肢放松，术者用一手托握住其肘关节后部，另一手握住其腕部，使肘关节做顺时针或逆时针方向的被动环转运动。

4.腕关节摇法

患者坐位，术者用一手托握住其腕关节上端，另一手握住其手掌部，使腕关节做顺时针或逆时针方向的被动环转运动。

5.掌指关节或指间关节摇法

一手握住患掌或患指的近端；一手握住手指，先做指间关节或掌指关节的拔伸；后做掌指关节或指间关节的顺时针或逆时针的环转运动。

6.腰椎摇法

取坐位，腰部放松伸直；医生坐于或站于其后；用一手按住其腰部；另一手扶住肩部，前臂按于颈项部；两手协同用力，将其腰部做缓慢的环转运动。

7.髋关节摇法

仰卧位，患侧髋膝屈曲；术者一手扶按于屈曲的膝关节前部；另一手握住足踝部或足跟部，将髋、膝关节屈曲的角度维持在90°左右；然后两手做协调运动，使其髋关节做被动的顺时针或逆时针方向的环转运动。

8.膝关节摇法

仰卧位，患侧髋膝屈曲；一手扶其屈曲的膝关节部；另一手握住足踝部或足跟部；两手做协调运动，使其膝关节做被动的小范围的顺时针或逆时针方向的环转运动。

9. 踝关节摇法

仰卧位，下肢自然伸直；医生坐于其足端，用一手托握起足跟以固定；另一手握住足趾或前掌部，在稍用力拔伸的情况下，做踝关节的环转摇动。

摇法具有舒筋活血，滑利关节，松解粘连，增强关节活动功能等作用，适用于颈项部，腰部及四肢部，常用于治疗颈项部，腰部及四肢部酸痛及运动功能障碍。

（二）背法

将患者背起后对腰椎进行牵引和振动的方法，称为背法。

①医生和患者背靠背站立，双足分开与肩同宽。

②以两肘关节勾套住患者两肘部。

③然后弯腰、屈膝、挺臀，将患者反背起。

④使其双足离地，短暂维持一会儿，以牵引患者腰脊柱。

⑤然后腰臀部用力做小幅度的左右摆动或上下抖动，以使患者腰部放松。

⑥待其腰部放松后，做快速的伸膝挺臀动作。

⑦同时以臀部着力轻度颤动或摇动患者腰部。

背法有缓解痉挛、理筋整复的作用，治疗腰椎的疾病，如：腰椎后关节紊乱、滑膜嵌顿等病证，应用背法常能立即见效，患者症状完全消失；急性腰扭伤，常先针刺人中或后溪透合谷等治疗使腰部肌肉痉挛缓解，然后采用背法，背后配合腰部的点法、揉法、按法操作。

（三）扳法

扳动肢体，使关节伸展或旋转活动。

常用于四肢及颈腰部。有舒展筋脉、滑利关节、松解粘连、帮助复位等作用。

1. 颈椎斜扳法

患者坐位，颈部微屈低头；医生站立于患者身后一手掌托患者下颌，另一手掌面置于患者枕部，两手协同，先使受术者头颈向外上方旋转，至弹性限制位；然后用"寸劲"做一突发小幅度的扳动，听到"咔嗒"声松手，若无"咔嗒"声不要强行扳动。

2. 胸椎扳法

患者坐位，两手十指交叉扣住并保于枕后部。术者立其后，用双手分别握住患者两肘部，以一侧膝关节顶在患椎棘突上，同时嘱患者主动向后扩胸至最大限度，并深呼吸，在患者呼气末，术者两手托其肘快速小幅度将两肘向后扳动，同时膝关节前顶，此时胸椎常可发出"咔嗒"的弹响声，随即松手。若无"咔嗒"声不要强行扳动。

3. 腰椎斜扳法

患者健侧卧位，下肢伸直，患侧膝髋关节屈曲。内踝置于健侧下肢膝关节处。以一前臂顶患者肩关节向后推，另一上肢以前臂上段抵住臀部向前扳，主要发力点在臀部。将脊柱扭转至弹性限制位后，做一突发小幅度的扳动。此时腰椎常可发出"喀喀"的弹响声，随即松手。若无"喀喀"声不要强行扳动。

4. 腰椎后伸扳法

俯卧位。医生站于患侧，一手掌根按抵偏凸的棘突，另一手托住对侧大腿远端向上扳到弹性限制位，然后做一突发小幅度的扳动，掌根豌豆骨同时推压棘突。

（四）拔伸法

固定关节或肢体的一端，牵拉另一端，应用对抗的力量使关节得到伸展，称为拔伸法。包括脊柱和四肢关节的拔伸方法。

1. 颈椎仰卧位拔伸法

患者仰卧，医生坐于其头端，面向患者，用一手托扶住其枕后部，另一手托扶下颌部，两手臂协调用力，托扶住患者的头部沿水平线向其头顶端缓慢牵引，使其颈椎持续地水平位牵引，也可根据不同需要向不同方向牵引。

2. 肩上举拔伸法

坐于低凳上，站于其侧后方，双手握住其腕部，慢慢向上作上举运动至最大限度停止，使肩部保持向上持续性牵拉，停留片刻。

3. 腕关节拔伸

坐位，用一手握住患者前臂下端，另一手握住其手掌部，两手同时向相反方向水平用力，缓慢地进行拔伸。

4. 指间关节或掌指关节拔伸法

用一手握住患侧腕关节，另一手捏住患指末节掌背面，两手同时向相反方向用力，缓慢地拔伸其指间关节掌指关节。

5. 腰椎拔伸法

俯卧位，双手抓住头端床沿（或助手抓住受术者两腋部对抗牵拉）。医生站在其后，两臂伸直，双手分别握住两踝部抬起，身体后倾，将患者下肢向远端牵拉，持续1~2分钟。

6. 膝关节拔伸法

仰卧位，双手握住其踝部，向水平方向拔伸膝关节。

七、复合类手法

（一）按揉法

按揉法是由按法和揉法相结合而成一种复合手法。在按法的基础上增加环转揉动，或在揉法的基础上，增加向下的力量。分为指按揉和掌按揉。

按揉适用于全身各处部位和穴位。指按揉主要用于穴位；掌按揉主要用于面积比较大，肌肉肥厚而又平坦的部位。

（二）扫散法

用拇指桡侧缘和其余四指指端，自头颞部向耳后，太阳穴到风池穴作单向推动的手法，称为扫散法。可单手操作，也可双手操作，这种手法，必须在颞枕部操作，不可用于他处。

扫散法具有祛风散寒，平肝潜阳，通经止痛之功用。用于治疗头痛、眩晕、高血压、不寐等症。

（三）弹拨法

弹拨法是弹法和拨法的结合，指在拨法的基础上，施以弹动之力，拨而弹之，弹而拨之。

该手法常用于各种痛症及慢性筋伤有软组织粘连的治疗。

（四）推摩法

推摩法是一指禅偏峰推法与其余四指的摩动同时操作的一种手法。

适用于胸腹部、胁肋部，由于四指的固定作用，利于一指禅在胸腹部的操作。

（五）揉捏法

在捏法的基础上，配合手指的揉捻动作。

第三节　小儿推拿常用手法与穴位

一、小儿推拿常用手法

（一）推法

以拇指或食指、中指的螺纹面着力，附着在患儿体表一定的穴位或部位上，作单方向的直线或环旋移动，称为推法。

临床上根据操作方向的不同，可分为

直推法、旋推法、分推法、合推法。

直推法：用拇指桡侧或指面，或食中指螺纹面在穴位上作直线推动。

旋推法：以拇指指面在穴位上作顺时针或逆时针方向旋转推动。

分推法：用两手拇指桡侧或指面，或食中指指面自穴位向两旁作分向推动。

合推法：用双手拇指桡侧缘或指纹面或掌面，自腧穴两旁向中间作分向推动。

（二）揉法

以手指的指端或螺纹面、手掌大鱼际、掌根着力，吸定于一定的治疗部位或穴位上，作轻柔和缓的顺时针或逆时针方向的环旋运动，并带动该处的皮下组织一起揉动，称为揉法。

揉法是小儿推拿的常用手法之一，根据着力部分的不同，可分为指揉法、鱼际揉法、掌根揉法三种。

动作要领同成人推拿手法的揉法要领，但动作宜轻柔。

（三）按法

以拇指或中指的指端或螺纹面或掌面（掌根）着力，附着在一定的穴位或部位上，逐渐用力向下按压，按而留之或一压一放地持续进行，称为按法。根据着力部位不同分为指按法和掌按法。

（四）摩法

以食指、中指、无名指、小指的指面或掌面着力，附着在患儿体表一定的部位或穴位上，作环形而有节律的抚摩运动，称为摩法，分为指摩法与掌摩法两种。

（五）掐法

以拇指爪甲切掐患儿的穴位或部位，称为掐法。常用于急救。

（六）捏法

以单手或双手的拇指与食指、中指两指或拇指与四指的指面作对称性着力，夹持住患儿的肌肤或肢体，相对用力挤压并一紧一松逐渐移动者，称为捏法。小儿推拿主要用于脊柱，故又称捏脊法。分为二指捏脊法和三指捏脊法。

（七）运法

以拇指螺纹面或食指、中指的螺纹面在患儿体表作环形或弧形移动，称为运法。多用于弧线形穴位或圆形面状穴位，多用于四肢部、头面部等。

二、小儿推拿常用穴位

小儿推拿穴位除了经穴、奇穴、经验穴、阿是穴之外，有相当部分穴位是小儿推拿学特有的，称为小儿推拿特定穴。

小儿推拿穴位具有以下特点：①有孔穴点状。②有从某点至另一点成为线状。③部位（面）状。④大多数分布在头面和四肢（特别是双手）。

（一）头面颈项部穴位

1. 百会

位置：头顶正中线与两耳尖连线的交点处。后发际正中直上 7 寸。

操作：用拇指端按或揉，按 30~50 次，揉 100~200 次，称按、揉百会。

作用：按揉百会：安神镇惊，升阳举陷。治疗惊风、惊痫、烦躁等。用于遗尿、脱肛等症。

2. 前顶

位置：头正中线，入前发际 3.5 寸，或于百会前 1.5 寸取穴。

操作：掐 3~5 次，揉 20~30 次，称掐揉前顶。

作用：掐、揉前顶：镇惊安神通窍。

用于头痛、惊风、鼻塞等症。

3. 脑空

位置：后头部脑户穴旁开 3 寸与枕骨粗隆相平处为脑空穴。

操作：

①拇指端揉，揉 20~30 次，称揉脑空。

②拇指甲掐之，掐 3~5 次，称掐脑空。

作用：

①掐脑空：镇惊安神，治疗惊风、癫痫。

②揉脑空：祛风通络，治疗头痛。

4. 高骨（耳后高骨）

位置：耳后入发际，乳突后缘高骨下凹陷中。

操作：

①拇指或中指端揉，揉 30~50 次，称揉高骨

②两拇指推运，运 30~50 次，称运高骨。

作用：揉高骨：疏风解表，治感冒头痛。安神除烦，治神昏烦躁等症。

5. 攒竹（天门）

位置：两眉中间至前发际成一直线。

操作：

①自下而上交替直推，推 30~50 次，称推攒竹，亦称开天门。

②自眉心推至囟门，推 30~50 次，则称为"大开天门"。

作用：开天门：疏风解表，开窍醒脑，镇静安神。

用于外感发热，头痛等症。对体质虚弱出汗较多，佝偻病患儿慎用。

6. 坎宫

位置：自眉心起至眉梢成一横线。

操作：两拇指自眉心向两侧眉梢作分推，推 30~50 次，称推坎宫。

作用：推坎宫：疏风解表，醒脑明目，止头痛。

常用于外感发热、头痛。用于治疗目赤痛。

7. 天庭（神庭）

位置：头正中线，入前发际 0.5 寸。

操作：用掐法或捣法自天庭掐（捣）至承浆；揉约 30 次，称掐揉天庭。

作用：掐天庭：祛风通络，镇惊安神。治疗口眼歪斜。治疗头痛、癫痫。

8. 天心

位置：前额中部，天庭与眉心连线中点处。

操作：

①用拇指甲掐天心 30 次；

②用螺纹面揉天心约 30 次，称掐揉天心。

作用：掐天心：醒脑安神。

治疗惊风。治疗头痛、鼻塞伤风。

9. 眉心（印堂）

位置：两眉内侧端连线中点处。

操作：

①用拇指甲在眉心处掐，掐 3~5 次，称掐眉心。

②用拇指端揉，揉 20~30 次，称揉眉心。

作用：

①掐眉心：醒脑安神。治疗惊风。

②揉眉心：祛风通窍。治疗感冒，头痛。

10. 山根

位置：两目内眦中间，鼻梁上低凹处。

操作：用拇指甲掐，掐 3~5 次，称掐山根。

作用：开关窍，醒目定神。

治疗惊风、昏迷、抽搐等症。

11. 准头（鼻准）

位置：鼻尖端，属督脉。

操作：用拇指甲掐，掐 3~5 次，称掐准头。

作用：

①祛风镇惊。

②治疗惊风；

③治鼻出血；

④治昏厥。

12. 太阳

位置：眉后凹陷处。

操作：

①两拇指桡侧自前向后直推，推 30~50 次，称推太阳。

②用中指端揉该穴，揉 30~50 次，称揉太阳或运太阳，向眼方向揉为补，向耳方向揉为泻。

作用：推揉太阳：疏风解表，清热，明目止头痛。

推太阳主要用于外感发热。外感表实头痛用泻法；外感表虚、内伤头痛用补法。

13. 瞳子髎

位置：目外眦后 0.5 寸，眶骨外侧凹陷中。

操作：用两拇指掐或揉，掐 3~5 次，揉 30~50 次，称掐揉瞳子髎。

作用：

①掐瞳子髎：醒脑镇惊，治疗惊风。

②揉瞳子髎：祛风通络，治疗目赤肿痛。

14. 迎香

位置：鼻翼旁 0.5 寸，鼻唇沟中。

操作：食中二指按揉，揉 20~30 次，称揉迎香。

作用：宣肺气、通鼻窍。

治疗感冒或慢性鼻炎等引起的鼻塞流涕，呼吸不畅。

15. 人中

位置：人中沟正中线上 1/3 与下 2/3 交界处。

操作：用拇指甲或食指甲掐之，掐 5~10 次或醒后即止，称掐人中。

作用：醒神开窍。

常用于急救，比如人事不省、窒息、惊厥或抽搐。

16. 牙关（颊车）

位置：下颌角前上方一横指，用力咀嚼时，咬肌隆起处。

操作：用拇指按或中指揉，按 5~10 次，揉 30~50 次，称按牙关或揉牙关。

作用：

①按牙关主要用于牙关紧闭，具有开窍之功用。

②揉牙关主要用于口眼歪斜，具有疏风止痛的作用。

17. 天柱

位置：颈后发际正中至大椎穴成一直线。

操作：用拇指或食中指指面自上向下直推，推 100~300 次，称推天柱。或用刮痧板边蘸水自上向下刮，刮至皮下轻度瘀血即可，称刮天柱。

作用：推、刮天柱骨：降逆止呕，祛风散寒。

治疗呕恶。治疗外感发热、颈项强痛等症。

刮痧板边蘸姜汁或凉水自上向下刮至局部皮下有轻度瘀血，可治暑热发痧等症。

18. 桥弓

位置：在颈部两侧，沿胸锁乳突肌成一线。

操作：在两侧胸锁乳突肌处揉、抹、拿。揉 30 次，抹 50 次，拿 3~5 次。

作用：揉抹拿桥弓可活血化瘀消肿。用于治疗小儿肌性斜颈。

（二）上肢部穴位

1. 脾经

位置：拇指末节螺纹面。

操作：有补脾经与清脾经、清补脾经之分。

①补脾经：旋推拇指螺纹面。

②清脾经：自患儿指根方向直推至指尖 100~500 次。

补脾经和清脾经统称为推脾经。

作用：

①补脾经：健脾胃，补气血。

补脾经常用于脾胃虚弱，气血不足所致食欲不振，肌肉消瘦，消化不良。

②清脾经：清热利湿，化痰止呕。

清脾经常用于湿热熏蒸，皮肤发黄，恶心呕吐，腹泻痢疾，食积等实症。

2. 胃经

位置：拇指掌面近掌端第一节。

操作：有补胃经与清胃经之分。

①补胃经：拇指螺纹面旋推儿近掌端第一节，推100~500次。

②清胃经：拇指端自掌根推向指根方向直推100~500次。

补胃经和清胃经统称推胃经。

作用：

①补胃经：健脾胃，助运化。

补胃经常用于脾胃虚弱，消化不良，腹胀纳呆等症。

②清胃经：清中焦湿热，和胃降逆，泻胃火，除烦止渴。

清胃经常用于上逆呕恶，脘腹胀满，发热烦渴，便秘纳呆，衄血等实证。

3. 少商

位置：拇指桡侧指甲角约0.1寸。

操作：拇指甲掐穴位处，掐3~5次，称掐少商。

作用：掐少商：清热利咽，开窍。

治疗发热、咽喉肿痛、心烦、口渴、疟疾、痢疾、感冒、昏迷等症。

4. 肝经

位置：食指末节螺纹面。

操作：有补肝经和清肝经之分。

①补肝经：以拇指螺纹面旋推儿食指螺纹面100~500次。

②清肝经：以拇指端自指尖向指根方向直推100~500次。补肝经和清肝经统称为推肝经。

作用：清肝经：平肝泻火，息风镇惊，解郁除烦。

清肝经常用于惊风，抽搐，烦躁不安，五心烦热等实证。

肝经宜清不易补，若肝虚应补时则须补后加清，或以补肾经代之，称为滋肾养肝法。

5. 心经

位置：中指末节螺纹面。

操作：有补心经与清心经之分。

①补心经：以拇指螺纹面旋推儿中指螺纹面100~500次。

②清心经：以拇指指端向指根方向直推100~500次。

补心经和清心经统称为推心经。

作用：清心经：清热退心火。

清心经常用于心火亢盛所致高热神昏，面赤口疮，小便短赤等。

注意事项：本穴宜用泻法，不宜用补法，恐动心火之故。若气血不足而见心烦不安、睡卧露睛等症，需用补法时，可补后加清，或以补脾经代之。

6. 肺经

位置：无名指末节螺纹面。

操作：有补肺经和清肺经之分。

①补肺经：以拇指螺纹面旋推儿无名指末节螺纹面100~500次。

②清肺经：以拇指指端向指根方向推100~500次。

补肺经和清肺经统称为推肺经。

作用：

①补肺经：补肺气。

补肺经常用于虚性咳喘、遗尿、自汗、盗汗等。

②清肺经：宣肺清热，疏风解表，止咳化痰。

清肺经常用于脏热喘咳，感冒发热，便秘等实证。

7. 肾经

位置：小指末节螺纹面。

操作：有补肾经和清肾经之分。

①补肾经：以拇指螺纹面由指根直推向指尖 100~500 次。

②清肾经：以拇指自指端向指根方向直推 100~500 次。

补肾经和清肾经统称为推肾经。

作用：

①补肾经：补肾益脑，温养下元。

补肾经常用于先天不足，久病体虚，肾虚久泻，多尿，遗尿，虚汗，喘息等症。

②清肾经：清利下焦湿热。

清肾经常用治膀胱蕴热，小便赤涩，腹泻等。

③注意事项：肾经穴临床上多用补法，需用清法时，多以清小肠代之。

8. 五经

位置：拇、食、中、无名指末节螺纹面，即脾、肝、心、肺经；小指末节螺纹面稍偏尺侧至阴池穴，即肾经。

操作：

①以拇指或中指端由儿拇指尖至小指尖作运法，或用拇指甲逐一掐揉，运 50~100 次，掐揉各 3~5 次，称运五经和掐揉五经。

②俯掌且五指并拢，术者一手持儿掌，另手拇指置儿掌背之上，余四指在儿掌下向指端方向直推，推 50~100 次，称推五经。

作用：与相关脏腑经穴相配，以治疗相应脏腑病证。

注意事项：推五经治疗 6 个月之内的婴儿发热。

9. 五经纹

位置：五指掌面第二指间关节之横纹。

操作：

①以一手夹持儿五指以固定，另手以拇指或中指端由儿拇指第一节至小指第一节作运法，运 50~100 次，称运五经纹。

②以拇指或中指端推 50~100 次，称推五经纹。

作用：运五经纹与相关的脏腑经穴相配，治疗相关脏腑病证，以和脏腑之气机。

10. 四横纹

位置：掌面食、中、无名、小指第一指间关节横纹处。

操作：有掐四横纹与推四横纹之分。

①拇指甲自食指至小指依次掐揉，掐 3~5 次，称掐四横纹；

②大指螺纹面从儿食指横纹处推向小指横纹处，推 100~300 次，称推四横纹。

作用：

①掐四横纹：退热除烦，散郁结。

②推四横纹：调中行气，和气血，清胀满。

用治胸闷痰喘，多与运八卦、推肺经、推膻中等合用；或治疗疳积、腹胀、气血不和、消化不良等症。

亦可毫针或三棱针点刺出血治疗疳积，为治疳要穴。

11. 小横纹

位置：掌面食、中、无名、小指掌指关节横纹处。

操作：有掐小横纹和推小横纹之分。

①由食指依次掐至小指，掐 3~5 次，称掐小横纹；

②用拇指桡侧推 100~150 次，称推小横纹。

作用：

①推掐小横纹：退热，消胀散结。

②推小横纹：治肺部干性啰音。

③掐小横纹：治疗脾胃热结，口唇破烂及腹胀等症。

12. 大肠

位置：食指桡侧缘，自食指尖至虎口成一直线。

操作：有补大肠与清大肠之分。

①补大肠：由儿食指尖直推向虎口

100~500 次，称补大肠。

②清大肠：由儿虎口推向食指尖100~500 次，称清大肠。

补大肠和清大肠统称为推大肠。

作用：

①补大肠：涩肠固脱，温中止泻。

补大肠常用于虚寒腹泻，脱肛等病证。

②清大肠：清利肠腑，除湿热，导积滞。

清大肠常用于湿热、积食滞留肠道，身热腹痛，痢下赤白，大便秘结等症。

13. 小肠

位置：小指尺侧边缘，自指尖到指根成一直线。

操作：

有补小肠和清小肠之分。

①补小肠：由儿指尖推向指根100~500 次。

②清小肠：由儿指根推向指尖100~500 次。

补小肠和清小肠统称为推小肠。

作用：

①补小肠：温补下焦。

补小肠常用于下焦虚寒、多尿、遗尿。

②清小肠：清利下焦湿热，泌别清浊。

清小肠多用于小便短赤不利，尿闭，水泻等症。

14. 肾顶

位置：小指顶端。

操作：以中指或拇指端按揉儿小指顶端，揉100~500 次，称揉肾顶。

作用：揉肾顶：收敛元气，固表止汗。常用于自汗、盗汗或大汗淋漓不止等症。

15. 肾纹

位置：手掌面，小指第二指间关节横纹处。

操作：中指或拇指端按揉儿小指第二指间关节横纹处，揉100~500 次，称揉肾纹。

作用：揉肾纹：祛风明目，散瘀结。治疗目赤肿痛，口舌生疮，弄舌，高热，呼吸气凉，手足逆冷等症。

16. 掌小横纹

位置：掌面小指根下，尺侧掌纹头。

操作：以中指或拇指端按揉儿小指根下尺侧掌纹头，揉100~500 次，称揉掌小横纹。

作用：揉掌小横纹：清热散结，宽胸宣肺，化痰止咳。

此穴是治百日咳、肺炎的要穴，可治疗肺部湿性啰音。

17. 板门

位置：手掌大鱼际平面。

操作：有揉板门、板门推向横纹和横纹推向板门之分。

①拇指端揉儿大鱼际平面，揉50~100 次，称揉板门或运板门；

②用推法自指根推向腕横纹，推100~300 次，称板门推向横纹；

③自腕横纹推向指跟100~300 次，称横纹推向板门。

作用：

①揉板门：健脾和胃，消食化滞。

常用治乳食停积，食欲不振或嗳气、腹胀、腹泻、呕吐等症。

②板门推向横纹：健脾止泻。

③横纹推向板门：和胃降逆。

止呕吐。

18. 内劳宫

位置：掌心中，屈指时中指端与无名指端之间中点。

操作：

有揉内劳宫与运内劳宫之分。

①用拇指端或中指端揉，揉100~300 次，称揉内劳宫。

②用拇指指腹自小指根运推，经掌小横纹，小天心至内劳宫止，运10~30 次，称运内劳宫（水底捞明月）。

作用：

①揉内劳：清热除烦。

揉内劳常用治心经有热所致口舌生疮、发热、烦渴等症。

②运内劳：清心、肾两经虚热。

19. 内八卦

位置：手掌面，以掌心为圆心，从圆心至中指根横纹的 2/3 处为半径，所做的圆周。

操作：运八卦有顺运、逆运和分运之分。

作用：

①顺运内八卦：宽胸理气，止咳化痰，行滞消食。

②逆运内八卦：降气平喘。

③分运：乾震顺运能安魂，巽兑顺运能定魄，离乾顺运能止咳，坤坎顺运能清热，坎巽顺运能止泻，巽坎逆运能止呕，艮离顺运能发汗。

20. 小天心

位置：大小鱼际交接处凹陷中。

操作：

①掌心向上，另手中指端揉 100~150 次，称揉小天心。

②以拇指甲掐 3~5 次，称掐小天心。

③用中指尖或屈曲的指间关节捣 10~30 次，称捣小天心。

作用：

①揉小天心：清热、镇惊、利尿、明目。

揉小天心主要用于心经有热而致的目赤肿痛、口舌生疮、惊惕不安，或心经有热移于小肠而见小便短赤等症。揉小天心还可用于新生儿硬皮病、黄疸、遗尿、水肿、痘疹欲出不透等。

②掐、捣小天心：镇惊安神。掐捣小天心常用于惊风抽搐、夜啼、惊惕不安等症。

21. 大横纹

位置：仰掌，掌后横纹。近拇指端称阳池，近小指端称阴池。

操作：

①由总筋向两旁分推，推 30~50 次，称分推大横纹，亦称分阴阳。

②自两侧向总筋合推，推 30~50 次，称合阴阳。

作用：

①分阴阳：平衡阴阳，调和气血，行滞消食。

分阴阳多用于阴阳不调、气血不和所致寒热往来、烦躁不安以及乳食停滞、腹胀、腹泻、呕吐等症。

②合阴阳：行痰散结。

合阴阳多用于痰结喘嗽、胸闷等症。

22. 总筋

位置：掌后腕横纹中点。

操作：

①拇指端按揉掌后腕横纹中点 100~300 次，称揉总筋。

②用拇指甲掐 3~5 次，称掐总筋。

作用：

①揉总筋：清心经热，散结止痉，通调周身气机。

揉总筋治疗口舌生疮、潮热、夜啼等实热证。

②掐总筋：镇惊止痉。

掐总筋治疗惊风抽搐。

23. 列缺

位置：在桡骨茎突上方，腕横纹上 1.5 寸。属手太阴肺经。

操作：

用拇指甲掐穴处，或拇、食指拿穴处，掐 3~5 次，拿 5~10 次，称掐揉列缺。

作用：掐揉列缺：宣肺散邪，醒脑开窍。

治疗感冒、无汗，或治疗惊风、昏厥。

24. 三关

位置：前臂桡侧缘，阳池（太渊）至曲池成一直线。

操作：

①拇指桡侧面或食、中指腹自腕横纹推向肘，推 100~500 次，称推三关。

②屈儿拇指，自拇指外侧端推向肘称为大推三关。

作用：推三关：温阳散寒，补气行气，发汗解表，主治一切虚寒病证。

常用于治疗气血虚弱，命门火衰，下元虚冷，阳气不足引起的四肢厥冷，面色无华，食欲不振，疳积，吐泻等症。

25. 天河水

位置：前臂正中，自总筋至洪池成一直线。

操作：

食、中指腹自腕横纹推向肘横纹 100~500 次，称清（推）天河水。

作用：清天河水：清热解表，泻火除烦。本法性微凉，清热力平和，善清卫、气分热，清热而不伤阴。

治一切热症，多用于五心烦热，口燥咽干，唇舌生疮，夜啼等症。

若用于外感风热所致感冒发热，头痛，恶风，汗微出，咽痛等症。

26. 六腑

位置：前臂尺侧，阴池至肘成一直线。

操作：拇指或食、中指面自肘横纹推向腕横纹，推 100~500 次，称退六腑或推六腑。

作用：退六腑：清热凉血解毒。退六腑性寒凉，适用于一切实热病证。治疗温病邪入营血，脏腑郁热积滞，壮热烦渴，腮腺炎及肿毒等实热证。

27. 洪池（曲泽）

位置：仰掌，肘部微屈，当肱二头肌腱内侧，属手厥阴心包经。

操作：一手拇指按穴位上，一手拿儿四指摇之，摇 5~10 次，称按摇洪池。

作用：按摇洪池能调和气血，通调经络。主要用于关节疼痛、气血不和。

28. 曲池

位置：屈肘成直角，肘横纹外侧纹头与肱骨外上髁连线的中点，属手阳明大肠经。

操作：先使患儿屈肘，术者一手托住其腕部不动，另手握住患儿之肘部，以拇指甲掐之，继以揉之，掐揉 30~50 次，称掐揉曲池。

作用：解表退热，利咽。主治风热感冒，咽喉肿痛，上肢痿软，抽掣，咳喘，嗳气，腹痛，呕吐泄泻等症。

29. 十王（十宣）

位置：十指尖指甲内赤白肉际处。

操作：拇指甲先掐儿中指，然后逐指掐之，各掐 3~5 次，或醒后即止，称掐十王。

作用：掐十王：清热、醒神、开窍。主治高热惊风、抽搐、昏厥、两目上视、烦躁不安、神呆等症。

30. 老龙

位置：中指甲后一分处。

操作：以拇指甲掐儿中指后 1 分处，掐 3~5 次，或醒后即止，称掐老龙。

作用：掐老龙能醒神开窍。用于急救，主治急惊风、高热抽搐、不省人事。若急惊暴死，掐之知痛有声者易治，不知痛而无声者，一般难治。

31. 端正

位置：中指甲根两侧赤白肉处，桡侧称左端正，尺侧称右端正。

操作：以拇指甲掐或用拇指螺纹面揉，掐 5 次，揉 50 次，称掐揉端正。

作用：

①揉右端正：降逆止呕。

揉右端正常用于胃气上逆而引起的恶心呕吐等症。

②揉左端正：升提中气，止泻。

揉左端正用于治水泻、痢疾等症。

③掐端正：醒神开窍、止血。

掐端正常用于治疗小儿惊风。并可于中指第3节横纹起至端正处用线绕扎中指（不可太紧），以止衄。

32.五指节

位置：掌背五指第一指间关节。

操作：

①拇指甲由小指或从拇指依次掐之，继以揉之，各掐3~5次，揉30~50次，称掐揉五指节；

②以拇、食指揉搓之，揉搓30~50次，称揉五指节。

作用：

①掐揉五指节：安神镇惊、祛风痰、通关窍。

掐五指节主要用于惊惕不安，惊风等症；

②揉五指节主要用于胸闷、痰喘、咳嗽等症。

经常搓捻五指节有利于小儿智力发育，可用于小儿保健。

33.后溪

位置：轻握拳，第五掌指关节尺侧后方横纹头凹陷中，赤白肉际处取穴。属手太阳小肠经。

操作：

①拇指甲掐揉穴处，掐3~5次，揉20~50次，称掐揉后溪。

②或上、下直推穴处，推50次，称推后溪。

作用：

①掐揉后溪：清热、利小便。

②推后溪：上推清热，下推补肾虚。

③掐揉、上推后溪治疗小便赤涩不利。

④下推后溪治疗肾虚遗尿。

34.二扇门

位置：掌背中指根本节两侧凹陷处。

操作：

①食、中指端揉穴处，揉100~500次，称揉二扇门。

②用两拇指甲掐之，继而揉之，掐3~5次，称掐二扇门。

作用：掐、揉两扇门：发汗透表，退热平喘，是发汗要法。治疗体虚外感。

注意事项：揉两扇门要稍用力，速度宜快，多用于风寒外感。

35.二人上马

位置：手背无名及小指掌指关节后陷中。

操作：

①拇指甲掐穴处，掐3~5次，称掐二人上马。

②以拇指端揉之，揉100~500次，称揉上马。

作用：

①揉上马：滋阴补肾，顺气散结，利水通淋，为补肾滋阴的要法。

主要用于阴虚阳亢，潮热烦躁，牙痛，小便赤涩淋沥等症。

36.外劳宫

位置：掌背中，与内劳宫相对处。

操作：

①中指端揉穴处，揉100~300次，称揉外劳宫。

②以拇指甲掐之，掐3~5次，称掐外劳宫。

作用：揉外劳宫能温阳散寒，升阳举陷，兼能发汗解表。按本穴性温，用于一切寒证。

37.虎口（合谷）

位置：手背第1、2掌骨之间，近第二掌骨中点的桡侧。属手阳明大肠经。

操作：用拇指甲掐穴处，继而揉之，掐揉5~20次，称掐揉虎口。

作用：掐揉虎口：清热、通络、止痛。

治疗发热无汗、头痛、项强、面瘫、

口噤、便秘、呕吐、嗳气呃逆、鼻衄等。

38. 外八卦

位置：掌背外劳宫周围，与内八卦相对处。

操作：拇指做顺时针方向掐运，运100~300次，称运外八卦。

作用：运外八卦：宽胸理气，通滞散结。

治疗胸闷、腹胀、便结等症。

39. 一窝风

位置：手背腕横纹正中凹陷处。

操作：中指或拇指端按揉穴处，揉100~300次，称揉一窝风。

作用：揉一窝风：温中行气，止痹痛，利关节。

常用于受寒，食积等原因引起的腹痛等症。

40. 螺蛳骨

位置：在第3、4掌骨直上腕背横纹凹陷处。属手少阳三焦经。

操作：

①拇指甲掐穴处，继而揉之，掐3~5次，称掐阳池。

②以中指端揉之，揉100~300次，称揉阳池。

作用：掐揉阳池：止头痛，通大便，利小便。

治头痛、疗大便秘结、小便赤涩短少。

41. 外关

位置：腕背横纹上两寸，尺、桡骨之间，属手少阳三焦经。

操作：

①用拇指甲掐或揉，掐3~5次，揉100~200次，称掐揉外关，

②用拇指或中指端向上直推50~100次，称推外关。

作用：揉推外关能解表清热，通络止痛。治疗小儿腹泻、感冒、腰背疼痛。

42. 外间使（膊阳池、支沟）

位置：前臂、尺骨与掌骨之间，腕背横纹上三寸与内间使相对处，属手少阳三焦经。

操作：拇指甲掐穴处，掐3~5次，继而揉之，称掐外间使。用拇指端或中指端揉100~500次，称揉外间使。

作用：掐、揉外间使能解表清热，通络止痛，治疗小儿感冒头痛、腹泻、腹痛。

（三）胸腹部穴位

1. 天突

位置：胸骨上窝正中，正坐仰头取穴。

操作：

①中指端按或揉该穴10~30次，称按天突或揉天突。

②以食指或中指端微屈，向下用力点3~5次，称点天突。

③若用两手拇、食指捏挤天突穴，至皮下瘀血呈红紫色为止，称捏挤天突。

作用：

①按揉天突：理气化痰，降逆平喘，止呕。常用于治气机不利，痰涎壅盛或胃气上逆所致之痰喘、呕吐。

②若中指端微屈向下，向里按，动作要快，可催吐。

③若由中暑引起的恶心、呕吐、头晕等症，捏挤天突，再配合捏挤大椎、膻中、曲池等穴，亦有良效。

2. 膻中

位置：两乳头连线中点，胸骨中线上，平第四肋间隙。

操作：

①以中指端揉该穴50~100次，称揉膻中。

②以两拇指指端自穴中向两侧分推至乳50~100次，称为分推膻中。

③用食中指自胸骨切迹向下推至剑突50~100次，名推膻中。

作用：

①推揉膻中：宽胸理气，止咳化痰。治疗呕吐、呃逆、嗳气。

②治疗喘咳常与推肺经、揉肺俞等合用。

③治疗吐痰不利常与揉天突、按弦走搓摩、按揉丰隆等同用。

3. 乳根

位置：乳头直下 0.2 寸，第五肋间隙。

操作：

以两手四指扶患儿两胁，再以两拇指于穴位揉 30~50 次，称揉乳根。

作用：揉乳根：宣肺理气，止咳化痰。治疗咳嗽、胸闷、痰鸣等症。

4. 乳旁

位置：乳外旁开 0.2 寸。

操作：术者以两手四指扶患儿两胁，再以两拇指于穴位处揉 30~50 次，称揉乳旁。

作用：揉乳旁：宽胸理气，止咳化痰。治疗胸闷、咳嗽、痰鸣、呕吐等症。

5. 胁肋

位置：从腋下两胁至天枢处。

操作：两手掌自儿两胁腋下搓摩至天枢处，称搓摩胁肋。搓摩 50~100 次。

作用：搓摩胁肋：性开而降，可顺气化痰，除胸闷，开积聚。

用治小儿食积、痰壅、气逆所致的胸闷、腹胀等症。

6. 中脘

位置：前正中线，脐上 4 寸处。

操作：

①用指端或掌根按揉中脘 100~300 次，称揉中脘。

②用掌心或四指摩中脘 5 分钟，称摩中脘。

③用食、中指端自中脘向上直推至喉下或自喉向下推至中脘 100~300 次，称推中脘。

作用：

①揉、摩中脘：健脾和胃、消食和中，用治泄泻、呕吐、腹胀、腹痛、食欲不振等症。

②推中脘自上而下操作，有降胃气的作用，主治呕吐恶心；自下而上操作，有涌吐的作用。

7. 腹

位置：腹部。

操作：

①用两拇指端沿肋弓角边缘或自中脘至脐，向两旁分推 100~200 次，称分推腹阴阳。

②用掌面或四指摩腹 5 分钟，称摩腹。逆时针摩为补，顺时针摩为泻，往返摩之为平补平泻。

作用：摩腹能消食、理气、降气。治乳食停滞，胃气上逆引起之恶心、呕吐、腹胀等症。

8. 脐

位置：脐中。

操作：

①用中指端或掌根揉 100~300 次；用拇指和食中二指抓住肚脐抖揉 100~300 次，均称为揉脐。

②用掌或指摩，称摩脐。

作用：揉脐、摩脐能温阳散寒，补益气血，健脾和胃，消食导滞。常用治小儿腹泻、便秘、腹痛、疳积等症。

9. 天枢

位置：脐旁 2 寸。

操作：用食、中指端按揉二穴 50~100 次，称揉天枢。

作用：揉天枢能疏调大肠、理气消滞。用治急慢性胃肠炎及消化功能紊乱引起的腹泻、呕吐、食积、腹胀、大便秘结等症。

10. 丹田

位置：小腹部，脐下 2 寸与 3 寸之间。

操作：

①以掌摩穴处 2~3 分钟，称摩丹田。

②用拇指或中指端揉 100~300 次，称揉丹田。

作用：揉、摩丹田能培肾固本，温补下元，分清别浊。用治小儿先天不足，寒凝少腹及腹痛、疝气、遗尿、脱肛等症。

11. 肚角

位置：脐下 2 寸（石门）旁开 2 寸，大筋。

操作：

①用拇、食、中三指深拿 3~5 次，称拿肚角。

②用中指端按穴处 3~5 次，称按肚角。

作用：按、拿肚角能健脾和胃，理气消滞，为止腹痛的要法。可治疗各种原因所致腹痛，以寒痛、伤食痛为佳。

注意事项：因本法刺激强度较大，拿 3~5 次，不可多拿，拿后向内上做一推一拉一紧一松的轻微动作一次。拿肚角一般在诸手法完成后进行，以防小儿哭闹影响治疗。

（四）背腰部穴位

1. 肩井

位置：在肩上，督脉大椎穴（第七颈棘突高点）与肩峰连线之中点。

操作：

①以双手拇指与食中两指相对着力，稍用力作一紧一松交替提拿该处筋肉 3~5 次，称为拿肩井。

②以拇指指端或中指指端着力，稍用力按压该处 10~30 次，称按肩井。

③以拇指螺纹面或中指累纹面着力，揉动 10~30 次，称揉肩井。

④以拇指爪甲着力掐该处 3~5 次，称为掐肩井。

作用：宣通气血，解表发汗，通窍行气。

常用于治疗感冒，惊厥，上肢抬举不利，肩背痛，项强等病证。

多用于治疗外感发汗无汗，肩臂疼痛，颈项强直，肌性斜颈等病证。

2. 大椎

位置：当第七颈椎棘突与第一胸椎棘突之间凹陷处，属督脉之经穴。

操作：

①用拇指或中指指端按压大椎 30~50 次，称按大椎。

②用拇指、中指指端或螺纹面或掌根着力，揉动大椎 30~50 次，称揉大椎。

③用双手拇指与食指对称着力，用力将大椎穴周围的皮肤捏起，进行挤捏，至局部皮肤出现紫红瘀斑为度，称捏挤大椎。

④用屈曲的食中两指蘸水，在大椎穴上提挤其肌肤，至局部皮肤出现紫红瘀斑为度，称拧大椎。

⑤用汤匙或钱币之光滑边缘蘸水或油，在大椎穴上下刮之，至局部皮肤出现紫红瘀斑为度，称刮大椎。

作用：清热解表，通经活络。

①按揉大椎常用于治疗感冒发热，项强等病证。

②捏挤、提拧大椎对百日咳有一定的疗效。

③刮大椎用于中暑发热。

3. 风门

位置：在第二胸椎棘突下，督脉旁开 1.5 寸处，属足太阳膀胱经的经穴。

操作：用拇指端或螺纹面或食中两指的指端与螺纹面着力，在一侧或两侧风门穴上作按法或揉法 20~50 次左右，称按风门、揉风门。

作用：解表通络。

①用于治疗外感风寒，咳嗽气喘等病证。

②用于治疗骨蒸潮热，盗汗等病证。

③用于治疗背腰肌肉疼痛等病证。

4. 肺俞

位置：在第三胸椎棘突下，督脉身柱穴旁开 1.5 寸处。

操作：

①以两手拇指或一手之食、中两指的指端或螺纹面着力，同时在两侧肺俞穴上揉动 50~100 次左右，称揉肺俞。

②以两手拇指螺纹面着力，同时从两侧肩胛骨内上缘自上而下推动 100~300 次左右，称推肺俞或称分推肩胛骨。

③以食、中、无名指三指指面着力，擦肺俞部至局部发热，称擦肺俞。

作用：益气补肺，止咳化痰。揉肺俞、分推肩胛骨能调肺气，补虚损，止咳嗽。

常用于治疗呼吸系统疾病，如外感发热、咳嗽、痰鸣等病证。

风寒咳嗽、寒喘用揉肺俞或擦肺俞；风热咳嗽、热喘用分推肺俞。

5. 脾俞

位置：在第十一胸椎棘突下，督脉脊中穴旁开 1.5 寸处。

操作：以拇指螺纹面着力，在一侧或两侧脾俞穴上揉动 50~100 次左右，称揉脾俞。

作用：健脾和胃，消食祛湿。

常用于治疗呕吐、腹泻、疳积、食欲不振、黄疸、水肿、慢惊、四肢乏力等病证。

6. 肾俞

位置：在第二腰椎棘突下，督脉命门穴旁开 1.5 寸处。

操作：以拇指螺纹面着力，在肾俞穴上揉动 50~100 次左右，称揉肾俞。

作用：滋阴壮阳，补益肾元。

①常用于治疗腹泻、便秘、哮喘、少腹痛，下肢痿软乏力等病证。

②治疗肾虚腹泻，阴虚便秘。

③治疗肾虚气喘。

④治疗下肢痿软乏力，慢性腰痛等病证。

7. 腰俞

位置：腰俞又名腰眼，在第三、四腰椎棘突间旁开 3~3.5 寸凹陷处。

操作：以双手拇指端或螺纹面着力，按揉两侧腰俞穴 15~30 次左右，称按腰俞或揉腰俞。

作用：通经活络。多用于治疗腰痛，下肢瘫痪，泄泻等病证。

8. 七节骨

位置：在第四腰椎（督脉腰阳关穴）至尾椎骨端（督脉长强穴）成一直线。

操作：

①以拇指螺纹面桡侧或食、中两指螺纹面着力，自下向上作直推法 100~300 次，称推上七节骨。

②若自上向下作直推法 100~300 次，称推下七节骨。

作用：温阳止泻，泻热通便。

①推上七节骨多用于治疗虚寒腹泻或久痢等病证，还可用于治疗气虚下陷、遗尿等病证。

若属实热证，则不宜用本法，用后多令儿腹胀或出现其他变症。

②推下七节骨多用于治疗便秘或痢疾等病证。

若腹泻属虚寒者，不可用本法，以免滑脱。

9. 龟尾

位置：龟尾又名长强，在尾椎骨端，属督脉的经穴，在尾骨端与肛门连线之中点处，系督脉络穴。但小儿推拿习惯取尾骨端。

操作：

①以拇指端或中指端着力，在龟尾穴上揉动 100~300 次左右，称揉龟尾。

②用拇指爪甲掐 3~5 次，称掐龟尾。

作用：通调督脉，调理大肠。

治疗泄泻、便秘、脱肛、遗尿等病证。

龟尾穴性平和，既能止泻又能通便，多与揉脐、推七节骨等相配合，以治疗腹泻、便秘等症。

10. 脊柱

位置：在后正中线上，自第一胸椎（大椎穴）至尾椎端（龟尾穴）成一直线。穴呈线状，属督脉，系小儿推拿之特定穴。

操作：

①以食中两指螺纹面着力，自上而下在脊柱穴上作直推法100~300次左右，称推脊。

②以拇指与食中两指呈对称着力，自龟尾开始，双手一紧一松交替向上挤捏推进至大椎穴处，反复操作3~7遍，称捏脊。

③以拇指螺纹面着力，自大椎穴向下依次按揉脊柱骨至龟尾穴3~5遍，称按脊。

作用：调阴阳、和脏腑、理气血、通经络。

常用于治疗发热、惊风、夜啼、疳积、腹泻、腹痛、呕吐、便秘等病证。

（五）下肢部穴位

1. 箕门

位置：在大腿内侧，膝盖上缘至腹股沟成一直线。

操作：

①以食中两指螺纹面着力，自膝盖内侧上缘向上直推至腹股沟处100~300次左右，称推足膀胱或称推箕门。

②以拇指与食中两指相对着力，提拿该处肌筋3~5次，称拿足膀胱或称拿箕门。

作用：利尿、清热。

①常用于治疗癃闭，小便赤涩不利，尿闭，水泻及该处痿软无力等。

②用于治疗心经有热的小便赤涩不利等。

③治疗尿闭则自上往下推或拿；治疗水泻无尿，则自下向上推，有利小便，实大便的作用。

④治疗股内痛或该处酸软无力，则轻拿足膀胱穴处的肌筋。

2. 百虫

位置：在膝上内侧肌肉丰厚处，当髌骨内上缘2.5寸处。

操作：

①以拇指指端或螺纹面的前1/3处着力，稍用力按揉百虫10~30次左右，称按揉百虫。

②用拇指与食中两指指端着力，提拿百虫3~5次，称拿百虫。

作用：通经活络，平肝息风。

常用于治疗四肢抽搐，下肢痿躄不用，治疗下肢瘫痪、痹痛等病证。

若用于惊风抽搐，则手法刺激宜重。

3. 膝眼

位置：在髌骨下缘，髌韧带内外侧凹陷中。外侧凹陷称外膝眼，又称犊鼻，属足阳明胃经；内侧凹陷称内膝眼，又名膝目，属经外奇穴。

操作：

①以拇指端着力，或用拇食两指端同时着力，稍用力按压一侧或内外两侧膝眼穴10~20次左右，称按膝眼。

②以一手或两手拇指螺纹面着力，揉动一侧或两侧膝眼穴50~100次，称揉膝眼。

③若用拇指爪甲掐一侧或两侧膝眼穴3~5次，称掐膝眼。

作用：通经活络，息风止痉。

常用于治疗下肢痿软无力，惊风抽搐，膝痛等。

揉膝眼配合拿委中多用于治疗下肢痿软无力，并能治疗膝关节软组织扭挫伤及膝部证。

4. 足三里

位置：在外膝眼下3寸，距胫骨前嵴约一横指处，当胫骨前肌上。属足阳明胃经，系本经合穴。

操作：

以拇指端或螺纹面着力，稍用力按揉20~100次左右，称按揉足三里。

作用：健脾和胃，调中理气，导滞通络，强壮身体。

常用于治疗腹胀、腹痛、呕吐、泄泻等消化系统疾病及下肢痿软乏力等。

治疗脾虚泄泻；常与捏脊、摩腹等相配合，以作小儿保健。

5. 前承山

位置：在前腿胫骨旁，与后承山相对处，约当膝下 8 寸，上巨虚穴下 2 寸。

操作：

① 以拇指爪甲掐该穴 3~5 次，称掐前承山。

② 用拇指螺纹面揉该穴 30 次左右，称揉前承山。

作用：息风定惊，行气通络。

常用于治疗惊风，下肢抽搐，下肢痿软无力等病证。

6. 三阴交

位置：在内踝高点直上 3 寸，当胫骨内侧面后缘处，属足太阴脾经的经穴，系足三阴经之交会穴。

操作：

① 以拇指或食指、中指的螺纹面着力，稍用力按揉 20~50 次左右，称按揉三阴交。

② 用拇指螺纹面着力，作自上而下或自下而上的直推法 100~200 次左右，称推三阴交。

作用：通血脉，活经络，疏下焦，利湿热，通调水道，亦能健脾胃，助运化。

① 主要用于治疗泌尿系统疾病，治疗遗尿、癃闭等。

② 常用于治疗下肢痹痛、瘫痪、惊风、消化不良等。

7. 解溪

位置：在踝关节前横纹中点，当趾长伸肌腱与拇长伸肌肌腱两筋之间的凹陷中。

操作：

① 以拇指爪甲掐解溪 3~5 次，称掐解溪。

② 用拇指指端或螺纹面着力，揉动50~100 次左右，称揉解溪。

作用：解痉，止吐泻。

常用于治疗惊风，吐泻，踝关节屈伸不利，足下垂等。

8. 大敦

位置：在足大趾外侧，距趾甲根角 0.1寸处，属足厥阴肝经的起始经穴，系本经井穴。

操作：以拇指爪甲着力，掐大敦穴5~10 次左右，称掐大敦。

作用：解痉息风。常与掐十宣、掐老龙等相配合，以治疗惊风，四肢抽搐等。

9. 丰隆

位置：丰隆在外踝尖上 8 寸（当外膝眼与外踝尖连线之中点），胫骨前缘外侧（距胫骨前峰约二横指，即 1.5 寸），胫腓骨之间。

操作：以拇指或中指端着力，稍用力在丰隆穴上揉动 50~100 次左右，称揉丰隆。

作用：和胃气，化痰湿。

用于治疗痰涎壅盛，咳嗽气喘等。

10. 内庭

位置：内庭在第二跖趾关节前方，当第 2~3 趾缝间的纹头处。属足阳明胃经的经穴，系本经荥穴。

操作：以拇指爪甲着力，稍用力在内庭穴上掐 3~5 次，称掐内庭。

作用：开窍、止痉。主要用于治疗惊风。

11. 太冲

位置：太冲在足背第 1~2 跖骨接合部之前方凹陷处（趾缝间上 1.5 寸），当拇长伸肌腱外缘处。

操作：以拇指爪甲着力，稍用力在太冲穴上掐 3~5 次，称掐太冲。

作用：平肝息风。主要用于治疗惊风。

12. 委中

位置：在腘窝正中央，横纹中点。

操作：以食中指的指端着力，稍用力在委中穴扣拨该处的筋腱约3~5次，称拿委中。

作用：疏通经络，息风止痉。

①拿委中多用于治疗惊风抽搐。

②治疗下肢痿软无力。

③若用挤捏法或扯法至局部出现痧痕瘀斑，则多用于治疗中暑痧症等。

13. 后承山

位置：在委中穴直下八寸，即委中穴与平昆仑穴处跟腱连线之中点，当腓肠肌交界之尖端，人字形凹陷处，属足太阳膀胱经的经穴。

操作：以食、中指指端着力，稍用力在后承山穴按拨该处的筋腱3~5次左右，称拿承山。

作用：通经活络，止痉息风。

治疗惊风抽搐，下肢痿软，腿痛转筋等。

14. 仆参

位置：在昆仑穴下，外踝后下方，跟骨外侧下赤白肉际凹陷中。

操作：

①以拇指与食中两指相对着力，稍用力在仆参穴上拿捏3~5次，称拿仆参。

②以拇指爪甲着力，稍用力在仆参穴上掐压3~5次，称掐仆参。

作用：益肾健骨，舒筋活络，安神定志。

主要用于治疗腰痛、足跟痛、晕厥、惊风、足痿不收等。

15. 昆仑

位置：在跟腱与外踝尖中点之凹陷处，属足太阳膀胱经的经穴。

操作：以拇指爪甲着力，稍用力在昆仑穴上掐3~5次，称掐昆仑。

作用：解肌通络，强腰补肾。

掐昆仑主要治疗头痛，惊风，腰痛，下肢痉挛，跟腱挛缩等病证。

16. 涌泉

位置：在足掌心前1/3与后2/3交界处的凹陷中。

操作：

①以拇指螺纹面着力，向足趾方向做直推法或旋推法100~400次，称推涌泉。

②以拇指螺纹面着力，稍用力在涌泉穴上揉30~50次，称揉涌泉。

③以拇指爪甲着力，稍用力在涌泉穴上掐3~5次，称掐涌泉。

作用：滋阴、退热。

①推涌泉能引火归原，退虚热，以治疗五心烦热，烦躁不安，夜啼等。

②可用于退实热。揉涌泉能治吐泻，左揉止吐，右揉止泻；掐涌泉能治惊风。

第四节　推拿手法的应用规律

推拿手法是推拿医学防治疾病的主要手段，是以医疗为目的，医者用手在体表经穴与相关部位所进行的、需经过长期训练才能获得的一种具有规范技巧，并带有流派与个人风格的操作方法。其临床应用有一定的规律，只有掌握此规律，方能达到治疗疾病的目的，又不会给患者造成新的损伤。

一、推拿手法临证施术要点

首先，推拿医师应准确掌握每一手法的动作要领，严格按照规范化的动作结构进行操作；其次，临证时选择推拿手法，应根据中医基本理论，在辨证论治的原则指导下，结合患者的体质、疾病的性质、病位的浅深、肌肉的形态、腧穴的功能和特性进行。第三，在治疗过程中运用手法的次序，应根据疾病的性质、病变的部位而定。如对关节运动障碍者，要先用作用于软组织类手法充分放松受术部位，在此基础上再应用被动运动类手法，一定要在正常的生理活动范围内和患者能够忍受的情况下进行，最终使手法刺激准确地传导到相应的组织结构和层次，直达病所，起到相应的治疗作用。

二、推拿处方与君臣佐使

推拿起效的关键，不仅与推拿手法的施术质量有关，也与操作部位、经络、腧穴的选择有密切关系，做到有方有法，灵活多变，此即推拿处方。推拿处方是由推拿手法和施术部位为主组成的，体现了推拿辨证施术的原则，与方剂中的中药类似，根据治疗疾病的虚实阴阳，决定君臣佐使的顺序。正如夏禹铸《幼科铁镜》所言："寒热温平药之四性，推拿揉掐性与药同，用推即是用药，不明何可乱推。"在推拿处方时明确手法的君臣关系，其中主治手法临床应用广泛，多为"君"法，须重点掌握。反之，如捻法、搓法、抖法等辅助手法，临床作为结束性手法，多配合主治手法应用，发挥放松肢体、减少推拿后不适感的作用，相当于"臣"法。

（一）主治手法

主治手法指医疗效果比较明显，在推拿临床使用频率最多的一类治疗手法，故又称主要手法。此类手法往往多是各推拿流派中最具代表性的特色手法，也是最具临床医疗实用价值的一类手法，如一指禅推拿流派的一指禅推法，㨰法推拿流派的㨰法，内功推拿中的掌推法、推荡法，小儿推拿中的指推法，运气推拿中的振法，指针疗法中的按法、按揉法、按点法，点穴推拿中的击点法，四指推拿中的四指推法等等。

（二）辅助手法

在治疗中起疏理、放松、整理等辅助作用的手法即为辅助类手法，如抖法、拊法、搓法、捻法等。推拿手法种类繁多，但是每一个临床推拿医师掌握和习惯使用的手法不一定很多，手法宜精不宜滥，贵专不贵多。作为推拿医师应悉心揣摩、研究每一种手法技术的动作要领，全面理解手法技术的力学原理，准确掌握每一种手法的动作结构，巧妙运用各项省力原则，使手法技巧与力量的运用完美地结合在一起，减少推拿医师自身体能的消耗和防止关节的损伤。

三、推拿手法施术顺序

手法操作有一定的顺序，一般从头面→肩背→上肢→胸腹→腰骶→下肢，自上而下，先左后右（或男左女右，即男性患者先操作左侧后操作右侧，女性患者则反之），从前到后，由浅入深，循序渐进，并可依具体病情适当调整。局部治疗，则按手法的主次进行。手法强度的控制要遵循先轻后重、由重转轻、轻重交替、最后结束手法的原则。

小儿推拿临床施术讲究一定的次序，一般应先头面，再上肢，三胸腹，四下肢，依次进行。手法应用时先选择轻柔缓和的手法，如推法、摩法等，对可能引起患儿不适感的掐法、捏脊等放在手法施术的最后进行，避免患儿哭闹影响治疗效果。

四、理筋为主，整脊为辅

各种急慢性损伤，首先是外力影响脊柱和四肢骨关节外部肌肉等软组织的力学特性，进而影响一侧脊柱或肢体的动力功能，从而形成机体左右两侧的不对称，结果便是造成力学概念上的应力集中，具体体现为左右关节受力失衡，充血、水肿等无菌性炎性反应，机化、钙沉积和骨质增生，这是脊柱和四肢骨伤科疾病最为常见的发病途径。理筋手法虽然主要作用于肌肉、韧带、筋膜等软组织，但因为同时能改善脊柱和四肢骨关节的失稳结构及阶段运动协调性，又可恢复和加强脊柱和四肢骨关节的运动功能，故理筋可以整骨，可达到疗效和安全并重的目标。而反复地对脊柱和四肢骨关节应用调整手法，必然会造成维持其内源性稳定的韧带组织出现蠕变效应，更加松弛，以致脊柱和四肢骨关节的稳定性进一步下降，而影响疗效。被动运动类手法施术前要明确诊断，掌握好适应证和禁忌证，排除骨折、脱位或肿瘤等疾病，以免造成不必要的伤害。操作时尽可能要降低手法调整的阻力，提高手法的成功率，所以，一定要在关节周围软组织和患者心理两个方面均充分放松的状态下进行操作，有利于手法发挥效应，故其也多在操作后期使用。患者肌肉放松，扳动时无抵抗，有时只用轻轻外力即可成功。如果关节周围肌肉紧张僵硬，扳法等被动运动类手法也容易出现意外。所以临床手法治疗必须高度重视舒筋通络，而不能一味地滥用"整脊手法"，要做到筋脉调整为主，结构调整为辅，两者有机结合，辨证使用，确保安全。因此应提倡理筋为主，整脊为辅的治疗原则。

五、推拿手法的量效关系

推拿手法是以机械能的形式作为其对人体治疗的有效因子，此时，术者是施力者，受术者是受力者，互相组成了一个推拿治疗的力学系统，在这个系统中两者相互作用，手法对人体作用力的刺激量，由于手法动作类别的差异，其运动方式、作用形式及作用部位不一，故其动力学的综合参数就不完全相同。手法刺激应达到一定的阈上刺激强度，以引起机体的应答性反应而产生效应，过轻的阈下刺激则无效。

（一）推拿手法的时效性

推拿手法要求手法要有一定的力度，在某一具体部位或穴位操作时，应维持一定的时间，要使该部位产生感应，也就是说要有得气感，切勿不停地移动操作部位，使穴位还未产生感应（得气感）就已离开，尤其是对某些需重点治疗的部位或穴位，如在压痛点"按而留之"，通过较长时间的操作刺激，达到有效的刺激量；另一方面是指手法的操作要维持一定的时间。即手法对某一疾病的整个治疗过程，要能保证持续作用一定的时间，并在操作中保持动作和力量的连续性，让手法产生的功力不断积累、渗透，最后达到由量变到质变的变化，以达到有效的刺激量。一般在一个疗程开始阶段，治疗手法宜轻，以后在连续治疗过程中，当皮肤和神经系统有了适应能力，手法的刺激量就要逐渐增加，随着病情的恢复或手法作用的蓄积，其治疗剂量又可逐渐减轻。

（二）推拿手法的深透性

推拿手法直接刺激的组织层次以及该层次所能接收到多少手法作用功能，决定该组织产生多大的有效生物学效应，这是手法施治产生疗效的关键。手法作用层面上要深透有应，直达病所。手法对机体的刺激，无论是以柔和为贵，还是以刚劲为用，都必须是手法的功力由表及里、深入透达，直至病所，通过经络系统的传导和反馈，使深部组织产生一定的反应（得气感），进而通过神经反射、体液传输等途径，激发机体对手法的刺激产生较强的物理学效应和生物学效应，对机体内部组织的能量、信息变化产生相应的调整、调节作用，从而起到改善机体的生理病理状态，充分实现手法的防治功效。推拿手法作用于组织，其深透程度如何，医生可根据手法选择、用力大小、用力方向、恰当的治疗点来控制。对疾病的手法治疗过程中，任意和无序地不分组织层次的操作，会导致手法力能的浪费，不但会消耗医生的体力和时间，不能集中手法力度产生最佳作用，还可能引发各种干扰反应，最终达不到好的疗效，甚至发生意外。因此手法操作时要注意与患者的交流与沟通，询问其对手法不同力度、层次、方向、作用点的不同反应。力具有大小、方向、作用点三要素，在手法操作中也是十分重要的三个环节，三者不能分割开来，临床手法操作所产生的深透效应取决于这三个要素的合理结合。如在肩胛骨内缘按揉或弹拨不能垂直胸壁用力，要在距离肩胛骨内缘一横指的部位按住阳性反应点朝向肩胛缝内用力，才能奏效。

有些推拿医生错误地认为手法力度的大小，手法刺激的强弱与治疗效果之间是一种简单的线性关系，当手法治疗效果欠佳的时候，会自觉或不自觉地以加大手法力度、强化手法刺激强度、增加关节运动幅度来寻求疗效的提高，然而在多数情况下，这种简单的思维方式，并不能带来临床疗效上的提高，相反可能对组织造成机械性损伤，出现一些异常情况，轻者影响疗效，重者可能对人体造成严重的损害甚至危及生命。手法要具有一定的力度，这包括某一具体固定部位的压力和整个治疗过程中运用的功力。所以，如何掌握手法的物理刺激量和治疗效果之间的关系，是手法临床应用规律的重要课题，对临床有普遍的指导意义。当然，手法力量的轻重没有绝对值，也不是固定不变的，而是要根据治疗的对象、疾病的虚实、施治的部位和手法的性质来决定，使手法轻而不浮，重而不滞。在医生方面，对于手法力量的运用，临床上仍难以定量施行手法操作，大体上只能根据个人的经验粗略分成轻、中、重三个等级，过轻达不到治疗效果，过重则易导致不良反应，甚至医源性损伤，出现意外。在患者方面可因各人的体质和不同部位接受刺激的阈值不同而异，在临床上以患者有较强的"得气"感和较轻的"得气"感来分界，当然这只是一个近似值。如慢性颈肩腰腿痛时接受刺激的力度大小：颈项肩背部最强，腰骶次之，胸背及下肢再次之。正如《厘正按摩要术》："宜轻宜重，以当时相机而行。"

总之，重视诊断、辨证施治、合理操作是推拿手法治疗特色和优势所在，通过引入西医学生理病理学以及生物力学原理，进一步研究探讨推拿手法的作用机制和疗效机制，有利于揭示推拿手法的应用规律，规范适应证，加快手法治疗由经验型向科学型过渡，减少和避免手法意外发生，保证患者身体健康。

主要参考文献

［1］王华兰. 推拿学［M］. 北京：人民军医出版社，2004.

［2］赵毅，王诗中. 推拿手法学［M］. 上海：上海科学技术出版社，2009.

［3］赵长龙，李艳华. 实用中医推拿教材［M］. 北京：中医古籍出版社，2013.

［4］王华兰. 推拿治疗学［M］. 上海：上海科学技术出版社，2011.

第五章 推拿科诊断治疗提示

一、辨病与辨证相结合

辨证和辨病是两种不同认识疾病的方法和过程，辨病也揭示疾病的根本矛盾，有利于认识疾病的特异性，掌握疾病发展的特殊规律。辨证可以揭示疾病阶段的主要矛盾，是把握疾病重点的关键，能加强治疗的针对性。中医临床根据患者的发病原因、症状、舌苔、脉象等结合中医理论全面地进行分析，做出判断和进行治疗。大量的临床实践证明，中医辨证，特别是经络辨证、脏腑辨证、气血辨证等对推拿的选穴和治疗有着重要的指导意义，医生如不熟悉辨证求经，脱离了辨证论治，不会辨别脏腑、气血的失衡状态，就将无所适从，失去了辨证论治的灵活性。比如诊查疾病需要通过询问、检查患者，掌握病情资料，从而对患者的健康状态和疾病本质进行辨识，并对所患疾病做出概括性判断。还要对疾病进行鉴别诊断，尤其是病情较复杂时，经过分析比较，确定为某种疾病而排除其他疾病的可能，可以减少和防范推拿失误的发生。正确治疗的前提应是正确的诊断。诊断时借助诊断学理论和规范的实验室检查，根据可靠的诊断数据对疾病进行辨病。辨病同时还要进行辨证，这也是中医治病的精华所在。推拿临床疗效的取得主要决定于辨证、取穴和手法三个要素，而取穴和手法又必须在辨证的基础上才能实施，只有辨证无误，符合疾病的客观情况，才能取得好的治疗效果。临床医生借鉴和利用西医诊断技学与鉴别诊断等理论，更新观念。辨病后结合中医四诊，全面分析，辨证施治，不能因材料遗漏而导致辨证不准，只有辨证准确，疗效才能得以提高。

二、注意手法的选择

推拿手法繁多，在临证应用中，不同的手法所表现的治则和治法也不尽相同，只有进行辨证论治，在复杂的疾病表现中，抓住疾病的本质，选择恰当的手法操作，才能获得满意的疗效。临证手法有成人推拿按摩手法、小儿推拿按摩手法，有单式手法、复式手法、有兴奋性手法、抑制性手法，不同的手法有不同的手法作用特点，为临证的运用提供了丰富的手法操作方法。但是，临证手法应用不只是手法本身的狭义作用的表现，更是要体现中医推拿按摩治疗原则，要治病求本、扶正祛邪、调理阴阳，同时结合因人、因时、因地"三因制宜"的原则，同时把握"正治与反治""治标与治本"两个方面。在推拿临证中要仔细分析，进行辨证论治，以实施有效的治疗方法，提高临床疗效。

治标与治本反映了标本关系在治病求本的内涵，在推拿临证中具有辨证施治根本原则的地位。在推拿临床中要把握治标与治本，进行辨证论治，以实施有效治疗，提高临证疗效。疾病的证候表现多种多样，疾病的病理变化也是极为复杂，对于具体患者，病情可见轻重缓急，由于时间不同、地点不同、个体不同等因素，疾病的病理变化和转归也不相同。如急性胆绞痛发作，以治标为主，可采用抑制性手法，以短时间、重刺激，按右侧背部压痛点和胆囊穴；或施以胸椎定位扳法，待疼痛缓解后再进一步审症求因，如脾肾阳虚慢性腹泻患者，泄泻为标，脾肾阳虚为本，单用止泻则难以奏效，此时临证宜缓则治其本，使肾阳得复，脾阳得温，而泄泻自止。骶髂关节扭伤，患者有一定的骶髂关节扭伤病史，骶髂关节不疼痛，腰肌有明显的保护性痉挛，骶髂部关节疼痛、腰肌痉挛为标，骶髂关节扭挫伤为本。此为标本并重。临证宜标本同治，治疗应放松肌肉、缓解痉挛（治标），并实施整复手法（治本）。医者搓腰骶部、患侧臀部和大腿后部，按揉八髎、环跳、秩边、委中等穴，以缓解止痛；再根据骶髂关节移位情况以腰骶部斜扳法等整复手法，以解除病因。标本兼顾，从而可达治愈目的。

三、注重调养与护理

重视调养与护理，可以提高临床疗效，中医重视调护与护理，主张"三分治疗，七分护理"，圣人"不治已病治未病"。在《黄帝内经》中就较为系统地论述了中医护理的各个方面，包括精神修养、个人卫生、环境卫生、饮食护理与禁忌及用药护理等方面的内容。在临床护理实践中，强调人是一个以脏腑、经络、气血为内在联系的有机整体，强调人体与自然界与社会的关系，进行辨证施护。通过望，闻、问、切四诊获取病情、个体状况、心理、社会环境等信息，应用中医八纲辨证的方法加以分析、归纳，确立患者的证型及存在或潜在的健康问题，提出因时、因地、因人而异的护理措施以及健康指导。

（1）休息与卧床 一般患者卧床休息，病情危重者绝对卧床休息，慢性退行性疾病者应鼓励下床做轻微活动，意识障碍。呼吸道分泌物增多不易咳出者取头高脚低位或半卧位，头偏向一侧。

（2）饮食营养 给予营养丰富的饮食，增加新鲜蔬菜及水果以利大便通畅。如轻度吞咽障碍者进半流质饮食，进食速度要慢，以防止呛咳。意识障碍吞咽困难者给鼻饲或中心静脉营养支持。高热及泌尿系统感染者鼓励多饮水。心脑血管疾病患者饮食应予以清淡、低脂、适量蛋白质、高维生素、高纤维食物，少食多餐，不可食用动物内脏、动物油类，每日食盐量不超过6g，多吃蔬菜、水果。面瘫患者、咀嚼功能失调、舌的活动不利，应协助进食稀软饮食，动作宜慢，量要适当减少，避免发生呛咳或食物阻塞呼吸道而窒息。

（3）安全护理 建立舒适安全的环境，注意患者安全，室内采光柔和，无危险物品，物品放置以方便患者行动为宜。如意识障碍、偏瘫症状、癫痫发作者要加床挡，防止坠床。对于视力障碍、瘫痪、意识障碍、年老者等应防止碰伤、烫伤、跌伤和走失，不要远离病房或单独外出。患者在行走训练注意防跌倒造成骨折，保持地面平坦、干燥，浴室及厕所最好装有扶手架，给患者穿轻便、防滑、合脚的软底鞋，在患者进行日常生活料理时，给予充足的时间，切忌催促。

（4）排泄护理 尿潴留给予留置导尿，定期做膀胱功能训练。尿失禁者保持会阴部及尿道口清洁，勤换尿垫和床单。大便失禁者及时清除排泄物，保护肛周皮肤，保持大便通畅。

（5）基础护理 室内定时通风换气，温度适宜。注意口腔、皮肤、会阴部的清洁。协助患者饭前便后洗手，定时洗澡剪指甲、洗脚、洗头、理发等。

（6）瘫痪护理 保持良好肢体位置，各个关节防止过伸或过展。定时进行体位变换，鼓励主动运动，预防肌肉萎缩及肢体挛缩畸形。仰卧或侧卧位时，头抬高15~30°。下肢膝关节略屈曲，足与小腿保持90°，脚尖向正上。上肢前臂呈半屈曲状态，手握一布卷或圆形物。每日定时翻身拍背，床铺经常保持干燥清洁，注意会阴部的清洁，对枕骨粗隆、肩胛部、髋部、骶尾部、足跟部等骨骼突出处，应用软枕或海绵垫保护，积极预防压疮、呼吸道与泌尿系感染等并发症。

（7）心理护理　患者患病时，常有忧郁、沮丧、烦躁、易怒、悲观失望等情绪反应。家属和医护人员应从心理上关心体贴、安慰鼓励，多与患者沟通，给予患者精神及物质方面的支持，解除患者的顾虑，稳定患者的情绪，有利于患者的康复。尊重患者，耐心倾听患者诉说，如卒中患者，与患者谈话时声音要大，速度要慢，措辞应简短清晰，重复重点，必要时可使用辅助器材，如助听器、识字卡片等，以便更好地沟通。鼓励患者树立战胜疾病的信心，积极配合医疗和护理。

（8）药物护理　正确按时指导患者服药。

（9）健康指导　向患者及家属介绍家庭护理技术和巩固疗效、预防复发的注意事项。如心脑血管疾病的患者要定期检查血压，同时注意戒烟，限酒，避免精神刺激等。有血糖、血脂增高者，应积极防治。

（10）康复训练　针对不同疾病，指导患者在治疗的同时做康复训练。如卒中患者，可嘱咐患者做一下功能训练：①面瘫的功能锻炼：可让患者自行按摩，用拇指自两眉之间经眉弓，经太阳穴到目内眦，再下经鼻翼旁、鼻唇沟、嘴角至下颌角，缓缓按揉，直到发热发酸为止。②语言功能训练：要耐心细致地一字一句进行练习，练习时，注意力要集中，情绪要稳定，说话节奏宜慢，先从简单的单字、单词练习。鼓励患者大胆与人交谈，也是一种语言锻炼的方法。③半身不遂功能锻炼：坐卧练习：由家属扶患者反复作起坐、躺下动作；或在床的脚端拴一根绳子，让患者健康的手抓住绳子自行作起卧训练。上肢锻炼：护理人员站在患者患侧，一手握住患侧的手腕；另一手置肘关节略上方，将患肢行上、下、左、右、伸曲、旋转运动；护理人员一手握住患肢手腕，另一手做各指的运动。下肢功能锻炼：护理人员一手握住患肢的踝关节，另一手握住膝关节略下方，使髋膝关节伸、屈、内外旋转、内收外展。护理人员一手握住患肢的足弓部，另一手做脚趾的活动。也可让患者坐在凳子上，脚踩竹筒来回滚动或进行行走，搀扶患者上下楼梯练习也可促进功能改善。④日常生活动作锻炼：家庭护理的最终目的是使患者达到生活自理或协助自理。逐渐训练患者吃饭、穿衣、洗漱、如厕及一些室外活动，由完全照顾过渡到协助照顾，直至生活自理。

主要参考文献

[1]罗建伸. 临床诊断新思维与新技术［M］. 电子科技大学出版社, 1997.

[2]周安方. 临床诊疗指南［M］. 北京：中国医药科技出版社, 2001.

[3]张琳琪. 肾脏病诊疗全书［M］. 北京：中国医药科技出版社, 2000.

第六章　提高临床疗效的思路方法

推拿科常见神经系统、骨伤科疾病，推拿治疗疾病在理论和实践研究方面有所提高，对临床疗效如何提高，可以从以下方面予以重视。

一、四诊合参，内外详查

人体是一个有机的整体，人与自然界有统一性，因而应详细诊察机体的全面情况及其与自然的关系，并加以分析和综合。由于在疾病状态下，局部的病变可以影响全身，精神的刺激可以导致气机及形体的变化，脏腑的病变也能够造成气血阴阳的失常和精神活动的改变，因而任何疾病必然带有整体性的变化。

诊察患者，必须从整体上进行多方面的考察，要对病情进行详细地询问和检查，通过广泛而详细地收集临床资料，并对临床资料进行全面的分析和综合判断，才能为正确的诊断打下基础。望、闻、问、切四诊之法，各有所长和特点，但也各有其局限性和不足，临床诊病必须全面收集临床资料，四诊合参，才能对病证出准确判断。《素问·阴阳应象大论篇》："善诊者，察色按脉先别阴阳。审清浊而知部分；视喘息听音声而知病所苦；观权衡规矩而知病所主；按尺寸，观浮沉滑涩而知病所生，以治无过，以诊则不失矣。"即强调了四诊合参的重要性。

中医诊察和收集疾病有关资料的基本方法就是望、闻、问、切四种，通过四种检查方法，掌握病情资料，对患者的健康状态和疾病本质进行辨识。西医诊查通过视、触、叩、听四诊诊断疾病。

二、审症求因，知常达变

疾病均有一定的病理、生理变化规律，临床医生要掌握病机动态变化规律，突出治疗个体特点，诊病时熟知正常，通过比较发现异常，以了解疾病的本质及变化的情况，掌握证候病机动态变化规律，因为自然界的运动变化存在着一定的规律。要注意在正常中发现异常，在对于正常状态认识的基础上，认识疾病的本质及变化的程度，也就是以知己知彼，以观太过不及的诊断原理。在诊断疾病时，要注意治疗个体化特点，做到因病制宜，因时制宜，因势利导等原则，随着疾病的病情变化改变立法处方，知常达变才能提高临床疗效。

三、司外揣内，见微知著

人体是一个有机的整体，人体皮、肉、肌、脉、筋、骨经络与脏腑息息相关，以脏腑为中心，以经络通联内外，外部的征象与内在的脏腑功能关系密切，因而通过审查其外部征象，可以探求疾病的本质。内是指机体在里的脏腑和疾病的本质，外是指疾病的外在表现，通过观察外表的现象，推测内在的变化，认识病理本质，并解释外在的征象，即司外揣内。微是指通过局部或微小的变化而知整体。如《灵枢·五色》篇将人的面部各部分属于五脏，观察面部即可测知全身的病变，所谓"此五脏六腑肢节之部分也，各有部分"。耳为宗脉之所聚，从耳廓不同部位的变化，可以反映全身各部的变化；眼目为五脏六腑之所，故其不同部位的变化也可反映相应脏腑的变化情况，还有现代的全息疗法通过手指部、腕踝、脐部等部位望诊、触诊的方法诊断疾病。总之，由于机体的局部变化蕴含整体的生理和病理信息，从而对诊断全身疾病具有重要的意义。

四、参考实验室检查及现代机制研究

中医治病以辨证施治为原则，临床诊查还可结合实验室检查及现代诊疗技术，如内窥镜、核医学（包括单光子发射断层扫描 SRCT）、超声成像、计算机断层扫描（CT）、磁共振成像（MRI）、聚合酶链式反应技术（PCR）、单克隆抗体等新型诊断技术。现代化医疗仪器和技术设备日趋精良，正朝着灵敏、精确、快速、高效、多功能、组合型、微型化、系列化、自动化、无创伤的方向发展，是人类感官的不断延伸。由于其精确性、可靠性、特异性与先进性不断提高，使临床医师获得新的思维素材与更为真实和准确的信息，认识能力更加精细而深刻，思维领域更加拓宽。例如坐骨神经痛属推拿科常见病证，西医称"腰腿痛"，中医称"痹症"，如果借助于西医学 CT、MRI 等影像学检查，则可诊断为椎间盘突出症，并且可与椎管狭窄症、肥大性脊柱炎、腰肌劳损、腰椎结核、椎体肿瘤等疾病相鉴别；治疗腹痛首先应排除急腹症的可能，再与常见腹痛的部位与疾病相鉴别；推拿科常见"脑卒中"疾病，借助西医学的检验，如 CT、MRI、生化等特异性检查，可将脑出血或脑梗死病变部位、大小、时间及预后状况、临床特点检查出来，并且可以明确是否影响到脑干以及与颅内感染、脑肿瘤、脑血管畸形等疾病相鉴别。但必须强调，任何现代的仪器或技术检测设备都只是诊断手段，不可能、也无法替代医师的诊断思维。对于各种诊断技术检测的方法、数值和结果，临床医生应采取端正的态度，灵活运用，才能明显提高临床疗效。

五、诊断思维与经验思维相结合

临床诊断疾病，要尽量采用各种技术手段获取大量资料，而单凭经验做出的判断可能并不可靠，只有正确运用诊断思维，才能丝丝入扣，细致缜密，取得较为全面深入的认识。从接触患者开始，无论是收集病史，进行体检，还是提出假设，验证假设而明确诊断，诊断思维始终参与其中，一刻不可或离。诊断一经确立，诊断思维并未停止，还需追踪观察。面对新发现、新情况与新问题，还得反复回顾，深入探讨，认真思考。认识并非一次实践就能完成，而是多次、反复的过程。诊断思维只能是开放、动态的，而并非封闭、僵化、静止与固定的。

诊断思维既有理论思维，又有经验思维，理论思维要与经验思维相贯通；既有形象思维，又有抽象思维，形象思维要与抽象思维相结合；既有逻辑思维，又有辩证思维，逻辑思维要受辩证思维的渗透指导。因此，诊断思维是多形式、多层次、多渠道思维的相互渗透与统一。诊断思维贯穿于整个临床实践过程，就要求做到：拿捏全面，高瞻远瞩，实事求是，开放创新。

五、内外同治，综合治疗

推拿手法是推拿科主要手段，可直达病所。在治疗中，外治绿色疗法发挥主要作用，同时还常结合其他外治疗法如针灸、药物熏蒸、穴位注射、穴位埋线等疗法综合实施，也可配合内服药物，尤其是对脏腑疾病。因此，临床在注重外治疗法的同时，运用综合治疗的方法，协同发挥作用，也是提高临床疗效的途径。

主要参考文献

［1］罗建仲．临床诊断新思维与新技术［M］．电子科技大学出版社，1997．

［2］赵小平．诊断学［M］．北京：中国中医药出版社，2006．

［3］张琳琪．肾脏病诊疗全书［M］．北京：中国医药科技出版社，2000．

第七章　推拿科常见意外情况及其处理

推拿疗法治疗疾病，虽然不良反应小，比较安全，但如果水平不高，操作不当，疏忽大意，临床上也会出现软组织、骨与关节、神经系统、内脏损伤的情况。

一、晕厥

晕厥实在推拿过程中患者发生晕倒昏厥现象，有人称之"晕推"。

症状：患者突然头晕、恶心、呕吐、面色苍白、心慌，神呆目定、四肢发凉、出冷汗，甚至出现血压下降，收缩压降低至 12KPa（90mmHg）以下，脉压差小于 2.67KPa（20mmHg），面色苍白，四肢湿冷和肢端发绀，浅表静脉萎陷，脉搏细弱，全身无力，尿量减少，烦躁不安，反应迟钝，神志模糊，甚至昏迷。

原因：患者过于紧张、体质虚弱、疲劳、过饥过饱，或因推拿手法过重或时间过长而造成。

处理：发现患者有晕厥时，应立即停止推拿，让患者平卧于空气流通处，患者取平卧位，不用枕头，腿部抬高30°，注意保暖和安静，尽量不要搬动；可给患者喝些茶或开水，一般经休息后可好转和解除；如果晕厥严重，可采取掐人中、中冲、拿肩井，揉内关、合谷，掐十宣，按足三里等方法，促使其苏醒，也可配合针刺等方法或采取其他急救措施。除以上处理外，还必须做好抗休克治疗的准备，如吸氧和保持呼吸道畅通、建立静脉通道，维持水、电解质和酸碱平衡，血管扩张剂的应用，维护心、肺、肾脏正常功能等。必要时请内科急会诊。

预防：当患者紧张时，做好患者的思想工作，消除其对推拿的恐惧感；对体质虚弱、空腹和初次接受推拿的患者手法不宜过重，时间也不宜过长，注意使诊室内保持空气流通和安静，防止晕厥现象的发生。

二、皮下出血

推拿一般无皮下出血现象，如果局部皮肤红肿，或皮肤发绀、瘀斑现象，说明是皮下出血。

症状：局部疼痛，微肿，皮下可见有大小不等的出血瘀斑，皮下出血的局部皮肤张力增高，有压痛，关节运动可因疼痛而受限制。

原因：推拿时手法过重或不当。

处理：微量的皮下出血或局部小块发绀时，一般不必处理，可以自行消退；若局部肿胀疼痛较剧烈时，发绀面积大而且影响到活动功能时，可先做冷敷止血，再做热敷或在局部轻柔推拿，以促使局部瘀血消散吸收。

预防：推拿时手法不要过重，手法要因人而异，力量适中，正确掌握各种手法的动作要领和熟练程度。特别对于血友病患者，更需柔和；对急性软组织损伤的患者不要急于使用湿热敷（一般在1~2天后，皮下出血停止，再配合使用），可以防止出血现象。

三、烫伤

使用热敷时常会出现烫伤。

症状：敷后局部皮肤轻度红肿，无水泡，干燥，常有烧灼感，类似于Ⅰ度烫伤；若热敷后局部出现水疱，去表皮后创面温润，创底鲜红，水肿，有剧痛和感觉过敏，这已类似于浅Ⅱ度烫伤。

原因：热敷时，温度过高，或热敷时间过长，或在热敷时、热敷后再加手法治疗，则容易引起皮肤烫伤。

处理：出现烫伤后，在局部涂抹油类就能自愈；如出现水疱、可用温生理盐水冲洗患处，以消毒注射器抽出水疱内的液体，不必剪去表皮，以免感染；如表皮已脱落，可修剪其边缘，再涂以磺胺嘧啶银软膏，并加压包扎。

预防：热敷时，要注意观察患部肤色以及患者的反应，热敷时或热敷后局部切忌再用任何手法。热敷的毛巾要厚实柔软，热敷时要放平，不能过热，且注意观察，并及时调整。

四、皮肤破损

用擦按和指揉按时会出现皮肤破损现象。

症状：皮肤表面有擦伤、出血、破损。

原因：在做摩擦类手法时，由于压力过大，摩擦频率较快，造成皮肤破损。如小幅度而又急速不均匀的擦法、时间过长又过于猛烈的掐法，过久的指揉法等都会使皮肤损伤。

处理：皮肤破损后，要保持伤口的清洁，局部涂上碘伏，避免在破损处操作，并防止感染。

预防：使用擦法时，要求医生注意患者的耐受程度和自我感觉，不能硬性摩擦，要注意手法的强度，要由轻而重，以患者能忍受为原则，使用指揉按时要柔和圆活，可以视情况使用推拿介质，以防皮肤破损。如患者疑患血友病或已明确患血友病，则不能作推拿治疗。

五、软组织损伤

施术或病变部位软组织，包括皮肤、皮下组织、肌肉、肌腱、韧带、关节附件等疼痛加重，常见的有颈腰椎椎间盘组织

损伤的现象。

症状：皮肤、皮下组织、肌肉、肌腱、韧带、关节附件等损伤，以致于疼痛加重。

原因：手法使用不当。在对颈、腰段脊椎推拿用过度旋转、侧屈、挤压类手法，常引起椎间盘等组织损伤，出现颈、腰部挛痛加剧，甚至还会有明显的骨髓、神经根受压症状，后果非常严重。

处理：症状较轻者，注意休息，热敷或理疗可以缓解疼痛。如椎间盘损伤，应绝对卧床休息，轻者，经卧床休息后，病痛可缓解；重者，可针对性选用镇痛剂、神经营养剂，并加适量镇静剂。经以上处理疼痛症状仍不能缓解者，可选用局部封闭治疗或用脱水剂、激素静脉滴注治疗。有典型脊髓受压症状，而经以上疗法无效的，应考虑手术治疗。

预防：医生要因人而异施术，正确掌握各种手法的动作要领和熟练程度，必要时使用适当的推拿介质。对于椎间盘损伤的预防，要注意做脊柱旋转、侧屈、屈伸类被动运动一定要在正常的生理范围以内。不可经常或反复使用脊柱的旋转复位法。

六、神经损伤

在做运动关节类手法时，由于操作不当会造成运动感觉神经损害，给患者带来各种的伤害。轻则造成周围神经、内脏神经的损伤；重则可造成脑干、脊髓的损伤，甚则造成死亡。在推拿临床上常见的神经系统损伤疾病有：膈神经损伤、腋神经及肩胛上神经损伤、蛛网膜下腔出血。

（一）膈神经损伤

症状：出现膈肌痉挛、呃逆。一侧膈神经麻痹时，该侧膈肌失去活动能力，引起轻度呼吸功能障碍；双侧膈神经麻痹或不完全麻痹时可出现呼吸困难，咳嗽、咳痰也会发生困难。当膈肌麻痹时，其他呼

吸肌与颈肌均被动参与呼吸。膈神经内会有感觉神经,所以膈神经受刺激,可产生右侧肩部疼痛(牵涉性痛),因而可能被误诊为肩关节的病变。

原因:颈部旋转复位法手法使用不当则易造成颈部脊髓和脊神经损伤,从而引起膈神经受损。

处理:应避免劳累和运动锻炼,通过增加腹式呼吸来弥补膈肌瘫痪。同时可口服营养神经药物。

预防:提高手法的技巧性和准确性,不要过度地屈伸、旋转和侧屈颈椎,以免颈部神经损伤。

(二)腋神经、肩胛上神经损伤

症状:立即出现单侧肩、臂部疼痛、麻木,肩关节外展受限,肩前、外、后侧的皮肤感觉消失,日久三角肌、冈上肌可出现失用性萎缩。

原因:强行做颈椎侧屈的被动运动,则易引起腋神经及肩胛上神经损伤。

处理:对于腋神经、肩胛上神经损伤,处理时,患者应充分休息,便于神经功能的恢复。局部轻手法推拿受损肌群,被动活动各关节,尽量减少肌肉萎缩并预防关节挛缩。患者可口服营养神经药物。

预防:提高手法的技巧性和准确性,应避免颈部侧屈的被动运动,尤其是猛烈而急剧的侧屈运动,侧屈幅度不能超过45°这一界限。

(三)蛛网膜下腔出血

症状:患者突发性原有症状加重,双下肢乏力,麻木疼痛,继而可出现双下肢瘫痪。当蛛网膜下腔内出血未能及时控制,还会出现尿潴留和肢体感觉障碍平面上升,直至发现呼吸困难的危象出现。

原因:患者有脊髓血管畸形。脊柱局部损伤或推拿手法过于粗暴引起畸形血管

局部发生血液流变学改变,也可直接引起血栓形成或出血,使原有的症状突然加重。

处理:出现蛛网膜下腔出血时,应减少搬动,避免加剧出血,尽可能就地抢救。50%葡萄糖40~60ml(内加维生素C 500mg,维生素B_6 25mg)静脉注射,每日2次,或20%甘露醇或25%山梨醇250mg,快速静脉滴注,每日1~2次,以降低椎管内压。必要时,可用维生素K抗凝治疗。

预防:对有出血倾向、凝血酶原缺乏或有动脉血管硬化的患者避免脊柱部位重手法刺激。

七、骨折和脱位

(一)骨折

推拿临床上经常见到由于手法过于粗暴,或对关节的正常活动度认识不足,被动运动超过正常关节活动度,而使骨与关节、软组织损伤;或由于对疾病的认识不足,毫无准备施行手法操作造成病理性骨折,甚至医源性骨与关节损伤。常见的有胸腰椎压缩性骨折、肋骨骨折。

1.胸腰椎压缩性骨折

症状:胸腰椎压缩性骨折多发于下胸段和上腰段。应仔细了解损伤史,患者主诉背痛,不敢活动,可妨碍站立行走。如果压缩程度较重,脊柱的棘突或韧带有损伤,产生局部后凸畸形,或出现肿胀瘀斑,压痛叩击痛常见,胸腰椎活动受限。胸腰椎压缩性骨折大部分为稳定骨折,少有脊髓损伤瘫痪者。

原因:推拿操作时,当患者取仰卧位,过度地屈曲双侧髋关节,使腰椎生理弧度消失,并逐渐发生腰椎前屈,胸腰段椎体前缘明显挤压,在此基础上,再骤然增加屈髋、屈膝的冲击力量,则容易造成胸腰段椎体压缩性骨折。

处理：单纯性椎体压缩性骨折，是指椎体压缩变形小于1/2，无脊髓损伤者，可采用非手术疗法，指导患者锻炼腰背伸肌，可以使压缩的椎体复原，早期锻炼不至于产生骨质疏松现象，通过锻炼增强背伸肌的力量，避免慢性腰痛后遗症的发生。对于脊柱不稳定的损伤，即椎体压缩变形大于1/2，同时伴有棘上、棘间韧带损伤或附件骨折，或伴有脊髓损伤者，应以手术治疗为主。

预防：正常的双下肢屈膝、屈髋运动是用来检查腰骶部病变的特殊检查方法之一，在临床上也常用此法来解除腰骶后关节滑膜的嵌顿和缓解骶棘肌的痉挛。运用此种方法的时候，只要在正常的髋、骶髂关节活动范围内，且双下肢在屈髋关节的同时，不再附加腰部前屈的冲击力，腰椎压缩性骨折是完全可以避免的。特别是对于老年人，久病体弱或伴有骨质疏松的患者，行此法时更要谨慎。

2. 肋骨骨折

症状：局部疼痛，特别是在深呼吸、咳嗽或转身时疼痛更重，也可同时伴有呼吸困难；局部肿胀，按之压痛。任意部位对称挤压胸廓时，均可产生传导性疼痛，称胸廓挤压痛；存在骨擦音。当用手在骨折部位的前后胸处挤压时，可以听到明显的骨折处"吱吱"的骨擦音；血胸或气胸存在。当骨折后骨质尖锐部刺伤胸膜或肋间动脉断裂出现血胸或气胸；闭合性骨折，皮肤局部可无破损；开放性骨折，皮肤可有破损；X线检查可具体提示骨折处或判断有无血、气胸等。

原因：肋骨共有12对，左右对称，连接胸椎和胸骨而组成胸廓，对胸部脏器起着保护作用。肋骨靠肋软骨与胸骨相连，肋软骨俗称"软肋"，能缓冲外力的冲击。造成肋骨骨折的因素主要是直接和间接的暴力。在推拿治疗时，由于过度挤压胸廓的前部或后部，使胸腔的前后径缩短，左右径增长，导致肋骨的侧部发生断裂。如患者俯卧位，医者在其背部使用双手重叠掌根按法或肘压法等重刺激手法，在忽视患者的年龄、病情、肋骨有无病理变化等情况下使用此类手法，易造成肋骨骨折。

处理：单纯的肋骨骨折，因有肋间肌固定，很少发生移位，可用胶布外固定胸廓，限制胸壁呼吸运动，让骨折端减少移位，以达到止痛的目的。肋骨骨折后出现反常呼吸、胸闷、气急、呼吸短浅、咯血、皮下气肿时，应考虑肋骨骨折所产生的胸部并发症，应及时转科会诊治疗。

预防：目前的推拿治疗床一般是硬质铁木类结构，在上背部俯卧位推拿时，要慎重选用手法。对年老体弱的患者，由于肋骨逐渐失去弹性，肋软骨也常有骨化，在受到外力猛烈挤压时易造成肋骨骨折；对某些转移性恶性肿瘤肋骨有病理变化的患者，此背部及胸部的按压手法极易造成医源性或病理性骨折。

3. 其他部位骨折

症状：推拿部位有疼痛剧烈、肿胀、功能障碍等症状，大多数有不同程度的移位，引起肢体或躯干外形改变，而产生畸形。由于骨折端相互触碰或摩擦而产生骨擦音。如骨干部无嵌插的完全骨折，则会出现假关节活动。脱臼后患处会出现功能障碍，畸形明显，每一种脱位都可出现特有的畸形，且不能改变。若畸形可改变，多是近关节处骨折或脱位合并严重骨折。

原因：推拿手法不当或超过患者生理限度和耐受范围。推拿手法过于粗暴，使正常骨、关节组织损伤；对正常关节活动度认识不清，在治疗中手法掌握又欠准确，以致做出一些不规范或超越正常关节活动度的关节运动法，导致骨关节的损伤；由于误诊，即便是很轻的手法也会造成病理性骨折和医源性骨关节损伤，如骨结核被误诊时，推拿治疗中则易出现骨、关节的损伤。

处理：出现骨折时要及时进行整复和固定，必要时请骨科会诊；如发生脱位，则应立即复位和固定，尽早进行功能锻炼；也可配合中药熏洗。

预防：治疗前，应仔细诊察，以排除某些推拿的禁忌证、如骨结核、骨肿瘤等。医者应熟悉各个关节的解剖结构以及它们的正常运动幅度，在操作过程中做到心中有数。手法要柔和，不要用蛮力。对怀疑有骨折的患者，要注意手法不要过重，活动范围应由小到大（但不要超过正常生理幅度），并密切注意患者耐受情况，以免引起骨折。在腰部做斜扳手法时，要注意腰椎旋转生理活动范围，斜扳绝对不能超过生理界限，点到为止，切忌粗暴的斜扳，更不能以"咔嗒"声为标准。对于老年人应当通过影像学、骨密度检查去了解患者骨质情况，推拿意外是可以避免的。

（二）脱位

脱位，又叫脱臼，即关节失去了正常的连接。常见脱位有寰枢关节脱位、肩关节脱位。

1.寰枢关节脱位

寰枢关节脱位或称为寰、枢椎脱位，是指颈椎的第一节（寰椎）、第二节（枢椎）之间的关节失去正常的对合关系。

症状：有颈部疼痛，颈部活动受限、僵直，尤其头颈部的旋转活动受限，头枕部疼痛等；四肢无力，走路不稳，手不灵活，二便异常等；还包括躯干、四肢的麻木、针刺感甚至烧灼感等颈脊髓病证状；甚至出现呼吸功能障碍；另外，若合并颅底凹陷、小脑扁桃体下疝或脊髓空洞，影响延髓、脑干时，还可以出现吞咽困难、构音障碍（口齿不清）、视物不清、眩晕、耳鸣等低位脑神经症状。

原因：寰枢关节是由两侧的寰枢外关节和寰枢正中关节构成，可围绕齿突做旋转运动。寰枢外侧关节由寰椎下关节面和枢椎上关节面组成，寰枢正中关节由齿突和寰椎前弓和寰椎横韧带组成。正常情况下，进行颈部旋转、侧屈或前俯后仰的运动类推拿手法，一般不会出现寰枢关节脱位。当上段颈椎有炎症或遭受肿瘤组织破坏后，在没有明确诊断的情况下，手法操作者盲目地做较大幅度的颈部旋转运动或急剧的前屈运动，可导致寰椎横韧带撕裂、寰枢关节脱位；或者有齿突发育不良等先天异常，也可因盲目的颈部手法操作，姿势不当，手法过度，引起寰枢关节脱位。

处理：寰枢关节不稳或脱位，一旦发现应早期手术治疗。因为早期治疗相对手术风险小，手术简单；而严重的长时间的脱位，手术风险很大；有些晚期的病例，呼吸功能衰竭，就失去了治疗的机会。

预防：寰枢关节脱位属高颈位损伤，多为自发性，可由颈部、咽后部感染引起的寰枢韧带损伤，也可因推拿手法，在外力作用下引起颈椎关节脱位。颈部活动受到年龄限制，年龄过小颈部活动范围大，年龄越大颈部活动范围越小。因而在颈部手法操作特别是颈部旋转复位类手法之前，应常规摄 X 线片，检查血常规、红细胞沉降率等，以排除颈部、咽部及其他感染病灶，了解其疾病的变化和转归，方能行颈部旋转手法，但不宜超过45°，颈部扳法不要强求弹响声。

2.肩关节脱位

肩关节由肩胛的关节盂与肱骨头所构成。其解剖特点是：肱骨头大，呈半球形，关节盂小而浅，约为肱骨头关节面的1/3，关节囊被韧带和肌肉覆盖，其运动幅度最大，能使上臂前屈、后伸、内收、外展、内旋、外旋、上举。由于肩关节不稳定的结构和活动度大，因此它是临床中最常见的受损关节部位之一。

症状：伤肩肿胀，疼痛，主动和被动活动受限。患肢弹性固定于轻度外展位，常以健手托患臂，头和躯干向患侧倾斜。肩三角肌塌陷，呈方肩畸形，在腋窝，喙突下或锁骨下可触及移位的肱骨头，关节盂空虚。搭肩试验阳性，患侧手靠胸时，手掌不能搭在对侧肩部。

原因：肩部疾病推拿治疗时，如果方法掌握不当，或不规范地做肩部的被动运动，就可能达成医源性的肩关节脱位，甚至并发肱骨大结节撕脱骨折、肱骨外科颈骨折等。

处理：一旦造成单纯性的肩关节脱位，应使用手牵足蹬法复位，完成整复。如肩关节脱位合并肱骨大结节骨折、骨折块无移位者，只要脱位一经整复后，骨折块也随之复位。如推拿肩部时造成肱骨外科颈骨折，应分析其骨折类型，再确定整复手法，必要时须转科手术治疗，以免贻误治疗时机。

预防：要求施术者对肩关节的解剖结构和关节正常的活动幅度有深刻的了解，在做被动运动时，双手要相互配合，运动幅度要由小到大，顺势而行，切不可急速、猛烈、强行操作；对于肩部有骨质疏松改变的患者，在推拿治疗时不应使用强刺激手法及大幅度的肩关节外展、外旋的被动运动，尤其是操作者的双手不能同时作反方向的剧烈运动。

八、内脏损伤

推拿医生或初学者，对脏器解剖位置和体表投影区不熟悉，对生理和病理变化时的改变不了解，而在推拿治疗中选择不确切的手法或不恰当的时间，可造成内脏损伤。临床上常见的内脏损伤疾病有：胃溃疡出血及穿孔、闭合性肾挫伤。

（一）胃溃疡出血及穿孔

症状：如穿孔较小，尤其在空胃的情况下，受伤初期的全身症状和腹膜刺激症状有剧烈腹痛、呕吐，呕吐物内可含有血液，易于发生休克。体征：腹肌强直（尤以上腹部为显著）伴有压痛，肠蠕动音消失，肝浊音界也可消失。X线透视检查，可发现膈肌下有积气。

原因：胃溃疡患者在饱餐后，或在溃疡出血期接受了生硬推拿手法治疗，可引起胃壁的挫伤和黏膜裂伤。

处理：根据临床症状和患者年龄，可选择保过疗法或手术治疗。根据病情需要，观察血压、脉搏、体温、小便量；预防脑贫血，可采用平卧位或头低足高位；有剧烈呕吐者，应禁食，并注意呼吸道通畅；有烦躁者，可酌情使用异丙嗪等镇静剂。可选用卡巴克洛 10mg，每 6 小时一次，肌内注射；维生素 K_3 8mg，每日 2 次，肌内注射。应积极准备输血、输液。必要时，应考虑手术治疗。

预防：对于胃溃疡出血及穿孔，不宜在饱餐后作腹部推拿治疗。溃疡病患者近期内有反复出血现象，不宜推拿治疗。溃疡患者，合影不规则，溃疡直径大于 2.5cm，不宜推拿治疗。另手法也要轻快柔和。

（二）闭合性肾挫伤

症状：单纯性闭合性肾挫伤临床症状较轻，仅有腰部疼痛和暂时性血尿，很少触到腰部肿块或血肿；较严重的损伤主要表现为休克，血尿，腰部疼痛剧烈，患侧腰肌强直，并有包块触及。大剂量静脉肾盂造影（不加腹压）和"B"超检查对本病均有诊断意义。

原因：强大的暴力可间接作用于肾脏，使肾挫伤。另外，对肾脏的解剖位置，特别是对肾区的认识不清，也是造成肾损伤的主要原因。在肾区推拿时，使用不恰当的叩击，挤压类重手法，会给肾脏造成闭合性损伤。

处理：应每日测尿常规，连续观察对比，观察血尿变化，直至肉眼血尿停止，注意肾区包块增大或缩小；卧床休息，避免过早活动而再度出血；应注意抗感染治疗和止血。

预防：要预防肾挫伤，应了解肾、肾区的解剖位置。在肾区禁用重手法和叩击类手法，尤其是棒击法的刺激。对腰痛要辨证论治，选择恰当的手法。

主要参考文献

[1] 罗才贵. 实用中医推拿学 [M]. 四川：四川科学技术出版社, 2004.

[2] 王华兰. 推拿学 [M]. 北京：人民军医出版社, 2004.

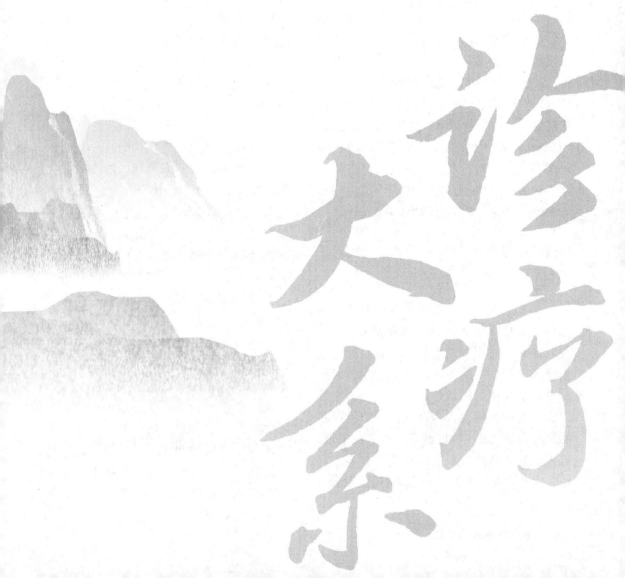

临床篇

诊疗大系

第八章　内科疾病

第一节　感冒

感冒是感受触冒风邪或时行病毒，引起肺卫功能失调，出现鼻塞、流涕、喷嚏、头痛、恶寒、发热，全身不适等主要临床表现的一种外感疾病。感冒又有伤风、冒风、伤寒、冒寒、重伤风等名称。

感冒为常见多发病，其发病之广，个体重复发病率之高，是其他任何疾病都无法与之相比的。一年四季均可发病，以冬春季为多。轻型感冒虽可不药而愈，重症感冒却能影响工作和生活，甚至可危及小儿、老年体弱者的生命，尤其是时行感冒暴发时，迅速流行，感染者众多，症状严重，甚至导致死亡，造成严重后果。而且，感冒也是咳嗽、心悸、水肿、痹病等多种疾病发生和加重的因素。故感冒不是小病，须积极防治。中医药对普通感冒和时行感冒均有良好疗效，对已有流行趋势或流行可能的地区、单位，选用相应中药进行预防和治疗，可以收到显著的效果。

一、病因病机

（一）西医学认识

上呼吸道感染是人类最常见的传染病之一，多发于冬春季节，多为散发，且可在气候突变时小规模流行。主要通过患者喷嚏和含有病毒的飞沫经空气传播，或经污染的手和用具接触传播。可引起上呼吸道感染的病原体大多为自然界中广泛存在的多种类型病毒，同时健康人群亦可携带，且人体对其感染后产生的免疫力较弱、短暂，病毒间也无交叉免疫，故可反复发病。

急性上呼吸道感染 70%~80% 的发病由病毒引起，包括鼻病毒、冠状病毒、腺病毒、流感和副流感病毒以及呼吸道合胞病毒、埃可病毒和柯萨奇病毒等。另有 20%~30% 的上呼吸道感染由细菌引起，可单纯发生或继发于病毒感染之后，以口腔定植菌溶血性链球菌为多见，其次为流感嗜血杆菌、肺炎链球菌和葡萄球菌等，偶见革兰阴性杆菌。但接触病原体后是否发病，还取决于传播途径和人群易感性。淋雨、受凉、气候突变、过度劳累等可降低呼吸道局部防御功能，致使原存的病毒或细菌迅速繁殖，或者直接接触含有病原体的患者喷嚏、空气以及污染的手和用具诱发本病。老幼体弱、免疫功能低下或有慢性呼吸道疾病如鼻窦炎、扁桃体炎者更易发病。

（二）中医学认识

六淫病邪风、寒、暑、湿、燥、火均可为感冒的病因，因风为六气之首，"百病之长"，故风邪为感冒的主因。六淫之间可单独致感冒，但常常是互相兼夹为病，以风邪为首，冬季夹寒，春季夹热，夏季夹暑湿，秋季夹燥，梅雨季节夹湿邪等。由于临床上以冬、春两季发病率较高，故而以夹寒、夹热为多见而成风寒、风热之证。

感冒是否发生决定于正气与邪气两方面的因素，一是正气能否御邪，有人常年不易感冒，即是正气较强常能御邪之故，有人一年多次感冒，即是正气较虚不能御邪之故，"邪之所凑，其气必虚"，提示了正气不足或卫气功能状态暂时低下是感冒的决定因素；二是邪气能否战胜正气，即感邪的轻重，邪气轻微不足以胜正则不病感冒，邪气盛如严寒、时行病毒，邪能胜正则亦病感冒，所以邪气是感冒的重要因素。以风为首的六淫病邪，侵袭人体的途径或从口鼻而入，或从皮毛而入。因风性轻扬，《素问·太阴阳明论篇》说"伤于风者上先受之"，肺为脏腑之华盖，其位最高，开窍于鼻，职司呼吸，外主皮毛，其性娇气，不耐邪侵，故外邪从口鼻、皮毛入侵，肺卫首当其冲。感冒的病位在肺卫，其基本病机是外邪影响肺卫功能失调，导致卫表不和，肺失宣肃，尤以卫表不和为主要方面。卫表不和，故见恶寒、发热、头痛、身痛、全身不适等症；肺失宣肃，故见鼻塞、流涕、喷嚏、喉痒、咽痛等症。由于四时六气不同，人体素质之差异，在临床上有风寒、风热和暑热等不同证候，在病程中还可见寒与热的转化或错杂。感染时行病毒者，病邪从表入里，传变迅速，病情急且重。

二、临床诊断

（一）辨病诊断

1.临床表现

（1）症状　起病较急，潜伏期1~3天不等，随病毒而异，肠病毒较短，腺病毒、呼吸道合胞病毒等较长。主要表现为鼻部症状，如喷嚏、鼻塞、流清水样鼻涕，也可表现为咳嗽、咽干、咽痒或灼热感，甚至鼻后滴漏感。发病同时或数小时后可有喷嚏、鼻塞、流清水样鼻涕等症状。2~3天后鼻涕变稠，常伴咽痛、流泪、味觉减退、呼吸不畅、声嘶等。一般无发热及全身症状，或仅有低热、不适、轻度畏寒、头痛。体检可见鼻腔黏膜充血、水肿、有分泌物，咽部轻度充血。并发咽鼓管炎时可有听力减退等症状。脓性痰或严重的下呼吸道症状提示合并鼻病毒以外的病毒感染或继发细菌性感染。如无并发症，5~7天可痊愈。

（2）体征　时行感冒起病急，全身症状较重，高热，体温可达39~40℃，全身酸痛，待热退之后，鼻塞流涕、咽痛、干咳等肺系症状始为明显。重者高热不退，喘促气急，唇甲发绀，甚则咯血，部分患者出现神昏谵妄，小儿可发生惊厥，出现传变。

2.相关检查

（1）血液常规检查　因多为病毒性感染，白细胞计数常正常或偏低，伴淋巴细胞比例升高。细菌感染者可有白细胞计数与中性粒细胞增多和核左移现象。

（2）病原学检查　因病毒类型繁多，且明确类型对治疗无明显帮助，一般无须明确病原学检查。需要时可用免疫荧光法、酶联免疫吸附法、血清学诊断或病毒分离鉴定等方法确定病毒的类型。细菌培养可判断细菌类型并做药物敏感试验以指导临床用药。

（二）辨证诊断

1.风寒感冒型

（1）临床证候　恶寒重，发热轻，无汗，头痛，肢节酸疼，鼻塞声重，时流清涕，喉痒，咳嗽，痰吐稀薄色白，舌苔薄白，脉浮或浮紧。

（2）辨证要点　风寒感冒常以风夹寒而发病。有恶寒重发热轻、鼻塞、流涕、头身疼痛等症。舌苔薄白，脉浮或浮紧。

2.风热感冒型

（1）临床证候　发热，微恶风寒，或有汗，鼻塞喷嚏，流稠涕，头痛，咽喉疼痛，咳嗽痰稠，舌苔薄黄，脉浮数。

（2）辨证要点　风热感冒常以风夹热而发病。发热重恶寒轻，有汗，鼻流浊涕，口渴，舌苔薄黄，脉浮数。风热证发热重恶寒轻，有汗，鼻流浊涕，口渴，舌苔薄黄，脉浮数。

3.暑湿感冒型

（1）临床证候　发生于夏季，面垢身热汗出，但汗出不畅，身热不扬，身重倦怠，头昏重痛，或有鼻塞流涕，咳嗽痰黄，胸闷欲呕，小便短赤，舌苔黄腻，脉濡数。

（2）辨治要点　暑湿证，首先要认真地辨别暑与湿两方面的多少和轻重，而且还要辨别正气是否虚弱。因为暑重者耗伤气阴，湿重者困脾滞气；治暑宜辛凉，治湿宜温燥与甘淡。若是正气不足感受暑湿者，还须顾及元气，不可一味清暑祛湿。暑湿证还有夹寒夹食的复杂性，夹寒者，切不可误用大剂辛温发汗剂，否则重劫气阴，反助暑热之火；夹食者，多因贪食而致，则须在方药中加些香燥健脾化食之品。总之暑为阳邪，湿为阴邪。两邪合病，遣方用药，较为棘手。

4.体虚感冒型

（1）临床证候　年老或体质素虚，或病后、产后体弱，气虚阴亏，卫外不固，容易反复感冒，或感冒后缠绵不愈。

（2）辨证要点　气虚感冒素体虚弱者易反复感冒，感冒则恶寒较重，或发热，但热势不高，鼻塞流涕，头痛，汗出，倦怠乏力，咳嗽咳痰无力，舌苔薄，脉浮无力。

三、鉴别诊断

（一）西医学鉴别诊断

根据鼻咽部的症状和体征，结合周围血常规和阴性胸部X线检查可做出临床诊断。一般无须病因诊断，特殊情况下可进行细菌培养和病毒分离，或病毒血清学检查等确定病原体。但须与初期表现为感冒样症状的其他疾病鉴别。

1.过敏性鼻炎

过敏性鼻炎起病急骤，常表现为鼻黏膜充血和分泌物增多，伴有突发的连续喷嚏，鼻痒，鼻塞，大量清涕，无发热，咳嗽较少。多由过敏因素如螨虫、灰尘、动物毛皮、低温等刺激引起。如脱离变应原，数分钟至1~2小时内症状即消失。检查可见鼻黏膜苍白、水肿，鼻分泌物涂片可见嗜酸性粒细胞增多，皮肤针刺过敏试验可明确变应原。

2.流行性感冒

为流感病毒引起，可为散发，时有小规模流行，病毒发生变异时可大规模暴发。起病急，鼻咽部症状较轻，但全身症状较重，伴高热、全身酸痛和眼结膜炎症状。取患者鼻洗液中黏膜上皮细胞涂片，免疫荧光标记的流感病毒免疫血清染色，置荧光显微镜下检查，有助于诊断。近来已有快速血清PCR方法检查病毒，可供鉴别。

3.急性气管支气管炎

表现为咳嗽咳痰，鼻部症状较轻，血白细胞可升高，胸部X线片常可见肺纹理增粗。

4.急性传染病前驱症状

很多病毒感染性疾病前期表现类似，如麻疹、脊髓灰质炎、脑炎、肝炎、心肌炎等病。患病初期可有鼻塞、头痛等类似症状，应予重视。如果在上呼吸道症状一周内，呼吸道症状减轻但出现新的症状，须进行必要的实验室检查，以免误诊。

（二）中医学鉴别诊断

1.外感咳嗽

当感冒出现发热恶寒、咳嗽时，易与外感咳嗽相混，其鉴别应以主症为主，若发热恶寒症状突出者，按感冒论治；咳嗽吐痰，甚至喘息症状突出者，辨为外感咳嗽病证。

2.外感头痛

当感冒出现发热恶寒、头痛时，易与外感头痛相混，其鉴别应以主症为主，若发热恶寒症状突出者，按感冒论治；若头痛明显，以其为主要痛苦者，应辨为外感头痛病证。

3. 风温肺病

感冒与早期风温肺病都有肺卫方面的症状，但感冒一般病情轻微，发热不高或不发热，病势少有传变，服解表药后多能汗出热退，病程较短。而风温肺病其病情较重，咳嗽较甚，或咳则胸痛，甚或咳铁锈色痰，必有发热，甚至高热寒战，服解表药后热虽暂减，但旋即又起，多有传变，由卫而气，入营入血，甚则神昏、谵妄、惊厥等。

四、临床治疗

（一）提高临床疗效的要素

感冒治疗应辨证准确，辨清虚实、寒热，对症治疗。

（二）成人推拿治疗

普通感冒在患病后 3~7 天可自行恢复。推拿治疗旨在减轻症状，缩短自然恢复期和减少其他部位继发感染。

1. 选穴

风寒型应祛风散寒，解表宣肺。选足太阳膀胱经、手太阴肺经、手阳明大肠经、督脉、任脉之腧穴，配以相关腧穴。取穴有中府、风门、风池、风府、肺俞、合谷、太阳、迎香、肩井、印堂。风热型应疏风散热、解表清肺。外加大椎、曲池、天突、膻中等穴。

2. 治疗原则

发散解表。

3. 常用手法

揉法、按法、拿法、抹法、扫散法、擦法等。

4. 基本操作方法

（1）风寒型　按揉印堂、太阳、迎香，分抹前额，拿按合谷、外关，以人体出汗为度，然后用力拿捏风池、肩井，依次按揉中府、风门、风池、肺俞（每穴操作时间为 1~2 分钟），接着再按揉上背部 1~2 分钟，最后拿捏手太阴肺经和手阳明大肠经 1~2 遍。

（2）风热型　按揉印堂、太阳、迎香，分抹前额，然后从肩部沿手阳明大肠经和手太阴肺经向手指末端拿揉 1~2 遍，重点按揉曲池、尺泽、外关、合谷、鱼际，拿揉风池，再着力按揉中府、天突、膻中，拿捏肩井，掌摩上背部 1~2 分钟，并点按大椎、肺俞（每穴操作时间为 1~2 分钟），拍打上背至两肩 5 遍，并沿督脉和膀胱经从上背部向腰部拍打 5 遍。

（3）暑湿型　加按揉阴陵泉，中脘，足三里、丰隆、三阴交、心俞、厥阴俞等穴各 1 分钟，从上到下拍打膀胱经数遍，并按揉脾俞，胃俞、心俞、厥阴俞各 1 分钟，横擦腰骶部至发热，均匀柔和的按揉脾俞，胃俞等穴。

（4）体虚型　加按揉膻中，中脘，足三里、丰隆等穴各 1 分钟，从上到下拍打膀胱经数遍，并按揉脾俞、胃俞、气海、关元各 1 分钟，横擦腰骶部至发热，均匀柔和的按揉脾俞、胃俞、膏肓俞等穴；鼻塞不通者，加按揉迎香穴百次；咽喉肿痛者加上下推拿两侧人迎穴百次。

（三）小儿推拿治疗

常见的感冒推拿手法有平肝穴、推天河水、清肺经等。

（1）平肝穴　用手指的指腹，在食指的指根做轻微旋转活动的揉拿，由指根推到指尖，十分钟左右，将体内的风寒、风热等邪气发散到体外。起到治疗感冒的效果。

（2）推天河水　食指中指并拢，从前臂内侧肘横纹到腕横纹的中线，来回轻微揉拿旋转，约 15 分钟。通过适当的刺激使机体恢复正常的兴奋和抑制过程，具有清热解表，安神除烦，泄心火，通小便，化燥痰的功效。

（3）清肺经　大拇指在患者右手无名指掌面，用大拇指指腹自指根向手指尖直推 100~300 次。具有宣肺行气，清热解毒的功效。可以用于治疗感冒发热、咳嗽、喘气等症状。

此外，清肝经、运内八卦等推拿手法也可以用于治疗感冒。

（四）其他疗法

1. 穴位贴敷法

穴位贴敷法是感冒的常用治法之一。取葱白、豆豉、食盐各 15g，捣碎后加入生姜汁适量，调成糊状。将药敷在神阙穴上，胶布固定，上覆热水袋，水凉后，重新换成热水。热敷 30~60 分钟。每天贴敷 2 次。

2. 成方应用

（1）桑菊感冒片　1 次 4~8 片，1 日 2~3 次。

（2）银翘解毒丸　1 次 6g，1 日 2~3 次，以芦根汤或温开水送服。

（3）羚翘解毒丸　每次 1 丸，每日 2~3 次。

（4）羚羊感冒片　1 次 4~6 片，1 日 2 次。

（5）藿香正气丸　口服，1 次 2~3 片或 3~5 丸，1 日 2~3 次。

五、预后转归

风寒感冒，寒热不退，邪气可化热而见口干欲饮，痰转黄稠，咽痛等症状。反复感冒，引起正气耗散，可由实转虚；或在素体亏虚的基础上反复感邪，以致正气愈亏，而成本虚标实之证。感冒未及时控制亦有转化为咳嗽、心悸、水肿等其他疾病者。一般而言，感冒的预后良好，但对老年、婴幼、体弱的患者及时行感冒之重

症，可以诱发其他宿疾而使病情恶化甚至出现严重的后果。

六、预防与调护

（一）预防

（1）加强体育锻炼，增强机体适应气候变化的调节能力，在气候变化时适时增减衣服，注意防寒保暖，慎接触感冒患者以免时邪入侵等，对感冒的预防有重要作用。尤其是时行感冒的流行季节，预防服药一般可使感冒的发病率大为降低。主要药物有贯众、大青叶、板蓝根、鸭跖草、藿香、佩兰、薄荷、荆芥等。不过随着季节的变化，预防感冒的药物亦有所区别。如冬春季用贯众、紫苏、荆芥；夏季用藿香、佩兰、薄荷；时邪毒盛，流行广泛用板蓝根、大青叶、菊花、金银花等。常用食品如葱、大蒜、食醋亦有预防作用。

（2）推拿预防感冒

①拍打揉搓大椎穴：大椎穴是督脉上的穴位，位于后正中线，第七颈椎棘突下，即低头时脖子和后背连接处高高突起的地方。督脉是我们人体的阳脉之海，大椎穴是我们阳气汇集之处。通过揉搓拍打大椎穴，可以振奋阳气，抵御病邪。拍打大椎穴当以穴位局部处发热、变红为度。同时我们在外出时，也应当用围巾护住大椎穴以及后颈部，避免风寒邪气再度侵袭。

②点按拍打中府穴：中府穴位于大臂与胸部的交界部，锁骨下约 1 指宽处的凹陷中，是肺经的第一个穴位，也是肺经的募穴，是治疗肺脏本身病变的一个重要的穴位，具有理顺肺气，降逆止咳的作用。如咳嗽不止，气喘憋闷，可以点按或者拍打中府穴，以局部发红为度。

③点按叩击天柱穴：此穴位于后发际线正中，旁开 1 指宽处。如果患者感冒后枕部疼痛、头昏沉的症状，点按此穴，能够

让患者神清气爽。

④艾灸或温针：《医学入门》中提到："药之不及，针之不到，必灸之。"艾叶是艾灸的主要材料，具有温经通络，止痛安胎的功效。在感冒恢复期，或日常生活中，可以选用艾炷或者艾条灸中脘、足三里、肚脐、关元等穴来达到强身健体、固护脾胃，补充人体正气的作用。

（二）调护

感冒是感受风邪为代表的六淫时邪病毒，侵犯肺卫，以恶寒发热，头身疼痛，鼻塞流涕，喷嚏咳嗽，全身不适为临床特征的常见外感病证，四季皆有，以冬春季为多。病机为卫表不和，肺失宣肃，治疗以解表宣肺为原则，但应分清风寒、风热与暑湿及兼夹病邪的不同，而分别采用辛温解表、辛凉解表和解表清暑祛湿等治法祛除表邪，时邪病毒又当以清热解毒为治疗重点。感冒的治疗一般禁用补法，以免敛邪，但若体虚之人，又当在解表剂中佐以益气、养阴等补益之品，以扶正祛邪。正确的煎药、饮食等调护，有助感冒的迅速康复。

感冒患者应适当休息，多饮水，饮食以素食流质为宜，慎食油腻难消化之物。卧室空气应流通，但不可直接吹风。药物煎煮时间宜短，以保留芳香挥发有效物质，无汗者宜服药后进热粥或覆被以促汗解表，汗后及时更换干燥洁净衣服以免再次受邪。

感冒的预防很重要，尤其是对有时行感冒流行趋势的地区、单位，更应尽早采取措施，以免呈蔓延之势。

七、专方选要

荆防败毒散：荆芥、羌活、独活、柴胡、枳壳、桔梗、川芎。功效解表散寒，祛风除湿，消疮止痛。主治疮疡初起有表

证者，或外感风寒，身痛，咳嗽等症。

八、研究进展

（1）艾民采用推拿疗法治疗风寒型感冒与服用康泰克胶囊组进行对比，推拿治疗方法　患者取俯卧位，先用理法在患者背部膀胱经施术2分钟；再用㨰法在患者背部膀胱经施术5分钟；之后用揉法轻揉患者背部肌肉，用拿揉法施术于患者颈项部及两侧肩井穴，共8分钟；再用拇指按揉法，按揉患者的风池（双）、大椎、肺俞（双）、膈俞（双）、三焦俞（双）、气海俞（双）、关元俞（双）、足三里（双）等穴位，每穴按揉0.5分钟；最后横搓患者背部与腰骶部，以透热为度。每次20分钟，每日治疗1次，3天后观察临床疗效，在改善风寒型感冒患者的临床症状方面，推拿组明显优于药物组，且未产生嗜睡、困倦、胃肠不适等副作用。

（2）卢迪冰采用推拿治疗感冒发热，治疗方法　让感冒高热的患者背面而卧，头转向一侧或向下，下垫枕头，上肢自然置于躯干两旁，或屈肘置于头部两侧，肌肉放松，呼吸自然，操作者站于患者的右侧，将其上衣撩起露其背，在脊柱处涂擦少量清凉油，以掌根着力在第七颈椎棘突下面（即弯下头颈部最突出处）大椎穴揉3~5分钟，然后沿着脊柱向下直推脊柱两侧，反复多次推约3~5分钟，然后在足底部足趾跖屈时凹陷处（即足掌心前1/3与2/3交界处）涌泉穴涂擦清凉油，用大拇指按足跟至足尖的方向推，反复多次，左右脚各约3~5分钟。用力由轻而重，以患者舒适为度。

主要参考文献

[1] 周仲瑛. 中医内科学［M］. 北京：中国中医药出版社，2007.

[2] 戬杨. 针灸治疗感冒选穴规律现代文献研

究［J］．针灸临床杂志，2014（11）：66-68.

［3］鲁玉玲，刘颖．针刺通阳解表法治疗感冒的临床观察［J］．中国当代医药，2011（6）：100-101.

［4］曹宏波．不同留针时间对风寒感冒的临床疗效对照［D］．成都：成都中医药大学，2011.

［5］马倩．掐揉一窝风为主推拿治疗小儿风寒感冒的临床研究［D］．济南：山东中医药大学，2014.

［6］杨秋波，王晓静，吕高燕．小儿推拿治疗感冒409例［J］．中国民间疗法，2014（12）：22.

［7］陈筱云，乔模，王笈，等．清热解毒、宣降蕴热法治疗外感风热证的临床观察［J］．中华中医药杂志，2005，20（7）：417-418.

［8］景姗，顾立刚．流行性感冒中医治疗概况［J］．中国中医药信息杂志，2008，15（S1）：77-79.

［9］艾民．推拿疗法治疗105例风寒型感冒的临床观察［J］．北京中医药大学学报，2008，31（9）：641-642.

第二节 咳嗽

咳嗽是指外感或内伤等因素，导致肺失宣肃，肺气上逆，冲击气道，发出咳声或伴咳痰为临床特征的一种病证。历代将有声无痰称为咳，有痰无声称为嗽，有痰有声谓之咳嗽。临床上多为痰声并见，很难截然分开，故以咳嗽并称。

咳嗽既是肺系多种疾病中的一个症状，又是独立的一种病。80%的咳嗽患者可以通过问诊获得较为明确的病因。急性发作的刺激性干咳伴有发热、声嘶常为急性气管和支气管炎。常年咳嗽，秋冬季加重提示慢性阻塞性肺疾病。急性发作的咳嗽伴胸痛，可能是肺炎。发作性干咳（尤其在夜间规律发作），可能是咳嗽型哮喘，高亢

的干咳伴有呼吸困难可能是支气管肺癌累及气管或主支气管，持续而逐渐加重的刺激性咳嗽伴有气促（急）则考虑特发性肺纤维化或支气管肺泡癌。剧烈的咳嗽会对患者的日常生活和睡眠造成很大影响。剧烈而持久的咳嗽可能会造成患者胸壁软组织损伤，甚至肋骨骨折。剧烈咳嗽还可引起胸腔内压显著增加，发生咳嗽性晕厥。

本节是讨论以咳嗽为主要临床表现的一类病证。西医学的上呼吸道感染、支气管炎、支气管扩张、肺炎等以咳嗽为主症者可参考本病进行辨证论治，其他疾病兼见咳嗽者，可与本病证联系互参。

一、病因病机

（一）西医学认识

咳嗽是内科中最为常见的病证之一，发病率甚高，据统计慢性咳嗽的发病率为3%~5%，在老年人中的发病率可达10%~15%，尤以寒冷地区发病率更高。

咳嗽是由于延髓咳嗽中枢受刺激所引起。引起咳嗽的刺激大部分来自呼吸道黏膜。引发咳嗽的感觉神经末梢多分布于咽部和第二级支气管之间的气管和支气管黏膜。呼吸道内分泌物或异物等刺激呼吸道黏膜，通过迷走神经、舌咽神经、三叉神经的感觉纤维传至延髓咳嗽中枢，经喉下神经、膈神经、脊神经支配咽喉、声门、膈肌及其他呼吸肌收缩，产生咳嗽动作，将呼吸道内分泌物排出。引起咳嗽的三种常见刺激类型为：物理性、炎症性和心因性。

（二）中医学认识

咳嗽分外感咳嗽与内伤咳嗽，外感咳嗽病因为外感六淫之邪；内伤咳嗽病因为饮食、情志等内伤因素致脏腑功能失调，内生病邪。外感咳嗽与内伤咳嗽，均是

病邪引起肺气不清失于宣肃，迫气上逆而作咳。

1. 外感病因

由于气候突变或调摄失宜，外感六淫从口鼻或皮毛侵入，使肺气被束，肺失肃降，《河间六书》谓"寒、暑、湿、燥、风、火六气，皆令人咳嗽"即是此意。由于四时节气不同，因而人体所感受的致病外邪亦有区别。风为六淫之首，其他外邪多随风邪侵袭人体，所以外感咳嗽常以风为先导，或夹寒，或夹热，或夹燥，其中尤以风邪夹寒者居多。《景岳全书》说："外感之嗽，必因风寒。"

2. 内伤病因

包括饮食、情志及肺脏自病。饮食不当，嗜烟好酒，内生火热，熏灼肺胃，灼津生痰；或生冷不节，肥甘厚味，损伤脾胃，致痰浊内生，上干于肺，阻塞气道，致肺气上逆而作咳。情志刺激，肝失调达，气郁化火，气火循经上逆犯肺，致肺失肃降而作咳。肺脏自病者，常由肺系疾病日久，迁延不愈，耗气伤阴，肺不能主气，肃降无权而肺气上逆作咳；或肺气虚不能布津而成痰，肺阴虚而虚火灼津为痰，痰浊阻滞，肺气不降而上逆作咳。

咳嗽的病位，主脏在肺，无论外感六淫或内伤所生的病邪，皆侵及于肺而致咳嗽，故《景岳全书》说："咳证虽多，无非肺病。"这是因为肺主气，其位最高，为五脏之华盖，肺又开窍于鼻，外合皮毛，故肺最易受外感、内伤之邪，而肺又为娇脏，不耐邪侵，邪侵则肺气不清，失于肃降，迫气上逆而作咳。正如《医学三字经》所说："肺为五脏之华盖，呼之则虚，吸之则满，只受得本脏之正气，受不得外来之客气，客气干之则呛而咳矣；亦只受得脏腑之清气，受不得脏腑之病气，病气干之，亦呛而咳矣。"《素问·咳论篇》说："五脏六腑皆令人咳，非独肺也。"说明咳嗽的病变脏腑不限于肺，凡脏腑功能失调影响及肺，皆可为咳嗽病证相关的病变脏腑。但是其他脏腑所致咳嗽皆须通过肺脏，肺为咳嗽的主脏。肺主气，咳嗽的基本病机是内外邪气干肺，肺气不清，肺失宣肃，肺气上逆迫于气道而为咳。《医学心悟》指出："肺体属金，譬若钟然，钟非叩不鸣，风寒暑湿燥火六淫之邪，自外击之则鸣，劳欲情志，饮食炙煿之火自内攻之则亦鸣。"提示咳嗽是肺脏为了祛邪外达所产生的一种病理反应。

外感咳嗽病变性质属实，为外邪犯肺，肺气壅遏不畅所致，其病理因素为风、寒、暑、湿、燥、火，以风寒为多，病变过程中可发生风寒化热、风热化燥，或肺热蒸液成痰等病理转化。

内伤咳嗽病变性质为邪实与正虚并见，他脏及肺者，多因邪实导致正虚，肺脏自病者，多因虚致实。其病理因素主要为"痰"与"火"，但痰有寒热之别，火有虚实之分，痰可郁而化火，火能炼液灼津为痰。他脏及肺，如肝火犯肺每见气火耗伤肺津，炼津为痰。痰湿犯肺者，多因脾失健运，水谷不能化为精微上输以养肺，反而聚为痰浊，上贮于肺，肺气壅塞，上逆为咳。若久病，肺脾两虚，气不化津，则痰浊更易滋生，此即"脾为生痰之源，肺为贮痰之器"的道理。久病咳嗽，甚者延及于肾，由咳致喘。如痰湿蕴肺，遇外感引发，转从热化，则可表现为痰热咳嗽；若转从寒化，则表现为寒痰咳嗽。肺脏自病，如肺阴不足每致阴虚火旺，灼津为痰，肺失濡润，气逆作咳，或肺气亏虚，肃降无权，气不化津，津聚成痰，气逆于上，引起咳嗽。

外感咳嗽与内伤咳嗽可相互影响为病，病久则邪实转为正虚。外感咳嗽如迁延失治，邪伤肺气，更易反复感邪，而致咳嗽屡作，转为内伤咳嗽；肺脏有病，卫外不固，易受外邪引发或加重，特别在气候变化时尤为明显。久则从实转虚，肺脏虚弱，阴伤气耗。由此可知，咳嗽虽有外感、内伤之分，但有时两者又可互为因果。

二、临床诊断

（一）辨病诊断

1. 临床表现

（1）症状 咳嗽，咳痰为主要表现。咳嗽按病程分，有急性咳嗽和慢性咳嗽。咳嗽按时间分，有白日咳嗽甚于夜间者，有早晨、睡前咳嗽较甚者，有午后、黄昏、夜间咳嗽较甚者。咳嗽的节律，有时作咳嗽者，有时时咳嗽者，有咳逆阵作、连声不断者。咳嗽的性质，有干性咳嗽、湿性咳嗽。咳嗽的声音，有咳声洪亮有力者，有咳声低怯者，有咳声重浊者，有咳声嘶哑者。咳痰的色、质、量、味等也有不同的临床表现。痰色有白色、黄色、灰色甚至铁锈色、粉红色等。痰的质地有稀薄、黏稠等。有痰量少甚至干咳者，有痰量多者。痰有无明显气味者，也有痰带腥臭者。

（2）体征 咳嗽根据发病原因的不同，常伴有胸廓症状和语声的改变，叩诊见清音，或者过清音、实音，听诊可有清音干湿性啰音。

2. 相关检查

（1）胸部正侧位 X 线片 胸部 X 线片是评估咳嗽患者首选的影像检查，尤其是慢性咳嗽，所有慢性咳嗽患者均应行胸部 X 线检查。多见有肺纹理改变，出现阴影等。然而，一些早期病变，甚至某些弥漫性肺疾病患者的胸部 X 线片检查可能为阴性，气管及支气管病变、胃食管反流和哮喘引起的咳嗽，其胸部 X 线片也可能正常，在这种情况下医生可能需要选择 CT 检查来进一步明确病因。

（2）CT 目前 CT 是评估肺部疾患的最佳影像学检查手段。多排螺旋 CT 薄层扫描可以清楚地显示肺部解剖结构和绝大部分病变，有助于显示支气管扩张、肺肿瘤、肺间质性病变等。当临床疑诊肺肿瘤或者肺血管病变（例如肺栓塞、肺动静脉畸形）时，需要行增强 CT 检查，增强 CT 可突出显示肺内血管，有助于显示肿块的血供情况，并有助于鉴别纵隔内的大血管和淋巴结或肿块。如果仅仅是肺结节的随访检查，则不需要增强扫描。

（3）痰涂片 在低倍镜视野里上皮细胞 < 10 个，白细胞 > 25 个为相对污染少的。

（4）痰标本 定量培养菌量 ≥ 1.0×10^7 CFU/ml 可判定为致病菌。若经环甲膜穿刺气管吸引，或经纤维支气管镜（简称纤支镜）防污染双套管毛刷采样，可防止咽喉部寄殖菌的污染，此时培养菌量 ≥ 1.0×10^3 CFU/ml 即有诊断意义。反复作痰脱落细胞检查，有助于肺癌的诊断。

（二）辨证诊断

1. 风寒袭肺型

（1）临床证候 咳声重浊，气急，喉痒，咳痰稀薄色白，常伴鼻塞，流清涕，头痛，肢体酸楚，恶寒发热，无汗等表证，舌苔薄白，脉浮或浮紧。

（2）辨证要点 早期咽痒作咳而咳嗽声重，气急，咳痰清稀呈泡沫状，或鼻塞流清涕、苔薄白，脉浮；若从热化，则痰和鼻涕由白转黄。

2. 风热犯肺型

（1）临床证候 咳嗽咳痰不爽，痰黄或黏稠，喉燥咽痛，常伴恶风身热，头痛肢楚，鼻流黄涕，口渴等表热证，舌苔薄黄，脉浮数或浮滑。

（2）辨证要点 干咳无痰或少痰，鼻咽干燥，舌红、少津，脉数。

3. 风燥伤肺型

（1）临床证候　喉痒干咳，无痰或痰少而粘连成丝，咳痰不爽，或痰中带有血丝，咽喉干痛，唇鼻干燥，口干，常伴鼻塞，头痛，微寒，身热等表证，舌质红干而少津、苔薄白或薄黄，脉浮。

（2）辨证要点　干咳无痰或少痰，鼻咽干燥，舌红干少津，脉数。

4. 痰湿蕴肺型

（1）临床证候　咳嗽反复发作，尤以晨起咳甚，咳声重浊，痰多，痰黏腻或稠厚成块，色白或带灰色，胸闷气憋，痰出则咳缓，憋闷减轻。常伴体倦，脘痞，腹胀，大便时溏，舌苔白腻，脉濡滑。

（2）辨证要点　咳声重浊，胸闷气憋，痰多色白黏稠，舌苔白腻，脉濡滑。

5. 痰热郁肺型

（1）临床证候　咳嗽气息急促，或喉中有痰声，痰多稠黏或为黄痰，咳吐不爽，或痰有热腥味，或咳吐血痰，胸胁胀满，或咳引胸痛，面赤，或有身热，口干欲饮，舌苔薄黄腻，舌质红，脉滑数。

（2）辨证要点　咳痰黄稠，胸闷气促，舌苔黄腻，脉滑数。

6. 肝火犯肺型

（1）临床证候　上气咳逆阵作，咳时面赤，常感痰滞咽喉，咳之难出，量少质黏，或痰如絮状，咳引胸胁胀痛，咽干口苦。症状可随情绪波动而增减。舌红或舌边尖红，舌苔薄黄少津，脉弦数。

（2）辨证要点　气逆咳嗽，咳引胁痛，苔黄少津，脉弦数。

7. 肺阴亏耗型

（1）临床证候　干咳，咳声短促，痰少黏白，或痰中带血丝，或声音逐渐嘶哑，口干咽燥，常伴有午后潮热，手足心热，夜寐盗汗，口干，舌质红、少苔，或舌上少津，脉细数。

（2）辨证要点　干咳无痰，或见咯血，舌红少苔，脉细数。

三、鉴别诊断

（一）西医学鉴别诊断

1. 哮喘

反复发作的喘息、呼吸困难、胸闷或咳嗽，多与接触变应原、冷空气、物理、化学性刺激、病毒性上呼吸道感染、运动等有关。发作时在双肺可闻及散在弥漫性，以呼气相为主的哮鸣音，呼气相延长。用平喘药能明显缓解症状。据这些特点可以鉴别。

2. 肺结核

询问接触史或既往有胸膜炎、肛瘘、颈淋巴结肿大、糖尿病及卡介苗接触史。有结核中毒症状，如低热、全身不适、乏力、盗汗、食欲下降、面颊潮红等。粟粒性肺结核和干酪性肺炎往往伴高热，有的可伴关节痛，女性可有月经失调，实验室检查可以鉴别。

3. 肺癌

常以咳嗽或咯血为主要症状，但多发于40岁以上吸烟男性，咳嗽多为刺激性呛咳，病情发展迅速，呈恶病质，一般咳嗽不具有这些特点，肺部 X 线检查及痰细胞学检查有助于鉴别诊断。

（二）中医学鉴别诊断

1. 哮病、喘病

哮病和喘病虽然也会兼见咳嗽，但各以哮、喘为其主要临床表现。哮病主要表现为喉中哮鸣有声，呼吸气促困难，甚至喘息不能平卧，发作与缓解均迅速。喘病主要表现为呼吸困难，甚至张口抬肩，鼻翼扇动，不能平卧。这些特点可资鉴别。

2. 肺胀

肺胀常伴有咳嗽症状，但肺胀有久患咳、哮、喘等病证的病史，除咳嗽症状外，还有胸部膨满，喘逆上气，烦躁心慌，甚至颜面紫暗，肢体浮肿等症，病情缠绵，经久难愈。

四、临床治疗

（一）提高临床疗效的要素

咳嗽的治疗应分清邪正虚实。外感咳嗽，为邪气壅肺，多为实证，故以祛邪利肺为治疗原则，根据邪气风寒、风热、风燥的不同，应分别采用疏风、散寒、清热、润燥治疗。内伤咳嗽，多属邪实正虚，故以祛邪扶正，标本兼顾为治疗原则，根据病邪为"痰"与"火"，祛邪分别采用祛痰、清火为治，正虚则养阴或益气为宜，又应分清虚实主次处理。

咳嗽的治疗，除直接治肺外，还应从整体出发注意治脾、治肝、治肾等。外感咳嗽一般均忌敛涩留邪，当因势利导，肺气宣畅则咳嗽自止；内伤咳嗽应防宣散伤正，注意调理脏腑，顾护正气。咳嗽是人体祛邪外达的一种病理表现，治疗决不能单纯见咳止咳，必须按照不同的病因分别处理。

（二）成人推拿治疗

（1）治疗原则　止咳、化痰。

（2）取穴与部位　大杼穴、风门穴，天突穴到膻中穴，肺俞、鱼际，膏肓穴，太渊等，多选项、背部穴位操作。

（3）主要手法　推法、拿法、擦法、点法、按法，刮法、擦法等。

（4）操作方法

①对于部分已经明确诊断的咳嗽，比如风寒感冒的咳嗽、慢性支气管炎或者哮喘稳定期，可出现比较顽固的咳嗽。推拿治疗具有一定疗效，可根据不同患者体质或者辨证情况选择治疗方法。对于风寒咳嗽体内寒气重，可以用拿肩井、揉风池等发热祛寒的方法进行治疗。除祛寒以外，一般还需要针对肺俞、鱼际等治疗咳嗽的穴位进行推拿或者点穴按摩，具有一定的作用。对于热性咳嗽，在积极治疗的同时，可以用推拿配合治疗，这时可以用泻火的方法，比如多用刮法、擦法等，主要作用于肺俞、太渊、鱼际等穴位。

②应用推拿方法帮助缓解咳嗽症状，通常在咳嗽时痰可存在于咽喉或气道内，可在后背向上推相当于使阳气上升。在后背时尽可能从肩胛下部位一直推到肺俞穴和膏肓穴，能达到大杼穴、风门穴较好。在夹脊穴两侧用手掌搓热后向上进行推拿，能够帮助患者尽可能将痰湿排出。

如果患者为肺热时，可在天突穴到膻中穴从上至下进行推拿，可两只手并着在正中线从天突穴推到膻中穴。在肺热时气道内出现疼、痒、干，甚至有痰，可在排不出来时从上至下进行推拿，帮助泻肺火，可将黄痰、热痰尽可能从气道内排出。同时局部按揉天突穴，可对缓解气道和咽喉部位干、痒、痛症状。

③风寒咳嗽的时候，一般推拿的穴位是在后背阳经部位，例如在膀胱经，可以选取大杼、风门、肺俞、膏肓俞等穴位。如果患者寒性比较大，可以把督脉的大椎加进来，都有温通肺阳气的作用。

另外，如果风寒表证没有解，也可以在风池或者翳风进行推拿，对缓解眼睛疲劳有好处，对疏风也有好处。推热穴位以后可以帮助发汗，能尽快把风寒表邪解除，对咳嗽的缓解也有帮助。

（三）小儿推拿治疗

1. 常用穴位及手法

清补肺3分钟，平肝2分钟，揉一窝风2分钟，分阴阳1分钟，分推膻中2分钟，揉天突1分钟，逆运八卦2分钟。

2. 随证配穴

（1）风寒型咳嗽　配推上三关穴2分钟，顺揉外劳宫2分钟，顺揉膊阳池2分钟。痰多加揉小横纹1分钟，痰少推四横纹2分钟，头痛揉印堂1分钟，揉太阳穴1分钟。

（2）风热型咳嗽　配清肺3分钟，清大肠2分钟，清天河水2分钟，揉小横纹2分钟，揉风池2分钟，推大椎2分钟，擦背1分钟，掐合谷1分钟。头痛重的拿列缺1分钟，揉膊阳池2分钟或用头痛推拿法；头痛如伴有痰多而喉鸣和大便不调的加清补脾，揉足三里1分钟。

（3）痰热咳嗽　配推六腑3分钟，揉小横纹2分钟，清补脾2分钟，清天河水2分钟，清小肠1分钟。

（4）痰湿咳嗽　配顺运八卦3分钟，补脾3分钟，合阴阳1分钟，清胃1分钟，揉小横纹1分钟，清小肠2分钟。

（5）气虚咳嗽　配补脾2分钟，补肺2分钟，揉二马2分钟，推上三关2分钟，顺运八卦2分钟，合阴阳1分钟。

（四）其他疗法

1. 针刺治疗

治则：外感咳嗽宣通肺气、祛邪止咳，以针刺为主（风寒加灸），泻法；内伤咳嗽调理脏腑功能，补肺、健脾、益肾、清肝、化痰止咳，痰湿阻肺者针灸并用，泻法；脾肾阳虚者针灸并用，补法；肺肾阴虚者只针不灸，平补平泻；肝火灼肺者只针不灸，泻法。

处方：以手太阴肺经腧穴和肺的俞、募穴为主，常用的穴位有肺俞、中府、列缺、太渊。

方义：咳嗽病变在肺，按俞募配穴法取肺俞、中府调理肺脏气机，宣肺化痰；列缺为手太阴络穴，配肺俞可宣通肺气；太渊为肺经原穴，配肺俞可宣肺化痰。诸穴合用可收驱邪化痰、宣肺止咳之功。

加减：风寒束肺加风门、合谷祛风宣肺；风热犯肺加大椎、曲池、尺泽祛风清热；燥热伤肺加太溪、照海润燥止咳；痰湿阻肺加足三里、丰隆化痰止咳；肝火灼肺加行间、鱼际泻肝清肺；肺肾阴虚加肾俞、膏肓、太溪滋阴降火；脾肾阳虚加脾俞、肾俞、关元、足三里培补脾肾；胸痛加膻中宽胸理气；胁痛加阳陵泉疏利少阳；咽喉干痒加照海滋阴利咽；痰中带血加孔最清肺止血；盗汗加阴郄滋阴敛汗；肢体浮肿、小便不利加阴陵泉、三阴交健脾利湿。

操作：针刺太渊注意避开桡动脉；中府、风门、肺俞、脾俞、肾俞等穴不可直刺、深刺，以免伤及内脏；其他腧穴常规操作。外感咳嗽者每日治疗1~2次，内伤咳嗽者每日或隔日治疗1次。

2. 成药应用

（1）川贝枇杷糖浆　1次10ml，1日3次。

（2）蜜炼川贝枇杷膏　1次22g（约1汤匙），1日3次。

（3）强力枇杷露　1次15ml，1日3次。

（4）蛇胆川贝散　1次0.3g~0.6g，1日2~3次。

（5）急支糖浆　1次20~30ml，1日3~4次；儿童1岁以内1次5ml，1~3岁1次7ml，317岁1次10ml，7岁以上1次15ml，1日3~4次。

（五）医家诊疗经验

王氏治疗老年慢性支气管炎的经验是分期论治。发作期：治宜宣透肺邪，蠲饮化痰，药用僵蚕、蝉衣、荆芥、百部、紫菀、半夏、陈皮、白前、生甘草等，随症加减；缓解期：治宜扶正固本、清透余邪，药用南沙参、北沙参、炙甘草、当归、丹参、白术、白芍、僵蚕、百部、白前等，随症加减治疗 156 例，结果：临床控制 37 例，显效 53 例，好转 46 例，无效 20 例，总有效率 87.2%。其中 69 例 3 年远期疗效结果：治愈 12 例，显效 28 例，好转 22 例，无效 7 例，总有效率 89.9%［上海中医药杂志，1991（9）：18］。

赵氏认为大凡咳嗽声重而不扬的多是肺气不宣，咳嗽低微而不扬的多是肺气不足，暴咳音嘎的多是肺实，久咳音嘶的多是肺虚。治疗外感咳嗽力求因势利导，调肺气，祛外邪，使肺之宣发、肃降功能恢复正常［辽宁中医杂志，1998，25（3）：101］。

晁氏认为外感咳嗽，为外邪在肺，多以肺实、肺气失宣为主为先，肺失肃降为辅为后。因此，外感咳嗽初期的治疗，主张宣降结合，以宣为主，重视宣散。"宣"者宣发、宣解、宣透；"降"者降逆、降气，即宣发在表在肺之邪，降其上逆之气。宣发常用麻黄、桔梗、白前等；降气常用苏子、紫菀、前胡、款冬花、杏仁、枇杷叶等［北京中医药大学学报，1997，20（2）：60］。

五、预后转归

咳嗽一般预后好，尤其是外感咳嗽，因其病轻浅，及时治疗多能短时间内治愈。但外感夹燥夹湿者，治疗稍难。因夹湿者，湿邪困脾，久则脾虚而积湿生痰，转成为内伤之痰湿咳嗽；夹燥者，燥邪伤津，久则肺阴亏耗，转成为内伤之阴虚肺燥咳嗽。内伤咳嗽多呈慢性反复发作过程，其病深，治疗难取速效，但只要精心调治亦多能治愈。咳嗽病证若治疗失当，无论外感咳嗽还是内伤咳嗽，其转归总是由实转虚，虚实兼夹，由肺脏而及脾、肾，正所谓肺不伤不咳，脾不伤不久咳，肾不伤不喘，病久则咳喘并作。部分患者病情逐渐加重，甚至累及于心，最终导致肺、心、脾、肾诸脏皆虚，痰浊、水饮、气滞、瘀血互结而病情缠绵难愈，甚至演变成为肺胀。

六、预防与调护

（一）预防

咳嗽的预防，重点在于提高机体卫外功能，增强皮毛腠理适应气候变化的能力，遇有感冒及时治疗。若常自汗出者，必要时可予玉屏风散服用。咳嗽时要注意观察痰的变化，咳痰不爽时，可轻拍其背以促其痰液咳出，饮食上慎食肥甘厚腻之品，以免助湿生痰，若属燥、热、阴虚咳嗽者，忌食辛辣动火食品，各类咳嗽者都应戒烟，避免接触烟尘刺激。

（二）调护

正确的调护，如预防感冒、戒烟等对巩固疗效、预防复发等有重要意义，可以适当采用食疗方法进行日常养护。

1. 杏仁粥

将去皮甜杏仁 10g 研成泥状，加到淘洗干净的 50g 粳米中，加入适量水煮沸，再以慢火煮烂即可。此方源于《食医心镜》，宜温热时服用，每天服 2 次，可做早、晚餐。

2. 梨白萝卜方

白萝卜 1 个，梨 1 个，白蜜 30g，白胡椒少许，放入碗内，蒸熟即可服用。每天服 2 次。

3. 红糖红枣生姜饮

红糖 50g，红枣 50g，生姜 15g 混合。加水 3 碗，煮沸即可。宜趁热服食，每天服 3 次。

4. 百合粉粥

百合粉 30g（鲜百合 60g，晾干后磨成粉），粳米 100g 淘洗净后加水煮粥，粥将熟时放入百合粉和适量冰糖，再煮至粥熟。此方源于《本草纲目》，可作早、晚餐服食，每天服 1~2 次。适用于老年慢性支气管炎、肺热干咳等症。

七、专方选要

（1）桑菊饮　药物组成：桑叶、菊花、连翘、薄荷、生甘草、芦根、杏仁、苦桔梗。方中桑叶、菊花、薄荷疏风清热；桔梗、杏仁、甘草宣降肺气，止咳化痰；连翘、芦根清热生津。咳嗽甚者，加前胡、枇杷叶、浙贝母清宣肺气，化痰止咳；表热甚者，加银花、荆芥、防风疏风清热；咽喉疼痛，声音嘎哑，加射干、牛蒡子、山豆根、板蓝根清热利咽；痰黄稠，肺热甚者，加黄芩、知母、石膏清肺泄热；若风热伤络，见鼻衄或痰中带血丝者，加白茅根、生地黄凉血止血；热伤肺津，咽燥口干，加沙参、麦冬清热生津；夏令暑湿加六一散、鲜荷叶清解暑热。

（2）桑杏汤　药物组成：桑叶、杏仁、沙参、象贝、淡豆豉、栀子皮、梨皮。方中桑叶、豆豉疏风解表，清宣肺热；杏仁、象贝母化痰止咳；南沙参、梨皮、山栀清热润燥生津。表证较重者，加薄荷、荆芥疏风解表；津伤较甚者，加麦冬、玉竹滋养肺阴；肺热重者，酌加生石膏、知母清肺泄热；痰中带血丝者，加生地黄、白茅根清热凉血止血。

（3）杏苏散　药物组成：苏叶、半夏、茯苓、前胡、杏仁、苦桔梗、枳壳、橘皮、甘草、生姜、大枣。方中苏叶、杏仁、前胡辛以宣散；紫菀、款冬花、百部、甘草温润止咳。若恶寒甚，无汗，可配荆芥、防风以解表发汗。

（4）清金化痰汤　药物组成：黄芩、山栀子、知母、桑白皮、瓜蒌仁、贝母、麦冬、橘红、茯苓、桔梗、甘草。方中用黄芩、知母、山栀、桑白皮清泄肺热；茯苓、贝母、瓜蒌、桔梗、陈皮、甘草化痰止咳；麦冬养阴润肺以宁咳。若痰热郁蒸，痰黄如脓或有热腥味，加鱼腥草、金荞麦

根、象贝母、冬瓜仁等清化痰热；胸满咳逆，痰涌，便秘者，加葶苈子、风化硝泻肺通腑化痰；痰热伤津，咳痰不爽，加北沙参、麦冬、天花粉养阴生津。

八、研究进展

黄小霞等采用小儿推拿治疗风寒袭肺型咳嗽的患儿，基本治疗方法：①起式：开天门300次。②基本方：推坎宫300次，推肺经500次，揉天突500次，揉膻中500次，捏脊5~8次。③收式：闭天门。推拿每天1次，疗程1~7天不等。经研究观察，小儿推拿可有效改善0~6岁患儿的咳嗽症状。

主要参考文献

［1］周仲瑛．中医内科学［M］．北京：中国中医药出版社，2007，70-79.

［2］邓中甲．方剂学［M］．北京：中国中医药出版社，2003，1-349.

［3］周思远，兰蕾，吴巧凤，等．针灸治疗咳嗽的古代文献分析与评价［J］．上海针灸杂志，2009，12：741-742.

［4］薛维华，石奕丽，丁敏，等．针灸治疗小儿咳嗽的临床研究概况［J］．现代中西医结合杂志，2007，25：3760-3761.

［5］代昭欣．润肺止咳法治疗咳嗽变异性哮喘临床和实验研究［D］．北京：中国中医科学院，2010.

［6］李慧梅，朱丽霞，李春旭．推拿治疗小儿咳嗽常用穴位分析［J］．中医药临床杂志，2012（8）：721-722.

［7］王英，王小军，邵湘宁．刘氏小儿推拿治疗小儿风寒咳嗽40例临床观察［J］．湖南中医杂志，2014（5）：85-86.

［8］吴兴立，高珊，邹维宇，等．推拿治疗小儿咳嗽60例疗效观察［J］．湖北中医杂志，2014（10）：49-50.

［9］黄小霞，杨华，周杰，等．小儿推拿治疗

风寒袭肺型咳嗽患儿的临床疗效及影响因素分析［J］. 中国初级卫生保健, 2022, 36（5）: 124-126.

第三节 哮病

哮病是由于宿痰伏肺, 遇诱因或感邪引触, 以致痰阻气道, 肺失肃降, 痰气搏击所引起的发作性痰鸣气喘疾患。发作时喉中哮鸣有声, 呼吸气促困难, 甚至喘息不能平卧为主要表现。

《黄帝内经》虽无哮病之名, 但有"喘鸣"之类的记载, 与本病的发作特点相似。哮病是内科常见病证之一, 在我国北方更为多见, 一般认为本病发病率占人口 2% 左右。本病相当于西医学的支气管哮喘, 喘息性支气管炎, 或其他急性肺部过敏性疾患所致的哮喘。

一、病因病机

（一）西医学认识

1. 流行病学

全球各国患病率不等, 一般认为儿童患病率高于青壮年, 老年人群的患病率有增高的趋势。成人男女患病率大致相同, 发达国家高于发展中国家, 城市高于农村。

2. 发病机制

哮喘的发病机制不完全清楚, 可概括为免疫—炎症反应、神经机制和气道高反应性及其相互作用。

（1）免疫—炎症反应 免疫系统在功能上分为体液（抗体）介导的和细胞介导的免疫, 均参与哮喘的发病。

抗原通过抗原递呈细胞激活 T 细胞, 活化的辅助性 T 细胞（主要是 Th2 细胞）产生白细胞介素（IL-4、IL-5、IL-10 和 IL-13）等进一步激活 B 淋巴细胞, 后者合成特异性 IgE, 并结合于肥大细胞和嗜碱性粒细胞等细胞表面的 IgE 受体。若变应原再次进入体内, 可与结合在细胞的 IgE 交联, 使该细胞合成并释放多种活性介质导致平滑肌收缩、黏液分泌增加、血管通透性增高和炎症细胞浸润等。炎症细胞在介质的作用下又可分泌多种介质, 使气道病变加重, 炎症浸润增加, 产生哮喘的临床症状, 这是一个典型的变态反应过程。根据变应原吸入后哮喘发生的时间, 可分为速发型哮喘反应（IAR）、迟发型哮喘反应（LAR）和双相型哮喘反应（OAR）。IAR 几乎在吸入变应原的同时立即发生反应, 15~30 分钟达高峰, 2 小时后逐渐恢复正常。LAR 6 小时左右发病, 持续时间长, 可达数天。而且临床症状重, 常呈持续性哮喘表现, 肺功能损害严重而持久。LAR 是由于气道慢性炎症反应的结果。

活化的 Th（主要是 Th2）细胞分泌的细胞因子, 可以直接激活肥大细胞、嗜酸性粒细胞及肺泡巨噬细胞等多种炎症细胞, 使之在气道浸润和聚集。这些细胞相互作用可以分泌出许多种炎症介质和细胞因子, 构成了一个与炎症细胞相互作用的复杂网络, 使气道收缩, 黏液分泌增加, 血管渗出增多。根据介质产生的先后可分为快速释放性介质, 如组胺; 继发产生性介质, 如前列腺素（PG）、白三烯（LT）、血小板活化因子（PAF）等。肥大细胞激活后, 可释放出组胺、嗜酸性粒细胞趋化因子（ECF）、中性粒细胞趋化因子（NCF）、LT 等介质。肺泡巨噬细胞激活后可释放血栓素（TX）、PG、PAF 等介质。进一步加重气道高反应性和炎症。

各种细胞因子及环境刺激因素亦可直接作用于气道上皮细胞, 后者分泌内皮素 -1（ET-1）及基质金属蛋白酶（MMP）并活化各种生长因子, 特别是转移生长因子 -β（TGF-β）。以上因子共同作用于上皮下成纤维细胞和平滑肌细胞, 使之增殖而引起气道重塑。

由气道上皮细胞，包括血管内皮细胞产生的黏附分子可介导白细胞与血管内皮细胞的黏附，白细胞由血管内转移至炎症部位，加重了气道炎症过程。总之，哮喘的炎症反应是由多种炎症细胞、炎症介质和细胞因子参与的相互作用的结果，关系十分复杂，有待进一步研究。

（2）神经机制　神经因素也被认为是哮喘发病的重要环节。支气管受复杂的自主神经支配。除胆碱能神经、肾上腺素能神经外，还有非肾上腺素能非胆碱能（NANC）神经系统。支气管哮喘与β-肾上腺素受体功能低下和迷走神经张力亢进有关，并可能存在有α-肾上腺素能神经的反应性增加。NANC能释放舒张支气管平滑肌的神经递质如血管活性肠肽（VIP）、一氧化氮（NO），及收缩支气管平滑肌的介质如P物质、神经激肽，两者平衡失调，则可引起支气管平滑肌收缩。

（3）气道高反应性（AHR）　表现为气道对各种刺激因子出现过强或过早的收缩反应，是哮喘患者发生发展的另一个重要因素。目前普遍认为气道炎症是导致气道高反应性的重要机制之一，当气道受到变应原或其他刺激后，由于多种炎症细胞、炎症介质和细胞因子的参与，气道上皮的损害和上皮下神经末梢的裸露等而导致气道高反应性。AHR常有家族倾向，受遗传因素的影响。AHR为支气管哮喘患者的共同病理生理特征，然而出现AHR者并非都是支气管哮喘，如长期吸烟、接触臭氧、病毒性上呼吸道感染、慢性阻塞性肺疾病（COPD）等也可出现AHR。

（二）中医学认识

哮病的发生，为宿痰内伏于肺，每因外感、饮食、情志、劳倦等诱因而引触，以致痰阻气道，肺失肃降，肺气上逆，痰气搏击而发出痰鸣气喘声。"伏痰"遇感引触，邪气触动停积之痰，痰随气升，气因痰阻，痰气壅塞于气道，气道狭窄挛急，通畅不利，肺气宣降失常而喘促，痰气相互搏击而致痰鸣有声。哮病发作时的病理环节为痰阻气闭，以邪实为主。

若哮病反复发作，寒痰伤及脾肾之阳，痰热伤及肺肾之阴，则可从实转虚。于是，肺虚不能主气，气不布津，则痰浊内蕴，并因肺不主皮毛，卫外不固，而更易受外邪的侵袭诱发；脾虚不能转输水津上归于肺，反而积湿生痰；肾虚精亏，摄纳失常，则阳虚水泛为痰，或阴虚虚火灼津生痰，因肺、脾、肾虚所生之痰上贮于肺，影响肺之宣发肃降功能。可见，哮病为本虚标实之病，标实为痰浊，本虚为肺脾肾虚。因痰浊而导致肺、脾、肾虚衰；肺、脾、肾虚衰又促使痰浊生成，使伏痰益固，且正虚降低了机体抗御诱因的能力。本虚与标实互为因果，相互影响，故本病难以速愈和根治。发作时以标实为主，表现为痰鸣气喘；在间歇期以肺、脾、肾等脏器虚弱之候为主，表现为短气、疲乏，常有轻度哮喘。若哮病大发作，或发作呈持续状态，邪实与正虚错综并见，肺肾两虚而痰浊又复壅盛，严重者因不能治理调节心血的运行，命门之火不能上济于心，则心阳亦同时受累，甚至发生"喘脱"危候。

二、临床诊断

（一）辨病诊断

1.临床表现

（1）症状　多为突然而起，或发作前有鼻塞、喷嚏、咳嗽、胸闷等先兆，发作时喉中哮鸣有声，呼吸困难，严重者被迫采取坐位呈端坐呼吸，干咳或咳大量白色泡沫痰，甚至出现发绀等，有时咳嗽可为唯一的症状（咳嗽变异型哮喘）。哮喘症状可在数分钟内发作，经数小时至数天，用支气管舒张药或自行缓解。某些患者在缓解数小时后可再次发作。在夜间及凌晨发作和加重常是哮喘的特征之一。有些青少年，其哮喘症状表现为运动时出现胸闷、咳嗽和呼吸困难（运动性哮喘）。

（2）体征　发作时胸部呈过度充气状态，有广泛的哮鸣音，呼气音延长。但在轻度哮喘或非常严重哮喘发作，哮鸣音可不出现。心率增快、奇脉、胸腹反常运动和发绀常出现在严重哮喘患者中。非发作期体检可无异常。

2. 相关检查

（1）痰液检查　如患者无痰咳出时可通过诱导痰方法进行检查。涂片在显微镜下可见较多嗜酸性粒细胞。

（2）呼吸功能检查

1）通气功能检测：在哮喘发作时呈阻塞性通气功能改变，呼气流速指标均显著下降，1秒钟用力呼气容积（FEV1）、1秒率（1秒钟用力呼气量占用力肺活量比值（FEV1/FVC%）以及最高呼气流量（PEF）均减少。肺容量指标可见用力肺活量减少、残气量增加、功能残气量和肺总量增加，残气占肺总量百分比增高。缓解期上述通气功能指标可逐渐恢复。病变迁延、反复发作者，其通气功能可逐渐下降。

2）支气管激发试验（BPT）：用以测定气道反应性。常用吸入激发剂为醋甲胆碱、组胺、甘露醇等。吸入激发剂后其通气功能下降、气道阻力增加。运动亦可诱发气道痉挛，使通气功能下降。一般适用于通气功能在正常预计值的70%以上的患者。如FEV1下降≥20%，可诊断为激发试验阳性。通过剂量反应曲线计算使FEV1下降20%的吸入药物累积剂量（PD20-FEV1）或累积浓度（PC20-FEV1），可对气道反应性增高的程度做出定量判断。

3）支气管舒张试验（BDT）：用以测定气道可逆性。有效的支气管舒张药可使发作时的气道痉挛得到改善，肺功能指标好转。常用吸入型的支气管舒张剂如沙丁胺醇、特布他林及异丙托溴铵等。舒张试验阳性诊断标准：①FEV1较用药前增加12%或以上，且其绝对值增加200ml或以上；②PEF较治疗前增加每分钟60L或增加≥20%。

4）呼气峰流速（PEF）及其变异率测定PEF：可反映气道通气功能的变化。哮喘发作时PEF下降。此外，由于哮喘有通气功能时间节律变化的特点，常于夜间或凌晨发作或加重，使其通气功能下降。若24小时内PEF或昼夜PEF波动率≥20%，也符合气道可逆性改变的特点。

（3）动脉血气分析　哮喘发作时由于气道阻塞且通气分布不均，通气/血流比值失衡，可致肺泡－动脉血氧分压差（A-aDO₂）增大；严重发作时可有缺氧，PaO₂降低，由于过度通气可使PaCO₂下降，pH上升，表现呼吸性碱中毒。若重症哮喘，病情进一步发展，气道阻塞严重，可有缺氧及CO₂滞留，PaCO₂上升，表现呼吸性酸中毒。若缺氧明显，可合并代谢性酸中毒。

（4）胸部X线检查　早期在哮喘发作时可见两肺透明度增加，呈过度通气状态；在缓解期多无明显异常。如并发呼吸道感染，可见肺纹理增加及炎性浸润阴影。同时要注意肺不张、气胸或纵隔气肿等并发症的存在。

（5）特异性变应原的检测　哮喘患者大多数伴有过敏体质，对众多的变应原和刺激物敏感。测定变应性指标结合病史有助于对患者的病因诊断和脱离致敏因素的接触。

1）体外检测：可检测患者的特异性IgE，过敏性哮喘患者血清特异性IgE可较正常人明显增高。

2）在体试验：①皮肤变应原测试：用于指导避免变应原接触和脱敏治疗，临床较为常用。需根据病史和当地生活环境选择可疑的变应原进行检查，可通过皮肤点刺等方法进行，皮试阳性提示患者对该变应原过敏；②吸入变应原测试：验证变应原吸入引起的哮喘发作，因变应原制作较为困难，且该检验有一定的危险性，目前临床应用较少。在体试验应尽量防止发生过敏反应。

（二）辨证诊断

根据全国中医药行业高等教育"十四五"规划教材《推拿治疗学》的证候分类，分为风寒袭肺、风热袭肺、痰浊阻肺、肺虚、肾虚。

1.风寒袭肺型

（1）临床证候　喘息气促，胸闷咳嗽，痰白质稀薄，多伴有恶寒发热，头身疼痛，口不渴，苔薄白，脉浮紧。

（2）辨证要点　痰少咳吐不爽，白色黏痰，口不渴；或渴喜热饮，天冷或遇寒而发，形寒怕冷；或有恶寒，喷嚏，流涕等。

2.风热袭肺型

（1）临床证候　喘促气粗，甚则鼻翼扇动，痰黄黏稠，不易咳出，胸闷烦躁，身热面赤，甚则汗出，口渴喜冷饮，便秘溲赤，舌红苔黄，脉浮数。

（2）辨证要点　咳痰色黄或白，黏浊稠厚，排吐不利，烦闷不安，汗出，面赤，口苦，口渴喜饮。

3.痰浊阻肺型

（1）临床证候　喘咳痰多，痰多白滑，甚则喉中痰鸣，或兼有恶心，或呕吐痰涎，恶心纳呆，口淡乏味，舌苔白腻，脉滑。

（2）辨证要点　咳痰色黄或白，黏浊稠厚，排吐不利，烦闷不安。

4.肺虚型

（1）临床证候　喘息气短，咳声低弱，语声低微，自汗畏风，舌质淡红，脉弱。

（2）辨证要点　咳痰清稀色白，面色㿠白，常自汗畏风，易感冒，每因劳倦、气候变化等诱发哮病。

5.肾虚型

（1）临床证候　喘促日久，气息短促，呼多吸少，动则喘息更甚，形体瘦弱，形神疲惫，汗出肢冷，舌质淡，脉沉细。

（2）辨证要点　腰膝酸软，脑转耳鸣，劳累后易诱发哮病，或畏寒肢冷，面色苍白，舌淡苔白，质胖嫩，脉象沉细。或颧红，烦热，汗出粘手。

三、鉴别诊断

（一）西医学鉴别诊断

1.左心衰竭引起的喘息样呼吸困难

过去称为心源性哮喘，发作时的症状与哮喘相似，但其发病机制与病变本质则与支气管哮喘截然不同，为避免混淆，目前已不再使用"心源性哮喘"一词。患者多有高血压、冠状动脉粥样硬化性心脏病、风湿性心脏病和二尖瓣狭窄等病史和体征。阵发性咳嗽，常咳出粉红色泡沫痰，两肺可闻及广泛的湿啰音和哮鸣音，左心界扩大，心率增快，心尖部可闻及奔马律。病情许可作胸部X线检查时，可见心脏增大，肺淤血征，有助于鉴别。若一时难以鉴别，可雾化吸入β_2肾上腺素受体激动剂或静脉注射氨茶碱缓解症状后，进一步检查，忌用肾上腺素或吗啡，以免造成危险。

2.慢性阻塞性肺疾病

慢性阻塞性肺疾病（COPD）多见于中老年人，有慢性咳嗽史，喘息长年存在，有加重期。患者多有长期吸烟或接触有害气体的病史。有肺气肿体征，两肺或可闻及湿啰音。但临床上严格将COPD和哮喘区分有时十分困难，用支气管舒张剂和口服或吸入激素做治疗性试验可能有所帮助。COPD 也可与哮喘合并同时存在。

3. 上气道阻塞

可见于中央型支气管肺癌、气管支气管结核、复发性多软骨炎等气道疾病或异物气管吸入，导致支气管狭窄或伴发感染时，可出现喘鸣或类似哮喘样呼吸困难、肺部可闻及哮鸣音。但根据临床病史，特别是出现吸气性呼吸困难，以及痰液细胞学或细菌学检查，胸部 X 线摄片、CT 或 MRI 检查或支气管镜检查等，常可明确诊断。

4. 变态反应性肺浸润

见于热带嗜酸性粒细胞增多症、肺嗜酸性粒细胞增多性浸润、多源性变态反应性肺泡炎等。致病原为寄生虫、原虫、花粉、化学药品、职业粉尘等，多有接触史，症状较轻，患者常有发热，胸部 X 线检查可见多发性、此起彼伏的淡薄斑片浸润阴影，可自行消失或再发。肺组织活检也有助于鉴别。

（二）中医学鉴别诊断

1. 肺胀

肺胀常伴有咳嗽症状，但肺胀有久患咳、哮、喘等病证的病史，除咳嗽症状外，还有胸部膨满，喘逆上气，烦躁心慌，甚至颜面紫暗，肢体浮肿等症，病情缠绵，经久难愈。根据这些特点可以与哮喘进行区别。

2. 肺痨

咳嗽是肺痨的主要症状之一，但尚有咯血、潮热、盗汗、身体消瘦等主要症状，具有传染性，X 线胸部检查有助鉴别诊断。

3. 肺癌

肺癌常以咳嗽或咯血为主要症状，但多发于 40 岁以上吸烟男性，咳嗽多为刺激性呛咳，病情发展迅速，呈恶病质，一般

咳嗽病证不具有这些特点，肺部 X 线检查及痰细胞学检查有助于明确诊断。

四、临床治疗

（一）提高临床疗效的要素

哮病的治疗应辨证准确，辨清虚实、脏腑，对症治疗。

（二）推拿治疗

（1）治疗原则　宣肃肺气，降逆平喘。实证以祛邪为主。

（2）常用穴位及部位　桥弓、极泉、曲池、合谷、内关、外关、孔最、天突、膻中、中府、云门、定喘、风门、肺俞、膏肓、膈俞、脾俞、肾俞、头部颞侧胆经、头部五经、颈项部、上肢部、胸部、脊柱。

（3）常用手法　推法、扫散法、拿法、搓法、抖法、擦法、一指禅推法、按法、揉法等。

（4）基本操作法

①头颈部操作：患者坐位，医者站立于患者体侧，用拇指由上而下交替推左、右桥弓 10~20 次；然后扫散颞侧胆经 5~10 遍；最后拿五经、拿项后大筋各 5 遍。

②上肢部操作：患者坐位，医者站其体侧，拿上肢，重点在极泉、曲池、合谷、内关、外关、孔最穴施术，每穴 1 分钟；然后搓抖双上肢、理十指各 2 遍；最后直擦双上肢内外侧，以透热为度。

③胸部操作：患者仰卧，医者站其体侧，用一指禅推法从天突推向膻中，再从膻中向两胁肋分推 20 遍；然后按揉中府、云门穴，每穴 1 分钟；最后从锁骨下缘至季胁横擦前胸，以透热为度。

④背部操作：患者俯卧，医者站其体侧，按揉定喘、风门、肺俞、膏肓、膈俞、脾俞、肾俞穴，每穴 1 分钟；然后直擦脊柱，横擦肺俞、膈俞、脾俞、肾俞穴，均

以透热为度。

（5）随证加减

①风寒袭肺型

手法：拿法、擦法。

取穴与部位：风门、太渊、风池、肩井、背部膀胱经。

操作：患者取坐位，医者站其体侧，按揉风门、太渊穴，拿风池、肩井穴，每穴1分钟；然后直擦背部膀胱经，以透热为度。

②风热犯肺型

手法：按法、揉法、拿法、擦法。

取穴与部位：大椎、风门、曲池、合谷、背部膀胱经。

操作：患者俯卧，医者站其体侧，按揉大椎、风门，拿曲池、合谷穴，每穴1分钟；然后直擦背部膀胱经，以透热为度。

③痰浊阻肺型

手法：按法、揉法、擦法。

取穴与部位：上脘、中脘、气海、足三里、丰隆。

操作：患者仰卧，医者站其体侧，按揉上脘、中脘、气海穴，每穴1分钟；然后擦上脘、中脘穴，以透热为度；最后按揉足三里、丰隆穴，每穴1分钟。

④肺虚型

手法：按法、揉法、擦法。

取穴与部位：肺俞、膈俞、脾俞、膻中、足三里。

操作：患者俯卧，医者站其体侧，重点按揉肺俞、膈俞、脾俞穴，每穴2分钟；然后擦肺俞、膈俞、脾俞穴，以透热为度。患者仰卧位，按揉膻中、足三里，每穴1分钟。

⑤肾虚型

手法：按法、揉法、擦法。

取穴与部位：肾俞、命门、太溪、命门、腰骶部。

操作：患者俯卧，医者站其体侧，重点按揉肾俞、命门、太溪穴，时间约5分钟，然后横擦命门、腰骶部，以透热为度。

（三）其他疗法

1. 三伏灸贴联合五指推拿法

五指推拿法：患者取俯卧位，医者自头顶部至枕部用擦法来回推拿66次，患者仰卧位，医者从锁骨上缘到双侧第6肋间来回推拿5次，接着患者取俯卧位，医者从大椎穴到腰部，沿督脉和两侧膀胱经，采用擦法推拿3~6次。病情严重者，用一指禅法作用于定喘穴、百劳穴、肾俞穴和肺俞穴，每个穴位1~2分钟。配合三伏灸贴配方：斑蝥、白芥子、甘遂、细辛，按4∶4∶1∶1的比例配备研磨成粉，再将药粉和甲基亚砜按1∶1的比例调成软膏，装瓶备用。分别在夏天阴历初伏、中伏和末伏进行治疗，初伏取大椎穴、定喘穴、肺俞穴和天突穴，中伏取脾俞穴、风门穴和膻中穴，末伏取足三里穴、肾俞穴和丰隆穴。具体操作：患者取坐位，充分暴露穴位皮肤，常规消毒后，在适宜尺寸（厚度2mm，直径1.5~2cm）鲜生姜中心用三棱针穿小孔，放在穴位上，并在姜片中心放置点燃的艾炷。燃至患者不能耐受的热度时，更换，以局部皮肤潮红为宜。在医用胶布中间剪直径15mm左右的小洞，放入1g左右药膏，按照三伏时间贴于上述穴位上，用胶布固定3~5小时。

2. 成药应用

①海珠喘息定片：每次2~4片，日服3次。可平喘，祛痰，镇静，止咳。

②参贝北瓜颗粒：每次8g，日服3次，开水冲服。补脾益肺，止咳化痰，用于肺脾气虚之咳嗽、痰多、气短或乏力。

五、预后转归

本病经常反复发作，病情顽固，迁延难愈，尤其中老年、体弱久病者，难以根除，可发展为肺胀。部分中老年患者，通过异地生活可以自愈。部分儿童、青少年至成年时，肾气日盛，正气渐充，辅以药物治疗，可以终止发作。若哮喘大发作，持续不解，可能转为喘脱或内闭外脱，预后较差，应及时中西医结合救治。

六、预防与调护

（一）预防

预防方面，注重宿疾的形成及诱因的作用，故应注意气候影响，做好防寒保暖，防止外邪诱发。避免接触刺激性气体及易致过敏的灰尘、花粉、食物、药物和其他可疑异物。宜戒烟酒，饮食宜清淡而富营养，忌生冷、肥甘、辛辣、腥膻发物等，以免伤脾生痰。防止过度疲劳和情志刺激。鼓励患者根据个人身体情况，选择太极拳、内养功、八段锦、散步或慢跑、呼吸体操等方法长期锻炼，增强体质，预防感冒。在调摄方面，哮病发作时，还应密切观察哮鸣、喘息、咳嗽、咳痰等病情的变化，哮鸣咳嗽痰多、痰声辘辘或痰黏难咯者，用拍背、雾化吸入等法，助痰排出。对喘息哮鸣，心中悸动者，应限制活动，防止喘脱。

（二）调护

哮喘未发时以扶正为主，但要注意气阴之异，肺、脾、肾之殊，在抓住重点的基础上，适当兼顾。其中尤以补肾最为重要，因肾为先天之本，五脏之根，精气充足则根本得固。补肺可加强卫外功能，防止外邪入侵。

补脾可杜绝生痰之源。因此治本可以减轻、减少或控制哮病发作。哮病的预防在于增强体质，增强抗邪能力，减少宿痰的产生和避免触发因素对患者的侵袭，以减少发作机会。

七、专方选要

（1）六君子汤　人参15g，炙甘草10g，茯苓10g，白术15g，陈皮10g，半夏10g。用水150ml，煎至100ml，不拘时服。用于脾气亏虚证，方用党参、白术、茯苓、甘草补气健脾，陈皮、半夏理气化痰。若脾阳不振，形寒肢冷便溏加附子、干姜以振奋脾阳。

（2）玉屏风散　防风30g，黄芪（蜜炙）、白术各60g。每服9g，用水300ml，加大枣1枚，煎至200ml，去滓，食后热服。用于肺气虚证，方中黄芪益气固表，白术健脾补肺，佐防风实表固卫散邪。怕冷畏风明显，加桂枝、白芍、姜枣等调和营卫；阳虚甚者，加附子助黄芪以温阳益气；若气阴两虚，咳呛，痰少质黏，口咽干，舌质红者，可用生脉散加北沙参、玉竹、黄芪等益气养阴。

（3）定喘汤　白果21枚、麻黄、款冬花、桑皮（蜜炙）各9g，苏子6g，法制半夏（如无，甘草煎汤，泡七次）9g，杏仁（去皮）、黄芩（微炒）各4.5g，甘草3g。用水450ml，煮取300ml，每服150ml，不拘时，徐徐服之。定喘汤。用于热哮，方中麻黄宣降肺气，既能定喘，又能解表，杏仁降逆平喘，两药相伍，宣肺化痰定喘之功更强；桑白皮、黄芩清肺热而止咳平喘，二药相配，一味宣肺降逆，一味清化热痰，使表证得解，痰热得清，以消除致病之因；苏子、半夏、款冬花，降气平喘，止咳化痰，与麻黄、杏仁配伍，一宣一降，以加强宣肺化痰平喘之功；白果味甘性涩，既能化痰祛浊，又可敛肺平喘，并可防麻黄过于耗散之弊；甘草调和诸药。

（4）射干麻黄汤　射干12g，麻黄10g，细辛6g，半夏10g，生姜10g，紫菀10g，款冬花10g，甘草6g，五味子10g，大枣10g。用于寒哮，本方用射干、麻黄宣肺平喘，豁痰利咽；细辛、半夏、生姜，温肺蠲饮降逆；紫菀、款冬花、甘草，化痰止咳；五味子收敛肺气；大枣和中。

八、研究进展

（1）吴秋君等通过对儿童哮喘推拿选穴规律的观察研究指出，推拿治疗儿童哮喘的核心穴位组合为肺经、肺俞、膻中、天突、肾经、脾经6穴，可以作为临床基础推拿处方使用。其中肺经、肾经、脾经为小儿特定穴，与哮喘的所在病位关系密切。推肺经可起到止咳平喘之效，小儿哮喘的发生除了肺失宣降外，也与脾阳不足有关。因此在治疗上也可通过健运脾阳，达到祛痰化湿之效，而脾经则为小儿补脾的要穴。哮喘的发作与肾也有密不可分的关系，补肾经则可使小儿肾气充足，肾阳充盛，以促进水液代谢及气机升降，从而治疗哮喘之证。肺俞、膻中、天突三穴则为膀胱经和任脉腧穴。肺俞穴属足太阳膀胱经腧穴，是肺脏精气输注之所，按摩此穴，可调理肺脏功能，有平喘之效。膻中和天突穴为任脉腧穴，位于胸中，具有宽胸理气，宣肺平喘之效。

（2）陈偶英等采用足穴推拿治疗小儿哮喘非发作期，治疗方法　用热水（35~45℃）浸泡双足10分钟后用揉、搓、擦按摩全足3~5分钟，再用拇指推按刺激气管、支气管、肺、肾、脾、胸、心痛点等反射区5分钟，然后用点按刺激涌泉、太溪、三阴交、足三里、丰隆穴，每穴1分钟，同法按摩右足，推拿的力度以患者产生酸胀感为度，每日1次，连续推拿3个月。研究观察表明治疗后1年患者哮喘发作次数明显减少，肺功能明显改善。

主要参考文献

［1］井夫杰，杨永刚. 推拿治疗学［M］. 北京：中国中医药出版社，2021，132-134.

［2］周仲瑛. 中医内科学［M］. 北京：中国中医药出版社，2007，79-87.

［3］邓中甲. 方剂学［M］. 北京：中国中医药出版社，2003，1-349.

［4］刘智斌，牛晓梅. 推拿治疗支气管哮喘研究进展［J］. 陕西中医学院学报，2008，3：67-69.

［5］任娟. 三伏灸贴联合推拿对支气管哮喘患者临床疗效的研究［J］. 中医外治杂志，2021，30（3）：67-69.

［6］吴秋君，刘娅，张博，等. 基于中医传承辅助平台探讨儿童哮喘的推拿选穴规律［J］. 中医外治杂志，2021，30（5）：81-83.

［7］陈偶英，李英，钟捷. 足穴推拿治疗小儿哮喘非发作期的疗效观察［J］. 中医药导报，2013，19（1）：66-67.

第四节　泄泻

泄泻是以大便次数增多，粪质稀薄，甚至泻出如水样为临床特征的一种脾胃肠病证。泄与泻在病情上有一定区别，粪出少而势缓，若漏泄之状者为泄；粪大出而势直无阻，若倾泻之状者为泻，然近代多泄、泻并称，统称为泄泻。泄泻是一种常见的脾胃肠病证，一年四季均可发生，但以夏秋两季较为多见。中医药治疗本病有较好的疗效。

《黄帝内经》称本病为"鹜溏""飧泄""濡泄""洞泄""注下""后泄"等，且对本病的病机有较全面的论述，如《素问·生气通天论篇》曰："因于露风，乃生寒热，是以春伤于风，邪气留连，乃为洞泄。"《素问·阴阳应象大论篇》曰："清气在下，则生飧泄。""湿胜则濡泻。"《素问·举痛论篇》曰："寒气客于小肠，小肠不得成聚，故后泄腹痛矣。"《素问·至真要大论篇》曰："诸呕吐酸，暴注下迫，皆属于热。"说明风、寒、热、湿均可引起泄泻。

本病可见于西医学中的多种疾病，如急慢性肠炎、肠结核、肠易激综合征、吸收不良综合征等，当这些疾病出现泄泻的表现时，均可参考本节辨证论治。应注意的是本病与西医腹泻的含义不完全相同。

一、病因病机

（一）西医学认识

1. 流行病学

由于大多数患者患病后不到医院就诊以及疫情漏报等原因，从法定传染病报告系统获得的发病率不能真实反映该病的发病水平，根据我国一些省份的入户调查资料表明，全人口的腹泻病发病率为 0.17~0.70 次 / 人年，5 岁以下儿童则为 2.50~3.38 次 / 人年。

2. 发病机制

引起腹泻的机制十分复杂，一种腹泻性疾病常有多种因素的参与。一般按病理生理将腹泻的发病机制分为以下 4 类。

（1）分泌功能异常　因分泌功能异常而导致的腹泻也称为分泌性腹泻或渗出性腹泻。正常肠黏膜具有分泌与吸收的功能，并有调节水、营养物质及电解质的吸收功能，使从粪便中丧失的水分基本保持稳定，当肠道的分泌功能超过其吸收功能时，必然会导致腹泻。大肠埃希杆菌内毒素、霍乱弧菌或难辨梭状芽孢杆菌内毒素引起的大量水样泻是肠分泌性或渗出性腹泻的典型代表。其机制是内毒素先与上皮细胞刷状缘上的受体结合，继而激活了肠黏膜细胞内的腺苷环化酶，使细胞内第二信使 cAMP（环磷酸腺苷）、cGMP（环磷酸鸟苷）及钙离子增加，继而使细胞内水与氯向肠腔内渗透增加，每小时可达 1~2L。难辨梭状芽孢杆菌感染后系通过 Ca^{2+} 的增加引起分泌性腹泻的。大量的液体不能被小肠及大肠黏膜吸收，则必然导致腹泻，

其他疾病如胃泌素瘤（佐林格－埃利森综合征）、血管活性肠肽瘤、胰性霍乱综合征等所致的腹泻也属分泌性腹泻。此外，肠道的感染性与非感染性炎症（如痢疾杆菌、沙门菌、结核杆菌、阿米巴原虫、耶尔森菌及病毒、真菌感染、非特异性溃疡性结肠炎与克罗恩病、放射性肠损伤等）都是因肠道分泌增加而引起的腹泻。

（2）渗透压升高　因肠腔内渗透压升高所致的腹泻也称为渗透性腹泻或高渗性腹泻。在正常人，食物的分解产物，如糖类、脂肪、蛋白质及电解质等在乳糜微粒、小肠激酶及各种胰酶的作用下，基本已被吸收或者被稀释，故空、回肠内容物呈等渗状态。如果空、回肠内容物呈高渗状态，也即肠腔内渗透压升高时，会造成血浆与肠腔内容物之间的渗透压不等，当两者的渗透压差增大时，为了维持两者渗透压梯度，血浆中的水分会很快透过肠黏膜而进入肠腔，直至肠腔内容物被稀释到等渗为止，肠腔内有大量液体即可引起腹泻。

当胰腺病变（如慢性胰腺炎、胰腺癌、胰腺囊性纤维性变等）或者肝胆道病变（慢性肝炎、肝硬化、肝癌、胆道结石、胆道炎症及胆道肿瘤等）时，由于缺乏各种消化酶或脂肪的乳化障碍，均可造成糖类、脂肪及蛋白质在空、回肠内的消化、吸收障碍，使肠腔内容物处在高渗状态下，则必然会导致腹泻。少数情况下，重度萎缩性胃炎或浸润性胃癌因胃液及胃酸分泌减少，食物在胃内的消化作用减弱，食物将直接进入小肠而导致肠内渗透压升高，也可引起腹泻。先天性乳糖酶缺乏导致的乳糖吸收不良，在我国并非少见，其中有60% 左右的酶缺乏患者，在进食牛奶或乳制品后可发生腹泻、腹痛等症状。此类患者对乳糖不能耐受，肠道内未消化的乳糖经肠细菌酵解，产生大量的二氧化碳等气体，所分解的乳酸及其他短链有机酸引起

肠内渗透压升高，因此，所引起的腹泻亦属高渗性腹泻。此外，服用某些药物，例如硫酸镁、氧化镁、甘露醇、山梨醇及乳果糖等所致的腹泻也属于高渗性腹泻。

（3）吸收功能障碍　因营养物质吸收障碍所致的腹泻也称为吸收不良性腹泻，各种引起肠黏膜损害或吸收面积减少的疾病均可导致腹泻；肠道感染性与非感染性疾病均可引起肠黏膜的损害，即小肠黏膜表面的微绒毛遭到破坏后可，造成吸收面积的减少而出现腹泻；肠管大部分切除后吸收面积明显减少可导致腹泻；小儿乳糜泻、热带及非热带性脂肪泻（麦胶性肠病）等都是因小肠微绒毛减少、萎缩，导致吸收面积减少而出现腹泻；此外，肠系膜血管或淋巴管病变（如发生梗阻，回流障碍等）亦可引起吸收不良性腹泻；患门静脉高压症（导致门脉高压性胃黏膜病变）、右心功能不全或缩窄性心包炎者，如果未能得到及时治疗，均可引起胃肠道黏膜淤血，造成肠黏膜的吸收障碍而导致腹泻；此外，正常情况下，结合胆盐在回肠末端重吸收而到达肝脏（肠肝循环），如回肠末端有严重病变，如肠结核、克罗恩病、肿瘤或者回肠末端广泛切除术后，结合胆盐吸收减少，而进入结肠的结合胆盐明显增多，可经结肠细菌分解为双羟胆酸，刺激结肠黏膜分泌增加，且水、盐吸收减少而导致腹泻。

（4）胃肠道运动功能紊乱　由于胃肠道运动功能紊乱所致的腹泻也称为运动功能异常性腹泻、功能性腹泻或称为蠕动功能亢进性腹泻。当胃肠道蠕动增快时，食糜及水分在胃肠道停留时间缩短，造成吸收不完全而引起腹泻；肠道炎症、感染性病变可刺激肠壁，使肠管蠕动增快而加重腹泻。

（二）中医学认识

致泻的病因是多方面的，主要有感受外邪，饮食所伤，情志失调，脾胃虚弱，命门火衰等。这些病因导致脾虚湿盛，脾失健运，大小肠传化失常，升降失调，清浊不分，而成泄泻。

1. 感受外邪

感受外邪引起泄泻的外邪以暑、湿、寒、热较为常见，其中又以感受湿邪致泻者最多。脾喜燥而恶湿，外来湿邪，最易困阻脾土，以致升降失调，清浊不分，水谷杂下而发生泄泻，故有"湿多成五泄"之说。寒邪和暑热之邪，虽然除了侵袭皮毛肺卫之外，亦能直接损伤脾胃肠，使其功能障碍，但若引起泄泻，必夹湿邪才能为患，即所谓"无湿不成泄"，故《杂病源流犀烛》说："湿盛则飧泄，乃独由于湿耳。不知风寒热虚，虽皆能为病，苟脾强无湿，四者均不得而干之，何自成泄？是泄虽有风寒热虚之不同，要未有不源于湿者也。"

2. 饮食所伤

饮食所伤或饮食过量，停滞肠胃；或恣食肥甘，湿热内生；或过食生冷，寒邪伤中；或误食腐馊不洁，食伤脾胃肠，化生食滞、寒湿、湿热之邪，致运化失职，升降失调，清浊不分，而发生泄泻。正如《景岳全书》所说："若饮食失节，起居不时，以致脾胃受伤，则水反为湿，谷反为滞，精华之气不能输化，乃致合污下降而泻痢作矣。"

3. 情志失调

情志失调烦恼郁怒，肝气不舒，横逆克脾，脾失健运，升降失调；或忧郁思虑，脾气不运，土虚木乘，升降失职；或素体脾虚，逢怒进食，更伤脾土，引起脾失健运，升降失调，清浊不分，而成泄泻。故《景岳全书》曰："凡遇怒气便作泄泻者，必先以怒时夹食，致伤脾胃，故但有所犯，即随触而发，此肝脾二脏之病也。盖以肝木克土，脾气受伤而然。"

4. 脾胃虚弱

脾胃虚弱长期饮食不节，饥饱失调，或劳倦内伤，或久病体虚，或素体脾胃肠虚弱，使胃肠功能减退，不能受纳水谷，也不能运化精微，反聚水成湿，积谷为滞，致脾胃升降失司，清浊不分，混杂而下，遂成泄泻。如《景岳全书》曰："泄泻之本，无不由于脾胃。"

5. 命门火衰

命门之火，助脾胃之运化以腐熟水谷。若年老体弱，肾气不足；或久病之后，肾阳受损；或房室无度，命门火衰，致脾失温煦，运化失职，水谷不化，升降失调，清浊不分，而成泄泻。且肾为胃之关，主司二便，若肾气不足，关门不利，则可发生大便滑泄、洞泄。如《景岳全书》曰："肾为胃关，开窍于二阴，所以二便之开闭，皆肾脏之所主，今肾中阳气不足，则命门火衰，而阴寒独盛，故于子丑五更之后，当阳气未复，阴气盛极之时，即令人洞泄不止也。"

泄泻的病因有外感、内伤之分，外感之中湿邪最为重要，脾恶湿，外来湿邪，最易困阻脾土，致脾失健运，升降失调，水谷不化，清浊不分，混杂而下，形成泄泻，其他诸多外邪只有与湿邪相兼，方能致泻。内伤当中脾虚最为关键，泄泻的病位在脾胃肠，大小肠的分清别浊和传导变化功能可以用脾胃的运化和升清降浊功能来概括，脾胃为泄泻之本，脾主运化水湿，脾胃当中又以脾为主，脾病脾虚，健运失职，清气不升，清浊不分，自可成泻，其他诸如寒、热、湿、食等内、外之邪，以及肝肾等脏腑所致的泄泻，都只有在伤脾的基础上，导致脾失健运时才能引起泄泻。同时，在发病和病变过程中外邪与内伤，

外湿与内湿之间常相互影响，外湿最易伤脾，脾虚又易生湿，互为因果。本病的基本病机是脾虚湿盛致使脾失健运，大小肠传化失常，升降失调，清浊不分。脾虚湿盛是导致本病发生的关键因素。

二、临床诊断

（一）辨病诊断

1. 临床表现

具有大便次数增多，粪质稀薄，甚至泻出如水样的临床特征。其中以粪质清稀为必备条件。常兼有脘腹不适，腹胀腹痛肠鸣，食少纳呆，小便不利等症状。起病或缓或急，常有反复发作史。常因外感寒热湿邪，内伤饮食情志，劳倦，脏腑，功能失调等诱发或加重。大便常规、大便细菌培养、结肠X线及内窥镜等检查有助于诊断和鉴别诊断。需除外其他病证中出现的泄泻症状。

（1）症状　健康人每日解成形便一次，粪便量不超过200~300g。腹泻指排便次数增多（＞3次/日），粪便量增加（＞200g/d），粪质稀薄（含水量＞85%）。腹泻超过3~6周或反复发作，腹泻应与肠运动过快所致的排便次数增多和肛门括约肌松弛失禁区别。

（2）体征　泄泻以大便清稀为临床特征，或大便次数增多，粪质清稀；或便次不多，但粪质清稀，甚至如水状；或大便清薄，完谷不化，便中无脓血。泄泻之量或多或少，泄泻之势或缓或急。常兼有脘腹不适，腹胀腹痛肠鸣，食少纳呆，小便不利等症状。起病或缓或急，常有反复发作史。常由外感寒热湿邪、内伤饮食情志、劳倦、脏腑功能失调等诱发或加重。

2. 相关检查

（1）粪便检查　粪便性状呈糊状、稀便或水样，量多或具恶臭，粪便中不含黏

液、脓血或仅含脂肪时，常提示为小肠性腹泻或肝、胆、胰腺功能低下性腹泻；如粪便量少，含黏液、脓血时则多提示为结肠性腹泻；粪便中发现原虫、寄生虫或虫卵，又能排除其他原因时，可提示为原虫、寄生虫性腹泻；粪便培养可分离出多种致病菌，对诊断有重要价值，但应强调粪便取材要新鲜，送检应及时，否则会影响诊断。此外，如一次培养阴性时，不能轻易否定感染性腹泻，还应多次送粪便培养，有时会获得阳性结果。

（2）胰腺外分泌功能试验　如怀疑腹泻是胰腺疾病所致时，应进行胰腺外分泌功能试验，如试餐试验（Lundh 试验）、苯甲酰－酪氨酸－对氨基苯甲酸试验（PABA 试验）及促胰泌素试验等。

（3）小肠吸收功能试验

①粪便中脂肪球、氮含量、肌纤维和糜蛋白酶含量测定：显微镜高倍视野下，脂肪球高达 100 个以上时（苏丹Ⅲ染色法），可考虑脂肪吸收不良；粪便中含氮量增加时，考虑系糖类吸收不良；粪便中肌纤维增多，糜蛋白酶含量降低时，都提示小肠吸收不良。

②右旋木糖试验：小肠吸收功能不良者，尿中 D– 木糖排出量常减少。

③放射性核素标记维生素 B_{12} 吸收试验（希林试验）：小肠吸收功能障碍者，尿内放射性核素含量显著低于正常。

（4）呼气试验　多为 ^{14}C– 三酰甘油呼气试验。脂肪吸收不良者口服 ^{14}C 标记的三酰甘油后，由肺内呼出的 ^{14}C 标记的 CO_2 减少，而粪中 ^{14}C 标记的 CO_2 排出量增多。近年来开展较多的 ^{13}C 呼气试验可观察糖类的吸收情况，对乳糖吸收不良亦有重要的诊断价值。此外还有 ^{14}C 甘氨酸呼气试验等方法。

（5）X 线检查　钡餐或钡剂灌肠检查可了解胃肠道的功能状态、蠕动情况等，对小肠吸收不良、肠结核、克罗恩病、溃疡性结肠炎、淋巴瘤、结肠癌等有重要诊断价值。

（6）B 超、CT 或 MRI 检查　可观察肝脏、胆道及胰腺等脏器有无与腹泻有关的病变，对肠道肿瘤性病变也可提供依据。因此，B 超、CT 及 MRI 检查对消化吸收不良性腹泻及肿瘤性腹泻等均有辅助诊断价值。

（7）结肠镜检查　结肠镜检查对回肠末端病变，如肠结核、克罗恩病，其他溃疡性病变以及大肠病变，如溃疡性结肠炎、结肠、直肠息肉及癌肿、慢性血吸虫肠病等均有重要诊断价值。

（8）逆行胰胆管造影检查　对胆道及胰腺的病变有重要诊断价值。

（9）小肠镜检查　虽然小肠镜检查未能普遍开展（新型小肠镜即将问世），但其对小肠吸收不良及惠普尔病等有较重要诊断意义。小肠镜直视下可观察小肠黏膜的情况，活组织病理检查可判断微绒毛及腺体的变化等。

（二）辨证诊断

国家中医药管理局《中医病证诊断疗效标准》中泄泻的辨证有 6 个，即寒湿困脾、肠道湿热、食滞胃肠、肝气郁滞、脾气亏虚、肾阳亏虚，具体如下。

1. 寒湿困脾型

临床证候：大便清稀或如水样，腹痛肠鸣，畏寒食少。舌苔白滑，脉濡缓。

2. 肠道湿热型

临床证候：腹痛即泻，泻下急迫，粪色黄褐秽臭，肛门灼热，可伴有发热。舌红、苔黄腻，脉濡数。

3. 食滞胃肠型

临床证候：腹满胀痛，大便臭如败卵，泻后痛减，纳呆，嗳腐吞酸。舌苔垢或厚腻，脉滑。

4. 肝气郁滞型

临床证候：腹痛肠鸣泄泻，每因情志不畅而发，泻后痛缓。舌质红、苔薄白，脉弦。

5. 脾气亏虚型

临床证候：大便溏薄，夹有不消化食物，稍进油腻则便次增多，伴有神疲乏力。舌质淡、苔薄白，脉细。

6. 肾阳亏虚型

临床证候：晨起泄泻，大便夹有不消化食物，脐腹冷痛，喜暖，形寒肢冷，舌淡胖、苔白，脉沉细。

三、鉴别诊断

（一）西医学鉴别诊断

1. 结肠癌

大多在中年以上，症状呈进行性恶化。大便镜检常有红细胞或隐血试验阳性。必要时应作肛指、乙状结肠镜或钡剂灌肠检查，以便鉴别。

2. 慢性痢疾

多次大便镜检有脓细胞或红细胞，常可找到阿米巴包囊或滋养体，或经培养有痢疾杆菌生长，以此鉴别。

（二）中医学鉴别诊断

1. 痢疾

两者均系大便次数增多，粪质稀薄的病证。痢疾以腹痛，里急后重，便下赤白脓血为主症，而泄泻以大便次数增多，粪质稀薄，甚至泻出如水样为主症，其大便中无脓血，也无里急后重，腹痛也或有或无。

2. 霍乱

霍乱是一种猝然起病，剧烈上吐下泻，吐泻并作的病证。泄泻与霍乱相比，同有大便清稀如水的症状，故需鉴别。霍乱的发病特点是来势急骤，变化迅速，病情凶险，起病时常先突然腹痛，继则吐泻交作，所吐之物均为未消化之食物，气味酸腐热臭，所泻之物多为黄色粪水，或如米泔，常伴恶寒发热，部分患者在吐泻之后，津液耗伤，迅速消瘦，或发生转筋，腹中绞痛，若吐泻剧烈，则见面色苍白，目眶凹陷，汗出肢冷等津竭阳衰之危候。而泄泻只以大便次数增多，粪质稀薄，甚至泻出如水样为主症，一般起病不急骤，泻水量不大，无米泔水样便，津伤较轻，无危证。

四、临床治疗

（一）提高临床疗效的要素

根据泄泻脾虚湿盛，脾失健运的病机特点，治疗应以运脾祛湿为原则。急性泄泻以湿盛为主，重用祛湿，辅以健脾，再以寒湿、湿热的不同，分别采用温化寒湿与清化湿热之法。兼夹表邪、暑邪、食滞者，又应分别佐以疏表、清暑、消导之剂。慢性泄泻以脾虚为主，当予运脾补虚，辅以祛湿，并根据不同证候，分别施以益气健脾升提，温肾健脾，抑肝扶脾之法，久泻不止者，尚宜固涩。同时还应注意急性泄泻不可骤用补涩，以免闭留邪气；慢性泄泻不可分利太过，以防耗其津气；清热不可过用苦寒，以免损伤脾阳；补虚不可纯用甘温，以免助湿。若病情处于寒热虚实兼夹或互相转化时，当随证而施治。

（二）推拿治疗

（1）常证

治则：健脾化湿。湿邪侵袭证、寒湿困脾证者，治以散寒化湿，肠道湿热证者，治以清热利湿；食滞胃肠证者，治以消食导滞；脾气亏虚证者，治以益气健脾；肝气郁滞证者，治以抑肝扶脾；肾阳亏虚证者，治以温补脾肾。

部位及取穴：腹部、腰背部、下肢部；

中脘、天枢、神阙、关元、气海、脾俞、胃俞、肾俞、大肠俞、八髎、足三里、上巨虚、下巨虚、风池、风府、肩井、曲池、外关、合谷、大椎、章门、期门、肝俞、胆俞、太冲、命门。

手法：一指禅推法、摩法、按揉法、揉法、擦法。

（2）基本操作

1）腹部操作：用一指禅推法推中脘、天枢、关元、气海，每穴约2分钟；用指按揉中脘、天枢、神阙、关元、气海，每穴约2分钟；掌摩法摩腹，约6分钟。

2）背腰部操作：用一指禅推法推脾俞、胃俞、肾俞、大肠俞，每穴约2分钟；用拇指按揉脾俞、胃俞、肾俞、大肠俞，每穴约2分钟，以酸胀为度；用擦法横擦八髎，以透热为度。

3）下肢部操作：用拇指按揉两侧足三里、上巨虚、下巨虚，每穴约1分钟，以酸胀为度。

（3）辨证治疗

1）寒湿困脾型

①用拇指按揉风池、风府、肩井、曲池、外关、合谷、足三里，每穴约1分钟，以酸胀为度。

②用擦法直擦大椎、脾俞、胃俞，以透热为度。

2）肠道湿热型

①用拇指或食指按揉曲池、合谷、大椎、三阴交等穴，每穴约1分钟，以酸胀感为度。

②配合指法按摩八髎、足三里、关元、气海等穴。

3）食滞胃肠型

①用掌摩法顺时针方向摩腹，约5分钟。

②延长拇指按揉脾俞、胃俞、足三里的时间。

4）肝气郁滞型

①用拇指按揉章门、期门、肝俞、胆俞、太冲，每穴约1分钟，以酸胀为度。

②斜擦两胁，以透热为度。

5）脾气亏虚型

①延长拇指按揉足三里的时间。

②掌揉气海、关元约3分钟。

6）肾阳亏虚型

①适当延长摩气海、关元时间。

②用擦法横擦肾俞、命门，以透热为度。

③延长拇指按揉足三里、上巨虚的时间。

④捏脊3~5遍。

推拿治疗婴儿腹泻疗效显著，尤其是常证的治疗。但对变证特别是有明显脱水、电解质紊乱的患儿应及时采用综合治疗手段，以免延误病情。

（三）其他疗法

1. 针刺治疗

治则：寒湿困脾、脾气虚弱、肾阳亏虚者健脾益肾、温化寒湿，针灸并用，虚补实泻；肝郁气滞、食滞胃肠、肠腑湿热者行气化滞、通调腑气，只针不灸，泻法。

处方：以大肠的俞、募、下合穴为主。神阙、天枢、大肠俞、上巨虚、三阴交。

加减：寒湿困脾，加脾俞、阴陵泉健脾化湿；肠腑湿热加合谷、下巨虚清利湿热；饮食停滞加中脘、建里消食导滞；肝郁气滞，加期门、太冲疏肝理气；脾气亏虚，加脾俞、足三里健脾益气；脾气下陷，加百会升阳举陷；肾阳亏虚，加肾俞、命门、关元温肾固本。

操作：诸穴均常规针刺；神阙穴用隔盐灸或隔姜灸；寒湿困脾、脾气亏虚者可施隔姜灸、温和灸或温针灸；肾阳亏虚者可用隔附子饼灸。急性泄泻每日治疗1~2次，慢性泄泻每日或隔日治疗1次。

2. 成药应用

（1）附子理中丸　一次 8-12 丸，一日 3 次。

（2）加味香连丸　一次 6g，一日 3 次。

（3）木香槟榔丸　一次 3-6g、一日 2~3 次。

（4）加味保和丸　一次 6g，一日 2 次。

（5）参苓白术丸　一次 6g，一日 3 次。

（6）四神丸　一次 9g，一日 1~2 次。

3. 单方验方

（1）藿香正气散　大腹皮，白芷，紫苏，茯苓（去皮）各 30g，半夏曲，白术，陈皮（去白），厚朴（去粗皮，姜汁炙），苦桔梗各 60g，藿香 90g，甘草（炙）75g。

（2）葛根黄芩黄连汤　葛根 15g，炙甘草 6g，黄芩 9g，黄连 9g。

（3）参苓白术散　党参 15g，茯苓 12g，白术 12g，扁豆 12g，山药 15g，薏苡仁 15g，陈皮 12g，砂仁 6g，黄芪 18g，槟榔 10g，木香 6g，黄连 6g，莲子肉 10g，建曲 12g，甘草 6g，大枣 6 枚。

（4）痛泻要方　炒白术 6g，炒白芍药 6g，炒陈皮 4.5g，防风 3g。

五、预后转归

急性泄泻经过恰当治疗，绝大多数患者能够治愈；只有少数患者失治误治，或反复发作者，导致病程迁延，日久不愈，由实转虚，变为慢性泄泻；亦有极少数患者因暴泻无度，耗气伤津，会造成亡阴亡阳之变。慢性泄泻一般经正确治疗，亦能治愈；部分病例反复发作，可因脾虚而致中气下陷；脾虚可以及肾，或脾肾相互影响，以致脾肾同病，则病情趋向加重；若久泻者，突见泄泻无度，水浆不入，呼吸微弱，形体消瘦，身寒肢冷，脉微细欲绝，是脾气下陷，肾失固摄，阴阳离决之危候，预后多不良。

六、预防调护

（一）预防

平时要养成良好的卫生习惯，不饮生水，忌食腐馊变质饮食，少食生冷瓜果；居处冷暖适宜；并可结合食疗健脾益胃。

（二）调护

一些急性泄泻患者可暂禁食，以利于病情的恢复；对重度泄泻者，应注意防止津液亏损，及时补充体液。一般情况下可给予流质或半流质饮食。

七、专方选要

（1）藿香正气散　方中藿香解表散寒，芳香化湿，白术、茯苓、陈皮、半夏健脾除湿，厚朴、大腹皮理气除满，紫苏、白芷解表散寒，桔梗宣肺以化湿。若表邪偏重，寒热身痛，可加荆芥、防风，或用荆防败毒散；若湿邪偏重，或寒湿在里，腹胀肠鸣，小便不利，苔白厚腻，可用胃苓汤健脾燥湿，化气利湿；若寒重于湿，腹胀冷痛者，可用理中丸加味。

（2）葛根黄芩黄连汤　该方是治疗湿热泄泻的常用方剂。方中葛根解肌清热，煨用能升清止泻，黄芩、黄连苦寒清热燥湿，甘草甘缓和中。若热偏重，可加金银花、马齿苋以增清热解毒之力；若湿偏重，症见胸脘满闷，口不渴，苔微黄厚腻者，可加薏苡仁、厚朴、茯苓、泽泻、车前仁以增清热利湿之力；夹食者可加神曲、山楂、麦芽；如有发热头痛，脉浮等风热表证，可加金银花、连翘、薄荷；如在夏暑期间，症见发热头重，烦渴自汗，小便短赤，脉濡数等，为暑湿侵袭，表里同病，可用新加香薷饮合六一散以解暑清热，利湿止泻。

（3）保和丸　方中神曲、山楂、莱菔

子消食和胃，半夏、陈皮和胃降逆，茯苓健脾祛湿，连翘清热散结。若食滞较重，脘腹胀满，泻而不畅者，可因势利导，据通因通用的原则，可加大黄、枳实、槟榔，或用枳实导滞丸，推荡积滞，使邪有出路，达到祛邪安正的目的。

（4）参苓白术散　方中人参、白术、茯苓、甘草健脾益气，砂仁、陈皮、桔梗、扁豆、山药、莲子肉、薏苡仁理气健脾化湿。若脾阳虚衰，阴寒内盛，症见腹中冷痛，喜温喜按，手足不温，大便腥秽者，可用附子理中汤以温中散寒；若久泻不愈，中气下陷，症见短气肛坠，时时欲便，解时快利，甚则脱肛者，可用补中益气汤，减当归，并重用黄芪、党参以益气升清，健脾止泻。

（5）四神丸　方中补骨脂温阳补肾，吴茱萸温中散寒，肉豆蔻、五味子收涩止泻。可加附子、炮姜，或合金匮肾气丸温补脾肾。若年老体弱，久泻不止，中气下陷，加黄芪、党参、白术益气升阳健脾，亦可合桃花汤固涩止泻。

（6）痛泻要方　方中白芍养血柔肝，白术健脾补虚，陈皮理气醒脾，防风升清止泻。若肝郁气滞，胸胁脘腹胀痛，可加柴胡、枳壳、香附；若脾虚明显，神疲食少者，加黄芪、党参、扁豆；若久泻不止，可加酸收之品，如乌梅、五倍子、石榴皮等。

八、研究进展

赵丹旸采用泄泻常规推拿治疗的基础上加水分穴推拿，以探究治疗脾胃虚弱型的优势作用，治疗方法：选用揉法、点法、振法、擦法、按法、推摩法、摩法等手法。①腹部操作：患者取仰卧位，摩中脘，再按中脘、天枢、气海、大横，然后用掌振法掌振腹部约1分钟。②水分穴操作：患者取仰卧位，术者用复式手法"推摩法"

在水分穴处操作，术者用拇指的桡侧端指缘轻微按压并吸定在水分穴处，与皮肤呈15°~30°角，食指、中指、无名指、小指自然收拢，并将这四指的螺纹面按压在胃肠区，具体部位是在天枢穴、大横穴附近，手腕自然受力、略微弯曲，通过自然放松的手腕部带动拇指转动，从而形成一指禅偏锋推法，操作频率为每分钟120次左右，动作轻快，柔和，舒适。当操作时间约3分钟，且水分穴有酸胀感时停止推摩法，换用叠掌按法。以水分穴为中心，随患者呼气而缓慢向下按压，由轻而重，由浅及深，稍作停留，以患者腹部得气感为宜，然后双手随患者吸气而缓慢向上抬起，如此叠掌按法操作约1分钟以免患者局部皮肤过度摩擦，同时可增强患者的得气感。再换用推摩法如前述操作约3分钟。水分穴处操作共约7分钟。③背部操作：患者俯卧位，术者使用指揉法，用中指或拇指的指腹着力于肝俞、脾俞、胃俞、肾俞、八髎，做轻柔、和缓的环转揉动，以患者酸胀感为度，横擦大肠俞，以透热为度。④四肢部操作：患者仰卧位，术者使用点法操作，用指间关节垂直用力下压足三里、上巨虚、三阴交、太冲（均取双侧），以患者酸胀感为度，最后按合谷结束治疗。患者治疗结束后继续以仰卧位休息5分钟。推拿每次治疗时间约为35分钟，每周3次，共治疗4周。研究观察表明，经12次治疗，水分穴在推拿治疗泄泻（脾胃虚弱型）中更具优势，起效时间更短，远期疗效更优。

主要参考文献

[1] 黄国祯. 艾灸治疗脾胃虚弱型泄泻的临床疗效观察 [D]. 南京中医药大学, 2010.

[2] 崔合新. 针灸联合中成药治疗泄泻 38 例临床分析 [J]. 基层医学论坛, 2008, 12（8）: 724-725.

[3] 王伟明, 刘志顺. 针灸治疗慢性非感染性

腹泻诊疗特点的文献分析 [J]. 中华中医药杂志, 2013, 28 (3): 821-825.

[4] 李颖. 推拿治疗小儿慢性腹泻临床研究 [D]. 长春中医药大学, 2013.

[5] 郭晓琳, 葛湄菲, 毕建青. 推拿治疗小儿泄泻的研究进展 [J]. 中国中西医结合儿科学, 2011, 3 (1): 15-17.

[6] 唐雨兰, 李铁浪. 刘开运小儿推拿治疗泄泻的经验总结 [J]. 中医药导报, 2013, 19 (12): 34-35.

[7] 黄韵桦. 明代各流派医家治疗泄泻的理论研究与用药思路 [D]. 南京中医药大学, 2014.

[8] 邱颜昭, 李江全. 推拿治疗小儿泄泻临床研究 [J]. 吉林中医药, 2010, 30 (10): 880-882.

[9] 王艳国, 郭秀琴. 推拿治疗小儿腹泻特定穴应用规律的古代文献研究 [J]. 时珍国医国药, 2013, 24 (1): 194-195.

[10] 赵丹旸. 探究水分穴在推拿治疗泄泻（脾胃虚弱型）中的优势作用 [C]. 山东中医药大学硕士毕业论文汇编. 山东中医药大学, 2022.

第五节　呕吐

呕吐是指胃失和降，气逆于上，胃中之物从口吐出的一种病证。一般有物有声谓之呕，有物无声谓之吐，无物有声谓之干呕。呕与吐常同时发生，很难截然分开，故并称为呕吐。呕吐的病因主要有外邪犯胃、饮食不节、情志失调、久病体虚四种。基本病机为胃失和降，胃气上逆，其病位主要在胃。

一、病因病机

（一）西医学认识

1. 流行病学

呕吐是临床的常见病、多发病，其病位主要在胃。术后呕吐是外科手术后的常见并发症，发生率为 20%~30%。

2. 发病机制

呕吐是胃内容物反入食管，经口吐出的一种反射动作。可分为三个阶段，即恶心、干呕和呕吐，但有些呕吐可无恶心或干呕的先兆。呕吐可将咽入胃内的有害物质吐出，是机体的一种防御反射，有一定的保护作用，但大多数并非由此引起，且频繁而剧烈的呕吐可引起脱水、电解质紊乱等并发症。

西医学认为呕吐受延髓呕吐中枢的控制。引起呕吐的原因很多，其中，反射性呕吐最常见，其病因有胃肠炎、幽门梗阻、肝胆疾病、急性中毒、剧烈咳嗽之后及咽部异物刺激等。其次脑血管疾病及内耳前庭疾病均伴呕吐。部分患者可因呕吐中枢兴奋阈值的降低而导致，称为神经性呕吐。

（二）中医学认识

1. 病因

呕吐的病名最早见于《黄帝内经》，并对其发生的原因论述甚详。如《素问·举痛论篇》："寒气客于肠胃，厥逆上出，故痛而呕也。"《素问·至真要大论篇》曰："诸呕吐酸，暴注下迫，皆属于热"；"燥淫所胜……民病喜呕，呕有苦"；阐述了外感六淫皆可引起呕吐。另外，指出呕吐与饮食停滞有关，以及对肝、胆、脾在呕吐发生中的作用等都有论述，奠定了本病的理论基础。汉代张仲景对呕吐的脉因证治阐发甚详，创立了许多至今行之有效的方剂，如小半夏汤、大半夏汤、生姜半夏汤、吴茱萸汤、半夏泻心汤、小柴胡汤等，且指出呕吐有时是机体排除胃中有害物质的反应，如《金匮要略》曰："夫呕家有痈脓，不可治呕，脓尽自愈。"隋代巢元方《诸病源候论》指出："呕吐之病者，由脾胃有邪，谷气不治所为也，胃受邪，气逆则呕。"说明呕吐的发生是由于胃气上逆所致。唐代孙思邈在《备急千金要方》中对呕吐亦有精辟的论述，如"呕家多食生姜，此是呕家圣药"，这一宝贵经验为后世所推崇。明代张景岳在《景岳全书》中进一步阐明呕吐应当辨其虚实，如："呕吐一证，最当详辨虚实，实者有邪，去其邪则愈，虚者无邪，则全由胃气之虚也。"

1. 病机

病机关键：胃气上逆。

（1）外邪犯胃　感受风寒暑湿燥火六淫之邪，或秽浊之气，邪犯胃腑，气机不利，胃失和降，水谷随逆气上出，发生呕吐。但由于感邪之不同，正气之盛衰，体质之差异，胃气之强弱，故外邪所致的呕吐，皆因性质不同而表现各异，但以寒邪致病居多。

（2）饮食不节　暴饮暴食，温凉失宜，过食肥甘、醇酒辛辣，误食不洁之物，伤胃滞脾，食滞内停，胃失和降，胃气上逆，发生呕吐。另外，饮食所伤，脾胃运化失常，水谷不化生精微，反成痰饮，停积胃中，当饮邪上逆之时，常发生呕吐。

（3）情志失调　郁怒伤肝，肝失条达，横逆犯胃，胃失和降；或忧思伤脾，脾失健运，食停难化，胃失和降，亦可致呕。另外，脾胃素弱，水谷易于停留，偶因恼怒，食随气逆，而致呕吐。

（4）脾胃虚弱　脾胃素虚，病后体虚，劳倦过度，耗伤中气，胃虚不能盛受水谷，脾虚不能化生精微，停积胃中，上逆成呕。若脾阳不振，不能腐熟水谷，以致寒浊内生，气逆而呕；或热病伤阴，或久呕不愈，

以致胃阴不足，胃失濡养，不得润降，而成呕吐。

总之，呕吐的发病机制总为胃失和降，胃气上逆。其病理表现不外虚实两类，实证因外邪、饮食、痰饮、肝气等邪气犯胃，以致胃气痞塞，升降失调，气逆作呕吐；虚证为脾胃气阴亏虚，运化失常，不能和降。一般初病多实，久病可由实转虚。主要病位在胃，但病机与肝脾有密切关系。暴病呕吐一般多属邪实，治疗较易，预后良好；久病呕吐，多属正虚，病程较长，且易反复发作，较为难治。

二、临床诊断

（一）辨病诊断

1. 临床表现

（1）症状　以呕吐为主要表现。本病呕吐前可有胃脘嘈杂、嗳气吞酸、恶心频作等先兆症状。

呕吐物先为胃内容物，或夹痰液，或带少量出血，终至呕吐黄绿色胃液。患者多伴胃脘疼痛、胀满，吐后始觉轻松。部分患者可伴有头晕、汗出、面色苍白、脉缓等症状。严重呕吐者，可出现血压下降、脱水甚至食管、贲门黏膜撕裂等表现。

（2）体征　胃肠炎所致者可有体温升高、腹部压痛等，呕吐严重者可有小便量少，眼眶凹陷等脱水征。

2. 相关检查

（1）实验室检查　肾功能检查以排除肾衰竭和尿毒症所致呕吐（面色萎黄，呕吐不止，伴有尿少、浮肿）；尿淀粉酶、血清淀粉酶检查可排除胰腺炎；血常规、电解质检查可了解有无贫血及电解质紊乱。育龄妇女应化验小便，查妊娠试验。

（2）胃镜、上消化道钡餐透视检查改变。可了解胃黏膜情况，贲门、幽门及十二指肠黏膜的情况。

（3）腹部透视及腹部B超检查　在呕吐不止，伴有腹胀、矢气减少或无大便时，可检查有无肠梗阻。腹部B超还可了解胰腺和胆囊的情况。

（4）CT及MRI检查　患者暴吐，呈喷射状，应做头部CT或MRI，以排除颅脑占位性病变。

（二）辨证诊断

本病应首辨虚实。实证多由感受外邪、饮食停滞所致，发病较急，病程较短，呕吐量多，呕吐物多有酸臭味。虚证多属内伤，有气虚、阴虚之别。呕吐物不多，常伴有精神萎靡，倦怠乏力，脉弱无力等症。

1. 外邪犯胃型

临床证候：突然呕吐，胸脘满闷，发热恶寒，头身疼痛，舌苔白腻，脉濡缓。

2. 食滞内停型

临床证候：呕吐酸腐，脘腹胀满，嗳气厌食，大便或溏或结，舌苔厚腻，脉滑实。

3. 肝气犯胃型

临床证候：呕吐吞酸，嗳气频繁，胸胁胀痛，舌质红、苔薄腻，脉弦。

以上诸证均为实证，其辨证要点：发病急骤，病程较短，呕吐量多，呕吐物多酸腐臭秽，或伴有表证，脉实有力。

4. 脾胃虚弱型

临床证候：食欲不振，食入难化，恶心呕吐，口干而不欲饮，脘部痞闷，四肢不温，大便不畅或便溏，舌苔白滑，脉象虚弦或濡弱。

辨证要点：起病缓慢，病程较长，呕而无力，时作时止，吐物不多，酸臭不甚，常伴有精神萎靡，倦怠乏力，脉弱无力。

三、鉴别诊断

（一）西医学鉴别诊断

1. 反胃

二者皆有呕吐的症状。反胃多系脾胃虚寒，胃中无火，难于腐熟，食入不化而致，表现为食饮入胃，滞停胃中，良久尽吐而出，吐后转舒。呕吐是以有声有物为特征，病机为邪气干扰，胃虚失和所致。实者食入即吐，或不食亦吐，并无规律；虚者时吐时止，或干呕恶心，但多吐出当日之食。

2. 特发性胃轻瘫

呕吐常发生在餐后数小时，呕吐物为食物，宿食，常伴发恶心（比呕吐更为多见）。

3. 神经性贪食

呕吐常餐后立即发生，呕吐物为食物，常伴发营养不良，牙釉质破坏，腮腺肥大，手指胼胝。

4. 反刍综合征

呕吐常餐中、餐后立即发生，呕吐物为食物，常咀嚼后再吞咽。

5. 周期性呕吐综合征

具有周期性，与进餐无关，无法控制，呕吐物为食物、胃酸、胆汁、唾液。常伴发前驱症状（恶心、大汗等）、偏头痛。

（二）中医学鉴别诊断

噎膈

二者皆有呕吐症状。噎膈是以进食梗阻不畅，或食不得入，或食入即吐为主要表现。呕吐病位在胃，噎膈病位在食管。呕吐病程较短，病情较轻，多能治愈，预后良好。噎膈伴有食入即吐，病情较重，病程较长，治疗困难，预后不良。

四、临床治疗

（一）提高临床疗效的要素

呕吐以和胃降逆为治疗原则。偏于邪实者，治宜祛邪为主，分别采用解表、消食、化痰、解郁等法。偏于正虚者，治宜扶正为主，分别采用健运脾胃、益气养阴等法。虚实兼夹者，当审其标本缓急之主次而治之。

（二）推拿治疗

治疗原则：和胃降逆。

取穴及部位：中脘、脾俞、胃俞、内关、足三里。

主要手法：一指禅推法、摩法、指揉法。

1. 基本操作

患者屈膝仰卧。一指禅推沿任脉从上而下往返治疗，重点在中脘穴，时间约10分钟；掌摩上腹部，时间约5分钟；点按中脘、内关、足三里，每穴2~3分钟。俯卧位。用一指禅推法沿背部两侧膀胱经往返操作5遍。用点按法在脾俞、胃俞治疗，以有酸胀感为度。

2. 辨证治疗

（1）外邪犯胃型　①掌揉上腹部5分钟。②运脘腹部，以胃脘有热感为度。

（2）食滞内停型　①用掌揉法揉上腹部5分钟。②用按揉法在足三里、丰隆等穴处操作3分钟。

（3）肝气犯胃型　①用手掌沿胸骨正中自上而下，向左右顺序推梳至胁肋部，往返操作15分钟，并按压章门穴1分钟。②按压肝俞穴2分钟。

（4）脾胃虚弱型　①按揉关元、气海穴2分钟。②按揉三焦俞、脾俞、胃俞诸穴各2分钟。

3. 特色治法

操作方法为：①患者仰卧位，医者坐床边，以一指禅揉、按法点合谷、内关、足三里、巨阙、中脘、三阴交穴各100次，一指禅点法50次。②以乾坤运转法治疗脘腹部1次。③患者俯卧位，医者站立床边，先施震颤法治疗胃俞穴处2分钟，然后再以压脊法自上而下治疗10次。

（三）其他疗法

1. 针灸治疗

（1）外邪犯胃型　常用中脘、足三里、内关、合谷、公孙，用泻法，祛邪解表，和胃降逆。

（2）食滞内停型　常用内关、公孙、足三里、天枢、下脘，用泻法，消食化滞，和胃降逆。

（3）肝气犯胃型　常用中脘、足三里、内关、阳陵泉、太冲，用泻法，疏肝和胃降逆。

（4）脾胃虚弱型　常用脾俞、胃俞、中脘、内关、足三里，补法加灸，温中健脾，和胃降逆。

2. 成药应用

（1）藿香正气水　每次10ml，每日2次口服。适用外感风寒，内伤湿滞，夏伤暑湿所致呕吐。

（2）理中丸　每次5~8g，每日3次口服。适用于脾胃虚寒所致呕吐。

（3）玉枢丹　每次0.6g，每日2次口服。适用于感受暑温时邪、秽浊之气所致呕吐。

3. 单方验方

（1）母丁香3个，陈皮1块，水煎热服。适用于胃寒所致呕吐。

（2）芦根90g，切碎，水煎服，适用于胃热所致呕吐。

（四）新疗法选粹

近年来耳针逐渐流行，且收到良好的疗效：选胃、交感、肝、皮质下、神门，每次2~3次，毫针刺，留针20~30分钟，或用埋针法，或贴压法。

五、预后转归

（1）推拿治疗呕吐具有很好的治疗效果，一般在呕吐缓解后，尚需坚持治疗3~5天，以巩固疗效，防止复发。推拿操作应于呕吐基本控制后，或于饭前操作，术前给患者服用少量姜汁效果更佳。

（2）呕吐剧烈者应卧床休息。对于急腹症、消化道出血及脑水肿引起的呕吐；应迅速采取其他抢救措施，以防贻误病情。

六、预防与调护

（一）预防

起居有常，生活有节，避免风寒暑湿外邪侵袭；保持心情舒畅，避免精神刺激。

（二）调护

（1）饮食方面应注意调理 脾胃素虚者，饮食不宜过多，同时勿食生冷瓜果等，禁服寒凉药物。若胃中有热者，忌食肥甘厚腻、辛辣香燥、醇酒等物品，禁服温燥药物，戒烟。

（2）对呕吐不止的患者，应卧床休息，密切观察病情变化。服药时，尽量选择刺激性气味小的，否则随服随呕，更伤胃气。服药方法，应少量频服为佳，以减少胃的负担。根据患者情况，以热饮为宜，并可加入少量生姜或生姜汁，以免格拒难下，逆而复出。

（3）呕吐剧烈者应卧床休息。对于急腹症、消化道出血及脑水肿引起的呕吐；应迅速采取其他抢救措施，以防贻误病情。

七、研究进展

孙竞春等通过对60例小儿呕吐推拿治疗的观察研究指出，小儿呕吐推拿辨证分型及治疗方法为：①外邪犯胃，揉胃穴、推中脘、推太阳、揉外劳、摩腹、按揉足三里；②胃热呕吐，取穴清胃、平肝、天河水、运八卦，腹痛加板门，便秘加清大肠；③胃寒呕吐，取穴外劳宫、板门、平肝、清胃、运八卦，寒伤脾胃加清补脾；④伤食呕吐，清脾胃、清大肠、推板门、分推腹阴阳、捏脊；⑤挟惊呕吐，取穴平肝、清胃、运八卦、板门、天河水、外劳宫。小儿脏腑娇嫩，脾胃运化功能尚未健全，加之风、寒暑湿之邪犯胃，导致胃失和降、气机上逆。对于患儿治宜消积、降逆、止吐，使脾气生、胃气降，传导得宜，则呕吐自消。实践证明，推拿治疗小儿呕吐，简便易行，疗效迅速。

主要参考文献

[1] 宋先荣，张咸虎，程学敏. 术后恶心呕吐相关因素的临床调查 [J]. 中华全科医学，2008，6（7）：730-731.

[2] 孙竞春，赵宇，杨占岭. 推拿治疗小儿呕吐60例 [J]. 中医临床杂志，2006，22（8）：48.

[3] 党滨，葛欣. 推拿治疗小儿呕吐165例效果观察 [J]. 青岛大学医学院学报，2001，37：344.

[4] 莫建澍，王利东，王彬彬. 化疗相关性呕吐中西医防治研究进展 [J]. 辽宁中医药大学学报，2014，16（11）：204-206.

[5] 赵一鸣. 功能性呕吐的病理生理机制和心理社会因素研究 [D]. 北京：北京协和医学院临床学院，2009.

[6] 许素文. 艾灸防治乳腺癌化疗所致恶心呕吐的临床研究 [D]. 广州：广州中医药大学，2010.

[7] 周扬, 徐列明, 平键, 等. 吴茱萸涌泉穴
敷贴治疗顽固性呕吐临床观察 [J]. 上海中
医药杂志, 2012, 46 (5): 56-57.

[8] 李宝贵, 陶富盛. 术后恶心呕吐的中西医
认识和临床对策 [J]. 辽宁中医药大学学
报, 2011, 13 (2) 135-137.

第六节　偏瘫

偏瘫又叫半身不遂，是指一侧上下肢、面肌和舌肌下部的运动障碍，是急性脑血管病的常见症状。脑血管意外包括脑出血、脑血栓形成、脑栓塞、蛛网膜下腔出血等病。中医学中的"中风""卒中""类中""大厥"等病证，实际上亦包括脑血管意外所出现的各种症状。脑血管意外后遗症，即脑血管意外后出现的"偏瘫""半身不遂"，即一侧肢体瘫痪、口眼歪斜、舌强语涩等症状。在中医学中，脑血管意外后遗症属于中风轻症（旧称中经络）的范畴。脑血管意外引起的后遗症，也可由其他脑部疾病或外伤引起。本篇介绍的是属于卒中引起的后遗症。半身不遂患者大部分均有高血压病史，发病以老年人多见。由于肢体功能的丧失，患者的健康受到严重的威胁。推拿治疗对促进肢体功能的康复，具有不同程度的效果，一般以早期治疗为宜。

一、病因病机

（一）西医学认识

1. 流行病学

偏瘫是临床常见病，多见于老年人，原因主要是脑血管意外，另外多见于脑外伤。动脉粥样硬化是卒中最主要的原因，70% 的卒中患者患有动脉硬化，高脂血症是引起动脉硬化的主要原因之一。脑出血患者 93% 有高血压病史。

2. 发病机制

偏瘫是卒中的后遗症，相当于西医学中的脑血管意外，包括缺血性和出血性疾病，如脑血栓、局限性脑梗死、原发性脑出血和蛛网膜下腔出血等。偏瘫病因多样复杂，西医学认为由于平素血压偏高，因精神因素所诱发的脑病、脑溢血、脑血栓形成、脑血管栓塞或痉挛和脑部炎症或损伤等导致的后遗症。总的来说都与血脂增高，血液黏稠度增高等疾病有不可分割的关系，概括起来有以下几点。

（1）动脉粥样硬化是卒中最主要的原因，70% 的卒中患者患有动脉硬化，高脂血症是引起动脉硬化的主要原因之一。

（2）高血压是卒中最主要最常见的病因，脑出血患者 93% 有高血压病史。

（3）脑血管先天性异常是蛛网膜下腔出血和脑出血的常见原因。

（4）心脏病，如心内膜炎，有可能产生附壁血栓；心动过缓则可能引起脑供血不足。

（5）代谢病中糖尿病与卒中关系最密切，有 30%~40% 卒中患者患有糖尿病。

（6）情绪不佳（生气、激动）。

（7）饮食不节（暴饮暴食、饮酒不当）。

（8）过度劳累；用力过猛；超量运动；突然坐起和起床等体位改变。

（9）气候变化；妊娠；大便干结；看电视过久；用脑不当等。

（10）服药不当，如降压药使用不妥。

（11）任何导致大脑损伤的原因都可引起偏瘫，脑血管病是引起偏瘫最常见的原因。颅脑外伤、脑血管畸形、脑动脉瘤、脑肿瘤、脑内感染、脑变性病及脱髓鞘病均可出现偏瘫。

（二）中医学认识

中医学认为由于脏腑气血不和、阴阳

平衡失调、阴虚阳亢、肝风内动、心火暴盛所致。本病多是在内伤积损的基础上，复因劳逸失度、情志不遂、饮酒饱食或外邪侵袭等触发，引起脏腑阴阳失调，血随气逆，肝阳暴涨，内风旋动，挟痰挟火，横窜经脉，蒙蔽神窍，从而发生猝然昏仆、半身不遂诸症。半身不遂的病机不外虚、火、风、痰、气、血等几方面，总属阴阳失调，气血逆乱。病位在心、脑，与肝、肾密切相关。病性多属本虚标实，肝肾阴虚、气血衰少为致病之本，风、火、痰、气、瘀为发病之标，两者可互为因果。

中风是由于阴阳失调，气血逆乱，上犯于脑所引起的以突然半身不遂、口舌歪斜，言语不清，周身麻木或头晕目眩，走路不稳，重者突然昏仆、不省人事为主要表现的一种疾病。

《黄帝内经》中有关于本病的描述。其中"仆击""大厥""薄厥""偏枯""偏风""身偏"等病的临床表现均与本病相类似。汉代张仲景《金匮要略》将偏瘫、失语类的疾病称为"中风"，并将其分中络、中经、中腑、中脏，详述该病的病因、脉证，从此始有中风专论。关于中风病的病因学说，唐宋以前多以"内虚邪中"立论。《灵枢·刺节真邪论》："虚邪偏身半……发为偏枯"；《金匮要略》认为，"脉络空虚"；隋代巢元方《诸病源候论》认为，"中风偏枯者……受于风湿"。这一时期认为中风为外风，当人体气血亏虚、脉络空虚、卫气不固时，招致风邪入中脉络，突然发病。唐宋以后，对中风病因的认识有了重大突破。金元时期刘完素力主"心火暴盛，水不制"；李杲认为"正气自虚"；朱震亨则主张"湿痰生热"。王履从病因学角度将中风分为"真中风"和"类中风"两种，以冀区分"外风"致病和"内风"致病。清代叶天士首创"肝阳化风"学说，王清任则以气虚血瘀为论，并创补阳还五汤治疗中风偏瘫。其后

张伯龙、张山雷、张锡纯等发挥《黄帝内经》中"大厥""薄厥"的论述，认为该病病位在脑，而致病之因乃肝阳化风，气血并逆，直冲犯脑所致，反复强调要把今之"中风"与《黄帝内经》之"中风"相区别，且治疗断不可以用祛外风之法和方药，从而使中风的病因与治法逐渐完善，对当代中风病的研究影响极大。

总之，中风的理论源于《黄帝内经》，形成于《金匮要略》，发展于金元时期，成熟于明清两代，其中病因学的认识是其发展的纽带。近年来对中风的病因病机学说有了更进一步的研究，一致摒弃了"外风"论，在治法方药、预防调摄、康复等方面的认识已趋统一和完善。

偏瘫的病机关键：气血逆乱，上犯于脑。

1. 正气虚弱

年老正气衰弱是发病的主要因素。年老气血本虚，加之内伤积损，或纵欲伤精，或久病气血耗伤，或劳倦过度，使气血虚衰，气虚则血行不畅，脑脉瘀阻；阴血虚则阴不制阳，风阳动越，夹气血痰火上冲于脑，蒙蔽清窍而发病。烦劳过度，易使阳气升张，引动风阳，致气血并逆而发病。

2. 情志过极

七情失调，肝气郁滞，血行不畅，瘀阻脑脉；或素体阴虚，水不涵木，复因情志所伤，肝阳骤亢；或五志过极，心火暴盛，风火相煽，血随气逆，上扰元神，神明失用而发病。

3. 饮食不节

过食肥甘、酒、咸等物，肥腻之品能使腠理致密，阳气不得外宣，内郁而生热。酒类质寒而性热，有大毒，伤肝最重，而肝为血道，毒聚血伤，血伤则逆乱。食咸过多则血凝。诸物亦可使脾失健运，气不化津，反聚为痰，痰郁化热；或肝木素旺，木旺乘土，致脾不健运，内生痰浊；或肝

火内热，炼津成痰，痰热互结，风阳夹痰而横窜经络，上蒙清窍，发为本病。

4.久患他病

患消渴、眩晕等病失治误治，致津伤血燥，血脉受伤，气血逆乱，脑脉痹阻或血溢于脑脉之外，发为本病。

总之，本病多发于年老体衰之人，病位在脑之血脉，涉及心、肝、脾、肾等多个脏腑。在脑髓本虚的基础上，兼有情志过极、饮食不节、劳倦过度等多种因素，风、火、痰、瘀、虚五毒内生，气血逆乱，使脑脉受伤，毒害脑髓，神机失用，上不制下，脏腑功能紊乱而变证百出，痰瘀互阻是其基本病机。

二、临床诊断

（一）辨病诊断

1.临床表现

（1）症状 多见一侧肢体和手足有完全和不完全的瘫痪，故称偏瘫。如脑病在左侧，则引起右侧肢体偏瘫；脑病在右侧，则左侧肢体偏瘫，右侧偏瘫较左侧偏瘫为重。因左侧脑病则影响语言中枢，故多出现语言不利，吐字不清，右侧偏瘫较左侧偏瘫恢复较迟。其他症状有头痛、头晕目眩，口眼歪斜，手足拘急，重症则二便失禁等。

（2）体征 初期患者肢体软弱无力，知觉迟钝或稍有强硬，活动功能受限，以后逐渐趋于强直挛急，患者肢体姿势常发生改变和畸形等。注意检查神志、言语功能、步态、肌肉痉挛、肌力、关节功能、反射、感觉及肌肉萎缩程度和血压情况。

①口眼歪斜：口角及鼻唇沟歪向健侧，两腮鼓起漏气，但能做蹙眉和闭眼等动作。

②半身不遂：患侧肢体肌张力增高，关节挛缩畸形，感觉略减退，活动功能基本丧失，患侧上肢肱二头肌腱、肱三头肌腱反射亢进，下肢膝腱和跟腱反射均为亢进，健侧正常。

③血压：脑出血和脑血栓形成患者血压偏高，蛛网膜下腔出血的患者脑膜刺激征阳性，脑栓塞可出现神经系统体征。

2.相关检查

（1）实验室检查 肝肾功能、血脂血糖、血清电解质、脑脊液、眼底检查等。脑脊液检验：脑出血和蛛网膜下腔出血患者为血性；脑血栓形成和脑栓塞患者均为正常。

（2）CT或MRI检查 头颅CT和MRI可显示梗死区。出血性卒中在起病后1周CT能正确诊断大脑内直径在1cm或更大的血肿。对于脑干内小的血肿或血块已变为与脑组织等密度时，MRI诊断比CT可靠。原发性蛛网膜下腔出血主要原因是动脉瘤破裂和动静脉血管畸形，早期CT扫描，可显示破裂附近脑池或脑裂内有无凝血块，脑内或硬膜下血肿是否合并脑出血。

（二）辨证诊断

1.辨中经络和中脏腑

中风有中经络、中脏腑之分，而神志障碍的有无是其划分的标准，无神志障碍而仅见偏瘫、言语謇涩或不语、偏身感觉异常、口舌歪斜者为中经络；突然昏仆，不省人事，或神志恍惚、迷蒙而伴见偏瘫、言语謇涩或不语、偏身感觉异常、口舌歪斜者为中脏腑。中经络者病位浅，病情相对较轻；中脏腑者病位深，病情较重。中经络和中脏腑两者可以互相转化。

2.辨分期

中风病的病程分为急性期、恢复期、后遗症期3个阶段。急性期指发病后2周以内，中脏腑者可至发病后1个月；恢复期指发病2周后或1个月至半年以内；后遗症期指发病半年以上。不同病期有不同的病机特点，辨别分期并给予有针对性的辨证施治及调护，有利于提高临床疗效。

3. 辨病势顺逆

本病起病急骤，病变迅速，变证亦多，急性期尤其是病情变化的关键时期，应密切观察病情，及时掌握病势趋向，采取相应对策。中脏腑患者神志逐渐转清，偏瘫、言语謇涩或不语等症状减轻，说明病情向中经络转化，病势为顺；中经络患者若出现神志迷蒙或昏愦不知，为向中脏腑转化，病势为逆。对中脏腑患者应注意其神志及瞳神的变化，若神昏渐重，瞳神大小不等，甚至呕吐、项强、呃逆频频、四肢抽搐，均为正虚而邪气深入，病势为逆；若见呕血证、戴阳证，或见背腹骤热而四肢厥逆者，为病向脱证发展，病势为逆，病情危重，预后极差。

4. 辨闭证与脱证

中脏腑有闭证、脱证之分。闭证乃邪闭于内，以牙关紧闭，口噤不开，两手握固，肢体强痉，大小便闭为主症。根据热象的有无，又有阳闭与阴闭之分。阳闭者症见面赤身热，气粗口臭，躁扰不宁，舌苔黄腻，脉弦滑而数；阴闭者症见面唇暗，静卧不烦，四肢不温，痰涎壅盛，舌苔白腻，脉沉滑缓。脱证乃阳气外脱，以目合口开，鼻鼾息微，手撒肢软，二便自遗，汗出肢冷，脉微细欲绝为主症。闭证多见于中风初起，病性以实为主，脱证则多由闭证恶化转变而成，病性以虚为主，病势危笃，预后凶险。

三、鉴别诊断

（一）西医学鉴别诊断

本病诊断要点是既往有高血压、心脏病和头痛、眩晕的病史；猝然仆倒不省人事，或静止状态下逐渐出现半身不遂、口眼歪斜、舌强语涩和唇纹不收等症者即可确诊。

本病需与其他疾病引起的偏瘫相鉴别。

1. 脑肿瘤

脑肿瘤发病一般较缓慢，症状进行性加重，见同侧眼睑下垂，眼球外视、不能内转，瞳孔散大及对光反射消失，伴有发作性头痛，后期则可见全身或局限性癫痫发作。结合上述症状及影像学检查可鉴别。

2. 脑外伤

有脑外伤史。本病由于脑部病变情况不同，预后也不同，因此要加以鉴别。结合本病明显外伤史的病因及影像学检查可鉴别。

（二）中医学鉴别诊断

1. 痫病

二者均可出现猝然昏厥，不省人事。但痫病为一种发作性疾病，伴四肢抽搐，口吐涎沫，口中异样怪叫是其特征，醒后如常人，无半身不遂、口舌歪斜，发病以青少年居多；而中风病醒后则可遗留半身不遂或口舌歪斜。

2. 厥证

二者均可出现昏仆不省人事。但厥证持续时间一般较短，多伴见面色苍白，四肢厥冷，一般移时苏醒，醒后无半身不遂、口舌歪斜、失语等后遗症；而中风病醒后则有半身不遂、言语謇涩、偏身麻木、眩晕等症状。

3. 口僻

二者均可出现口角歪斜、流涎、言语不清等症状。但口僻系由正气不足，风邪入中经络所致，口歪同时，尚有闭眼无力，常伴耳背疼痛；而中风由于气血逆乱，上犯于脑所致，口歪同时伴有伸舌偏斜、半身不遂、偏身麻木等症状。

四、临床治疗

（一）提高临床疗效的要素

（1）由于本病病程的长短与康复有直接关系，所以尽早进行治疗是十分重要的。本病治疗时间较长，故在治疗过程中应视病情的变化而改变手法的刺激量、操作时间和重点部位等。

（2）重视对先兆的观察，加强护理是提高临床治愈率，减少并发症，降低死亡率和病残率的重要环节。

（3）患者应保持情绪安定，生活要有规律，禁忌烟、酒、辛辣等刺激性食物和脂肪过多的食品。

（二）推拿治疗

1. 推拿治疗方法一

全身平衡推拿法。其操作方法为：①胸部推拿法：患者取仰卧位，医者坐或立于右侧，用双手五指分别在患者的胸部进行推揉，顺序是自锁骨开始逐渐往下推至腹部以上，重点是锁骨的上下缘及两乳之间，反复推揉5分钟；然后五指逐渐下移至两侧胁肋部，顺着肋间隙分别自上而下梳推20次。②腹部推拿法：用右手食、中、环、小指四指并拢，在脐周围进行顺时针方向推揉20圈，然后用右手掌心或掌根在整个腹部呈顺时针方向圆形推揉20圈。③下肢推拿法：用双手十指分别在患侧下肢上下，内外侧进行挤捏、拿按、点揉。自大腿开始挤捏至踝关节，反复操作10~20次，健侧以同样的方法进行推拿。④足部推拿法：医者用左手握住患者足跟部，用右手拇指螺纹面在患者足背部进行反复摩推20次；再用右手拇指尖在患者每个足趾缝中来回推点，使患者有酸胀之感；然后患者俯卧，医者用左手握住患者足前侧，用右侧掌心贴于患者足底心进行来回

搓擦20分钟，用力由轻渐重，健侧足部以同样的方法进行推拿。⑤腰背部推拿法：患者俯卧，医者坐或立于患者的右侧，用左、右手交替地在腰背部进行点、按、揉，先自背部开始，推揉主要在腰部，在推拿腰背时，重点要放在脊柱两侧。⑥捏脊法：患者俯卧，医者掀起患者的背后衣服，双手的拇、食、中三指并拢，在患者脊柱两侧捏住皮肤，轻轻拿起，自尾椎部往上拿至大椎，反复操作3~5次，用力不宜太猛。⑦手指推拿法：患者坐位，医者用左手握住患者手腕，先用右手拇指螺纹面贴在患者手背上，来回推揉10~20次；再用右手的拇、食、中三指分别抓住患者的各个手指关节部位轮流进行捻动；最后用右手拇指的指尖部在患者手背部的掌指关节缝内来回推揉5~10次。

2. 推拿治疗方法二

（1）治则　疏经通络，行气活血，滑利关节。风痰瘀阻者宜搜风化痰、行瘀通络，气虚络瘀者宜益气养血、化瘀通络，肝肾亏虚者宜滋养肝肾。

（2）取穴　天宗、肝俞、胆俞、膈俞、肾俞、环跳、阳陵泉、委中、承山、风市、伏兔、委中、足三里、解溪、极泉、尺泽、曲池、手三里、内关、合谷、印堂、睛明、太阳、风池、风府、肩井等。

（3）手法　滚法、按法、按揉法、擦法、拿法、捻法、搓法、摇法、一指禅推法、抹法、扫散法。

（4）操作步骤

①疏通足太阳经法：患者俯卧位，医师立于其侧方，先在脊柱两侧用滚法治疗，沿膀胱经循行路线向下至臀部、股后部、小腿后部，以腰椎两侧、环跳、委中、承山及跟腱部为重点治疗部位，时间约5分钟；再施按法于背部脊柱两侧，自上而下2~3次，重点在天宗、肝俞、胆俞、膈俞、肾俞；按揉承扶、委中、承山、昆仑等穴，

以疏通背部、下肢后侧经络，促进气血运行。

②疏通足少阳经法：患者健侧卧位，医师用㨰法自患侧臀部沿足少阳经循行部位经大腿外侧、膝部至小腿外侧治疗，以髋关节和膝关节作为重点治疗部位，时间约2分钟；再按揉风市、膝阳关、阳陵泉、悬钟、丘墟等穴，以疏通足少阳经、行气活血。

③疏通足阳明经法：患者仰卧位，医师用㨰法沿足阳明胃经循行部位向下至踝关节及足背部治疗，重点在髋、膝、踝关节，在踝关节及足背操作时配合踝关节的被动运动；按揉伏兔、膝眼、足三里、解溪；拿法施于患侧下肢，拿委中，以大腿内侧中部及膝部周围为重点治疗；最后用搓法施于下肢；时间约5分钟，以疏经通络、行气活血。

④滑利下肢关节法：医师在髋关节、膝关节、踝关节、趾关节处做摇法等被动运动。

⑤㨰按通经活络法：患者坐位，医师用㨰法自患侧上臂内外侧至前臂进行治疗，以肘关节及其周围为重点治疗部位；按揉尺泽、曲池、手三里、内关、合谷；拿法施于患肢，往返3~4次，重拿极泉2次，搓揉患肢2~3次；时间约5分钟，以疏通上肢经络、促进气血运行。

⑥㨰摇关节松解法：患者取坐位，医师用㨰法施于患侧肩胛周围及颈项两侧，在肩关节操作时，配合肩关节各向的被动活动，时间约2分钟，以改善肩关节功能；行肘、腕及指骨间关节的被动活动，捻指骨间关节，时间约1分钟，以改善关节功能。

⑦推揉通经活络法：患者坐位，医师行轻柔的一指禅推法，从印堂至发际、印堂至太阳，反复3~5遍；指揉印堂、攒竹、睛明、太阳、神庭，每穴1分钟；抹前额3~5遍；从前额发际处拿至风池穴处做五指

拿法，反复3~5遍；扫散法施于颞部，每侧20次；按揉颈项两侧、风府，拿风池、肩井。以疏调头面部经筋气血、活血通络。

随证加减：风痰瘀阻者，指按揉丰隆、天突、合谷、膈俞，以祛风化痰、行瘀通络。气虚络瘀者，指按揉关元、气海、血海、足三里、脾俞、膈俞，以益气养血、化瘀通络。肝肾亏虚者，指按揉肝俞、肾俞、气海俞，直擦督脉、横擦肾俞、斜擦八髎，以滋补肝肾。

3. 推拿治疗方法三

（1）特色治法一，操作方法为 ①患者仰卧位，医者以轻快的搓法、㨰法、拍法在患侧治疗5分钟，再以捏拿法治疗5分钟。②患者侧卧位，患侧在上，医者以一指禅揉、按、点法在患侧和健侧合谷、曲池、臂臑、肩髃、髀关、风市、膝眼、足三里、阳陵泉、环跳、解溪穴治疗100次，初期手法宜重，收效后可逐渐减轻。③患者俯卧，医者以二指禅揉、按、点法在背部膈俞、脾俞、肝俞、肾俞穴治疗100次，手法稍快。点肝俞穴时手法宜重。④患者仰卧，医者以一指禅揉、按中脘、天枢、气海穴80次。⑤以梅花手点叩法循点患肢阳明经穴往返数次，之后再以摇运法（即医者握患肢，助其进行旋转摇动）、抖振法（即医者握患肢，做连续的抖动、震颤活动）、伸屈法（即医者握患肢，助其进行伸、屈运动）治疗各5次。

（2）特色治法二，操作方法为 ①患者坐位，不能取坐者取仰卧位或侧卧位。医者站（坐）于患者背后或相应部位，双指（拇、食或拇、中指）呈钳状稍相对用力，于枕下三角区进行拿分（即拿法中具有分筋之手法）。②沿项韧带由上而下（血压高）或往返（血压不高）或由下而上（血压低）进行拿分。③在双侧寰、枢椎横突部位进行单指腹或指端分筋。④在双侧颈2~颈6横突部位用指腹或指端手法分筋。

⑤在前、中斜角肌腹行分筋治疗。⑥颈椎后关节部位自上而下往返指腹揉分（即揉法中具有分筋作用之手法）。⑦双手四指以肩部为支点，其中一指按于云门穴，双手拇指自下而上推背3~6次。操作中，手法要求温柔，用力均匀有节奏，以产生良性刺激为度。每次治疗20分钟，每日1~2次，10日为1个疗程。

（3）特色治法三，操作方法为　①患者俯卧，医者先用双掌揉法，反复揉按脊柱两侧肌肉及华佗夹脊穴位，再用双手反复拿揉下肢后侧肌肉及环跳、承扶、殷门、委中、承山、昆仑、太溪等穴。②患者仰卧，医者用双手反复拿揉下肢肌肉及伏兔、风市、血海、梁丘、足三里、阳陵泉、阴陵泉、三阴交、解溪、太冲等穴，再提起下肢，进行摇髋、摇膝和摇踝活动；然后按压冲门，理其气血；最后用拍打法拍打腰背及下肢。③患者坐位，医者用拇指或中指抠拨缺盆、极泉、青灵、曲池、小海、内外关和合谷穴，再反复拿揉肩井、肩髃、臂臑、手三里穴及上肢肌肉，并反复摇动肩关节、肘关节、腕关节等，然后按顺序牵拔五指，最后用拍子反复拍打上肢。

（4）特色治法四，适用于半身不遂，上下肢麻痹活动不利者。治则为活血通络，滑利关节。操作方法为　①患者俯卧，医者先施指揉法于风池、天柱穴；次施按法于脊柱两旁膀胱经，自上而下反复2~3次；再施㨰法于患侧背部，并向下至臀部、大腿及小腿后侧，同时配合腰后伸、髋后伸、膝屈伸以及踝关节背伸等被动运动。②患者侧卧，患侧在上，医者施㨰法于患侧上肢外侧及肩关节后外侧，配合患肢的内收及上举等被动运动；再沿患侧下肢外侧自髋部至踝部施以㨰法。③患者仰卧，医者施㨰法于患侧上肢内侧，同时结合患肢的外展、内旋、外旋及肘关节屈伸被动运动；继而在腕部及掌指部施以㨰法，同时结合腕、指关节的屈伸活动，摇腕关节，捻手指。④施㨰法于下肢，主要以大腿股四头肌和小腿外侧及踝部，并配合各关节的被动活动，反复3~5次；然后，将患侧下肢髋、膝关节尽量屈曲，足底踏平在床面上，医者一手按住踝关节，另一手按住膝部向前摁压以加大踝关节的背伸幅度，此法可矫正足下垂、足内翻畸形。⑤拿委中、承山，以酸胀为度。⑥患者坐位，医者施㨰法于患侧肩胛周围及项部，按揉风府，抹桥弓，拿风池、天柱、肩井、曲池、合谷穴，最后以搓上肢结束。

（5）特色治法五，为火柴棒耳压法，适用于小腹剧烈抽痛或患肢麻木、抽搐刺痛者。其操作为选取神门、交感、肾、皮质下、肝、腹、下腹等穴，然后将米粒大的火柴棒用胶布贴压穴处，每天按压3~4次，以有痛感为度，可保留1周。

（三）其他疗法

（1）体针

选穴：面瘫选颊车、地仓、攒竹、颧髎、承浆。语言障碍选风池、翳风、完骨、天柱、哑门、廉泉。上肢瘫痪选肩髃、臂臑、曲池、合谷、手三里、外关。下肢瘫痪选风市、血海、足三里、丰隆、绝谷、解溪。中脏腑选百会、内关、水沟、十二井穴、合谷、太冲。

刺法：针刺每日1次，每次留针30分钟，每周5次。十二井穴可用放血疗法。

（2）头针

选穴：肢体瘫选顶中线、顶旁线、顶斜一线、顶斜二线。语言障碍选语言一区、二区、三区。

刺法：在上述穴区与皮肤呈30°快速刺至骨膜，然后沿帽状肌膜下，刺入约1~1.5寸，快速捻转，200次/分，每针捻转1分钟，留针30分钟，每日1次。

（3）七穴联刺开窍针法治疗吞咽障碍

取穴：廉泉、金津、玉液、风池（双侧）、合谷（双侧）。

针法：廉泉：由廉泉穴向舌根方向针刺，进针40~45mm；合谷：双手半握拳，手掌平面垂直于床面，贴第二掌骨中点内侧平行于掌面向后溪穴方向刺入，进针40~45mm；风池：向对侧眼球方向进针，深度达5~10mm。

以上5穴针刺时，先平补平泻，有针感后单向顺时针捻转1周，留针30分钟。

金津、玉液：嘱患者舌尖向软腭翻转，迅速平行于舌体进针10~20mm，不捻转，随即出针，不留针。

（4）康复疗法

①急性期：以良肢位保持及定时体位变换为主。对于意识不清或不能进行主动运动者，为预防关节挛缩和促进运动功能改善，应进行被动关节活动维持训练。

②恢复期及后遗症期：在康复治疗师的指导下逐步进行体位变化的适应性训练、平衡反应诱发训练及抑制肢体痉挛的训练等。对言语不利、吞咽困难的患者应进行言语、吞咽功能的训练。

（四）医家诊疗经验

凌方明

凌方明等将脑卒中后痉挛性瘫痪患者68例，随机分为治疗组38例和对照组30例。治疗组运用养阴息风通络法配合常规康复治疗，对照组服用吡拉西坦、维乐生配合常规康复治疗。6周后经统计学分析，两组痉挛解除显效率有统计学意义。两组治疗前肌张力差异无显著性意义，治疗后治疗组肌张力改善明显优于对照组，两组治疗后改良 Ashworth 评分差异有统计学意义。

五、预后转归

偏瘫患者的预后与大脑损伤的部位、损伤的面积、损伤的程度、残存功能的多少、是否开展正规治疗等因素有关。受伤较轻的患者可以借助矫形器站立，进行功能性步行。

六、预防与调护

（一）预防

定期体格检查是预防卒中、偏瘫的重要措施。对年龄40岁以上的人群，特别是有高血压、糖尿病或卒中家族史的人，定期进行体格检查，及早发现、及早治疗卒中的危险因素，可以预防卒中的发生。

（二）调护

体育锻炼有助于偏瘫恢复；可以增强体质，提高抗病能力，延缓衰老；能够增强心脏功能，改善血管弹性，促进全身的血液循环，提高脑的血流量；能够降低血压，扩张血管，使血流加速，并能降低血液黏稠度和血小板聚集性，从而可以减少血栓形成；可以促进脂质代谢，提高血液中高密度脂蛋白的含量，从而可以预防动脉硬化。长期锻炼能降低体重，防止肥胖。因此，体育锻炼是预防偏瘫的一项重要措施。

七、专方选要

补阳还五汤 本方出自清王清任之《医林改错》，药物组成：生黄芪120g，当归尾6g，赤芍4.5g，地龙3g，川芎3g，红花3g，桃仁3g；功效：补气、活血、通络；主治：中风气虚血瘀证。全方重用补气药与少量活血药相配伍，使气旺血行以治本，祛瘀通络以治标，标本兼顾，且补气而不壅滞，活血又不伤正，合而用之，则气旺、瘀消、络通。

八、研究进展

（1）褚海林等对60例急性发病的脑梗死住院患者，随机分为推拿组和对照组各30例，均接受脑血管疾病神经科常规药物治疗。推拿组平均于发病后1.5天开始推拿治疗。具体操作如下：头面颈项部取太阳、印堂、百会、风池、桥弓穴，以一指禅推法为主；四肢部取患侧肩井、曲池、合谷、环跳、委中、阳陵泉、足三里、绝骨穴，以一指禅推法为主；随后施㨰法于上下肢并配合肢体被动活动；发病一周后，取躯干部足太阳膀胱经肺俞、心俞、肝俞、脾俞、肾俞等背俞穴为主，每穴一指禅推2分钟。每日1次，每次45分钟，时间为15天。结果推拿组有效率为93%，而对照组有效率63%。

（2）牟善芳采用改良的陆永昌教授中风病康复手法，治疗中经络7天内，中脏腑意识恢复、病情稳定的患者19例，对头、面及瘫侧上下肢的有关穴位，在指压按摩的同时施以摇动关节法，每日2次。56天后与对照组比较，结果巴塞尔指数明显高于对照组（$P < 0.01$）。

（3）范梁松等采用推拿治疗卒中后肢体痉挛性偏瘫，治疗方法取患侧拮抗肌群穴，臑会、清冷渊、手三里、外关、外劳宫、中渚、环跳、承扶、殷门、阳陵泉、丰隆等穴，用㨰法、一指禅推法、按法、拿法、揉法、摇法，配合患肢关节的被动运动。①患者取侧卧位，用㨰法、一指禅推法、按法、拿法、揉法，在臑会、清冷渊、手三里、外关、外劳宫、中渚诸穴12分钟，并按揉穴位以酸胀为度。②患者取俯位用，㨰法、一指禅推法、按法、拿法、揉法，在环跳、承扶、殷门、阳陵泉、丰隆诸穴12分钟，并按揉穴位以酸胀为度。③患者取仰卧位、坐位，用摇法活动患肢

关节6分钟。手法可根据肢体相应部位病情的轻重缓急酌情选用，确定手法强度及时间。通常每次治疗30分钟，连续治疗10次为一疗程，共3个疗程，疗程间隔时间2天为休息时间。研究表明，以患侧痉挛肌侧取穴，在患者肌张力已有增高的情况下，不利于痉挛的恢复，反而有加重肢体痉挛的可能，如曲池可使肘屈和腕屈痉挛，而以患侧拮抗肌群取穴，能降低肌张力解除痉挛，促进患侧肢体的恢复提高生活质量。

（4）万子超运用推拿方法治疗卒中后肩关节半脱位56例，具体操作步骤如下：①医者一手握住患侧肘部，另一手用㨰法、一指禅推法施术于患侧颈旁、肩周、上臂，往返数次，配合轻摇，患臂被动地外展、外旋、内收、上举活动，以不痛为度。②点按拿天鼎、缺盆、肩井、天宗等腧穴。③双手搓臂，由肩到臂，配合轻抖，反复数次，结束治疗。④操作时，手法要深透有力，切忌暴力，摇动肩关节时，不可过度牵拉肩关节，施术以受术部位透热为度，点天鼎、缺盆、天宗、极泉时要求酸胀麻感向肩臂上肢远端放散。痊愈19例，显效35例，好转2例，无效0例，总有效率为100%。

主要参考文献

［1］张瑞杰，孙西庆. 中风后痉挛性偏瘫的中医治疗进展［J］. 世界中西医结合杂志，2011，6（12）：1089–1092.

［2］苑忠缝. 从阴阳两虚论治痉挛性偏瘫［J］. 河南中医，2014，34（3）：425–426.

［3］陈美丽. 脑出血偏瘫患者的整体护理体会［J］. 中国医药指南，2012，10（27）：644–645.

［4］霍新慧. 艾灸结合康复训练对脑卒中偏瘫痉挛状态的临床研究［D］. 北京：北京中医药大学，2014.

［5］杨海涛．颞三针配合挛三针治疗中风后痉
挛性偏瘫的临床研究［D］．广州：广州中
医药大学，2013.

［6］穆珍珍．缺血性中风中医治疗进展［J］．实
用中医药杂志，2013，29（5）：406-407.

［7］姜宇．中医外治法治疗中风偏瘫的临床进
展［J］．中国民间疗法，2014，22（12）：
86-87.

［8］张娟．中西医结合康复方案对脑卒中偏瘫
患者生活质量的影响［D］．广州：广州中
医药大学，2013.

［9］战军林．中西医综合疗法治疗缺血性脑卒
中偏瘫患者的临床研究［D］．大连：大连
医科大学，2010.

［10］范梁松，祁晓玲．推拿治疗中风后肢体痉
挛性偏瘫86例观察［J］．实用中医药杂
志，2015，11：1046.

第七节　胃脘痛

胃脘痛是指上腹胃脘部发生的疼痛，又称胃痛、心下痛。胃脘痛的发生常与寒邪犯胃、肝气郁结和脾胃虚寒等因素有关。本病病位在胃，与肝、脾密切相关。基本病机是胃气失和致胃络不通，不通则痛，或胃失温养，不荣则痛。无论是胃腑本身病变还是其他脏腑的病变影响到胃腑，使胃络不通或胃失濡养均可导致胃痛。西医学的急慢性胃炎、消化系溃疡、胃肠神经症、胃黏膜脱垂、胃痉挛、胃扭转、胃下垂等疾病中都可出现胃脘痛症状。

一、病因病机

1. 消化不良

当患者一次性吃了过多的食物或者是食物过于坚硬、油腻时，就会引起胃肠道平滑肌蠕动功能下降，进而造成消化不良。

2. 慢性萎缩性胃炎

患有慢性萎缩性胃炎的人，胃黏膜的厚度比常人要薄，进而容易造成黏膜下的神经末梢暴露。神经末梢受到胃酸的化学刺激，就有可能产生胃脘痛的症状。

3. 胃溃疡

胃溃疡的患者溃疡深度通常达到平滑肌层，当患者在进餐过后，溃疡部位的平滑肌受到食物或是胃酸的刺激，会产生痉挛收缩，进而引起胃脘痛。

二、临床诊断

1. 辨急缓

凡胃痛暴作者，多因外感寒邪，或恣食生冷，或暴饮暴食，以致寒伤中阳，积滞不化，胃失和降，不通则痛。凡胃痛渐发，常由肝郁气滞，木旺乘土，或脾胃虚弱，木壅土郁，而致肝胃不和，气滞血瘀。

2. 辨寒热

寒性凝滞收引，故寒邪犯胃之疼痛，多胃痛暴作，疼痛剧烈而拒按，并有喜暖恶凉，舌苔白，脉弦紧等特点。脾胃阳虚之虚寒胃痛，多隐隐作痛，喜温喜按，遇冷加剧，四肢不温，舌淡苔薄，脉弱。热结火郁，胃气失和之胃痛，多为灼痛，痛势急迫，伴烦渴喜饮，喜冷恶热，便秘溲赤，舌红、苔黄、少津，脉弦数。

3. 辨虚实

胃痛且胀，大便秘结不通者多属实；痛而不胀，大便溏薄者多属虚；喜凉者多实，喜温者多虚；拒按者多实，喜按者多虚；食后痛甚者多实，饥而痛增者多虚；痛剧固定不移者多实，痛缓无定处者多虚；新病体壮者多实，久病体虚者多虚。

4. 辨气血

初痛在气，久痛在血；在气者胃胀且痛，以胀为主，痛无定处，时痛时止，此乃无形之气痛；病属血分者，持续刺痛，痛有定处，舌质紫暗，此乃有形之血痛。

5. 辨脏腑

胃痛主要病变在胃，但由于胃与肝脾

在生理、病理上相互联系，所以在辨证时应弄清与胃痛相关病变脏腑的关系。如肝气犯胃、肝胃郁热，则常兼见胸胁胀满，心烦易怒，嗳气频作，发病与情志有关等肝气郁滞的表现。如脾气虚弱，中阳不振，则兼见神疲乏力，大便溏薄，四肢不温，食少纳呆等脾胃虚寒之征象等。另外，有时亦与胆、肾等脏腑有关，当随证辨之。

三、鉴别诊断

1. 痞满

二者均有胃脘部不适。痞满是指心下痞塞，胸膈满闷，触之无形，按之不痛的病证。胃痛以痛为主，痞满以满为患，且病及胸膈，不难区别。

2. 真心痛

二者均可出现胃痛的表现。典型真心痛为当胸而痛，其痛多刺痛、剧痛，且痛引肩背，常有气短、汗出等，病情较急。然心居胸中，其痛常及心下，易出现胃痛的表现，老年人既往无胃痛病史，而突发胃痛者，当注意真心痛的发生。胃痛部位在胃脘，病势不急，多为隐痛、胀痛等，常有反复发作史。

3. 腹痛

二者均为腹部疼痛。腹痛是以胃脘以下、耻骨毛际以上部位的疼痛为主。胃痛以上腹胃脘部近歧骨处疼痛为主。

四、临床治疗

（一）推拿治疗

（1）治疗原则　理气止痛。

（2）基本治法　理气止痛。

（3）手法一指禅推法、摩法、按揉法、㨰法、擦法、振法等。

（4）操作步骤

1）推摩胃脘止痛法：患者仰卧位，医师坐于患者右侧，先用轻快的一指禅推法、摩法在胃脘部治疗，使热量渗透于胃腑，然后按揉中脘、气海、天枢等穴，同时配合按揉足三里。时间约10分钟。

2）推揉理气止痛法：患者俯卧位，医师用一指禅推法或㨰法，从背部脊柱两旁沿膀胱经顺序而下至三焦俞，往返4~5次，然后用较重的按揉法于膈俞、肝俞、脾俞、胃俞、三焦俞，时间约5分钟。在背部沿膀胱经循行施擦法，以透热为度。

3）随证加减：寒邪犯胃者，按揉脾俞、胃俞、足三里，时间约5分钟。胃脘部掌振法，直擦两侧膀胱经。饮食伤胃者，按揉中脘、内关、天枢，时间约5分钟。顺时针方向摩腹，时间稍长。肝气犯胃者，一指禅推膻中、章门、期门时间5~10分钟。重按肝俞、胆俞。脾胃虚寒者，用轻柔的按揉法在气海、关元、足三里治疗，每穴约2分钟，在气海穴治疗时间可适当延长。直擦督脉及两侧膀胱经，横擦左侧背部及腰部肾俞、命门穴，以透热为度。疼痛剧烈者，先在背部脾俞、胃俞附近压痛点，用较重的点按法连续刺激2分钟左右；按揉合谷、梁丘、足三里，手法要重，每穴1~3分钟。

（二）其他疗法

1. 针灸

主穴：足三里、内关、中脘。

配穴：寒邪犯胃者，加公孙、脾俞、胃俞；饮食停滞者，加梁门、下脘；脾胃虚寒者，加脾俞、胃俞、章门；肝气犯胃者，加太冲、期门、阳陵泉。

刺法：实证用泻法，虚证用补法，寒证中脘、脾俞、胃俞可加用灸法。

2. 成药应用

（1）舒肝丸　每次1丸，每日2~3次口服。适用于肝气犯胃所致胃痛。

（2）气滞胃痛颗粒　每次5g，每日3次口服。适用于肝气犯胃所致胃痛。

3. 单方验方

（1）吴茱萸沸水泡过14粒，白开水吞下。适用于寒凝气滞所致胃痛。

（2）高良姜末3分，米汤调下。适用于寒凝气滞所致胃痛。

（3）延胡索炒研末，用3~5分钟，开水送下。适用于气滞血瘀所致胃痛。

（4）莱菔子15g水煎，送服木香面4.5g。适用于饮食停滞所致胃痛。

（5）黄连18g，甘草3g，水煎温服。适用于肝胃郁热所致胃痛。

（三）新疗法选粹

刘继保等采用自拟中药胃痛罩装入布袋内，加热水袋外敷剑突下的穴位上，治疗胃脘痛104例，结果治愈50例（48.07%），好转43例（41.35%），无效11例（10.58%），总有效率89.24%。治疗组疗效明显优于对照组（$P < 0.01$）。组方如下：高良姜20g，香附20g，干姜30g，乳香30g，吴茱萸20g，延胡索20g，白术30g，砂仁12g，广木香30g，连翘20g，茯苓20g，川芎20g，法半夏30g，白芍30g，郁金20g，神曲20g，珍珠粉40g，枳壳20g，山楂20g，柴胡30g，细辛20g，甘草20g等22味。

（四）医家诊疗经验

（1）李寿彭将胃脘痛分为虚实二端，虚者包括脾胃气虚、脾胃阳虚、中气下陷、胃阴亏虚四型。前3型治以温中健脾，方用黄芪建中汤加减，气虚明显合四君子汤加减，阳虚寒象明显合良附丸加减，中气下陷合补中益气汤加减。胃阴亏虚者治以益胃养阴，方用益胃汤合芍药甘草汤加减。实者包括寒盛、热盛、湿困、食积、肝郁、瘀阻，多相兼为病，李寿彭多自拟腹痛宁（吴茱萸、黄连、芍药、甘草、小茴香、木香、厚朴、延胡索）加减。方中吴茱萸味辛性温、温中疏肝和胃，黄连味苦性寒、清热燥湿，两药配伍取左金丸之意泻肝火，木香、小茴香味辛性温，疏肝行气，温中健胃，厚朴辛苦性温，燥湿化痰，下气除满，消积导滞，延胡索活血行气止痛，白芍酸微寒、张锡纯谓其"与甘草同用，则调和气血，善治腹疼"。热盛加蒲公英、黄芩、石膏，湿困加藿香、苍术、陈皮、砂仁，食积加莱菔子、建曲、山楂、鸡内金，肝郁加柴胡、枳壳（实），瘀阻加三棱、莪术。浊气在上，则脘腹胀满，故李寿彭治疗胃痛实证对于气滞明显多加佛手、香附、莱菔子加强行气之力，如大便秘结不通则加生地黄、玄参、枳壳（实）润肠降气通便以降腑气。

（2）李依良认为，胃脘痛病初多因外邪、情志、食伤，随后可涉及肝、脾等脏腑之气机运行，致食积、寒湿、瘀血、郁热内生，不通则痛。本病之病机关键是气机阻滞、升降失常。辨证主要分为寒邪犯胃、饮食积滞、肝气犯胃、胃阴不足、瘀血停胃型，治疗以调气为主，时时照顾脾胃之元气，用药轻灵，动静结合，润燥相宜，升降和调。

（3）王自立认为，胃脘痛的预防要重视精神与饮食方面的调摄，嘱咐患者调情志，适劳逸，切忌暴饮暴食，克服偏食不良习惯，食品温度宜适中，不宜过食煎炸"辛辣"甜润之品，也不宜过量饮酒吸烟、专吃粗粮或专吃精细粮食，掌握饮食的质和量，照顾到饮食营养全面而不伤脾胃，则可减轻和减少胃脘痛发作，进而达到预防胃脘痛的目的。

五、预后转归

胃痛可衍生变证，如胃热炽盛，迫血妄行；或瘀血阻滞，血不循经；或脾气虚弱，不能统血，均可致便血、呕血。大量出血，可致气随血脱，危及生命。

若脾胃运化失职，湿浊内生，郁而化热，火热内结，导致腑气不通，可见腹痛剧烈，拒按，大汗淋漓，四肢厥逆的厥脱危证；或日久成瘀，气机壅塞，胃失和降，胃气上逆，致呕吐反胃。若胃痛日久，由气分深入血分，久痛入络致瘀，瘀结胃脘，可形成噎膈。

六、预防与调护

（一）预防

本病在预防上要重视精神与饮食的调摄。保持乐观的情绪，避免过度劳累与紧张，是预防本病的关键。

（二）调护

患者要注意有规律的生活与饮食习惯，忌暴饮暴食、饥饱不均；胃痛持续不已者，应在一定时期内流质或半流质饮食，少食多餐，以清淡、易消化的食物为宜；忌粗糙多纤维饮食，尽量避免食用浓茶、咖啡、烟酒和辛辣等，进食宜细嚼慢咽，慎用水杨酸、肾上腺皮质激素等西药。

七、研究进展

（1）吴观运取中脘透上脘，胃俞（双）透脾俞（双），气滞型加用肝俞（双），穴位局麻后，用大号皮肤缝合针带000号羊肠线，腹部穴位即从中脘刺入，上脘穿出；背部从胃俞进入，脾俞穿出（气滞型加用肝俞）。来回抽拉数次，待患者感到酸沉感觉后，将两端线头贴穴位皮肤处剪断，使羊肠线完全埋植于皮下，局部敷无菌纱布，胶布固定。一般只需埋植1次即可。

（2）张宝生等取中脘、胃俞、脾俞（双）、足三里（双），穴位局麻后，用不锈钢三角弯针穿好羊肠线，将针通过穴底出针后，剪断肠线埋于肌层，盖无菌敷料，胶布固定3~5天。共治疗胃及十二指肠溃疡105例，总有效率95%。

（3）张广芯等创造"多向埋线疗法"，其特点是在穴树的同一平面上放置多条不同方向羊肠线。张广芯用其治疗慢性胃炎100例，并与埋线、服药2个对照组相比，结果治疗组疗效最优，经统计学处理，差异有显著意义。

（4）沈智斌取中脘、足三里穴，将皮肤局麻后，用埋线针把4cm长的羊肠线推至肌肉层，缓慢退出埋线针，按压针孔，用纱布和橡皮封闭针孔。每月埋线1次，3次为一个疗程。

目前中医药治疗胃脘痛主要采用辨证分型治疗、辨病治疗、经方与专方治疗、中西医结合治疗和针灸治疗等方法，均已取得较好的疗效，从而看出中医药治疗胃脘痛不仅可使临床症状得到恢复，而且中药的副作用少，又可以长期间断服药，具有巩固疗效，防止复发以及全身调整的作用。此外，强调"三分治疗七分调养"之道，注意饮食调理，禁忌刺激性食物，以养调治，同时对患者进行心理治疗，使其保持良好的心理状态，树立战胜疾病的信心，以达到事半功倍的效果。目前，胃脘痛中医药研究资料不断增多，但辨证分型不一致，评定标准尚不统一。因此，在中医辨证治疗胃脘痛时，应力求辨证与辨病相结合，制定出客观的辨证方法，进一步研究探讨中医理论的本质，以指导临床，提高疗效。

主要参考文献

[1] 王宏，郑红，欧秀华，等. 肝气犯胃型胃脘痛的中医治疗进展 [J]. 世界中医药，2013，8（11）：1377–1379.

[2] 杨永杰. 李依良运用调气法治疗胃脘痛的经验 [J]. 内蒙古中医药，2014，35：151.

[3] 王煜，赵统秀. 王自立主任医师治疗胃脘痛验案举隅 [J]. 西部中医药，2014，27

（11）：50-51.

［4］曾光，夏李明，莫喜晶. 胃脘痛的推拿治疗概况［J］. 河南中医，2011，31（11）：1333-1335.

［5］李霞. 中医综合治疗胃脘痛40例［J］. 光明中医，2010，25（9）：1718-1719.

［6］关晓晖. 中医药治疗胃脘痛临床疗效观察［J］. 中国医药导报，2010，7（20）：72.

［7］郭锦禧. 浅谈胃脘痛的中医临床辨证治疗［J］. 中医临床研究，2011，3（12）：92-93.

第八节　心悸

心悸是患者自觉心中悸动，惊惕不安，甚则不能自主的一种病证。临床一般多呈发作性，每因情志波动或劳累过度发作，且常伴胸闷、气短、失眠、健忘、眩晕、耳鸣等症。病情较轻者为心悸，病情较重者为怔忡，可呈持续性。心悸的发生多因体质虚弱、饮食劳倦、七情所伤、感受外邪及饮食不当等。病机是气血阴阳亏损，心神失养，心主不安，或痰、饮、火、瘀阻滞心脉，扰乱心神。其病位在心，并与肝、脾、肾、肺四脏密切相关。推拿治疗以功能性心律失常为主，器质性病证引起的心悸，仅作为辅助治疗。

一、病因病机

（一）西医学认识

心悸指患者自觉心中悸动，甚至不能自主的一类症状。发生时，患者自觉心跳快而强，并伴有心前区不适感。本病证可见于多种疾病过程中，多与失眠、健忘、眩晕、耳鸣等并存，凡各种原因引起心脏搏动频率、节律发生异常，均可导致心悸。心悸相当于西医学中各种原因引起的心律失常，如心动过速、心动过缓、期前收缩、心房颤动或扑动、房室传导阻滞、病态窦房结综合征、预激综合征和心功能不全、心肌炎、一部分神经症等。

（二）中医学认识

心悸是指气血阴阳亏虚，或痰饮瘀血阻滞，致心失所养，心脉不畅，心神不宁，引起心中急剧跳动，惊慌不安，不能自主为主要表现的一种病证。心悸发作时常伴有气短、胸闷，甚至眩晕、喘促、晕厥；脉象或数，或迟，或节律不齐。

心悸包括惊悸和怔忡。《黄帝内经》虽无心悸或惊悸、怔忡之病名，但已有类似记载，如"心澹澹大动""心下鼓"及"心怵惕"皆为心悸类似症状的描述。直到汉代，张仲景在《金匮要略》和《伤寒论》这两部书中，才正式提出了悸和惊悸的病名。如"动即为惊，弱即为悸"，认为前者是因惊而脉动，后者是因虚而心悸。对于怔忡病名的记载，最早见于《济生方》："夫怔忡者，此心血不足也。"明代《医学正传》对惊悸、怔忡的区别与联系有详尽的描述："怔忡者，心中惕惕然动；摇而不得安静，无时而作者是也；惊悸者，蓦然而跳跃惊动，而有欲厥之状，有时而作者是也。"关于心悸的病因，《黄帝内经》已认识到其发生与宗气外泄，心脉不通，突受惊恐，复感外邪等有关，如《素问·举痛论篇》云："惊则心无所倚，神无所归，虑无所定，故气乱矣。"《丹溪心法》认为血虚和痰火是怔忡致病的根本原因："怔忡者血虚，怔忡无时，血少者多，有思虑便动属虚，时作时止者，痰因火动。"《医宗金鉴》一书从脉象表现来分析和认识惊悸发生的原因，认为心外有惊扰，内有所虚，内外相合，引发本病；《济生方》认为怔忡发生的原因在于"真血耗损""冒风寒暑湿""五饮停聚"；认为心悸是"心虚胆怯之所致也"，而《医林改错》则认为瘀血内阻能导致心悸、怔忡。《伤寒论》中提出："伤寒，脉结代，心动悸，炙甘草汤主之。"一直沿用至今，是治疗心悸的重要方剂之一。而《济生方》在对于怔忡的治疗上"宁其心以壮胆气"，选用温胆汤、远志丸作为治疗方剂。而《医林改错》记载用血府逐瘀汤治疗心悸每可获效。

病机关键：心神失养或心神被扰。

1. 体虚劳倦

禀赋不足，素体虚弱，或久病失养，耗伤心之气阴，或劳欲过度，伤及脾肾，导致气血阴阳亏虚，以致心失所养，发为心悸。

2. 饮食劳倦

嗜食膏粱厚味，煎炸炙煿，蕴热化火生痰，或伤脾滋生痰浊，痰火扰心而致心悸。

3. 七情所伤

平素心虚胆怯，突遇惊恐，忤犯心神，不能自主而心悸。长期忧思不解，脾气呆滞，聚湿生痰，痰火扰心，心神不宁而心悸。大怒伤肝，大恐伤肾，怒则气逆，恐则精祛，阴虚于下，火逆于上，动撼心神而发惊悸。

4. 感受外邪

风寒湿三气杂至，内舍于心，痹阻心脉而发为心悸；或由血脉内侵于心，耗伤心气心阴，亦可引起心悸。温病、疫毒均可灼伤营阴，心失所养，或春温、风温、暑湿、白喉、梅毒等邪毒内扰心神引起心悸。

5. 药物中毒

药物过量或毒性较剧，损及于心，引起心悸，如附子、乌头，或西药锑剂、洋地黄、奎尼丁、肾上腺素、阿托品等，当用药过量或不当时，均能引发心动悸、脉结代。

总之，心悸病位在心，与肝胆脾（胃）肾关系均为密切，其发病有虚和实两种，虚为气血阴阳亏损，心神失养，实为痰、饮、火、瘀阻于心脉，扰乱心神。

二、辨证诊断

1. 心虚胆怯型

临床证候：心悸不宁，善惊易恐，坐卧不安，恶闻声响，少寐多梦，或易惊醒，色淡苔薄，脉细略数。

2. 心脾两虚型

临床证候：心悸气短，头晕目眩，失眠健忘，面色㿠白，神倦乏力，纳呆食少，腹胀便溏，色淡苔薄，脉细而弱。

3. 心阳虚弱型

临床证候：心悸动则尤甚，胸闷气短，畏寒肢冷，头晕，面色苍白。色淡胖苔白，脉沉细迟或结代。

4. 阴虚火旺型

临床证候：心悸易惊，少寐多梦，五心烦热，头晕目眩，盗汗口干，腰酸耳鸣，思虑尤甚，色红苔黄，脉细弦数。

5. 心血瘀阻型

临床证候：心悸怔忡，胸闷不适，心痛阵发，痛如针刺，唇甲发绀，舌质紫暗，或有瘀斑，细脉而涩，或结或代。

6. 水气凌心型

临床证候：心悸气喘，胸闷痞满，渴不欲饮，面浮足肿，咳吐痰涎，不能平卧，目眩，尿少，色淡苔白，或腻或滑，脉细而弦，抑或滑数。

三、鉴别诊断

1. 真心痛

二者均可出现心悸，脉结代等症状。真心痛以心前区或胸骨后剧痛为主症，严重者心痛不止，心痛彻背，唇甲发绀或手足青至节，呼吸急促，大汗淋漓甚至晕厥，病情危笃，通过心电图及标志物检查可进一步区别。

2. 奔豚

二者均可有心慌。奔豚发作之时，亦

觉心胸躁动不安。《难经·五十六难》曰："发至小腹，上至心下，若奔豚状，或上或下无时"；《金匮要略·奔豚气病脉证治》曰："病从少腹起，上冲咽喉，发作欲死，复还止，皆从惊恐得之。"本病与心悸的鉴别要点为：心悸为心中剧烈跳动，发自于心；奔豚乃上下冲逆，发自少腹；心悸脉多见于结、代、促等象，奔豚多见沉脉；另外，心电图可作进一步鉴别。

3. 卑慄

二者均可有心慌。《证治要诀》描述卑慄症状为"痞塞不欲食，心中常有所歉，爱处暗室，或倚门后。见人则惊避，似失志状"。卑慄虽有心慌，其病因为"心血不足"，一般无促、结、代、疾、迟等脉象出现，心电图检查一般无异常，是以神志异常为主的疾病。

四、临床治疗

1. 推拿治疗方法一

（1）心虚胆怯型　表现为多恐易惊，心悸，坐卧不宁，睡眠多梦易醒，饮食少，舌苔薄白，脉细或数。治则为镇惊安神。操作方法为背部抚摩法、脊背拿提法、推前臂三阴法、揉劳宫法、揉足三里法。加按巨阙，拿风池、玉枕。小鱼际沿胸骨正中分别向左右腋中线推运至两胁部，以心悸减轻为度。

（2）心阳虚弱型　表现为心悸，动则尤甚，胸闷气短，畏寒肢冷，头晕，面色苍白。舌淡胖、苔白，脉沉细迟或结代。治则补气温阳。操作方法一指禅推法或擦法操作于背部膀胱经及督脉，按揉心俞、肺俞、大椎穴位。阳气衰弱加摩小腹，按中极，推关元、气海。揉八髎、肾俞、命门、三阴交。

（3）心脾两虚型　表现为心悸不安，面色苍白，头晕目眩，倦怠无力，舌质淡红，脉象细弱，腹诊多见"脐上虚满型"。

治则为补血益气，养心安神。操作方法为枕后斜推法、脊背拿提法、上腹横摩法、内外关按法、揉劳宫法。

（4）阴虚火旺型　表现为心悸不安，心烦少寝，面部烘热，头昏目眩，耳鸣，口干苦，手足心热，舌质红，舌苔少，脉细数，腹诊多见"心下动气型"。治则为滋阴降火，养心安神。操作方法为揉血海法、额前分推法、背部直摩法、推前臂三阴法、揉三阴交法、掐太冲法。

（5）心血瘀阻型　表现为胸痛部位不定，为酸痛或胸痛彻背，局部按压时感觉痛，或感胸中气塞，痰多，舌苔多滑腻，脉濡缓，腹诊多见"邪结胸腹型"。治则为化痰降逆，行气通络。操作方法为按中府云门法，分肋法，指揉曲垣法，捏上臂法，内、外关按法，分掌法，拿肩井法。心血瘀阻加按揉大包、京门、膈俞，以透热为度。

（6）水气凌心型　表现为心悸气喘，胸闷痞满，渴不欲饮，面浮足肿，咳吐痰涎，不能平卧，目眩，尿少，舌淡苔白，或腻或滑，脉细而弦，抑或滑数。治则温阳利水，行气平喘。操作方法一指禅推法或摩法操作于腹部，顺时针方向摩腹，重点按揉气海、天枢、关元、按揉章门、期门，搓两胁等穴，背部擦法操作于督脉及膀胱经，以透热为度。

2. 推拿治疗方法二

操作方法为：①患者仰卧位，医者坐床边，以一指禅揉、按法点合谷、内关、神门、印堂、足三里、照海、三阴交、气海、膻中穴100次。②患者俯卧位，医者以二指禅揉、按法于心俞、膈俞、魄户穴100次，手法宜重宜缓。③患者半靠于床头，医者以头部抿法（即用一两手指腹顺直轻擦头、眉部位）、抹法（即单手或双手拇指腹紧贴头、面部皮肤，做上下或左右往返移动），治疗头部6~8分钟。④患者体位不变，不留闲杂人等，关闭门窗，拉上窗帘，仅亮一微弱小灯，然后坐于床边，施催眠疗法治疗，语言及时间视病因及病情而定。

3.外治疗法

（1）体针

主穴：选郄门、神门、心俞、巨阙。

配穴：心胆气虚配胆俞；心脾两伤配脾俞；心肾不交配肾俞、太溪；心阳不振配膻中、气海；心脉瘀阻配血海、内关。

刺法：平补平泻，留针10~20分钟。

（2）耳针

选穴：交感、神门、心、耳背心。

刺法：毫针刺，每日1次，每次留针30分钟，10次为1个疗程。

（3）穴位注射

选穴：心俞、脾俞、肾俞、肝俞、内关、神门、足三里、三阴交。

操作：用复方当归注射液或复方丹参注射液，或维生素B_1，每次选2~3穴，每穴注射0.5~1ml，隔日注射1次。

五、预后转归

心悸预后转归主要取决于本虚标实的程度、邪实轻重、脏损多少。如患者气血阴阳虚损程度较轻，未见瘀血、痰饮之标证，病损脏腑单一，呈偶发、短暂、阵发，治疗及时得当，脉象变化不显著者，病证多能痊愈；反之，脉象过数、过迟、频繁结代或乍疏乍数，反复发作或长时间持续发作者，治疗颇为棘手，预后较差，甚至出现喘促、水肿、胸痹心痛、厥证、脱证等变证、坏病，若不及时抢救治疗，预后极差，甚至猝死。

六、预防与调护

（一）预防

心悸常见于多种心脏疾病中，首先应分清疾病的性质，找出原发病，如为功能性疾病，大多呈阵发性，经推拿治疗很快缓解，预后良好。如为器质性病变所致的，或心律失常发作频繁者，在推拿的同时应积极配合药物治疗，以免贻误病情。

（二）调护

治疗期间应尽量避免精神上的刺激。加强生活护理，少食辛辣食物。

七、研究进展

（1）曲崇正等对45例胸椎小关节紊乱引起的心悸患者采用俯卧位、仰卧位和坐位的三位推拿手法（俯卧分推按压法、仰卧垫胸按压法、坐位扩胸扳法）治疗，结果显示正确恰当地运用三位推拿手法，可迅速解除胸椎小关节紊乱引起的心悸，收到良好的临床疗效。操作过程如下 第1步，俯卧分推按压法：患者俯卧，以枕头垫胸，张口呼吸，医者双手交错，以掌根按于胸背部疼痛部位的两侧，配合患者的呼吸，在患者呼气时突然用力，听到并感觉到"啪"的一声，手法成功。第2步，仰卧垫胸按压法：患者仰卧，头下勿垫枕头，双手交叉于胸前，抱胸扶肩，张口呼吸；医者立于床侧，以枕头放于患者交叉之双臂上，用一手半握拳垫于患者疼痛的背部之下，另一手随着呼吸按压枕头，等患者呼气时，突然用力，随即听到并感觉到"啪"的一声，手法成功。第3步，坐位扩胸扳法：患者坐于木凳之上，双手抱头置于脑后，医者立其后，双手扶其双腋下，用一膝部顶于患部，逐渐向后拉，等到有阻力时，突然发力，听到并感到"啪"的一声，手法成功，操作结束。

（2）万宝臣对于心悸提出了推拿结合归脾汤治疗心脾两虚型心悸的疗效观察，结论是使用归脾汤对心脾两虚型心悸患者进行治疗具有健脾养心安神的功效，显著改善患者心悸、晕眩、睡眠不佳等不适症状；结合推拿发挥活血行血，通络行气之功效，更好地促进患者恢复，提高疾病治疗效率。

（3）曾启明采用胸椎微调法治疗胸椎源性心悸，并与常规推拿治疗方法进行对比来研究胸椎微调法的疗效优势，为推拿治疗胸椎源性心悸症提供安全有效的新方案。曾启明在治疗胸椎源性心悸症的临床研究中，更加印证了推拿疗法可以缓解肌肉痉挛，调节颈椎小关节紊乱和脱位，释放粘连，缓解滑膜嵌顿，恢复颈椎的动静态平衡，改善颈椎血液循环，增加颈椎及周围软组织的营养供应，促进新陈代谢和组织修复。所有这些优点使其成为脊源性心悸的良好补充和替代疗法。

主要参考文献

［1］曲崇正，江钢辉，宋振杰．三位推拿手法治疗胸椎小关节紊乱引起心悸45例临床观察［J］．新中医，2010，42（9）：87–87．

［2］徐涵斌，宋南昌．推拿疗法治疗脊源性心悸1例［J］．世界针灸杂志，2022（3）：253–259．

［3］万宝臣．推拿结合归脾汤治疗心脾两虚型心悸的疗效观察［J］．中国现代药物应用，2016，10（13）：269–270．

［4］曾启明．胸椎微调法治疗胸椎源性心悸症的临床研究［D］．昆明：云南中医学院，2017．

第九节　癃闭

癃闭是由于肾和膀胱气化失司导致的以排尿困难，全天总尿量明显减少，小便点滴而出，甚则闭塞不通为临床特征的一种病证。其中以小便不利，点滴而短少，病势较缓者称为"癃"；以小便闭塞，点滴全无，病较急者称为"闭"。癃和闭虽有区别，但都是指排尿困难，只是轻重程度上的不同，因此多合称为癃闭。

本病以排尿困难，全天总尿量明显减少，甚至小便闭塞不通，点滴全无为主要临床表现。起病或突然发生，或逐渐形成。一般在癃的阶段表现为小便不利，排尿滴沥不尽，或排尿无力，或尿流变细，或尿流突然中断，全天总尿量明显减少；在闭的阶段表现为小便不通，全天总尿量极少，甚至点滴全无，或小便欲解不出，小腹满胀，状如覆碗。尿闭可突然发生，亦可由癃逐渐发展而来。病情严重时，尚可出现头晕、胸闷气促、恶心呕吐、口气秽浊、水肿，甚至烦躁、神昏等症。尿道无疼痛感觉。癃闭之名，首见于《黄帝内经》，该书对癃闭的病位、病机作了概要的论述。

癃闭相当于西医学中各种原因引起的尿潴留和无尿症。其神经性尿闭、膀胱括约肌痉挛、尿路结石、尿路肿瘤、尿路损伤、尿道狭窄、老年人前列腺增生症、脊髓炎等病所出现的尿潴留及肾功能不全引起的少尿、无尿症，皆可参考本节内容辨证论治。

一、病因病机

（一）西医学认识

1. 流行病学

男性发生率明显高于女性。在男性中以老年男性发生率高，其中70~79岁老年男性10%在五年内发生，80~89岁老年男性30%在五年内发生，而40~49岁男性只有1.6%在五年内发生。

65%的癃闭是由于前列腺增生引起的，在PLESS研究中，前列腺增生者癃闭发生率为每年18/1000人。

女性癃闭常有潜在的神经性因素。儿童很少发生癃闭，通常是由于感染或手术麻醉引起。

2. 发病机制

癃闭的病因及发病机制主要是由于各种器质性病变造成尿道或膀胱出口的机械性梗阻，如尿道病变有炎症、异物、结石、肿瘤、损伤、狭窄以及先天性尿道畸形等；膀胱颈梗阻性病变有膀胱颈挛缩、纤维化、肿瘤、急性前列腺炎或脓肿、前列腺增生、前列腺肿瘤等；此外，盆腔肿瘤、妊娠的子宫等也可引起尿潴留。还有由于排尿动力障碍所致的动力性梗阻，常见原因为中枢和周围神经系统病变，如脊髓或马尾损伤、肿瘤，盆腔手术损伤支配膀胱的神经以及糖尿病等，造成神经性膀胱功能障碍。还有药物如阿托品、溴丙胺太林、东莨菪碱等松弛平滑肌的药物偶尔可引起尿潴留。

（二）中医学认识

中医学认为，癃闭主由外邪侵袭、饮食不节、情志内伤、瘀浊内停、体虚久病等因素有关。其基本病理机制为膀胱气化功能失调。

1. 外邪侵袭

外邪侵袭系下阴不洁，湿热侵袭，膀胱湿热阻滞，气化不利，小便不通，或尿量极少，而为癃闭。肺热气壅肺为水之上源。热邪袭肺，肺热气壅，肺气不能肃降，津液输布失常，水道通调不利，不能下输膀胱；又因热气过盛，下移膀胱，以致上下焦均为热气闭阻，气化不利，而成癃闭。

2. 饮食不节

饮食不节系过食辛辣肥腻，酿湿生热，湿热不解，下注膀胱，或湿热素盛，肾热下移膀胱，气化不利，而发癃闭。脾气不升劳倦伤脾，饮食不节，或久病体弱，致脾虚清气不能上升，则浊气难以下降，小便因而不通，而成癃闭。故《灵枢·口问》曰："中气不足，溲便为之变。"

3. 情志内伤

情志内伤系七情所伤，引起肝气郁结，

疏泄不及，从而影响三焦水液的运行和气化功能，致使水道通调受阻，形成癃闭。且肝经经脉绕阴器，抵少腹，这也是肝经有病，可导致癃闭的原因。

4. 瘀浊内停

瘀浊内停系尿路阻塞瘀血败精，或肿块结石，阻塞尿道，小便难以排出，因而形成癃闭。即《景岳全书》所说："或以败精，或以槁血，阻塞水道而不通也。"

5. 体虚久病

体虚久病系肾元亏虚年老体弱或久病体虚，肾阳不足，命门火衰，气不化水，是以"无阳则阴无以化"，而致尿不得出；或因下焦炽热，日久不愈，耗损津液，以致肾阴亏虚，水府枯竭，而成癃闭。

《素问·灵兰秘典论篇》曰："膀胱者，州都之官，津液藏焉，气化则能出矣。"小便的通畅，有赖于膀胱的气化，因此，本病的病位在膀胱。《素问·经脉别论篇》又曰："饮入于胃，游溢精气，上输于脾，脾气散精，上归于肺，通调水道，下输膀胱，水精四布，五经并行。"水液的吸收、运行、排泄，还有赖于三焦的气化和肺脾肾的通调、转输、蒸化，故癃闭的病位还与三焦、肺脾肾密切相关。上焦之气不化，当责之于肺，肺失其职，则不能通调水道，下输膀胱；中焦之气不化，当责之于脾，脾气虚弱，则不能升清降浊；下焦之气不化，当责之于肾，肾阳亏虚，气不化水，肾阴不足，水府枯竭，均可导致癃闭。肝郁气滞，使三焦气化不利，也会发生癃闭。此外，各种原因引起的尿路阻塞，均可引起癃闭。基本病机可归纳为三焦气化不利，或尿路阻塞，导致肾和膀胱气化失司。

二、临床诊断

（一）辨病诊断

1. 临床表现

癃闭患者，根据病史、症状、体征即可做出初步诊断。适当选择肛门指诊、B超、腹部 X 线摄片、膀胱镜、肾功能检查，以明确是肾、膀胱、尿道还是前列腺等疾病引起的癃闭。

（1）症状

①排尿症状：小便不利，点滴不畅，或小便闭塞不通，尿道无涩痛，小腹胀满甚至胀痛。

②尿量改变：以排尿困难，全日总尿量明显减少，点滴而出，或小便闭塞不通，点滴全无为临床特征。

（2）体征

①全身检查：包括体温、脉搏、呼吸、血压等生命体征，注意神志、发育、营养状况、步态、体位、有无贫血或浮肿等。

②视诊：除特别肥胖外，多能在耻骨上区见到过度膨胀的膀胱；部分患者可见充溢性尿失禁、尿道外口狭窄；有的还可见会阴、外生殖器或尿道口及其周围的湿疹、出血、血肿或淤血、肿物、手术瘢痕等。此外，男性患者可见包茎或包皮嵌顿、包皮口狭窄，女性患者可有盆腔脏器脱垂、处女膜闭锁等。

③触诊：下腹部耻骨上区可触及胀大的膀胱，除部分神经源性膀胱外，压之有疼痛及尿意感。长期慢性肾后性梗阻可导致病肾重度积水，可在肋缘下触及增大的肾脏。阴茎体部尿道结石或瘢痕亦可触及。尿道口或阴道肿物亦可触及。注意腹部其他包块情况，如应甄别下腹部及盆腔肿物的性状及其可能的来源如膀胱巨大肿瘤、肠道肿瘤、子宫肌瘤、卵巢囊肿等，必要时采取双合诊。注意粪便团块。

④叩诊：胀大的膀胱在耻骨上区叩诊为浊音，有时可胀至脐平。移动性浊音可判断有无腹水，应在排空膀胱尿液后进行。

⑤直肠指诊：最好在膀胱排空后进行。直肠指诊可了解肛门括约肌张力情况、肛管感觉、骨盆肌随意收缩等，直肠内有无肿瘤或粪块。对男性患者，还可了解是否存在前列腺增生、前列腺癌、前列腺脓肿等。

⑥神经系统检查：排尿活动是在神经系统调控下完成的，涉及脑干以上中枢神经、脊髓中枢、外周自主神经及躯干神经、膀胱及尿道神经受体与递质等，因此详尽的神经系统检查有助于区分有无合并神经源性膀胱。临床常作跖反射、踝反射、提睾反射、球海绵体肌反射、肛反射、腹壁反射、鞍区及下肢感觉、下肢运动等检查，必要时请神经科医师协助。

2. 相关检查

（1）尿常规检查　尿常规可以了解患者是否有血尿、脓尿、蛋白尿及尿糖等。

（2）尿流率检查　在急性尿潴留解除、拔除导尿管后方可检查，最大尿流率（Qmax）最为重要，但 Qmax 减低不能区分梗阻和逼尿肌收缩力减低，还需结合其他检查，必要时行尿动力学检查。Qmax 在尿量为 150~200ml 时进行检查较为准确，必要时可重复检查。

（3）尿动力学检查　对引起膀胱出口梗阻的原因有疑问或需要对膀胱功能进行评估时建议行此项检查，结合其他相关检查以除外神经系统病变或糖尿病所致神经源性膀胱的可能。

（4）尿道膀胱镜检查　怀疑尿道狭窄、膀胱尿道结石、膀胱内占位性病变时建议行此项检查。

（5）尿道造影（可选）　怀疑尿道狭窄时建议此项检查。

（6）超声检查　经腹部超声检查可以

了解泌尿系统有无积水或扩张、结石、占位性病变等，男性患者的前列腺形态、大小、有无异常回声、突入膀胱的程度等。同时还可以了解泌尿系统以外的其他病变如子宫肌瘤、卵巢囊肿等。此外，在患者急性尿潴留解除、能自行排尿后，可行B超残余尿量测定。

（7）生化检查

①肾功能检查：因膀胱出口梗阻可以引起肾积水、输尿管扩张反流等，最终导致肾功能损害，血肌酐升高，怀疑肾功能不全时建议选择此检查。

②血糖检查：糖尿病性周围神经病变可导致糖尿病性膀胱，血糖尤其是空腹血糖检查有助于明确糖尿病诊断。

③电解质检查：低钾血症、低钠血症亦可导致尿潴留，对怀疑有电解质紊乱者建议选择此检查。

（8）血清 PSA 检查 前列腺癌、前列腺增生、前列腺炎都可能使血清 PSA 升高。急性尿潴留、留置导尿、泌尿系感染、前列腺穿刺、直肠指诊及前列腺按摩也可以影响血清 PSA 值测定。

（9）计算机体层扫描（CT）和磁共振成像（MRI） 在超声检查不能明确下腹部或盆腔肿物性质时，CT 或 MRI 检查是重要的补充。当怀疑神经源性膀胱时，CT 或 MRI 检查则有助于明确中枢神经系统如脑或脊髓病变。

（二）辨证诊断

癃闭的病位在膀胱，但与三焦、肺、脾、肾均有密切关系。本证的辨证首先应分清虚实。因湿热、浊瘀、肺热等所致者，多属实证；因脾气不升、肾阳不足、命门火衰、气化不及州都者，多属虚证。辨别虚实的主要依据：实证多发病急骤，小腹胀或疼痛，小便短赤灼热，舌苔黄腻或薄黄，脉弦涩或数；虚证多发病缓慢，面色

少华㿠白，小便排出无力，精神疲乏，气短，语气低细，舌质淡，脉沉细弱。治疗应根据"腑以通为补"的原则，着重通利。实证治以清热散结通利法，虚证用补肾通窍法。实证发病急，小便点滴而下，短赤灼热或闭塞不通，小腹胀痛，舌苔黄，脉弦涩。

1. 膀胱湿热型

（1）临床证候 小便点滴不通，或量少而短赤灼热，小腹胀满，口苦口黏，或口渴不欲饮，或大便不畅，舌苔根黄腻，舌质红，脉数。

（2）辨证要点 湿热壅结下焦，膀胱气化不利。小便点滴不通，口渴不欲饮，舌质红，舌苔根黄腻，脉数。

2. 肺热壅盛型

（1）临床证候 全日总尿量极少或点滴不通，咽干，烦渴欲饮，呼吸急促或咳嗽，舌苔薄黄，脉数。

（2）辨证要点 肺热壅盛，失于肃降，不能通调水道，无以下输膀胱。小便点滴不通，舌苔薄黄，脉数。

3. 肝郁气滞型

（1）临床证候 小便不通，或通而不爽，胁腹胀满，情志抑郁，或多烦易怒，舌红、苔薄黄，脉弦。

（2）辨证要点 肝气失于疏泄，三焦气机失宣，膀胱气化不利。小便不通，情志抑郁，或多烦易怒，舌红、苔薄黄，脉弦。

4. 浊瘀阻塞型

（1）临床证候 小便点滴而下，或尿细如线，甚则阻塞不通，小腹胀满疼痛，舌质紫暗或有瘀点，脉细涩。

（2）辨证要点 瘀血败精，阻塞尿路，水道不通。小便点滴而下，舌质紫暗或有瘀点，脉细涩。

5. 肾阳衰惫型

（1）临床证候 小便不通或点滴不爽，

排出无力，面色㿠白，神气怯弱，畏寒怕冷，腰膝冷而酸软无力，舌淡、苔薄白，脉沉细而弱。

（2）辨证要点 肾中阳气衰弱，气化不及州都。小便不通或点滴不爽，面色㿠白，腰膝冷而酸软无力，舌淡、苔薄白，脉沉细而弱。

三、鉴别诊断

（一）西医学鉴别诊断

癃闭病证首先应通过体格检查与膀胱B超判断有否尿潴留，有尿潴留者，再作尿流动力学检查，以明确是否有机械性尿路阻塞，有尿路阻塞者，再通过肛门指诊、B超、腹部X线摄片、膀胱镜以及前列腺癌特异性抗原等检查以明确尿路阻塞的原因。无尿路阻塞的尿潴留患者可考虑脊髓炎、神经性膀胱炎，做相应的神经系统检查。对无尿潴留的癃闭患者应考虑肾衰竭，进一步查血肾功能、血常规、血钙磷，B超及X线摄片查双肾大小，帮助鉴别急性或慢性肾衰竭。

1. 急性肾衰

急起少尿甚至无尿，多伴水肿，血尿素氮、肌酐迅速升高，小腹无胀满，尿常规检查有蛋白、红细胞及管型。

2. 水肿

水肿是体内水液潴留，泛溢于肌肤，引起头面、眼睑、四肢浮肿，甚者伴有胸、腹水，并无水蓄膀胱之证候，而癃闭多不伴有浮肿，部分患者还兼有小腹胀满膨隆，小便欲解不能，或点滴而出的水蓄膀胱之证，可资鉴别。

3. 前列腺癌

发病年龄、排尿困难等症状可与前列腺增生相似，并可同时存在，但直肠指诊前列腺常不对称，可扪及不规则结节，质地坚硬；前列腺特异性抗原、血清酸性磷酸酶增高，晚期骨转移或全身恶病质；活体组织检查可进一步鉴别。

（二）中医学鉴别诊断

1. 淋证

淋证以小便频急，滴沥不尽，尿道涩，小腹拘急，病引腰腹为特征。癃闭以排尿困难，全日总尿量明显减少，点滴而出，甚则小便闭塞不通，点滴全无为临床特征。其中小便短涩量少，排尿困难与淋证相似，但淋证排尿时疼痛，每日小便总量基本正常；而癃闭排尿时不痛，每日小便总量远远低于正常，甚至无尿排出。

2. 关格

关格是小便不通和呕吐并见的一种病证。癃闭主要是指以排尿困难，全日总尿量明显减少，甚则小便闭塞不通为主症的一类病证。二者皆有小便不通，故需鉴别。关格必有呕吐，而癃闭一般无呕吐症状，只以小便量极少或全无为特征。二者的关系是癃闭可发展为关格，而关格不一定都是由癃闭发展而来，还可由水肿、淋证发展而成。

3. 鼓胀

鼓胀是以腹胀大如鼓，皮色苍黄，脉络显露为特征的疾患，其每天的小便量明显减少，与癃闭相同，但鼓胀有腹部胀大，青筋暴露，面色青黄等症，临床易于区分。

四、临床治疗

（一）提高临床疗效的要素

癃闭的治疗应根据"六腑以通为用"的原则，着眼于通，即通利小便。但通之之法，有直接、间接之分，因证候的虚实而异。实证治宜清湿热，散瘀结，利气机而通利水道；虚证治宜补脾肾，助气化，使气化得行，小便自通。同时，还要根据病因病机，病变在肺在脾在肾的不同，进行辨证论治，不可滥用通利小便之品。此外，尚可根据"上窍开则下窍自通"的理论，用开提肺气法，开上以通下，即所谓"提壶揭盖"之法治疗。若小腹胀急，小便点滴不下，内服药物缓不济急时，应配合导尿或针灸以急通小便。

（二）推拿治疗

1. 推拿治疗方法一

（1）治疗原则　疏调气机，通利小便。膀胱湿热治以清利湿热，肺热盛者治以清热宣肺，肝气郁滞治以疏肝理气，浊瘀阻塞者治以行瘀散结，肾阳不足者治以温肾益气。

（2）主要手法　摩法、一指禅推法、按揉法等。

（3）操作方法

①腹部操作：患者取仰卧位。顺时针摩小腹，时间约6分钟，一指禅推法或以指按揉中极、气海、关元，每穴1分钟。

②下肢部操作：患者仰卧位。掌摩或掌揉双股内侧，时间约5分钟，以指按揉髀关、足五里、三阴交，以局部酸胀为度。

2. 推拿治疗方法二

（1）膀胱湿热型

①拇指按揉三阴交、阴陵泉、膀胱俞、委阳，每穴约1分钟。

②用擦法横擦骶部八髎，以透热为度。

（2）肺热壅盛型

①用掌擦法横擦前胸上部及后背，均以透热为度。

②用拇指按揉中府、云门、曲池、合谷、太渊，每穴约1分钟。

（3）肝气郁滞型

①用拇指按揉章门、期门，每穴约1分钟，以酸胀为度。

②用掌擦法斜擦两胁，以透热为度。

（4）浊瘀阻塞型

①用拇指按揉肾俞、三焦俞、志室、水道、三阴交，每穴约半分钟，以酸胀为度。

②用擦法横擦腰骶部，以透热为度。

（5）肾阳衰惫型

①用一指禅推法推肾俞、命门，每穴约1分钟，以微感酸胀为度。

②横擦肾俞、命门，直擦背部督脉，均以透热为度。

（三）其他疗法

1. 外治疗法

（1）毫针疗法　以关元、三阴交、阴陵泉、膀胱俞为主穴，随症配穴，针法以泻法为主，以局部酸胀为度。

（2）电针疗法　电针治疗癃闭，系在毫针治疗的基础上，于针柄连接电针治疗仪（G-6805型），两穴为一组，可连接多组。针刺与电刺激的作用相互叠加，进一步提高疗效。电针治疗本病取穴通常取关元、三阴交、阴陵泉、膀胱俞为主穴，配合加减穴；电针参数的选择通常使用低频率、连续波、电流强度以患者能够耐受为度；具有通利之效。

（3）灸法　灸法主要采取温针灸、艾盒灸等。尤其适用于脾气不升、肾阳衰惫证。

（4）气功治疗　取仰卧式，逆呼吸法。吸气时，胸部扩大，腹部往里缩；吐气时相反，腹往外鼓，胸部收缩。要集中精神，意守丹田。每日1次，每次30分钟。

2. 成药应用

（1）分清五淋丸　口服，每次9g，每日3次。

（2）复方石淋片　口服，每次4片，每日3次。

（3）石淋通片　口服，每次6片，每日3次。

（4）逍遥丸　口服，每次9g，每日3次。

（5）癃闭散　口服，每次 9g，每日 3 次，开水送服。

（6）济生肾气丸　口服，每次 9g，每日 3 次。

（7）金匮肾气丸　口服，每次 9g，每日 3 次。

（8）补中益气丸　口服，每次 9g，每日 3 次，开水送服。

五、预后转归

癃闭若得到及时而有效的治疗，初起病"闭"，后转为"癃"，尿量逐渐增加，是病情好转的现象，通过治疗完全可能获得痊愈。如果失治或误治，初起病"癃"而后转为病"闭"，为病势由轻转重。若病情发展，临床出现头晕头痛，视力模糊，胸闷喘促，恶心呕吐，烦躁，神昏等症，是由癃闭转为关格，若不及时抢救，可以导致死亡。诚如《景岳全书》所说："小水不通是为癃闭，此最危最急症也，水道不通，则上侵脾胃而为胀，外侵肌肉而为肿，泛及中焦则为呕，再及上焦则为喘。数日不通，则奔迫难堪，必致危殆。"一般说来，膀胱有尿者，预后较好。膀胱无水者若病程短，全身状况较好，预后也尚可；若病程较长，全身状况较差者，预后不佳，又见尿毒上攻者，预后极差。

六、预防调护

锻炼身体，增强抵抗力，保持心情舒畅，切忌忧思恼怒；消除诸如忍尿，压迫会阴部，外阴不洁，过食肥甘辛辣，过量饮酒，贪凉，纵欲过劳等外邪入侵和湿热内生的有关因素；积极治疗淋证和水肿、尿路及尿路周边肿瘤等疾病，对防治癃闭均有重要意义。

1. 预防

（1）积极预防急性脊髓炎及脊髓外伤，以免发生膀胱功能障碍，导致癃闭的发生。

（2）发现尿路结石者应及时治疗，防止因结石过大或位置的移动阻塞尿路而引起排尿困难。

（3）如为泌尿系统肿瘤阻塞，应及早手术。

（4）对某些诊断和治疗措施，可致肾脏损害者，要提高警惕，以避免本证的发生。

（5）对肾功能障碍而致者，应争取早期发现，及时治疗，防止演变为尿闭。

2. 调护

（1）病室环境　应安排单人房间，保持室内安静，空气流通，温度适宜。

（2）饮食调护　加强营养，忌食生冷之物，增强体质。可食用桂心粥、杜仲炖腰花。

（3）情志调护　加强精神护理，改善患者焦虑情绪。

（4）药后观察　观察患者排尿次数、尿量及排尿的情况，尿液的色、质，排尿障碍对机体的不良影响及程度，经治疗护理后有无改善。

（5）康复指导　若病情允许可适当参加活动，如散步、练气功、打太极拳等，以增强体质，提高机体防御能力。由尿路结石引起者，应大量饮水并配合运动以助结石排出。对肿瘤、较大结石、前列腺肥大等机械梗阻所致，针药未效者，当及时做好转科处理，请外科考虑手术治疗。

七、专方选要

（1）纯阴化阳汤　出《辨证录》，由熟地 30g，玄参 90g，肉桂 0.6g，车前子 9g 组成。熟地纯阴之品，得玄参濡润之助，既能生阴，又能降火。又以至阳之肉桂引入于阳中，导水之车前子使出于阳外。滋肾通关丸偏于降火，而本方胜于滋阴。如孙鲁川老中医治一九旬老翁，小便涓滴不爽，尿道灼热涩痛，少腹膨胀下坠，脉象细数，舌红少津、无苔。先予滋肾通关丸作煎剂。服3剂，小便逐渐爽利，灼热痛涩大减。火虽降而阴液一时未复，故少腹难受不适。后仿纯阴化阳汤，则于降火之后而滋补其阴，6剂后诸症均退。

（2）清肺饮　本方出自《证治汇补》，适用于热在上焦肺经气分而导致的渴而小便闭塞不利。肺为水之上源，方中以黄芩、桑白皮清泄肺热，源清而流自洁；麦冬滋养肺阴，上源有水水自流；车前子、木通、山栀、茯苓清热而利小便。可加金银花、连翘、虎杖、鱼腥草等以增清肺解毒之力。若症见心烦，舌尖红，口舌生疮等，乃为心火旺盛之征象，可加黄连、竹叶等以清泻心火；若大便不通，可加杏仁、大黄以宣肺通便，通腑泄热；若口渴引饮，神疲气短，为气阴两伤之象，可合大剂生脉散，以益气养阴；若兼表证而见头痛，鼻塞，脉浮者，可加薄荷、桔梗以解表宣肺。

（3）五苓散　出自《伤寒论》，药物组成：猪苓9g，泽泻15g，白术9g，茯苓9g，桂枝6g。功用：利水渗湿、温阳化气。主治：膀胱气化不利之蓄水证。研究表明五苓散能有效改善患者肾灌注量及尿排泄量，并且对肾具有保护作用。

八、研究进展

李正飞采用腹部推拿治疗非阻塞性尿潴留。腹部推拿是临床上常用的治疗方法之一，又称"摩腹疗法"。李正飞指出腹部推拿可能具有整体调节作用，通过改善膀胱动力，同时将物理信号向内、向上传输至排尿中枢，对其产生电刺激，使其活动增强，进而改善排尿功能的作用机制。

主要参考文献

［1］张春和，杨会志．中医古籍对癃闭证候学规律的认识与探讨［J］．云南中医学院学报，2011，34（4）：55-57．

［2］杨春艳．针灸治疗癃闭50例临床体会［J］．求医问药（下半月），2012，10（9）：32．

［3］施荣伟．论李忠梓治癃闭7法［J］．吉林中医药，2011，31（2）：99-100．

［4］白吉祥，王书惠，宋静．从肝论治癃闭探析［J］．中医药信息，2012，29（4）：114-115．

［5］李超然，刘德柱，姜德友．癃闭源流考［J］．江苏中医药，2014，46（8）：69-70．

［6］张春和．对中医"癃闭"病名的再认识［J］．云南中医学院学报，2011，34（3）：53-55．

［7］刘立冬．浅谈癃闭证［J］．中国药物经济学，2013，（9）：254-255．

［8］黄世珍．从肺论治癃闭的体会［J］．医学理论与实践，2010，23（8）：960．

［9］李正飞．腹部推拿治疗非阻塞性尿潴留的探讨［J］．河北中医，2015，37（12）：1856-1857．

第九章　骨伤科疾病

第一节　落枕

落枕是在睡眠后出现以急性颈项部肌肉痉挛、强直、酸胀、疼痛以致活动受限为主要症状的病证，因而命名落枕、失枕，是颈部软组织常见损伤之一，多见于青壮年。轻者 2~3 天可自愈，重者疼痛严重并向头部及上肢部放射，迁延数周不愈。此病推拿疗效确切、迅速。成年人若经常出现落枕，常系颈椎病的前驱症状。

一、病因病机

（一）西医学认识

落枕常见于中青年，多发于冬春季。本病发病急，症状突出，导致颈部活动不利。治疗方案多样，预后较好。其发病原因如下。

（1）卧姿不当　由于患者平素体虚，加之睡姿不良，枕头高低或软硬不宜，致使颈部一侧肌群在较长时间内处于过度伸展牵拉位，在过度紧张状态下发生静力性损伤，使伤处肌肉僵硬不舒，尤其是胸锁乳突肌和斜方肌长时间被牵张而劳损或损伤，动作活动受限。

（2）急性损伤　颈部突然扭转或肩扛重物，可使颈项部的肌肉骤然强烈收缩而引起损伤，小关节移位而致病。

（二）中医学认识

中医学认为，本病的发生多由素体亏虚，气血不足，循行不畅，舒缩活动失调，或夜寐肩部外露，颈肩受风寒侵袭，致使气血凝滞，肌筋不舒，经络痹阻，不通则痛，故而拘急疼痛，活动失灵。

二、临床诊断

（一）辨病诊断

1. 临床表现

（1）症状

①颈项僵硬，相对固定在某一体位，甚至用手扶持颈项部，以减少颈部活动刺激。

②患者多在睡眠后出现颈项部疼痛，动则痛甚，可牵扯到肩背部。

③颈部某一方向活动明显受限，如左右旋转、左右侧弯、前屈与后伸等活动。

（2）体征

①颈活动受限：颈部呈僵硬态或歪斜，活动受限往往限于某个方位，强行被动活动则疼痛加重。

②肌痉挛伴压痛：临床中主要是胸锁乳突肌、斜方肌及肩胛提肌发生痉挛。胸锁乳突肌痉挛者，在胸锁乳突肌处有压痛明显的结节或条索状物；斜方肌痉挛者，在锁骨外 1/3 处，或肩井穴处，或肩胛骨内侧缘有压痛明显的结节或条索状物；肩胛提肌痉挛者，在上 4 个颈椎横突上和肩胛骨内上角处有明显压痛的结节或条索状物。

2. 实验室检查

颈椎 X 线检查多无特殊表现，偶可见颈椎呈"双突征"。

（二）辨证诊断

1. 瘀滞型

（1）临床证候　晨起颈项疼痛，活动不利，活动时患侧疼痛加剧，头部歪向病侧，局部有明显压痛点，有时可见筋节。

舌紫暗，脉弦紧。

（2）辨证要点　局部有明显压痛点，有时可见筋节。舌紫暗，脉弦紧。

2. 风寒型

（1）临床证候　颈项背部强痛，拘紧麻木，可兼恶风、微发热、头痛等表证。舌淡，苔薄白，脉弦紧。

（2）辨证要点　颈项背部强痛，舌淡，苔薄白，脉弦紧。

三、鉴别诊断

1. 寰枢关节半脱位

临床表现为颈项疼痛、僵直、颈椎旋转活动严重受限。往往有外伤史，可摄颈椎张口位片进行鉴别。

2. 颈椎结核

有结核病史和全身体征，如低热、消瘦、盗汗等，多发于儿童及青壮年，可摄颈椎正侧位片进行鉴别。

四、临床治疗

（一）提高临床疗效的要素

得病后及时治疗，治疗过程中配合医生工作，还要积极进行康复锻炼。

（二）推拿治疗

（1）治疗原则　舒筋活血，温经通络，理筋整复。

（2）取穴与部位　风池、风府、肩井、阿是穴、天宗、肩外俞等。

（3）主要手法　揉法、弹拨法、点法、拿法、推法、牵引法、旋转法、擦法等。

（4）操作方法

①揉颈肩：患者取坐位，医者站其后，用轻柔的揉法在患侧颈项及肩部施术 2~3 分钟。

②拿颈法：拿颈椎棘突旁的软组织，以患侧为重点操作部位，往返 5 次。

③弹拨法：用拇指弹拨紧张肌肉的压痛点或结节状物，使之逐渐放松。

④点穴法：医者按揉风池、风府、肩井、天宗、肩外俞等穴，以酸胀为度，再轻拿颈椎棘突两侧肌肉。

⑤推桥弓：用鱼际慢慢地推患侧桥弓穴（胸锁乳突肌），反复 5 遍。

⑥掌根推患侧斜方肌，反复 5 次。

⑦头颈牵引法：嘱患者自然放松颈项部肌肉，医者一手持续托起下颌，另一手扶持后枕部，使颈略前屈，下颌内收。双手同时用力向上提拉，维持牵引力量 20 秒，并缓慢左右旋转患者头部 8~10 次，以活动颈椎小关节。

⑧头颈旋转法：摇动旋转之后，在颈部微前屈的状态下，迅速向患侧加大旋转幅度，手法要稳而快，手法的力度和旋转的角度必须掌握在患者可以耐受的限度内。

⑨擦法：小鱼际擦患部，以透热为宜。

（三）医家诊疗经验

刘智斌治疗落枕以推拿为主，分期论治，针推合璧。拿揉风池、肩井穴可疏风清脑止痛，舒筋通络，同时也是斜方肌起止点疗法之一。拿揉、弹拨颈项，擦按肩脚，重在放松肌肉，改善局部血液循环，活血通络镇痛，再配以定点提牵旋转复位法，可纠正颈部小关节紊乱，改善颈椎生理曲度和活动度，调节脊柱力学平衡，缓解肌肉痉挛。分抚双肩属放松结束手法，可理筋活血。

五、预后转归

本病具有自限性，经过治疗后症状基本缓解，预后良好，复发与睡觉姿势有关。若经常发生落枕，应考虑颈椎病可能。

六、预防与调护

（一）预防

推拿治疗本病过程中，手法宜轻柔，忌用强刺激手法，旋转颈椎时注意力度和幅度，不可强求关节弹响，防止发生意外。

（二）调护

（1）经常发生落枕的患者，睡卧时垫枕高低要适当，并注意颈项部保暖。

（2）加强体育锻炼，尤其做颈保健操。

（3）必要时采用综合疗法，可用痛点封闭治疗，或冰块按摩患部。

七、专方选要

（1）葛根汤　葛根12g，麻黄9g，桂枝6g，生姜9g，甘草6g，芍药6g，大枣12枚。功能发汗解毒，升津舒筋。治外感风寒表实，恶寒发热，头痛，项背强，身痛无汗，腹微痛，或下利，或干呕，或微喘，舌淡苔白，脉浮紧者。现用于感冒、流行性感冒、麻疹、痢疾以及关节痛等病症见上述症状者。用法用量：上七味，以水1L，先煮麻黄、葛根，减至800ml，去上沫，纳诸药，再煮取300ml，去滓，每次温服150ml，覆取微似汗。

方中葛根升津液，濡筋脉为君；麻黄、桂枝疏散风寒，发汗解表为臣；芍药、甘草生津养液，缓急止痛为佐；生姜、大枣调和脾胃，鼓舞脾胃生发之气为使。诸药合用，共奏发汗解表、升津舒筋之功。

（2）羌活胜湿汤　羌活、独活各3g，藁本、防风、甘草（炙）、川芎各1.5g，蔓荆子0.9g。功能祛风胜湿。治风湿在表，头痛项强，腰背重痛，一身尽痛，难以转侧，恶寒发热，脉浮。用法用量：用水300ml，煎至150ml，去滓，食后大温服。如经中有寒湿，身重，腰沉沉然，加汉防己1.5g；轻

者，加附子1.5g；重者，加川乌1.5g。

方中羌活、独活祛风湿，利关节；防风、藁本祛风除湿，发汗止痛；川芎活血，祛风止痛；蔓荆子治头风疼痛；炙甘草调和诸药。合用具有祛风胜湿之效。

主要参考文献

［1］朱纯生. 推拿治疗落枕48例［J］. 中国民间疗法，2015，23（1）：24.

第二节　颈椎病

颈椎病，广义上是指颈段脊柱疾病的总称，包括颈段脊柱的骨性、软组织性疾病和肿瘤等。狭义的颈椎病是指颈椎间盘退行性改变、颈椎骨质增生以及颈椎急、慢性损伤等原因引起脊柱内外平衡失调，刺激或压迫颈神经根、椎动脉、脊髓或交感神经而导致的一组综合征。主要表现为颈肩痛、头晕头痛、上肢麻木、肌肉萎缩，严重者双下肢痉挛、行走困难，甚至四肢麻痹，大小便障碍，出现瘫痪等。随着社会经济的发展和科技进步，颈椎病的检出率呈逐年升高趋势，长期低头及伏案的脑力劳动者发病率较高。本病好发于中老年人，但随着信息社会的发展和生活方式的改变，颈椎病发病呈年轻化趋势。随着学生学业紧张，长时间伏案、使用电脑等，加之姿势不正确，日积月累，导致颈肩肌肉劳损、颈椎变形，使青少年颈椎病发病率呈上升趋势，已有颈椎病发生在14岁以下儿童的报道。

本病属于中医学"项痹""眩晕"等范畴。

一、病因病机

（一）西医学认识

在一般情况下，颈椎椎间盘从30岁以

后开始退变，软骨板开始并逐渐骨化，通透性随之降低，髓核中的水分逐渐减少，最终形成纤维化，缩小变硬成为一个纤维软骨性实体，进而导致椎间盘变薄，椎间隙变窄。由于椎间隙变窄，使前、后纵韧带松弛，椎体失稳，后关节囊松弛，关节腔变小，关节面易发生磨损而导致增生。由于以上因素使颈段的脊柱稳定性下降，椎体失稳，故椎体前后形成代偿性骨质增生。总之，椎体后关节、钩椎关节等部位的骨质增生以及椎间孔变窄或椎管前后径变窄是造成脊髓、颈神经根、椎动脉及交感神经受压的主要病理基础。

颈椎的急性外伤或慢性劳损是引起颈椎病的外因。由于跌、扭、闪或长期低头伏案工作均可使颈椎间盘、后关节、钩椎关节、颈椎周围各韧带及其附近软组织不同程度地损伤，从而破坏颈椎的稳定性，促使颈椎椎体及附近发生代偿性骨质增生。若增生物刺激或压迫邻近神经、血管和软组织，就会出现各种症状。此外，颈项部受寒，肌肉痉挛，使局部缺血缺氧，也可引起临床症状或诱发各型颈椎病。

（二）中医学认识

中医学中并无"颈椎病"的病名，但其症状近似于中医的"痹证""痿证""头痛""眩晕""项强"等。中医书籍也有所谓"骨错缝，筋出槽"等描述。早在两千年前的医书《黄帝内经·素问》中，对痹证就做过如下描述："风寒湿三气杂至，合而为痹也。其风气胜者为行痹，寒气胜者为痛痹，湿气胜者为着痹也。"还根据症状和部位，将痹证分为筋痹、骨痹、脉痹、肌痹和皮痹。这些描述中可能包括对颈椎病的描述。这样看来，颈椎病多由于外感风寒湿邪，伤及经络，或长期劳损，肝肾亏虚，或痰瘀交阻，气滞血瘀等原因引起。《杂病源流犀烛》云："凡颈项强痛，肝肾膀胱病

也，三经受风寒湿邪。"

二、临床诊断

（一）辨病诊断

1. 临床表现

（1）症状

1）神经根型颈椎病：①肩背或颈枕部呈阵发性或持续性隐痛或剧痛。②受刺激或压迫的颈脊神经其走行方向有烧灼样或刀割样疼痛，伴针刺样或过电样麻感。③当颈部活动、腹压升高时，上述症状会加重。④颈部活动有不同程度受限或发硬、发僵，或颈呈痛性斜颈畸形。⑤患侧上肢发沉、无力，握力减弱或持物坠落。

2）脊髓型颈椎病：①四肢麻木、酸胀、灼烧感、僵硬无力。②头痛，头昏，大小便改变（如排尿、排便障碍，排便无力或便秘等）。③重者活动不便、走路不稳，甚至出现瘫痪。

3）椎动脉型颈椎病：①每当头部取过伸位或转向某一方位时，即出现位置性眩晕、恶心等，体位改变后清醒。②猝然摔倒，而此时神志大多清楚。

4）交感神经型颈椎病：①头痛或偏头痛，头沉或头晕，枕部痛。②心跳加快或缓慢，或有心前区疼痛。③肢体发凉，局部皮温降低，肢体遇冷时刺痒感，继而出现红肿、疼痛加重，也有指端发红、发热、疼痛或痛觉过敏。④伴有耳鸣、耳聋等。

5）颈型颈椎病：颈部酸、胀、痛及枕、肩部不适感，半数颈部活动受限或被迫体位。

6）混合型颈椎病：指出现两型或两型以上症状者。

（2）体征

1）神经根型颈椎病：①在病变节段间隙、棘突旁及其神经分布区可出现压痛。②生理前凸减少或消失，脊柱侧凸。③颈

部肌肉张力升高，棘突旁有条索状或结节状反应物。④椎间孔挤压、叩顶试验阳性。⑤臂丛神经牵拉试验阳性。

2）脊髓型颈椎病：①肢体张力升高，肌力减弱。②肱二、三头肌肌腱及膝、跟腱反射亢进，同时还可出现髌阵挛和踝阵挛。③腹壁反射和提睾反射减弱。④霍夫曼征和巴宾斯基征阳性。⑤X线片示椎体后缘骨质增生，脊髓造影可见异常。

3）椎动脉型颈椎病：①病变节段横突部压痛。②颈椎旋转到一定的方位即出现眩晕，改变位置时，症状多可消失。

4）交感神经型颈椎病：C_5椎旁压痛。

5）颈型颈椎病：颈部生理曲度变直，患节颈椎棘突间及两侧可有压痛。

2. 相关检查

（1）X片检查

①神经根型颈椎病：X线片示椎间隙变窄，斜位片见椎间孔有骨刺突出并狭小等。

②椎动脉型颈椎病：X线片示钩椎关节侧方或后关节部骨质增生，斜位片可见椎间孔变小。

③交感神经型颈椎病：X线片示椎体和钩椎关节骨质增生。

（2）造影检查 椎动脉型颈椎病椎动脉造影可见椎动脉扭曲、狭窄或中断状。

（3）TCD（经颅彩色多普勒）椎动脉型颈椎病检查显示椎-基底动脉血流速度降低。

（4）CT或MRI 脊髓型颈椎病CT或MRI检查显示颈椎段硬脊膜受压变形。

（二）辨证诊断

1. 风寒湿型

（1）临床证候 颈、肩、上肢窜痛麻木，以痛为主，头有沉重感，颈部僵硬，活动不利，恶寒畏风。舌淡红，苔薄白，脉弦紧。

（2）辨证要点 颈部僵硬，恶寒畏风，舌质淡红，舌苔薄白，脉弦紧。

2. 气滞血瘀型

（1）临床证候 颈肩部、上肢刺痛，痛处固定，伴有肢体麻木。舌质暗，苔薄白，脉弦。

（2）辨证要点 刺痛，痛处固定，舌质暗，脉弦。

3. 痰湿阻络型

（1）临床证候 头晕目眩，头重如裹，四肢麻木不仁，纳呆。舌暗红，苔厚腻，脉弦滑。

（2）辨证要点 头晕，头重如裹，纳呆，舌质暗红，舌苔厚腻。

4. 肝肾不足型

（1）临床证候 眩晕头痛，耳鸣耳聋，失眠多梦，肢体麻木，面红目赤。舌红少津，脉弦。

（2）辨证要点 颈部酸痛，耳鸣耳聋，失眠多梦，目赤，脉弦。

5. 气血亏虚型

（1）临床证候 头晕目眩，面色苍白，心悸气短，四肢麻木，倦怠乏力。舌淡苔少，脉细弱。

（2）辨证要点 心悸气短，四肢麻木，舌淡苔少，脉细弱。

三、鉴别诊断

（一）西医学鉴别诊断

1. 胸廓出口综合征

神经根型颈椎病当与胸廓出口综合征相鉴别，两种疾病均可引起上肢感觉障碍。胸廓出口综合征上肢症状可由直接压迫臂丛下干或由前斜角肌萎缩、炎性刺激而使颈脊神经前支受累而引起，多以感觉障碍为主，并可引起手部肌肉萎缩及肌力减弱等。本病有三种类型：前斜角肌综合征、颈肋综合征和肋锁综合征。胸廓出口综合征从以下4点与神经根型颈椎病相鉴别。①臂丛神经受累，临床常表现为自上臂尺侧到前臂和手部尺侧的感觉障碍和尺侧腕屈肌、指浅屈肌和骨间肌受累。②爱德生试验多属阳性，即让患者端坐，头略向后仰，深吸气后屏住呼吸，将头转向患侧，医者一手抵住患者下颌，略加阻力，另一手触摸患侧桡动脉，如脉搏减弱或消失，则为阳性。此为胸廓出口综合征的特殊试验。③局部体征，患侧锁骨上窝多呈饱满状，检查时可触及条索状的前斜角肌或骨性颈肋，向深部加压或让患者做深吸气动作，可诱发或加剧症状。④本病压颈试验阴性，椎旁区无压痛及其他体征，同时可参考影像学所见进行鉴别诊断。

2. 肌萎缩型脊髓侧索硬化症

脊髓型颈椎病当与肌萎缩型脊髓侧索硬化症相鉴别，二者均可出现肢体运动障碍和肌萎缩。肌萎缩型脊髓侧索硬化症属于运动神经元疾患中的一种，发病原因不明，本病一般无感觉障碍，仅部分患者有感觉异常，颈椎病则由于脊髓受压，在出现运动障碍的同时，伴有不同程度的感觉障碍。颈椎病发病较慢，且多有一定的诱因，肌萎缩型脊髓侧索硬化症则无明显诱因，突然起病，常先从肌无力开始，并且发展较快，波及延髓时，则出现发音含糊，逐渐影响咀嚼肌和吞咽动作。肌电图、脊髓造影、CT、MRI等均有助于鉴别诊断。

3. 梅尼埃病

椎动脉型颈椎病当与梅尼埃病相鉴别，二者均可出现眩晕症状，但梅尼埃病为发作性眩晕，有波动性、进行性和感音性听力减退及耳鸣等临床特点，如对两耳前庭功能加以检查，即可鉴别。

4. 心绞痛

交感神经型颈椎病当与心绞痛相鉴别。心绞痛有冠心病病史，发作时心前区剧烈疼痛，伴胸闷憋气、出冷汗，心电图检查

ST段压低，含服硝酸甘油缓解。而交感神经型颈椎病除心律失常、心前区隐痛、肢体皮温及感觉改变外，还有颈项部压痛，X线可见椎体和钩椎关节骨质增生、颈椎生理曲度改变等，故不难鉴别。

（二）中医学鉴别诊断

落枕

颈型颈椎病当与落枕相鉴别，两者均由颈部肌肉损伤所致，且多于晨起时出现。但颈型颈椎病患者一般不伴有明显颈部肌肉痉挛，压痛点多见于棘突部，而落枕患者于损伤部位可触及伴有明显疼痛的痉挛性条索状肌束。颈部牵引试验时，颈型颈椎病患者有症状消失或缓解感，而落枕患者则症状无改变，或疼痛加剧。因此二者不难鉴别。

四、临床治疗

（一）提高临床疗效的要素

颈椎病早期尽早就医，治疗及时，症状缓解较快，同时要积极配合自身锻炼，还要注意平时的生活起居，养成良好的生活习惯，更有助于恢复。

（二）推拿治疗

（1）治疗原则　舒筋活血，解痉止痛，益髓止眩，整复错缝。

（2）取穴与部位　风府、风池、缺盆、肩井、天宗、小海、合谷、阿是穴等，颈肩背部及患侧肢体。

（3）主要手法　㨰法、拿法、揉法、拔伸法、屈伸旋转、牵抖等。

（4）操作方法

①放松手法：患者取坐位或俯卧位，医者站于其后或一侧，运用㨰、拿、揉法作用于患者的颈项肩背部，持续10~15分钟。

②镇痛手法：根据症状累及部位在风

府、风池、缺盆、肩井、天宗、小海、合谷等穴位用一指禅推法或按揉法，阿是穴使用波法或点按法，约5分钟。

③顺筋手法：医者边牵引边将患者颈部做前后屈伸及左右旋转运动各5次，幅度逐渐增大。

④整复手法：对颈椎关节突偏歪者，医者一手拇指按于偏歪压痛处，用颈椎旋转扳法予以整复；对有颈椎侧弯者，用颈椎侧扳法纠正；对于年龄较大者可采用仰卧位拔伸旋转复位。

（三）医家诊疗经验

1. 推拿治疗方法一

安徽医科大学康复运动医学科吴毅文教授推拿治疗方法如下。

（1）头部推拿　患者取坐位，头部置巾，医者先用拇指推督脉经，接着推两侧足少阳胆经，然后用掌跟揉头部两侧和后部。

（2）"推三把"　拇指由下向上推印堂穴，再沿眉弓上方两手均匀用力分到太阳穴，共3次，揉太阳穴100次左右。第一把：由印堂起沿眉弓上方分开推至太阳穴处，沿两侧发际推至颈项中间，双手合拢。第二把：从前额中央部起两手分开向上至发际，沿两侧足少阳胆经推至枕部，两手合拢向下推颈后部到大椎穴止。第三把：由前额中央发际部向两侧分开推到前额边角，再两手向中间合拢，沿督脉经从前向后推至大椎穴止，两手取风池穴，压内关穴。最后以"推三把"结束头部推拿。

（3）颈部推拿　根据颈项部肌张力的不同，重点推拿肌张力较高的一侧，指尖推项韧带，然后推大椎穴100次。

（4）肩背部推拿（擦法）　先沿棘突两侧骶脊肌内侧缘由上而下直擦至骶骨止，再沿肩胛骨内侧缘由上而下直擦至骶部，用分经法在棘突两侧由上而下向外推开，然后推拿肩背部（分经法、擦法、提拿法交替进行），重复3~4次。如果以下肢症状为主，应多擦或推腰骶部和肌张力较高的一侧。

（5）颈部拔伸　一肘托下颌，一肘托枕部，头部前倾5°，沿纵轴向上轻轻拔伸，拔伸须循序渐进，由轻到重，提起的程度以患者舒适为主，切不可操之过急，禁用暴力。

通常在使用拔伸手法时要经过约20次才能将头部拔起，此法对脊髓多节段波浪状压迫者及脊髓受压较重者要慎用。

（6）最后取风池穴，提肩井，按内关和涌泉。

（7）如果有大小便障碍者，加取八髎穴，推拿治疗每日1次，每次15~20分钟，30次为1个疗程。

2. 推拿治疗方法二

开封市中医院颈肩腰腿痛科朱恪材主任治疗椎体移位或关节紊乱方法如下。

（1）定点旋转复位法　嘱患者坐正，医者立于患者身后，检查确定椎体移位或关节紊乱后，以一只手虎口枕抬患者后脑风府处，一手肘关节抱住患者下颌，医者随即立于患者后侧位，提拉颈部，向后旋转至最大限度时，巧使寸劲扳法，常能听到"咔嚓"一声响，即复位。

（2）旋枕复位法　检查确定椎体移位或关节紊乱后，嘱患者平躺去枕，医者坐于患者头后部，一手虎口微抬患者枕骨部，稍向后拉，一手掌置于患者侧面部，两手同时旋转用力至最大限度时，微用寸劲，常可听到一声"咔嚓"声，即复位。

（3）顿挫复位法　检查确定椎体移位或关节紊乱后，嘱患者平俯，侧头，医者站于患者头前位，一手掌压于患者朝上侧头部（即约太阳与前耳处），一手掌置于患者上侧头部对侧的肩胛部，两手同时向下压，当最大限度时，寸劲用力压一下，常听到"咔嚓"骨骼复位声，即复位。

（4）扶枕抬颌斜板法　嘱患者坐正，检查确定椎体移位或关节紊乱后，医者置身于患者后侧位，一手虎口握住患者后脑稍向耳处，另一手手掌抬起下颌部，嘱患者稍低头，两手同时相向旋转，于颌处手稍向上斜抬，至最大限度后稍用寸劲，听到一声"喀"声，即复位。

（5）普通广泛复位法　患者取坐位，检查确定椎体移位或关节紊乱后，医者置身于患者身后，以一手掌侧压在第7颈椎稍前处，一手压在对侧的耳颞处，双手向对侧用力，至最大限度时稍用寸劲，常听到"喀"响，即复位。

（6）手法复位禁忌证

①某些感染性疾病或急性传染病，如丹毒、骨髓炎、急性肝炎、肺结核等。

②有出血倾向者，如血友病或外伤出血患者。

③手法操作区域有烫伤、皮肤病或化脓性感染的患者。

④急性脊柱损伤诊断不明者、怀疑脊柱肿瘤转移者或者不稳定性脊柱骨折以及脊柱重度滑脱的患者。

⑤肌腱或韧带完全或部分断裂者。

⑥对于妊娠妇女禁用手法复位或慎用脊柱推拿。

⑦精神病患者或骨折、脱位患者对手法有恐惧心理而不予合作者。

⑧软组织局部肿胀严重者，应查明有无其他合并病证，如骨折等，而且单纯的急性软组织损伤，早期宜慎用手法。

⑨手法后症状加重或出现异常反应者，应查明原因后再考虑是否继续手法施术。

⑩有严重内科疾患、严重骨质疏松的患者或年老体弱不能耐受手法施术者；过饥过饱、过度劳累、醉酒之人慎用手法。

五、预后转归

本病发病早期及时采取综合保守治疗预后良好，大部分颈椎病保守治疗效果满意，对于保守治疗无效或效果不好者应予手术治疗。

六、预防与调护

（一）预防

避免持续长时间低头工作或保持某一姿势太久，注意颈肩部保暖。

（二）调护

（1）睡眠时枕头高低和软硬要适宜，以头略向后仰为宜，以保持颈椎正常生理曲度。

（2）科学使用电脑，鼠标宜近不宜远，宜低不宜高，键盘宜低不宜高，显示屏宜正不宜偏。

（3）常做颈部保健操。

七、专方选要

（1）身痛逐瘀汤　处方：秦艽3g，川芎6g，桃仁9g，红花9g，甘草6g，羌活3g，没药6g，当归9g，五灵脂（炒）6g，香附3g，牛膝9g，地龙6g。功能：活血祛瘀，祛风除湿，通痹止痛。治瘀血挟风湿，经络痹阻，肩痛、臂痛、腰腿痛，或周身疼痛，经久不愈者。水煎服。若微热，加苍术、黄柏，若虚弱，量加黄芪30~60g。

本方以川芎、当归、桃仁、红花活血祛瘀；牛膝、五灵脂、地龙行血舒络，通痹止痛；秦艽、羌活祛风除湿；香附行气活血；甘草调和诸药。全方共奏活血祛瘀、祛风除湿、蠲痹止痛之功。

（2）半夏白术天麻汤　处方：半夏4.5g，白术、天麻、陈皮、茯苓各3g，甘草（炙）1.5g，生姜2片，大枣3个。功能：燥湿化痰，平肝息风。主治痰饮上逆，头昏眩晕，恶心呕吐。水煎服。虚者，加人参。

方中以半夏燥湿化痰，降逆止呕，天麻平肝息风而止头眩为君；白术运脾燥湿，茯苓健脾渗湿为臣；陈皮理气化痰，生姜、大枣调和脾胃为佐；甘草调和诸药为使。诸药相伍，共奏燥湿化痰、平肝息风之功。

（3）天麻钩藤饮　处方：天麻9g，钩藤（后下）12g，生石决明（先煎）18g，山栀9g，黄芩9g，川牛膝12g，杜仲9g，益母草9g，桑寄生9g，夜交藤9g，朱茯神9g。功能：清热平肝，潜阳息风。治肝经有热，肝阳偏亢，头痛头胀，耳鸣目眩，少寐多梦；或半身不遂，口眼㖞斜，舌红，脉弦数。现用于高血压。水煎服。

方中天麻、钩藤、石决明平肝息风；山栀、黄芩清肝泻火；杜仲、桑寄生补益肝肾；夜交藤、朱茯神养心安神；益母草活血利水；牛膝活血通络，引血下行。诸药合用，共奏清热平肝、潜阳息风之效。

八、研究进展

（1）周一甫运用理筋手法治疗神经根型颈椎病。具体手法如下。患者取端坐位。①拿揉法拿揉颈肩部：手法轻柔，帮助患者放松，适应手法。②拇指按法：自中间向两侧按压枕骨下深部小肌群，指力深沉，自内向外。③拇指理法：以拇指螺纹面自上而下理双侧棘突旁线和横突线2~3遍，指力连绵深沉，以患者感觉酸胀而不疼痛为度。④肘法：医者用肘部上斜方肌、冈上肌2~3分钟。⑤拇指压法：按压肩胛骨喙突下胸小肌附着点30秒，力度深沉。⑥再次拿揉肩部。⑦虚掌拍肩部。上述理筋手法1次/天，连续治疗10天。周一甫认为理筋手法治疗注重"筋骨并重"，通过按、理、滚、压等多种方式，沿着肌纤维走行方向操作，可松解激活紧张短缩的肌肉组织，促进颈椎受压神经与椎间孔、关节之间的位置变化，纠正应力失衡，缓解疼痛。拇指按法可松解紧张的小肌群，缓解头部症状；拇指理法可放松短缩的肌肉，恢复正常的长度；㨪法可进一步松解上斜方肌；拇指理法可减轻斜角肌紧张引起的神经压迫症状；最后拿揉和虚掌拍法使患者身心放松，避免强刺激产生的肌肉酸痛。

（2）赖春柏通过呼吸模式重建和颈部稳定性功能锻炼加强颈部肌肉力量，增强颈部稳定性及协调性，有助于恢复及维持颈部平衡，减少相应症状。具体操作如下。①呼吸模式重建：患者端坐或平卧，身体放松，深吸气，用鼻吸气，气沉丹田（膈肌下降，腹部隆起），吸气末端屏息1秒，然后缓慢用嘴呼气（膈肌上升，腹部回缩），呼吸要深长而缓慢，每次锻炼10次呼吸循环，1次/天。②颈部稳定性功能锻炼：患者端坐，身体放松，十指相扣置于颈后，小鱼际紧贴后枕部，双拇指朝下顶于肩井穴周围，缓慢抬头，双手协同略向前上方用力，后枕部及颈部与双手相向用力柔和对抗，每次持续约10秒，10次为一组，每天做一组。上述治疗可以缓解局部肌肉紧张挛缩状态，整复紊乱的椎间关节，可以有效减轻椎动脉及神经的压迫，改善血流，缓解眩晕、疼痛等症状。

（3）于天源通过多年临床经验总结出"四步六法"治疗神经根型颈椎病。具体手法如下。①松筋、通经：一指禅推法、弹拨穴位。②整复：颈椎定位旋转扳法、颈部端提法。③展筋：牵拉臂丛神经、拔伸颈部。通过推法、弹拨可以放松肩胛部肌肉，改善痉挛状态。对经络远端穴位进行操作，可利用经络的远治作用，缓解经络所过之处的不适症状，分解并预防神经根粘连，缓解上肢麻木疼痛。拔伸颈部则可增大椎间隙，扩大椎间孔，减小椎间盘压力，减轻解剖结构改变对神经根的压迫程度。

主要参考文献

[1] 周一甫，徐通，于峰，等. 针刺结合理筋手法治疗神经根型颈椎病临床研究 [J]. 光明中医，2023，38（14）：2784-2787.

[2] 赖春柏，李世梁，钟跃海，等. 呼吸模式重建的功能锻炼结合隔姜灸治疗椎动脉型颈椎病的临床研究 [J]. 实用医学杂志，2023，39（11）：1451-1456.

[3] 刘迪，郭辉，于天源，等. 于天源"四步六法"治疗神经根型颈椎病理论探析 [J]. 中华中医药杂志，2021，36（2）：901-904.

第三节 冈上肌肌腱炎

冈上肌肌腱炎又称冈上肌综合征、外展综合征，是指劳损、外伤或感受风寒湿邪后逐渐引起的肌腱退行性改变，局部产生无菌性炎症，以肩部外展时疼痛、活动受限为主要临床表现的疾患。好发于中青年以上的体力劳动者、运动员、家庭主妇。单纯冈上肌肌腱炎发病缓慢，肩部外侧渐进性疼痛，上臂外展60°~120°（疼痛弧）时肩部疼痛剧烈。冈上肌肌腱钙化时，X线片可见局部有钙化影。

本病是肩臂疼痛常见的病因之一。其主要临床表现为肩部外侧疼痛及肩关节外展活动受限。由于起病隐匿，发病缓慢，加之肩部疼痛原因的多样性、复杂性，故本病临床漏诊率较高，治愈率较低，对人类健康及生活质量造成严重影响，严重影响患者的日常生活，给患者带来沉重的负担。冈上肌肌腱炎的病名在中医古籍中没有明确记载，但据其临床归于中医学"痹证"范畴。中医认为本病多因局部感受风寒，或劳累闪挫，或习惯偏侧而卧，筋脉受到长时间压迫，遂致气血瘀滞，使局部气血运行不畅，而致肩痛，关节僵硬，肘臂不能举动。

一、病因病机

（一）西医学认识

冈上肌肌腱炎是临床的常见病、多发病，好发于中青年以上的体力劳动者、运动员、家庭主妇。有急、慢性损伤史或劳损史。一般起病缓慢，常因轻微的外伤史或受凉史，或单一姿势工作、劳动而诱发本病。

（1）损伤与劳损　冈上肌肌腱在喙肩韧带及肩峰下滑囊下面、肩关节囊上面的狭小间隙通过。肌腱与关节囊紧密相连，增加了关节囊的稳定性，但也影响了冈上肌的活动。上肢外展上举运动中冈上肌肌腱、肩峰—喙突形成的肩喙穹与肱骨头之间隙中滑动容易受到肩峰喙突的摩擦及喙肩弓下间隙内受肱骨头肩峰喙突间的撞击、夹挤造成冈上肌肌腱慢性劳损。当患者上臂外展60°~120°时，肩峰与肱骨大结节之间的间隙最小，冈上肌在其间受肩峰与大结节的挤压磨损也最严重。或因冈上肌的力臂较短，完成上肢外展上举运动中所做的功又较大，且又随年龄增大长期反复受累造成冈上肌肌腱本身的退行性变化。因此，频繁的肩部运动势必造成该肌腱的损伤或劳损，从而继发创伤性炎症。由于冈上肌肌腱表面与肩峰之间为肩峰下滑囊，所以冈上肌肌腱炎、肩峰下滑囊炎二者往往同时并存且相互影响，多数肩峰下滑囊炎继发于冈上肌肌腱病变。

（2）退行性改变　随着年龄的增长，肌腱本身也可发生退行性改变。由于冈上肌肌腱易受研磨、撞击、夹挤及本身因素，所以肩袖肌腱群中冈上肌肌腱退变及最早肌纤维断裂发生率最高，当冈上肌肌腱损伤后，可进一步促使冈上肌肌腱的退行性变化。冈上肌肌腱炎后，肌腱很容易产生钙化，使肌腱变得很脆弱，中老年人及从事体力劳动者冈上肌肌腱退行性变化基础上常呈部分撕裂，当一次无准备之外展位急速内收上臂时，或大块钙盐沉积物浸润冈上肌肌腱时，可导致肌腱的大部分或完全性断裂。

冈上肌肌腱钙化之确切病因机制尚不清楚，目前临床研究认为冈上肌肌腱肱骨大结节止点近侧1cm范围的乏血管区血液供应最差，也是受到应力作用影响最大的区域，常被称为"危险区域"，当此"危险区域"发生肌腱变性坏死，腱纤维断裂修复过程中局部酸性环境可有利于不定型的游离钙离子析出并形成钙盐沉积于肌腱纤维内，造成钙化性冈上肌肌腱炎，继之钙盐沉积缓慢增多，可造成对肩峰下滑囊的刺激，表现出肩峰下滑囊炎症状，钙盐沉积可向肌腱表面发展，甚至破入肩峰下滑囊内。

钙盐沉积主要发生在变性的肌腱纤维内，尤其是所受应力较大、容易变性的"危险区域"，初起病变位于腱纤维的中央，先有变性，而后钙离子析出沉积，钙盐沉积物周围组织出现炎症反应。如钙盐沉积物小而深埋肌腱中央，不刺激滑囊时可无临床症状，甚至数年不发觉，如钙盐沉积物明显增大，则可接触滑囊底部，上肢外展运动时可与肩喙弓碰撞或被肩喙弓和肱骨头夹挤而产生疼痛，此时钙盐沉积物边缘清晰，中央发白，但无张力，滑囊底可增厚，甚至有绒毛，可有白色沙砾样物同变性腱组织结合，此阶段无急性症状，表现为上肢外展60°~120°范围出现疼痛之肩痛弧综合征，如继发创伤即可表现为亚急性发作：滑囊底与钙盐沉积物紧密相贴，肿胀中心发白或黄色，密度如牙膏状，有的含有硬的沙砾样物。病程久者钙盐沉积物可与腱纤维交织相融，导致急性发作：

钙盐沉积物内张力大，中心灰白，周围深红或紫色，呈充血状，滑囊底紧贴钙盐沉积物，且滑囊壁变薄，如用小刀切一小口有牛奶样液体溢出，钙盐沉积物可自行穿破滑囊壁进入滑囊，此时滑囊内也有牛奶样液体而非固体物质。严重程度取决于钙盐沉积物周围的炎症反应和其本身内的张力大小。当钙盐沉积物自行穿破时压力下降而使疼痛明显减轻。

（二）中医学认识

中医认为，冈上肌肌腱炎属中医"痹证"范畴，由感受风寒湿邪、外伤及劳损引起气血凝滞，经络痹阻，活动不利，不通则痛，以及年老肝肾亏虚、气血不足，致筋、肉、骨、脉失养，不荣则痛。

外邪系由风、寒、湿邪外袭，经络受阻，气血运行不畅，而致肩部肌肉、筋脉发生酸痛、麻木、重着、活动不利。居处湿地、涉水冒雨、气候突变、冷热交错等原因，致使风、寒、湿邪乘虚侵袭人体，行于经络，留于筋骨关节，气血运行受阻，经络痹阻，活动受限，不通则痛。

外伤或活动用力不当致筋骨受损，气血痹阻，留于筋骨关节，而发疼痛，活动受限。

中年以后，肝肾亏虚，气血渐衰，筋、肉、骨、脉失养，易使冈上肌失去濡养而发生劳损，加上肩关节的频繁活动及感受风、寒、湿邪等，易使冈上肌肌腱产生损伤。

二、临床诊断

（一）辨病诊断

1. 临床表现

单一姿势劳作而诱发本病。根据病史、症状、典型体征及相关检查，一般不难明确诊断。

（1）症状

①疼痛：急性期或慢性肩痛急性发作者，肩部有剧烈疼痛，以肩部外侧肩峰大结节处为主，并扩散到三角肌附着点附近。有时疼痛可向上放射至颈、肩，向下放射到上肢至肘部。肩部活动、用力、受寒时尤其加重。当肩外展时疼痛尤著，因而患者常避免这一动作。

②活动受限：肩关节外展活动受限，尤以肩关节外展 60°~120° 时，可引起明显疼痛为主要特征，当小于或大于这一范围及肩关节其他活动不受限制，亦无疼痛，这与肱二头肌肌腱炎和肩周炎明显不同。

（2）体征

①压痛：压痛常位于冈上肌肌腱的止点，即肱骨大结节之顶部和肩峰下滑囊区、三角肌的止端。同时，可触及该肌腱增粗、变硬等。

②肩外展试验（疼痛弧试验）阳性：患肢肩外展 60°~120° 时疼痛加剧，当小于或大于这一范围，则疼痛不明显。这是由于肩外展 60°~120° 范围时，肱骨大结节与肩峰之间的间隙减小，冈上肌抵止部在其间受肩峰与肱骨大结节的挤压所致。

2. 相关检查

X 片检查一般无异常发现，少数患者可显示冈上肌肌腱钙化，骨质疏松，为组织变性后的一种晚期变化。

（二）辨证诊断

1. 瘀滞型

（1）临床证候　肩部疼痛、肿胀，以夜间为甚，痛处固定，拒按，肩部活动时可闻及摩擦音。舌质暗红，或有瘀斑，舌苔白或薄黄，脉弦或细涩。

（2）辨证要点　痛以夜间为甚，痛处固定，舌质暗红，或有瘀斑。

2. 虚寒型

（1）临床证候　肩部酸胀疼痛，劳累后疼痛加重，休息后疼痛缓解，遇寒痛剧，得温痛减。舌质淡，苔薄白，脉沉细无力。

（2）辨证要点　肩部酸胀，劳累后痛重，遇寒痛剧，得温痛减。舌质淡，苔薄白，脉沉细无力。

三、鉴别诊断

（一）西医学鉴别诊断

1. 冈上肌肌腱钙化

本病与单纯性冈上肌肌腱炎相类似，主要区别是冈上肌肌腱钙化，X 线片上可见到钙化阴影。

2. 肩关节周围粘连症

本病主要表现为肩关节疼痛及各方活动均明显受到限制，而冈上肌肌腱炎只是外展活动受限，即所谓的疼痛弧。疼痛弧不只限于中间范围，从开始活动到整个运动幅度内均有疼痛及局部压痛。

3. 粘连性肩关节滑囊炎

活动开始时不痛，外展 70° 以上出现疼痛，超外展则疼痛明显加重。

4. 肩袖断裂

多因投掷运动等外伤所致，肩前方疼痛伴大结节近侧或肩峰下区域压痛，主动外展困难，将患肢被动地外展上举到水平位后，不能主动维持此种肢位。或有外展 60°~20° 阳性疼痛弧征。

（二）中医学鉴别诊断

肩凝症

冈上肌肌腱炎的病名在中医古籍中没有明确记载，但据其临床表现归于中医学"痹证"范畴，又当与"肩凝症"从病因病机和主症上进行如下鉴别。

病因病机：冈上肌肌腱炎由劳损、外伤或感受风寒湿邪，引起气血凝滞，经络痹阻，活动不利，不通则痛。或年老肝肾亏虚，气血不足，致筋、肉、骨、脉失养，不荣则痛。肩凝症是由于劳损，急、慢性损伤，及感受风寒湿邪或年老肝肾亏虚，气血不足，致气血凝滞，经络痹阻，活动不利，从而引起的以肩部疼痛和功能障碍为主症的一种疾病，又名"五十肩""冻结肩""漏肩风""肩痹"等。

主症：冈上肌肌腱炎以肩关节外展60°~120°时引起明显疼痛为主要特征。肩外展出现典型的疼痛弧是诊断本病的重要依据。肩凝症以广泛粘连为主，致肩关节各方向活动功能受限，尤以外展、内收、内旋及后伸功能受限为甚，特别是当肩关节外展时，出现典型的"扛肩"现象，梳头、穿衣等动作均难以完成。日久，则可发生三角肌等的失用性萎缩。

四、临床治疗

（一）提高临床疗效的要素

冈上肌肌腱炎的治疗目标主要在于缓解患者疼痛症状，恢复正常活动能力。大多数病例经非手术治疗就能改善和缓解症状。临床运用推拿治疗本病，取得了较好的临床疗效，常用推拿方法包括㨰、拿、揉、点压、摇、弹拨、擦、搓抖等。其目的是舒筋通络，活血止痛。通过改善局部血液循环，使炎性水肿加速消退，恢复肩峰与肱骨大结节之间的正常间隙，缓解冈上肌在其间受肩峰与大结节的挤压磨损。

（二）推拿治疗

（1）治疗原则　舒筋通络，活血止痛。

（2）取穴及部位　肩井、秉风、肩贞、肩髃、曲池及肩周等部位。

（3）主要手法　㨰、拿、揉、摇、点压、弹拨、擦、搓抖等。

（4）操作方法

①㨰揉肩臂法：患者取坐位，医者站于患侧，先用柔和的㨰法施术于肩外及肩后部，同时配合肩关节的外展、内收及内旋活动。然后用拿揉法施术于患者上臂，以达舒筋通络、活血散瘀的目的。

②点压弹拨法：患者取坐位，医者先用拇指点压或按揉肩井、缺盆、秉风、肩髃、肩贞、曲池等穴，以酸胀为度。然后用拇指弹拨痛点及病变处，以达到解痉止痛、剥离粘连的目的。

③搓揉牵抖法：接上势，医者先用双手掌放置患肩前后做对掌挤压、按揉，同时将肱骨头向外上方牵拉，然后摇肩关节，搓臂，抖上肢，最后在肩关节周围施擦法治疗，以达活血通络、滑利关节的目的。

五、预后转归

冈上肌肌腱炎的产生除了生理问题外，更多的是由患者在患病前或治愈后的预防保健不当或意识淡漠所致。因此，如何做好该病的预防保健教育尤其重要。患者的活动方式、强度以及患者对本病诱发因素的控制和预防等都很关键，可与本病的治疗占同等地位，不可忽视，这样才能更好地减少此病复发，从而减轻患者痛苦。

六、预防与调护

（一）预防

（1）注意保暖，避免风、寒、湿邪侵袭。

（2）避免长期劳损。

（3）使用正确的姿势。如日常使用计算机时的工作姿势如下。①键盘：打字时手肘应维持90°，肩部自然放松下垂，靠在扶手上，手腕应靠在手腕休息板或其他支持的设计上，以避免肩部酸痛及手腕肌腱炎。②鼠标：鼠标应放在与键盘用桌面同一高度，并尽量靠近身体；移动鼠标时，应利用上臂肌肉，移动前臂来移动鼠标，而不是只用手腕力量，以避免手腕肌腱炎；

最好装置手肘支持架。③对于计算机工作者，每小时应休息5~10分钟，做一些简单的办公室伸展操，以避免因长期持续肌肉收缩造成肌肉疲劳、疼痛或引发肌腱炎。

（二）调护

（1）注意保暖，防凉，防潮，增强体质，提高自身免疫力。

（2）适度运动，让肌肉休息或更换运动项目。因劳损而发生肌腱炎时应多休息，以免疼痛持续；假若肌腱炎是由运动引发的，可以更换另一种运动。

（3）注意日常饮食营养的补充，在饮食上应该多补充B族维生素，多吃些胡萝卜和动物肝脏等。

七、专方选要

独活寄生汤　独活9g，桑寄生、杜仲、牛膝、细辛、秦艽、茯苓、肉桂心、防风、川芎、人参、甘草、当归、芍药、干地黄各6g。功用：祛风湿，止痹痛，益肝肾，补气血。主治：痹证日久，肝肾两虚，气血不足证。

本方以祛风寒湿邪为主，辅以补肝肾、养气血之品，邪正兼顾，祛邪不伤正，扶正不留邪。有研究表明，独活寄生汤具有抗炎、镇痛、调节免疫功能、扩张血管、抑制血小板聚集作用。

主要参考文献

［1］罗才贵．推拿治疗学［M］．人民卫生出版社，2001.

［2］罗才贵．实用中医推拿学［M］．成都：四川科学技术出版社，2004.

［3］王和鸣．中医骨伤科学［M］．北京：中国中医药出版社，2006.

［4］严隽陶．推拿学［M］．北京：中国中医药出版社，2003.

［5］周力．推拿治疗学［M］．北京：人民卫生出版社，2005.

［6］于天源．按摩推拿学［M］．北京：中国协和医科大学出版社，2003.

［7］夏治平．实用推拿治疗学［M］．上海：上海中医学院出版社，1990.

第四节　肱二头肌腱鞘炎

肱二头肌肌腱在肩关节活动时，反复在肱骨结节间沟摩擦而引起退行性改变，造成腱鞘充血、水肿、粘连、纤维化，腱鞘增厚，使腱鞘的滑动功能发生障碍，以肱骨结节间沟疼痛、压痛和肩关节活动受限为主要表现。

本病影响患者的日常工作、生活，给患者带来沉重负担。中医古籍中没有肱二头肌腱鞘炎的明确记载。腱鞘炎俗称"脉窝风"，在中医属于"筋伤""筋伤"范畴，患者感到关节有不同程度的疼痛、麻木、僵硬、肿胀等症状，且症状并不会随着活动而明显缓解。

一、病因病机

（一）西医学认识

肱二头肌长头腱鞘炎为临床常见病。流行病学调查统计显示，肱二头肌长头腱鞘炎发病男性多于女性，多见于体力劳动者，多为单侧，且右肩多于左肩。

肱二头肌的长头和短头腱容易发生腱鞘炎。肱二头肌腱鞘炎通常至少有部分是因喙突肩峰弓处肱二头肌肌腱受撞击所致。肱二头肌肌腱炎为急性起病，通常在肩关节过度使用或不当使用后发生，如练习高于头顶的网球发球，或打高尔夫球时过度挥杆。肱二头肌的肌肉和肌腱容易遭受创伤、磨损以及撕脱，如果损害严重，肱二头肌长头和短头的肌腱会断裂，患者将无法展现肱二头肌。

（1）急性损伤　指外伤导致本病。肩关节的直接外伤或肱二头肌用力不当，造成局部充血、水肿而又未及时恢复。如肩关节脱位或肱骨外科颈骨折，均可导致该肌腱因牵拉、扭转而发生损伤。

（2）慢性劳损　长期从事肩部体力劳动或过度运动，均可引起肱二头肌长头腱的慢性劳损。或由急性损伤失治转变而成。肱二头肌长头腱和腱鞘受结节间沟狭窄粗糙面的机械刺激，加剧了肌腱与腱鞘的摩擦，使局部充血、水肿，肌腱与鞘膜增厚，纤维管腔变窄，肌腱在管腔内滑动困难而产生症状，甚至发生局部粘连，影响关节的活动功能。本病的病理变化是肌腱与腱鞘的损伤性炎症，表现为腱鞘充血、水肿、增厚，肌腱变黄，失去光泽，粗糙与纤维化。在肌腱与腱鞘之间，有时发生粘连。

人体在劳动或锻炼过程中，肘关节处于屈曲位，肱二头肌则处于紧张状态，当外力将屈曲的上肢过度外展或后伸时，肱二头肌短头附着于喙突部即可能发生撕裂伤，伤后局部出现充血、水肿等病理变化，这种变化可以使肱二头肌短头与其并行的喙肱肌之间发生粘连等无菌性炎症，从而产生疼痛及功能受限。

（二）中医学认识

中医认为，肱二头肌腱鞘炎属中医"筋伤"范畴，由感受风寒湿邪、外伤及劳损引起气血凝滞，经络痹阻，拘急挛缩，活动不利，以及年老肾气不足，精血亏损，筋脉失其濡养，则拘急挛缩。

1.外感风寒湿邪

居处湿地、涉水冒雨、气候突变、冷热交错等原因，致使风、寒、湿邪乘虚侵袭人体，行于经络，留于筋骨关节；机体感受风寒湿邪后，经络受阻，气血运行不畅，局部肌肉痉挛，筋脉挛急，而致肩部肌肉、筋脉发生酸痛、麻木、重着、活动受限。正如《三因极一病证方论》所说："三气侵入经络，在骨则重而不举，在脉则血凝不流，在筋则屈而不伸……逢寒则急。"

2.外伤

外伤或活动用力不当致筋骨受损，气血痹阻，留于筋骨关节，而使疼痛、活动受限。

3.精血亏损

人到中年，肾气不足，精血亏损，筋脉失其濡养，则拘急挛缩。肌腱可发生退行性改变（肌腱的弹性减退、挛缩、变性等），在此基础上，更易受伤，或复感风寒湿邪，血行受阻，筋脉凝涩不通，则拘紧挛急，发为本病。

二、临床诊断

（一）辨病诊断

1.临床表现

有急、慢性损伤和劳损病史，多数呈慢性发病过程。根据病史、症状、体征即可做出初步诊断。

（1）症状

①疼痛：开始表现为肩部疼痛，以后逐渐加重，最终出现肩前或整个肩部疼痛，受凉或劳累后加重，休息或局部热敷后痛减，肩部乏力。

②肿胀：在疾病初期，除局部疼痛外，可伴有轻度肿胀。主要为损伤性炎症引起的局部充血和水肿所致。

③活动受限：肩关节活动受限，尤以上臂外展向后背伸和用力屈肘时明显，有时向三角肌放射。

（2）体征

①压痛：肱骨结节间沟处压痛明显，少数患者可触及条索状物。

②肱二头肌抗阻力试验阳性。

2. 相关检查

X片检查一般无特殊。退行性变者，可发现骨刺、骨疣等，有助于对本病的诊断。

（二）辨证诊断

1. 寒湿型

（1）临床证候　肩部胀痛，有重着感，遇寒痛增，得温痛缓，或兼有畏寒。舌质淡红，苔白或腻，脉弦滑。

（2）辨证要点　肩部胀痛，遇寒痛增，得温痛缓。

2. 瘀滞型

（1）临床证候　多见于早期。肩部疼痛较局限，以夜间明显，压痛明显，可触及硬结或活动有摩擦音。舌质暗红或有瘀斑，脉弦或细涩。

（2）辨证要点　肩部疼痛较局限，以夜间明显，舌质暗红或有瘀斑。

3. 气血不足型

（1）临床证候　多为后期，肩部酸痛，劳累后疼痛加重，皮色苍白，或有头晕心悸，肌肉萎缩。舌质淡，苔白，脉沉细无力。

（2）辨证要点　肩部酸痛，劳累后疼痛加重，皮色苍白。

三、鉴别诊断

（一）西医学鉴别诊断

1. 肩关节粘连

本病的主要特点是肩部广泛疼痛，且可向上、向下放射，压痛广泛，肩关节活动受限。早期以疼痛为主，后期以肩关节功能障碍为主（同肩周炎），可资鉴别。

2. 肱二头肌长头腱断裂

多因肱二头肌急骤强力收缩所引起，多见于青壮年人。主要表现为肩内侧有剧烈疼痛，肘关节屈曲无力。肘屈曲时，在上臂前内侧，因部分断裂的肌纤维收缩时，可有肿物隆起，可资鉴别。

3. 肱骨大结节骨折

该骨折是一种撕脱性骨折，仅有小骨片与主体骨断离，所以不容易产生骨擦音、特殊外观畸形、异常活动等能揭示骨折的临床表现。X线检查是最常用有效的鉴别手段。应注意不要将肱骨大结节的裂纹骨折漏诊而诊断为一般性肩部软组织挫伤。

4. 肱骨解剖颈或外科颈骨折

主要与嵌入性、裂纹性肱骨解剖颈或外科颈稳定性骨折相鉴别。这两种骨折在临床检查时同样难以表现出骨擦音、特殊外观畸形、异常活动等骨折特异症状，但通过X线检查可以较容易地做出正确鉴别。

（二）中医学鉴别诊断

肩凝症

肱二头肌长头腱鞘炎属于中医"筋伤"范畴，又当与肩凝症从病因病机和主症上做如下鉴别。

病因病机：中医认为，肱二头肌腱鞘炎属中医"筋伤"范畴，由感受风寒湿邪、外伤及劳损引起气血凝滞，经络痹阻，致使拘急挛缩，活动不利，以及年老肾气不足，精血亏损，筋脉失其濡养，则拘急挛缩。肩凝症由劳损以及急、慢性损伤，感受风、寒、湿邪，或年老肝肾亏虚，气血不足，致气血凝滞，经络痹阻，活动不利，从而引起肩部疼痛和功能障碍。

主症：肱二头肌腱鞘炎主要表现为压痛，肱骨结节间沟处压痛明显，少数患者可触及条索状物，肱二头肌抗阻力试验阳性。肩凝症因广泛粘连，致肩关节各方向活动功能受限，尤以外展、内收、内旋及后伸功能受限为甚，特别是当肩关节外展时，出现典型的"扛肩"现象，梳头、穿衣等动作均难以完成。日久，则可发生三角肌等的失用性萎缩。

四、临床治疗

（一）提高临床疗效的要素

肱二头肌腱鞘炎的治疗目标主要在于缓解患者疼痛症状，恢复正常活动能力，大多数病例经非手术治疗就能改善症状。推拿为非手术疗法中的主要治疗手段，有较好的临床疗效。其目的是通过推拿手法改善局部血液循环，减轻局部充血、水肿，松解粘连的软组织，缓解肌腱、韧带的挛缩、粘连、钙化等情况，使功能活动逐渐恢复正常。目前，临床常用的推拿方法主要有点按、弹拨、拿捏等。

（二）推拿治疗

（1）治疗原则　急性损伤者，宜活血化瘀，消肿止痛；慢性劳损者，宜理筋通络，松解粘连。

（2）主要手法　滚、拿、按、揉、弹拨、摇及搓抖等。

（3）操作方法

①滚揉肩臂法：患者取坐位，医者站于患侧，一手托住患肘，将肩部外展，另一手先用深沉而柔和的滚法施于肩前与肩外侧，再用拿揉法施于上臂，重点在肱二头肌长腱与三角肌前部，使之放松。

②指压弹拨法：接上势，医者先用柔和的拇指弹拨法施于肱二头肌长腱的起点至结节间沟处，然后点压肩内陵、肩髃、肩贞、曲池、手三里等穴，以解痉止痛。

③运动肩臂法：接上势，医者先用双手掌挤压、按揉肩关节，然后做托肘摇肩及大幅度摇肩法，最后搓揉、牵抖上肢，结束治疗，以舒筋通络，滑利关节。

五、预后转归

肱二头肌腱鞘炎的产生除了解剖生理结构问题外，患者的预防保健不当或意识淡漠也是加重本病的原因。因此，做好该病的预防保健教育尤其重要。针对患者的活动方式、强度以及患者对本病诱发因素的控制和预防等都很关键，不可忽视，这样才能更好地减少此病复发，从而减轻患者痛苦。

六、预防与调护

（一）预防

（1）让患者了解肱二头肌腱鞘炎的常见诱发因素，如各种肩关节的急性损伤、慢性劳损等，以预防复发或加重病情。

（2）了解本病的其他原因，如受寒、受潮可使自身免疫力降低，局部肌肉痉挛，缺血缺氧，筋脉挛急，从而预防本病的发生或复发。

（二）调护

（1）疼痛较剧者，施手法时应注意轻柔，治疗后应减少肩部活动，尤不宜做外展、外旋活动。

（2）局部注意保暖，勿受风寒刺激，以免加重病情。

（3）症状减轻或消失后，可做适当的肩部功能锻炼，使功能逐渐恢复，如摇肩、晃肩及摆肩等，活动幅度及运动量要循序渐进。

七、专方选要

（1）蠲痹汤　羌活、独活、桂心、秦艽、当归、川芎、甘草（炙）、海风藤、桑枝、乳香、木香。功用：祛风除湿，蠲痹止痛。主治：风寒湿三气合而成痹者。"蠲"者，有免除之意，去之疾速也。本方有益气活血之功，气通则血活，血活则风散，服之可使痹证得以迅速免除，故名"蠲痹汤"。

（2）黄芪桂枝五物汤　黄芪9g，芍药

9g, 桂枝 9g, 生姜 18g, 大枣 4 枚。主治: 血痹, 阴阳俱微, 肌肤麻木不仁, 如风痹状, 寸口关上微, 尺中小紧, 脉微涩而紧。功效: 调养营卫, 祛风散邪; 益气温经, 和血通痹。

附: 肱二头肌短头肌腱损伤

肱二头肌短头肌腱损伤是指肱二头肌短头肌腱及喙肱肌受到牵拉刺激所引起的局部充血、水肿、纤维化、粘连等无菌性炎症, 又称肱二头肌短头肌腱炎。临床以肩部疼痛、活动功能障碍为主要特征。治疗不当可诱发肩关节粘连。本病为推拿临床常见疾病之一, 推拿治疗具有较好的效果。

一、病因病机

(一) 西医学认识

肱二头肌处于收缩时, 肩关节过度外展、后伸, 或遭受外力伤害, 导致肱二头肌短头肌腱喙突附着处发生撕裂, 继而出现充血、水肿、粘连等变化, 发为本病。

(二) 中医学认识

1. 肝肾亏损, 气血不足

随年龄增长, 肝肾精气衰退, 气血不足, 肩关节周围血运较差, 肱二头肌短头肌腱失于濡养, 或肱二头肌短头肌腱本身退变及邻近骨质退变, 长期活动使肌腱与粗糙的骨质发生摩擦, 日久生痛而发病。

2. 外感风寒

肩部感受风寒, 肱二头肌短头肌腱血运迟滞, 瘀结不通, 不通则痛, 诱发本病。

二、临床诊断

1. 临床表现

(1) 病史 肩部有外伤、劳损或感受风寒病史。

(2) 局部疼痛 肩部前内侧疼痛, 初起为阵发性, 逐渐加重变为持续性, 昼轻夜重, 甚则痛不能眠。在肩部劳累、受寒、受压、被动牵拉时, 疼痛加重。

(3) 活动受限 肩关节前屈、外展、外旋及后伸等活动受限, 且疼痛加重。病程长者可并发肩关节粘连。

2. 体征及相关检查

(1) 肩前部肌肉僵硬, 肩关节前内侧喙突部有明显压痛, 并可触及痉挛、肿胀的肱二头肌短头。

(2) 肘关节屈曲, 做肱二头肌短头抗阻力试验时, 喙突部出现疼痛加剧。

(3) 肩关节外展、外旋及后伸位时疼痛加剧。

(4) X 线检查多数患者无异常所见。少数病程长、病情重者, 可见肱二头肌短头肌腱密度增高并有点状钙化影。

3. 诊断要点

本病的主要临床特点是疼痛部位在喙突部, 活动受限以肩关节前屈、外展、外旋、后伸为主。结合相关检查, 一般不难做出诊断。

三、鉴别诊断

本病要与肱二头肌长头腱鞘炎、冈上肌肌腱炎进行鉴别。

1. 肱二头肌长头腱鞘炎

肱二头肌长头腱鞘炎在肩关节的正前方疼痛, 压痛部位在肱骨结节间沟, 肱二头肌抗阻力试验阳性, 可资鉴别。

2. 冈上肌肌腱炎

冈上肌肌腱炎疼痛在肩外侧, 可放射至三角肌止点, 有肩外展疼痛弧 (60°~120°)。

四、临床治疗

(1) 治疗原则 活血散瘀, 理筋通络,解痉止痛。

（2）取穴及部位　肩内陵、肩井、曲池及患部。

（3）主要手法　滚、按、揉、擦及被动运动。

（4）操作方法

①滚揉肩臂法：患者取坐位，医者站于患侧，一手托起患肢上臂，使肩关节处于外展位，另一手用滚法和揉法施术于肩周及上臂，大约2分钟；随后治疗重点移至上臂的前内侧至喙突部，约1分钟。

②弹拨点穴法：接上势，医者用轻柔的弹拨法作用于肩前压痛点（喙突），约1分钟；同时配合点压肩井、肩内陵、肩贞、曲池等穴，以局部酸胀为度。

③活动关节法：接上势，医者摇肩关节，活动幅度要适当，并配合上举、外展及内收等被动活动，反复3~5遍。

④搓抖肩臂法：搓揉肩臂部，约2分钟，牵抖上肢10次。

⑤擦法：擦热患肩，结束治疗。

五、预防与调护

（1）急性损伤者，减少肩关节的被动运动；损伤时间较长，局部有粘连者，要适当加强功能锻炼，有助于本病的恢复。

（2）注意局部保暖，避免感受风寒。

主要参考文献

［1］罗才贵. 推拿治疗学［M］. 北京：人民卫生出版社，2001.

［2］罗才贵. 实用中医推拿学［M］. 成都：四川科学技术出版社，2004.

［3］王和鸣. 中医骨伤科学［M］. 北京：中国中医药出版社，2006.

［4］严隽陶. 推拿学［M］. 北京：中国中医药出版社，2003.

［5］周力. 推拿治疗学［M］. 北京：人民卫生出版社，2005.

［6］于天源. 按摩推拿学［M］. 北京：中国协和医科大学出版社，2003.

［7］夏治平. 实用推拿治疗学［M］. 上海：上海中医学院出版社，1990.

第五节　肩关节周围炎

肩关节周围炎是一种因肩关节周围的肌腱、韧带、腱鞘、滑囊等软组织退行性变和急、慢性损伤，加之感受风寒湿邪致局部产生无菌性炎症，从而引起以肩关节疼痛和功能障碍为主症的肩部疾病，简称肩周炎。因其好发于中老年人，尤其以50岁左右年龄组的发病率为最高，故又有"老年肩""五十肩"之称。另外，该病普遍具有患肩关节僵硬和遇热痛减、遇冷痛甚等特点，因此还被称为"冻结肩""肩凝症""粘连性肩关节炎""露肩风""漏肩风""肩凝风""肩痹"等。本病具有缓慢发病、逐渐加重、经数月或更长时间可自行减轻以至自愈的发病特点。病程多在数月至数年之间，一般不复发。

一、病因病机

（一）西医学认识

肩关节周围炎是临床常见病、多发病。流行病学调查统计显示，肩关节周围炎的男女患者之比约为1:3，多为单侧，且左肩多于右肩。

本病一般认为与下列因素有关。

1. 年老体衰，气血不充

年过五旬，气血渐虚，局部组织退行性变，常常是本病的发病基础。

2. 外伤、劳损

肩部外伤，导致关节周围软组织受损，是诱发本病的常见因素。肩关节是人体活动范围最广泛的关节，其关节囊较松弛。维持肩关节的稳定性，多数依靠其周围的肌肉、肌腱和韧带的力量。跨越肩关节的肌腱、韧带较多，而且大多是细长的腱，一方面，由于肌腱本身的血供较差，随着年龄的增长，常有退行性改变；另一方面，由于肩关节在日常生活和劳动中活动比较频繁，双肩部软组织经常受到上肢重力和肩关节大范围运动的牵拉、扭转，容易引起损伤和劳损。损伤后，软组织的充血、水肿、渗出、增厚等炎性改变如得不到有效治疗，久之则可发生肩关节软组织粘连，甚至肌腱钙化，导致肩关节活动功能严重障碍。

3. 长期制动

肩关节经过一段时间的固定，有的甚至只是活动量减少，而未受到任何外部伤害，也同样能继发本病。

西医学认为，随着人由中年步入老年，体内许多组织都不同程度地产生退行性改变。在肩关节易出现冈上肌腱钙化、肱二头肌长头腱磨损，结节间沟骨质增生、肩峰下滑囊炎等情况。由于这些病理变化，使得肩关节周围软组织的弹性降低，质脆，甚至继发局部无菌性炎症反应，出现肌腱或韧带挛缩、粘连、钙化等情况。尤其是肩关节囊，它与邻近软组织的粘连是造成肩关节活动障碍的主要原因。病程长者还可引起胸大肌和背阔肌肌腱甚至肌腹挛缩、变硬，使腋窝前后壁伸缩受限，进一步加重肩关节的活动障碍。

（二）中医学认识

中医学很早便对肩周炎有了一定的认识，将肩周炎归入中医学"痹证"范畴。归纳起来引起肩周炎的原因主要有以下几点。

1. 外伤、劳损

损伤多见于劳动和运动中，姿势不当，用力过猛，肢体受到挫、闪、扭、挟外力，造成肩关节损伤，轻则皮肉受损，瘀血蓄

积，重则筋伤骨断，关节脱臼，肿胀疼痛，由于出血渗出，肌肉痉挛，日久导致肩关节周围软组织粘连，关节活动障碍。《灵枢·贼风》认为，痹证的发病与外伤关系密切，伤后"恶血"停聚于肌肉筋骨之间，气血运行闭阻，人体防御功能丧失，易受风寒湿邪侵犯，恶血与外邪侵袭则发为损伤痹证。《张氏医通》关于臂痛有这样记载："或因提挈重物，皆致痹痛"，说明外伤是肩周炎的发病原因。唐代蔺道人也指出跌仆损伤骨折后瘀血不散，筋膜失养为关节痹痛原因，其《仙授理伤续断秘方》指出："手足久损，筋骨差爻，举动不能"，可造成关节活动功能障碍。

中医学中劳伤又称劳损，多由长年累月慢性损伤所引起，不仅损伤气血筋骨，也因不运动而致气滞血凝，是关节痹痛的重要致病因素。《素问·宣明五气篇》说："久视伤血，久卧伤气，久坐伤肉，久立伤骨，久行伤筋，是谓五劳所伤。"视、卧、坐、立、行为人体正常生理活动，如太过，即超过生理限度，则成为致病因素。《仙授理伤续断秘方》说："劳损筋骨，肩背疼痛"，说明劳损是肩背疼痛的原因。而《吕氏春秋》说："出则以车，入则以辇，务以自佚，命之曰招蹷之机"，指出人体不运动也可导致痹证的发生。

2. 外感风寒湿邪

本病的发生与风寒湿三邪的侵袭有关。如《素问·痹论篇》曰："风寒湿三气杂至，合而为痹也。"其中，风气胜者为行痹，寒气胜者为痛痹，湿气胜者为着痹。另按四时季节与所伤部位，又有"骨痹""筋痹""脉痹""皮痹"等之分。《诸病源候论》记载："此由体虚，腠理开，风邪在于筋故也……邪客关机，则使筋挛，邪客于足太阳之络，令人肩背拘急。"《古今医鉴》载有："睡后手在被外为寒邪所袭，遂令臂痛，及乳妇以臂枕儿，伤于风寒而致臂痛者。"患者久居

湿地，风雨露宿，或贪凉夜寐，露肩当风，以致风寒湿邪客于血脉筋肉，血受寒则凝，使筋脉失养，脉络拘急而疼痛；寒湿之邪淫溢于筋肉关节，则关节屈伸不用。其中因湿性重浊黏滞，长期滞留于关节，使气血运行迟涩，易使肩部诸筋粘连，是导致关节运动功能障碍的主要原因。

3. 肝肾亏虚，气血不足

中医认为，人到 50 岁左右，肝肾精气开始衰退，气血不足，血脉周流运行迟涩，不能濡养筋骨，筋脉失其所养，血虚生痛，日久营卫失调，筋脉拘急而不用。由于肝肾亏损，肝血肾精不足，气血虚衰，血不荣筋，筋失所养，筋脉拘急挛缩而不用；骨失精血濡养，则骨质疏松而运动不灵；皮肉失养，则肌肉瘦削，举动无力。

二、临床诊断

（一）辨病诊断

1. 临床表现

（1）症状

①有肩部外伤、劳损或感受风寒湿邪的病史。

②肩部疼痛：多数病例慢性发病，疼痛是突出的症状。患者先感到肩部、上臂部轻微疼痛，随后逐渐加重并感到肩部僵硬，疼痛可为钝痛、刀割样痛，夜间加重，甚至痛醒，可扩大到枕部、腕部或手指，有的放射至后背、三角肌、肱三头肌、肱二头肌以及前臂伸面。

凝结期：早期疼痛多位于肩部前外侧，多为持续性并逐日加重，肩部广泛压痛。患者在早期疼痛可以忍受时，盂肱关节活动不受限，但内外旋受限，举臂至头顶困难，患者不能梳头。此期病程约 1 个月，亦可延续 2~3 个月者。

冻结期：疼痛会逐渐减轻，但肩关节活动受限越来越明显；后期盂肱关节几乎不能活动，疼痛与活动受限并不一致。严重者只有肩胛骨在胸壁进行移动，伴随出现肩部肌肉萎缩。一般需要 6 个月左右，或更长的时间逐渐缓解，进入恢复期。

解冻期：肩部疼痛基本消失，肩部活动范围亦逐渐增加，常常首先是旋外活动逐渐恢复，继而为外展和旋内活动恢复等。

③肩关节运动功能受限：主动活动受限，被动活动也受限。早期功能障碍多因疼痛所致，后期疼痛减轻而肩关节广泛粘连，致肩关节各方向活动功能受限，尤以外展、内收、内旋及后伸功能受限为甚。特别是当肩关节外展时，出现典型的"扛肩"现象。患者常诉梳头、穿衣、系腰带、叉腰等动作均难以完成。日久则可发生三角肌等的失用性萎缩。

（2）体征

①压痛：本病在肩关节周围可找到相应的压痛点。主要在喙突、肩峰下、三角肌附着处、结节间沟及冈下窝（天宗穴）、肩胛内侧缘等处，常有不同程度的压痛。

②肩关节功能检查：做肩关节上举、外展、后伸、内收、内旋及外旋活动，观察并记录其活动幅度及粘连程度。肩关节各方向活动功能受限，尤以外展、内收、内旋及后伸受限为甚。特别是当肩关节外展时，出现典型的"扛肩"现象。

2. 相关检查

（1）X 片检查

①早期的特征性改变主要是肩峰下脂肪线模糊变形乃至消失。所谓肩峰下脂肪线是指三角肌下筋膜上的一薄层脂肪组织在 X 线片上的线状投影。当肩关节过度内旋位时，该脂肪组织恰好处于切线位，而显示线状。肩周炎早期，当肩部软组织充血水肿时，X 线片上软组织对比度下降，肩峰下脂肪线模糊变形，乃至消失。

②中晚期肩部软组织钙化，X 线片可见关节囊、滑液囊、冈上肌腱、肱二头肌

长头腱等处有密度淡而不均的钙化斑影。在病程晚期，X 线片可见钙化影致密锐利，部分病例可见大结节骨质增生和骨赘形成等。此外，在肩锁关节可见骨质疏松、关节端增生或形成骨赘或关节间隙变窄等。

（2）肩关节造影　可见关节囊有粘连现象。

（3）肩关节 MRI 检查　肩关节 MRI 检查可以确定肩关节周围结构信号是否正常，是否存在炎症，可以作为确定病变部位和鉴别诊断的有效方法。

（二）辨证诊断

1. 风寒湿型

（1）临床证候　肩部走窜痛，遇风寒痛增，得温痛缓，畏风恶寒，或肩部有沉重感。舌质淡，苔薄白或腻，脉弦滑或弦紧。

（2）辨证要点　遇风寒痛增，得温痛缓。

2. 瘀滞型

（1）临床证候　肩部肿胀，疼痛拒按，以夜间为甚。舌质暗或有瘀斑，舌苔白或薄黄，脉弦或细涩。

（2）辨证要点　疼痛拒按，以夜间为甚，舌质暗或有瘀斑。

3. 气血虚型

（1）临床证候　肩部酸痛，劳累后疼痛加重，伴头晕目眩，气短懒言，心悸失眠，四肢乏力。舌质淡，苔少或白，脉细弱或沉。

（2）辨证要点　肩部酸痛，劳累后疼痛加重，伴头晕目眩，气短懒言。

三、鉴别诊断

（一）西医学鉴别诊断

1. 肩袖损伤

肩袖损伤多伴有明显的外伤史。疼痛向三角肌止点处放射，压痛点局限在大结节处。活动障碍主要表现在外展受限。在主动外展 60°~120° 时出现疼痛弧。被动外展时，无明显疼痛及活动障碍。

2. 颈椎病

颈椎病也有肩部疼痛，但同时伴有颈部疼痛及同侧上肢的放射性疼痛、麻木或四肢无力等症状。肩部无明显压痛点，肩关节活动不受限制。

3. 颈背部筋膜炎

疼痛范围广泛，除肩部外还涉及颈背部。压痛点多在肩胛骨的内侧缘以及与之相对应的上胸段棘突边缘处。肩关节活动不受限。

4. 化脓性肩关节炎

起病急，局部有明显的红、肿、热、痛，伴有发热、恶寒、口渴、舌苔黄厚、便干、溲黄等全身症状。实验室检查可见白细胞及中性粒细胞升高、血沉增快等。

5. 肩关节结核

多见于儿童及青少年，中老年人少见。肩关节呈弥漫性肿胀，常伴有倦怠、乏力、低热、盗汗、颧赤、消瘦等全身症状。关节液检查可查出结核菌。重者 X 线片可见关节间隙变窄及关节面的破坏影。

（二）中医学鉴别诊断

肱二头肌长头腱鞘炎

肩关节周围炎中医称为"肩凝症"，属于"痹证"范畴，当与肱二头肌长头腱鞘炎做如下鉴别。

病因病机：中医认为，肩凝症因劳损，急、慢性损伤，及感受风寒湿邪，或年老肝肾亏虚，气血不足，致气血凝滞，经络痹阻，活动不利，从而引起肩部疼痛和功能障碍。本病又名"五十肩""冻结肩""漏肩风""肩痹"等。肱二头肌长头腱鞘炎属中医"筋伤"范畴，由感受风寒湿邪、外伤及劳损，引起气血凝滞，经络痹阻，拘急挛缩，活动不利，以及年老肾气不足，精血亏损，筋脉失其濡养，拘急挛缩而致。

主症：肩凝症以广泛粘连，致肩关节各方向活动功能受限，尤以外展、内收、内旋及后伸功能受限甚为主。特别是当肩关节外展时，出现典型的"扛肩"现象，梳头、穿衣等动作均难以完成。日久，则可发生三角肌等的失用性萎缩。肱二头肌长头腱鞘炎主要表现为压痛，肱骨结节间沟处压痛明显，少数患者可触及条索状物；肱二头肌抗阻力试验阳性。

四、临床治疗

（一）提高临床疗效的要素

肩周炎的治疗目标主要在于缓解患者疼痛症状，恢复正常功能活动，大多数病例经非手术治疗就能缓解症状。推拿为非手术疗法中的主要治疗手段，取得了较好的临床疗效。其目的是通过推拿手法改善局部血液循环，促进局部无菌性炎症的消散，松解肩关节软组织，缓解肌腱、韧带的挛缩、粘连、钙化等情况，使肩关节周围软组织的弹性逐步恢复，功能活动逐渐恢复正常。目前，临床常用的推拿方法主要有点按、弹拨、拿捏、扳法等。

（二）推拿治疗

（1）治疗原则　对初期疼痛较敏感者，采用轻柔手法在局部治疗，以疏通经络，活血止痛，改善局部血液循环，加速渗出物的吸收，促进病变组织修复；对后期患者或感觉迟钝者，治疗以改善肩关节功能为主，可用较重手法，如扳法、摇法、拔伸等，并着重配合关节各功能位的被动运动，以松解粘连，滑利关节，促进关节功能的恢复。

（2）主要手法　㨰、揉、拿捏、点压、弹拨、摇、扳、拔伸、搓抖等。

（3）操作方法

①松解放松法：患者取坐位，医者站于患侧，用一手托住患者上臂，使其微外展，另一手用㨰法或拿揉法施术，重点在肩前部、三角肌部及肩后部。同时配合患肢的被动外展、旋外和旋内活动，以缓解肌肉痉挛，促进粘连松解。

②解痉止痛法：接上势，医者用点压、弹拨手法依次点压肩井、秉风、天宗、肩内陵、肩贞、肩髃等穴，以酸胀为度，对粘连部位或痛点施弹拨手法，以解痉止痛，剥离粘连。

③运动关节法：接上势，医者一手扶住患肩，另一手握住其腕部或托住肘部，以肩关节为轴心做环转摇动，幅度由小到大。然后再做肩关节内收、外展、后伸及内旋的扳动。本法适用于肩关节功能障碍明显者，具有松解粘连、滑利关节的作用。

④舒筋活血法：按上势，医者先用搓揉、拿捏手法施于肩部周围，然后握住患者腕部，将患肢慢慢提起，使其上举，并同时牵拉提抖，最后用搓法从肩部到前臂反复上下搓动3~5遍，以放松肩臂，从而达到舒筋活血的目的。

（三）医家诊疗经验

1. 李墨林推拿治疗方法

李墨林先生是20世纪60~70年代的推拿名家，其自幼学习祖传正骨推拿技术，后又受业于少林支派，功练诣深，其推拿手法独特，稳准娴熟，刚柔相济，尤其以治疗软组织损伤为专长，独成一派，几十年来，延续其推拿手法治疗肩周炎上千例，此方法操作时间短，即时效果好，康复快，操作者轻松，在临床上收到了很好的疗效，下面以右侧为患侧进行分解讲述。

①准备手法：按经络，以通郁痹之气。依次点按患侧合谷、阳溪、阳谷、曲池、小海等穴，再点按中府、肩井，以医者右

手拇指点按中府穴，其余四指点按肩井穴，力度由轻到重，每穴点按1分钟。

②点按患侧天鼎、缺盆：将患者头向患侧偏斜45°，使患侧颈部肌肉放松，以左手拇指点按天鼎穴，余四指搭在肩部，用中指点按肩井穴，点按力量由轻渐重，柔中有刚，持续约1分钟，然后放松；再点按缺盆穴。点按时，患者会感觉患侧肩臂外侧、后肩背部及胸锁乳突肌等部位有沉、胀、酸、麻木等感觉。

③点按肩背部穴位：将患肢背屈至最大限度，用左手握住患肢，适当向后向上牵拉，左手四指自然搭在患者肩背部，拇指分别顺次点按附分、魄户、膏肓、神堂等背俞穴及肩井穴，每穴1分钟。

④打开肩关节：医者右手将患肢向上向外平举至最大限度，左侧前臂插入腋下，抵住患者腋部，适当向上用力，动作要缓慢，同时内旋前臂至手心向上。

⑤点按极泉穴：在上一步的基础上，仍提住上肢不放松，在外展高举位，改由左手握住患腕，医者由患者身后绕至其右斜前方，将前臂外旋至手心向上，右手搭在患肩前部，拇指点住极泉穴，同时左手握住患肢腕部，使患肢在外展状态下，由高徐徐下落至与身体成30°角，逐渐用力点按1分钟，患肢手掌会逐渐变苍白色，点毕放松，患肢手掌充血，呈紫红色，患肢有热流穿过。

⑥最大限度活动肩关节：医者站在患者背后，右手托住右患肢肘部或抓住腕部，以肩关节为中心，做摇法，最大限度活动肩关节，同时左手拇指及其余四指分别拿捏肩关节周围的肌肉、韧带，操作时间据情况可长可短。接着，以单手或双手，握住患肢腕部，向侧斜上方沿轴线向不同方向做牵拉、放松的交替动作，接着再做屈曲状的抖动、拉伸动作，以患者能耐受为度，进一步牵拉、分解肩关节周围粘连的

软组织。

⑦被动牵拉粘连部位：医者站立于患者侧后方，用左手抓住患肢手腕，将患肢背屈，右手抵住上臂，向左肩胛方向牵拉患肢，再将患肢经过胸前拉于左肩至最大限度，最后将患手从左侧搭于颈部至最大限度，同时术者将其后肘稍向上抬。以上手法均能最大限度牵拉粘连部位，以患者能耐受为度。

⑧弹拨肱二头肌肌腱长、短头及冈上肌肌腱：将患肢外展，医者左前臂穿入患者腋下，右手先将患者的前臂抵于术者躯干部以打开上肢，再以右手拇指弹拨患肢肱二头肌肌腱长、短头及冈上肌肌腱，以患者能耐受为度。

⑨放松手法：弹拨结束后，以双手掌搭在患肩，以掌揉法放松肩部，接着揉搓上臂，结束治疗。

每次治疗结束后，让患者做爬墙和背屈等练习，并和治疗前的高度比较，以查看即时效果。

2. 杨金斗推拿治疗方法

著名老中医杨金斗主任医师从事推拿工作50余年，在治疗颈、肩、腰、腿痛等方面积累了丰富的临床经验，特别是运用特色经筋辨证理论指导推拿手法治疗本病，取得满意疗效。

（1）基础手法

①患者仰卧位，医者站其旁：掌揉患者肩前部，双手拇指沿锁骨下缘喙突处由内向外做连续按压法。沿手阳明、手太阴经路线拿揉上肢外侧。

②患者取健侧卧位，医者站其后：双手拿揉患者三角肌、肱二头肌、肱三头肌区域。沿手少阳经循行路线拿揉上肢后侧。嘱患者外展患肢至最大角度，医者双手轻拨腋前筋、腋后筋、极泉。沿手厥阴经循行路线拿揉上肢前侧。

③患者俯卧位，医者站其旁：患肢自

然垂于床边，医者掌揉患者肩后部及脊柱两侧，双手拇指拨揉斜方肌、肩胛提肌。沿手太阳、手少阴经循行路线拿揉上肢内侧。患肢最大限度上举位，医者掌揉冈下窝处，轻拨冈下肌、大圆肌、背阔肌。

（2）分型施法

①体虚：双手搓擦命门，以透热为度，医者劳宫置于患者关元处振腹，点按曲池、膈俞、足三里。

②瘀实：自上而下推按三角肌前后缘及肱二头肌长头肌腱，握患者腕部做抖动法，以患者耐受最大量为度，点按肩髃、三阴交、合谷。

③寒凝：医者双手相对搓揉肩关节周围，透热后医者双手留置局部十息，反复施术至患者自觉有温热感。点按秉风、风府、阴陵泉。

④热盛：自内向外，自上向下，沿手三阳经循行路线在肩部及上肢部做轻柔揉法，沿三角肌、肱二头肌、肱三头肌做一指禅推法，点按曲池、大椎、中府。

（3）三点三动法　本法是杨老通过多年临床实践，针对肩周炎多为手三阳经筋为病而总结出的3组特色治疗手法。

1）手阳明经筋手法：①点法：拨揉肱二头肌长头腱前侧。②举臂牵肩法：患者取坐位，医者站其患侧前方，一手点按曲池，一手拿住患肩前部，略向前牵拉，缓慢向上举臂，以患者耐受为度。

2）手少阳经筋手法：①点法：点按三角肌滑囊上方。②展肩按压法：患者取坐位，医者站其患侧，双手相对，抱住患者上臂上部，拇指在上，置于肩峰外，其余四指在下，紧握患臂，嘱患者放松肢体，拇指向患者躯干方向用力，同时，其余四指向上抱起患臂，使患肢缓慢外展，医者拇指略有嵌入感。

3）手太阳经筋手法：①点法：点按小圆肌、冈上肌处。②内旋扯肩法：患者

取坐位，医者站其患侧，一手握患者患侧手腕，一手推肩前部，略外展患侧肩关节，屈肘至90°，缓慢内旋患侧肩关节，至有明显阻力时，迅速伸直肘关节，可出现肩关节或肘关节弹响。

五、预后转归

肩周炎的治疗目的在于改善肩部血液循环，加强新陈代谢，减轻肌肉痉挛、牵伸粘连和挛缩，以减轻和消除疼痛，恢复肩关节的正常功能。肩周炎一般病程较长，特别是肩关节活动功能受限的，时间可延及数月，甚至一年之久。因此，肩周炎患者在治疗中，应该每天坚持锻炼，并逐步增加锻炼时间及次数，才能取得较好的效果。肩周炎的预后良好，通过恰当、积极的治疗，数月一般能够得以康复，少数患者病期虽然达一二年，但最终也能够恢复正常，且痊愈后很少复发，但有糖尿病史或结核病史的患者，治疗效果较差。

六、预防与调护

（一）预防

（1）因人施教，告知肩周炎的常见诱发因素。

（2）应慎用强力的牵拉、摇动等手法，以免造成肩部软组织撕裂或发生撕脱骨折。

（二）调护

（1）注意保暖，防凉，防潮，增强体质，提高自身免疫力。

（2）保健功能锻炼。在治疗同时必须配合适当的肩部功能锻炼，原则上要求患者持之以恒，循序渐进，因人而异。锻炼时可根据具体情况进行选择。

①环转运动（抢臂法）：患者取坐位或站位。尽量减少患侧肩臂部衣服。依次连续做患肩关节的前屈、上举、后伸、还原

动作，为正抡臂法。还可以相反依次连续做后伸、上举、前屈、还原各动作，为反抡臂法。两种方法可交替使用。开始抡臂时，活动范围可能仅局限在肩关节的外下区域。随着练功的进展，会逐渐扩大到外侧、后侧及外上部区域。

②体后拉肩：由健手拉住患肢腕部，逐渐向上提拉，反复进行。

③外旋锻炼：背部紧靠墙壁而立，上臂紧贴身体两侧，屈肘握拳，做上臂外旋动作，尽量使拳接近墙壁，反复进行。

④爬墙锻炼：患者面对墙壁，用双手或患侧单手沿墙壁缓慢向上摸高爬动，使患肢尽量上举，然后再缓慢向下回到原处，反复进行，循序渐进，不断提高爬墙高度，也可让患者站在单杠下，用单手或双手握住单杠，对肩关节进行牵拉，以解除粘连。

七、专方选要

（1）独活寄生汤　组成：独活 9g，桑寄生、杜仲、牛膝、细辛、秦艽、茯苓、肉桂心、防风、川芎、人参、甘草、当归、芍药、干地黄各 6g。功用：祛风湿，止痹痛，益肝肾，补气血。主治：痹证日久，肝肾两虚，气血不足证。

本方以祛风寒湿邪为主，辅以补肝肾、养气血之品，邪正兼顾，祛邪不伤正，扶正不留邪。有研究表明，独活寄生汤具有抗炎、镇痛、调节免疫功能、扩张血管、抑制血小板聚集作用。

（2）蠲痹汤　羌活、独活、桂心、秦艽、当归、川芎、甘草（炙）、海风藤、桑枝、乳香（透明）、木香。功用：祛风除湿，蠲痹止痛。主治：风寒湿三气合而成痹者。

“蠲”者，有免除之意，去之疾速也。本方有益气活血之功，气通则血活，血活则风散，服之可使痹证得以迅速免除，故名“蠲痹汤”。

（3）黄芪桂枝五物汤　黄芪 9g，芍药 9g，桂枝 9g，生姜 18g，大枣 12 枚。功用：调养营卫，祛风散邪；益气温经，和血通痹。主治：血痹。阴阳俱微，外证肌肤麻木不仁，如风痹状。寸口关上微，尺中小紧，脉微涩而紧。

主要参考文献

［1］罗才贵. 推拿治疗学［M］. 北京：人民卫生出版社，2001.

［2］罗才贵. 实用中医推拿学［M］. 成都：四川科学技术出版社，2004.

［3］王和鸣. 中医骨伤科学［M］. 北京：中国中医药出版社，2006.

［4］严隽陶. 推拿学［M］. 北京：中国中医药出版社，2003.

［5］周力. 推拿治疗学［M］. 北京：人民卫生出版社，2005.

［6］于天源. 按摩推拿学［M］. 北京：中国协和医科大学出版社，2003.

［7］夏治平. 实用推拿治疗学［M］. 上海：上海中医学院出版社，1990.

第六节　肱骨外上髁炎

肱骨外上髁炎，或称“肘外侧疼痛综合征”，是指由于急慢性损伤而致以肘关节外侧疼痛、旋前功能受限为主要临床表现的一种慢性劳损性疾病。常见于需反复做前臂旋前、用力伸腕动作的成年人，多发于右侧。因网球运动员好发，故又名“网球肘”。本病名称尚有肱桡关节滑囊炎、桡侧伸腕肌起点损伤、前臂伸肌总腱炎、桡侧伸腕肌与环状韧带纤维组织炎等。中医称之为“肘劳”“肘痛”“伤筋”，属于“经筋病”范畴。

肱骨外上髁为肱桡肌及前臂伸肌总腱的附着部位，如果前臂在旋前位，腕关节经常做背伸性活动，可将其附着部位的软组织牵拉发生损伤，引起局部出血粘连，甚至关节滑膜嵌入肱桡关节间隙而致疼痛，本病为劳损性疾病。

一、病因病机

（一）西医学认识

随着社会的发展变化，人们生活习惯的改变，网球运动、电脑的普及等，肱骨外上髁炎的发病率也有所增加；本病大多起病时间长，以肘部出现疼痛及旋前功能受限为主要特点；症状轻微者，可在数日或数月内自然痊愈；症状较重者，若不予重视，可能造成疼痛迁延不愈，反复发作，影响肘关节的正常活动功能，增加治疗难度，增加患者经济负担。

本病可因急性扭伤或拉伤引起，但多数患者起病缓慢，一般无明显外伤史。与职业工种有密切的关系，多见于需要经常用力屈伸肘关节，尤其需要使前臂反复旋前、旋后的人群，如网球运动员、木工、钳工、泥瓦工等。由于长期反复劳损导致前臂伸肌群联合总腱在肱骨外上髁附着部的牵拉、撕裂伤，使局部出现出血、水肿等损伤性反应，进而在损伤肌腱附近发生粘连，以致纤维变性而引起本病，以右侧多见。常见原因有以下几点。

（1）慢性劳损　由于工作性质原因，前臂经常处于紧张旋前、伸腕活动状态，桡侧伸腕长、短伸肌经常处于紧张状态，牵拉周围软组织引起痉挛，从而挤压肌肉间的血管神经束，引起疼痛。

（2）桡侧伸腕肌起点的骨膜撕裂，引起骨膜下充血，形成小血肿，血肿进一步钙化、骨化，从而造成肱骨外上髁骨质增生，形成一毛刺或小结，使伸腕肌位受到反复性刺激而引起本病。

（3）桡侧伸腕肌起点的炎症反应，刺激局部相邻的桡侧副韧带而引起炎症反应，

进而又造成环状韧带炎症（桡侧副韧带止于桡骨小头，并与环状韧带紧紧相附着），并减弱维持桡骨小头正常位置的力量。造成桡骨小头位置不稳，随即表现为沿桡侧伸腕肌的疼痛。

（4）桡侧伸腕深层肌群与肱桡关节间的滑囊或肱桡关节滑膜被肱骨与肱骨小头嵌挤卡压引起疼痛。

（二）中医学认识

中医学认为本病因由气血虚弱，血不荣筋，肌肉失于温煦，筋骨失于濡养，加上前臂伸肌联合总腱在肱骨外上髁处长期反复牵拉刺激或急性损伤后，治疗不及时或治疗不当，瘀血留滞，气血运行不畅，经络不通以致血不养筋，肌肉筋骨失去濡养所致；或由于外受风寒，风寒之邪积聚肘关节，以致局部经络气血痹阻不通，营卫不和，血不荣筋，不通则痛。本病病位邻近手阳明经"起于大指次指之端，循指上廉，出合谷两骨之间，上入两筋之中，循臂上廉，入肘外廉"的循行路线。

二、临床诊断

（一）辨病诊断

1.临床表现

根据病史、症状、体征以及相关检查，如X线、CT、MRI等排除其他相关疾病，即可确诊。

（1）症状　肘关节外侧、肱骨外上髁处局限性酸痛及前臂旋前功能受限为主要症状。多起病缓慢，反复发作，症状逐渐加重，其疼痛在旋转背伸、提拉、端、推等动作时更为剧烈，如拧衣、扫地、端茶壶、倒水等，并可伴有沿伸腕肌向下放射感。轻者，轻微症状时隐时现，有的经数日或数月自然痊愈。重者，可反复发作，疼痛为持续性，前臂旋转及握物无力，局

部可微呈肿胀。

（2）体征

①检查时可见肱骨外上髁处增厚变形，局部可有轻度肿胀，病程长者偶可见肌肉萎缩。

②压痛敏锐，在肱骨外上髁处，环状韧带或肱桡关节间隙处明显压痛，并可触及沿伸腕肌走行方向的广泛压痛。如压痛点在肱骨外上髁上方者，为桡侧腕长伸肌起点损伤；在肱骨外上髁者，为桡侧腕短伸肌起点损伤；在桡骨小头附近者，为环状韧带损伤。疼痛在桡侧伸腕肌上部较广泛而明显者，则有血管神经束挤压可能。在肱桡间隙压痛者，则为关节囊滑膜嵌顿而损伤。

③前臂伸肌紧张试验阳性：令患者握拳，屈腕，检查者按压患者手背，患者抗阻力伸腕，若肘外侧疼痛则为阳性。

④密耳试验阳性：患者取坐位或站立位，医者位于其前后，嘱患者前臂稍弯曲，手呈半握拳，腕关节尽量屈曲，然后将前臂完全旋前，再将肘伸直。若在伸直时，肱桡关节的外侧发生疼痛，即为阳性。

2. 相关检查

（1）X线摄片　大多数患者无明显异常表现，少数患者可在肱骨外上髁处看见外上髁粗糙或钙化阴影。

（2）高频超声检查　高频超声可观察到肱骨外上髁伸肌总腱起点处肌腱较健侧或者正常人增厚，纤维结构不清，回声减低，这是肌腱损伤的超声表现；肌腱纤维的连续性中断是肌腱撕裂的超声特征。肱骨表面平整，肌腱增厚回声减低但均匀，多为急性患者，而肱骨表面不平整，有骨刺形成，肌腱内有钙化者常常提示为慢性损伤。超声分型与患者的临床症状有关，轻中度患者症状较轻，而重度患者症状较重。

（3）MRI检查　MRI可以为肱骨外上

髁炎的诊断提供依据，了解病变范围，进而可指导临床医生选择合适的治疗方案。MRI检查发现肱骨外上髁炎并非单一的伸肌总腱病变，可以合并桡侧尺副韧带损伤、桡侧副韧带损伤、骨髓水肿等其他改变，并且随着伸肌总腱损伤程度的加重，桡侧尺副韧带损伤也加重。

（二）辨证诊断

1. 风寒阻络型

（1）临床证候　肘部酸痛麻木，屈伸不利，遇寒加重，得温痛缓。舌苔薄白或白滑，脉弦紧或浮紧。

（2）辨证要点　肘部酸痛麻木，遇寒加重，得温痛缓。

2. 湿热内蕴型

（1）临床证候　肘外侧疼痛，有热感，局部压痛明显，活动后疼痛减轻，伴口渴不欲饮。舌苔黄腻，脉濡数。

（2）辨证要点　肘外侧疼痛，有热感，偶可见局部红肿。

3. 气血亏虚型

（1）临床证候　起病时间较长，肘部酸痛反复发作，提物无力，肘外侧压痛，喜按喜揉，并见少气懒言，面色苍白。舌淡苔白，脉沉细。

（2）辨证要点　病程长，肘部酸痛反复发作，喜按喜揉。

三、鉴别诊断

（一）西医学鉴别诊断

1. 肘关节外伤性骨化性肌炎

肘关节外伤性骨化性肌炎以肘关节活动障碍为主要症状，X线片见肌间隙有钙化阴影，以此可以鉴别。

2. 肘关节创伤性骨关节炎

肘关节有明显的创伤史或劳损史，全关节酸痛不适，不限一侧，晨僵，并有功能活动受限，X 线显示关节间隙狭窄，脱钙，骨边缘硬化，有游离体等变化。

3. 肱桡滑膜囊炎

除局部压痛外，肘部旋前、旋后受限。前臂旋前引起剧烈疼痛，其疼痛点的位置比肱骨外上髁炎略高，压痛比肱骨外上髁炎为轻。局部可有肿胀和触痛，穿刺针吸可有积液。

（二）中医学鉴别诊断

肘部骨折

本病尚应与肘部骨折从病因病机和主症上做如下鉴别。

病因病机：后者多有明确的外伤史，患者可明确描述相关情况，前者多为缓慢发展，多由慢性劳损所致，或外伤后治疗不及时或治疗不当所致。

主症：二者均有肘部的活动功能障碍，但后者以肘关节多个功能位活动受限为主，可见明显的肿胀或瘀斑，肱骨外上髁炎以前臂旋前功能障碍为主，极少见患者肱骨外上髁处有明显肿胀。

四、临床治疗

（一）提高临床疗效的要素

肱骨外上髁炎治疗主要目标是缓解患者疼痛症状，恢复患者功能活动，大多数患者通过推拿、针灸等保守治疗后症状得以明显缓解。其中推拿疗法为很重要的一种治疗方法，疗效显著，通过推拿治疗可以促进局部的血液循环及无菌性炎症物质吸收，松解局部组织的粘连，其中常用手法有滚法、扭拨法、点揉法、拔筋法、弹筋法等。

患者的自我姿势纠正及急性期的制动、休息是治疗该疾病很重要的措施。

（二）推拿治疗

（1）治疗原则　舒筋活血，剥离粘连，消炎止痛。

（2）施术部位　患侧肘部及前臂背面桡侧。

（3）取穴　缺盆、极泉、肩髎、上臂桡神经点、曲池、手三里、合谷等穴。

（4）施术手法及时间、刺激量　采用滚、揉、搓、动、拨、理等手法，每次治疗15~20 分钟，慢性者每日 1 次，急性者隔日或 3 日 1 次；以中等刺激量为宜。

（5）手法操作

①抚摩揉松筋法：患者取坐位，医者立于其患侧，用一手托起患者前臂，另一手手掌或大鱼际抚摩损伤局部及其上下 2 分钟；继之，用小鱼际部滚揉前臂伸腕肌及肱骨外上髁部 2~3 分钟，以达到松筋之目的。

②搓擦肘部散瘀法：紧接上法。医者滚揉之手改为用大鱼际搓或掌擦肱桡关节部，以有热感为度，以达到活血散瘀之目的。

③回旋伸肘顶推法：接上法。医者用一手握拿患肢肘部（拇指按压痛点近端，余四指放于肘内侧），另一手握拿患肢腕部（拇指置于桡骨茎突部侧面，余四指放于掌面），然后将伤肘屈曲，前臂充分内旋、伸肘，待肘关节将伸直时，在牵引下迅速外旋前臂，使肘过伸，同时托肘之手用力顶推（拇指压紧外上髁），伴有小关节紊乱者，可听到"咯吱"声，屈曲肘关节，肱桡关节滑膜嵌顿及桡骨小头半脱位 / 紊乱即可整复。

④弹拨推理舒筋法：接上法。医者一手握患肢腕部，将肘关节屈曲至最大限度，另一手拇指用力按压肱骨外上髁前上部，在伸直肘关节的同时推至桡骨小头前上面，沿桡骨小头外缘向后弹拨伸腕肌腱起点数次；而后，随着肘关节的伸屈活动自下向

上推理该处筋肉组织数次，以达到舒筋之目的。

⑤按摩俞穴痛点法：按压缺盆、肩髃，拨肩髎、极泉和上臂桡神经点，揉压曲池、外关及合谷穴各 0.5~1 分钟。急性伤者，施手法后肘部制动 1 周。

（三）医家诊疗经验

1.史晓裕等推拿治疗方法

采用四步五法进行操作，具体方法介绍如下。

①梳理筋法：本法主要是揉拿两法结合，放松前臂肌群的手法。

操作方法：医者一手托患者腕部。另一手拇、食、中三指由肘外侧向下循着伸腕肌及伸指总肌做对称性的揉拿动作，每次往返 10 遍。

②点按剥离法：本法是在放松前臂伸肌群的基础上做前臂伸肌腱附着点局限性的剥离松解粘连手法。

操作方法：医者一手拇指尖点按于肘部伸肌肌腱附着点处（即肱骨外上髁），另一手握住患者腕掌部，双手同时做反方向的回旋动作 10 次。

③分离拔伸法：本法是理筋弛长前臂伸肌腱的中心分离法。

操作方法：医者两手拇指按于患者前臂背面伸肌中部，两手拇指顺着伸肌做相反方向拔伸动作，每次反复 5 遍。

④捻旋伸直法：本法是在以上 3 法的基础上所做的前臂被动旋前伸直手法，医者双手动作必须轻快柔和，切忌强硬粗暴。

操作方法：医者两手握住患者腕掌背部，使腕关节掌屈，另一手拇指按于肱骨外上髁处，其余四指托扶于肘部外后侧，拇指轻轻捻动，相继两手协调，使患者前臂逐渐极度旋前伸直动作，每次重复 5 遍。

以上四步五法操作时，必须相互衔接，前后贯连，四法做完后作为一节量，同样连续三节为一次手法的总量。[史晓裕，诸福度，杨福明，等.推拿手法治疗 50 例肱骨外上髁炎.上海中医药杂志，1991（11）：12-13.]

2.郑卫国推拿治疗方法

患者坐位，医者坐于其病侧。

①首先，医者一手持握患肢腕关节，并将拇指压于外关节处，另一手指运气，反复点压曲池、手三里、少海、阿是穴等穴，使受刺激的部位有麻、胀、痛感，节律要均匀，力度由轻到重。

②然后用两手掌面及微曲的手指握住其肘关节，从劳宫穴运气，相对用力快速搓揉，同时上下往返移动，以患肢有发热发沉感为佳。

③后以滚法及双拇指对揉法治疗阿是穴约 5 分钟而收功。每次治疗时间约 20 分钟，10 天为 1 个疗程。[郑卫国.点穴推拿治疗肱骨外上髁炎点穴推拿治疗肱骨外上髁炎.中医正骨，2004，6（16）：56.]

五、预后转归

肱骨外上髁炎多是在慢性劳损的基础上急性或慢性发病，少数患者急性损伤后发病，经推拿等治疗，配合合理休息及不良姿势的改变可以很好地缓解不适症状。

六、预防与调护

（一）预防

（1）加强手臂、手的力量练习和柔韧练习。

（2）练习时应注意，运动的强度要合理，不可使手臂过度疲劳。从事腕力劳动较多的患者，可根据情况改变原有的姿势，可有助于本病的康复。

（3）平时电脑打字、料理家务前，要充分做好热身运动，特别是手臂和手腕的内旋、外旋、背伸练习。

（4）每次活动后，要重视放松练习。最好是按摩手臂，使肌肉更加柔软、不僵硬，保证手臂肌肉收缩的协调性。

（5）有效使用弹力绷带和护肘，对慢性肱骨外上髁炎的伤情扩展有限制作用。

（二）调护

（1）治疗期间应使患侧上肢休息，腕部不宜做背伸尺偏等活动。

（2）病情尚未痊愈者，不宜长时间用力提、拉、端、推重物，以免诱发或加重病情。

（3）局部注意保暖，不宜受寒。

（4）本病多发生于长期从事旋转前臂、伸屈肘关节及腕关节单一动作的劳动者，如木工、钳工、水电工、家庭妇女等。从中医角度出发，为大家介绍一下肱骨外上髁炎的保健方式。

①预备式：站立或坐位均可，全身放松，双手自然下垂，双目微闭，静养1~2分钟。

②揉合谷穴：经络合穴，镇痛通络。

③揉按肩井：以一手中指指端放在患侧肩部肩井穴处，适当用力揉按0.5~1分钟。

④揉拉肩髃：以一手中指指端放在患侧肩部肩髃穴处，适当用力揉按0.5~1分钟。

⑤拿捏肩周：以一手的大拇指与其余四指对合用力，从上到下拿捏患侧肩周0.5~1分钟。

⑥按揉手三里：以一手拇指指腹按在患侧手三里处，其余四指附在穴位对侧，适当用力按揉0.5~1分钟。

⑦推揉肱骨外上髁：以一手拇指指腹按在患侧肱骨外上髁处，适当用力做上、下推揉动作0.5~1分钟。

⑧掌揉肘痛处：以一手掌心放在患侧肘痛处，做顺时针、逆时针揉动0.5~1分钟，以局部发热为佳。

⑨点按疼痛点：以一手拇指指端放在患侧肘部最疼痛点，适当用力点按0.5~1分钟。

⑩掌擦肘外侧：以一手掌心放在患侧肘部，适当用力，在肘部上下擦摩0.5~1分钟，以肘部发热为佳，擦摩部位可适当大一些。

七、专方选要

独活寄生汤　处方：独活9g，桑寄生、杜仲、牛膝、细辛、秦艽、茯苓、肉桂心、防风、川芎、人参、甘草、当归、芍药、熟地黄各6g。功能：祛风湿，止痹痛，益肝肾，补气血。主治：痹证日久，肝肾两虚，气血不足证。

方中用独活、桑寄生祛风除湿，养血和营，活络通痹，为主药；牛膝、杜仲、熟地黄，补益肝肾，强壮筋骨，为辅药；川芎、当归、芍药，补血活血；人参、茯苓、甘草，益气扶脾，均为佐药，使气血旺盛，有助于祛除风湿；又佐以细辛以搜风治风痹，肉桂祛寒止痛，使以秦艽、防风祛周身风寒湿邪。

主要参考文献

[1] 李国衡. 骨关节损伤魏氏伤科与中西医结合治疗 [M]. 北京：人民军医出版社，2002: 158–160.

[2] 祁良，李锋，艾飞，等. 肱骨外上髁炎临床表现与伸肌总腱损伤程度的相关性研究 [J]. 放射学实践，2012, 27 (9)：1250–1253.

[3] 祁良，李锋，艾飞，等. 运用MRI对肱骨外上髁炎的综合性评价 [J]. 临床放射学杂志，2013, 32 (7)：996–999.

[4] 肖文丰，张诚，陈丹，等. MRI在网球肘诊断中的运用 [J]. 山东医药，2010, 50 (50)：78.

[5] 姚军. 腕踝针配合循经取穴治疗网球肘108例[J]. 中国医药指南, 2012, 10 (13): 42-43.

[6] 王欣. 反阿是穴与阿是穴治疗肱骨外上髁炎疗效比较[J]. 中国针灸, 2011, 31 (12): 1078-1080.

[7] 农文恒, 罗汉华, 张雪, 等. 本体感觉反射手法治疗肱骨外上髁炎41例[J]. 辽宁中医杂志, 2012, 39 (11): 2258-2260.

第七节　肱骨内上髁炎

肱骨内上髁炎或称为"肘内侧疼痛综合征",是指由于慢性劳损、创伤等原因引起的以肱骨内上髁部疼痛,前臂旋前、主动屈腕受限为主要表现的疾病。又称"学生肘""高尔夫球肘"。中医学称之为"肘痹"。该病与肱骨外上髁炎相对应,位于尺侧。其病理变化与肱骨外上髁炎相似。

一、病因病机

(一)西医学认识

肱骨内上髁为前臂屈肌、掌长肌和旋前圆肌附着部,经常用力做屈肘屈腕和前臂旋前动作时,使腕屈肌、旋前圆肌反复紧张收缩,肱骨内上髁附着点长期受到牵拉发生损伤和劳损。此外,创伤、撞击等导致肌腱附着处出血,形成小血肿,或轻度渗出肿胀,挤压尺神经皮支,发生疼痛,久之局部呈无菌性炎症改变。某些需反复屈腕、伸腕、前臂旋前动作的工作,长期反复的前臂屈腕肌群牵拉,可引起肱骨内上髁肌腱附着处的积累性损伤,进而产生慢性无菌性炎症而发病。在跌仆受伤、腕关节背伸、前臂外展、旋前位姿势时,往往引起肱骨内上髁肌肉起点撕裂伤,产生小血肿和局部创伤性炎症、肿胀,挤压尺神经皮支,引起疼痛。若治疗不当或治疗不及时,则血肿机化,造成局部粘连,甚至纤维瘢痕化,在屈腕时则可因肌腱牵拉而疼痛。

虽然"上髁炎"这个词指炎症反应,但在显微镜下却很少看到炎症细胞,主要是一些退化性变化。相关研究人员将肱骨内上髁炎分成四个时期,第一期称为广泛性发炎期,第二期称为血管成纤维细胞变性期,即正常平行排列的胶原纤维被血管肉芽状组织中的成纤维细胞侵入破坏期,第三期结构破坏期,第四期除了包含前三期的变化,还出现纤维化或钙化。目前,肱骨内上髁炎确切的病理变化尚未建立,一般认为是内上髁肌腱起源处的微小裂伤,如果无法顺利修补,就会进展成肌腱退化,进而刺激局部神经血管而导致疼痛不适。

(二)中医学认识

肱骨内上髁炎中医称为"伤筋""肘痛"或"肘劳",多因慢性劳损,或外伤日久留瘀,局部经络气血痹阻不通,经脉不畅,血不荣筋所致。亦由风、寒、湿三邪痹阻肘部经脉而成。《素问·长刺节论篇》:"病在筋,筋挛节痛,不可以行,名曰筋痹。"其发病部位与手少阴经经筋的循行路线相对,治疗根据"经筋为病,以痛为输"的原则,取局部阿是穴。

二、临床诊断

(一)辨病诊断

1.临床表现

根据患者病史、症状、体征,以及相关辅助检查,排除其他疾病干扰,即可确诊。

(1)症状

①可无急慢性受伤史,起病缓慢,初起肱骨内上髁处及其附近疼痛不适,尤其是前臂旋前、主动屈腕关节时,疼痛更加

严重，休息后减轻，日久可变为持续性疼痛，并可放射到前臂掌侧，屈腕无力。

②肱骨内上髁局部肿胀疼痛，刺激尺神经时，可出现麻木无力，以及无名指和小指的间歇性麻木感。腕略背伸，负重屈腕时因屈肌腱被牵拉而疼痛。

（2）体征　可见局部轻度肿胀，肱骨内上髁处压痛点，尺侧屈腕肌可有广泛压痛。

①屈腕抗阻力试验阳性：医生一手握住患者手腕，另一手托住患者前臂或肘，嘱患者主动屈腕，医生与其对抗，若肱骨内上髁处疼痛者即为阳性，提示肱骨内上髁炎。

②前臂抗阻力旋前试验阳性：患者伸直肘关节，前臂旋后。检查者握其前臂下段，令患者克服阻力，使前臂旋前，肱骨内上髁疼痛，即为阳性。

2.相关检查

（1）X线检查　一般无明显特殊，部分患者在肱骨内上髁处可见钙化阴影或滑膜增生。

（2）MRI检查　在中度外上髁炎患者中，部分存在外侧副韧带增粗；而在重度外上髁炎患者中，几乎全部存在外侧副韧带增粗，其中还并发部分撕裂。肘关节的MRI检查是较敏感、准确、无损伤的方法，对肌腱、韧带等软组织疾病的诊断，较常规X线平片及CT更具优势。

（二）辨证诊断

1.风寒阻络型

（1）临床证候　肘部酸痛麻木，屈伸不利，遇寒加重，得温痛缓。舌苔薄白或白滑，脉弦紧或浮紧。

（2）辨证要点　肘内侧疼痛，遇寒加重，得温痛减。

2.湿热内蕴型

（1）临床证候　肘内侧疼痛，有热感，局部压痛明显，活动后疼痛减轻，伴口渴不欲饮。舌苔黄腻，脉濡数。

（2）辨证要点　肘内侧疼痛，有热感，少数可见到局部红肿。

3.气血亏虚型

（1）临床证候　起病时间较长，肘部酸痛反复发作，提物无力，肘外侧压痛，喜揉喜按，并见少气懒言，面色苍白。舌淡苔白，脉沉细。

（2）辨证要点　病程长，肘部酸痛反复发作，喜揉喜按，并见少气懒言。

三、鉴别诊断

1.颈椎病

神经根型颈椎病可表现为上肢外侧疼痛，容易和本病混淆。神经根型颈椎病的上肢外侧疼痛为放射性痛，手及前臂有感觉障碍区，无局限性压痛，可与本病相鉴别。

2.肱骨外上髁炎

肱骨外上髁炎也有肘部疼痛、活动受限，但其主要表现为外上髁处疼痛和压痛，前臂旋后、腕关节掌屈时，伸直肘关节可引起局部疼痛加剧，与本病在前臂旋后、腕关节背伸时，伸直肘关节可引起局部疼痛加剧有明显区别。

3.肘关节外伤性骨化性肌炎

以肘关节活动障碍为主要症状，X线片见肌间隙有钙化阴影。

4.肘关节创伤性骨关节炎

肘关节有创伤史或劳损史，全关节酸痛不适，不限一侧，晨僵，并有功能活动受限，X线显示关节间隙狭窄，脱钙，骨边缘硬化，有游离体等变化。

5.肱桡滑膜囊炎

除局部压痛外，肘部旋前、旋后受限。前臂旋前引起剧烈疼痛，其疼痛点的位置比肱骨外上髁炎略高，压痛比肱骨外上髁炎为轻。局部可有肿胀和触痛，穿刺针可吸出积液。

四、临床治疗

（一）提高临床疗效的要素

在不同时期合理选用推拿手法及手法力量，在肱骨内上髁炎的治疗中起到很重要的作用。如急性损伤起病者，推拿治疗不宜有过强的刺激，以免产生新的损伤，其常运用手法有㨰法、拨法、点揉法、拔筋法、弹筋法等。目的是通过推拿促进局部的血液循环及无菌性炎症物质吸收，松解局部组织的粘连，患者的自我姿势纠正及急性期的制动、休息是治疗该疾病很重要的措施。

（二）推拿治疗

（1）治疗原则　舒筋活血，剥离粘连，消炎止痛。

（2）施术部位　肱骨内上髁部及前臂掌面。

（3）取穴　缺盆、极泉、少海、尺三里（与手三里穴相对）。

（4）施术手法及时间、刺激量　采用推、㨰、揉、搓、动等手法，每次治疗20分钟左右，每日1~2次，急性者隔日或3日治疗1次；刺激量应因人因症而定。

（5）手法操作

①推前臂活血法：患者取仰卧位，平臂伸肘。医者位于伤侧，坐于低凳上，先用一手掌自下而上推前臂腕屈肌数遍；继之，用手的小鱼际部往返㨰腕屈肌3~5分钟，以达到活血之目的。

②揉搓局部散瘀法：患者取仰卧位，医者用手掌或大鱼际部反复揉搓病变局部3~5分钟，以达到散瘀消炎及镇痛之目的。

③推按伸屈回旋法：患者仍取仰卧位，医者用一手拇指按压于肘内侧疼痛部位，另一手握患肢腕部，两手协同推按、屈伸及回旋肘关节，以达到剥离粘连、滑利关节之目的。

④旋臂过伸理筋法：患者取坐位，医者立于伤侧，用一手托握伤肘，另一手握伤肢腕部，先将肘关节屈曲、前臂外旋，并嘱患者充分伸腕，然后迅速用力托肘，将肘关节过伸；继之，在肘过伸位，用中、无名二指推理、按压该肌腱数遍，以达舒筋之目的。

⑤按摩俞穴镇痛关节：中指拨极泉，点揉少海或尺三里，同时嘱患者屈伸腕关节，以达到通络镇痛之目的。

五、预后转归

肱骨内上髁炎多是在慢性劳损的基础上急性或慢性发病，少数患者急性损伤后发病，经推拿等治疗，配合合理休息可以很好地缓解症状、恢复功能，但宜加强锻炼，预防复发。

六、预防与调护

（一）预防

（1）打网球或羽毛球时，选择质地轻、弹性佳、品质优良的球拍，以减少手臂的负担。

（2）买菜时，尽量使用推车，少用提篮；提壶、倒水、拧衣物以及手提重物时要注意手腕姿势，不可背屈。

（3）使用拖把拖地时，腿部略弯，以腰腿力量带动肩膀、手臂，而不是光用手臂的力量来拖动。

（4）如有症状，应尽可能减少工作量，以免病情恶化。

（二）调护

（1）治疗期间，避免用力屈腕。

（2）自我按摩有松解粘连、活血止痛的作用，对本病有较好的疗效。现介绍如下。

①预备式：站立或坐位均可，全身放松，双目微闭，静息1~2分钟。

②揉按肩髃穴：以一手中指指端放在患侧肩部肩髃穴，适当用力揉按0.5~1分钟。

③揉按肩井穴：以一手中指指端放在患侧肩部肩井穴，适当用力揉按0.5~1分钟。

④揉按少海穴：用一手拇指放在患侧肘部少海穴，适当用力揉按0.5~1分钟。

⑤揉按小海穴：用一手拇指放在患侧小海穴，适当用力揉按0.5~1分钟。

⑥拿拨青灵穴：用一手拇、食、中指，放在患侧青灵穴，对合用力，拿拨0.5~1分钟。

⑦拿捏前臂内侧：用一手拇指指腹与其余四指指腹对合用力，从上到下反复拿捏患肢前臂内侧0.5~1分钟。

⑧掌揉肘痛点：用一手掌掌心放在患侧肘痛点，适当用力揉按0.5~1分钟，以局部发热为佳。

⑨推刮肘痛点：用一手食指屈曲，放在患侧肘痛点，适当用力，用指关节推刮0.5~1分钟。

⑩擦摩前臂内侧：用一手掌心，从上到下反复擦摩患肢前臂内侧0.5~1分钟，以局部发热为佳。

七、专方选要

（1）蠲痹汤　处方：羌活、独活、桂心、秦艽、当归、川芎、甘草（炙）、海风藤、桑枝、乳香（透明者）、木香（止痛须理气）。功能：祛风除湿，蠲痹止痛。主治：风寒湿三气合而成痹者。

（2）二妙散　处方：黄柏、苍术各15g。功能：清热燥湿。主治：湿热下注，筋骨疼痛。若气虚者加补气药，血虚者加补血药，痛甚者加生姜汁，热服。二味研为细末。每服3~9g，日服2次，用沸汤加姜汁送服。表实体壮者，加酒少许佐之。

主要参考文献

[1] 杨云星. 自体血穴位注射治疗肱骨内外上髁炎 [J]. 四川中医, 2007, 25（10）: 93-95.

[2] 张隆浩, 黄广林, 满立波. 放散状与聚焦状冲击波治疗肱骨内上髁炎的疗效比较 [J]. 中华损伤与修复杂志, 2013, 8（1）: 31-33.

[3] 董博, 杨利学, 谭龙旺, 等. 射频热凝术微创治疗肱骨内上髁炎36例 [J]. 中国中医骨伤科杂志, 2012, 20（5）: 38-39.

[4] 曲连军, 潘昭勋, 孙超, 等. 关节镜微创技术治疗顽固性肱骨内上髁炎 [J]. 中国矫形外科杂志, 2013, 21（17）: 1771-1774.

第八节　腕关节扭伤

腕关节扭伤是因间接暴力而造成的关节周围韧带、肌肉、关节囊等软组织受到过度牵拉而发生撕裂、出血、肌腱脱位等损伤的一类疾病。其主要表现为腕部肿痛，压痛明显，常致寝食难安，伴腕部活动受限，严重影响患者日常生活。

一、病因病机

（一）西医学认识

腕关节扭伤常因腕关节过度劳累及腕关节长期反复操劳积累，使某一肌肉、韧带、肌腱处于紧张、收缩状态而损伤。损伤后，软组织撕裂，局部渗出或出血，肌腱移位，日久可致粘连。或在生产劳动、体育运动及日常生活中由于不慎跌仆，手掌猛力撑地，或因持物而突然旋转，或伸屈腕关节，造成关节周围肌腱、韧带的撕裂伤，当暴力过大时可合并撕脱骨折和脱位。

（二）中医学认识

中医认为，外伤致筋脉受损，气血凝滞而致本病。《诸病源候论》说："皆是卒然致损，故气血隔绝，不能周荣……按摩导引，令其血气复也。"

二、临床诊断

（一）辨病诊断

1.临床表现

根据病史、症状、体征，以及 X 线平片或 MRI，结合肌腱、韧带的解剖位置，不难做出诊断。

（1）症状

①急性损伤：腕部疼痛，活动时痛剧，夜间常因剧痛而致寝不安。肿胀、皮下瘀斑明显。腕关节功能受限。

②慢性劳损：腕关节疼痛不甚，做较大幅度活动时，伤处可有痛感，无明显肿胀，腕部常有"乏力""不灵活"之感。

（2）体征

①受伤部位有明显的压痛及肿胀。

②分离试验阳性：即做受累肌腱、韧带相反方向的被动活动，在损伤部位可出现明显的疼痛。腕背侧韧带与伸指肌腱损伤，腕关节用力屈掌时，在背侧发生疼痛；腕掌侧韧带与屈指肌腱损伤，腕关节用力背伸时，在掌侧发生疼痛；桡侧副韧带损伤，当腕关节向尺侧倾斜时，在桡侧发生疼痛；尺侧副韧带损伤，当腕关节向桡侧运动时，尺侧疼痛；如果向各种方向运动均发生疼痛，且活动明显受限，则为韧带、肌腱等组织的复合损伤。

2.相关检查

（1）X 线检查　单纯腕与手部扭伤，X线片除有局部软组织肿胀阴影外，其余无明显发现，并可排除腕部骨折和脱位。

（2）MRI 检查　更精确了解韧带的情况。

（二）辨证诊断

气滞血瘀型

（1）临床证候　因急性损伤或局部劳作过度而致手腕部胀痛，刺痛拒按，舌质紫暗或见瘀斑，脉涩。

（2）辨证要点　胀痛，刺痛拒按。

三、鉴别诊断

（一）西医学鉴别诊断

1.腕舟骨骨折

腕舟骨骨折有外伤史，如摔倒时手掌着地，腕关节疼痛剧烈，肿痛以桡侧为主，阳溪穴处压痛明显，叩击第 2、3 掌骨头部，腕部有剧烈疼痛，牵拉时疼痛不明显，摄腕关节舟状位 X 片，一般可以鉴别。

2.桡骨远端无移位骨折

桡骨远端无移位骨折腕关节外伤后肿胀、疼痛，皮下瘀肿，压痛点在桡骨远端周围，X 线片可以确诊。

（二）中医学鉴别诊断

骨痹

骨痹症见骨节疼痛，四肢沉重难举，有麻冷感，或骨痛，身重，有麻痹感，四肢沉重难举，甚至痛苦彻心，四肢挛急，关节浮肿，以此可以鉴别。

四、临床治疗

（一）提高临床疗效的要素

腕关节扭伤的治疗关键在于改善局部循环，促进局部炎症消散，消除软组织肿胀，减轻疼痛，促进损伤的肌腱和韧带修复，恢复腕关节的活动功能。

（二）推拿治疗

（1）治疗原则　舒筋通络，活血祛瘀。

（2）取穴与部位　内关、合谷、阳溪、

列缺、养老、阳谷、大陵、阳池及腕关节部。

（3）主要手法　按、揉、摇、拿、弹拨、拔伸、擦、搓等。

（4）操作方法　因损伤部位和时间不同，在手法的具体运用上也有所不同。注意急性损伤时，由于疼痛和肿胀较为明显，手法操作时宜轻柔。对肿胀明显者，可在术后用中药外敷。

①点穴法：在伤处附近选用相应经络上的适当穴位，如尺侧掌面，可选手少阴经的少海、通里、神门等穴；桡侧背面，可选手阳明经的合谷、阳溪、曲池等穴；桡侧掌面，可选手太阴肺经的尺泽、列缺、太渊等穴。其他部位同上选法，选好穴位后，用点按法使之酸胀得气，以疏通经气。

②揉拨法：在伤处周围向上、下、左、右揉3~5分钟，以使凝滞消散，改善血液循环。同时沿肌腱做垂直方向的轻柔弹拨约1分钟。

③摇腕关节：在拔伸的情况下，被动使腕做绕环、背伸、掌屈、侧偏等动作，以恢复正常的活动功能。

④擦腕法：最后，用擦法治疗，以透热为度。

急性损伤后期和慢性劳损由于疼痛和肿胀较轻，运用以上手法时，要相应加重，活动幅度逐渐加大，以解除挛缩，松解粘连，改善关节活动。手法操作要注意力度柔和，防止再度损伤。

（三）医家诊疗经验

王世成等用关节推拿法治疗腕关节扭挫伤27例，取得良好效果。取穴：阳溪、太渊、阳谷、神门、阳池、大陵、曲池、手三里、小海等穴。治则：活血舒筋，消肿止痛。操作：医者先用拇指以按揉法在肱骨外上髁及肱骨内上髁治疗约2分钟，而后以弹拨及一指禅推法在肘部内外两侧施

治，并沿尺、桡侧的屈、伸肌腱弹拨至近腕关节处，继而在腕关节疼痛处用拇指颤法治疗2分钟。然后医者按向心性方向推抹伤腕痛处，自掌指关节处由远端向近端经腕关节推抹至患侧肘部，并同时配合轻巧的搓揉法治疗5分钟，最后医者掌心相对，轻轻扣挤捻揉伤腕。

五、预后转归

腕关节扭伤一般预后良好。如果失治误治，往往导致后期腕关节不稳，运动或负重后反复肿胀疼痛功能障碍，严重者会影响日常生活和工作。

六、预防与调护

（一）预防

（1）局部保暖，避免寒冷刺激及腕部过度用力。在做运动和体力活动前要做肢体躯干肌肉、关节的准备活动。

（2）加强体育锻炼，增强肌肉的力量和关节的稳定性。

（3）老年人不宜做快速的体位改变。

（4）锻炼应循序渐进，不宜贸然行事，以防意外。

（二）调护

（1）急性损伤后局部肿胀明显，皮下出血严重者，应及时给予冷敷或加压包扎，一般在损伤后的36小时内不做推拿治疗。

（2）治疗期间可戴护腕保护。

（3）嘱患者进行功能锻炼，在疼痛减轻后练习。一般腕关节损伤的保健方法如下。

①鹰爪健力：坐、立位均可，或马桩。上身端正，两眼平视，两拳至腰侧。先出右拳，指微屈，掌心向上，用力前伸，随即翻掌如鹰爪般用力收回腰侧；再出左拳，手与右侧同样姿势。两臂交换伸出收回，

亦可双侧同时做，共做 30 次左右。

②锻炼腕舟骨：坐、立位均可。屈肘或伸肘，前臂中立位做腕背伸，旋后位做腕尺屈，各 20~30 次，可重复一遍。做时宜慢而有力。

七、专方选要

（1）蠲痹汤　处方：羌活、独活、桂心、秦艽、当归、川芎、甘草（炙）、海风藤、桑枝、乳香（透明者）、木香（止痛须理气）。功能：祛风除湿，蠲痹止痛。主治：风寒湿三气合而成痹者。

（2）活血散　处方：乳香 15g，没药 15g，血竭（生）15g，贝母 9g，羌活 15g，南木香 6g，厚朴 9g，川乌（制）3g，草乌（制）3g，白芷（生）24g，麝香 1.5g，紫荆皮（生）24g，生香附 15g，炒小茴香 9g，穿山甲珠（以他药代替）15g，煅自然铜 15g，独活 15g，续断 15g，虎骨 15g，川芎 15g，木瓜 15g，肉桂（去皮）9g，当归（酒洗）24g。功能：活血散瘀。主治：治跌打损伤，瘀肿疼痛，或久伤不愈。上药共研细末，开水调成糊状，外敷患处。一般扭伤、挫伤用 6~15g，可视伤处大小酌量用。

主要参考文献

[1] 罗才贵. 实用推拿学 [M]. 成都：四川科学技术出版社，2004.
[2] 朱捷. 针刺居髎穴治疗腕关节扭伤的临床疗效观察 [J]. 时珍国医国药，2010，21（6）：1553-1554.
[3] 张文兵，乐敏珍. 反阿是穴治疗腕关节扭伤 32 例 [J]. 辽宁中医杂志，2001，28（11）：689.
[4] 王世成，谭涛，张树津. 超关节推拿法治疗腕关节扭挫伤 27 例临床观察 [J]. 天津中医大学学报，2007，26（1）：10.

第九节　腕管综合征

腕管综合征是由于腕管内组织增生或移位，造成腕管狭窄、腕管内压力增高，使正中神经在腕管内受到压迫所引起的以桡侧三个半手指麻木、疼痛等神经症状为主的病证。又叫腕管狭窄症、正中神经挤压征等，是临床上最常见的周围神经卡压性疾患，也是手外科医生最常进行手术治疗的疾患。腕管综合征的病理基础是正中神经在腕部的腕管内被卡压。

一、病因病机

（一）西医学认识

腕管是一个有一定容积的骨纤维管道，在正常情况下，指屈浅、深肌腱在腕管内滑动，不会妨碍正中神经。当局部遭受损伤等原因，使腕管内压力增高，正中神经受到直接压迫，就会产生神经功能障碍，出现相应的症状。

研究表明，手、腕、指的运动和特定姿态，比如捏、握，加上腕的屈曲或牵伸，以及手指屈曲到某个角度会引起腕管内压力增大。而另一个导致腕管内压力增大的因素则是由腕管内容物增加导致腕管内空间相对减少。这些增加的内容物有可能是长期过度使用手腕使得腕管内压力增大而产生的肌腱碎屑或肿块等。从这个意义上来讲，很难分辨出腕管内容物的增加是导致腕管内压力增大的原因还是结果。另外，也有病例发现蚓状肌异常伸入腕管，从而导致腕管内容物增加。研究表明，手腕的屈曲和牵伸会增加腕管内压力，从而降低正中神经在腕管内的滑动能力。当腕骨间压力增大时，流入神经外膜的血液会减少，使得神经束膜内壁和神经内膜微脉管的内皮细胞上血液与神经的屏障受到破坏，导致局部缺血，从而对正中神经产生影响，诱发一系列临床症状。如果压力持续增大，神经内膜就开始往组织中分泌某种蛋白，加剧水肿。这种神经局部缺血的情况和类蛋白质分泌物的出现会促进成纤维细胞的增殖，并用纤维性瘢痕组织替代神经内膜和神经束膜，最后导致腕管内正中神经滑动能力和神经轴突传导能力降低。正中神经也有可能受到腕管内的肌腱组织对其的直接挤压。

（二）中医学认识

中医学认为，腕管综合征属于"伤筋"范畴，中医学认为本病由于急性损伤或慢性劳损，使血瘀经络，或寒湿淫筋，风邪侵袭，致气血流通受阻而引起。

二、临床诊断

（一）辨病诊断

1. 临床表现

本病多见于妇女，腕部有外伤史或劳损史，症状典型，再根据屈腕试验及相关检查，一般不难确诊。

（1）症状

①初期主要为正中神经受压症状，患手桡侧三个半手指（拇、食、中、1/2环指）有感觉异样、麻木、刺痛。一般夜间较重，当手部温度增高时更显著。劳累后症状加重。甩动手指，症状可缓解。偶可向上放射到臂、肩部。患肢可发冷、发绀、活动不利。

②后期患者出现鱼际肌（拇展短肌、拇对掌肌）萎缩、麻痹及肌力减弱，拇指外展、对掌无力，握力减弱。拇、食、中指及环指桡侧的一半感觉消失。拇指处于手掌的一侧，不能单侧外展（即拇指不能与掌面垂直）。肌萎缩程度常与病程长短有密切关系，一般病程在四个月以后可逐渐出现。

（2）体征

①感觉障碍：多数患者痛觉减退，少数患者感觉敏感，温觉、轻触觉不受累，痛觉改变以拇、食、中三指末节掌面为多。

②运动软弱：大鱼际肌消瘦，拇指外展、对掌功能受限。

③手掌叩击试验阳性：叩击腕部屈面正中时，可引起手指正中神经分布区放射性触电样刺痛。

④屈腕试验阳性。

⑤以止血带阻断手臂血液循环（其压力应在收缩压与舒张压之间），可使症状重新出现并加剧。

2. 相关检查

（1）神经电生理检查　正中神经感觉传导速度减慢波幅降低，运动末端潜伏期延长和波幅降低。尺神经和桡神经感觉和运动传导速度均正常。肌电图检查大鱼际肌出现神经变性。这是目前公认的诊断腕管综合征的金标准。电生理检查方法多样，各实验室所用的电生理检查方法不同，其敏感性、特异性各异。

（2）拍摄X线片，大多无特殊，某些病例，可有腕部骨质增生，腕骨陈旧性骨折、脱位等骨性改变的征象。

（3）高频超声　高频超声检查可提供客观的图像，显示神经分布和走行，可多水平测量神经。目前无公认的高频超声诊断腕管综合征的标准。

（4）MRI　有极好的组织分辨率，能很好地显示腕管内结构，对于腕管综合征的诊断、鉴别诊断和进一步寻找病因有重要的价值，并且能评价手术效果及预后。由于研究量少，且检查耗时、花费大，患者不能接受，目前MRI不作为诊断腕管综合征的常规检查。

（二）辨证诊断

1. 寒湿阻络型

（1）临床证候　肢体关节疼痛，酸楚，或肿胀，或麻木不仁，或挛急抽搐，或弛缓，痿软，舌苔或黄或白或腻，脉濡，弦细。

（2）辨证要点　关节疼痛，酸楚。

2. 气阴两虚型

（1）临床证候　肢体麻木不仁，隐隐而痛，汗出，神疲，抽搐，肌肉萎缩，痿软无力不用，瘦削，面浮，舌淡或红，苔薄或少，脉细数。

（2）辨证要点　肢体麻木不仁，神疲，肌肉萎缩。

三、鉴别诊断

（一）西医学鉴别诊断

1. 颈椎病神经根型

颈椎病神经根型神经根受刺激时，麻木不仅在手指，在颈臂部均有疼痛麻木，臂丛牵拉试验和叩顶试验阳性，还有颈肩部的症状。

2. 多发性神经炎

症状常为双侧性，且不局限在正中神经，尺、桡神经均受累，呈手套状的感觉麻木区。

3. 胸廓出口综合征

以上肢酸痛、麻木、乏力为主要症状，前臂内侧皮神经有明确的感觉障碍。锁骨下血管有受压征象，拍片可见颈肋或 C_7 椎体横突粗大，肌电图显示尺神经锁骨段传导减慢。

（二）中医学鉴别诊断

痿证

痿证是指筋骨痿软，肌肉瘦削，皮肤麻木，手足不用的一类疾患，但肢体关节一般不痛，无麻木等感觉障碍。

四、临床治疗

（一）提高临床疗效的要素

腕管综合征的治疗要点在于缓解肌肉痉挛，促进血液循环，疏通狭窄，加快炎性物质吸收，减轻腕管内组织水肿，使肌腱滑膜变薄，并降低腕管内压力。故治疗时重点在于通过改变腕管内的压力，减轻对正中神经的刺激及压迫。

（二）推拿治疗

（1）治疗原则　舒筋通络，活血化瘀。

（2）取穴与部位　取曲泽、内关、大陵、鱼际、劳宫穴。

（3）主要手法　采用一指禅推、按揉、摇、擦等手法。

（4）操作方法

①按揉心包经：患者正坐，将手伸出，掌心朝上置放桌上。医者用拇指按揉法在前臂至手沿手厥阴心包经往返治疗，反复3~4次。在腕管及大鱼际处应重点治疗，手法应先轻，然后逐渐加重。

②点揉穴位法：医者用拇指点揉曲泽、内关、大陵、鱼际等穴，以局部酸胀为度。

③摇腕捻指法：用摇法摇腕关节及指关节，捻指关节10次。

④捏腕法：患者正坐，前臂放于旋前位，手背朝上。医者双手握患者掌部，一手在桡侧，另一手在尺侧，两拇指平放于腕关节的背侧，以拇指指端按入腕关节背侧间隙内、在拔伸情况下摇晃腕关节，然后，将手腕在拇指按压下背伸至最大限度，随即屈曲，并左右各旋转手腕2~3次。

⑤擦腕法：用擦法擦腕掌部，以达到舒筋通络，活血化瘀的目的。

施术后，用温经通络膏外敷，腕部用纸板固定于休息位。病情缓和后，用中药外洗，或外用舒筋药水擦。

五、预后转归

对于轻度患者及不适合采取和不愿意采取手术疗法的患者可以采取非手术疗法。对于重度患者及保守治疗效果不理想者可采取手术治疗。腕管综合征经及时、正规治疗后，一般预后良好，治愈后也可复发。急性腕管综合征如治疗不当、经久不愈或反复发作则可转为慢性。

六、预防与调护

（一）预防

（1）保护腕关节，免受风寒湿浸淫。

（2）要避免长时间手、腕强度较大的活动。尽量少做过度的掌屈、背伸运动。

（3）手及腕劳动强度大时应注意休息，中年女性在劳动中更要注意这一点。在劳动前和劳动后放松腕部，充分活动腕关节，有助于防止腕管综合征的发生。

（4）对于可引起本病的其他原发疾病，要积极治疗原发病。已经患该病者经过治疗后如症状缓解，要注意防止复发。

（二）调护

（1）治疗期间，腕部避免用力和受寒，可使用支具固定腕部。睡觉时患手要垫高，防止手腕部受压。

（2）适当进行功能锻炼，拇指与各指轮流画圈及拇指压各指第二节，或者手握圆珠笔或铅笔，在手中滚动，练习精细动作，促进功能恢复。常用的功能锻炼调养方法如下。

①伸臂钩臂：平立，左臂自左肩上方伸向背后，并尽量上提，掌心向背，诸指紧贴同侧肩胛内侧，下身不动，上身半向左转，同时右手仿穿云掌势向左上方伸出，然后钩掌向面部，两眼注视掌心，数30个

数。上身转正，将右手收回至胸前，再沿右侧胸廓自右肩上方移至后背，上半身向右转，同时左手向右上方伸出，钩掌，与左同姿势。

②转体旋臂，翻掌运臂。

③牵手摇腕：用健侧手牵拉患侧手指，动作要轻柔，间断牵拉约5分钟，然后患侧腕部轻轻做旋转运动，每次做20次，再向反方向旋转运动，每次做20次。

④手指练习（目的是练习精细动作，促进功能恢复）：①患侧拇、食、中、环、小指分别做360°画圈运动。②用拇指分别按压食、中、环、小指远节、中节、近节部位。③患侧手做握拳，伸展动作，每次做30次，循序渐进。④用患手捡米粒。

七、专方选要

同"腕关节扭伤"。

主要参考文献

[1] 罗才贵. 实用推拿学 [M]. 成都：四川科学技术出版社：2004.

[2] 郭欣，樊瑜波，李宗明. 腕管综合征及其生物力学研究进展 [J]. 力学进展，2005，35（4）：472-476.

[3] 邵志刚. 软组织病小被针疗法临床应用举要 [J]. 中医外治杂志，18（5）：60-61.

[4] 陈浩宇，王朝辉，罗桦杰. 不同手术方法治疗腕管综合征的临床疗效分析 [J]. 海南医学，2012，23（14）.

第十节　腱鞘囊肿

腱鞘囊肿是指发生于关节囊或腱鞘附近的囊肿，有单房性和多房性之分。囊肿壁的外层由纤维组织构成，内层为白色光滑的内皮膜覆盖，囊内充满胶状黏液。囊腔可与关节腔或腱鞘相通，但也有呈封闭状者。中医称之"聚筋""筋瘤""筋结"。

腱鞘囊肿易发部位为腕关节背部、腕关节的掌侧面、手指背面和掌面、足背部、趾背部、腕关节的侧面和腘窝。其中腕手部腱鞘囊肿占 70% 左右，故本节主要探讨腕部腱鞘囊肿。

一、病因病机

（一）西医学认识

腱鞘囊肿的形成机制尚不完全明了，目前认为，腱鞘囊肿的形成多与慢性劳损有关。腕部是人们活动比较多的关节部位，当腕部屈伸活动时，关节带动肌腱做滑动，肌腱的滑动产生摩擦，腕部屈伸肌腱都有腱鞘，当肌腱活动度超过机体的承载能力，就会刺激腱鞘形成无菌性炎症，炎症刺激周围血管扩张，导致滑液分泌增加，这些多余的滑液含有大分子，很难通过滑膜的半透膜渗到组织间隙，日久就会在滑膜腔内淤积，形成囊肿，分泌滑液旺盛的部位，称之为腱鞘囊肿的蒂部，腱鞘囊肿的蒂部往往位于腱鞘的壁层与关节囊相连的关节深处，此处血运丰富，且腱鞘滑膜与关节囊滑膜容易相通。

（二）中医学认识

腱鞘囊肿多因过度劳累，外伤筋脉，以致痰凝筋脉，或因经久站立、扭伤等致筋脉不和，气血运行失畅，阻滞于筋脉络道而成。

二、临床诊断

（一）辨病诊断

1. 临床表现

（1）症状　囊肿多逐渐发生，成长缓慢，一般呈半球状隆起，似蚕豆大或指腹大，外形一般光滑。患者局部酸痛或疼痛，有时会向囊肿周围放射。若囊肿和腱鞘相连，患部远端会出现软弱无力的感觉。有时囊肿可压迫其周围的神经和血管，从而出现相应的神经压迫症状。如压迫尺神经支或正中神经干，则发生感觉运动障碍等。

（2）体征

①囊肿在皮下，高出皮面，或大或小，一般不超过 2cm，呈圆形或椭圆形，压痛轻微或无压痛。

②触诊时质地较软，可有波动感，且过缘大小可能发生变动。日久囊肿可变小、变硬。

2. 相关检查

（1）超声检查　超声检查作为腱鞘囊肿检查的首选方法，二维高频和彩色多普勒超声有助于确定浅表软组织肿块的形态、大小及深度，区分肿块的性质与血流特征，具有一定的临床应用价值。

（2）穿刺可抽出透明胶冻状物质。

（二）辨证诊断

1. 气滞型

（1）临床证候　多为初起，肿块柔软可推动，时大时小，局部可有疼痛或胀感，舌红，脉弦。

（2）辨证要点　肿块柔软可推动，时大时小。

2. 瘀结型

（1）临床证候　多有反复发作病史，肿块较小且硬，可硬似软骨，患肢可有不同程度的活动功能障碍。舌红质暗，脉滑弦。

（2）辨证要点　反复发作病史，肿块较小且硬，可硬似软骨，舌红质暗，脉滑弦。

三、鉴别诊断

（一）西医学鉴别诊断

1. 滑膜囊肿

滑膜囊肿为类风湿关节炎的并发症，

或属一个症状。特点是炎性过程广泛，病变范围扩大，基底部较宽广。据此可以鉴别。

2. 腕背骨膨隆症

腕背骨膨隆症又称腕凸症。多发生于骨性挤压伤、急性或慢性暴力伤、肌肉牵拉、慢性劳损等，主要症状为第二、第三腕掌关节背侧隆突畸形，疼痛无力，压痛明显，过度背伸和抗阻力时症状加重。X线片显示，关节间隙狭窄，不平整，硬化或骨质增生。据此可以鉴别。

3. 桡骨茎突狭窄性腱鞘炎

本病女性多于男性，主要表现为桡骨茎突处局限性疼痛，有时可放射至手、肘、肩、腕部，拇指活动时可加重疼痛，握拳尺偏试验阳性。据此特点可以鉴别。

（二）中医学鉴别诊断

骨痹

骨痹症见骨节疼痛，四肢沉重难举，有麻冷感。或骨痛、身重、有麻痹感、四肢沉重难举。甚者痛苦彻心，四肢挛急，关节浮肿。据此特点可以鉴别。

四、临床治疗

（一）提高临床疗效的要素

临床治疗的关键在于消除腱鞘的炎症，使囊壁破裂，囊液消散，若囊壁重叠愈合，则囊液不易再生，囊肿不再复发。推拿可以直接作用于囊肿，通过按、压、揉等，改善局部组织状态，加强血液循环，促进炎性物质消散，从而治疗腱鞘囊肿。

（二）推拿治疗

（1）治疗原则　活血化瘀，理筋散结。

（2）取穴与部位　以囊肿局部为主。

（3）主要手法　按揉、按压、敲击法等。

（4）操作方法

①准备手法：患者坐位，患腕伸直，医者在囊肿及周围用按揉法治疗2分钟。

②治疗手法：将患者腕部固定并掌屈，然后用右指将囊肿用力持续按压，直至挤破囊肿，本法适应于一般囊肿。将患腕平置于软枕上，腕背向上并略呈掌屈，医者一手握患手维持其位置稳定。另一手持叩诊锤，迅速用力且准确地向囊肿叩击，往往一下即可击破，如囊肿坚硬一次未击破时，可再击一两下。本法适应于囊肿大而坚硬者。

③结束手法：最后，在囊肿及周围用按揉法治疗1分钟，用绷带加压包扎固定2~3天。

五、预后转归

预后一般比较好，但亦有部分病例复发。若失治误治，可使囊肿增大，压迫神经，影响患肢功能活动。

六、预防与调护

（一）预防

（1）保护腕关节，免受风寒湿邪浸淫。

（2）要避免长时间手、腕强度较大的活动，手及腕劳动强度大时应注意劳动间期休息。

（二）调护

（1）少数囊肿能自行消失，并不再复发。但多数囊肿继续存在或进行性增大时，必须进行治疗。

（2）治疗期间，发生囊肿的关节应避免用力，并用绷带加压包扎固定2~3天。

七、专方选要

同"腕关节扭伤"。

主要参考文献

[1] 徐玉东, 王建红. 人体解剖生理学 [M]. 北京: 人民卫生出版社: 50-51.

[2] 罗才贵. 实用推拿学 [M]. 成都: 四川科学技术出版社, 2004.

[3] 庞素芳. 三棱针刺治疗腱鞘囊肿 10 例 [J]. 河南中医, 29 (10): 1020.

[4] 叶有才. 针刀联合中药外用治疗腕背腱鞘囊肿疗效观察 [J]. 四川中医, 28 (11): 125-126.

[5] 夏志刚, 颜端国. 铜针留置术结合乙醇注射治疗腱鞘囊肿 39 例 [J]. 长江大学学报, 11 (6): 24-27.

[6] 王继海, 徐长卿酊治疗腱鞘囊肿 50 例 [J]. 中医外治杂志, 2011, 20 (5): 43.

[7] 赵耀东, 韩豆瑛, 尹秦, 等. 双向扬刺法治疗腱鞘囊肿临床观察 [J]. 中国针灸, 2014, 34 (4): 347-349.

[8] 何立, 付荣, 高秀领. 火针治疗腱鞘囊肿 30 例 [J]. 辽宁中医杂志, 2008, 35 (10): 1576.

第十一节 掌指关节扭伤

掌指关节扭伤多由暴力冲击, 使手指远端向侧方过度弯曲, 从而引起侧副韧带撕裂, 甚至断裂, 为伤科常见疾病, 尤以掌指关节的侧副韧带及关节囊等组织的损伤最为常见。临床症见关节周围肿胀明显, 且有压痛, 掌指关节屈曲, 握拳受阻, 如果侧副韧带断裂, 可伴有手指偏向一侧畸形, 且向该侧活动度增加, 如同时有关节囊撕裂, 由于关节内负压作用, 撕脱骨折片或韧带可被吸引至关节腔内。属于中医"经筋病"范畴。

一、病因病机

(一) 西医学认识

本病多为球类或某种物体意外碰撞, 力量间接传达到掌指关节或指间关节, 发生侧副韧带撕裂、断裂损伤, 重者合并关节囊撕裂, 有时还伴有撕脱性骨折。掌指关节由掌骨头与近节指骨构成, 其关节囊背侧薄、掌侧厚, 两侧有侧副韧带, 掌指关节活动主要是屈曲活动和少许的旋转活动, 是日常活动最"频繁"的关节, 故其被扭伤的概率也较多。在正常情况下, 掌指关节两侧有副韧带加强稳定, 限制指关节的侧向活动, 当掌指关节屈曲时, 侧副韧带紧张, 拇指的掌指关节比较松弛, 容易遭受损伤。

(二) 中医学认识

《说文解字》言: "筋者, 肉之力也。"清代汪宏著《望诊遵经》言: "筋者力也, 肉中之力, 气之元也, 靳固于身形也。"经筋起着约束骨骼, 完成关节运动和保护关节功能的作用。就中医学而言, 掌指关节扭伤属于"筋伤"范畴, 据陈无极"三因学说", 其致病属于"外因",《杂病源流犀烛》中说: "跌仆闪挫, 卒然身受, 由外及内, 气血俱伤病也。"又言: "忽然闪挫, 必气为之震, 震则激, 激则壅, 壅则气之周流一身者, 忽因所壅, 而凝则血亦凝一处……是气失其所以为气矣。气运乎血, 血本随气以周流, 气凝而血亦凝矣, 气凝在何处, 则血亦凝在何处矣。人至气滞血凝, 则作肿作痛, 诸变百出"。"跌仆闪挫""卒然身受"虽为皮肉筋骨损伤, 但亦必损及气血, 形成气滞、血瘀。气血瘀阻, 为肿为痛, 故《素问·阴阳应象大论篇》有"气伤痛, 形伤肿。故先痛而后肿者, 气伤形也, 先肿而后痛者, 形伤气也"之说。

如瘀血逆于肌腠则局部肿胀，滞于体表则皮肤发绀。

二、临床诊断

（一）辨病诊断

1. 临床表现

根据患者掌指关节有明显扭挫伤病史、关节周围肿胀疼痛、功能障碍，及相关辅助检查、X线等即可诊断。

（1）症状　有明显外伤史，这种外伤史，患者多可说明清楚。以掌指关节周围疼痛肿胀、关节活动障碍、局部压痛明显为主要表现。并可有握力下降。若伴有侧副韧带撕裂，可见手指偏向一侧畸形，掌屈肌腱断裂时，呈背伸畸形，合并有关节脱位或骨折时，可见移位畸形。

当转入慢性期，肿胀减轻，但功能仍存在不同程度的受限，较长时间不能任意活动。

（2）体征

①一般可见受伤的掌指关节周围肿胀，轻微损伤者可有一侧局部肿胀。由于手指部皮下结缔组织较少，关节位置表浅，故损伤后肿胀比较明显。关节囊破裂时皮下发绀，当侧副韧带断裂时，侧方活动比正常人不稳并有异常活动。当侧副韧带撕裂，可见手指偏向一侧畸形，掌屈肌腱断裂时，呈背伸畸形，合并有关节脱位或骨折时，可见移位畸形。

②触诊可见掌指关节压痛明显，做被动活动时疼痛加重，如侧副韧带断裂，则掌指关节不稳定，有侧向活动异常，如有关节囊撕裂，则侧方活动范围更大。病程长久者可见关节囊增厚。

③侧副韧带撕裂伤时，侧副韧带牵拉实验阳性。

2. 相关检查

X线检查：掌指关节软组织肿胀，但无骨折及脱位征象。陈旧性损伤可伴有韧带的钙化。

（二）辨证诊断

1. 瘀滞型

（1）临床证候　损伤早期，局部肿痛，皮肤灼热，压痛，指关节屈伸不利，舌质红，苔薄白或薄黄，脉弦或弦涩。

（2）辨证要点　损伤早期，局部肿胀明显，压痛，关节活动明显受限。

2. 虚寒型

（1）临床证候　损伤日久，局部紧促，按痛，酸痛乏力，指屈伸不利，舌质淡红，苔薄白，脉细弱或沉细。

（2）辨证要点　病程时间长，掌指关节酸痛乏力，屈伸不利。

三、鉴别诊断

1. 掌骨近端骨折

多见于第5掌骨，受伤的掌骨头变低，骨折处向背侧成角，掌指关节过伸畸形，X线检查可鉴别。

2. 掌指关节脱位

掌指关节呈过伸畸形，掌侧面隆起，可摸到脱位的掌骨头，手指缩短，X线检查可鉴别。

四、临床治疗

（一）提高临床疗效的要素

掌指关节扭伤多为暴力直接或间接损伤，急性损伤后，建议采取冷敷，不建议立即对局部采用热敷、按摩，这样会加重损伤和出血。24小时以后，损伤组织开始修复，才可采用热敷和按摩，这可改善局部血液和淋巴循环，促进新陈代谢，有利于组织的修复和代谢产物及瘀血的吸收，促进愈合。

（二）推拿治疗

在进行推拿治疗前，必须认真检查，以排除骨折、脱位等不适合推拿的病证。急性损伤时推拿手法宜轻柔灵活，用力不宜呆滞；慢性、陈旧性损伤应配合功能锻炼。

本方法适应于单纯性指间关节扭挫伤。

（1）治疗原则　舒筋活血。

（2）常用手法　捻、揉、摇、拔伸、摇法。

（3）取穴　阿是穴及周围穴位。

（4）操作方法

①捻法作用于伤指。患者正坐，伤手伸出，掌心向下，医者站在伤手外侧（若为环、小指则站在内侧），一手托住腕部，拿住伤指，另一手拇、食指捏住伤指关节的内外两侧，用捻法、揉法治疗。

②拔伸、摇手指。捻揉后，再将托腕之手改用拇、食指捏住伤指关节近侧，指骨两侧，另一只手拿住伤指远端，用摇法6~7次，然后，在拔伸下轻轻地将关节反复伸屈数次。

③擦法结束。若局部肿痛减轻后，配合大鱼际擦法，以透热为度。局部可外敷中药或热敷洗药，以消肿止痛，促进其功能恢复。

（三）医家诊疗经验

罗才贵

名老中医罗才贵治疗经验如下。在做推拿治疗手法时候，首先排除有骨折、脱位等不适合推拿的禁忌证，局部肿胀明显，皮下出血严重者，损伤后的24~48小时内不做推拿治疗，应局部给予冷敷或加压包扎为宜。推拿以局部操作为主，以患指局部捻法、揉法、摇法等操作，并捋顺掌指关节附近肌肉，治疗操作以勒法结束。治疗要点：关节囊附近的揉法、摇法范围要

适当，促使移位的掌指关节复位，但不可暴力操作。

五、预后转归

掌指关节扭伤经及时治疗后，一般预后良好，个别患者治疗不及时或在治疗期间不注意休养、受凉等导致疾病恢复不全，遗留关节肿胀，常常缠绵反复，在受寒及劳累后出现关节疼痛，甚至活动障碍。

六、预防与调护

（一）预防

由于掌指关节扭伤多发生在运动时，故在运动时应注意保护好关节，避免受伤。新伤或陈旧伤急性发作时，宜休息，注意局部保暖，免受风寒。慢性、陈旧性损伤应配合功能锻炼。治疗期间不宜做患指部的持力工作。

（二）调护

患者在康复期间对轻度扭伤关节，可外擦舒活酒，轻捏数次，不揉、不扳，然后将靠近伤侧的健指连同患指固定在一起，第3天开始练习主动屈伸活动，继续外擦舒活酒。扭伤影响侧方活动时，宜用一块弓形小夹板放在掌侧将患指固定于半屈位，有时也可采用上述固定法，3周以后开始练习关节伸、屈活动。

七、专方选要

舒筋活血汤　处方：羌活6g，防风9g，荆芥6g，独活9g，当归12g，续断12g，青皮5g，牛膝9g，五加皮9g，杜仲9g，红花6g，枳壳6g。本方为伤筋中期及脱臼复位后调理之剂，主治筋络、筋膜、筋腱损伤。

方中羌活、独活祛风湿，利关节；防风、荆芥、五加皮祛风除湿，发汗止痛；当归、红花补气活血祛瘀；杜仲、牛膝、

续断温补肝肾，强腰膝；枳壳理气宽中。合用具有理气活血，舒筋通络之效。

主要参考文献

[1] 周力. 推拿治疗学 [M]. 北京：人民卫生出版社, 2005.

[2] 夏治平. 实用推拿治疗学 [M]. 上海：上海中医学院出版社, 1990.

[3] 刘智斌. 临床推拿治疗学 [M]. 北京：人民军医出版社, 2008.

[4] 武春发. 图解伤筋治疗手法 [M]. 北京：北京科学技术出版社, 2005.

[5] 国家中医药管理局. 中医病证诊断疗效标准 [S]. 北京：北京大学出版社出版, 1994.

[6] 唐勇, 付红娟, 陈致尧, 等. 彭氏拇掌指关节法结合温针灸治疗指屈肌腱腱鞘炎1例 [J]. 按摩与康复医学, 2019, 10（16）：23-25.

第十二节　椎骨错缝

椎骨错缝是临床常见的脊柱病变之一，西医称之为脊柱小关节紊乱，是指因脊柱小关节解剖位置改变，导致脊柱功能失常所引起的一系列临床症状。本病多由脊柱小关节滑膜嵌顿或因部分韧带、关节囊紧张引起反射性肌肉痉挛，致使关节面交锁或扭转在不正常位置上所致。包括了小关节半脱位、小关节滑膜嵌顿症、小关节交锁症、小关节扭伤等病理改变。

本病的主要临床表现包括脊背疼痛、肋间神经痛、胁部不适、胸痛、胸闷、心悸等。本病可能会引发慢性胆囊炎、胃肠消化功能紊乱等疾病。临床治疗本类疾病中医常采用手法复位、针刺治疗；西医常采用椎板注射、康复理疗等方法。本病具有临床治疗方案简单有效但易复发的特点。本病的反复发作成为困扰广大患者的主要

问题。国内有研究表明无论在健康人群中还是在颈胸腰痛患者中，脊柱"后关节移位"体征阳性率的比例相当大，健康青年可达70%，老年患者中的阳性率几乎达到100%。本病多见于青壮年，男性多于女性。

一、病因病机

（一）西医学认识

1. 解剖结构

椎体周围解剖结构复杂，肌肉较多且相互交叉，因此力学平衡的失衡对本病的发病有重要意义。

本病发生部位的肌肉分布较为复杂，浅部肌肉包括斜方肌、背阔肌、肩胛提肌、菱形肌、腰大肌等，深部肌肉包括竖脊肌、夹肌、短肌（位于深部，种类较多且复杂，有枕下肌、棘间肌、横突间肌和肋间肌），影响的关节连接包括关节突关节、黄韧带、棘间韧带、棘上韧带、项韧带、横突间韧带、后纵韧带、前纵韧带等，以上解剖结构共同组成了脊柱的动态平衡稳定系统。此系统发生松弛或粘连，极易引起脊柱小关节的失稳，造成脊柱小关节紊乱。

2. 疾病产生机制

人体脊柱是由椎体、椎间小关节、椎间盘和韧带构成的被动骨骼肌肉系统，肌肉和肌腱构成的主动骨骼肌系统以及各种张力传感器所组成的稳定系统。三个子系统的功能相辅相成，为脊柱完成复杂、准确的运动提供保障，尤其是主动骨骼肌肉系统在维持脊柱的稳定中起到了非常重要的作用。此外脊柱要维持其稳定性还需要依赖脊柱内源性的稳定因素与外源性的稳定因素。前者主要是指髓核内在的使两侧椎体分离的压应力与纤维环及周围韧带（前纵韧带、后纵韧带、黄韧带、棘间韧带、棘上韧带）抗髓核分离的压应力的平衡，二者不同方向的综合力为脊柱的稳定

性提供了重要保证。当人体受外力、长期不良生活和工作习惯影响或者退变时，可造成肌肉、韧带过度紧张挛缩，从而打破原有的力学平衡，引起脊柱"骨错缝"，出现相应的临床症状。

3.具体发病诱因

人体颈、胸、腰、骶髂关节面存在一定差异。颈椎小关节几乎呈水平位排列、胸椎小关节呈冠状位排列，而腰椎小关节为互相呈直角的两个小关节面，一个呈冠状位，一个呈矢状位，骶髂关节是指骶骨与髂骨的耳状关节，骶髂关节结构稳定，活动范围微小，没有强大的外力作用是不会产生移位的。

①脊柱小关节移位主要是间接暴力所致。如突然跌倒，臀部或单侧肢体着地，地面的作用力通过脊柱向上传导，而躯体向下的冲击作用力也通过脊柱向下传导，两作用力在脊柱小关节处汇合，可引起该处小关节的移位。同样，单侧肢体着地、下蹲位持重站立时的扭伤、"挥鞭样"损伤等，使肢体发生扭转、牵拉、碰挫、滑跌等而产生移位。

②脊柱局部肌肉因扭伤、挫撞或受风寒侵袭发生痉挛；睡眠或工作中姿势不良，脊柱呈慢性劳损；舞台表演或特技动作，均可使脊柱小关节超出正常活动范围而发生侧向滑移。

③若有先天性关节突不对称，一侧关节突更易发生斜向运动，使滑膜更易嵌入，或关节突移位。严重的脊柱关节移位，可使关节周围的肌肉、韧带撕裂，使关节的稳定性降低，负重或活动时有加重移位的可能。轻微的移位，有自行恢复的可能。如脊柱关节反复发生移位损伤或关节移位未能得到及时正确的治疗，局部出血，机化，瘢痕形成充填关节的空隙，造成复位困难和关节不稳，久之则引起顽固持续性的颈、胸、腰、骶部疼痛。

（二）中医学认识

脊柱小关节错缝属于中医筋伤范畴，又称椎骨错缝。所谓"骨错缝"是指骨关节正常的间隙或相对位置发生了细微的异常变化，并引起关节活动范围受限，是中医推拿特有的诊断病名，在中医典籍记载中既不是骨折也不是脱位，如《仙授理伤续断秘方》中记载："凡左右损处，只相度骨缝，仔细捻捺，忖度便见大概。"《医宗金鉴》所述之"骨节间微有错落不和缝者"。《圣济总录》指出骨错缝的治疗以复还枢纽为要务。以上认识从本病的病因、病机及病情上进行了高度地概括，并提出了本病治疗的基本手段以推拿治疗为主。

二、临床诊断

（一）辨病诊断

1.临床表现

（1）症状

①颈椎小关节紊乱：多因外伤引起，起病较急，伤后颈部疼痛，转动不便，活动时疼痛加剧，颈部酸痛无力，肌力减退，持物落地。

②胸椎小关节紊乱：患者在突然外力作用下有过度前屈或后伸肩背运动的受伤史，伤后即出现胸背疼痛，痛连胸前，有背负重物之感，坐卧不宁，走路震动、咳嗽、喷嚏、深呼吸等均可引起疼痛加重。常可出现胆囊、阑尾、胃区的疼痛。

③腰椎小关节紊乱：患者大都有腰部扭挫、闪伤的病史。伤后即发生难以忍受的剧烈腰痛，表情痛苦，不敢活动，惧怕别人移动，轻轻移动下肢则疼痛无法忍受。全部腰肌处于紧张僵硬状态，腰部活动功能几乎完全丧失。

（2）体征

①颈椎小关节紊乱：颈部肌肉稍有痉

挛、强硬，头歪向健侧或略有前倾。病变颈椎棘突可有压痛或颈椎棘突有轻度偏移。

②胸椎小关节紊乱：患椎及其相邻数个胸椎有深压痛，压痛在棘突上或棘间韧带处，并可摸到患椎处有筋结或条索状物等软组织异常改变。患椎棘突略高或偏歪，与正常椎体棘突的距离变宽或略变窄。关节滑膜嵌顿者可见胸椎后凸或侧倾的强迫体位。

③腰椎小关节紊乱：患者腰部呈僵硬屈曲位，后伸活动明显受限，损伤的关节突关节及其同节段上的棘突偏左或偏右，并伴有压痛。严重疼痛者可出现保护性腰椎侧凸体征。

2. 相关检查

（1）X线检查　①颈椎小关节紊乱：正位片可见颈椎向患侧凸，棘突偏离中线。侧位片可见颈椎正常生理弧度前凸变小。斜位片可见颈椎变直。②胸椎小关节紊乱：部分患者有患椎棘突偏歪改变。③腰椎小关节紊乱：可见腰椎后关节排列方向不对称，腰椎侧弯和后突，椎间隙左右宽窄不等。

（2）CT检查　CT下可见椎体及关节面间隙增大或减小，椎体排列紊乱等表现。部分椎体旋转或关节增生改变。

（二）辨证诊断

1. 肝肾亏虚型

（1）临床证候　腰背部疼痛，转舒不利，劳累更甚，肢体麻木有冷感，沉重乏力，肌肉萎缩。

（2）辨证要点　患者一般年龄偏大，疼痛多为隐隐作痛。偏阳虚者面色苍白，手足不温或腰腿发凉，或有阳痿，早泄，妇女带下清稀，舌淡、苔白滑；偏阴虚者面色潮红，咽干口渴，心烦失眠，多梦或有遗精，舌红少苔，脉弦细数。

2. 脾肾气虚型

（1）临床证候　腰脊酸痛，四肢痿软，神疲乏力，或水肿，纳呆或脘胀，大便溏薄，尿频或夜尿多，舌质淡。

（2）辨证要点　患者脾肾虚弱，食少纳呆，下肢痿软，形体消瘦，关节松弛，常常查体过程中就能听到关节复位声音。

3. 气滞血瘀型

（1）临床证候　患者腰背痛如刺，日轻夜重，痛有定处，痛处拒按，背部板硬，俯卧转侧艰难，大多近期有脊柱外伤史，舌质暗红，或有瘀斑，脉弦紧或涩。

（2）辨证要点　患者多有外伤病史，舌质紫暗，局部刺痛明显，时有伴发胸胁胀痛。

三、鉴别诊断

（一）西医学鉴别诊断

1. 颈椎病

有慢性劳损或外伤史，颈、肩背疼痛，头痛，头晕，颈部板硬，上肢麻木。颈部活动功能受限，可有上肢肌力减弱和肌肉萎缩，臂丛神经牵拉试验阳性，X线检查示颈椎退行性病变。以此特点可鉴别。

2. 肋间神经痛

针刺样、刀割样疼痛沿肋间神经分布区出现，时发时止，伴有胸部挫伤者多见。以此特点可鉴别。

3. 肋间关节与胸肋关节半脱位

局部明显肿胀，呼吸受限，痛连胸肋，呈放射性。以此特点可鉴别。

4. 急性腰肌筋膜扭伤

腰部各方向的活动均受限，并引起疼痛加剧，在棘突旁骶棘肌处，腰椎横突或髂嵴后部有压痛，压痛点较表浅。以此特点可鉴别。

（二）中医学鉴别诊断

胸痹

本病属于中医学"痹证"范畴，临床应与"胸痹"相鉴别。本病发病以胸背部疼痛为临床表现，无心悸、胸闷等症状，经手法治疗后明显缓解。故可鉴别。

四、临床治疗

（一）提高临床疗效的要素

本病发病常由扭转暴力或长期劳损导致，病变以椎体关节面的脱位和半脱位为主要表现，因此治疗的时候通过机械力达到复位目的是治疗本病的关键，同时复位后的康复锻炼是防止本病复发的重要因素。

（二）推拿治疗

（1）取穴与部位 ①颈椎：风池、风府、肩井、肩贞、天宗等。②胸椎：取华佗夹脊穴及背部膀胱经第1、第2条线上穴。③腰椎：取肾俞、命门、环跳、居髎、八髎、委中、秩边等穴。

（2）主要手法 推法、按法、拿法、滚法、揉法、扳法等。

（3）操作方法

①颈椎小关节紊乱：患者取坐位，颈部自然放松，将旋转活动受限侧主动旋至最大角度，医者站立于患者身后，用颈椎旋转定位扳法扳动1次，之后嘱患者头部处于中立位，医者用双手拇指指腹按揉上述颈椎部位穴位，再用滚法施术于颈椎两旁及肩部。

②胸椎小关节紊乱：患者取坐位，医者立于患者身后，先用指（或掌）按揉偏歪棘突的周围及胸背部肌肉，再用胸椎对抗复位扳法扳动1次。

③腰椎小关节紊乱：先用腰椎弯腰旋转扳法，即患者取端坐位，腰部自然放松，

医者立于其后外侧，一手拇指顶按于腰椎偏歪的棘突侧方，另一手穿过腋下夹住对侧的肩部，做腰前屈、旋转侧屈、逐渐伸直的复合动作，这时可以听到一弹响声，同时按在棘突旁的指下有腰椎松动的移位感。然后用拇指在偏歪后纠正的棘突两旁自上而下地做理筋手法数次。

（三）医家诊疗经验

罗才贵

罗才贵节段扳法系四川省非物质文化遗产"峨眉伤科疗法"第五代代表性传承人罗才贵结合多年临床经验总结的治疗椎骨错缝的独特手法，此手法具有作用部位准确，起效快，操作简便等特点。取得了较好的临床疗效。此手法分为寻按定位、手法放松、扳动复位三个步骤。

根据患者叙述及查体确定关节紊乱部位的准确定位，定位过程需注意关节紊乱部位关节突出方向，查体方法：①中指按住棘突，食、环二指压紧棘突两侧，上下做直线滑行，确定病变部位有无侧弯及突出、凹陷；②拇指与食指自竖脊肌内侧按紧两侧横突确定有无椎体偏转。

根据突出方向不同选择不同的扳法进行治疗，在确定部位的基础上，对局部肌肉进行放松，选取的放松手法包括滚法、并指揉法推法等。根据不同的脊柱节段选取不同扳法。

颈椎采用定位斜扳法，操作方法：患者取坐位，医者一手托住患者下颌，另一手拇指按压住脱位椎体棘突部位，旋转患者头部至最大角度，微颤抖放松颈部，双手反向用力牵动患者头部旋转，待听到"咔嗒"声提示复位完成。

上部胸椎采用牵臂扳法。操作方法：患者取端坐位，医者一手反掌牵拉患者病变侧手掌，肘关节置于患者屈曲90°的肘弯上，压紧患者肘部，另一手推动患者颈

部向对侧偏转，待至最大角度时放松瞬间，反向发力，小关节复位出现"咔嗒"声为复位成功。

下段胸椎采用按压复位扳法，操作方法：患者取俯卧位于硬板床上，自然呼吸，医者双手反向置于患者病变部位椎体棘突两侧，两掌根位于一条直线。嘱患者自行深呼吸，医者随患者呼吸逐渐增加压力，待患者背部放松的呼气末，直臂沉肩向下发力，待感觉到病变部位脊柱有复位移动或听到"咔嗒"声为复位成功。

腰椎采用坐位旋转扳法或侧卧位斜扳法。坐位旋转扳法：患者直腰坐在板凳上，双下肢屈曲成90°姿势，双脚自然落地，以向右扳为例，医者双腿夹住患者左腿中部分，患者上身向右转，双上臂也偏向右侧，患者处在直腰放松状态，医者一手护住左肩后部，一手护住右肩背部，双手交叉用力旋转患者躯干。侧卧位斜扳法：患者侧卧于治疗床上。向患者右侧旋转复位时，患者右腿在下且伸直，左腿在上且弯曲，患者站立于治疗床侧面，面对患者正面，左手按住患者左肩前部，右手的肘部和前臂部按在患者左侧臀部，医者双手向相反方向轻轻摇动患者身体，使腰椎旋转到最大限度，并使力传到要扳的腰椎部位。在患者放松的情况下，患者双手向不同的方向用"寸劲"（左手向下按患者左肩，右肘部向其右侧旋扳左臀），会听到一声或几声"咔嗒"响，证明腰椎关节已被整复。向患者左侧旋转复位时，医者右手按住患者右肩前部，左手的肘部和前臂部按其右侧臀部，操作方法同右侧旋转复位，但方向相反。

五、预后转归

椎骨错缝经推拿治疗，一般预后良好，个别患者治疗不及时或在治疗期间不注意休养、受凉、椎体受压等导致疾病恢复不全，遗留局部疼痛反复发作，可出现缠绵反复，在受寒及劳累后出现关节疼痛，甚至活动障碍。

六、预防与调护

（一）预防

（1）本病应注意日常坐立姿势，防止脊柱侧弯。

（2）平常注意动作协调，注意保暖，避免伏案过于劳累。

（3）搬运重物时注意脊柱压力，防止压力不平衡导致本病发生。

（二）调护

（1）经常做扩胸锻炼，能够有效地预防本病的发生。

（2）纠正不良姿势　教育患者保持直立位，避免驼背，坐位1~2小时后适当活动。

（3）做颈部伸展运动，每日5~10次。

（4）胸背部推拿每次20分钟，治疗3~5次。

七、专方选要

身痛逐瘀汤　处方：秦艽3g，川芎6g，桃仁9g，红花9g，甘草6g，羌活3g，没药6g，当归9g，五灵脂6g，香附3g，牛膝9g，地龙6g。功能：活血祛瘀，祛风除湿，通痹止痛。主治：瘀血夹风湿，经络痹阻，肩痛、臂痛、腰腿痛，或周身疼痛，经久不愈者。水煎服。若微热，加苍术、黄柏；若虚弱，加黄芪30~60g。

本方以川芎、当归、桃仁、红花活血祛瘀；牛膝、五灵脂、地龙行血舒络，通痹止痛；秦艽、羌活祛风除湿；香附行气活血；甘草调和诸药。共奏活血祛瘀，祛风除湿，蠲痹止痛之功。

主要参考文献

[1] 罗才贵. 推拿治疗学 [M]. 北京: 人民卫生出版社, 2001.

[2] 罗才贵. 实用中医推拿学 [M]. 成都: 四川科学技术出版社, 2004.

[3] 罗才贵. 推拿学 [M]. 上海: 上海科学技术出版社, 2008.

[4] 刘仁教. 浅谈脊柱骨错缝理论及其临床治疗 [J]. 实用中西医结合临床, 2005 (6): 62.

[5] 曲建鹏, 邓文章, 范炳华. 范炳华教授抱颈提胸法治疗胸椎小关节紊乱症经验 [J]. 浙江中医药大学学报, 2014 (2): 250-152.

[6] 衣晓峰. 腰椎骨错缝治疗机制 [J]. 医学信息, 1994 (4): 156-157.

[7] 付国兵, 戴晓晖. 试论脊柱骨错缝的原理及推拿证治——以"脾胃为中心"认识脊柱骨错缝 [J]. 按摩与导引, 2008 (3): 14-15.

第十三节　胸胁迸伤

胸胁迸伤是指胸胁部岔气迸伤, 为临床常见多发病之一。本病多由外伤、暴力的撞击或挤压, 但又不足以使肋骨骨折时, 所形成的胸胁部气机壅塞, 胸部拘紧掣痛, 胸闷不舒的一种病证。

本病属于中医学"岔气"等范畴。

一、病因病机

(一) 西医学认识

胸廓包括胸段脊柱、肋骨、肋软骨与胸骨及其联结组织。胸廓诸骨的联结比较复杂, 胸廓大部分由 12 对肋骨构成, 另外, 还有一部分骨骼与软骨和结缔组织直接联结, 包括肋椎关节、胸肋关节、肋软骨间关节、肋骨与肋软骨的联结和胸骨间的联结。此外, 还有胸壁固有肌和肋间肌, 有保护胸腔内的脏器不受伤害, 协助运动和支持身体等功能。

胸胁迸伤, 多因外伤或屏气用力提拉托举、搬运重物、扛抬负重时, 姿势不良, 用力不当, 旋转扭挫, 筋肉过度牵拉而损伤, 导致胸壁固有肌肉断裂伤、痉挛, 肋椎关节半脱位, 滑膜嵌顿, 继而引起局部疼痛。

(二) 中医学认识

多由外伤或屏气用力, 用力负重损伤胸壁, 致使局部气机阻滞, 经络受阻, 不通则痛。迸伤多以伤气为主, 严重者可由气及血, 产生气血两伤。

二、临床诊断

(一) 辨病诊断

1. 临床表现

患者多有明显外伤史, 一般不需要特殊检查, 严重者可拍 X 线片或 CT 片, 以排除骨折和内脏损伤。

(1) 症状　出现一侧胸肋部疼痛、肩背部疼痛, 咳嗽或呼吸时疼痛加重, 活动范围较广而无定处。

(2) 体征　患者多采取保护性姿势, 出现减少呼吸运动幅度的浅表急促呼吸。轻者痛处不固定, 局部无明显压痛; 严重者可见损伤部位有发绀瘀斑和肿胀, 压痛明显。

2. 相关检查

可行 X 线或 CT 检查以排除骨折或内脏损伤。

(二) 辨证诊断

1. 气滞型

(1) 临床证候　疼痛走窜不定, 局部无明显压痛, 呼吸、说话时有牵涉性疼痛,甚者不能平卧，不敢俯仰转侧，舌质淡红，苔薄白，脉弦紧。

（2）辨证要点　痛处走窜不定，呼吸、说话可出现牵涉性疼痛，舌质淡红，脉弦。

2. 血瘀型

（1）临床证候　局部压痛，可出现瘀肿，痛处固定不移，说话、呼吸时疼痛加重，舌质暗红，或出现瘀紫，脉弦紧或涩。

（2）辨证要点　局部压痛，可出现瘀肿，痛有定处，舌质暗红，脉弦紧或涩。

三、鉴别诊断

（一）西医学鉴别诊断

1. 胸肋软骨

本病的病理特征是胸骨旁肋软骨非化脓性痛性肿胀，多侵犯第1、第2肋软骨，受累软骨常隆起，并有剧烈疼痛，以此可鉴别。

2. 肋间神经炎

胸痛的性质为刺痛或灼痛，并沿肋间神经分布。疼痛部位以脊柱旁、腋中线及胸骨旁较明显，以此可鉴别。

3. 胸膜炎

干性（纤维素性）胸膜炎胸痛呈刺痛或撕裂痛，多位于胸廓下部腋前线与腋中线附近，并可出现胸膜摩擦音。渗出性胸膜炎胸痛不如干性胸膜炎剧烈，患者可有毒性症状和中、高度发热，严重者可有端坐呼吸并有发绀现象。X线检查可鉴别。

4. 肋骨骨折

肋骨骨折则有瘀肿痛显著，胸廓挤压试验阳性，或有肋骨移位畸形，或兼痰中带血，或见呼吸困难等症。胸部X线拍片可见单发或多发横断形或斜行肋骨骨折形态；胸部X线片可发现气胸、血胸，皮下或纵隔气肿等病理表现，以此可鉴别。

（二）中医学鉴别诊断

胸痹

胸痹以胸部憋闷、疼痛，甚则胸痛彻背，短气，喘息不得卧等为主要表现，轻者偶发短暂轻微的胸部沉闷或隐痛，或为发作性，或左胸有含糊不清的不适感，重者疼痛剧烈，或呈压榨样绞痛。常伴有心悸，气短，呼吸不畅，甚至喘促，惊恐不安，面色苍白，冷汗自出等，以此可鉴别。

四、临床治疗

（一）提高临床疗效的要素

本病在临床治疗前首先要明确诊断，须排除骨折、肿瘤等其他疾患引起的胸胁疼痛。推拿可行气活血，舒经通络，理筋整复。气行则血行，气血畅通，胸胁疏松。经络疏通，通则不痛；筋脉理则顺，顺则松，松则通，关节不正则痛，正则不痛。

（二）推拿治疗

（1）治疗原则　活血散瘀，行气止痛，理筋整复。

（2）取穴与部位　以患侧胸肋部为主，重点取膻中、中府、云门、章门、大包、日月及背部膀胱经腧穴。

（3）主要手法　按揉、摩法、擦法、拿法、一指禅推法等。

（4）操作方法

①患者取仰卧位，医者先用拇指指腹点按中府、云门、大包、膻中、日月等穴各30秒，以疏通经络，行气活血。然后以掌揉、摩胸肋部及肩背患处5~8分钟，以解除肌肉痉挛，缓解疼痛。

②患者取正坐位，医者先以手法按胸痛相应的背部，使之温热，然后在患侧背部手法膀胱经作一指禅推法，3~5分钟，再以手法按揉背部两侧膀胱经俞穴。

③患者取站立位，嘱患者全身放松，不可屏气，身体后仰，医者稍屈膝下蹬，背对背地以双臂交挽患者两臂，然后腰贴腰背起患者身体，让患者双脚离地腾空，再令患者用力咳嗽，同时晃动患者腰背部（或作颤动），最后慢慢地放下患者即可。

（三）其他疗法

成药应用

（1）七厘散　1.5g，口服，1日3次。可化瘀消肿，止痛止血。

（2）活血止痛胶囊　4粒，口服，1日3次。可活血散瘀，消肿止痛。

（3）伤科跌打丸　1丸，口服，1日2次。可活血散瘀，消肿止痛。

（四）医家诊疗经验

1.曹锡珍

（1）操作方法　点外科基础穴及气户、膻中、内关、公孙、陷谷、解溪、丰隆等穴位。施局部轻擦揉法。在经穴按摩中，公孙穴就是主要治气的穴位。如要内服中药，应服治气、调气、顺气、理气之剂。因气行则血行，血瘀方可除。若血管气道能通畅，其伤痛也能消除。

（2）注意事项　如果断定肋骨无折断或下陷等伤，即可施治。凡胸腹胁肋部外伤，因此部位接近心、肺、气管、血管，受伤时，除了伤及皮肤、肌肉外，也易伤及血管和呼吸气道，所以治疗时应注意不可单治血病，必须与气病同时治疗。

2.李墨林

（1）患者取坐位，以右侧为例。按压天鼎、缺盆穴。

（2）医者右前臂自患者右腋前侧插入腋下，向上提拉肩部1分钟。

（3）在提拉下，医者将患侧上肢向下移，用医者身体抵住，然后用左手掌对准疼痛之背侧突然叩击一次。

（4）医者用两手掌在疼痛部位的前后旋转揉按，结束手法。

3.李茂林

患者取坐位，医者一手扶患肩，另手施用搓运夹脊法，以理气和血，解除郁闷，施用锁叩开盆法，以开胸顺气，通经活络，理气祛邪，顺理屏气，退纳嵌顿，解除掣痛。嘱患者仰卧位，施用呼吸迎随法，以疏肝解郁，通经活络，散郁除滞，开胸顺气；施用掐点侠溪至阴法，以通经活络，理气止痛，活血化瘀。如痛点集中，胸椎小关节紊乱症者，施用抱项提膝顶法，以理筋对位，活血化瘀，通经活络，捺正止痛。

4.邵铭熙

（1）患者取坐位，掌摩胸胁部5分钟。

（2）点按章门、期门、日月等穴，以酸胀为度，每穴操作30秒。

（3）重刺激点按对侧阳陵泉1分钟，嘱患者深呼吸、咳嗽。

（4）双掌搓胁肋部，上下来回操作3遍。

（5）若有肋椎关节移位，滑膜嵌顿者，可施胸椎对抗复位法。

5.赖在文

患者取坐位或卧位均可，患侧之臂上举抱头，上身稍向健侧屈，使患侧肋间拉开，以利于检查和治疗。医者坐于患侧，在患处用拇指循肋间做检查，确定伤痛的位置及范围大小，在患部仔细找寻，多可发现较为细小的纤维条索。在肋间的纤维索视其深浅和方向，诊断其属肋间内肌还是肋间外肌。用双拇指端或指腹略靠桡侧锋交替做分筋、理筋手法，即做与纤维方向相垂直的弹拨分筋，做与纤维方向相同的推刮理顺，反复交替进行，力求将纤维索分解消除。再局部按压片刻以镇痛，对患处及其周围做较轻柔的揉擦放松，手法结束。

6. 丁季峰

患者取坐位，双手抱头。医者站立在患者背后，用双手握住患者两侧肘部，使其胸椎轻度后伸，做左右旋转活动，同时让患者咳嗽，将患侧臂上举，手放在头上。医者站在患者背后，一手扶健侧肩部，一手顺肋骨走向，由后向前推理，反复数次。

五、预后转归

该病经积极治疗，适当休息，避免用力负重、剧烈活动，预后较好。

六、预防与调护

（一）预防

（1）避免长时间伏案以防止胸壁及腰背肌劳损。

（2）避免骤然用力扭转或负重。

（二）调护

（1）避免重体力劳动。

（2）患者宜睡硬板床。

（3）局部须保暖，预防风寒侵袭，在室外或野外工作者更应注意。

（4）自我推拿擦法时须防止皮肤破损，配合热毛巾热敷时注意避免烫伤。

七、专方选要

复元活血汤　处方：酒制大黄30g，柴胡15g，桃仁15g，瓜蒌根9g，当归9g，红花6g，穿山甲（以他药代替）6g，生甘草6g。功能：活血祛瘀，疏肝通络。主治：跌打损伤，瘀血阻滞证。症见胁肋瘀肿，痛不可忍。共为粗末，每服30g，加黄酒30ml，水煎服。瘀重而痛甚者，加三七、乳香、没药、延胡索等增强活血祛瘀，消肿止痛之功；气滞重而痛甚者，可加川芎、香附、郁金、青皮等以增强行气止痛之力。

方中重用酒制大黄，荡涤凝瘀败血，

导瘀下行，推陈致新；柴胡疏肝行气，并可引诸药入肝经。两药合用，一升一降，以攻散胁下之瘀滞，共为君药。桃仁、红花活血祛瘀，消肿止痛，穿山甲破瘀通络，消肿散结，共为臣药。当归补血活血，瓜蒌根"续绝伤""消仆损瘀血"，既能入血分助诸药消瘀散结，又可清热润燥，共为佐药。甘草缓急止痛，调和诸药，是为使药。大黄、桃仁酒制，原方加酒煎服，乃增强活血通络之意。

八、研究进展

李兰霞通过收集"推背法"治疗岔气患者后疗效数据得出，患者俯卧位时肋头关节与肋横突关节的关节面基本处在同一水平位置，此体位可使患者紧张、焦虑情绪得到舒缓，局部肌肉组织放松，有利于移位关节复位；在推背过程中，医者呈马步双腿分开并跨跪于患者两侧臀部实施推背，使患者脊柱两侧背部受力均匀，推力使背部肌肉群前移，拖移按摩力使前移的背部肌肉群平缓复位；移位肋椎小关节及嵌顿于关节间隙的关节滑膜借助适宜的推按力度复位，因此在推按患者背部过程中传出"咔嚓"响声即为移位小关节复位，患者疼痛随即消失或明显减轻。

主要参考文献

[1] 李兰霞. 民间验方"推背法"治疗岔气的临床观察[J]. 中国民间疗法，2021，29（17）：51-53.

第十四节　急性腰部损伤

急性腰肌扭伤，是指腰骶、骶髂及腰背两侧的肌肉、筋膜、韧带、关节囊及滑膜等软组织急性损伤，从而引起腰部疼痛及活动功能障碍的一种病证。本病多急性起病，病程短，是腰腿痛疾病中最常见的一种，多发于青壮年体力劳动者。如治疗及时，手法运用恰当，疗效极佳。若治疗不当或失治，可致损伤加重从而转变成慢性腰腿痛。

本病属于中医学"腰痛""伤筋""痹证"等范畴。

一、病因病机

（一）西医学认识

腰部脊柱是一根独立的支柱，其前方为松软的腹腔，附近只有一些肌肉、筋膜和韧带等软组织，而无骨性结构保护，既承受着人体二分之一的重力，又从事着各种复杂的运动，故腰部在承重和运动时，过度的负重、不良的弯腰姿势所产生的强大拉力和压力，容易引起腰段脊柱周围的肌肉、筋膜和韧带损伤。

腰背部的扭伤多发生在腰骶、骶髂关节和腰背两侧骶棘肌。腰骶关节是脊柱运动的枢纽，骶髂关节则是连接躯干和下肢的桥梁，腰部两侧的肌肉和韧带是维持脊柱稳定的重要因素。腰部肌肉主要以腰大肌、腰方肌、竖脊肌为主，韧带主要为棘上韧带及棘间韧带，筋膜则主要为腰背肌筋膜。

急性腰扭伤均因外伤引起，外伤的力量可大可小，但均属不协调用力或使腰椎活动角度不合理引起，并多是在患者不经意状态下发生。轻者如突然打喷嚏，转身弯腰拾物（只是腰部旋转而足下未动）。重者如在走路时突然滑倒或两人在劳动中失误等。腰部肌肉、韧带突然急剧收缩或受到牵拉，即可直接造成肌肉、韧带附着处的急性牵拉伤、撕裂伤，引起无菌性炎症，又可牵拉椎体突然过度位移而导致移位，在关节移动或移位的同时，又可因关节囊的负压吸引导致滑膜嵌顿。在角度及外力适宜时，可引起单纯称位而无（或很轻微的）软组织损伤。

（二）中医学认识

腰部急性损伤，多因卒然感受暴力如跌仆闪挫所致，或由于腰部活动时姿势不正确，用力不当，或搬运抬扛重物时，肌肉配合不协调，使腰部肌肉、韧带受到剧烈扭转、牵拉等，均可使腰部受伤。《金匮翼》载"瘀血腰痛者，闪挫及强力举重得之。盖腰者，一身之要，屈伸俯仰，无不由之，若一有损伤，则血脉凝涩，经络壅滞，令人卒痛不能转侧，其脉涩，日轻夜重者是也"。

二、临床诊断

（一）辨病诊断

1.临床表现

急性腰扭伤多为间接外力所致，轻者为骶棘肌和腰背筋膜不同程度的损伤。较重者可发生棘上、棘间韧带的损伤。严重者可发生滑膜嵌顿、后关节紊乱等。

（1）症状

①腰部疼痛：腰部因损伤部位和性质不同，可有刺痛、胀痛或牵扯样痛。疼痛一般较剧烈，部位较局限，且有局部肿胀，常牵扯臀部及下肢疼痛。

②活动受限：腰轻度前屈而不能挺直，俯仰转侧均感困难，甚至不能翻身起床、站立或行走，咳嗽或深呼吸时疼痛加重。

（2）体征

①局部压痛：伤后多有局限性压痛，压痛点固定，与受伤组织部位一致。

②腰部肌肉痉挛：多数患者有单侧或双侧腰部肌肉痉挛，多发生在骶棘肌、腰背筋膜等处。这是疼痛刺激引起的一种保护性反应，站立或弯腰时加重。

③脊柱侧弯：疼痛引起不对称性的肌肉痉挛，可改变脊柱正常的生理曲线，多

数表现为不同程度的脊柱侧弯畸形，一般是脊柱向患侧侧弯。疼痛和肌肉痉挛解除后，此种畸形可自行消失。

④直腿抬高试验阳性，旋转试验阳性有助于确诊。

2. 相关检查

X线检查：腰椎生理曲线改变，脊柱侧弯，椎间隙不等宽等，并排除骨质损伤。

（二）辨证诊断

1. 气滞血瘀型

（1）临床证候　闪挫及强力负重后，腰部剧烈疼痛，腰肌痉挛，腰部不能挺直，俯仰屈伸转侧困难，舌暗红或有瘀点，苔薄，脉弦紧。

（2）辨证要点　腰部剧烈疼痛，俯仰屈伸转侧困难，舌暗红或有瘀点，苔薄，脉弦紧。

2. 湿热内蕴型

（1）临床证候　劳动时姿势不当或扭闪后腰部板滞疼痛，有灼热感，可伴腹部胀痛，大便秘结，尿黄赤，舌苔黄腻，脉濡数。

（2）辨证要点　腰部板滞疼痛，有灼热感，大便秘结，尿黄赤，舌苔黄腻，脉濡数。

三、鉴别诊断

（一）西医学鉴别诊断

1. 棘上韧带损伤

棘上韧带损伤时相应棘突上多有明显压痛，以此可以鉴别。

2. 棘间韧带损伤

棘间韧带损伤时在腰前屈时疼痛加重，伸腰时无明显改变。急性腰肌扭伤时主动屈伸腰部都可使疼痛加剧，以此可以鉴别。

3. 腰椎间盘突出症

腰椎间盘突出症有典型的腰腿痛伴下肢放射痛、腰部活动受限、脊柱侧弯和腱反射异常、皮肤感觉障碍等神经根受压症状，以此可以鉴别。

（二）中医学鉴别诊断

肾痹

肾痹以腰背强直弯曲，不能屈伸，行动困难为主，多由骨痹日久发展而成，以此可以鉴别。

四、临床治疗

（一）提高临床疗效的要素

急性腰扭伤的治疗目标主要在于迅速缓解患者疼痛症状，恢复正常活动能力，大多数病例经治疗后都能改善和缓解症状。推拿作为治疗的主要手段之一，取得了较好的临床疗效，其常用的推拿方法包括㨰法推拿、四指推法推拿、点穴推拿、内功推拿、整脊推拿等。通过推拿可以解除其肌肉痉挛，改善局部缺血，加速致炎、致痛物质、酸性代谢产物的清除，促进局部渗液、瘀血的吸收，改善局部微循环及营养代谢，从而缓解临床症状。

（二）推拿治疗

（1）治疗原则　舒筋通络，活血散瘀，消肿止痛。

（2）取穴及部位　取肾俞、命门、腰阳关、大肠俞、环跳、委中等穴以及腰臀部等。

（3）主要手法　㨰法、推法、揉法、点压法、弹拨法、扳法、擦法等。

（4）操作方法

①㨰揉舒筋法：患者取俯卧位，自然放松。医者站于一侧，用㨰、揉等轻柔手法在局部施术3~5分钟。以改善血液循环，缓解肌肉痉挛。

②点拨镇痛法：患者取俯卧位，医者

用拇指点压、弹拨等稍重刺激手法依次点压肾俞、阳关、志室、大肠俞、环跳及阿是穴，在点压穴位时应加按揉或弹拨以产生酸、麻、胀感觉为度。可调和气血，提高痛阈，从而减轻疼痛。

③理筋整复法：患者取俯卧位，医者先施腰椎后伸扳法扳动数次，然后用腰部斜扳法，常可听到患者腰部有"咯嗒"声响。此法可调整后关节紊乱，使移位的关节复位，嵌顿的滑膜回纳。

④推拿揉擦法：上法结束后，再以双掌根鱼际自上而下沿腰骶部直推施术 3~5 遍。以舒筋通络。最后直擦腰部两侧膀胱经，横擦腰骶部，以透热为度。以达温经通络，活血散瘀，消肿止痛之目的。

（三）其他疗法

1.成药应用

（1）腰痛宁胶囊 1 次 4~6 粒，1 日 1 次。可消肿止痛，疏散寒邪，温经通络。

（2）大活络丸 1 次 1 丸，1 日 1~2 次。可祛风，舒筋，活络，除湿。

（3）小活络丸 1 次 1~2 丸，1 日 1~2 次。可祛风散寒，化痰除湿，活血止痛。

（4）舒筋活血片 1 次 5 片，1 日 3 次。可舒筋活络，活血散瘀。

（5）血塞通片 1 次 2~4 片，每日 1~2 次。可活血祛瘀，通脉活络，抑制血小板聚集和增加脑血流量。

（6）万通筋骨片 1 次 2 片，1 日 2~3 次。可祛风散寒、通络止痛。

（7）壮腰健肾丸 1 次 3~5g，1 日 2~3 次。可壮腰健肾，养血，祛风湿。

（8）活血止痛片 1 次 4 片，1 日 2 次。可活血散瘀、消肿止痛。

（9）腰椎痹痛丸 1 次 2g，1 日 3 次。可壮筋骨，益气血，舒筋活络，祛风除湿，通痹止痛。

（10）金乌骨通胶囊 1 次 1.5g，1 日 3 次。可滋补肝肾，祛风除湿，活血通络。

2.外治疗法

肌内效贴治疗：采用"Y"形贴布（自然拉力）。患者坐位，身体前屈，弓背，锚（最先贴扎固定端）固定于髂骨边缘，一个（贴布延展走向）贴布以自然拉力延竖脊肌走向经过病变部位延展至第 12 胸椎；另一个贴布以自然拉力和第一个平行走向贴布延展至第 12 肋骨。目前临床医师大多选用肌内效贴结合推拿治疗方法来治疗急性腰部损伤。

五、预后转归

急性腰扭伤均因外伤引起，外伤的力量可大可小，但均属不协调用力或使腰椎活动角度不合理引起，并多是在患者不经意时发生。轻者如突然打喷嚏，转身弯腰拾物（只是腰部旋转而足下未动）。重者如在走路时突然滑倒或劳动中配合失误等。推拿治疗本病有较好疗效，应注意多休息，保持良好的生活方式及习惯。

六、预防与调护

（一）预防

（1）改善劳动条件，以机械代替繁重的体力劳动，劳动时注意力要集中，减少意外发生，特别是集体扛抬重物时，应在统一指挥下，齐心协力，步调一致。

（2）搬运重物时注意姿势要正确，避免弯腰时用力，如扛抬重物时要尽量让胸腰部挺直，髋膝部屈曲，起身时以下肢用力为主站稳后再迈步。搬提重物时应取半蹲位，使物体尽量贴近身体。

（3）加强保护措施。在做重体力劳动时，可以使用护腰带，将腰部束紧，以协助稳定腰部脊柱，增强腹压，增加肌肉工作效能。若在寒冷潮湿环境中工作后，应洗热水澡以祛除寒湿，消除疲劳，尽量避免弯腰性强迫姿势工作时间过长。

（4）常锻炼腰背肌肉，如平卧挺腰或倒走，可增强机体对外伤的承受力。

（5）做好充分准备活动。

（6）合理地安排锻炼时间和强度。

（二）调护

（1）早期应卧床休息，可选用口服或外用消炎止痛、活血化瘀的药物。

（2）急性疼痛减轻后应逐步锻炼腰部肌力。

具体腰部功能锻炼方法如下：

1）仰卧位背伸肌锻炼。①五点支撑法：取仰卧位，双侧屈肘、屈膝，以头、双足、双肘五点作支撑，用力将腰拱起（亦可用双手掌托腰拱起），反复练习。②三点支撑法：经五点支撑锻炼后，腰部肌肉较好者可把双臂置于胸前，以头及双足三点作支撑，用力作拱腰锻炼，反复多次。③四点支撑法：即在前者的基础上，以双手、双足四点支撑作拱桥式锻炼，反复多次。

2）俯卧位锻炼。①抬头挺胸伸臂俯卧，两上肢紧贴于躯干两侧伸直，作抬头挺胸，反复操练。②伸直抬双腿：基本姿势同前，将抬头挺胸改为伸直抬双腿，反复操练。③抬头挺胸抬腿（又称飞燕式）：结合前两者，以腹部着床，头、手、胸及两下肢一起上抬，反复多次。

3）腰部回旋运动。双足分开与肩同宽站立，双手叉腰，腰部作顺时针及逆时针方向交替旋转，旋转由慢到快，由小到大，反复进行。

七、专方选要

身痛逐瘀汤　处方：秦艽 3g，川芎 6g，桃仁、红花各 9g，甘草 6g，羌活 3g，没药 6g，当归 9g，五灵脂 6g，香附 3g，牛膝 9g，地龙 6g。功能：活血行气，祛风除湿，通痹止痛。主治：瘀血痹阻经络证。多用于肩痛、臂痛、腰痛、腿痛，或周身疼痛经久不愈。现代药理研究证实，活血化瘀之药可抑制神经及其附近韧带、关节囊、肌肉等软组织的炎性肿胀，解除软组织的粘连，同时还有抑制疼痛因子释放的作用。水煎服。如见微热，加柴胡、黄柏；气虚，加党参、黄芪；腰腿痛，加川续断、杜仲、桑寄生；坐骨神经痛，去五灵脂，加伸筋草；治结石，加萹蓄、石韦。孕妇禁用。

方中红花、桃仁、川芎、当归活血祛瘀，为君药。羌活、秦艽祛风除湿，五灵脂、没药、香附行气血，止疼痛，为臣药。牛膝、地龙疏通经络以利关节，为佐药。甘草调和诸药，是为使药。临证若气虚，酌加黄芪；若微热，加苍术，黄柏。

八、研究进展

唐晓敏等通过观察循膀胱经推拿联合平衡针治疗急性腰扭伤疗效指出，推拿通过刺激可激活大脑中脊髓背角的脑啡肽和强啡肽能神经元以抑制痛敏神经元的活动，通过释放 5-羟色胺（5-HT）、阿片肽及其他递质的相互作用以发挥镇痛作用。从现代解剖及经脉循行角度来看，足太阳膀胱经第一侧线位于脊柱旁开 1.5 寸，类似交感神经在脊旁的位置；第二侧线位于脊柱旁开 3 寸，与脊神经后支的皮神经一致；脊柱内交感神经和交感－脊髓联系点的体表投影线与膀胱经背部循行大致相吻合。由此可见，膀胱经背部循行与急性腰扭伤局部疼痛部位较一致。循膀胱经推拿可刺激急性腰扭伤相应损伤肌肉所在交感神经，从而有效缓解急性腰扭伤所致疼痛。

主要参考文献

[1]唐晓敏，林蓝，黄海城，等. 循膀胱经推拿联合平衡针治疗急性腰扭伤的临床观察[J]. 广州中医药大学学报，2023，40（8）：1995-2001.

第十五节　慢性腰部劳损

慢性腰肌劳损又称"腰背肌筋膜炎""功能性腰痛"等。主要指腰骶部肌肉、筋膜、韧带等软组织慢性损伤，导致局部无菌性炎症，从而引起腰骶部一侧或两侧弥漫性疼痛，是慢性腰腿痛中常见的疾病之一，以腰部酸痛、易疲劳为主要症状，常与职业和工作环境有一定关系。本病发病率高、迁延不愈、是临床常见病多发病之一。其主要临床表现为腰骶部一侧或两侧酸痛不适，劳累后加重，休息可缓解，并与天气变化相关。因其症复杂，缠绵不愈，严重影响患者的日常生活。

本病属于中医学"腰痛""伤筋""痹证"等证范畴。

一、病因病机

（一）西医学认识

腰肌劳损是一种劳累过度，用力不均，日积月累而逐渐发生的肌纤维部分损伤，致使肌肉、筋膜与软组织发生慢性病变。或因突然用力或腰部突然外力作用而发生急性损伤，继而使受伤组织出现无菌炎症、挛缩、粘连萎缩，使腰部组织过度摩擦引起慢性劳损，也可因风、寒、湿邪的侵入，使腰部气血运行障碍而患此病。因此改善腰部循环、消除粘连是治疗该病的关键。

腰背部的扭伤多发生在腰骶、骶髂关节和腰背两侧骶棘肌。腰骶关节是脊柱运动的枢纽，骶髂关节则是连接躯干和下肢的桥梁，腰部两侧的肌肉和韧带是维持脊柱稳定的重要因素。腰部肌肉主要以腰大肌、腰方肌、竖脊肌为主，韧带主要为棘上韧带及棘间韧带，筋膜则主要为腰背肌筋膜。

慢性腰肌劳损是一种积累性损伤，主要由于腰部肌肉疲劳过度，如长时间的弯腰工作，或由于习惯性姿势不良，或由于长时间处于某一固定体位，致使肌肉、筋膜及韧带持续牵拉，使肌肉内的压力增加，血供受阻，这样肌纤维在收缩时消耗的能量得不到补充，产生大量乳酸，加之代谢产物得不到及时清除，积聚过多，而引起炎症、粘连。如此反复，日久即可导致组织变性、增厚及挛缩，并刺激相应的神经引起慢性腰痛。

急性损伤之后未得到及时正确的治疗，或治疗不彻底，或反复多次损伤，致使受伤的腰肌筋膜不能完全修复。局部存在慢性无菌性炎症，微循环障碍，乳酸等代谢产物堆积，刺激神经末梢引起相应症状，加之受损的肌纤维变性或瘢痕化，也可刺激或压迫神经末梢引起慢性腰痛。

本病可由先天性畸形导致，如隐性骶椎裂使部分肌肉和韧带失去附着点，从而减弱了腰骶关节的稳定性。一侧腰椎骶化或骶椎腰化，两侧腰椎间小关节不对称使两侧腰骶肌运动不一致，造成部分腰背肌代偿性劳损。

此外，寒冷刺激可妨碍局部气血运行，促使腰骶肌肉、筋膜和韧带紧张痉挛和变性，从而引起慢性腰痛。退行性病变如腰椎骨质增生、腰椎间盘突出或膨出等，导致关节失稳，周围肌肉、韧带、筋膜受到长期、持续的静力性牵拉，引发慢性劳损而发病；缺乏适当的锻炼，腰部肌肉力量薄弱，抗拉力及耐力下降，是导致本病的原因之一；从事长时间坐位、蹲位工作的人，腰部周围肌肉、韧带、筋膜受到长期、持续的静力性牵拉，久之发为本病。

（二）中医学认识

中医学认为，本病是由于外伤劳损伤及经筋，气滞血瘀，或体弱多病，肝肾亏虚，气血运行失调，或感受风寒湿外邪侵袭，痹阻络道，不通则痛而成。

二、临床诊断

（一）辨病诊断

1. 临床表现

（1）症状

①腰部疼痛：长期反复发作的腰背部疼痛，呈钝性胀痛或酸痛不适，时轻时重，迁延难愈。休息、适当活动或改变体位姿势可使症状减轻。劳累、阴雨天气、受风寒湿影响则症状加重。

②腰部活动：腰部活动基本正常，有时有牵掣不适感。不耐久坐久站，弯腰稍久，便直腰困难，常喜双手捶击，以减轻疼痛。

③急性发作时，诸症明显加重，可有明显的肌痉挛，甚至出现腰脊柱侧弯，下肢牵掣作痛等症状。

（2）体征　腰背部压痛范围较广泛，压痛点多在骶髂关节背面、骶骨背面和腰椎横突等处。轻者压痛多不明显，重者伴随压痛可有一侧或双侧骶棘肌痉挛僵硬。

2. 相关检查

X线检查：除少数可发现腰骶椎先天性畸形和老年患者椎体骨质增生外，多无异常发现。

（二）辨证诊断

1. 寒湿型

（1）临床证候　腰部冷痛重着，转侧不利，静卧不减，阴雨天加重，舌苔白腻，脉沉。

（2）辨证要点　腰部冷痛重着，阴雨天加重，舌苔白腻，脉沉。

2. 湿热型

（1）临床证候　痛而有热感，炎热或阴雨天气疼痛加重，活动后减轻，尿赤，舌苔黄腻，脉濡数。

（2）辨证要点　痛而有热感，活动后减轻，尿赤，舌苔黄腻，脉濡数。

3. 肾虚型

（1）临床证候　腰部酸痛乏力，喜按喜揉，足膝无力，遇劳更甚，卧则减轻，常反复发作。偏阳虚者面色㿠白，手足不温，少气懒言，腰腿发凉，舌质淡，脉沉细。偏阴虚者心烦失眠，咽干口渴，面色潮红，倦怠乏力，舌红少苔，脉弦细。

（2）辨证要点　腰部酸痛乏力，喜按喜揉，反复发作。

4. 瘀血型

（1）临床证候　腰痛如刺，痛有定处，轻则俯仰不便，重则因痛剧不能转侧，拒按，舌质紫暗，脉弦。

（2）辨证要点　腰痛如刺，痛有定处，舌质紫暗，脉弦。

三、鉴别诊断

（一）西医学鉴别诊断

1. 增生性脊柱炎

腰痛主要表现为休息痛，即夜间、清晨腰痛明显，稍做运动后症状减轻。脊柱可有叩击痛。X线检查可见腰椎骨钙质沉着和椎体边缘增生骨赘。

2. 陈旧性腰椎骨折

有外伤史，不同程度的腰部功能障碍。X线检查可发现椎体压缩或附近骨折。

3. 腰椎结核

有低热、盗汗、消瘦等全身症状。血沉加快，X线检查可发现腰椎骨质破坏或椎旁脓肿。

4. 腰椎间盘突出症

有典型的腰腿痛伴下肢放射痛，腰部活动受限，直腿抬高试验阳性、挺腹试验阳性、腱反射异常和皮肤感觉障碍等神经根受压表现。可做腰椎CT或MRI检查助古香古色有诊。

5.慢性盆腔炎

有下腹痛，压痛明显，并有条索状物。月经多紊乱，经量可多可少。

（二）中医学鉴别诊断

腰痛以腰脊或脊旁部位疼痛为主要症状。肾痹以腰背强直弯曲，不能屈伸，行动困难为主，多由骨痹日久发展而成。

四、临床治疗

（一）提高临床疗效的要素

慢性腰肌劳损的治疗目标主要在于缓解患者疼痛症状，恢复正常活动能力，大多数病例经治疗后都能改善和缓解症状。推拿作为治疗的主要手段之一，取得了较好的临床疗效，常用的推拿方法包括㨰法推拿、四指推法推拿、点穴推拿、内功推拿、整脊推拿等。通过推拿可以解除其肌肉痉挛，改善局部缺血，加速致炎、致痛物质和酸性代谢产物的清除，促进局部渗液、瘀血的吸收，改善局部微循环及营养代谢，从而缓解临床症状。

（二）推拿治疗

（1）治疗原则　舒筋通络，温经活血，解痉止痛。

（2）取穴及部位　取肾俞、腰阳关、大肠俞、八髎、秩边、委中、承山等穴以及腰臀部。

（3）主要手法　按揉、点压、弹拨、擦法、拍击法及被动运动。

（4）操作方法

①循经揉法：患者取俯卧位，医者先用深沉而柔和的掌根按揉法沿两侧足太阳膀胱经从上向下施术5~6遍，然后用掌根在痛点周围按揉1~2分钟。

②点揉弹拨法：患者取俯卧位，医者以双手拇指依次点揉两侧三焦俞、肾俞、气海俞、大肠俞、关元俞、膀胱俞、志室、秩边等穴位，以酸胀为度，并用双手拇指弹拨酸痛的肌索数次。从而达到提高痛阈、解痉止痛的目的。

③腰部斜扳法：患者取侧卧位，医者与患者面对面。施腰部斜扳法，左右各1次以调整腰椎后关节紊乱。

④掌擦法：患者取俯卧位，医者用掌擦法直擦腰背两侧膀胱经，横擦腰骶部，以透热为度，达活血通络之目的。最后用桑枝拍击腰骶部，结束治疗。

（三）其他疗法

成药应用

（1）大活络丸　1次1丸，1日1~2次。可祛风，舒筋，活络，除湿。

（2）小活络丸　1次1~2丸，1日1~2次。可祛风散寒，化痰除湿，活血止痛。

（3）舒筋活血片　1次5片，1日3次。可舒筋活络，活血散瘀。

（4）万通筋骨片　1次2片，1日2~3次。可祛风散寒，通络止痛。

（四）医家诊疗经验

1.郑润杰

（1）准备位　患者取直立或坐位，两眼平视，挺胸收腹，呼吸均匀，两手自然下垂。

（2）摩腰法　以四指指腹贴在腰肌皮肤上，轻轻地做上下来回直线、圆形按摩动作。摩动时手不离皮肤，动作灵活，轻缓而柔和，肩肘关节放松，自我感觉有轻快感，一般每分钟慢则60~70次，快则100~120次。其作用是使肌肉放松，加快血液循环，促进新陈代谢，舒筋活络，活血止痛。

（3）手背按摩法　两手握拳，手背重按腰部，紧贴着皮肤，腕部放松，以肘部为支点，前臂做主动摆动，带动腕，使手背缓和旋转。力量由轻增重，频率由慢加快，渗透力由浅至深，但手背不能移开接触的腰和皮肤，要随手背揉动而移动，每分钟慢则 60~70 次，快则 100~200 次。其作用是消除肌肉痉挛、粘连，促进损伤修复，活血行气，祛瘀生新，消肿止痛。

（4）掌指关节按揉法　两手握拳，拳心向后，用第二掌指关节紧按痛点或不适区旋转，用力按揉。以肘关节为支点，摆动前臂向内或向外旋转，带动腕关节，使掌指向关节里运动，以有酸胀感为宜，每分钟慢则 60~70 次，快则 100~120 次。其作用是消除肌肉痉挛、粘连，促进损伤修复，活血行气，祛瘀生新，消肿止痛。

（5）擦腰法　将手掌放在腰部，拇指向下，两手掌根、大鱼际、小鱼际用力上下来回擦滑，动作柔中有劲，掌下的力不要太大，自我感觉有发热为止。擦腰时力量要均匀，力达于深部，每分钟慢则 20~40 次，快则 40~80 次。其作用是活血行气，通络舒筋，补肾强腰。

（6）推腰法　用手掌外缘贴在腋后线处进行单方向直线移动，每半分钟 15~20 次，改掌根放在肩胛角下线外进行单方向直线移动，每半分钟 15~20 次，再变换大鱼际接触胸腰骶棘肌处施行单方向直线移动，每半分钟 15~20 次。移动时不要离开皮肤，变换不同的部位力求连贯，用力要稳，速度要缓慢而均匀。其作用是活血行气，舒筋活络。

（7）掌背侧叩击法　两手四指自然伸直，微微分开，拇指对掌心，将隆起第一、第二掌骨骨间肌及第一、第二掌骨的背侧叩击腰部。腕关节动作要放松、协调、有节奏，手法要均匀，由轻到重，不可用猛力，慢快要适中，每分钟慢则 50~100 次，快则 120~160 次。其作用是强腰壮骨，补益肾气。每日至少推拿 2 次，每次 15~30 分钟。对腰椎棘上韧带、棘间韧带劳损者，可用单手放在腰椎处按摩推拿。

五、预后转归

慢性腰肌劳损是一种动静力性损伤，主要由于腰肌疲劳过度。大多发生于姿势不良或长期从事弯腰和负重劳动者，引起腰背部肌肉和筋膜劳损。也可因先天畸形和肾虚而致。推拿治疗本病有较好疗效，但本病易反复发作，病程缠绵，因此应注意劳逸结合，保持良好的生活方式及习惯。

六、预防与调护

（一）预防

（1）保持良好的姿势并矫正各种畸形，不论坐或站，都应该保持正确的姿势。正确的姿势应是昂首平视、收腹、挺胸，维持脊柱正常的生理弧度。如有畸形，应及时予以纠正。

（2）加强体育锻炼能使肌肉、韧带、关节囊处于良好的状态，减少腰肌劳损的发生。

（3）注意劳逸结合，日常生活工作中，劳逸结合，使肌肉、韧带等软组织有张有弛，更好地投入到工作中。

（二）调护

（1）在日常生活和工作中，注意姿势正确，尽可能变换体位，勿使过度疲劳。

（2）宜睡硬板床，同时配合牵引及其他治疗，如湿热敷、熏洗等。

（3）加强腰背肌肉锻炼，注意局部保暖，节制房事。

七、研究进展

颜宾宏等人通过观察推拿对 LBP 患者腰肌组织温度及血清 5-HT 和 β-EP 的影响指出，观察组 VAS 评分、JOA 评分均显著低于对照组，腰肌组织温度和 5-HT、β-EP

的含量水平也较对照组显著升高,证明推拿治疗 LBP 对腰痛症状以及腰椎关节功能的改善有利。

主要参考文献

[1] 颜宾宏, 牛坤. 中医推拿对 LBP 患者腰肌组织温度及血清 5-HT 和 β-EP 的影响 [J]. 海南医学院学报, 2022, 28(3): 204-208.

第十六节 腰椎间盘突出症

腰椎间盘突出症又称腰纤维环破裂症,是一种疼痛剧烈的脊柱疾病,由于椎间盘发生退行性变,或外力作用引起腰椎间盘内外力平衡失调,均可使纤维环突然破裂,导致腰椎间盘髓核突出,压迫或刺激了神经根、硬膜囊、血管及马尾神经等,进一步导致周围组织炎症、水肿、微循环障碍和纤维组织增生粘连,继而出现腰腿痛,甚至出现神经功能障碍的一种疾病。

本病发病率高、致残率高,是腰腿痛常见的病因之一。其主要临床表现为腰部疼痛及下肢放射性疼痛,腰痛常在腰部附近,在腰椎下段棘突旁和棘突间有深压痛,并沿患者的大腿后侧向下放射至小腿外侧、足跟部或足背外侧,多为单侧下肢痛,若椎间盘突出较大或位于椎管中央时,可为双侧疼痛。咳嗽、喷嚏、用力排便时,均可使神经更加紧张,从而加重症状,步行、弯腰、伸膝起坐等,牵拉神经根的动作也可使疼痛加剧,严重影响患者的日常生活,危害着人类的健康,给患者带来沉重的负担

本病属于中医学"痹证""腰痛""腰脚(腿)痛""腿股风""偏痹"等范畴。

一、病因病机

(一)西医学认识

随着社会的快速发展,生活节奏的加快,人们在工作、学习、生活、劳动中对腰椎的过度、错误使用,使腰椎间盘突出症的发病率增高,且有年轻化的趋势。腰椎间盘突出症虽不影响生命,但它会引起患者腰部形态改变和功能障碍,给患者造成巨大的痛苦,严重地影响了患者的身心健康、劳动能力和日常生活质量,也增加了患者的经济负担。腰椎稳定性的降低、肌力的减退是腰椎间盘突出症患者腰痛的主要诱发因素。

脊柱的功能单位是运动节,运动节由上下两个椎骨及其间的软组织构成。一个运动节可以分成前后两部分。人体脊柱共有 32 块椎骨,因 $C_1 \sim C_2$ 和骶尾椎间无椎间盘组织,故椎间盘仅有 23 个,椎间盘位于两椎体之间,又称为椎间关节,通过薄层的透明软骨与椎体相连,椎间盘由纤维环、软骨终板和髓核三部分构成。

一般认为,腰椎间盘退行性变是导致腰椎间盘突出症的根本原因。腰椎发育通常分成 3 个时期:20 岁之前称为生长发育期,20~30 岁称为成熟期,30 岁后则称为退行性变化期。进入退行性变化期后,髓核、纤维环及软骨终板呈现不同程度的退行性变化,在组织学方面可见软骨终板的柱状排列生长层消失,关节层逐渐钙化。Bemichl 等研究表明,40 岁以下的纤维环形层主要由单向胶原纤维构成,呈翼状排列。中年至 80 岁,层状纤维环呈进行性退变。随着年龄增长,尤其在 30~40 岁后,髓核中蛋白多糖含量降低,胶原纤维增加,髓核含水量降低,弹性及膨胀能力减弱。由此可见退变是发生腰椎间盘突出症的重要原因之一。

其次，外伤是重要因素，特别是儿童和少年的腰椎间盘突出症，当脊柱轻度负荷和快速旋转时，可引起纤维环水平破裂，而压应力可使软骨板破裂。损伤包括积累性损伤和急性损伤，都是造成椎间盘破裂突出的因素。损伤是促成椎间盘退变的因素之一，也是造成椎间盘突出的诱因。反复弯腰、扭转动作最易引起椎间盘的损伤。急性损伤很少直接引起椎间盘突出，但可使椎间盘软骨终板破裂，使髓核突入椎体内。

腰椎间盘突出症的发病率在 30~50 岁患者中最高。Helio Vaaral 指出男性超过 1.8 米女性超过 1.7 米及较大的腰椎指数和肥胖时，腰椎间盘突出症的发病率高。此外性别也是影响因素之一，在腰椎间盘突出症患者中，男性较女性高约为（4~6）∶1。

腰椎间盘突出症有明显的职业特性，许多学者都对此进行了研究。HelioVaara 等人调查后指出腰椎间盘突出症在不同职业中发病率不同，以白领最低，而重体力劳动者发病率较高。Frymoye 观察表明，反复举重物＞20kg 的人中，44.4% 出现腰痛，47.7% 出现中度腿痛。可以看出重体力劳动者是间盘突出症的高危人群。此外从事长时间坐位、蹲位工作的人，腰椎间盘后部纤维环长期处于慢性挤压状态，腰椎间盘易于发生退变，加之腰椎间盘后部纤维环较薄弱，所以腰椎间盘突出症的发病率较高。

此外，腰椎间盘突出症的诱因还包括妊娠、遗传、吸烟、心理因素、医源性损伤、体育运动以及寒冷、酗酒、腹肌无力、肥胖、多产妇和某些不良站姿及坐姿等。

目前腰椎间盘突出症的发病机制还有待研究，主要包括：机械压迫学说、化学性神经根炎学说、自身免疫学说和阀门控制学说。上述各种因素相互影响和相互联系，从不同层面研究引起腰椎间盘突出症的发病病机，临床上才能够选出正确治疗方法。

（二）中医学认识

中医学认为腰为肾之府。故腰椎间盘突出症与肾的关系最为密切。肾主骨，生髓，而通于脑，这从生理的角度上说明脊柱的生理、病理与肾有着必然的联系。《素问·脉要精微论篇》中云："腰者肾之府，转摇不能，肾将惫也矣。"诸般腰痛，都以肾气虚惫为病本，肾虚是腰腿痛的根本发病原因，这一观点符合腰椎间盘突出症的病因病理。资料表明，腰椎间盘突出症是在原有椎间盘发生退行性病变的基础上出现的，临床上有一部分患者不能回忆起或否认有既往外伤史。素体虚衰，加上劳累过度，以致肾精亏虚，不能濡养筋脉、骨骼而导致腰椎间盘退化，渐渐发为本病。

外邪系由风、寒、湿邪外袭，经络受阻，气血运行不畅，而致腰部肌肉、筋脉、骨骼发生酸痛、麻木、重着、活动不利。外邪入侵主要是因机体正气不足，内因是发生外邪侵袭的基础。居处湿地、涉水冒雨、气候突变、冷热交错等原因，致使风寒湿邪乘虚侵袭人体，行于经络，留于腰椎关节，气血运行受阻，不仅腰部经脉、肌肉受累而发生痹病，同时气血痹阻一方面加剧了腰椎的退变，另一方面进一步影响了腰椎的稳定平衡，诱发本病。

跌倒受伤或腰部用力不当或强力负重，筋骨受损，气血瘀滞于腰部都可发为腰痛。《金匮翼》中说："血腰痛者，闪挫及强力举重得之。盖腰者，一身之要，屈伸俯仰，无不由之。若一有损伤，则血脉凝涩，经络壅滞，令人卒痛不能转侧，其脉涩，日轻夜重者是也。"《景岳全书》中云："跌仆伤而腰痛者，此伤在筋骨而血脉凝滞也。"跌倒闪挫是引起腰椎间盘突出症的重要原因。

外伤的原因有运动损伤、交通事故、意外事故等，使腰部受到过度的前屈、后伸或侧弯等造成腰椎间盘的损伤。造成腰椎间盘突出症发生有两个条件。一是肾气虚损，腰椎已有了较为严重的退行性病变，加上在外伤的作用下，致使腰椎内外平衡受到破坏，如肌肉、韧带、筋膜、关节等进一步受损而使腰椎间盘突出或脱出而发为本病。二是曾有腰部的损伤，因失治、误治、漏治瘀血留滞于腰部，气血运行受阻，肌肉、筋骨无以濡养，加剧了腰椎的退变和内外稳定失衡，在外力再次作用下腰部受损，发为本病。

中医学认为气血、经络与脏腑功能的失调和腰痛的发生有密切的关系，引发本病的主要原因，一是肾气不足，精气衰弱，筋、肉、骨、脉失养，二是劳损，三是外伤，四为风、寒、湿、热之邪入侵经络，导致经络痹阻，气血运行不畅，血瘀内停，不通则痛。

二、临床诊断

（一）辨病诊断

1. 临床表现

腰椎间盘突出症患者，根据病史、症状、体征，以及 X 线平片上相应神经节段有椎间盘退行性表现者即可做出初步诊断。结合 X 线造影、CT、MRI 等检查方法，能准确地做出的诊断。

（1）症状

①腰腿痛：腰腿痛是腰椎间盘突出症最早出现的症状，是其主要症状。但此症腰腿痛有一定的特点，有别于其他疾病引起的腰腿痛。腰椎间盘突出症有一重要表现，当咳嗽或打喷时可加重腰痛症状。一般在椎间盘突出之前已发生腰腿痛，是因为此时已有椎间盘退变。由于姿势不当、慢性肌肉失衡或情绪紧张引起腰部疼痛，患者可因劳累后加重疼痛。如果是腰背部的肌肉长期慢性劳损引起的疼痛，其疼痛一般不向患侧下肢放射，仅局限于腰骶部。若前根的运动神经受压，可相应的出现支配肌肉萎缩和力量下降。神经根引起的牵涉性疼痛，其支配的部位会有刺痛、麻木感。椎间关节引起的牵涉性疼痛是由椎旁肌肉、韧带、关节突、关节囊、椎间盘、硬膜囊受损引起，疼痛在腰骶部或患侧下肢。

②坐骨神经痛：由于腰椎间盘突出多发生于 $L_4 \sim L_5$ 椎间盘、$L_5 \sim S_1$ 椎间盘，故坐骨神经痛多见，发生率高达 97%。坐骨神经痛的典型表现是从下腰部向臀部、大腿后方、小腿外侧一直到足部的放射痛。

③马尾神经受压症状：马尾神经损害是腰椎间盘突出症的重症，患者会出现大小便障碍，鞍区感觉异常，男性阳痿。因为巨大的中央型腰椎间盘突出易压迫突出平面以下的马尾神经。

④麻木、下肢发凉：腰椎间盘突出症患者的皮肤麻木是突出的椎间盘压迫感觉神经纤维引起的，麻木区随受压神经根受累区域分布。因受到腰部交感神经根刺激，有少数患者会出现下肢发凉、水肿或无汗症状。

⑤肌肉麻木：腰椎间盘突出较重者，腰神经根受压常伴有下肢肌肉麻痹。$L_4 \sim L_5$ 椎间盘突出多造成 L_5 神经根受压，使胫前肌、腓骨长短肌、拇长伸肌和趾长伸肌麻痹，表现为足下垂。$L_5 \sim S_1$ 椎间盘突出造成 S_1 神经受压可致小腿三头肌麻痹。

⑥间歇性跛行：间歇性跛行是在步行中，因下肢疼痛乏力，患者被迫停止行进，需休息后才能继续行进。主要原因是在髓核突出的情况下，可出现继发性椎管狭窄，对于伴有先天性发育性椎管狭窄者，突出的髓核更加重了椎管狭窄的程度，诱发腰痛症状。腰椎间盘突出压迫神经根，可造

成神经根充血、水肿、炎症和缺血，当行走时，椎管内受阻的椎静脉丛逐渐充血，加重了神经根的充血程度，影响血液循环和氧含量，引起疼痛加重和肢体乏力。

（2）体征

①步态：疼痛较重的患者为减轻疼痛，患者步态为跛行。跛行的原因是坐骨神经被拉紧，患侧下肢跨步幅度减小。是患者为了减轻疼痛，患腿一般以足尖着地，避免足跟落地引起震动，并尽量缩短患肢的支撑时间，将重心迅速从患侧下肢转换至健侧。

②压痛：慢性病患者棘上韧带会出现指下滚动感，在棘间韧带、棘上韧带及棘旁都可有压痛，这对腰椎间盘突出症的诊断都有一定的价值。棘旁压痛多在突出椎间盘棘突中线偏外2~3cm处。压痛引起的疼痛，可沿坐骨神经下行，达到其支配区域，产生放射痛。臀部、腘窝正中、小腿后侧等也可出现压痛，因为其在受累神经分支或神经干上。

③脊柱形态：腰椎间盘突出症患者常出现腰椎曲度变直，侧突和腰骶角变化，是因为避免神经根受压机体自我调节造成。

④活动范围：腰椎间盘突出常引起腰椎活动度受限，并且因前屈位时进一步促使髓核向后移位，并增加对受压神经根的牵张，因此前屈受限最明显。伸展受限一般有关节突关节的病损发生，侧屈受限有神经根受刺激的现象存在，而前屈受限的病变多在腰椎上。

⑤直腿抬高试验及加强试验：腰椎间盘突出症患者神经根受压或粘连致使滑动度减少或消失，抬高在60°以内即可出现坐骨神经痛，称为直腿抬高试验阳性。直腿抬高试验在低位腰椎间盘突出尤其当L_5~S_1椎间盘突出时，阳性率最高。在直腿抬高试验阳性时，缓慢降低患肢高度，待放射痛消失，这时再被动背屈患肢踝关节以牵拉坐骨神经，如又出现放射痛称为加强试验阳性。

⑥股神经牵拉试验：患者俯卧位，健侧下肢自然伸直，患侧膝关节屈曲90°，检查者握患者踝关节将患者小腿上抬，若出现股前侧疼痛为阳性，表示L_3神经根或L_4神经根受到刺激。

⑦跟臀试验：患者俯卧位，两下肢伸直尽量被动屈曲膝关节，足跟贴近臀部，正常人可稍感大腿前方紧张、无明显疼痛，若该动作引起腰部或坐骨神经分布区疼痛，或骨盆离床即为阳性。部分腰椎间盘突出症患者可出现此试验阳性。

⑧曲颈试验：曲颈试验又称Brudziski试验。患者仰卧，检查者一手固定其胸部，另一手将患者头抬起，向前屈曲，引起腰及一侧坐骨神经痛者为阳性。此试验多见于L_2~L_3和L_3~L_4患者，L_4~L_5及L_5~S_1少。

⑨神经系统表现：腰椎间盘突出症引起的神经系统表现包括感觉异常、肌力下降、反射异常。

2. 相关检查

（1）X片检查　正位片上椎间隙左右不等，椎体呈侧弯，侧位片上椎体生理前凸，椎间隙变窄或后宽。椎体前缘磨角，侧位表现为骨刺，呈水平方向突起，有别于临床常见的爪形骨刺、骨桥。椎体后缘增生后翘，上下关节硬化。椎体不稳、后移，棘突偏歪。椎小关节两侧不对称。椎间孔内骨片。椎间盘真空现象，在髓核处出现一透亮度略高于椎间盘的区域。后突髓核、纤维环钙化，正侧位片均可见与椎间隙相关的钙化影。

X片对椎体整体观及以上特征表现有极高的诊断价值。多数情况下，椎体、椎间隙改变仅反映了腰椎的保护性姿态，仅能提示病变，而对是否为椎间盘病变或由结核、肿瘤引起，以及对椎间盘突出的程度、神经根及脊髓受压迫程度等诊断不清，这些需依靠其他方法来确诊。

（2）造影检查　脊髓造影碘油造影方法比较简单，对设备要求不高，诊断准确率比摄片高，适用于需要手术治疗的椎间盘突出症患者，但因碘油造影剂在蛛网膜下腔中吸收较慢，易产生蛛网膜炎，并可有头痛、造影后腰痛和坐骨神经痛、肺栓塞等并发症，临床现已少用，改为碘水造影。碘水造影时因碘水造影剂能完全吸收，降低了并发症发生率，与脑脊液混合均匀，提高了清晰度，并可动态观察多个节段、蛛网膜下腔及神经根鞘情况，显影效果较好，定位准确，其确诊率大大提高，可达76.1%~100%，与CT检查无显著差异，费用较低，并且其空间分辨率优于CT检查，现仍广泛使用。

造影主要表现：椎间盘膨出使通过局部的造影剂变薄，影像较淡，呈面纱状或珠帘状；椎间盘突出外侧方小的突出只在相应的椎间隙外侧有轻度凹陷压迹，大的突出表现为卵圆形压迹或半弧形压迹。正中突出向两侧延伸多呈束腰征、截断征、根袖影被抬高、压尖呈腋下征，多见于根内型。根袖影消失、呈截断征，多见于根前型和根外型。突出段神经根充血、水肿，呈喇叭形，多见于根前型和根内型。丝条状马尾神经影、移向对侧，呈弓背型，多见于较大的外侧型突出。

（3）CT检查　CT目前已成为诊断本病的一种重要方法，CT诊断椎间盘突出的准确率为91.5%，且为非侵入性检查，具有无痛苦、无并发症和后遗症等优点，故受到欢迎。而且CT可明确椎间盘突出的方向，这对于临床医者解释临床体征和制定适当的治疗方案相当实用。

CT表现椎间盘向周围均匀膨出，超出椎体边缘，此为椎间盘（纤维环）膨出的典型征象。块影，椎间盘后缘正中或偏侧有局限性突出的软组织密度块影，突出物

的CT值（60~120HU）高于硬膜囊的CT值（0~30HU），此块影使邻近的硬膜囊或神经根受压移位，是椎间盘突出的典型CT表现，其突出物的后缘平滑或不规则。①钙脱出髓核有钙化或髓核脱出外者可产生钙化，多与椎间盘相连。②碎块，可由脱出的髓核突破后纵韧带后形成，游离于椎管内硬膜外脂肪中，常嵌顿在侧隐窝内，其与突出的椎间盘之间有断离征象。③滑移，较大的髓核突出虽未形成碎块，但可向椎管上下方滑移，表现为逐层变小而保持突出髓核的原有形状。④神经根湮没，如椎管脂肪较少，且硬膜囊或神经根与髓核为等密度，则突出的髓核与硬膜囊或神经根难以区别，则为神经根的湮没。

CT可见特殊征象如Schmorl'S结节。此为真空现象，椎间盘内含气的低密度影，且边缘整齐清晰、无硬化。此外在CT图像上还可清晰地显示椎体骨质赘生、椎管或侧隐窝狭窄、黄韧带肥厚、上下关节硬化等伴随异常，CT在这方面检出率比X线平片、造影要高。

（4）MRI检查　20世纪80年代，核磁共振开始应用于临床，MRI不受骨髓影响，能在任何平面形成三维图像，且无创伤、无电离辐射损害，可直接显示腰椎间盘突出症的形态学改变，明确椎间盘突出的各种类型及其与周围结构的关系，其表现为以下几种。

椎间盘膨隆矢状位见变性椎间盘向后膨出，椎间隙变窄，T_1WI和T_2WI都显示髓核正常结构变模糊，信号普遍降低，在T_2WI上可清晰地显示椎管前缘的低信号压迹。偶见真空现象，为椎间盘内局灶性无信号区。横轴位表现为边缘光滑的对称性膨出，在同一腰椎间盘平面显示硬膜囊或一侧侧隐窝或椎间孔受压变形是特征表现。MRI对腰椎间盘膨出的诊断率高达89.5%。因其矢状位成像可一次扫描多个椎体，降

低了漏诊率，是一种必不可少的检查方法。

椎间盘突出 MRI 矢状面上见椎间盘呈舌状后伸超过椎体后缘，部分深达 4mm 之多，在 T_2WI 可见椎间盘的 MRI 信号低于正常，压迫硬膜囊出现明显的凹陷，此时要特别注意在轴位像上观察，这对椎间盘突出的方向判定十分准确。横断位上可见椎间盘侧方椎管内有软组织块影。有报道 MRI 对椎间盘突出的诊断准确率达 81.90%，与非离子水溶性造影剂脊髓造影在诊断准确率上无显著差异，但由于 L_5~S_1 囊前间隙宽大，用 MRI 更好。舌状后伸是膨出与突出的共同征象，通常将突出物超过椎体边缘 4mm 作为诊断标准，这种诊断标准必然会将一部分严重超过 4mm 的椎间盘膨出诊断为椎间盘突出，同时又将一部分轻微的突出诊断为膨出，这是降低 MRI 准确性的一大原因，仅从 MRI 形态上难以鉴别膨出与突出及纤维环是否有撕裂，可对 MRI 信号进行定量测定，因不同程度的髓核水分丢失，MRI 上可产生明显的信号变化，但这种定量分析还不成熟。MRI 对后纵韧带骨化显示差，只能通过有无硬膜囊、脊髓受压等征象间接判断，因此不如 CT 检查准确。

（二）辨证诊断

1. 血瘀型

（1）临床证候　腰腿痛如针刺，痛有定处，日轻夜重，腰部板硬，俯仰旋转受限，痛处拒按，舌质暗紫，或有瘀斑，脉弦紧或涩。

（2）辨证要点　腰腿痛如针刺，痛有定处，舌质暗紫，或有瘀斑。

2. 寒湿型

（1）临床证候　腰腿冷痛重着，转侧不利，静卧痛不减，受寒及阴雨天加重，肢体发凉，舌质淡苔白或腻，脉沉紧或濡缓。

（2）辨证要点　腰腿冷痛重着，受寒及阴雨天加重，肢体发凉。

3. 湿热型

（1）临床证候　腰部疼痛，腿软无力，痛处伴有热感，遇热或雨天痛增，活动减轻，恶热口渴，小便短赤，舌苔黄腻，脉濡数或弦数。

（2）辨证要点　腰部疼痛，痛处伴有热感，舌苔黄腻。

4. 肝肾亏虚型

（1）临床证候　腰酸痛，腿膝无力，劳累更甚，卧则减轻。偏阳虚者面色㿠白，手足不温，少气懒言，腰腿发凉，或有阳痿、早泄，妇女带下清稀，舌质淡，脉沉细。偏阴虚者，咽干口渴，面色潮红，倦怠无力，心烦失眠，多梦或有遗精，妇女带下色黄味臭，舌红少苔，脉弦细数。

（2）辨证要点　腰酸痛，卧则减轻。

三、鉴别诊断

（一）西医学鉴别诊断

1. 急性腰扭伤

多数有急性腰扭伤史，可出现各种不同的症状和功能失调，以及突然发作的急性疼痛，常处于强迫体位，由于保护性肌紧张使脊柱强直或侧凸，疼痛可向臀部放射。屈髋屈膝时可引起腰部疼痛，直腿抬高试验可为阳性，但无坐骨神经牵拉痛，直腿抬高加强试验阴性。

2. 慢性腰部劳损

可由急性腰扭伤后未经及时合理治疗或长期积累性腰部组织损伤引起。常表现为腰骶部酸痛或钝痛，劳累后疼痛加重，休息、改变体位及局部捶打按摩后症状减轻，不能坚持弯腰工作，疼痛严重时可牵掣到臀部及大腿后侧。腰骶部竖脊肌附着点处是最常见的压痛点，椎旁、棘间及第 3 腰椎横突深压痛，臀肌起点及臀部可有压痛点。直腿抬高试验无放射痛。

3. 退行性变腰椎骨关节病

以腰椎退行性改变为主，有腰椎广泛骨与关节增生性改变，并继发一系列临床症状与体征。临床表现为晨起腰部僵直或酸胀感明显，活动后症状逐渐减轻，但活动时间较长后患者又可出现腰痛加重，卧床休息、局部按摩后可以缓解。腰部常无明显压痛点，局部按压后有舒适感。退变较严重的患者，小关节不对称，该节段的腰椎间盘变性的发生率明显增高，以致骨质增生，向后压迫神经根，或因腰椎不稳、小关节增生内聚而刺激神经根，出现下肢放射痛，疼痛以股部前外侧为主，有时可表现为根性痛，此时应注意与腰椎间盘突出症相鉴别，必要时结合影像学检查。

4. 第三腰椎横突综合征

为腰椎管外病变，该横突尖部软组织因损伤而引起一系列的病理变化，并导致腰痛或腰臀痛。多发于青壮年和腰背肌较弱者，男性多见，有外伤和长期工作姿势不良史。主要症状表现为腰部及臀部疼痛，活动时加重，俯卧位检查时可触及一侧或两侧竖脊肌轻度痉挛及压痛，可在第三腰椎横突末端扪及硬结和条索状物，触压痛明显，有时可在臀中肌后缘或臀大肌上缘扪及条索状物及压痛。直腿抬高试验阴性，无神经根刺激症状，实验室检查及影像学检查无特殊异常。

5. 腰椎椎弓崩裂与滑脱

指腰椎椎弓在上下关节突之间的峡部缺损或断裂，使椎弓失去完整的骨性连接，又称峡部不连。在椎弓崩裂的基础上椎体向前滑移，又称真性滑脱。若椎弓完整，椎体产生滑脱，则称为假性滑脱。当椎弓峡部断裂时，椎弓断端活动，形成假关节。由于反复的活动摩擦使断端产生大量的纤维软骨样骨痂，这些增生的纤维软骨组织，可引起神经根粘连产生腰腿痛，并可造成

神经根性受压产生根性痛。与腰椎间盘突出症的鉴别要点如下。①椎弓崩裂及崩裂性滑脱一般病程较长，无明显加重或缓解期。②对神经根影响不如椎间盘突出明显。③X线检查可明确诊断，并可确定滑移的程度，可加摄腰椎动力位X片以明确椎体结构稳定性，必要时可结合CT、MRI检查做出判断。

6. 腰椎管狭窄症

①中央型椎管狭窄主要原因是由于椎间盘退变，纤维环弥漫性向后膨出，使椎间隙变小，椎板向后重叠，黄韧带产生皱褶，再加上关节突退变性增生，内聚侵向中线，使椎管的中矢径缩小，椎管内马尾神经遭受卡压。临床表现多有长期下腰背、臀部及大腿后侧疼痛，症状逐渐加重，站立和伸腰时症状加重，后逐渐出现间歇性跛行。疼痛范围逐渐扩大，并出现感觉异常，足趾背伸力弱，跟腱反射减弱或消失，甚至可出现鞍区感觉缺失和括约肌功能障碍。

②神经根型椎管狭窄（侧隐窝狭窄）腰神经根管是指神经根自硬膜囊发出后斜向外下直至椎间孔外口，此段神经根通过的路程称神经根管，内含神经根袖和神经根及神经的动静脉。神经根在管内活动范围小，因此在下腰椎三叶形椎管极易产生神经根受压，出现下腰痛及坐骨神经痛症状，与腰椎间盘突出症极为相似。但根性痛症状一般没有腰椎间盘突出症发作突然和剧烈，而且病史较长，发病年龄较大，腰后伸可诱发症状加重，直腿抬高受限较轻。

③混合型椎管狭窄中央管和神经根管均狭窄。临床表现既有间歇性跛行，又有神经根痛症状，此型多见年龄较大的患者，有长期慢性腰腿痛病史。

7. 臀上皮神经炎

指臀上皮神经在途经骨纤维管道出口

处或筋膜出口处遭受卡压，而引起腰臀部疼痛及腿痛。臀上皮神经来自第 11 胸椎至第 1 腰椎神经后支的外侧支，当神经穿出胸腰筋膜或通过髂嵴处骨纤维管道入臀时易造成损伤，或因管道狭窄压迫神经，出现腰臀部腿痛并牵掣至大腿后侧至腘窝部。下腰椎手术也可引起臀上皮神经痛，出现的时间为术后第 3~5 天，类似腰椎间盘突出症症状，一般经封闭、针刀治疗后症状可消失。分析原因如下。①术中剥离过大，损伤附在横突上的肌肉及腱膜，造成脊神经后支外侧支损伤。②术中出血，炎性反应可刺激压迫神经。③神经本身的水肿缺血。

8. 梨状肌综合征

梨状肌起自骨盆内面第 2~4 骶骨孔两侧，贴于骨盆内壁经坐骨大孔蒂系大粗隆。坐骨神经大多数从梨状肌下缘穿出，另一部为胫神经或腓总神经，经梨状肌肌腹或其上下缘穿出。梨状肌损伤严重未经适当治疗的可产生坐骨神经卡压症状，与腰椎间盘突出症相似。鉴别要点如下。①干性痛与根性痛的区别。②疼痛范围不同。③压痛点不同。④结合 CT、MRI 检查。

9. 腰椎结核和骶髂关节结核

部分患者可出现类似于腰椎神经根性受压症状，为推拿禁忌证。可结合病史特点、体征及辅助检查相鉴别（血沉、X 片、CT、MRI）。

10. 腰椎管内占位

发病较慢，病史较长，症状呈进行性加重，脊柱一般无侧凸畸形，无腰部活动受限，多表现为马尾神经受压症状，易漏诊，需经 MRI 检查可明确诊断。

11. 腰骶椎肿瘤

一般表现为严重腰痛，卧床休息不能减轻，若肿瘤侵犯椎管、可伴有臀腿部放射痛，症状表现类似腰椎间盘突出症，为推拿禁忌证。可通过病史特点、实验室检查、影像学检查进行鉴别。

12. 脊髓蛛网膜炎

脊髓蛛网膜炎是因浆液性炎症，致脊髓蛛网膜发生增厚、粘连，形成囊肿，导致对神经组织的压迫和血运障碍为特征的疾患。可表现为胸腹部束带样疼痛，下肢有放射性疼痛、两下肢无力、大小便功能障碍。一般可由感染、外伤、化学药物刺激、脊髓神经本身病变引起。可通过病史特点、神经内科专科查体、腰椎穿刺脑脊液检查、MRI 检查等以鉴别诊断。

13. 脊髓炎

脊髓炎大多为病毒感染所引起的自身免疫反应，或因中毒、过敏等原因所致的脊髓炎症。临床上以横断性脊髓炎最为常见，其病变以胸段为主，其次为颈段，腰段及骶段病变较为少见。表现为脊髓病变水平以下的肢体瘫痪、感觉缺失和膀胱、直肠功能障碍。临床可有如下体征。①运动障碍：主要表现为病变节段以下的上运动神经元性麻痹。但在急性起病者，早期可为一过性弛缓性瘫痪，称为脊髓休克。数日至数周后逐渐出现腱反射亢进，肌张力增高及病理反射等典型体征。②感觉障碍：病变节段以下感觉减退或丧失。深浅感觉均有不同程度受累，但双侧严重程度不一定对称。若仅一侧脊髓受累，则表现为病变水平以下对侧肢体痛、温觉缺失，同侧深感觉缺失。感觉正常与感觉缺失的交界区常有一痛觉过敏区。③自主神经症状：急性期多有尿潴留或便秘，脊髓休克期过者逐渐出现尿失禁，部分病例最终成为自主性膀胱。随损害节段的不同，可出现其他自主神经功能障碍。

14. 带状疱疹

带状疱疹是由水痘带状疱疹病毒引起的急性炎症性皮肤病，中医称为"缠腰火龙""缠腰火丹"。民间俗称"蛇丹""蜘蛛疮"。其主要特点为簇集水泡，沿一侧周围神经成群集带状分布，常伴有明显神经痛。偶可见累及坐骨神经痛，表现为坐骨神经支配区域的臀腿部疼痛，诊察时充分暴露疼痛区域即可做出鉴别诊断，但发病早期及疱疹表现不典型时也容易漏诊。

（二）中医学鉴别诊断

腰痛还应与肾痹从病因病机和主症上作如下鉴别。

病因病机：腰痛之病因为内伤、外感与跌仆损伤。内伤多责之禀赋不足，肾亏腰府失养；外感为风、寒、湿、热诸邪痹阻经脉，或劳力扭伤，气滞血瘀，经脉不通导致腰痛。基本病机为筋脉痹阻，腰府失养。肾痹之病因多为骨痹日久不愈复感外邪所致。

主症：腰痛以腰脊或脊柱旁部位疼痛为主要症状。肾痹以腰背强直弯曲，不能屈伸，行动困难为主症，多由骨痹日久发展而成。

四、临床治疗

（一）提高临床疗效的要素

腰椎间盘突出症的治疗目标主要在于缓解患者疼痛症状，恢复正常活动能力，大多数病例经非手术治疗就能改善和缓解症状。推拿为非手术疗法中的主要治疗手段，取得了较好的临床疗效，其常用推拿方法包括滚法推拿、四指推法推拿、点穴推拿、内功推拿、整脊推拿等。其目的是通过降低椎间盘的压力，改变突出物顶点与神经根的接触，改善椎管内外血液循环，使椎间盘突出部分和受到刺激的神经根炎性水肿加速消退，从而减轻或解除对神经根的刺激或压迫。目前，临床常用的推拿方法主要有压痛点点按、斜扳法、旋转复位法、脊柱微调法治疗及大推拿法治疗等。

（二）推拿治疗

（1）治疗原则　舒筋活血，理筋整复，痛经止痛。

（2）主要手法　滚法、按法、揉法、拔伸法、扳法等。

（3）操作方法

①患者取俯卧位，医者用滚法、揉法于腰臀部及患侧下肢部，反复操作3~5遍，以放松肌肉，缓解肌痉挛，促使患部气血运行加快，可加速突出髓核水分的吸收，减轻其对神经根的压迫。

②患者取俯卧位，医者用双拇指按揉患者肾俞、腰阳关、大肠俞、环跳、委中、阳陵泉、承山、绝骨、昆仑、阿是穴，每穴半分钟，可起到舒筋通络的作用。

③患者取俯卧位，医者用左手掌叠放于右手背向下按压腰部，由轻到重，逐渐加压，然后放松，反复操作数次，以恢复腰部生理曲度。

④患者取俯卧位，一助手用双手拉住患者两腋处以固定肩部，另2名助手分别握住患者双踝，令第3个助手做对抗牵引，以拉宽椎间隙降低椎间盘内压力，医者双手叠掌放于腰部向下按压，反复牵拉、按压3~5次（亦可使用牵引床做腰牵引）。

⑤患者取侧卧位使患侧在上，医者面对患者站立，一手按住肩前，另一手或肘部压住臀部后上方，两手同时发力，做腰部斜扳法，常可听到腰部发出的响声，以调整腰部后关节紊乱并可改变突出物与神经根位置。

⑥医者用滚法或按揉法在患侧腰及臀部、大腿后侧、小腿后外侧施治，促使气血循行加快，从而使萎缩的肌肉、麻痹的神经逐渐恢复正常功能。

（三）医家诊疗经验

1. 宋鸿权

宋鸿权等用一次正骨推拿治疗腰椎间盘突出症（当地俗称大推拿）。本推拿手法是由牵引、正骨、推拿、理筋4个手法组合而成，由全国名老中医，浙江省中医院推拿科沈景允主任医师1965年发明。一次正骨推拿主要适宜于单纯性的腰椎间盘突出症（单侧突出），操作步骤如下。

（1）骨盆牵引法　骨盆牵引重量一般为30~45kg，具体根据体重而定（体重的1/3~1/2），时间15分钟左右。

（2）直腿抬高压腿法　患者取仰卧位，助手固定健腿，医者一手握患肢膝部，一手握同侧足底，行直腿抬高到90°，再加足背屈分别向左、中、右各10次，此法重复3次。单侧型做单侧，双侧型做双侧。

（3）脊柱旋转法　患者取仰卧位，助手固定其双肩，医者双手握患者双膝部，使患者屈膝屈髋后向左和向右摇动各3次，然后一手按患肢膝部，另一手扳患侧臀部，患肢在上，向健侧行脊柱旋转扳法1次。单侧型做单侧，双侧型做左右两侧。

（4）后伸腿压腰法　患者取俯卧位，医者以肘尖顶压患者椎旁压痛点，助手两手抱患者大腿用力向上提拉1次，同时医者用肘向下压。手法结束后送回病房卧床休息。

2. 张建华

张建华等运用张氏推拿法治疗腰椎间盘突出症30例。患者平卧在三维电脑控制腰椎牵引床上牵引，每次30分钟，每天1次，在合理使用常规四步复位法的同时，使用独创的"推挤棘突法""头顶指按斜搬法"等手法进一步提高疗效，然后再对阿是穴、大肠俞、夹脊穴、环跳、昆仑、承扶、承山、委中、秩边、太溪、阳陵泉、肾俞、风市、太冲等穴位，进行每天1次，每次30分钟的推拿治疗。"推挤棘突法"主要是用双手拇指推挤两侧骶棘肌放松腰肌，效果明显。"头顶指按斜搬法"是指患者取坐位向后，脊部为医者头部所顶，呈"人"字形。医者双手环抱患者腰部能使患者脊部充分后伸，此姿势三点支撑，患者腰部肌肉、韧带可充分放松。用弹拨法可使软组织撕裂者对位、肌腱滑脱者理正，减轻和消除局部痉挛。斜扳又可使移位的小关节复位。所有治疗均为10次一个疗程，共治疗两个疗程。临床总有效率为100%。

五、预后转归

腰椎间盘突出症是在腰椎间盘发生退变性改变的基础上，在外力的作用下，椎间盘纤维环破裂，髓核从破裂处突出，刺激或压迫神经根、血管、脊髓等组织所引起的腰痛，坐骨神经放射性疼痛等症状为特征的一种疾病。是临床常见病和多发病，该病的发生因素除了生理问题外，还有患者在患病前或治愈后的预防保健不当所致。因此，做好腰椎间盘突出症的预防保健教育尤其重要，患者的活动方式、强度以及患者对本病的诱发因素的控制和预防等都很关键，它可与本病的治疗占同等地位，不可忽视，这样才能更好地减少本病的复发，从而减轻患者的痛苦。

六、预防与调护

（一）预防

1. 告知诱发因素

（1）过度负荷　从事体力劳动和举重运动，常因过度负荷造成椎间盘退变。

（2）长期震荡　如从事驾驶工作者，在驾驶过程中，长期处于坐位及颠簸状态，腰椎间盘承受的压力较大，长期反复椎间盘压力增高，可加速椎间盘退变或突出。

（3）脊柱畸形或脊柱生理曲度改

变 脊柱畸形或脊柱生理曲度改变可加速椎间盘退变。

（4）急性损伤 如腰部扭伤并不引起腰椎间盘突出。但在失去腰背部肌肉保护的情况下，极有可能造成椎间盘突出。

（5）年龄 随着年龄增大，由于椎间盘脱水，纤维环和椎旁韧带弹性减弱，可逐渐发生一系列椎间盘退变。

（6）其他 如受寒、受潮等，如果长期受潮、受寒，可使自身免疫力降低，导致椎间盘变性和疼痛。

2. 指导正确的坐姿

通常人们的坐姿都是身体前倾或随意性的体位，腰椎间盘均处于后凸状态，若长时间前倾和不良的坐姿，就会造成背伸肌等软组织过度疲劳，肌张力下降，从而严重影响了椎间盘的正常生理功能，加速椎间盘的退变。因此正确的坐姿应为保持腰椎间的前凸位。坐立时腰下可垫一小枕等，不让腰部悬空，使腰背肌相对放松，从而起到防止或延缓腰痛发生的作用。嘱患者避免久坐。

3. 调节体位

长时间处于一种体位，会造成肌肉，韧带组织的劳损，尤其是弯腰状态下，椎间盘的压力前方大于后方，髓核向后方挤压，使后部纤维环与后纵韧带的损伤概率增大，反复损伤或急性损伤常易引起椎间盘后脱。当人们长时间坐着，改变起立时，应该适当做腰部伸展活动。对于腰椎间盘突出症的患者应在半小时到一小时内变换体位，随时做腰、骶部肌肉按摩及伸展腰部。

（二）调护

（1）睡硬板床 勿睡沙发或较软易变形的床，以维持腰椎正常的生理曲度，防止腰椎变形受累。注意起蹲姿势，起床时应先侧身，用肘支撑，缓慢起立。若下蹲拾物时应先屈膝，然后蹲下拾物。尤其是对椎间关节不稳的患者更为注意，这样可防止腰椎滑脱和避免加重腰椎间盘突出。

（2）注意保暖 防凉，防潮，增强体质，提高自身免疫力。

（3）保健功能锻炼 长期做腰背肌锻炼可防止腰背部软组织损伤，防止腰背肌疲劳，增进腰椎的稳定。做腹肌、肋间肌锻炼，可增加腹内压和胸膜腔内压，有助于减轻腰椎压力，从而增强腰部的防御功能。

①仰卧举腿：患者自觉仰卧，腿伸直，两手自然放置在身体两侧，做直腿抬高动作，角度可逐步增大，双下肢交替，如此反复10~20次（双下肢抬举角度应根据患者自身的能力，不应勉强）。

②蹬空增力：仰卧位，腿伸直，两手自然放置体侧，屈髋屈膝，踝关节极度背伸，向斜上方进行蹬踏，并使足尽量跖屈，双下肢交替进行，每个动作重复10~20次。

③仰卧架桥：患者仰卧，以两手叉腰作为支撑点，两腿屈膝成90º，脚掌放在床上，以头枕部及两肘支撑上半身，成拱桥形，挺起躯干，当挺起躯干架桥时，膝部稍向两边分开，如此重复10~20次。

④五点操：以头部为支撑点，两手、足跟为支撑点，全身肌肉放松，腰臀部向上抬起，停留数秒钟，放平。抬起和放平的时间相等。如此反复10~20次。

⑤飞燕点水：患者仰卧，以腹部做支撑点，头、双手、胸部及双下肢并直，尽量后伸，持续数秒钟后放松，如此反复5~10次。

⑥屈捼法：患者仰卧于床上，屈膝屈髋，双手抱膝，腰部向上左右屈捼，使脊柱产生过屈。反复操作10~20次。

⑦风摆茶叶：两脚开立比肩稍宽，两手叉腰，拇指在前，腰部自左、前、右、后做旋转动作，重复10~20次，再改为

腰部自右、前、左、后做回旋动作，重复10~20次。

⑧行看下坐：两脚开立与肩同宽，两手抱肘，脚尖着地，脚跟轻提，随后下蹲，尽可能用臀部下触脚跟，两手开放，两臂伸直平举，然后起来恢复。注意蹲下程度根据患者的能力，不应勉强，必要时可扶桌椅进行。重复10~20次。

⑨转体运动：两脚开立与肩同宽，大小臂屈伸于胸前，小臂朝上，肘部下沉，掌心相对，以腰为轴，先向左转体，还原，再向右转体，还原，重复10~20次。

⑩体侧运动：两脚开立与肩同宽，右手上举，左手叉腰，以腰为轴，上体左侧屈，然后左手上举，右手叉腰，向右侧屈，每个动作重复10~20次。

⑪腰腹运动：两脚并立，双臂上举，掌心向前，以腰为轴，先向后仰体，再向前屈体，将手指或手掌尽量触地，每个动作重复10~20次。

⑫抱腿：两脚并立，左脚支撑，右腿抬高到胸部，两臂经两侧抱膝，左右交替，每个动作重复10~20次。

⑬压腿：弓步压腿时，两腿前后开立，成弓箭步，两手按压前大腿上，上体下压，左右交替，每个动作重复10~20次。侧压腿时，左腿屈膝，右腿向侧方伸直，左手按压左膝，右手按压右膝，上体下压，左右交替，每个动作重复10~20次。

⑭整理运动：两脚开立，两臂侧平举，掌心向下，同时一腿提膝，然后臂腿同时下垂，再换腿重复上述动作，每个动作重复10~20次。

七、专方选要

（1）独活寄生汤　处方：独活9g，桑寄生、杜仲、牛膝、细辛、秦艽、茯苓、肉桂、防风、川芎、人参、甘草、当归、芍药、生地黄各6g。功能：祛风湿、止痹痛、益肝肾、补气血。主治：痹证日久，肝肾两虚，气血不足证。本方以祛风寒湿邪为主，辅以补肝肾、养气血之品，邪正兼顾，祛邪不伤正，扶正不留邪。水煎服。

方中用独活、桑寄生祛风除湿，养血和营，活络通痹为主药；牛膝、杜仲、熟地黄，补益肝肾、强壮筋骨为辅药；川芎、当归、芍药补血活血；人参、茯苓、甘草益气扶脾，均为佐药，使气血旺盛，有助于祛除风湿；又佐以细辛搜风治风痹，肉桂祛寒止痛，使秦艽、防风祛周身风寒湿邪。各药合用，是标本兼顾，扶正祛邪之剂。对风寒湿三气着于筋骨的痹证，为常用的有效方剂。

（2）补阳还五汤　处方：生黄芪120g，当归尾6g，赤芍4.5g，地龙3g，川芎3g，红花3g，桃仁3g。功能：补气、活血、通络。主治：卒中气虚血瘀证。水煎服。

本方重用生黄芪，大补脾胃之元气，使气旺血行，瘀去络通；当归尾长于活血，兼能养血，因而有化瘀而不伤血之妙；赤芍、川芎、桃仁、红花助当归尾活血祛瘀；地龙通经活络。全方重用补气药与少量活血药相配伍，使气旺血行以治本，祛瘀通络以治标，标本兼顾，且补气而不壅滞，活血又不伤正，合而用之，则气旺、瘀消、络通。

八、研究进展

薛彬等通过观察魏氏二步七法手法对腰椎间盘突出症患者脊柱 – 骨盆三维影像学参数的影响指出，治疗后两组患者骨盆侧倾、矢状面垂直轴数值均低于本组治疗前，干预组治疗后腰椎前凸角增加，且干预组较对照组在改善骨盆侧倾、矢状面垂直轴方面疗效更佳；在腰椎椎体空间位置变化方面，干预组患者在L_4、L_5轴向旋转和L_5矢量位移优于对照组。另外，本研究用VAS疼痛量表评价魏氏二步七法手法对疼痛的作用，用 ODI 评分评价患者腰部功能恢复情况，结果显示魏氏二步七法手法和常规推拿手法均可有效缓解 LDH 患者疼痛及躯体功能障碍，且治疗组在治疗 4 周后效果优于对照组。

[1] 薛彬，刘涛，奚小冰，等. 魏氏二步七法手法对腰椎间盘突出症患者脊柱－骨盆三维影像学参数的影响［J］. 中医杂志，2023，64（4）：365-369.

第十七节　第三腰椎横突综合征

第三腰椎横突综合征是指第三腰椎横突及周围软组织急慢性损伤、劳损及感受风寒湿邪等，致第三腰椎横突发生无菌性炎症、粘连、变性及增厚等，刺激腰脊神经而引起腰臀部疼痛的一组症状。表现为腰部两侧疼痛，疼痛程度、性质不一，弯腰时加重，疼痛多呈持续性。部分患者诉疼痛向同侧棘突旁甚至臀部及下肢放射，重者不能仰卧，翻身走路困难，但咳嗽、喷嚏等对疼痛无影响。少数患者有间歇性跛行。本病常见于青壮年，尤以体力劳动者多见，男性多于女性。但随着现代科技的发展和生活节奏的加快，越来越多的人群也逐渐出现该病证表现，尤其以负重体力劳动者、计算机从业者、飞行员、办公族等需要久坐或久立执行办公与学习的人群居多，对于早期腰背痛的不重视会导致该病的发生。

一、病因病机

（一）西医学认识

腰椎呈生理性前凸。第三腰椎位于 5 个腰椎的中间，是腰前凸的顶点，也是腰椎前屈后伸、左右旋转和侧向运动的活动枢纽，而椎旁肌的活动有助于腰椎的稳定。腰椎横突是腰背肌筋膜的附着处，附着有腰大肌、腰方肌，在第二腰椎横突前还有膈肌。在横突尖端有横突棘肌，在横突与横突之间有横突间肌，在横突的背侧有骶棘肌、腹横肌和腹内斜肌附着，对腰部运动和稳定起着重要作用。第一、第二腰椎横突有肋缘保护，第四、第五腰椎横突有骶骨保护，唯有第三腰椎横突位于腰椎中间，且横突最长，腰背筋膜附着于横突末端的范围最大，人体在维持腰部姿势和进行腰部活动时，为了维持脊柱的平衡，第三腰椎横突末端所承受的拉应力最大，因此在长期不良姿势工作或腰部受力过大时，第三腰椎横突最易受到损伤。

1. 相关解剖结构

第 1~3 腰神经的后肢穿过起于横突的肌筋膜行于横突背侧，其中第 2 腰脊神经后外侧支正好紧贴第三腰椎横突尖部下行，当附着于横突的肌纤维组织产生粘连或瘢痕时，神经即可受到卡压而产生疼痛。腰神经在椎间孔分为前支和后支，前支较粗，构成腰、骶神经丛，而后支向后行于上关节突与横突根部的上缘之间，于此处又分为内侧支和外侧支。内侧支绕过上关节突的外侧缘进入乳副突之间的骨性纤维性管或骨管内，出管后向内下方斜行，分布于椎间关节连线之内的组织结构。当乳副突间骨性纤维管或骨管狭窄或神经炎性肿大时即可出现神经卡压症状。外侧支沿横突背面向外下方斜行，第 1~3 腰椎神经的外侧支穿过骶棘肌后，一部分穿过腰背肌筋膜至皮下，构成臀上皮神经，主要支配横突间肌、骶棘肌和腰背肌筋膜等。当肌肉、筋膜等损伤产生炎症或肌肉增厚、挛缩时，可使穿过筋肉筋膜的神经受到卡压，从而引起症状。

第三腰椎横突特殊的生理解剖结构，成为其基本发病机制。目前，国内学者普遍认为腰椎横突综合征是由于腰背肌筋膜或肌肉紧张，使同侧或对侧横突处的软组织撕裂从而受到损伤，以致出现渗出、出血、水肿，反复损伤的积累，可引起横突周围软组织粘连，肌筋膜增厚，肌肉挛缩，从而使穿行的神经受到炎性刺激和机械挤压出现临床症状。章琪等认为第三腰椎横突综合征的发病与同根神经反射现象相关。同根神经反射现象是指由于脊神经后外侧支受到横突周围组织病理改变的影响，则反射性引起同根脊神经的其他分支的刺激征。第三腰椎横突综合征主要表现为腰骶部疼痛、股前区疼痛、内收肌紧张等症状。国外学者观点与国内学者相似，认为腰痛与腰部肌肉持续痉挛、重复高频率和高速度的腰部动作后产生的循环载荷有关，而腰部的急慢性炎症均与腰部循环劳损有关，且认为腰椎在接触到损伤和炎症过程中会释放某些化学物质从而导致腰痛。

2. 病因

（1）扭伤　一次性大的暴力引起腰部肌肉和筋膜在 L_3 横突顶点附着部位撕裂伤，局部出现血肿渗出，可导致腰部剧烈疼痛，如治疗及时，血肿可吸收，肌肉筋膜修复，临床症状消除，如失治血肿可演变为结缔组织随后纤维化导致粘连。

（2）劳损　因 L_3 横突顶点在腰部活动中拉应力最大，如果拉应力超过了肌肉筋膜在横突顶点的附着力，就会有一个小的撕裂损伤，出现小的血肿和渗出，这样多次外力反复作用于横突顶点部位，局部就会反复出现出血、渗出、增生、结缔组织纤维化和粘连等病理变化。

扭伤表现为一次较大的暴力，有明显的外伤史，临床症状明显。而劳损是多次小的外力作用，无明显外伤史，症状也不明显。扭伤后引起的症状是该病的急性期，劳损所产生的症状是该项病的慢性期，二者可以互相转化。

（3）不良循环　第三腰椎横突肌肉、筋膜的撕裂、纤维化和粘连，更易引起损伤，形成不良循环，使该病缠绵不愈。

（二）中医学认识

第三腰椎横突综合征在中医学中属于腰痛的范畴，中医学认为它的产生与气血、经络功能失调有密切关系。筋骨肌肉之间的劳损、摩擦导致经脉不通、经筋失衡，经筋病灶点的出现即为经筋失衡的具体表现形式。第三腰椎横突综合征应当属于足太阳经筋与足少阳经筋病。初发多属实证，可因外感风寒湿热之邪以及跌仆外伤等引起。病久多见虚证，多由肾虚造成。归纳总结，主要有以下三方面的病因病机。

1. 气滞血瘀

跌仆外伤，损伤经脉气血，或因久病，气血运行不畅，或体位不正，腰部用力不当，屏气闪挫，导致气血经络阻滞不通，均可导致瘀血留着腰部而发生疼痛。

2. 感受外邪

外感寒湿、湿热之邪，均可引起腰部疼痛。久居寒湿之地，易导致寒湿入侵，留着腰部，寒邪凝滞导致腰部经脉阻滞，气血运行不畅，因而腰痛。或因湿热，湿热蕴结，阻遏经脉，伤及腰府，亦可引起腰痛。

3. 肾亏体虚

先天禀赋不足，或后天失养，久病体虚，年老体衰，或劳欲过度，以致肾经亏损，无以濡养经脉而发生腰痛。

二、临床诊断

（一）辨病诊断

1. 临床表现

（1）症状　本病主要症状为腰部疼痛（弯腰时疼痛多呈持续性加重），疼痛因人而异，有的患者疼痛非常剧烈，有的患则呈持续性钝痛。疼痛性质，一般是牵扯样的，也有呈酸困状的。疼痛往往在久坐、久站、劳累、受寒、潮湿及天气变化及早晨起床后加重。症状重的患者还可见疼痛沿大腿向下放射，可至膝面以上，极少数病例疼痛可延及小腿的外侧，但并不因腹压增高（如咳嗽、喷嚏等）增加疼痛症状。

（2）体征　第三腰椎横突外缘，相当于第三腰椎棘突旁4cm处，对于瘦长型患者可触到横突尖端并有明显的压痛及局限性肌紧张或肌痉挛。按压时由于第二腰神经分支受刺激从而引起放射痛，可达大腿及膝部。具体体征如下。

①局部压痛：其检查方法是以拇指腹垂直于横突尖推压。腹横筋膜损伤查出的阳性率高，从横突尖的后方按压可检查出骶棘肌在横突上的病变，这时骶棘肌可紧张。患者侧卧，从横突前外方向按压，可检查腰方肌在横突上的病变。直腿抬高试验一般为阴性。累及腰大肌时，股内侧肌肉有时会痉挛，并有压痛。相关肌肉紧张刺激腰神经后支，可引起臀部疼痛及臀部肌紧张。

②局部肿胀：早期横突尖端部肥厚，呈现轻度肿胀。

③直腿抬高试验可为阳性，但加强试验为阴性。

2. 相关检查

本病一般结合病史就能做出诊断，检查可见第三腰椎横突尖部有明显压痛，可触及条索状硬结，无须特殊辅助检查。

X线检查可能发现患侧第三腰椎横突肥大，但仅发现肥大者不能确诊第三腰椎横突综合征，可作鉴别诊断之用。X线片可见 L_3 横突过长。有时左右横突不对称。

（二）辨证诊断

第三腰椎横突综合征在中医学中属于"腰痛"的范畴，中医学认为与气血、经络功能失调有密切关系。分为如下证型。

1. 气滞血瘀型

（1）临床证候　腰痛如刺，痛处固定，拒按，腰肌板硬，转摇不能，动则痛甚。舌暗红，脉弦紧。

（2）辨证要点　腰痛如刺，痛处固定，拒按，脉弦紧。

2. 风寒阻络型

（1）临床证候　腰部冷痛，转侧俯仰不利，腰肌硬实，遇寒痛增，得温痛缓，舌质淡，苔白滑，脉沉紧。

（2）辨证要点　腰部冷痛，得温痛缓，脉沉紧。

3. 肝肾亏虚型

（1）临床证候　腰痛日久，酸软无力，遇劳更甚，卧则减轻，腰肌痿软，喜按喜揉。偏阳虚者面色无华，手足不温，舌质淡，脉沉细；偏阴虚者面色潮红，手足心热，舌质红，脉弦细数。

（2）辨证要点　酸软无力，遇劳更甚，卧则减轻。

三、鉴别诊断

（一）西医学鉴别诊断

本病根据症状和体征，尤其是根据 L_3 横突尖端处的压痛点，即可做出诊断。腰椎X线片检查除 L_3 横突肥大，有时左右不对称现象外，余无特殊。

1. 慢性腰肌劳损

腰骶部酸痛不适，劳动后加重，休息则减轻。压痛范围广泛。而第三腰椎横突综合征压痛常局限于 L_3 横突处。

2. 梨状肌综合征

疼痛从臀部开始，可沿坐骨神经分布区域出现下肢放射疼，但无腰痛症状。自觉患侧下肢短缩，步履跛行，或是臀中肌步态移行。压痛点局限在臀部梨状肌体表投影区。此外，梨状肌紧张试验为阳性，可与之鉴别。

3. 腰椎间盘突出症

腰痛伴下肢坐骨神经放射痛，呈阵发性加剧。腰部活动功能明显障碍，尤以屈伸为主。脊柱侧弯畸形，直腿抬高及加强试验均为阳性，压痛点在棘突旁或腰骶部，且有叩击痛和反射痛。

（二）中医学鉴别诊断

本病应与"肾虚腰痛"相鉴别，肾虚腰痛是因房事不节、劳倦过度损伤肾脏精气所致，有肾阳虚、肾阴虚之分。肾阳虚者，症见腰间冷痛，手足不温，面色苍白，便溏溺清，舌淡，脉沉细或虚软无力。肾阴虚者，症见腰痛绵绵，面色黧黑，头晕耳鸣，咽干口燥。阴虚火旺者，更见面红，内热心烦，小便黄赤，舌质红，脉细数或洪而无力。本病腰痛多由外伤所致，故可鉴别。

四、临床治疗

（一）提高临床疗效的要素

明确诊断，尽早选择治疗方案，通过对局部的按揉与剥离，使局部组织松弛，加快血液循环，使病变部位压迫症状减轻，从而缓解病痛。

（二）推拿治疗

（1）局部松解法　患者卧位，医者站于一侧，先在患侧 L_3 横突周围施柔和的滚、按、揉手法 3~5 分钟，配合点按肾俞、大肠俞，以酸胀为度，以缓解肌肉痉挛。

（2）弹拨搓揉法　医者用双手拇指在 L_3 横突尖端做与条索状硬块垂直方向的弹拨，弹拨要由轻到重，由浅入深，手法要柔和深透，并配合搓揉以解痉止痛，松解粘连。

（3）下肢滚揉法　沿患侧臀部及大腿后

外侧、小腿外侧施滚揉法 3~5 次，配合点按环跳、秩边、委中、承山等，以舒筋活络、活血散瘀。

（4）整理手法　沿腰部两侧膀胱经施滚揉手法 3~5 分钟，待肌肉放松后，配合腰部后伸被动运动，最后直擦腰背两侧膀胱经，横擦腰骶部，以透热为度。可配合湿热敷。

（三）医家诊疗经验

1. 罗才贵

罗才贵运用推拿手法治疗第三腰椎横突综合征。

（1）准备手法　患者俯卧，医者站于一侧，沿腰部两侧膀胱经施法 3~5 分钟。

（2）治疗手法　接着，在患侧 L_3 横突周围施按揉手法 3~5 分钟，配合点按肾俞、大肠俞，约 1 分钟，以酸胀为度；然后，医者用双手拇指在 L_3 横突尖端做与条索状硬块垂直方向的弹拨约 10 次，要由轻到重，由浅入深，手法要柔和深透，再沿患侧臀部及大腿后外侧施按揉法 3~5 遍，配合点按环跳、秩边、委中、承山等穴，约 3 分钟。

（3）结束手法　最后直擦腰背两侧膀胱经，横擦腰骶部，以透热为度。可配合湿热敷。

2. 林定坤

林定坤运用揉、点按、弹拨手法结合铍针及中药治疗第三腰椎横突综合征。

（1）揉、点按、弹拨手法　患者取俯卧位，以双手触摸腰部肌肉、骨节，以确定病变部位，当遇有痛性结节、肌肉痉挛，先用揉法在患部施术，先行浅度按摩法，逐渐进行深度按摩法，使腰部肌肉充分放松，然后点按其横突尖端，放松局部的痉挛及结节，最后以拇指指端弹拨 L_3 横突，直至筋结松解。

（2）铍针疗法　治疗时应使刀口线和手柄的平面标记在同一平面上，以辨别刀口线在体内的方向。根据骨性标志髂嵴最高点定位第三腰椎横突的大致位置，再通过触压触及压痛点最明显处及 L_3 横突尖端之痛性结节以进一步定位，确定进针的水平位置，棘突旁开 4cm 左右即为进针点。用左拇指找准压痛点后固定不动，指甲压痕作标记。局部以 2% 碘酒消毒后覆盖消毒孔巾，左手拇指按压在进针点的旁边，右手持针柄用腕力将铍针垂直刺入压痛点，使针尖通过皮肤、皮下组织到达深筋膜，在进针过程中可有 2~3 层的突破感，寻找沉紧涩滞的针感，根据局部病变的程度，进行一点、多点、线式减张，松解横络，解除经脉卡压。待针下无沉紧涩滞感时出针。不捻转，不留针，疾刺速拔。出针后棉签按压针孔止血，输液贴包扎。每周 1 次，最多 3 次。

（3）中药疗法 多选用独活寄生汤化裁治疗。痛甚者，酌加川乌、地龙、延胡索（醋炙）等；风盛者，酌加白花蛇、乌梢蛇等；寒盛者，酌加附子、干姜等；湿盛者，酌加防己、泽泻、木瓜、黄柏、苍术等；正虚不明显者，可减地黄、党参。水煎服，每日 1 剂，早晚各 1 次口服，7 天为 1 个疗程。

（4）康复疗法 腰背肌功能锻炼以三点支撑法、五点支撑法、飞燕点水法为主，腹肌锻炼以仰卧抬腿法为主，臀肌及下肢肌锻炼以仰卧蹬腿法（踩单车法）为主。另外，宜鼓励患者进行适当的体育锻炼，如慢跑、游泳等。

3. 刘柏龄

刘柏龄创立"推搽揉捻挑刺法"治疗第三腰椎横突综合征。

（1）术前准备 患者俯卧在按摩床上，医者立其俯卧位的左侧，先以右手掌根按摩患者的腰部（L_3 为中心）以松解腰部紧张的肌肉，缓解疼痛，便于施术。

（2）推搽揉捻 在按摩的基础上，施术者于患者腰部（L_3 为中心）施行分推法

和搽法，然后将拇指按在第三腰椎横突的顶端，用揉、捻法。揉捻的时间宜长些。最后在腰部再行浅度按摩法，逐渐进行深度按摩法，使腰部肌肉充分放松。

（3）挑刺法 在以上手法施行完毕的基础上，腰部（L_3 为中心）局部常规消毒，于 L_3 横突纤维性硬结处，用三棱针挑刺，以挑破表皮、挑断部分肌纤维为度。每周 1 次，最多 3 次。

（4）注意事项 手法治疗本病时应注意对急性患者应采用理筋手法为主，手法宜轻，以免造成新的组织损伤。慢性病患者应以弹拨分筋为主且以较重手法施治，但应以患者能耐受为度。治疗期间，早期应避免腰部持重，多卧、少坐、保暖，后期待疼痛减轻时，可配合腰部伸屈和旋转活动，以促进功能恢复。

五、预后转归

经保守治疗后症状可缓解，若经保守治疗无效时，对于反复再发或长期不能治愈者，可考虑手术切除过长的横突尖及周围的炎性组织，术中可同时松解受压的股外侧皮神经，即可彻底治愈。

六、预防与调护

（一）预防

（1）对于腰部急性损伤要及时医治。

（2）注意纠正不良姿势。

（3）腰部可束腰带以护腰，宜睡硬板床。

（4）保暖、避免疲劳。

（二）调护

（1）腰肌锻炼保健法 仰卧：患者取仰卧位，首先双脚、双肘和头部五点，支撑于床上，将腰、背、臀和下肢用力挺起稍离开床面，维持至感到疲劳时，再恢复

平静的仰卧位休息。按此法反复进行10分钟左右，每天早晚各锻炼一次。

（2）俯卧　患者采取俯卧位，将双上肢反放在背后，然后用力将头胸部和双腿挺起离开床面，使身体呈反弓形，坚持至稍感疲劳为止。依此法反复锻炼10分钟左右，每天早晚各一次。如果长期坚持锻炼，可预防和治疗腰肌劳损和低头综合征的发生和发展。

（3）腰背部叩击按摩　患者采用端坐位，先用左手握空拳，用左拳在左侧腰部自上而下。轻轻叩击10分钟后，再用左手掌上下按摩或揉搓5分钟左右，一日两次。然后反过来用右手同左手运动法。自己感到按摩区有灼热感，则效果更好，运动后自觉舒服无比。此运动法能促进腰部血液循环，解除腰肌的痉挛和疲劳，对防治中老年性腰肌劳损效果良好。

（4）热敷或理疗　每天晚上可用热水袋或热疗灵在疼痛部位热敷，也可用麸皮1.5kg在铁锅内炒煳后，再加食醋0.25kg装入自制布袋内，然后放置在腰痛部位用被子盖好保暖热敷。此法能促进腰部血液循环，还能祛风湿、活血通络，对治疗腰肌劳损患者效果良好。

七、专方选要

逍遥散　处方：柴胡10g，当归10g，芍药10g，白术10g，茯苓10g，炙甘草5g，煨生姜3g，薄荷3g。功能：疏肝解郁，健脾和营。主治：肝郁血虚，而致两胁作痛，寒热往来，头痛目眩，口燥咽干，神疲食少，月经不调，乳房作胀，脉弦而虚者。水煎服。

本方中当归甘辛苦温，补血和血，且芳香入脾，足以舒脾醒脾气，白芍酸苦微寒，敛阴益脾，养血柔肝，归、芍并用，使血和则肝和，血充则肝柔，共为君药；木旺则土衰，肝病易传脾，故以茯苓、白术、甘草健脾益气，实土以御木侮，共为臣药；柴胡疏肝解郁，使肝木得以条达，薄荷少许，疏泄肝经郁热，疏其郁遏之气，煨生姜温胃和中，又能辛散解郁，共为使药。

主要参考文献

［1］唐杰. 第三腰椎横突综合征的研究进展［J］. 中国中医骨伤科杂志，2011，19（2）：59-63.

［2］麦超常. 电针治疗第三腰椎横突综合征的临床研究［D］. 广州：南方医科大学，2010.

［3］汲广成. 第三腰椎横突综合征研究进展［J］. 辽宁中医药大学学报，2014，16（7）：15-16.

［4］罗才贵. 推拿治疗学［M］. 北京：人民卫生出版社，2006.

［5］陈妙青. 推拿手法治疗第三腰椎横突综合征90例［J］. 浙江中西医结合杂志，2005（10）：445.

［6］毛雄伟. 推拿治疗第三腰椎横突综合征78例［J］. 山东中医杂志，2013，29（3）：183-184.

［7］王宋鑫. 中医外治法治疗第三腰椎横突综合征概况［J］. 中医外治杂志，2008，17（3）：58-61.

［8］黄江发. 定坤治疗第三腰椎横突综合征经验介绍［J］. 中国中医药杂志，2011，18（9）：92-93.

［9］李绍军. 刘柏龄教授治疗第三腰椎横突综合征经验［J］. 长春中医药大学学报，2009，25（5）：684.

第十八节　梨状肌综合征

梨状肌综合征，是由于梨状肌的急慢性损伤，导致肌肉发生无菌性炎症而充血水肿、粘连或挛缩，或者是坐骨神经穿过梨状肌的解剖变异，造成坐骨神经在该处受压，从而引起一侧臀部胀痛、刺痛、麻木，并可放射至大腿后侧、小腿后外侧，引起行走困难、跛行为主要表现的综合征。梨状肌综合征是周围神经卡压综合征的一种，也是干性坐骨神经痛的常见原因，占腰臀腿软组织损伤的15%~25%，近年来，此病发病年龄有年轻化趋势，随着人口的增加，工作强度和时间的超负荷，本病的发病率在逐年增高，对患者的生活、工作以及心理造成很大的影响。

一、病因病机

（一）西医学认识

梨状肌为臀中深层的一块小肌肉，是髋关节小外旋诸肌中位置最上的一块肌肉，起于第2~4骶椎前面骶孔外侧缘，沿骨盆壁向外下行，穿过坐骨大孔，止于股骨大粗隆。梨状肌与坐骨神经关系密切，坐骨神经85%从梨状肌下孔出盆，然后到大腿后方支配大腿后侧及膝以下的运动和感觉。部分解剖变异者则从梨状肌上孔或梨状肌中穿过。梨状肌上缘相邻结构的关系为：梨状肌上缘与坐骨大孔下缘围成梨状肌上孔，而梨状肌下缘和臀中肌、臀小肌下缘围成梨状肌上间隙。梨状肌上间隙通过的结构与梨状肌上孔内结构相似，自外向内依次是臀上神经、臀上动脉和臀上静脉。梨状肌下缘相邻结构的关系为：梨状肌下缘与坐骨大孔下缘围成梨状肌下孔，在其后外下方有梨状肌下缘和上孖肌上缘围成的梨状肌下间隙。梨状肌下孔与梨状肌下间隙结构基本相似。由外向内依次为坐骨神经、股后皮神经、臀下动脉、臀下静脉、臀下神经、阴部内动脉、阴部内静脉和阴部神经等结构。

梨状肌与坐骨神经的解剖关系密切，当其发生变异时，将导致坐骨神经受压迫或刺激而产生梨状肌综合征，此种异常也是梨状肌综合征导致坐骨神经痛的主要原因。臀部外伤出血、粘连、瘢痕形成，注射药物使梨状肌变性、纤维挛缩，均可损伤梨状肌。梨状肌是髋关节的外展肌之一，主要与臀部内外肌群及其他肌肉配合，使大腿外展、外旋。梨状肌损伤后局部充血水肿或痉挛，反复损伤导致梨状肌肥厚，造成梨状肌下孔狭窄，可直接压迫坐骨神经而出现梨状肌综合征。

（二）中医学认识

本病可归为中医学"痹证""伤筋"的范畴。病因病机主要为劳累闪挫，筋脉受损，或肝肾不足，风寒湿邪侵袭，使足太阳经和足少阳经经脉气机阻滞不通，津血运行失畅，筋脉骨节失于滋润濡养，不通则痛，导致本病的发生。

二、临床诊断

（一）辨病诊断

1. 临床表现

（1）症状　疼痛是梨状肌综合征的主要表现。疼痛以臀部为主，并可向下肢放射，严重时不能行走或行走一段距离后疼痛加剧，须休息片刻后才能继续行走。患者可感觉疼痛位置较深，放射痛时主要是向同侧下肢的后面或后外侧，有的还会伴有腿外侧麻木、会阴部不适等。疼痛严重的患者可诉说臀部呈现"刀割样"或"灼烧样"疼痛，双腿屈曲困难，双膝跪卧，夜间睡眠困难。患侧下肢不能伸直，自觉下肢短缩，步履跛行，或呈臀中肌步态移行。髋关节内收、内旋活动受限。

（2）体征

①压痛：患侧臀部压痛明显，尤以梨状肌部位为甚，可伴萎缩，触诊可触及弥漫性钝厚，成条索状或梨状肌束，局部变硬等。

②直腿抬高试验阳性：患者双下肢伸直仰卧，检查者一手扶住患者膝部使其膝关节伸直，另一手握住踝部并徐徐将腿抬起，直至患者感觉下肢放射痛为止，记录下此时下肢与床面的角度，即为直腿抬高角度。正常人一般可达80°左右，且无放射痛。直腿抬高在60°以前出现疼痛为试验阳性，因为梨状肌被拉长至紧张状态，使损伤的梨状肌对坐骨神经的压迫更加严重，所以疼痛明显，但超过60°以后，梨状肌不再被继续拉长，疼痛反而减轻。

在此基础上可以进行直腿抬高加强试验，即检查者将患者下肢抬高到最大限度后，放下约10°，在患者不注意时，突然将足背屈，若能引起下肢放射痛即为阳性。

③梨状肌紧张试验阳性：患者仰卧位于检查床上，将患肢伸直，做内收内旋动作，如坐骨神经有放射性疼痛，再迅速将患肢外展外旋，疼痛随即缓解，即为梨状肌紧张试验阳性，是梨状肌综合征的常用检查方法。

2. 相关检查

（1）X线　腰椎和骨盆X线片显示腰椎前凸增加可能会引起梨状肌张力增加并使其紧张、肥大；腰椎侧弯和骨盆倾斜、双下肢不等长可引起步态改变，当增加髋外展压力，增加内旋或内收压力，可能增加梨状肌的张力，导致梨状肌紧张、肥大；另外骨盆X线片显示骨盆陈旧性骨折常提示外伤导致局部瘢痕或局部应力不均。

（2）B超　其对诊断梨状肌肥大、挛缩或形成条索状瘢痕有一定价值。B超检查对比双侧梨状肌结果发现：①梨状肌横断径增大或挛缩，有条索瘢痕形成等形态异常；②梨状肌外膜粗糙增厚；③梨状肌回声不均，光点增粗；④梨状肌下孔狭窄或消失（小于8mm）；⑤坐骨神经变异或显示不清。上述5条中具有4条者，可提示为梨状肌综合征。

（3）MRI　MRI较其他影像技术对神经、软组织有显像优势，采用MRI技术使用合适的表面线圈和脉冲序列能够获得清楚的周围神经影像，现将其归纳如下。

①常规的MRI扫描是对一神经断面的展现，因此正常断面解剖是神经识别的基础；②在T_1加权像，坐骨神经与肌肉呈等信号，在T_2加权像，坐骨神经较肌肉信号稍高，可清楚显示坐骨神经与梨状肌的关系；③血管特征性血液流空效应及神经与血管的解剖位置关系是区分血管与神经的关键。

（二）辨证诊断

1. 风寒湿痹型

（1）临床证候　多因感受风寒引起。臀部及下肢酸胀、疼痛、拘急、屈伸不利、行走不便。风气盛疼痛可呈游走性并有明显拘紧感；湿气盛则酸困重着，麻木不仁；寒气盛则疼痛剧烈，遇冷更甚，得温则舒。

（2）辨证要点　酸胀，疼痛，舌质淡，苔薄白，脉弦紧和浮紧。

2. 血瘀气滞型

（1）临床证候　多因外伤引起。症见臀部疼痛剧烈，固定不移，拒按压，痛如针刺刀割，入夜尤甚，肌肉坚硬，肢体拘挛，活动不便。

（2）辨证要点　臀部疼痛剧烈，固定不移，舌质暗红和有瘀斑，苔薄白，脉弦涩。

3. 湿热阻络型

（1）临床证候　臀部及下肢痛不可近，烧灼难忍，遇热而重，得冷则缓，常有出汗、恶心、口干渴、烦闷躁动。

（2）辨证要点　烧灼难忍，舌红苔黄，脉弦数。

4. 气血亏损型

（1）临床证候　久病未治，疼痛不愈，酸困隐隐，屈伸不利，行走困难，肌肉瘦削，皮肤感觉迟钝和麻木不仁，身倦乏力，语怯懒言。

（2）辨证要点　酸困隐隐，屈伸不利，舌质淡，苔薄白，脉细弱无力。

5.肝肾亏虚型

（1）临床证候　臀部酸痛，腿膝乏力，遇劳更甚，卧则减轻，偏阳虚者面色无华，手足不温。

（2）辨证要点　臀部酸痛，舌质淡，脉沉细，偏阴虚者面色潮红，手足心热，舌质红，脉细数。

三、鉴别诊断

（一）西医学鉴别诊断

1.腰椎间盘突出症

腰椎疼痛伴一侧下肢放射痛或麻胀，当腹压增高（如咳嗽）时会加重麻木。病椎旁深压痛，叩击时有放射痛，直腿抬高试验和加强试验阳性，挺腹试验阳性。CT扫描可见腰椎椎间盘膨出或突出显像。

2.臀上皮神经损伤

臀上皮神经损伤以一侧臀部及大腿后侧为主，痛不过膝，在髂嵴中点下方2cm处有一压痛明显的条索状物，梨状肌紧张试验阴性。

3.弹响髋

弹响髋又称髂胫束摩擦综合征。髂胫束因某些原因导致肥厚或紧张，或大转子过于突出，或有滑囊炎，造成髋关节活动时两者相互摩擦产生弹响。还有一种弹响髋是因为髋关节先天性脱位或关节囊松弛，造成髋关节过伸外旋时出现弹响。

4.坐骨结节滑囊炎

本病多发于体质瘦弱且久坐的中老年人，臀部摩擦、挤压，经久劳损后引起局部炎症，故又称"脂肪臀"。儿童可因蹲挫伤引起。发病与长期过久地坐位工作及臀部脂肪组织缺失有关，特别是体质较瘦弱者。由于坐骨结节滑囊长期被压迫和摩擦，囊壁渐渐增厚或纤维化引起相应症状。因剧烈活动髋关节使附着在坐骨结节上的肌腱损伤，从而牵拉损伤滑囊或肌腱损伤处的瘢痕刺激周围滑囊所致。

（二）中医学鉴别诊断

本病应与痿病相鉴别，痹病久病者，也有肌肉消瘦者，与痿病相似，但均有关节、肢体疼痛，但与痿病力弱不痛有根本的区别。

四、临床治疗

（一）提高临床疗效的要素

急性期疼痛严重者应卧床休息，宜将伤肢保持在外旋、外展位，避免髋关节的旋转动作，使梨状肌处于松弛状态，有利于之后的康复治疗。疼痛缓解后应加强髋关节及腰部活动和功能锻炼，以减少肌肉萎缩，恢复正常功能。

（二）推拿治疗

（1）急性期　患者俯卧位，医者站于患侧，先用柔和而深沉的㨳、按、揉等手法施术于臀部及大腿后侧，待肌痉挛解除后，适当弹拨肌腹，并点按环跳、委中、居髎、承扶、阳陵泉等穴，以酸胀为度。随后顺推按梨状肌肌腹，使其平复。

（2）慢性期（缓解期）　医者用较重的㨳、按、揉等渗透力较强的手法施术于臀部及下肢，待痉挛缓解后，再弹拨条索样的梨状肌腹，同时配合点按环跳、居髎、委中、承扶等穴位以及髋关节的后伸、外展及外旋等被动运动，使之松解粘连，解痉止痛。最后用擦法擦热局部。

（三）医家诊疗经验

罗才贵运用不同的手法治疗急、慢性

梨状肌综合征，具体方法如下。

1. 急性期治疗手法

（1）准备手法　患者俯卧，患侧髋前垫枕，使髋、膝关节屈曲内收。医者站于患侧，先用柔和而深沉的掌面按揉臀部及大腿后侧，往返5~8次。

（2）治疗手法　点按环跳、承扶、委中、阳陵泉、承山等穴2分钟，以酸胀为度；用两拇指重叠弹拨痉挛的梨状肌肌腹，反复10次。

（3）结束手法　最后，患者仰卧位，医者一手握于踝关节处，另一手握膝关节，使膝关节在屈曲的同时做髋关节内收外旋运动，由范围小逐渐加大，当达到最大限度时使髋关节向相反方向做外展内旋运动，反复5次。

2. 慢性期（缓解期）的治疗手法

（1）准备手法　患者俯卧，医者用较重的按揉等渗透力较强的手法施术于臀部及下肢，往返5次。

（2）治疗手法　点按环跳、委中、承扶等穴3分钟，以局部酸胀为度。用两拇指或肘尖用力弹拨条索样的梨状肌肌腹10次，以患者能忍受为度，再做髋关节的后伸、外展及外旋等被动运动，使之松解粘连，解痉止痛。

（3）结束手法　擦热患部。

五、预后转归

梨状肌综合征治疗的根本目的在于消除梨状肌的炎性病变，解除梨状肌对坐骨神经的压迫，早期治疗可以使梨状肌的病变中止，不再对神经继续卡压，经保守治疗而得到缓解，如病因不能解决，已形成较重瘢痕粘连或有骨痂压迫、神经行径变异则需手术治疗。手术效果与病程长短有关。无论病变早期或晚期，经过有效治疗，均有效果或者康复，预后良好。

六、预防与调护

（一）预防

（1）避免髋部受伤。

（2）避免髋部受风受凉。

（3）改变某些不良生活习惯，如习惯把钱包或手机放在裤后袋等，会影响血液供应，造成梨状肌受压，导致发病。

（4）改变生活中某些不良的动作，如长时间坐位工作，不做强力扭转躯干的活动，如网球发球、铲雪、挖土等，都容易造成梨状肌拉伤。

（二）调护

急性期疼痛严重者应卧床休息或尽量减少活动，将伤肢保持在外旋、外展位，避免髋关节的旋转动作，使梨状肌处于松弛状态，以利病灶部水肿、炎症的吸收，并注意下肢、臀部的保暖，避免过劳及风寒湿的不良刺激。待疼痛缓解后，应加强髋关节及腰部活动和功能锻炼，以减少肌肉萎缩，促进血液循环。

七、专方选要

身痛逐瘀汤　处方：秦艽3g，川芎6g，桃仁9g，红花9g，甘草6g，羌活3g，没药6g，当归9g，五灵脂6g，香附3g，牛膝9g，地龙6g。功能：活血祛瘀，祛风除湿，通痹止痛。主治：瘀血夹风湿，经络痹阻，症见肩痛、臂痛、腰腿痛，或周身疼痛，经久不愈。水煎服。若微热者，加苍术、黄柏；若虚弱者，加黄芪30~60g。

本方中红花、桃仁、川芎、当归活血祛瘀，为君药。羌活、秦艽祛风除湿，五灵脂、没药、香附行气血，止疼痛，为臣药。牛膝、地龙疏通经络以利关节，为佐药。甘草调和诸药，是为使药。

主要参考文献

[1] 韦贵康. 实用骨关节与软组织伤病学 [M].
  北京：人民卫生出版社，2009.

[2] 张栎. 梨状肌综合征的 MRI 表现 [J]. 长
  治医学院学报，2011，25（5）：380-381.

[3] 罗才贵. 推拿治疗学 [M]. 北京：人民卫
  生出版社，2006.

[4] 张志刚. 中药内服配合推拿治疗梨状肌综
  合征 36 例 [J]. 光明中医，2004，19（4）：
  48-49.

第十九节　髋关节扭伤

髋关节扭伤是由于外伤或劳损导致髋关节囊和关节软骨损伤，局部产生无菌性炎症和关节粘连，引起髋关节疼痛和功能活动障碍的病证。多是因为猛跑时摔倒、从高处跳下时单足着地、劈叉等造成。损伤后髋部软组织充血、水肿，患者常诉髋关节疼痛、肿胀、活动受限，患肢不能着地负重行走，轻者可出现跛行、拖拉步态，关节内侧内收肌处及腹股沟处有压痛，髋膝微屈，患侧肢体取外展外旋半屈曲体位，如"稍息"姿势，骨盆向病侧倾斜，病肢呈假性变长。常见于 4~10 岁的儿童，因儿童的股骨头发育尚未成熟，周边韧带比较松弛，所以家长须多加注意小朋友的活动，以免造成髋关节的扭伤或脱位。

一、病因病机

（一）西医学认识

1. 解剖结构

髋关节由股骨头与髋臼构成，属于杵臼关节。髋臼内仅月状面被覆关节软骨，髋臼窝内充满脂肪，又称为 Haversian 腺，可随关节内压的增减被挤出或吸入，以维持关节内压的平衡。髋臼深，周缘附有髋

臼唇。在髋臼切迹上横架有髋臼横韧带，并与切迹围成一孔，有神经、血管等通过。关节囊厚而坚韧。股骨颈的前面全部包在囊内，内侧 2/3 包在囊内，外侧 1/3 露于囊外，故股骨颈骨折有囊内骨折和囊外骨折之分。关节囊周围有韧带加强，其中以前方的髂股韧带最为强厚，它起自髂前上棘，止于转子间线，可加强关节囊前部，并能限制髋关节过伸，对维持直立姿势具有重要意义。此外，关节囊下部相对薄弱，故髋关节脱位时，股骨头大多脱向后下方。关节囊内有股骨头韧带，它起自髋臼韧带，止于股骨头凹，营养股骨头的部分血管经此韧带进入股骨头。髋关节为多轴性关节，能做屈伸、收展、旋转及环转运动。但由于股骨头深嵌在髋臼中，髋臼又有关节盂缘加深，包绕股骨头近 2/3，所以关节头与关节窝二者的面积差较小，故运动范围较小。加之关节囊厚，限制关节运动幅度的韧带坚韧有力，因此，与肩关节相比，该关节的稳固性好，但灵活性较差。这种结构特征是人类直立步行，重力通过髋关节传递等功能的反映。当髋关节屈曲、内收、内旋时，股骨头大部分脱离髋臼抵向关节囊的后下部，此时若外力从前方作用于膝关节，再沿股骨传到股骨头，易于发生髋关节后脱位。

2. 病因病机

髋关节周围肌肉丰满，韧带坚强，软组织损伤发生率较低。一般多见于以下原因。

（1）急性外伤　由于遭受直接或间接暴力，导致髋关节囊和关节软骨损伤，产生软骨破裂和囊内渗出、血肿，形成无菌性炎症和粘连，引起局部疼痛和功能障碍。

（2）慢性劳损　多由于长途行走等使髋关节过度活动，关节处马蹄形软骨受到过多的摩擦损伤，使髋关节产生无菌性炎症和粘连，从而影响关节的功能活动。

（二）中医学认识

髋关节扭伤可归为中医学"痹证""伤筋"的范畴。病因病机主要为跌打闪挫，筋脉受损，或风寒湿邪侵袭，使足太阳经和足少阳经经脉气机阻滞不通，津血运行失畅，筋脉骨节失于滋润濡养，不通则痛，以致发生本病。

二、临床诊断

（一）辨病诊断

1. 临床表现

（1）症状 多有外伤史或过度运动史。损伤后患侧髋部疼痛、肿胀、功能障碍。主要表现为患者走路时跛行，有如小儿麻痹患者走路的形态，另有髋部的疼痛，肿胀及下肢不能着地等，平躺时下肢有假性变长现象。在腹股沟处与大腿上段外侧有明显的压痛点，有的患者除了局部的疼痛外，并沿着大腿内侧向膝盖放射疼痛。

（2）体征 患者双下肢长短不一，走路为跛行，甚至不能走路，触摸会有血肿或者结节，皮温稍高，有叩击痛，活动受限，若将患者屈膝屈髋，医生双手握着患者膝盖，并将上半身的力量加于患者膝盖部位后，对患者做髋部 360° 的旋转，若出现疼痛，则髋部有扭伤、损伤。可做患侧与健侧的对照比较，较易判断。

① 托马斯征：患者仰卧，当患者双下肢放平到检查台上时，出现腰椎前突者为阳性。又令患者双手紧抱住一侧屈膝的下肢，此时腰椎可贴到检查台，对侧下肢不能放平者，表示此侧有病变。阳性者，表示髋关节有屈曲挛缩、腰大肌脓肿、腰大肌挛缩。

② "4"字试验：患者仰卧，患者一侧下肢屈膝屈髋，并将足跟放到对侧膝上，检查者一手扶屈腿之膝上，另一手按压对

侧髂嵴上，两手同时下压。下压时，骶髂关节痛者为阳性。阳性者，表示骶髂关节有病变。

2. 相关检查

X 片示显示无明显的骨质病变。早期可作 CT 或者做磁共振检查，一般早期缺血表现都能诊断出来。

（二）辨证诊断

1. 肝火流筋型

（1）临床证候 患肢疼痛跛行，面红目赤，烦躁易怒，夜寝不安，低热，舌尖红、苔薄黄，脉弦数。

（2）辨证要点 跛行，面红目赤，舌尖红、苔薄黄，脉弦数。

2. 湿热阻络型

（1）临床证候 患肢疼痛跛行，面垢目眵，口臭尿臭，便秘或便溏，不思饮食，舌质红或淡红、苔黄腻，脉滑数。

（2）辨证要点 跛行，面垢目眵，口臭尿臭，舌质红或淡红、苔黄腻，脉滑数。

3. 脾胃虚弱型

（1）临床证候 患肢酸痛跛行，痿软乏力，面黄无华，纳呆便溏，怠倦无力，神疲懒言，舌淡苔白或厚腻，脉缓。

（2）辨证要点 跛行，痿软乏力，舌淡苔白或厚腻，脉缓。

三、鉴别诊断

1. 股骨头坏死

股骨头坏死有髋痛（酸痛、隐痛），可牵涉至腹股沟、大腿前内侧、膝前处，活动后加重，跛行，活动受限，下肢无力。CT 示局限性囊变，星状征消失，股骨头变形碎裂，关节间隙狭窄。一般有酗酒，或者使用激素史。本病一般有外伤史，X 线检查可鉴别。

2. 骶髂关节炎

骶髂关节炎有局部疼痛，活动之后加

重，休息可以缓解，表现有晨僵和黏着感，还可能出现关节挛曲、不稳定、休息痛、负重时疼痛加重。

四、临床治疗

（一）提高临床疗效的要素

患病时首先明确诊断，及早治疗，注意休息，制动，局部手法治疗，后期配合医生完成功能锻炼，提高临床疗效。

（二）推拿治疗

（1）患者仰卧于床上，施术者位于患侧，一手扶住患肢大腿外侧，另一手用拿法、按揉法作用于患肢内收肌、屈肌及髋关节周围的肌肉，使紧张的肌肉松弛。

（2）助手在健侧用双手固定骨盆，医者一手握住患肢踝关节，另一手扶住患侧膝部，屈曲髋膝关节至最大限度停留半分钟，然后内收髋关节，向上绕至外展外旋位，继续向外下方转动，使足与小腿落于床下方。

（3）膝关节略伸，再继续将患肢向前上方抬起，屈膝拉腿用力提起，最后再将患肢伸直平放于床面上。

（三）医家诊疗经验

罗才贵治疗髋关节扭伤步骤如下。

（1）患者取俯卧位，医者用点法点按居髎及环跳穴，后用擦法作用于臀部2~3分钟，配合髋关节被动后伸和外展运动。

（2）以揉法及擦法作用于腹股沟处1~2分钟后，做髋关节被动外展、内旋、外旋运动。

（3）医者用一手握患肢踝部，另一手扶膝，将患肢尽量屈膝、屈髋后突然将髋关节拔伸，反复2~3次。

五、预后转归

髋关节扭伤主要以手法整复骨嵌缝，结合针刺穴位，内外用药，局部外治法优于内治法。对儿童和老年患者施用手法不可盲目粗暴，力求稳准轻快，以免损伤骨骺或因骨质疏松造成骨折等严重不良后果。得病后准确诊断和及时有效治疗后，预后良好，一般不会有后遗症。

六、预防与调护

（一）预防

须避免从高处跳下的动作，尤其是有发生过髋关节扭伤的小朋友，更要严格限制跳的动作，以免再度受伤，因长期的反复受伤，易导致局部韧带松弛，而造成习惯性脱臼。饮食方面则须避免食用冰冷的食物。

（二）调护

髋关节扭伤后应注意适当休息，注意避免上楼、上坡的活动；不宜坐冷、硬板凳；局部应保暖，避免受寒。髋关节扭伤后，应用手法治疗可起到舒筋通络，活血化瘀，消肿止痛的作用，使局部疼痛缓解，无菌性炎症可消除。同时还可配合中药内服和外用。同时，成人适当制动，需卧床休息，不必固定。儿童亦应强制性制动，禁止下地行走或站立，以避免患肢负重。

七、专方选要

金黄散　处方：天花粉十斤（5000g），大黄、黄柏、姜黄、白芷各五斤（各2500g），天南星、陈皮、苍术、厚朴、甘草各二斤（各1000g）。功能：清热散结、消肿止痛。主治：痈疽发背，疔疮肿痛，妇女乳痈，漆疮火丹，大头时肿，流注肿疡，小儿丹毒，肌肤赤肿，干湿脚气，跌扑损伤等。上药共研细末，过筛80目。取上药粉用100°热开水冲泡，待水温适合后（40~43℃），用纱布浸药液擦洗湿敷，注意勿烫伤皮肤，每日2次，每次30分钟，7天为1个疗程。

方中既有清热解毒之大黄、黄柏，又有辛温散结之苍术、厚朴、天南星、白芷，而独重天花粉，功兼清热凉血、消肿散瘀。临床应用以局部红肿热痛为辨证要点。

主要参考文献

[1] 陈浩雄. 中药外洗治疗儿童髋关节滑膜炎[J]. 中国医药指南，2013，17（11）：701-702.

[2] 王德仁. 中药熏洗外敷治疗儿童髋关节扭伤[J]. 中国临床康复，2003，17（7）：2496.

[3] 罗才贵. 推拿治疗学[M]. 北京：人民卫生出版社，2006.

第二十节　膝关节半月板损伤

膝关节半月板损伤多是指关节屈曲位时，骤然内旋或外旋、同时行伸膝动作所致膝关节内半月形纤维软骨的外伤，包括半月板和盘状软骨撕裂、半月板囊肿、半月板周围炎以及半月板过度活动，所引起的膝关节肿胀、疼痛、关节交锁不能活动等病证，是常见膝关节损伤之一。半月板损伤多发生于足球、篮球、滑冰、滑雪、举重等项目的运动员及矿工、搬运工等。半月板可单独受损，也可与内侧副韧带、前交叉韧带断裂等损伤联合存在。半月板撕裂约占所有膝关节损伤手术的50%，其中又以内侧半月板撕裂最为多见。内侧半月板撕裂常见于稳定的膝关节或慢性前交叉韧带损伤的关节中，而外侧半月板损伤多伴急性前交叉韧带撕裂。与老年人相比，年轻运动员容易发生创伤性半月板撕裂，而前者会逐渐出现退变性半月板撕裂。年轻患者出现的创伤性半月板撕裂通常位于外缘，多是实质部的纵向撕裂，通常可以修复，而无受伤史的年老患者（通常年龄大于40岁），出现的是退变性半月板撕裂，损伤复杂，可能存在半月板的水平分离。

膝关节半月板损伤的病名在中医古籍中没有明确记载，本病属于中医学"筋伤"的范畴。

一、病因病机

（一）西医学认识

半月板的外缘较厚，与关节囊紧密结合，内缘薄而游离。上面略凹陷，对向股骨髁，下面平坦，朝向胫骨髁。内侧半月板大而较薄，呈"C"形，前端狭窄而后份较宽。前端起于胫骨髁间前窝的前方，位于前交叉韧带的前方，后端附着于髁间后窝，位于外侧半月板与后交叉韧带附着点之间。边缘与关节囊纤维层及胫侧副韧带紧密结合。外侧半月板较小，呈环形，中部宽阔，前、后部均较狭窄。前端附着于髁间前窝，位于前交叉韧带的后外侧。后端止于髁间后窝，位于内侧半月板后端的前方，外缘附着于关节囊，但不与腓侧副韧带相连。半月板具有一定的弹性，能缓冲重力，起着保护关节面的作用。由于半月板的存在，将膝关节腔分为不完全分隔的上、下两腔，除使关节头和关节窝更加适应外，也增加了运动的灵活性。如屈伸运动主要在上关节腔进行，而屈膝时的轻度的回旋运动则主要在下腔完成。此外，半月板还具有一定的活动性。

1. 解剖结构

（1）半月板　半月板是2个月牙形的纤维软骨，位于胫骨平台内侧和外侧的关节面。其横断面呈三角形，外厚内薄，上面稍呈凹形，以便与股骨髁相吻合，下面为平面，与胫骨平台相接。这样的结构恰好使股骨髁在胫骨平台上形成一较深的凹陷，从而使球形的股骨髁与胫骨平台的稳定性增加。半月板的前后端分别附着在胫骨平台中间部非关节面的部位，在髁间棘前方和后方。这个部位又可称作半月板的前角和后角。

（2）膝交叉韧带　作为膝关节重要的稳定结构，呈铰链式连于股骨髁间窝及胫骨的髁间隆起之间，可防止胫骨沿股骨向前后移位。膝交叉韧带又可分为前后两条，前交叉韧带起自股骨外侧髁的内侧面，斜向前下方，止于胫骨髁间隆起的前部和内、外侧半月板的前角；后交叉韧带起自股骨内侧髁的外侧面，斜向后下方，止于胫骨髁间隆起的后部和外侧半月板的后角。当膝关节活动时，两条韧带各有一部分纤维处于紧张状态。因此，除前交叉韧带能防止胫骨向前移位，后交叉韧带能防止胫骨向后移位外，还可限制膝关节的过伸、过屈及旋转活动，交叉韧带损伤常与胫侧副韧带或半月板损伤同时发生。

（3）胫侧副韧带　呈扁宽呈带状，起自股骨收肌结节下方，止于腿骨内侧髁内侧，其前部纤维较直，并与关节囊壁分离，其间有疏松结缔组织和滑液囊，半膜肌腱在该韧带与胫骨之间扩展，而膝中、下血管在此扩展部与韧带间穿行。其后部纤维向下、后方斜行，至内侧半月板水平斜向前方止于胫骨。因此，后部韧带在中部宽阔，并与关节囊、半月板紧紧相连。胫侧副韧带的前部纤维在膝关节任何位置均处于紧张状态，而后部纤维在屈膝时松弛，由于后部纤维与内侧半月板相连，所以膝关节处于半屈状态并受到旋转的力量作用时，易发生胫侧副韧带及内侧半月板的损伤。

2. 病因

半月板损伤一般可分为边缘撕裂、纵行断裂、横行断裂、水平撕裂及前、后角撕裂。由于半月板缺乏血运，只在周缘有血液循环，因此除边缘性撕裂外，一般很难有修复的可能。破裂的半月板不但失去了其协助稳定膝关节的作用，而且还影响膝关节的活动功能，甚至造成关节交锁的症状。同时破裂的半月板与股骨髁、胫骨髁之间长期磨损，最后将会导致创伤性关节炎。

（1）外力损害　指外界暴力所致的损伤，如跌扑、坠落、撞击、闪挫等，根据外力的性质不同，一般可分为直接暴力、间接暴力和持续劳损三种。

①直接暴力：直接作用于人体引起筋损伤的暴力，筋伤学中多指钝性、挫伤的暴力，如棒棍打击、撞击碾轧等。

②间接暴力：指远离作用部位，因传导而引起筋损伤的暴力，筋伤学中多指引起撕裂伤的暴力。如因肌肉急骤、强烈而不协调地收缩和牵拉，而造成肌肉、肌腱、韧带的撕裂，即属于此类。

③持续性劳损：长期、反复作用于人体某一部位的较小外力作用所致，为引起慢性原发性筋伤的病因之一。

（2）退行性改变　随着年龄的增长，半月板本身也可发生退行性改变。

（3）职业　本病多见于足球、篮球、滑冰、滑雪、举重等项目的运动员及矿工、搬运工等长期处于半蹲位或从事体力劳动的人员。

（二）中医学认识

本病为中医学"筋伤""痹症"范畴，《黄帝内经》曰："诸筋者，皆属于节"，筋指与骨相连的肌筋组织。"筋伤"主要因各种急慢性外伤或慢性劳损以及风寒湿邪侵袭等造成肌筋组织的损害，多由外因造成。膝半月板损伤后期属于"痹症"范畴，是由于损伤后气滞血瘀，肝肾不足，筋脉失去濡养，导致膝关节局部气血瘀滞，运行不畅，而出现筋脉拘急等症状。气血不通则痛，日久累积则致肝肾亏虚，肝不主筋，无以濡养关节，筋脉弛废，屈伸不能。

1. 外因

（1）外力损害　指外界暴力所致的损伤，如跌仆、坠落、撞击、闪挫等，根据外力的性质不同，一般可分为直接暴力、间接暴力和持续劳损三种。

（2）风寒湿邪侵袭　外感六淫邪气与筋伤关系密切。如损伤后受风寒湿邪侵袭，可使急性筋伤缠绵难愈，或使慢性筋伤症状加剧。《仙授理伤续断秘方》曰："损后中风，手足痿痹，不能举动，筋骨乖张，挛缩不伸"。说明各种损伤可因风寒湿邪乘虚侵袭，经络阻塞，气机不得宣畅，引起肌肉挛缩或松弛无力，而致关节活动不利，肢体功能障碍。

2. 内因

由于年龄增长，肝肾亏虚，筋脉失去濡养，活动不利，导致膝关节局部气血瘀滞，运行不畅，出现筋脉拘急，不通则痛。肝肾亏虚日久累积，肝不主筋，筋脉弛废，屈伸不能。

二、临床诊断

（一）辨病诊断

1. 临床表现

（1）症状　本病急性期多有滑跤扭伤的外伤史，扭伤时患者自觉关节内有撕裂感，随即发生疼痛肿胀，活动受限，行走跛行。疼痛与压痛多局限于膝关节内、外侧间隙。损伤时可出现清脆的关节弹响音，转为慢性期后则膝关节伸屈时有弹响音和交锁现象，即患者走路时常出现膝关节突然被卡住，既不能伸直又不能屈曲并伴有疼痛感，如将膝关节稍微伸屈活动，有时可发生弹响音，交锁自解。

（2）体征

① 压痛多局限于膝关节内、外侧间隙。

② 关节肿胀于伤后数小时内显著，而慢性期则无肿胀。

③ 病程长者，可出现股四头肌萎缩。

④ 麦氏征阳性：患者仰卧位，医者站在患肢外侧，以一手的拇、食指分别按于两侧膝关节间隙，另一手握踝上或足跟部，使髋、膝关节完全屈曲，然后将小腿由内收位逐渐外展、内旋并伸膝时，如手指有冲击感或同时有清脆的弹响音及疼痛，即为麦氏征阳性，提示有外侧半月板损伤；若将小腿由外展位逐渐内收、外旋并伸膝时，如手指有冲击感或同时有清脆的弹响音及疼痛，即为麦氏征阳性，提示有内侧半月板损伤。

⑤ 半月板研磨试验阳性：患者俯卧位，膝关节屈曲，医者在患足底部用力下压并旋转研磨，出现疼痛则为阳性。

⑥ 强力过伸或过屈试验：将膝关节强力被动过伸或过屈，如半月板前部损伤，过伸可引起疼痛；如半月板后部损伤，过屈可引起疼痛。

⑦ 侧压试验：膝伸直位，强力被动内收或外展膝部，如有半月板损伤，患侧关节间隙处因受挤压引起疼痛。

⑧ 单腿下蹲试验：用单腿持重从站立位逐渐下蹲，再从下蹲位站起，健侧正常，患侧下蹲或站起到一定位置时，因损伤的半月板受挤压，可引起关节间隙处疼痛，甚至不能下蹲或站起。

⑨ 重力试验：患者取侧卧位，抬起下肢做膝关节主动屈伸活动，患侧关节间隙向下时，因损伤的半月板受挤压而引起疼痛；反之，患侧关节间隙向上时，则无疼痛。

2. 相关检查

（1）X线片检查　可以排除膝关节的骨性病变或其他疾患。

（2）膝关节镜检查　通过关节镜检查可直接观察半月板损伤的部位、类型和关节内其他结构的情况。

（3）膝部 CT 或 MRI 检查　可以确定半月板损伤的部位。

（二）辨证诊断

1. 气滞血瘀型

（1）临床证候　有新发的外伤史，膝关节疼痛肿胀明显，关节交锁不易解脱，局部压痛明显，动则痛甚；舌质暗红或有瘀斑、苔薄白，脉弦。

（2）辨证要点　膝关节肿胀疼痛，关节交锁，压痛明显，舌质暗红或有瘀斑、脉弦。

2. 痰湿阻滞型

（1）临床证候　损伤日久或手术后膝关节肿胀明显，酸痛乏力，屈伸受限；舌淡胖或白腻，脉滑濡。

（2）辨证要点　损伤日久，膝关节肿胀明显，酸痛乏力，淡胖或白腻，脉滑濡。

3. 肝肾亏虚型

（1）临床证候　无明显的外伤史，或轻微扭伤，肿胀较轻，静时反痛，或损伤日久，肌肉萎缩，膝软无力，弹响交锁频作；舌质红或淡、苔薄或薄白，脉沉细或细数。

（2）辨证要点　肿胀较轻，损伤日久，肌肉萎缩，膝软无力，弹响交锁，舌质红或淡、苔薄或薄白，脉沉细或细数。

三、鉴别诊断

（一）西医学鉴别诊断

1. 膝关节内游离体

膝关节内游离体也可引起关节活动时突然交锁，但由于游离体在关节内随意活动，因此关节运动受阻之位置也在随意变动，而半月板损伤后关节发生交锁，活动受限且有固定的角度和体位。由于游离体是骨性，故 X 线片可以显示"关节鼠"。

2. 创伤性滑膜炎

膝关节肿胀，浮髌试验阳性。损伤后当即出现肿胀者，为瘀血所致；损伤后期出现积液，多为滑膜的炎症引起。

（二）中医学鉴别诊断

本病需与骨痹相鉴别：骨痹由六淫之邪侵扰人体筋骨关节，闭阻经脉气血，出现肢体沉重、关节剧痛，甚至发生肢体拘挛屈曲，或强直畸形者谓之骨痹，劳伤筋骨者，肝肾自伤，发为本病。而筋伤主要有明显外伤史，可鉴别。

四、临床治疗

（一）提高临床疗效的要素

治疗筋伤的手法称为理筋手法，具有舒筋活络、行气活血、消肿散结、解痉止痛、通理筋络、整复骨缝、松解粘连、疏通经络、温经散寒、祛风除邪等诸多作用，通过手法和经穴的综合效应，起到治疗筋伤的功效。初期可在膝关节周围和大腿前部施以㨰、揉等法以促进血液循环，加速血肿消散；对膝关节交锁者可采用相对牵引，医者可内外旋转小腿几次，然后使膝关节尽量屈曲，再伸直下肢，即可解除交锁。通过推拿手法对局部加以按摩，在关节周围对痛点按揉，可促进气血流通，使疼痛减轻。

（二）推拿治疗

（1）治疗原则　活血化瘀，消肿止痛，舒筋通络。

（2）取穴与部位　环跳、风市、血海、委中、阴陵泉、阳陵泉、膝眼及膝周围。

（3）主要手法　揉法、推法、㨰法、擦法、膝关节摇法等手法。

（4）操作方法

①急性期解锁法：患者坐位，屈膝屈髋90°，助手用双手固定大腿下端，勿使摇晃，另一助手则握住踝部的前足部，医者半蹲在伤肢外侧，一手轻轻握住伤肢小腿，另一手握拳，拳眼向上，准备施术。施术时嘱两助手缓缓用力拔伸，远端助手轻轻向内、向外旋转小腿，医者用握拳之手猛力向上击打腘窝部，随即与近端助手同时撤除。医者握小腿之手与远端助手用力将膝关节屈曲，使之靠近胸部，足跟接近臀部。最后将伤肢拔直，局部用顺推、揉法按摩舒筋。

②软组织松解法：患者仰卧位，医者用掌揉法在膝周围做揉捻约5分钟，以酸胀为度。继而用滚法施于膝关节及周围，重点在于髌骨上、下缘及股四头肌部位，时间约5分钟。

③一指禅揉法：半月板前角损伤时患者取仰卧位，患膝屈曲，腘窝部垫枕。医生在损伤侧膝眼处用一指禅或按揉法治疗；半月板后角损伤时，患者仰卧位，患膝屈曲，腘窝部垫枕。医生在损伤侧腘窝处用一指禅或按揉法治疗，时间约为5分钟。

④点穴镇痛法：医者用拇指点揉风市、膝眼、膝阳关、血海、阴陵泉、阳陵泉、委中等穴，以酸胀为度。

⑤膝关节摇法：医者一手扶患膝，一手握其踝，摇膝关节3~5次，再拔伸膝关节，持续半分钟放松，重复操作3~5分钟。

⑥膝部擦法：在损伤侧膝关节沿关节间隙施擦法，以透热为度，结束手法治疗。

五、预后转归

由于半月板本身无血运，只在周缘有血液循环，因此仅边缘撕裂有可能愈合。破裂的半月板不仅失去了协助稳定关节的作用，反而会干扰膝关节的正常运动，甚至造成交锁。长期磨损还会导致创伤性关节炎。因此半月板损伤尽早诊断，并选择最佳治疗方案，如保守治疗无效尽早选择手术治疗处理。这样才能更好地减少并发症的发生，从而减轻患者的痛苦。

六、预防与调护

（一）预防

（1）半月板损伤的预防重在生活细节，如上下楼梯时必须全神贯注，在踏稳之后，再动第二步以避免外伤。

（2）避免膝部外伤，平时可戴上护膝以预防意外。发生半月板损伤多是运动员，因此除了注意运动姿势和运动的强度外，还要注意运动保护，如佩戴运动护具，防止运动中的意外损伤。

（3）患膝制动休息，后期避免在行走时或半蹲位时突然转膝，以防新伤发生。

（二）调护

（1）损伤急性期时可局部冰敷止血，但不宜超过8分钟，用弹性绷带或棉垫加压包扎，抬高患肢，防止肿胀。

（2）关节肿胀明显者，可行关节腔穿刺术，抽出液体，并加压包扎。

（3）饮食　以高蛋白、富营养，易消化饮食为宜，多食蔬菜、水果，忌食辛辣、香燥、苦涩、肥甘、煎炸之品，禁烟酒，术后患者还需适当补充锌、多种维生素，以利于伤口愈合。早期可选食桃仁、油菜、黑大豆等，也可食用猪血汤，以行血止痛、活血化瘀。中期可选食薏苡仁、扁豆、木瓜粥等，以调和脾胃，和营止痛，接骨续筋。后期可食用羊肉红枣汤，以补气养血，健脾益胃，补益肝肾。

（4）注意保暖　防止受凉、受潮，增强体质，提高自身免疫力。

七、专方选要

消肿散　处方：桃仁30g，白芷30g，川芎30g，乳香30g，没药30g，自然铜30g，骨碎补30g，生大黄30g，红花30g。功能：活血化瘀，消肿止痛。上药研磨成细末，包装备用。将上药适量，蜜调，外敷膝关节痛侧，纱布绷带包扎，2天换药1次，10天为1个疗程。

主要参考文献

［1］James H.beaty. 现代骨科学［M］. 北京：科学技术文献出版社，2003.

［2］Anthony A，等. 运动医学［M］. 西安：第四军医大学出版社，2008.

［3］费兰波. 现代名中医骨科绝技［M］. 北京：科学技术文献出版社，2002.

［4］邬世礼. 骨科临床解剖学. 济南：山东科学技术出版社，2000.

第二十一节　膝关节侧副韧带损伤

膝关节侧副韧带损伤指膝关节遭受暴力打击，膝关节过度内翻或外翻，引起关节外侧或内侧副韧带损伤，导致关节不稳定及疼痛者称为膝关节侧副韧带损伤。膝关节侧副韧带位于膝关节的内、外侧，分为内侧副韧带和外侧副韧带。由于膝关节有生理性外翻角，且膝外侧易受到外力的打击或重物的压迫，因此以内侧副韧带损伤多见，严重者可合并内侧半月板或交叉韧带的损伤，破坏膝内侧的稳定性，影响膝关节功能。

本病属于中医"筋伤"范畴。

一、病因病机

（一）西医学认识

1. 解剖

侧副韧带位于膝关节两侧，它与交叉韧带是维持膝关节稳定的重要结构。外侧副韧带呈绳状，较坚韧，起自股骨外上髁后侧，止于腓骨小头外侧中间部分，称腓侧副韧带。膝关节伸直时，该韧带紧张和髂胫束一起制止膝关节的内翻活动。膝内侧副韧带上起自股骨内上髁，向下散开止于胫骨上端内侧面，呈扁宽的三角形；其底向膝前，尖指向膝后，覆盖于膝关节的内侧面。向下散开的内侧副韧带止于胫骨内侧髁及胫骨上端内侧缘，在内收肌结节附近分前、后两股；前股为扁平长纤维束，起自股骨内上髁至胫骨体内侧面，前股的深部纤维与关节囊融合，并有一部分与内侧半月板相连。此韧带可随膝关节的屈伸而前后滑动，当膝完全伸直或屈曲时，韧带紧张，膝关节稳定。此时，内侧副韧带既可防止膝关节的过度外翻，又可阻止胫骨的旋转。当膝关节处半屈位时，内侧副韧带处于松弛状态，此时膝关节的稳定性最差，也最容易发生膝外翻而损伤内侧副韧带。

胫侧副韧带：形状扁宽呈带状，起自股骨收肌结节下方，止于胫骨内侧髁内侧，其前部纤维较直，并与关节囊壁分离，其间有疏松结缔组织和滑液囊，半膜肌腱在该韧带与胫骨之间扩展，而膝中、下血管在此扩展部与韧带间穿行。其后部纤维向下、后方斜行，至内侧半月板水平斜向前方止于胫骨。因此，后部韧带在中部宽阔，并与关节囊、半月板紧紧相连。胫侧副韧带的前部纤维在膝关节任何位置均处于紧张状态，而后部纤维在屈膝时松弛，由于后部纤维与内侧半月板相连，所以膝关节处于半屈状态并受到旋转的力量作用时，易发生胫侧副韧带及内侧半月板的损伤。

2. 病因

（1）急性损伤

①膝关节内侧副韧带损伤：膝关节轻度屈曲位时，小腿突然外展、外旋或内收、内旋；或在足部固定时，大腿突然内收、内旋，牵拉内侧副韧带造成损伤；膝关节伸直位时，股或腿部外侧受到暴力打击或重物压迫，促使膝关节过度外翻；发生内侧副韧带的部分撕裂或完全断裂，内侧副韧带的深部纤维与内侧半月板相连，故在深部纤维断裂时，有可能同时产生内侧半月板撕裂，甚至并发交叉韧带撕裂。膝关节内侧副韧带损伤多为非接触性损伤，如发生在溜冰或旋转运动中（损伤较轻），但也可为接触性损伤，如在美式足球运动中膝关节直接受到侧方暴力。接触性内侧副韧带损伤通常更为严重，占Ⅲ度内侧副韧带损伤的多数。

②膝关节外侧副韧带损伤：外侧副韧带主要功能是在静力状态下拮抗内翻应力，并限制胫骨外旋。外侧副韧带很少单独受损，膝关节后外侧结构的解剖学研究表明，如果外侧副韧带没有受损，膝关节不会出现显著的内翻不稳。膝关节外侧面比内侧面受到暴力的机会多，因而受到内翻伤力的机会就少，故外侧副韧带损伤的发生率比内侧低，来自膝内侧的暴力作用于膝部或小腿内翻位倒地摔伤，常可引起膝外侧副韧带损伤，多见于腓骨小头抵止部断裂。严重者可伴有外侧关节囊、腘肌腱、腓总神经的断裂，甚者可合并腓骨小头撕脱骨折。

（2）慢性劳损　韧带损伤后局部可出血、机化、钙化、粘连，膝关节屈伸活动受限。侧副韧带撕裂后，膝关节的稳定性减弱。若治疗不当，则断裂的纤维回缩，形成瘢痕连接，造成韧带弛张无力，膝关节功能减退。

（二）中医学认识

本病别名为"虎眼里缝伤筋""虎眼外缝伤筋"，属于中医学"筋伤"范畴。《黄帝内经》曰："诸筋者，皆属于节"，筋指与骨相连的肌筋组织。"筋伤"主要因各种急慢性外伤或慢性劳损以及风寒湿邪侵袭等造成肌筋组织的损害。

二、临床诊断

（一）辨病诊断

1. 临床表现

（1）症状　本病一般都有明显外伤史，受伤时可听到有韧带断裂的响声，膝关节呈半屈曲位，肿胀、疼痛、皮下瘀斑，膝关节屈伸功能障碍。

（2）体征

①压痛：膝关节有过度内、外翻活动。韧带损伤处压痛明显，内侧副韧带损伤，压痛点在股骨内上髁；外侧副韧带损伤，压痛点在腓骨小头或股骨外上髁。

②膝关节侧向分离试验阳性：即膝内、外侧副韧带牵拉试验阳性，患者仰卧位，下肢伸直，医者一手置膝外侧向内推，另一手握踝上使之外展，如膝内侧出现疼痛为阳性，关节明显松动者为内侧副韧带完全断裂，相反，则为外侧副韧带损伤。

③麦氏征阳性：患者仰卧位，医者站在患肢外侧，以一手的拇、食指分别按于两侧膝关节间隙，另一手握踝上或足跟部，使髋、膝关节完全屈曲，然后将小腿由内收位逐渐外展、内旋并伸膝时，如手指有冲击感或同时有清脆的弹响音及疼痛，即为麦氏征阳性，提示有外侧半月板损伤；若将小腿由外展位逐渐内收、外旋并伸膝时，如手指有冲击感或同时有清脆的弹响音及疼痛，即为麦氏征阳性，提示有内侧半月板损伤。

④抽屉试验阳性：前抽屉实验：用于前交叉韧带的检查。患者平卧床上。膝屈曲90°，双足平置于床上，保持放松。检查者坐于床上，抵住患者双足使之固定，双手握住膝关节的胫骨端，向前方拉小腿，如出现胫骨前移比健侧大5mm为阳性，为前直向不稳定。后抽屉实验：用于后交叉韧带的检查。仰卧位，屈膝90°，双手放在膝关节后方，拇指放在伸侧，重复向后推拉小腿近端，胫骨在股骨上向后移动为阳性，提示后交叉韧带部分或完全断裂。

2. 相关检查

（1）X线检查　应当拍摄前后位、侧位和髌骨位X线以排除骨折、外侧关节囊撕脱骨折、韧带性撕脱骨折、游离体、内侧副韧带钙化及是否存在髌骨脱位。应力X线平片在内侧副韧带软骨性损伤中也具有诊断价值，它可用于定量评价损伤程度并判断内侧副韧带损伤是否愈合。

（2）MRI检查　如果难以确诊或怀疑有其他韧带损伤，就需行MRI检查。冠状位MRI能够清晰显示内侧副韧带，在显示韧带损伤的严重性、范围及特殊结构方面具有极其重要的作用。在急性损伤中，MRI可以鉴别半月板股骨韧带、半月板胫骨韧带及中间部分的损伤，这会对后续治疗方案和愈合产生影响。还可鉴别急性和慢性侧副韧带的损伤，在慢性损伤中，受损部位的韧带明显增厚，MRI图像信号增高。

3. 病理分类

（1）内侧副韧带损伤　膝关节内侧疼痛，完全断裂时，在副韧带损伤处可摸到失去联系的裂隙，加压应力。X线片：膝关节内侧间隙为部分断裂，膝关节内侧间隙增宽2cm以上为完全断裂。

（2）外侧副韧带损伤　腓骨小头附近肿胀，疼痛，瘀肿和局部压痛，膝外侧副韧带分离试验阳性。X线片可见腓骨小头撕脱性骨折，小腿内收位X线正位片：膝外

侧间隙明显加宽。如合并腓总神经损伤可出现足下垂，足背及小腿外侧麻木。

（二）辨证诊断

1. 筋断筋伤型

（1）临床证候　外伤后膝关节肿胀严重，剧烈疼痛，皮下瘀斑，膝关节松弛，屈伸障碍。舌暗瘀斑，脉弦或涩。

（2）辨证要点　有明确外伤史，伤后膝关节肿胀严重，剧烈疼痛，皮下瘀斑，膝关节松弛，屈伸障碍，舌暗瘀斑，脉弦或涩。

2. 筋脉失养型

（1）临床证候　伤后迁延，肿胀未消，钝痛酸痛，喜揉喜按，肌肉萎缩，膝软无力，上下台阶有错落感。舌淡无苔，脉细。

（2）辨证要点　日久不愈，肿胀未消，钝痛酸痛，喜揉喜按，肌肉萎缩，膝软无力，舌淡无苔，脉细。

3. 湿阻筋络型

（1）临床证候　伤后日久，肿胀反复，时轻时重，酸楚胀痛，或见筋粗筋结，屈伸不利。舌淡胖、苔白滑，脉沉弦或滑。

（2）辨证要点　伤后日久，肿胀反复，酸楚胀痛，屈伸不利，舌淡胖、苔白滑，脉沉弦或滑。

三、鉴别诊断

1. 半月板损伤

半月板损伤患者一般都有典型的膝部外伤史，伤后膝关节肿胀明显，活动障碍，后期膝关节出现交锁征和弹响音，股四头肌多有萎缩，麦氏征、挤压研磨试验阳性。必要时可做关节空气造影、碘溶液造影、关节镜检查或MRI检查以资鉴别。

2. 膝交叉韧带损伤

患者多有较严重的膝部外伤史，膝关节肿胀严重，疼痛剧烈，关节内有积血，关节松弛、失去原有的稳定性，一般膝关

节呈半屈曲状态，功能活动障碍。抽屉试验阳性是鉴别交叉韧带损伤的重要依据。

四、临床治疗

（一）提高临床疗效的要素

膝关节侧副韧带损伤的治疗目标主要在于缓解患者疼痛症状，恢复正常活动能力，大多数病例经非手术治疗就能改善和缓解症状。推拿为非手术疗法中的主要治疗手段，取得了较好的临床疗效，其常用推拿方法包括滚法推拿、四指推法推拿、点穴推拿等。在损伤初期，可用轻手法在膝关节内、外侧副韧带走行方向理顺断裂的肌纤维，以整复轻微之移位，理顺卷曲的筋膜，促进消肿；韧带损伤后期则用关节活动类手法配合弹拨、揉搓等以解除粘连，帮助关节功能的恢复。

（二）推拿治疗

（1）治则　活血化瘀，消肿止痛。注意推拿适用于韧带拉伤或部分撕裂伤者，如完全断裂者应尽早手术修补。

（2）取穴

①内侧副韧带：血海、曲泉、阴谷、阴陵泉、内膝眼等穴及膝关节周围和下肢内侧。

②外侧副韧带：梁丘、膝阳关、犊鼻、阳陵泉、外膝眼等穴及膝关节周围和下肢外侧。

③主要手法：滚、按揉、屈伸、弹拨、搓、摩、擦、摇。

（3）操作方法

1）内侧副韧带损伤

①患者取仰卧位，伤肢外旋伸直，腘窝部垫枕。医者立于伤侧，左手扶膝外侧固定，医者首先在膝内侧损伤部位用揉法、滚法以缓解痉挛，然后在损伤处用轻柔的按摩法治疗，时间约为5分钟。

②先用拇指按揉血海、曲泉、阴陵泉、内膝眼等穴，以酸胀为度，然后医者用拇指拨揉膝关节内侧韧带和肌腱，以患者能忍受为度，时间约为5分钟。

③右手大鱼际部由下而上沿内侧副韧带纵行推理数遍，而后用大鱼际部在膝内侧自后向前挤按数次，以整复轻微的移位，理顺卷曲的筋膜。手法不宜多做，否则有可能加重损伤。

④医者一手扶其膝关节外侧，一手握其踝关节，做膝关节的屈伸法、摇法操作5次，幅度由小到大，以患者能忍受为度。

⑤膝关节内侧与韧带纤维平行方向实施擦法，以透热为度，最后搓揉膝部结束治疗。

2）外侧副韧带损伤

①患者健侧卧位，医者在其大腿外侧至小腿前用滚法治疗，放松紧张的肌肉，重点在膝关节周围。然后用按揉法自股骨外侧至腓骨小头往返治疗，时间约为5分钟。

②拇指按揉梁丘、膝阳关、犊鼻、阳陵泉等穴，以酸胀为度，然后医者用拇指按揉膝关节外侧韧带和肌腱，以患者能忍受为度，时间约为5分钟。

③医者一手扶其膝关节外侧，一手握其踝关节，做膝关节的屈伸法、摇法。各操作5次，幅度由小到大，以患者能忍受为度。

④膝关节内侧与韧带纤维平行方向实施擦法，以透热为度，最后搓揉膝部结束治疗。

五、预后转归

单纯侧副韧带损伤的远期预后取决于功能康复训练后关节松弛的程度。在长期随访中，尽管临床查体可能仍会外翻性松弛，但多数Ⅰ度和Ⅱ度松弛都会获得良好的关节功能和运动能力。单纯膝关节侧副韧带损伤的患者一般不会出现膝关节不稳和早期骨性关节炎。单纯Ⅲ度侧副韧带损伤的非手术治疗效果变化很大，在严格排除合并半月板和交叉韧带损伤后，90%以上的患者都能获得优良的效果。

六、预防与调护

（一）预防

（1）运动前要做好热身活动。不要在疲劳状态下进行运动，这样反应迟钝，动作不容易协调。

（2）加强下肢力量的练习，保证膝关节的稳定和灵活，在运动中，要防止粗野动作造成意外损伤。

（3）注意膝关节的保暖，每天可定时进行膝关节的热敷和按摩，避免膝关节的过度劳累，尽量不要做膝关节的下蹲运动。

（4）身体过于肥胖者应减轻体重，进行体育锻炼时应避免超负荷。

（二）调护

（1）急性期损伤时局部冰敷止血，但不宜超过8分钟，用弹性绷带或棉垫加压包扎，抬高患肢，防止肿胀。

（2）关节肿胀明显者，可行关节腔穿刺术，抽出液体，并加压包扎。

（3）饮食要做到规律、合理，即以高蛋白、高维生素食物为主。选择营养价值高的植物或动物蛋白，如牛奶、蛋类、鱼类、瘦肉、各种豆制品等。各种新鲜蔬菜、瓜果富含维生素，营养价值高。

七、专方选要

（1）三色敷药　处方：紫荆皮240g，蔓荆子240g，当归60g，赤芍60g，牛膝60g，片姜黄60g，五加皮60g，木瓜60g，羌活60g，独活60g，白芷60g，威灵仙60g，防风60g，防己60g，天花粉60g，川芎30g，秦艽30g，连翘24g，甘草18g，马钱子60g。

功能主治：风湿湿痹痛。主治跌打损伤

用法用量：外敷。打成粉后用蜜或饴糖调拌如厚糊状，敷于患处。

备注：本方重用蔓荆子、紫荆皮、马钱子行气活血，祛风通痹，散结止痛；配以羌活、独活、防风、秦艽、防己、木瓜、五加皮、威灵仙祛风寒湿、舒筋活络之品，与上药合用，以增通痹止痛之力；更加丹参、川芎、当归、赤芍、姜黄、天花粉、牛膝活血、祛瘀、通经之品，与紫荆皮合用，以增活络止痛之效；连翘、甘草清泄郁热，与诸药合用以成其功。

（2）海桐皮洗剂　处方：海桐皮6g，透骨草6g，乳香6g，没药6g，当归4.5g，川椒9g，川芎3g，红花3g，威灵仙2.4g，白芷2.4g，甘草2.4g，防风2.4g。

功能主治：舒筋通络，通痹止痛。主治骨折、脱位、软组织损伤。

用法用量：共为粗末，装白布袋内，扎口煎汤，熏洗患处。亦可内服。

备注：本方中海桐皮、透骨草、威灵仙、白芷、防风、川椒通经活络，温经散寒、除湿止痛，活血散寒、畅血行滞；当归、川芎、红花、乳香、没药祛瘀活血，消肿止痛；甘草协调诸药，共达祛风湿、通经络、散寒邪、祛瘀血、消肿痛、宣痹痛的功效。

主要参考文献

［1］James H.beaty. 现代骨科学［M］. 北京：科学技术文献出版社，2003.

［2］费兰波，李家庚. 现代名中医骨科绝技［M］. 北京：科学技术文献出版社，2002.

［3］韦贵康，黄宪章. 中医筋伤学［M］. 上海：上海科学技术出版社，1997.

［4］邹世绂. 骨科临床解剖学［M］. 山东：山东科学技术出版社，2000.

［5］程韶，李基威，王上增. 栀黄止痛散联合理筋手法治疗膝关节内侧副韧带损伤［J］. 亚太传统医药，2017，13（15）：121-123.

第二十二节 退行性膝关节炎

退行性膝关节炎系指由于膝关节的退行性改变和慢性积累性关节劳损，以膝部关节软骨变性，关节软骨面反应性增生，骨刺形成为主要病理表现，造成其力学稳定性下降，引起膝关节疼痛、运动受限，甚则功能障碍为临床表现的一种病证。又称"增生性膝关节炎""肥大性膝关节炎""老年性膝关节炎"。临床上以50岁以上中老年人发病多见，以肥胖、体力劳动者、运动员居多，女性多于男性。本病属于中医学"骨痹"范畴。

一、病因病机

（一）西医学认识

本病的病因目前尚不十分明确，一般认为与年龄、性别、职业、机体代谢及损伤有关，尤其与膝关节的机械运动关系密切。常见的病因有如下几种。

①劳损：由于超负荷等因素反复持久地刺激而引起膝关节的关节软骨面和相邻软组织的慢性积累性损伤，同时使膝关节内容物的耐受力降低；当持久行走或跑跳时在关节应力集中的部位受到过度的磨损，使膝关节腔逐渐变窄，关节腔内容物相互摩擦，产生炎性改变，关节腔内压力增高；异常的腔内压刺激局部血管、神经，使之反射性地调节减弱，应力下降，形成作用于关节的应力和对抗该应力的组织性能失调。

②年龄：随着年龄增长，关节内软骨及关节面的退变不断加重，关节稳定性下降，在这种情况下，骨质增生起着代偿

作用。

③职业：容易使膝关节遭受创伤的职业如工人、运动员发病早、发病率高，创伤可使原有退变和症状提前或加重。

④体重：肥胖患者较体形偏瘦的人发病率高。

（二）中医学认识

本病属于中医的"骨痹"范畴，《黄帝内经》云："病在骨，骨重不可举，骨髓酸痛，寒气至，名曰骨痹"。膝关节乃胫股关节之枢纽，机关之室，诸筋之会，多气多血之节。由于年老体弱，肝肾亏损，气血不足，筋骨失养，出现肝亏则筋弛，气血不足，筋骨失养，肾虚则骨疏，动之不慎则伤节，或者复感风寒湿邪，气血滞留节窍，不通则痛。骨质稀疏，骨赘形成，筋脉拘挛，屈伸不利而发生本病。

二、临床诊断

（一）辨病诊断

1. 临床表现

（1）症状 本病主要表现为膝关节活动时疼痛，初起疼痛为发作性，后为持续性，夜间或劳累后加重，上下楼梯时疼痛明显；膝关节活动受限，跑、跳、跪、蹲时尤为明显，甚则跛行，但无关节强直；关节内有游离体时可在行走时突然出现交锁现象，稍活动后又可消失；因增生致膝关节呈现假性肥大。

（2）体征 膝关节周围压痛；膝关节活动时可有弹响及摩擦音；活动髌骨时关节有疼痛感；部分患者可出现关节肿胀，股四头肌萎缩；个别患者可出现膝内翻或膝外翻。

①膝关节周围有压痛，关节间隙有深压痛。

②膝关节屈伸运动受限，关节内有游

离体时可在行走时突然出现交锁现象，稍活动后又消失。

③关节活动时可有弹响摩擦音，部分患者可出现关节肿胀。

2. 相关检查

（1）X线　正位片可显示关节间隙变窄，关节边缘硬化，及不同程度的骨质增生骨赘形成；侧位片可见股骨内侧和外侧髁粗糙，胫骨髁间棘变尖，呈象牙状，胫骨关节面模糊，髌骨关节面变窄，髌骨边缘骨质增生及髌韧带钙化。

（2）实验室检查　实验室检查显示血沉正常，抗"O"及类风湿因子阴性，关节液为非炎性。

（二）辨证诊断

1. 风寒湿痹型

（1）临床证候　肢体关节酸楚疼痛、痛有定处，有如刀割或有明显重着感或患处表现肿胀感，关节活动欠灵活，畏风寒，得热则舒。舌质淡、苔白腻，脉紧或濡。

（2）辨证要点　肢体关节酸楚疼痛，关节活动欠灵活，畏风寒，得热则舒。舌质淡、苔白腻，脉紧或濡。

2. 风湿热痹型

（1）临床证候　起病较急，病变关节红肿、灼热、疼痛，甚至痛不可触，得冷则舒为特征；可伴有全身发热，或皮肤红斑、硬结。舌质红、苔黄，脉滑数。

（2）辨证要点　病变关节红肿、灼热、疼痛，甚至痛不可触，得冷则舒为特征，舌质红、苔黄，脉滑数。

3. 瘀血闭阻型

（1）临床证候　曾有外伤或扭伤史，或痹病反复发作，日久入络，关节刺痛，掣痛，疼痛较剧，痛有定处或痛而麻木，不得屈伸，或关节僵硬变形，关节及周围皮色暗紫，舌体暗紫或有瘀点、瘀斑、苔白而干涩，脉细涩。

（2）辨证要点　痹病反复发作，日久入络，关节刺痛，掣痛，疼痛较剧，痛有定处或痛而麻木，不得屈伸，或关节僵硬变形，关节及周围皮色暗紫，舌体暗紫或有瘀点、瘀斑、苔白而干涩，脉细涩。

4. 肝肾亏虚型

（1）临床证候　骨关节疼痛日久不愈，反复发作，时轻时重，致骨节变形，筋脉拘急，肌肉萎缩，难以屈伸，腰酸肢冷，尿少便溏，或心悸气短，或头晕耳鸣，舌质淡白，或舌红少津，脉沉细，或沉细而数。

（2）辨证要点　骨关节疼痛日久不愈，致骨节变形，筋脉拘急，肌肉萎缩，难以屈伸，腰酸肢冷，尿少便溏，或心悸气短，或头晕耳鸣，舌质淡白，或舌红少津，脉沉细，或沉细而数。

三、鉴别诊断

（一）西医学鉴别诊断

1. 风湿性膝关节炎

多发生膝、踝、肩、肘、腕等大关节的红、肿、热、痛，运动障碍，具有游走性的特点。实验室检查红细胞沉降率加快，抗"O"增高。

2. 膝关节半月板损伤

患者多有外伤史，扭伤时患者自觉关节内有撕裂感，随即发生疼痛肿胀，活动受限，行走跛行，压痛多局限于膝关节内、外侧间隙。通过关节镜检查可直接观察半月板损伤的部位、类型和关节内其他结构的情况，膝部CT或MRI检查可以确定半月板损伤的部位。

（二）中医学鉴别诊断

本病可与"筋伤"相鉴别，"筋伤"主要因各种急慢性外伤或慢性劳损以及风寒湿邪侵袭等造成肌筋组织的损害，多由外因造成，由此可鉴别。

四、临床治疗

（一）提高临床疗效的要素

中医学认为，该病属痹证范畴，发病多与肝肾亏虚，感受风寒湿有关，导致凝滞血脉，脉络不通，不通则痛。推拿治疗可起到舒筋活络，行气活血，消肿止痛作用。通过推拿手法对局部加以按摩，在关节周围对痛点按揉，可促进气血流通，使疼痛减轻，增强关节肌腱弹性和关节活动度，从而达到消除关节肿胀及肌腱挛缩，而治愈疾病的目的。

（二）推拿治疗

（1）治则　舒筋通络，活血止痛，滑利关节。

（2）取穴　梁丘、血海、双膝眼、犊鼻、阴陵泉、阳陵泉、足三里、委中、承山、太溪、髌周部等。

（3）主要手法　滚法、按揉法、弹拨法、点按法、屈伸法、擦法等。

（4）操作方法

①放松手法：患者取仰卧位，患肢腘窝部垫枕，医者站于患侧，沿股四头肌、髌骨两侧及小腿外侧用滚法治疗，时间约为5分钟。

②镇痛手法：医者站在患膝外侧，先点按以上诸穴，以局部酸胀为度；再用双拇指将髌骨向内推挤，同时垂直按在髌骨边缘压痛点，力量由轻逐渐加重。

③松解手法：医者用拇指在髌骨周围及膝关节间隙施以按揉法，在髌骨上以掌揉法，并配合髌韧带的弹拨法，直至局部发热为止，时间约为5分钟。医者再用单手掌根部按揉髌骨下缘，反复10次；然后作膝关节摇法，同时配合膝关节屈伸、内旋、外旋的被动活动，重复操作5次。

④结束手法：患者取俯卧位，医者施滚法于大腿后侧、腘窝及小腿后侧约3分钟，重点应在腘窝部；最后，在膝关节周围行擦法，以透热为度。

五、预后转归

退行性膝关节炎是中老年常见疾病之一，是人体基本的负重关节，当膝关节的肌腱、韧带发生退行性改变后，关节腔的滑液分泌减少，膝关节骨面长期摩擦形成骨质磨损，关节周围组织由于炎症等原因易发生纤维粘连，所以老年人常会感到膝关节发僵，有的活动时还会发出"咔嗒"的弹响声或是摩擦声，在受凉或过度活动时会诱发疼痛、肿胀、关节腔积液，严重的还会使老年人关节畸形，形成残疾。实验表明人体功能的退化、增生是一种代偿性生理现象，通过治疗并非针对骨质增生本身，而是缓解临床症状和体征，改善生活质量。

六、预防与调护

（一）预防

（1）应控制体重，防止肥胖，减轻膝关节受累。

（2）避免长时间站立及长距离行走，减轻关节负重。

（二）调护

（1）注意休息，适当进行一些活动，以保持关节的活动功能。疼痛严重者应卧床休息，膝关节制动，软枕抬高下肢。

（2）膝关节注意保暖，勿受寒冷刺激，戴护膝保暖，保护膝关节。

（3）进行必要的锻炼，如练气功、游泳、散步等，以维持肌力和保持关节活动，但应注意避免过度活动引起损伤。

（4）饮食宜清淡易消化，多吃蔬菜水

果，忌生冷、发物及煎炸品。

七、专方选要

（1）补阳还五汤　处方：生黄芪120g，归尾6g，赤芍4.5g，地龙3g，川芎3g，桃仁3g，红花3g。功用：补气活血，祛瘀通络。主治：正气亏虚，脉络瘀阻，半身不遂，口眼歪斜，语言謇涩，口角流涎。大便干燥，小便频数。现用于脑血管意外后遗症、小儿麻痹后遗症，及其他原因引起的半身瘫痪、截瘫，属气虚血瘀者。

（2）独活寄生汤　处方：独活9g、桑寄生、杜仲、牛膝、细辛、秦艽、茯苓、肉桂心、防风、川芎、人参、甘草、当归、芍药、干地黄各6g。功用：祛风湿，止痹痛，益肝肾，补气血。主治：痹证日久，肝肾两虚，气血不足证。腰膝疼痛，痿软，肢节屈伸不利，或麻木不仁，畏寒喜温，心悸气短，舌淡苔白，脉细弱。

八、研究进展

彭建华在采取推拿结合温针治疗退行性膝关节观察中，推拿结合温针治愈率优于对照组单纯温针治疗。推拿采用的方法为：先采取掌揉法或擦法对患肢的髌骨上部及四周施术起到松解作用，再针对患者的髌骨韧带进行按揉和弹拨，医者再将双手反复提拿患肢髌骨两侧，并根据患者反应，适当地左右摇晃髌骨。最后采取膝关节屈伸法。在这一治疗过程中，通过结合推拿中的松解法和推髌法、膝关节屈伸法也可在较大程度上使患者关节的平衡得以快速的恢复，从而达到有效的治疗目的。

主要参考文献

［1］彭建华. 推拿结合温针治疗退行性膝关节炎40例观察［J］. 临床医药文献电子杂志，2020，7（28）：38，44.

第二十三节　腓肠肌损伤

腓肠肌损伤又称"腓肠肌痉挛"，是指由于腓肠肌的慢性积累性损伤，或急性挫伤未得到及时有效的治疗而导致以腓肠肌痉挛、疼痛、运动受限为主要表现的病证。

本病发病率高，致残率高，是临床常见的运动损伤病证之一。包括急性损伤和慢性损伤两种，以用力不慎，致使小腿后部局限性肿痛，走路困难为主要临床特征。其主要临床表现为疼痛，行走困难。具体分为以下2种。

1. 急性损伤

多有急性受伤史，伤后数小时局部肿胀、疼痛明显，压痛、提足跟痛，疼痛部位常在小腿中段肌腹与肌腱交接处附近，部分发生在肌腹处疼痛。若肌腱断裂，可见有弥漫性的皮下出血，可触及断裂处的间隙，即空虚感。患者多以足尖着地走路，而不敢用全足行走，严重者丧失走路的功能。

2. 慢性劳损

多发生于腓肠肌起点附着处或跟腱的部位，局部疼痛、肌肉萎缩，但肿胀不明显。被动牵拉或主动收缩小腿后部肌肉可使损伤部位疼痛加重，局部肌肉易僵硬痉挛。腓肠肌损伤的病名在中医古籍中没有明确记载，但其症状归于中医学"筋拘""筋伤"等证范畴。

一、病因病机

（一）西医学认识

随着社会的快速发展，生活节奏的加快以及生活方式的改变，人们的运动量较前减少。腓肠肌损伤，常因跑跳时用力过猛，或激烈运动使足踝过度背伸牵拉，腓肠肌强力收缩所致；准备活动不充分或长时间紧张训练，则导致腓肠肌慢性劳损。损伤分为腓肠肌起点处损伤和肌肉与肌腱移行部位的损伤，前者多见于慢性劳损，而后者多为急性损伤。此外，小腿部直接撞击、睡眠中也可发生腓肠肌痉挛。肌肉的强力收缩是腓肠肌损伤发病的根本原因。腓肠肌损伤虽不影响生命，但却给患者造成了巨大的痛苦，严重地影响了患者的身心健康、劳动能力和日常生活质量，也增加了患者的经济负担。

（二）中医学认识

中医学认为，气血、经络与脏腑功能的失调和腓肠肌损伤的发生有密切的关系，引发本病的主要原因，一是肾气不足，精气衰弱，筋、肉、骨、脉失养；二是劳损；三是外伤；四为风、寒、湿、热之邪入侵经络，导致经络痹阻，气血运行不畅，瘀血阻滞，不通则痛。

二、临床诊断

（一）辨病诊断

1.临床表现

患者多有急性外伤或慢性损伤病史。

（1）症状　急性外伤后数小时局部肿胀、疼痛和压痛。

（2）体征　患者多以足尖点地跛行，足不能平踩地面。损伤部有明显压痛，局部肿胀，皮下或有瘀血斑。若肌腱断裂，可触及断裂间隙，腓肠肌牵拉试验阳性。

影像学检查可排除合并的撕脱骨折或脱位等损伤。

2.相关检查

MRI检查可明确腓肠肌损伤的程度。临床上，将肌肉、肌腱的损伤分为3度。Ⅰ度为牵拉伤，MRI检查表现为肌肉、肌腱的形态如常，T_1WI呈等或稍低信号，T_2WI脂肪抑制序列上损伤区域呈高信号；Ⅱ度为部分撕裂，MRI检查表现为肌肉、肌腱局部不连续、缺如或变薄松弛，损伤区水肿和出血较Ⅰ度损伤更明显；Ⅲ度为完全断裂，MRI检查表现为肌肉、肌腱的连续性中断，断裂处充满液体，并有广泛性出血。

（二）辨证诊断

瘀血阻滞型

（1）临床证候　疼痛如针刺，痛有定处，日轻夜重，痛处拒按，舌质暗紫，或有瘀斑，脉弦紧或涩。

（2）辨证要点　疼痛如针刺，痛有定处，舌质暗紫，或有瘀斑。

三、鉴别诊断

（一）西医学鉴别诊断

1.腰椎间盘突出症

腰椎间盘突出症有腰痛伴下肢放射性疼痛、麻木症状，脊柱旁有压痛点，直腿抬高试验及加强试验、屈颈试验阳性，影像学检查可明确腰椎间盘突出，以此可鉴别。

2.跟腱周围炎

跟腱周围炎压痛部位局限在跟腱周围，触诊可有跟腱捻发音，无腓肠肌痉挛症状，以此可鉴别。

（二）中医学鉴别诊断

1.风湿肿痛、湿热流注

无外伤史、疼痛呈对称性、游走性、局部红肿、发热、血沉加快、抗"O"增高。

2.骨痨、骨肿瘤

骨质破坏，微肿疼痛，神疲乏力、低热、消瘦。实验室检查明显异常。

四、临床治疗

（一）提高临床疗效的要素

腓肠肌损伤的治疗目标主要在于缓解患者疼痛症状，恢复正常活动能力，大多数病例经非手术治疗就能改善和缓解症状。推拿为非手术疗法中的主要治疗手段，取得了较好的临床疗效，其常用推拿方法包括滚法推拿、四指推法推拿、点穴推拿、内功推拿、整脊推拿等。其目的是通过手法刺激，加速血液循环，促进代谢物的排出，同时借以增加局部组织的营养供应，促进损伤组织的修复。

（二）推拿治疗

（1）治疗原则　活血化瘀，消肿止痛。

（2）取穴及部位　委中、承山、足三里、昆仑及腓肠肌。

（3）主要手法　揉法、点按法、侧击法、散法、捋顺法。

（4）操作方法

①放松手法：患者取俯卧位，医者用一手在患侧大腿下方到足跟部施以揉法，反复10次。

②镇痛手法：用拇指轻柔点揉委中、承山、足三里、昆仑等穴，以局部酸胀为度。

③顺筋手法：医者用一手拇指沿腓肠肌肌纤维及肌腱走行方向施以捋顺的手法，反复5次。医者再将患者的伤腿屈曲90°，一手按于足跖部位，将足背伸，使跟腱处于紧张状态，然后用一手小鱼际部，侧击跟腱及肌与腱的联合部，侧击时应将手指分开，由轻渐重。

④松解手法：用拇、食二指在小腿及膝、大腿后侧用揉捻法，反复5~8次，以解除粘连。

⑤结束手法：擦热局部。

五、预后转归

腓肠肌损伤是由于腓肠肌的慢性积累性损伤，或急性挫伤未得到及时有效的治疗而导致以腓肠肌痉挛、疼痛、运动受限为主要表现的病证，是临床常见病和多发病，该病的多发因素，主要是由于患者在患病前或治愈后的预防保健不当或意识淡漠所致。因此，如何做好腓肠肌损伤的预防保健教育尤其重要，它可与本病的治疗占同等地位，必须认真对待，这样才能更好地减少此病的复发，从而减轻患者的痛苦。

六、预防与调护

（一）预防

平时要加强体育锻炼，提高肌肉的力量，避免劳损。

（二）调护

急性炎症期要注意适当的休息，以减少炎症的渗出，同时要防寒保暖，促进渗出液的吸收。慢性期要劳逸结合，防止再次损伤。

七、专方选要

海桐皮汤　组成：海桐皮6g，透骨草6g，乳香6g，没药6g，当归4.5g，川椒9g，川芎3g，红花3g，威灵仙2.4g，白芷2.4g，甘草2.4g，防风2.4g。

功效：活血散瘀，通络止痛。

主治：用治跌打损伤中后期，寒湿瘀阻经脉之疼痛症。用法：共为粗末，装于布袋中，扎口煎汤，熏洗患处，亦可内服。

八、研究进展

张庆杰等在治疗腓肠肌损伤时，采取以下推拿的手法取得较好效果。患者采取俯卧位，踝关节底下垫上软枕以减少腓肠肌张力，医者用拇指指腹在腓肠肌外侧头肌腱处从上往下进行指揉法6次~8次，再用掌根在小腿后部进行按揉，由上到下，由轻到重，每次3次~5遍，最后再捏拿腓肠肌肌腹2分钟~3分钟。推拿手法作用于病变局部，起到舒筋活血，松解粘连的作用。

主要参考文献

[1] 张庆杰，纪君时. 手法为主治疗腓肠肌外侧头损伤20例［J］. 中医外治杂志，2010，19（5）: 48-49.

第二十四节　踝关节扭伤

踝关节扭伤是临床上常见的损伤之一，是由于行走时不慎踏在不平物上或腾空后足跖屈落地，足部受力不均，而致踝关节突然内翻或外翻而造成踝部软组织损伤。中医称为"踝缝伤筋"。包括踝部韧带、肌腱、关节囊等软组织的损伤，但主要是指韧带的损伤。任何年龄均可发生本病，尤以青壮年更多见。

一、病因病机

（一）西医学认识

踝关节扭伤多是由于行走时不慎踏在不平的路面上或腾空后足跖屈落地，足部受力不均，而致踝关节突然过度内翻或外翻而造成踝关节扭伤。踝关节的外侧韧带较为薄弱，外踝比内踝长，距骨的前宽后窄，踝关节跖屈时距骨最窄的部分位于踝穴内，致使骨性稳定性降低，且踝关节内翻的肌肉力量大于外翻肌肉力量，决定了踝关节容易在跖屈内翻位发生扭伤。

根据踝部扭伤时足所处位置的不同，可以分为内翻损伤和外翻损伤两种，其中尤以跖屈内翻位损伤最多见。

内翻位扭伤时，多造成踝部外侧的距腓前韧带和跟腓韧带损伤，距腓后韧带损伤则少见。

外翻位扭伤多损伤踝部内侧的三角韧带，但由于三角韧带较坚韧，一般不易造成韧带的损伤而常常发生内踝的撕脱骨折。

当踝关节的内、外翻及旋转活动超过了踝关节的正常活动范围及韧带的维系能力时，则首先造成韧带的撕裂伤或韧带附着部位的撕脱骨折。如果将关节附近的脂肪组织及断裂的韧带嵌入关节间隙中，则使关节腔内及皮下发生瘀血，韧带全部断裂时可合并踝关节的脱位。

（二）中医学认识

中医学认为踝关节扭伤属于"筋伤"范畴，中医学认为，本病是由于外伤等因素，使踝部的经脉受损，气血运行不畅，经络不通，气滞血瘀而致。

二、临床诊断

（一）辨病诊断

1. 临床表现

本病多见于行走或跑步时突然在不平的地面上，或下楼梯、走坡路不慎失足，或骑单车、踢球等运动中不慎跌倒，使足过度内翻所致。

（1）症状　扭伤后立即出现踝关节内侧或外侧局部疼痛，尤以内、外翻活动及行走的疼痛明显，致使患足不能着地。即使能勉强站立者，也常常不能行走或只能跛行几步。伤后几分钟到数小时内，可出现程度不等的肿胀、皮下瘀血、发绀等现象，迁延日久易转为慢性损伤。

（2）体征

①轻者可见局部肿胀、压痛，重者则整个踝关节均肿胀。

②踝部的软组织较少，损伤后常可引起局部血管破裂，见皮下瘀血明显，尤其是在伤后 2~3 天，皮下瘀血发绀更为明显。

③踝内翻或外翻试验阳性。

④前抽屉试验阳性。

2. 相关检查

X 线片检查，可排除踝部的撕脱骨折、脱位等。被动强力使足内翻或外翻位，在此应力下拍摄 X 线片，可见踝关节间隙明显不等宽或距骨脱位的征象，则提示韧带完全断裂。

（二）辨证诊断

1. 气滞血瘀型

（1）临床证候　运动或负重后出现踝关节酸痛无力、不能久行、功能受限、迁延不愈，严重影响日常生活和工作。

（2）辨证要点　跌打损伤后患处经络受损，营血离经，阻塞经络，瘀滞于肌肤腠理，因而出现肿胀；经络受损，瘀血停滞，阻滞气机，气机郁滞而致疼痛。正所谓"血瘀必兼气滞""不通则痛，痛则不通"。

2. 筋脉失养型

（1）临床证候　损伤后期，关节持续隐痛，轻度肿胀，或可触及硬结，步行无力。舌淡、苔薄，脉弦细。

（2）辨证要点　损伤后期，肝肾精血亏少，筋脉失于濡养，出现"不荣则痛"。

三、鉴别诊断

（一）西医学鉴别诊断

1. 踝部骨折

踝部扭伤更明显，局部肿胀严重，疼痛更剧烈，踝关节功能活动丧失，不能行走。骨折处严重压痛，有时可触及异常活动或骨擦音。X 线片或 CT 检查可确诊。

2. 踝关节脱位

后踝部有明显畸形，有时虽无畸形，但仍需慎防有潜在的已自行复位的踝关节脱位。

（二）中医学鉴别诊断

踝关节扭伤应与骨折相鉴别：

踝部骨折主症：局部肿胀严重，疼痛更剧烈，踝关节功能活动丧失，不能行走。骨折处严重压痛，有时可触及异常活动或骨擦音，以此可以鉴别。

四、临床治疗

（一）提高临床疗效的要素

踝关节扭伤后刺络放血、局部推拿、早期冷敷等能够显著提高临床疗效。

（二）推拿治疗

（1）治疗原则　急性期宜活血化瘀，消肿止痛；慢性期宜理筋通络，滑利关节。

（2）取穴及部位　承山、昆仑、足三里、太溪、绝骨、解溪、太冲等穴。

（3）主要手法　新鲜踝关节扭伤宜采用点、踝关节摇、拔伸、捋顺及戳按法等。陈旧性踝关节扭伤宜采用按揉、捋、拔伸、擦及踝关节摇法等。

（4）操作方法

1）新鲜踝关节外侧韧带扭伤治疗手法

①患者取侧卧位，伤肢在上，助手用双手握住患者伤侧小腿下端，固定肢体，医者用双手相对拿住患足，两手拇指按住外侧伤处，环转摇晃踝关节 8 次；用力将足跖屈并内翻位拔伸，然后将足外翻，拇指在伤处进行戳按，反复 5 次。

②患者取正坐位，医者坐在其对面，用一手由外侧握住患足踝部，拇指按压于伤处，另一手握住患足跖部，作踝关节环转摇法 10 次；在拔伸状态下将足跖屈后

背伸，按压伤处的拇指则用力向下戳按，反复4次。

③点上述各穴约3分钟，以有酸胀感为佳，结束治疗。将足外翻位固定一周，可配合外敷消肿止痛中药。

2）新鲜踝关节内侧韧带损伤治疗手法

①患者取侧卧位，伤肢在下，助手用双手握住患者伤侧小腿下端，固定肢体，医者用双手相对拿住患足，两手拇指按住内侧伤处，环转摇晃踝关节8次；用力将足外翻位拔伸，然后将足内翻，拇指在伤处戳按，反复5次。

②患者取正坐位，医者坐在其对面，用一手由内侧握住患足足跟部，拇指按压于伤处，另一手握住患足跖部，作踝关节环转摇法10次；在拔伸状态下将足内翻后背伸，按压伤处的拇指则用力向下戳按，反复4次。

③点上述各穴约3分钟，以有酸胀感为佳，结束治疗。将足内翻位固定1周，可配合外敷消肿止痛中药。

3）踝扭伤恢复期（或慢性期）治疗手法

①准备手法：患者取仰卧位，医者用一手由内侧握住患足足跟部，另一手握住患足跖部，作踝关节环转摇法数次。

②治疗手法：患者取仰卧位，医者用拇指按揉踝周痛点约2分钟，接着双拇指顺肌腱韧带的走向推捋10次；然后，患侧膝关节伸直，一助手用双手握住患者伤侧小腿下端，固定肢体，医者用双手相对拿住患足，用力持续拔伸踝关节，并在患踝有松动感时，行顿拉一下，如有弹响声则更佳。

③结束手法：最后，擦热踝部。

五、预后转归

踝关节扭伤在24小时内冷敷；24小时后可以行推拿治疗。推拿治疗踝关节扭伤

效果极好。局部瘀肿明显时应该制动配合推拿轻手法以点按为主；瘀肿消退后推拿手法结合适当的功能锻炼，大部分患者可在4~6周内恢复。

六、预防与调护

（一）预防

踝关节扭伤一般均为意外损伤，没有一种有效的方法可以预防踝关节扭伤的发生。增强踝关节周围肌肉力量，进行高危运动时佩戴合适的护具，熟练掌握所进行活动的技术动作均可以部分地防止踝关节扭伤的发生或降低踝关节扭伤的严重程度。

（二）调护

（1）对踝关节扭伤严重者，应到医院拍摄X片检查，以排除骨折和脱位。

（2）在踝关节扭伤的急性期，手法要轻柔和缓，以免加重损伤后出血，同时不要热敷。

（3）在恢复期，手法适当加重，同时可以配合局部热敷或活血通络之中药外洗，常能收到比较满意的疗效。

（4）注意：损伤局部应防寒保暖。

七、专方选要

活血止痛散　组成：当归400g，三七80g，乳香（制）80g，冰片20g，土鳖虫200g，自然铜（煅）120g。

功用：活血散瘀，消肿止痛。

主治：用于跌打损伤，瘀血肿痛。

用法：上6味，除冰片外，其余5味粉碎成细粉；将冰片研细，与上述粉末配研，过筛，混匀，即得。

八、研究进展

张延强在治疗踝关节扭伤时采用推拿结合中药外敷的方法，治愈率高于常规冰

敷固定处理。手法如下：①对昆仑、太溪、丘墟、解溪、足三里、阳陵泉、阴陵泉、太冲点按法，起到疏通经络、活血止痛的作用。②在适度力量持续牵引下做患踝跖屈、背伸、外翻、内翻及旋转摇动，此手法重复2~3次，使其损伤的踝关节复位、理顺经筋、解除嵌压。③医者双手握住足前部，稍施加压力向踝部推进，至踝关节处变换手法，使双掌相对拇指向上环抱患踝，双掌稍施压力加速患处瘀血消散。④再以滚揉法作用于患肢小腿及损伤踝关节周围。中药采用三七、血竭、乳香等活血化瘀，通络止痛药物，打磨成粉，用鸡蛋清调成糊状外敷于患处。推拿与外敷中药双双联合使用，促进瘀血的快速消散，肿胀消退，疼痛减轻，加快踝关节的康复。

主要参考文献：

［1］张延强. 推拿配合中药外敷治疗急性踝关节扭伤临床观察［J］. 内蒙古中医药，2023，42（2）：60-62.

第二十五节　踝管综合征

踝管综合征是指胫后神经或其分支，经过内踝后面的屈肌支持带下方的骨纤维管时受压而引起的综合征，多是由于踝管内压力过大或组织过多，造成踝关节背屈或跖屈时胫后神经及其分支受压所致，又称跖管综合征、蹠管综合征。本病在临床上不易引起注意，故容易误诊。多见于经常运动的青壮年。

一、病因病机

（一）西医学认识

踝管为一纤维骨性通道，起于小腿后内侧，行经内踝后方。踝管内容物包括胫神经、胫后动脉和静脉、胫后肌腱、长屈肌腱、趾长屈肌腱。如果胫神经在踝管的近端分为足底内侧神经和足底外侧神经，则容易导致患者出现踝管综合征。

踝管的作用是防止肌腱滑脱。胫后神经在踝管内经常附着于一些纤维间隔，使肌腱和神经血管分隔开，相对固定，因而足部活动时，不易受到牵拉。踝管底部为跟骨内侧面，踝管的内容物由前向后依次分为：胫后肌腱、屈趾长肌腱、胫后神经、胫后动、静脉血管及屈长肌腱。胫后神经由小腿后侧下行经过内踝后面，在屈肌支持带下面发出1~2个跟支，穿过屈肌支持带，供应足内侧皮肤。胫后神经出踝管后发出跖内侧神经，沿外展肌上缘行进，最后在外展肌筋膜纤维管通过，支配外展肌、5个屈趾短肌、第一蚓状肌、屈趾肌及内侧3个半足趾的感觉。跖外侧支潜入外展肌深面，通过屈拇长肌腱旁纤维弓，然后经过足跖面，支配跖方肌、外展小趾肌和外侧的一个半足趾的感觉。从解剖因素来看，胫后神经在踝管内受压，可产生三个分支的相应症状，出踝管后亦可在外展长肌、筋膜纤维弓中使跖内侧和跖外侧神经受压。常见病因如下。

①踝管管腔缩小：包括外伤，胫后静脉瘀血、栓塞性静脉炎，足外翻畸形产生屈肌支持带及外展短肌的纤维起点张力增加。

②踝管内组织过多：胫后肌、屈肌或屈趾肌腱的腱鞘炎、滑膜增生或腱鞘囊肿；风湿性关节炎、滑膜组织水肿和炎症；先天性解剖异常，如增生或肥大的副外展肌；体重增加（脂肪过多积累）；胫后静脉瘤；胫神经及其分支的神经鞘瘤；某些药物引起的踝管内组织增生。

③外展肌筋膜纤维弓在跖内侧神经或跖外侧神经进入处产生压迫，尤其是在足外翻时更明显。

由于胫后神经血管束在踝管中被纵向

纤维间隔包绕并和肌腱间隔分开，相对地很少受到踝关节活动的牵拉，但踝管又是一个缺乏弹性的骨纤维管，因此胫后神经及其分支在踝管内可因多种原因受到压迫。首先，造成局部缺血，胫后神经有丰富的血液供应，其神经纤维对缺血十分敏感；其次，踝管内、外各种原因引起胫后神经运动、感觉和营养的一系列病理变化，即胫后神经受压后踝管内压力急剧上升，导致胫后神经外膜上的小动脉或小静脉的血流减少，神经缺氧进而毛细血管内皮细胞损害，蛋白漏出，产生水肿，又转而增加踝管内的压力，进一步压迫神经外膜的血管。因而病变早期，受压神经的近端肿胀，而远端则苍白，触及较硬。由于神经的连续性保持完整，神经节段在显微镜下呈现水肿，细胞增殖及纤维化，轴索无改变，如及时给予减压，则神经受损可治愈。

日本学者山本晴康认为，引起本病的病因还包括踝管底部变形：①内踝、距骨、跟骨骨折及踝关节、距骨下关节脱臼造成的骨性突出及其并发的水肿及瘢痕。②伴有距骨骨融合症的骨膨隆。

（二）中医学认识

中医学认为踝管综合征属于"伤筋"范畴，中医学认为由于寒湿淫筋，风邪袭肌，痹阻经络；或局部筋脉拘急，慢性损伤，气血瘀滞经络，而发生本病。

二、临床诊断

（一）辨病诊断

1.临床表现

本病好发于男性，特别是体力劳动者及经常运动的青壮年人，女性肥胖者亦多发，单侧者多于双侧。

（1）症状　内踝酸痛、足底烧灼样疼痛或麻木，踝内侧有压痛及放射痛，肌力一般不受影响。轻者常在行走、久立或劳累后内踝下方有不舒服的感觉，局部有压痛。较重者足跗部和跟骨内侧出现感觉异常或麻木，踝管部有梭形肿块，叩压可引起明显疼痛，并可向足部放射，足趾皮肤可有发亮、汗毛脱落、少汗等自主神经功能紊乱征象，甚或有足部内在肌萎缩现象。

（2）体征

①叩击或重压内踝下方的胫后神经可引起疼痛及麻木发作。

②将足外翻或背屈，甚至直腿抬高时，足底的跖面亦可有疼痛及麻木感。

③内踝后方可触及梭形肿块或小结节。

④跖内侧神经或跖外侧神经所支配的肌肉发生萎缩，特别是外展拇肌、小趾外展肌和第一、二骨间肌。有时足内侧纵弓处可见饱满，提示肌肉肥大或异常。跖内侧神经营养性发生改变，表现为皮肤干燥、不出汗，发亮，脱毛，皮肤发绀，发冷甚至溃疡。

⑤止血带试验阳性：即采用小腿双侧止血带，充气后使压力维持在收缩压以下，阻滞静脉回流，而动脉保持通畅，患肢跖面如出现疼痛与麻木感觉则为阳性。

2.相关检查

（1）肌电图　可显示：跖内侧神经或跖外侧神经所支配的足小趾肌震颤。

（2）X线片　有时可显示造成骨性压迫的原因。

（二）辨证诊断

1.气滞血瘀型

（1）临床证候　踝后方酸胀不适，休息后消失，重者足底灼痛、麻木或蚁行感，夜重日轻。舌红苔薄，脉弦。

（2）辨证要点　外伤、劳损后局部经络受损，瘀血停滞，阻滞气机，气机郁滞而致酸胀不适。

2. 肝血不足型

（1）临床证候　局部皮肤发白、发凉、干燥、漫肿或见发亮变薄，趾甲失泽变脆、足底肌萎缩、内踝后方压痛，伴放射状麻木感。舌淡，脉弦细。

（2）辨证要点　久病耗损肝血，肝血不足，不能濡养局部肌肤、肌肉、爪甲，故见局部皮肤发白，趾甲变脆，肌肉萎缩。

三、鉴别诊断

（一）西医学鉴别诊断

1. 踝关节内侧韧带损伤

有典型的足外翻扭伤史，局部肿胀、疼痛剧烈。压痛点多见于内踝前下方。踝关节活动受限较重。但无神经受压症状，一般不难鉴别。

2. 内踝部的腱鞘炎

多是由于劳损或反复轻微的扭伤而造成内踝部的腱鞘发生无菌性炎症。内踝后下方疼痛、肿胀、行走时加重症状。但症状均较轻且无足部麻木和自主神经功能紊乱的表现，以此可资鉴别。

（二）中医学鉴别诊断

踝管综合征应与跗跖关节扭伤相鉴别：跗跖关节扭伤有明显外伤史。损伤后跗跖关节肿胀，疼痛，压痛，或有局部皮下瘀斑，步行活动受限，以此可以鉴别。

四、临床治疗

（一）提高临床疗效的要素

踝管综合征的治疗目标主要在于缓解患者疼痛症状，恢复正常活动能力。大多数病例经非手术治疗就能改善和缓解症状。临床运用推拿治疗本病，配合中药外敷能够显著提高临床疗效。其常用推拿方法包括拿揉、点压、弹拨等。其目的是舒筋通络，活血止痛。

（二）推拿治疗

（1）治疗原则　舒筋活血，散风通络，消肿止痛。

（2）取穴与部位　委中、承山、阴陵泉、足三里、三阴交、太溪、昆仑等穴。

（3）主要手法　点按、推㨰、揉、捻、摇、拔伸、擦法等。

（4）操作方法

①放松手法：患者患侧在下，侧卧于床上，足踝部放于床外。医者用一手拿足趾，另一手拿足跟部，将拇指置于内踝后下方，摇晃并拔伸踝关节约2分钟。

②镇痛手法：医者用拇指自踝管远端向近端㨰顺10次；点按三阴交、照海、太溪、昆仑等穴，以局部酸胀为度；然后施揉捻法患部，约2分钟。

③结束手法：最后，用鱼际擦热患部，并可配合局部湿热敷。

（三）医家诊疗经验

1. 推拿治疗方法一

河南省安阳市按摩医院运用手法治疗本病。

（1）治疗原则　舒筋活血。

（2）取穴及部位　阴陵泉、三阴交、太溪、照海、金门穴。

（3）手法　推、按、揉、弹拨、擦法。

（4）操作

①患者取仰卧位、患肢外旋、医者依次点按阴陵泉、三阴交、太溪、照海、京门穴各30秒钟。

②用一指禅推法从小腿内后侧，自上而下推至踝部，沿与踝管纵轴向垂直的方向推，约3~5遍。

③用拇指揉法于小腿内后侧，由上而下至踝部，重点在踝管部，揉5~10分钟。

④在局部弹拨3~5遍。

⑤最后顺肌腱方向用擦法，以局部透

热为度。

⑥治疗时间与刺激量，每日1次，每次20分钟，手法刺激量，以患者能忍受为度。

按语：踝管也称跗管，位于踝关节内侧，管内有肌腱、血管和神经通过，引起本病的原因是足部活动突然增加，或踝关节反复扭伤，使跗管内肌腱因摩擦而产生肌腱炎，而致肌腱肿胀。另外分裂韧带退行性变化增厚，或跗管内跟骨骨刺形成，都可导致跗管狭窄，形成对神经，血管的压迫，而发生本病，采用上述手法，能有效促进局部血液循环，减轻管内压力，有利于组织的修复，达到治愈本病的目的。

2. 推拿治疗方法二

辽宁庄河市中医院运用点穴按摩法治疗本病。

治疗方法：患者取仰卧位，患肢外旋，医者点按阴陵泉、三阴交、太溪、照海、京门等穴。使患肢有麻木感后放松；然后医者一手握患足前掌及趾部，另一手在小腿后侧从下而上推擦，继以一指禅推法或揉法沿跗管纵轴向垂直的方向推、揉5~10分钟以通经活血，使跗管内压降低。医者以一手紧握患足背向上牵引将患足左右摇摆，内翻与外翻反复2次，继以拇指及食指用力按揉照海穴和丘墟穴。背屈跖屈，同时夹持踝关节的食、拇指下推上提两踝，背屈时下推，跖屈时上提。最后在患足的足少阴肾经在内踝下之太溪、大钟、水泉、照海四穴中用弹拨法疏理经筋。

中医传统经络学说认为，足三阳经脉（足太阳膀胱经、足阳明胃经、足少阳胆经）和三阴经脉（足少阴肾经、足太阴脾经、足厥阴肝经）都起于足、经于踝，踝部的损伤疼痛可由经络传导到途经的任何邻近部位。所以，应用点穴按摩法，配合练功活动疏通经络，宣通气血，松解粘连，可以达到功能恢复效果。在运用点穴按摩

治疗过程中应手法轻柔、敏捷、刚柔相济，才能达到良好的治疗效果。

五、预后转归

病情易反复，推拿治疗可以缓解症状。加强该病的预防保健教育。关键是控制和预防本病的诱发因素，它可与本病的治疗占同等地位，不可忽视，这样才能更好地减少此病的复发，从而减轻患者的痛苦。

六、预防与调护

（一）预防

尽量少穿靴子、高跟鞋，选择宽松合脚的鞋子；在进行体育锻炼前先热身；在进行体育活动时学会保护自己。

（二）调护

（1）手法宜轻柔，局部避免着凉。

（2）治疗期间应适当减少踝关节活动，避免踝关节反复扭伤，以减少对胫神经的刺激。同时亦注意患肢的保暖。

（3）鼓励患者作自我按摩，其方法为以拇指弹拨内踝后方10~20次，用掌根沿胫骨后内侧顺肌腱方向搓揉，以透热为度。

七、专方选要

舒筋活血汤　处方：羌活、防风、荆芥、独活、当归、续断、青皮、牛膝、五加皮、杜仲、红花、枳壳。功用：活血化瘀，舒筋止痛。主治：筋膜、筋腱损伤。水煎服。

八、研究进展

王洪滨治疗踝管综合征以点穴按摩疗法取得较好效果。患者取仰卧位，患肢外旋，医者点按阴陵泉、三阴交、太溪、照海、金门等穴。使患肢有麻木感后放松；然后医者一手握患足前掌及趾部，另一手

在小腿后侧从下而上推擦，继以一指禅推法或揉法沿跖管纵轴向垂直的方向推、揉5~10分钟以通经活血，使跖管内压降低。医者以一手紧握患足背向上牵引将患足左右摇摆，内翻与外翻反复2次，继以用拇指及食指用力按揉照海穴和丘墟穴。背屈跖屈，同时夹持踝关节的食、拇指下推上提两踝，背屈时下推，跖屈时上提。最后在患足的足少阴肾经在内踝下之太溪、大钟、水泉、照海四穴中用弹拨法疏理经筋。

主要参考文献

[1] 王洪滨. 点穴按摩疗法治疗踝管综合征 [J]. 中国冶金工业医学杂志，2008（1）：86.

第二十六节　跟腱周围炎

跟腱周围炎是指跟腱及其周围脂肪、筋膜、滑膜囊组织因损伤引起的炎症。跟腱和它表层的深筋膜之间有腱周组织，其结构近似滑膜，共7~8层。各层之间有结缔组织联系。在踝关节屈伸活动中，腱周组织有保护作用，避免跟腱磨损。

一、病因病机

（一）西医学认识

跟腱周围炎患者大都无明显的直接外伤史，大部分患者都是由于进行下肢负荷过多的跑跳动作时，使踝关节做快速的屈伸，而跟腱同时也受强力，又反复长时间的牵拉，使跟腱被拉长拉紧，而肌肉中的血管受到牵拉、挤压致使跟腱部分受损，并且逐渐产生一种疲劳性创伤。此病好发于青壮年，尤以田径、体操运动员和接受军训的人员多见，病程较长、治疗困难。其患者大多是慢性损伤的患者，临床表现为最初感觉踝关节后下部酸胀、不适感或有轻微的疼痛感，活动时明显，休息

后减轻，活动量小反应也小，活动量大反应也较重。随着病情的发展，症状逐渐加重，最后呈持续性跟后痛，刚开始活动时或运动后疼痛较明显，待活动开后，疼痛可明显减轻。患者不能做后蹬、跳跃动作，症状较重者，走路时全脚着地或脚跟着地，不能抬起足跟。该病的病理病因是跟腱及跟腱的周围组织受到了较强的机械性刺激（牵拉和摩擦），腱围各层中的血管受损，液体溢到层间，破坏了各层之间的正常弥散功能，影响了糖胺聚糖的吸水和放水作用，致润滑力降低，摩擦力增加。血浆与蛋白积集于各层之间还可引起粘连，此外，跟腱纤维变性也可引起炎症反应，这类炎症蔓延开来，侵犯腱周及其他组织。本病常见病因有如下几种。

1. 急性损伤

当小腿猛力收缩或小腿被踢伤后，除可引起小腿三头肌的损伤外，还可以造成跟腱周围组织损伤，部分患者有急性小腿损伤病史。

2. 慢性损伤

在运动中做跑跳和从高处落地等动作时，身体要保持平衡，就会反复过度牵拉跟腱，随之跟腱周围组织也受牵拉，并与跟腱摩擦，使疏松组织的小血管损伤，产生组织充血、水肿、渗出和变性，继而组织增厚或粘连。腱旁组织变性也会影响跟腱血脉供应，使跟腱变性，弹力下降，强力牵拉跟腱时可导致跟腱断裂。从这种机制出发，可以说跟腱周围炎是跟腱断裂的先兆，防治跟腱周围炎的意义就显而易见。

3. 专业运动员跟腱周围炎发生的原因

（1）过度训练　运动员长时间过度从事跑或跳的训练可使小腿肌肉疲劳达到极限，易引起跟腱初级和次级束的微小撕裂，导致局部炎症反应。

（2）足部功能性过度旋前　足部功能性过度旋前，易引起跟腱的鞭打效应，进

而引起跟腱内细微撕裂。

（3）小腿三头肌肌力减弱　小腿三头肌肌力减弱，缺乏柔韧性和灵活性，在剧烈运动中，极易引起跟腱这一薄弱部位的损伤。

（4）扁平足　先天性扁平的足弓会增加发生跟腱炎的风险，这是因为在行走或跑跳时，扁平足会导致跟腱承受额外的压力。如果有扁平足，最好穿足弓处有支撑的鞋，以避免跟腱的进一步恶化。

（5）外伤或感染　在有些病例中，跟腱发生炎症是因为跟腱附近受了外伤或有其他感染。

（6）准备活动不充分　有些运动员对准备活动的重要性缺乏足够认识，准备时间不充分，动作幅度不到位，这种现象在平时训练中表现更为突出。训练或比赛前运动员准备活动不充分易导致跟腱的急性损伤，从而最终可能发展为跟腱周围炎。一般体育运动在练习或比赛之前都应先做一些使身体发热、神经系统兴奋的活动如跑、跳等，然后再做一些全身各个关节大幅度的拉伸活动，这些活动可以把身体各部尽快调整到一个适合高强度运动的状态，然后才能进行正常的体育训练或比赛。如果前面的准备活动不充分，未能使神经系统、血液循环系统和有关肌肉组织充分动员起来，身体缺乏必要的协调性、灵活性、伸展性，则小腿三头肌的伸展性得不到充分改善，神经系统的兴奋性也比较低，对抗肌不能及时而充分地放松，加之进入这些练习或比赛时操之过急，就很容易发生跟腱的急性损伤。

（7）注意力不集中　在训练或比赛时注意力不集中是导致运动员受伤的主要原因之一。在高强度运动状态下如运动员的注意力不够集中可使全身肌肉韧带的紧张度下降，在踝关节发生剧烈碰撞或扭转时，由于小腿三头肌松弛使其对跟腱的保护力

下降从而易发生急性损伤。

（8）伤后急于训练　各项运动员都存在这类情况，他们的恢复比一般人需要更长的时间，因为他们的技术动作难度更大、强度更高，运动员的伤病恢复应引起更足够的重视。

（9）训练不够科学　掌握合理的运动负荷是衡量教练员是否称职的尺子，如不科学合理地安排训练计划，不注重基本的身体素质训练，急于求成，也容易导致损伤的发生。

（10）其他因素　如思想麻痹、场地不良、过度兴奋、不注意保暖和缺乏保护等，也可以导致损伤的发生。训练中，如场地不好，容易使动作失败，气候条件的不良也可导致伤害事故的发生，盛夏气温过高，运动员注意力难以集中，且生理适应性差，易出现意外伤害事故。寒冬气温低，肌肉僵硬，动作协调不好，加之不及时保暖也易造成小腿三头肌和跟腱的损伤。

（二）中医学认识

足跟痛症属于中医"足跟痹"范畴，《诸病源候论》中称足跟痛为"脚跟颓"："脚跟颓者脚跟忽痛，不得着也，世俗呼为脚跟颓。"中医学认为足跟部为肾经之所主，足少阴肾经起于足下趾，斜行足心，至内踝后，下入足跟。足跟处乃阴阳二跷发源之所在，阳跷脉、阴跷脉均起于足跟，阳跷脉、阴跷脉各主人体左右之阴阳。肾为人体阴阳之根本，藏精主骨生髓，因此足跟痛与人体肾阴肾阳的虚损有密切关系，这也是足跟痛多发生于老年人的原因之所在。除了肾虚因素，治疗足跟痛还要重视血瘀与风寒湿邪等因素，因为通则不痛，不通则痛，足居人体最下部，赖气血的周流不息而不断得到温煦与濡养。肾虚之人则易受风寒湿邪侵袭，导致足跟部气血运行不畅，气滞血瘀，不通则痛。故治疗足

跟痛除当补肾壮骨外，还需施以活血通络、祛风散寒、利湿蠲痹的药物。若寒湿之邪郁久化热则又须配以清热利湿药物，方可获全功。

二、临床诊断

（一）辨病诊断

1.临床表现

跟腱周围炎的患者，根据病史、症状、体征，以及 X 线平片上相应跟腱周围组织的状况可做出初步诊断。结合临床体征对患者的状况进行进一步的诊断。

（1）症状　急性期跟腱痛，踝关节屈伸活动可诱发或加重。跟腱压痛，局部肿胀。踝关节抗阻力屈伸疼痛加剧。慢性期，跟腱痛多发生于活动开始时或猛力跳跃时，上下楼梯时因牵拉跟腱也可引起疼痛。检查：跟腱部表浅压痛；跟腱变性形成筋结硬块；捻动跟腱可触及摩擦音。

（2）体征

①运动员跟腱周围炎的常见症状及体征：最常见的跟腱周围炎症状就是脚跟后面或者小腿下部的疼痛。疼痛会在早晨变得更加严重，因为运动员通常会在睡觉的时候将他们的脚背伸直。当运动员起床之后将他们的双脚放在地上时，他们的跟腱就从整晚的放松状态转变到了牵拉状态，这就产生了疼痛。这种疼痛也会在一些奔跑或者爆发式运动中加重，例如各种形式的跳跃、举重以及提踵运动。严重时，运动员即使是在正常行走的时候也会感到疼痛，并可出现局部肿胀、红肿等症状。

②病史：运动员有踝部、小腿三头肌以及跟腱等部位的急性损伤史或反复劳损史。

③跟腱周围炎的阳性体征临床检查：包括跟腱末端和腱本身肿胀、增厚、小结节和明确的压痛点以及踝关节的活动范围

缩小等。

④运动员跟腱周围炎的诊断：具备以上临床症状及阳性体征，有踝部、小腿三头肌以及跟腱等部位的急性损伤史或劳损史，经影像学检查可见跟腱组织肿胀、增粗、钙化和跟腱周围软组织肿胀等，可诊断为跟腱周围炎。

2.相关检查

X 线平片、B 超、MRI 和 CT 检查。X 线平片对于软组织肿胀，跟腱组织的钙化，有无踝关节骨折、脱位等有重要意义；B 超扫描可看到跟腱有无断裂，跟腱滑囊积液，跟腱组织肿胀、增粗和跟腱周围软组织肿胀等，它还可以诊断跟腱早期的退行性变；MRI 对诊断跟腱炎有重要的价值；CT 扫描在诊断跟腱炎方面没有真正的价值。

（二）辨证诊断

1.寒湿凝滞型

（1）临床证候　跟部疼痛，遇冷加重，舌淡、苔白滑，脉弦细。

（2）辨证要点　遇冷加重，舌淡苔白滑。

2.气滞血瘀型

（1）临床证候　跟部疼痛，痛有定处，夜晚加重，活动受限，舌紫暗，脉弦涩。

（2）辨证要点　痛有定处，舌紫暗，脉弦涩。

3.肝肾亏虚型

（1）临床证候　跟部酸痛，隐痛，疼痛喜按，站立或行走时间长时疼痛加重，舌淡苔白，脉缓。

（2）辨证要点　跟部酸痛、隐痛、乏力，疼痛喜按，触之痛减。

三、鉴别诊断

（一）西医学鉴别诊断

闭合性跟腱断裂：跟腱断裂多发生于

年轻人，一般在骤然运动或劳动时，因足用力跖屈所致，感觉跟腱部位骤然疼痛，有受沉重打击之感。此后走路时跖屈无力，检查时发现在跟腱止点上约3cm处有压痛，断裂处可摸到凹陷，足跖屈功能丧失，伤腿站立时不能抬起足跟。

（二）中医学鉴别诊断

足跟痛症属于中医"足跟痹"范畴，应与跟骨骨折做如下鉴别：

跟骨骨折：有明确外伤史。好发于青壮年，多由高处坠下致伤。跟部肿胀，疼痛剧烈，压痛和冲击痛敏锐，明显皮下瘀斑，骨折严重者可呈现足底扁平、增宽或外翻畸形。X线摄片检查可明确鉴别。

四、临床治疗

（一）提高临床疗效的要素

推拿为跟痛症的主要治疗手段，跟痛症的大多数患者经推拿治疗就能改善和缓解症状，取得了较好的临床疗效。推拿治疗目标主要在于缓解患者疼痛症状，恢复正常活动能力，其常用推拿方法包括点压弹拨法、揉法、拿捏法等。

（二）推拿治疗

（1）治疗原则　舒筋通络，活血止痛。

（2）取穴及部位　跟腱、跗阳、筑宾、昆仑、大钟。

（3）主要手法　擦法、揉法、拿法、摇法、扳法等。

（4）操作方法

①放松手法：医者一手置承筋穴，另一手置跟腱旁，双手以掌指关节着力，做擦法3~4分钟。擦跟腱之手沿跟腱两侧交替进行。其次双手拇指分别置于跗阳、筑宾穴处，以末节指腹着力，沿跟腱两侧向下揉至仆参、水泉止。重复揉3~4遍，有和血

养筋作用。

②松解手法：医者双手分别置于跗阳、筑宾、昆仑、大钟处，做轻柔和缓的拿法2~3分钟，有舒筋活络的作用。再以拇指末节指腹着力，沿跟腱表面及两旁做分筋2分钟，有行气止痛，松解粘连的作用。其次延顺、反时针方向交替进行，摇踝关节2~3分钟，最后在摇踝间隙中，做跖屈，背伸扳踝各3~4遍，有松解粘连的作用。

五、预后转归

扁平的足弓会增加发生跟腱炎的风险，这是因为在行走时，扁平足会导致跟腱承受额外的压力导致跟腱与周围增生组织摩擦跟腱周围滑液积聚，会进一步导致粘连发展，发生跟腱周围炎时跟腱周的血管存在退变和消失，跟腱周围组织内成纤维细胞产生大量胶原导致瘢痕挛缩而这种挛缩会进一步阻碍跟腱血供。如果有扁平足，在接受本文所述治疗方法的同时最好穿足弓处有支撑的鞋子，以避免跟腱的进一步恶化。另外，有研究表明，注射疗法不适用于跟腱变性的跟腱周围炎，因为激素治疗有增加跟腱断裂的危险如果保守治疗结合休息、支具、理疗等无明显效果则考虑手术治疗，但目前手术指征及远期疗效尚存在争议。

六、预防与调护

认真研究容易引起损伤的各种因素，加强损伤预防意识，坚持预防为主的方针，有效避免和减少专业运动员跟腱周围炎的发生。

（1）准备活动要充分。运动员在练习或比赛之前都应先做一些使身体发热、神经系统兴奋的活动如跑、跳等，然后再做一些全身各个关节大幅度的拉伸活动，这些活动不仅可以增强肌肉韧带的弹性，还可以把身体各部尽快调整到一个适合高强

度运动的状态，从而减小在训练或比赛中受伤的概率。对于运动员来说，准备活动和训练完成后还应做牵拉，拉伸肌肉时要慢而柔和，要拉到肌肉紧张位置但不感到疼，否则会引起肌纤维拉伤。

（2）加强小腿三头肌肉力量的锻炼，加重小腿负荷的运动，如跑楼梯等能够让跟腱承受更大的力量，从而可减小跟腱受伤的概率。

（3）注重训练后的放松活动，运动员每次训练后要注重小腿三头肌和跟腱的放松活动，主要通过被动按摩或运动员自己主动拉伸来完成，拉伸时要缓慢用力，禁用暴力。运动员在完成训练后还可以互相进行踩法来放松小腿肌肉，这样可使下肢肌肉放松，缓解肌肉紧张，促进下肢血液和淋巴液循环，从而减轻跟腱处疼痛，防止跟腱周围炎的形成。

（4）跟腱周围炎是专业运动员常见的运动创伤性疾病，由于运动损伤不可避免的会发生，因此一定要采取适当的预防措施，做好专项准备活动，要有正确的技术和科学的用力顺序，还要加强自我保护意识，加强小腿部肌肉韧带的力量与伸展性训练，注意疲劳后的调控训练，讲究训练场地设备的规范化。一旦出现创伤性跟腱周围炎，一定要及时采取积极的治疗措施，对跟腱周围炎进行正确的治疗和功能锻炼。

七、专方选要

（1）外用方　处方：当归20g，红花15g，桃仁20g，大黄20g，川椒9g，栀子20g，透骨草25g，寻骨风20g。煎汤3000ml，先蒸熏后浸泡，每日2次，每次20分钟。

（2）内服方　处方：牛膝12g，加皮10g，木瓜12g，归尾13g，伸筋13g，红花7g，桃仁12g，丹参13g，茜草12g，益母草12g，甘草6g。水煎服，每日一剂。

八、研究进展

陈宏泽以推拿为主治疗跟腱炎患者80例，取得极为理想的效果。治疗方法：推拿治疗：患者取俯卧位，踝部垫枕，医者用单手掌自患侧的腘窝经跟腱、足跟、足底推向足趾，反复推5~8遍；用肘、掌、指揉小腿后侧、跟腱、足跟及足底4~8分钟，重点揉跟腱及足跟部，拔、拿、叩以上部位3~5分钟。可配合理疗，待推拿手法施术毕，进行中药离子导入，或中药熏洗，或热敷等。治疗总有效率97.5%，其中治愈72例，占90.0%。

主要参考文献

[1]陈宏泽. 推拿为主治疗跟腱炎80例 [J]. 中国民间疗法，2008（11）.

第二十七节　跟痛症

跟痛症又称"足跟痛"，是足跟部周围疼痛疾病的总称。好发于40~60岁的中、老年人。《诸病源候论》述："夫劳伤之人，肾气虚损，而肾主腰脚。"说明劳累过度、肾气不足可引起腰脚痛。

随着机体功能的下降，长期慢性的劳损，以及某些持久的站立、行走的刺激，均可发生跟骨周围的痛症。临床上多发生于40~60岁的中老年人，体型肥胖的妇女尤为多见。通过对足跟痛的普查发现，足跟痛在纺织厂的挡车工等行走多的工种发病率较高，占33.59%，而坐位工作多的人当中发病率较低，占9.13%。从年龄分布来看，31~40岁的年龄组发病率最高，占23.36%。这些情况充分说明了足跟痛与足的软组织劳损性病变有密切关系。

临床上一般将跟痛症分为痹证性跟痛症、跟骨骨骺炎、足底腱膜炎、跟腱滑膜囊炎、跟骨下脂肪垫炎等。

一、病因病机

（一）西医学认识

足跟部是人体负重的主要部分，从解剖上看，足跟下部皮肤是人体中最厚的皮肤，皮下脂肪致密而发达，又称脂肪垫。在脂肪垫与跟骨之间有滑膜囊存在，足底腱膜及趾短屈肌附着于跟骨内侧结节前方，而跟腱呈扇状附着在跟骨结节的后上方。此外，足的纵弓是由跟、距、舟骨及第一楔骨和第一跖骨组成，而维持纵弓的足底腱膜，起自跟骨结节，向前伸展，沿跖骨底面附着于5个足趾的脂肪垫上，再止于趾骨骨膜上。它们的关系犹如弓与弦，在正常步态中要承受跖趾关节背屈、趾短屈肌收缩、体重下压之力，且均将集中于跟骨结节上。

引起足跟痛的原因有多种，如跟骨滑囊炎、跟骨下脂肪垫炎、跖腱膜炎、跟骨骨骺炎、跟骨骨刺、跟骨高压症、痹证性跟痛症等均能引起本症。西医学研究认为，本症由跟骨底面急性损伤或慢性劳损引起。急性者如行走时足部突然踩着硬物或下楼时足跟着地过猛，都可发生；慢性者可由于跟部筋骨失养，遭受长期牵拉刺激，足跟底部骨质退变、增生等发生足跟痛。具体有以下几个方面。

①跟骨滑囊炎：跟骨后方有全身最粗大的跟腱附着，站立与步行均为承受重力及拉张力的应力集中区。在跟腱周围有3个滑囊：一个位于皮肤与跟腱之间，称跟腱后滑囊；一个位于跟腱与跟骨后上角之间，称跟骨后滑囊；一个位于人体站立时跟骨承受部与足跟纤维脂肪垫之间，称跟下滑囊。跟后外方皮肤受鞋的边缘摩擦、硬跟挤压、长途跋涉、奔跑、跳跃、牵拉跟腱等，常是导致跟腱滑囊炎的原因。长期站立在较硬的地面上工作，或跟下部受到挫伤等也常是发生跟腱下滑囊炎的原因。上述原因可使滑膜囊渗出增加和充血，出现慢性无菌性炎症而发生疼痛。

②跟骨下脂肪垫炎：跟骨下脂肪垫位于跟骨下滑囊与跟部皮肤之间，脂肪致密而发达，其主要功能是在遇到突然的挤压和冲击时吸收震荡，以保护跟部肌肉、血管、神经及敏感的骨膜。跟部退变或损伤会降低跟垫厚度或破坏其纤维组织间隔，从而使其压缩性减弱。当跟骨下脂肪垫受损伤，发生充血、水肿、增生等病理改变，就会出现足跟肿痛。

③跖腱膜劳损：跖腱膜对维持足纵弓的稳定有一定作用，任何作用于纵弓的扭力都会对跖腱膜，特别是其跟骨结节内侧突起点及跖腱膜附着处产生最大的牵张。本病好发于中年及扁平足等。患者常因为长途跋涉负重行走，持续地使肌肉、肌腱牵拉，反复作用，当作用力超过跖腱膜的承受能力时，就会导致跖腱膜劳损，形成炎症而引起足跟痛。尤其是中年后跖腱膜逐渐发生退行性改变，纤维组织失去弹性，则更易受到损伤形成炎症而产生疼痛。

④跟骨骨骺炎：又称跟骨粗隆骨骺无菌性坏死，或称跟骨骨突炎，亦称塞弗病。好发于8~13岁儿童，男孩多见。因跟骨后方的二级骨化中心在5~7岁时出现，13~14岁后逐渐闭合，故本病只发生在儿童生长期。跟骨骨骺部既是跟腱、足底腱膜和足内在肌的附着处，又是负重点，同时承受着双向牵拉力和体重的直线压力，足弓过高和爱好运动的儿童易患本病。病理改变是跟骨骨骺骨化异常，骨突有缺血性坏死，骨化中心的大小、形态不规则，密度增高，有时可见碎裂。

⑤跟骨骨刺：跟骨骨刺多发生于跟骨底面结节部分的前缘。由于跖腱膜和足底肌在其附着处受到反复牵拉引起慢性损伤性炎症，炎症刺激进而诱发骨刺形成。跟

骨骨刺仅是一个X线的征象，与跟痛并无必然的相关性，应该说大部分骨刺并不引起痛感。但当骨刺向前下方生长，其尖端在足底承重时，可因承受较大压力而产生痛感。也有认为骨刺与跖腱膜的交界处长期磨损，出现滑囊炎而引起足跟痛。

⑥跟骨高压：常见于中老年患者，其病因尚不很清楚，一般认为，跟骨主要由海绵样骨松质构成，髓腔内静脉窦很大，且由于跟骨处于身体最低处，受重力的影响，动脉血易注入，静脉血回流困难。在正常情况下，跟骨内注入的动脉血与回流的静脉血是平衡的，跟骨内压力也是恒定的。一旦跟骨的血运受到影响，打破了这个平衡，无论是注入还是回流障碍，皆可造成骨内瘀血或充血，而产生跟骨疼痛症状。实验室检查，可能有血沉增快、类风湿因子阳性等，应与风湿、类风湿相鉴别。

⑦痹证性跟痛症：痹证性跟痛症是一种原因不十分明确的跟部疼痛性疾病，好发于青少年。无明显外伤史及其他器质性原因，有些患者可有关节痛或发热等病史。

（二）中医学认识

跟痛症又称"足跟痛"。《诸病源候论》称足跟痛为"脚跟颓"。书云："脚跟颓者脚跟忽痛，不得着也，世俗呼为脚跟颓。"《丹溪心法》及后世医家也都称为"足跟痛"。关于跟痛症的病因病机，《诸病源候论》述："夫劳伤之人，肾气虚损，而肾主腰脚。"说明劳累过度、肾气不足可引起腰脚痛。本病因负重久行久立，或足跟骤然踩于硬物之上，伤及足跟部筋脉，气滞血瘀，经脉瘀阻，不通则痛；又或因年老体衰，病久不治，肝肾亏虚，肝主筋，肾主骨，足跟筋骨失去濡养，不荣则痛；抑或因风寒湿邪侵袭机体，寒湿凝滞气血，损伤阳气，阳气虚损，气血无以温煦鼓动，血行不畅；寒湿之邪久留体内不得宣散，

继而可郁而化热，转为湿热内蕴，郁蒸筋骨经脉，导致筋骨疼痛，肿胀屈伸不利。

二、临床诊断

（一）辨病诊断

1.临床表现

根据跟痛症发生的不同部位及临床表现一般可将其分为跟后痛、跟下痛、跟骨痛三种类型，包括跟腱滑囊炎、跟骨骨骺炎、跟骨下滑囊炎、跟骨下脂肪垫炎、跖腱膜劳损、跟骨骨刺症、痹证性跟痛症、跟骨高压等疾病。

（1）跟后痛

①跟腱滑囊炎

症状：足跟后部肿胀、疼痛，走路时可因跟腱受到牵拉或因鞋的边缘长期摩擦、挤压使疼痛加重。

体征：可有局部隆起，跟腱附着处压痛。跟骨后滑囊炎压痛点较跟腱后压痛点位置略高，压痛点较深在。

②跟骨骨骺炎

症状：跟骨后下方疼痛，长时间行走、站立及运动后发生疼痛加重，休息后好转。有时晨起时疼痛，行走后好转，而行走过多时疼痛反而加剧。跛行、足背伸时疼痛加重并可沿跟腱区扩散，运动后症状加重。

体征：跟骨后下方压痛，有轻度肿胀。

（2）跟下痛

①跟骨下滑囊炎

症状：足跟下疼痛，局部可有肿胀。

体征：压痛较深，按之有囊性感。

②跟骨下脂肪垫炎

症状：足跟下疼痛，站立或行走时足跟痛。

体征：压痛较表浅，且有肿胀性硬块感，压痛点在足跟负重区偏内侧，有时可触及皮下的脂肪纤维块，犹如可滑动的结节，压痛明显。

③跖腱膜劳损

症状：急性损伤多表现为足跟着力处疼痛，不敢行走，尤其畏行凹凸不平道路。慢性损伤者患足跟下及足心疼痛，足底有紧张感或胀裂感。早晨起床后站立时疼痛较重，行走片刻后疼痛减轻，但行走或站立过久疼痛又加重。得热则舒，遇冷加重。

体征：急性损伤者足跟部肿胀、拒按、跛行，局部压痛明显。慢性损伤者多为单足发病，患部一般无红肿，跟骨结节前缘有压痛，牵扯患足跖腱膜可使疼痛加重。

④跟骨骨刺症

症状：单纯跟骨骨刺一般并无疼痛，多由于外伤、劳损，或遭受寒湿后，合并跟后滑囊炎，或跖腱膜炎时出现疼痛。起病缓慢，可有数月或数年的病史。疼痛多发生在一侧。跟骨跖侧疼痛，常发生于早晨起床后开始踏地时，或久卧、久坐后突然站立时疼痛加重，行走片刻后疼痛可逐渐减轻。

体征：足跟部有明显压痛点，压痛点位于跟骨结节内侧，一般无反射痛。

⑤痹证性跟痛症

症状：跟部肿胀疼痛，活动稍有跛行，跟部受力时疼痛加重。

体征：皮肤色红，皮温稍高，跟骨部压痛。

（3）跟骨痛

跟骨高压

症状：可单侧或双侧发病，主要是跟部疼痛，影响行走，早期下肢抬高休息可使症状减轻或消失。

体征：压痛广泛，检查时在跟骨内、外侧及跖侧均有压痛和叩击痛。

2. 相关检查

（1）实验室检查　痹证性跟痛症可有血沉增快，类风湿因子阳性。

（2）X线检查　一般无特殊发现，但多在侧位片上可见跟骨底面结节前缘有大小不等的骨刺。X线片显示有骨刺，只能确诊骨刺形成，并非本病特征。据报告，绝大多数跟骨骨刺无疼痛。只有当骨刺方向与着力点成斜角时才会引起疼痛。病程长者可有脱钙、皮质变薄的征象。

（二）辨证诊断

1. 气滞血瘀型

（1）临床证候　足跟痛如针刺，痛有定处，痛处拒按，动则更甚。舌质暗紫，或有瘀斑、苔薄白或黄，脉弦紧或涩。

（2）辨证要点　痛有定处，舌质暗紫，或有瘀斑。

2. 寒湿痹阻型

（1）临床证候　足跟部冷痛重着、肿胀、压痛，症状受寒加重，得热则减，舌质淡胖、苔白腻，脉沉细。

（2）辨证要点　受寒加重，得热则减。舌淡胖、苔白腻，脉沉细。

3. 湿热内蕴型

（1）临床证候　足跟局部疼痛，轻度红肿，有热感，压痛明显，口渴不欲饮，舌苔黄腻，脉濡数。

（2）辨证要点　轻度红肿，有热感，舌苔黄腻，脉濡数。

4. 肝肾亏虚型

（1）临床证候　足跟酸痛缠绵日久，反复发作，劳则更甚，休息减轻，腰膝酸软无力，可伴心烦失眠，口苦咽干，舌红少津，脉弦细而数；或伴四肢不温，形寒畏冷，筋脉拘挛。舌质淡胖、苔薄白，脉沉细无力。

（2）辨证要点　足跟酸痛缠绵日久，反复发作，劳则更甚，休息减轻，伴腰膝酸软无力等。

三、鉴别诊断

（一）西医学鉴别诊断

1. 跟骨骨髓炎

跟骨骨髓炎虽有跟痛症状，但局部有明显的红肿热痛等急性感染的征象，严重者伴有高热等全身症状，化验和 X 线片检查可资鉴别。

2. 跟骨结核

本病多发于青少年，局部症状明显，肿痛范围较大，全身情况差，并有低热盗汗、疲乏无力、食欲不振等，化验及 X 线片检查可鉴别之。

（二）中医学鉴别诊断

跟骨骨折：有明确外伤史。好发于青壮年，多由高处坠下致伤。跟部肿胀，疼痛剧烈，压痛和冲击痛敏锐，明显皮下瘀斑，骨折严重者可呈现足底扁平，增宽或外翻畸形。X 线摄片检查可明确鉴别。

四、临床治疗

（一）提高临床疗效的要素

仔细询问病史并查体，完善 DR 或 CT 等相关检查，明确诊断。根据不同情况，选择合适的治疗方法。

（二）推拿治疗

（1）治则　疏风通络，消肿止痛。

（2）取穴及部位　三阴交、京门、中封、太冲、昆仑、申脉等。

（3）主要手法　㨰法、揉法、擦法、按法、一指禅推法、理筋法、叩击法。

（4）操作

①㨰擦法：患者取俯卧位，患侧屈膝90°，足底向上，医者以㨰法施于足跟底部，重点在足跟的压痛点和周围，约10分钟，然后辅以掌擦法使足跟温热即可。

②按揉法：患者仰卧位，医者以大指从足跟沿跖筋膜按揉数遍，重点按揉三阴交、金门、中封、太冲、昆仑、申脉等穴。

③理筋法：患者俯卧位，医者从患肢小腿腓肠肌起至跟骨基底部，自上而下以抚摩、揉捏法按摩 3~5 分钟，再一指禅推法及拨法自上而下，做 2~3 遍，使局部产生热胀感与轻松感。重点取三阴交、金门、中封、太冲、照海、昆仑、申脉等穴。

④叩击法：患者俯卧屈膝位，足心向上，医者摸准骨刺部位压痛点，一手以由轻至重逐渐加力，连续十数次，再以手掌在足跟部擦十次，从患肢小腿腓肠肌起至跟骨基底部，自上而下以抚摩、揉捏法按摩。

五、预后转归

绝大多数跟痛症患者经积极的保守治疗及功能锻炼后可获得满意治疗效果，对于极少数经保守治疗症状无缓解甚至加重的患者可考虑采用手术治疗。

六、预防与调护

（一）预防

避免长距离的步行和过久站立。如需长时间站立时，要注意经常更换站立姿势，以免足部肌肉、韧带的过度疲劳；需不断行走的工种，工作一定时间后可坐位休息片刻，以缓解足部软组织的疲劳状态，这些都是预防足跟痛发生的重要措施。另外避免穿过于窄、瘦、小的鞋，平日注意加强足部肌肉、韧带的适当锻炼（如适当的跑、跳等活动），也是预防足跟痛的很好方法。

（二）调护

（1）注意卧床休息，避免受寒，减少走站活动，特别是跖筋膜炎患者，尽量避免患足脚尖着地支撑的动作及负重行走。

（2）可在患者所穿的鞋内后部加用厚海绵垫，在跟骨下脂肪垫响应的部位挖一孔，以避免发炎的脂肪垫再次受到挤压刺激，必要时扶拐行走，避免患足足跟着地，以利于恢复。

（3）每日早晚患足顿地 50 次，力量也是由小渐大，这种治疗方法有利于局部血液循环的改善。

（4）锻炼方法

①练习 1：身体前倾面对墙壁，双手伸直平推墙壁，有疼痛症状的下肢膝关节向后绷直，另一个膝关节向前呈弓步，屈肘，增大身体前倾，保持后膝绷直和足跟触地。

②练习 2：患者坐位，患肢搭在健侧腿上，踝关节背伸 90° 以上，健侧手握住足跟，再用对侧手将患足拇趾用力背伸，自我感觉到足底的腱膜有轻度牵拉痛。

③行动不方便的患者可以每天做足部肌肉的收缩锻炼，以增强足底肌肉的力量，减缓韧带退行性变化而松弛。

七、专方选要

六味地黄丸　处方：熟地黄 24g，山萸肉、干山药各 12g，泽泻、牡丹皮、茯苓各 9g。功能：滋补肝肾。主治：肝肾阴虚证。蜜丸，每服 9g，每日 3 次，温开水送服；亦作汤剂，水煎服。

方中以熟地黄滋阴补肾，填精益髓，重用为君。山茱萸补益肝肾，涩精敛汗；山药补益脾阴，益肾涩精，二者共为臣药。泽泻利湿泄浊；茯苓淡渗脾湿；牡丹皮清泄虚热，三者为佐，诸药共奏滋补肝肾之功。

主要参考文献

［1］柳登顺，张剑赤. 实用颈腰肢痛诊疗手册［M］. 河南：河南科学技术出版社，2007.

［2］邓友章，何洪阳. 中西医临床骨科学［M］. 北京：中国医药科技出版社，2002.

［3］罗才贵. 推拿治疗学［M］. 北京：人民卫生出版社，2009.

［4］蒋鸣福，刘景生等. 软组织损伤临床研究［M］. 北京：北京科学技术出版社，2006.

［5］段胜如. 正骨按摩经验［M］. 北京：人民卫生出版社，2007.

［6］马木提·阿木丁，张旭，陈平波. 跟痛症的中西医研究进展［J］. 新疆中医药，2020，38（2）：108-111.

［7］胡汉高，何建华，张豪. 跟痛症的临床疗法进展［J］. 江西中医药，2019，50（8）：78-80.

［8］商强强. 基于肌筋膜链牵伸配合推拿手法治疗跟痛症临床研究［J］. 双足与保健，2018，27（21）：37-38.

第二十八节　腰背肌筋膜炎

腰背肌筋膜炎，又称腰背肌纤维炎、腰背筋膜疼痛综合征、肌筋膜炎、肌肉风湿病，是指腰骶部肌肉、筋膜、韧带等软组织的慢性损伤，导致局部无菌性炎症，从而引起腰骶部一侧或两侧的弥漫性疼痛的症状，是颈肩腰背部疼痛的常见原因之一，是临床常见疾病。本病与职业和工作环境有一定关系，主要是由于寒冷、潮湿、慢性劳损而使腰背部肌筋膜及肌组织发生水肿、渗出及纤维性变从而出现的一系列临床症状。

本病多见于中老年人。随着人口老龄化的发展，发病呈增长趋势，其发病率目前尚无精确统计。国外学者常以下腰痛为调查对象，有 80% 的人在一生中有过下腰痛的体验。然而引起下腰痛的疾病很多，腰背肌筋膜炎为主要病因之一，也可以继发于其他脊柱相关疾病。根据国内一项对运动员腰痛患者的统计，60% 的腰痛患者为腰背肌筋膜炎所致。

一、病因病机

（一）西医学认识

筋膜一词概念相对较广，是指广泛存在的结缔组织结构，虽然结构多变，但其胶原纤维一般交织排列，而很少像肌腱和腱膜那样平行地致密排列，肉眼观察筋膜外观时，它是肌肉和其他组织表面的一层结构。腰背筋膜分浅、深两层包绕在骶棘肌周围。其浅层贴于骶棘肌表面，内侧附于棘突和棘上韧带，向外与背后肌腱膜紧密结合，尤其厚韧。深层位于第12肋和髂嵴之间，内侧附于腰椎横突，向外分隔骶棘肌和腰方肌，在骶棘肌外侧缘与浅层会合，再向外成为腹内斜肌和腹横肌的起始部之一。腰背筋膜对骶棘肌起着强有力的保护和支持作用。

腰背部的肌肉一般分为浅、深两层。

①浅层主要有斜方肌和背阔肌。

斜方肌：三角形阔肌，起自颈部上项线，枕外隆凸，项韧带和全部胸椎棘突，肌纤维向外，止于锁骨外侧1/3、肩峰和肩胛冈外侧1/3。其上部纤维收缩可上提肩胛骨并使肩胛下角外旋，下部肌纤维收缩可下降肩胛骨，中部肌纤维收缩可使肩胛骨向脊柱靠拢。肩胛骨固定时，单侧收缩可使头颈部偏向同侧而面部转向对侧，两侧同时收缩则使头颈后仰。

背阔肌：三角形阔肌，以用腱膜起自下6个胸椎和全部腰椎棘突、骶正中嵴、髂嵴后缘以及腰背筋膜后层。肌纤维向外上止于肱骨小结节嵴。该肌能内收，内旋，后伸肱骨。

②深层包括由浅至深的骶棘肌、横突棘肌和深层短肌。

骶棘肌：为腰背部最强厚的肌肉。该肌以一个总腱起于骶骨背面、骶髂韧带和髂嵴后份，向上纵行排列于脊柱棘突和肋角之间的沟内，分为外、中、内3条肌柱。骶棘肌为强大的伸肌，主要作用是后伸躯干和维持直立，一侧骶棘肌收缩也可侧屈躯干。

横突棘肌：包括由浅至深的半棘肌、多裂肌和回旋肌3层。肌纤维起于各椎骨的横突，向上止于上数椎骨的棘突，愈深层肌纤维愈短。半棘肌纤维一般向上跨越5个椎骨，多裂肌纤维一般跨越3个椎骨，而回旋肌纤维仅只跨越1个椎骨。

深层短肌：指横突间肌、棘突间肌等最深层的，位于相邻椎骨之间的短肌，其作用是协同横突肌维持躯干的姿势。躯干无论位于何种姿势，腰背部肌肉都处于收缩状态，以抵抗重力。腰背部深肌收缩还可使躯干屈、伸、侧屈和回旋。

腰背肌筋膜炎是引起慢性腰痛的常见疾患之一，引起腰肌筋膜劳损的原因较多，常见的如长期从事腰部持力或弯腰活动工作，以及长期的腰部姿势不良等，都可引起腰背肌肉筋膜劳损，或筋膜松弛，或慢性的撕裂伤，或瘀血凝滞以致腰痛难愈。亦有平素体虚，肾气虚弱，外感风寒湿邪，留滞肌肉筋脉，以致筋膜不和，肌肉拘挛，经络阻闭，气血运行障碍而导致的慢性腰痛。

①外伤：急性腰肌损伤治疗不当，或不及时，或治疗不彻底，或反复多次扭伤致使受伤的腰肌筋膜不能完全修复。损伤组织未能充分修复，则在局部产生慢性无菌性炎症、微循环障碍、肌酸等代谢产物堆积，刺激神经末梢引起症状，受损的肌纤维变性或瘢痕化刺激或压迫神经末梢而出现腰痛。

②慢性劳损：长期弯腰工作或工作姿势不良，如长期弯腰劳动的井下矿工、只用一侧肩部挑担的体力劳动者、工作中长时间采取躯干侧弯姿势的牙科医生等，腰肌长时间处于牵伸状态，形成了积累性的

劳损变性。

③感受寒邪，长期居处湿地，感受寒湿之邪。

④体虚瘦弱者由于腰背肌肉，发育不良，菲薄无力，不胜劳累，腰部稍长时间的轻微活动都会引起损伤，甚至长期处于某一姿势如久坐，也会造成腰肌疲劳性损伤，出现腰痛。

⑤腰椎先天或后天畸形或下肢畸形等也易发生腰背部筋膜炎：如隐性骶椎裂使部分肌肉和韧带失去附着点，从而减弱了腰骶关节的稳定性；一侧腰椎骶化或骶椎腰化，两侧腰椎间小关节不对称使两侧腰骶肌运动不一致，造成部分腰背肌代偿性劳损。

以上因素均可致腰背部筋膜及肌组织内充血、肿胀、渗出及纤维性改变，造成末梢神经支配区域的代谢紊乱及功能失常，从而引起一系列的症状。

美国临床教授 Janet traven 等人于 1912 年首次提出"Trigger-Points"（肌筋膜痛性触发点）的概念用于描述肌肉痛性损伤。现在对肌筋膜组织源性疼痛的研究已有了新的进展。近 20 年来，欧美国家的医生逐渐将肌筋膜组织源性疼痛的病证归类于肌筋膜触发点或肌筋膜疼痛综合征，比如肌筋膜综合征、肌筋膜疼痛综合征、肌筋膜炎、肌痛症、肌疲劳综合征等。虽然对肌筋膜炎的病因病机至今尚未完全清楚，但根据文献报道，近几十年诸多专家学者仍对本病的病因病机进行了很多研究，这些研究表明，本病的形成与以下几个方面有密切关系。

①微小外伤：微小外伤为本病的重要诱因，损伤有两种：运动时受伤，使肌肉、筋膜组织或骨与关节发生急性损伤，待组织逐渐纤维化及瘢痕收缩，可在软组织中形成过敏灶，引起此病；此外，体力劳动中亦可发生类似的损伤，形成小病灶，在筋膜或肌肉组织中构成纤维结节扳机点，产生广泛性反射痛。有人提出在损伤后，可产致痛物质，如激素的过度释放与此病发作有关，但其致病机制，尚未得到完全的公认。

②持续静力性损伤（劳损）：这类劳损常与患者本人职业或不良习惯有关。如会计、财务人员、打字员、司机、长期坐位或伏案工作者等。由于重复动作，使肌肉或韧带等组织长期处在被牵拉或紧张状态，造成软组织之间或骨骼之间的相互摩擦，使之产生渗出或水肿。持续性静力作用在一定量和时间的基础上产生残余张力，进而造成软组织的变性。随着社会的发展，这种静力损伤在生活中变得十分常见，且这种静力性损伤潜伏性强，易被忽视。

③疾病性损伤：指由于某种疾病或炎症的侵蚀，破坏了肌纤维、筋膜、神经、动静脉血管和淋巴管等组织器官，使血液循环受到阻碍，使渗出液和代谢产物堆积，不能排除，导致损伤加重。例如，风湿病、类风湿病等，这些疾病会损伤其局部的软组织。随着这些疾病的治愈，受到损伤的软组织也随之自我修复。但是，在修复过程中，在一定因素的影响下会产生瘢痕、粘连。大多数医师认为某些病毒感染，如流行性感冒、麻疹在其急性期或以后长时间内可产生严重腰背肌筋膜炎。

（二）中医学认识

中医学认为，腰背肌筋膜炎属于中医"痹症""腰痛"范畴，认为此种病病因分为内、外因，即肝肾亏虚、气滞血瘀是其内因，风寒湿邪及外伤失治或治疗不当是其外因。患者不论虚实，皆因脉络受阻，筋肌失荣而引起。

二、临床诊断

（一）辨病诊断

1.临床表现

（1）症状

①患者一侧或两侧腰部酸胀痛，腰痛与天气变化有关，阴雨天腰痛加剧。常觉弯腰工作困难，弯腰稍久疼痛即加重。休息时减轻，劳累时加重；适当活动或经常改变体位时减轻，活动过度又加重。若瘀血阻滞则痛有定处，夜晚加重，睡觉时用小枕垫于腰部能减轻症状。

②患者腰部形态及活动多无异常，也多无腰肌痉挛及压痛，有时用拳扣击腰部反觉舒适。少数病程久的患者可见腰部活动稍受限，并有压痛点。压痛点部位多在骶棘肌处、髂嵴后部或骶骨后部骶棘肌止点处或腰椎横突部。少数患者也可有下肢的牵扯痛。

（2）体征　压痛点：腰背部压痛范围较广泛，压痛点多在骶髂关节背面、骶骨背面和腰椎横突等处。轻者压痛多不明显，重者伴随压痛可有一侧或双侧骶棘肌痉挛僵硬。

2.相关检查

（1）拍摄X线片　除少数可发现腰骶椎先天性畸形和老年患者椎体骨质增生外，多无异常发现。

（2）MRI　MRI对于肌肉及软组织有极高的分辨率，能够准确地显示肌肉损伤及炎症，对于腰背肌筋膜炎的诊断和鉴别诊断有重要的价值，且MRI对人体无放射性损害。但MRI检查费用较高，检查耗时，患者不能接受。目前MRI不作为诊断腰背肌筋膜炎的常规检查。

（二）辨证诊断

1.风寒湿邪外袭型

（1）临床证候　腰背部拘急疼痛，或走注，痛无定处，时轻时重；或痛处固定，遇寒冷阴湿则重，得温则减，腰背部难以俯仰转动，形寒肢冷；或腰背部感酸楚疼痛，重着不移，遇阴雨冷湿加重。舌苔薄白，脉浮紧。

（2）辨证要点　腰背部疼痛，痛无定处或重着不移，舌苔薄白，脉浮紧。

2.湿热蕴结，阻滞经脉型

（1）临床证候　腰背部感灼热疼痛，热天或雨天加重，得冷稍减或活动后减轻；或见发热，身重，口渴，不喜饮，舌红、苔黄腻，脉濡数或滑数。

（2）辨证要点　腰背部灼热疼痛，舌红、苔黄腻，脉濡数或滑数。

3.瘀血内停，闭塞经脉型

（1）临床证候　腰背部疼痛剧烈，如锥刺，痛处固定，拒按，难以俯仰转侧，动则痛甚，日轻夜重，舌紫暗或有瘀斑，脉涩。

（2）辨证要点　腰背部疼痛剧烈，痛处固定，舌紫暗或有瘀斑，脉涩。

4.肾气亏虚，筋脉失养型

（1）临床证候　腰背部疼痛绵绵，休息后稍减，劳累后加重，腰膝酸软无力；或见头晕、短气、耳鸣、脱发、牙齿松动、遗精阳痿、妇女月经不调；或畏寒、肢冷、喜暖，舌淡或胖嫩，脉沉细。

（2）辨证要点　腰背部疼痛绵绵，腰膝酸软无力，舌淡或胖嫩，脉沉细。

三、鉴别诊断

（一）西医学鉴别诊断

1.腰椎间盘突出症
腰椎间盘突出症除腰痛外，并伴同侧

下肢放射性神经痛和神经功能障碍，而本病仅有反射性下肢痛，疼痛不过膝，也无神经功能障碍，据此可以鉴别。

2. 椎管狭窄症

腰椎管狭窄症有间歇性跛行，腰前屈时症状减轻，这与本病区别很大。

3. 增生性脊柱炎

腰痛主要表现为休息痛，即夜间、清晨腰痛明显，而起床活动后腰痛减轻。脊柱可有叩击痛。X线检查可见腰椎骨钙质沉着和关节边缘增生骨赘，以此可鉴别。

4. 腰椎结核

有低热、盗汗、消瘦等全身症状，血沉加快，X线检查可发现腰椎骨质破坏甚或椎旁脓肿，以此可以鉴别。

5. 陈旧性腰椎骨折

有急性外伤史、不同程度的腰部运动障碍。X线检查可发现椎体压缩或附近骨折。

（二）中医学鉴别诊断

腰痛应与肾痹从病因病机和主症上作如下鉴别。

病因病机：腰痛之病因为内伤、外感与跌扑损伤。内伤多责之禀赋不足，肾亏腰府失养；外感为风、寒、湿、热诸邪痹阻经脉，或劳力扭伤，气滞血瘀，经脉不通而致腰痛。基本病机为筋脉痹阻，腰府失养。肾痹之病因骨痹日久不愈复感外邪所致。

主症：腰痛以腰脊或脊旁部位疼痛为主要症状。肾痹以腰背强直弯曲，不能屈伸，行动困难为主，多由骨痹日久发展而成。

四、临床治疗

（一）提高临床疗效的要素

推拿具有缓解肌肉痉挛，促进血液循环，加快炎性物质吸收的作用，能提高局部组织痛阈，减轻腰背部疼痛，疗效较好。推拿时重点在于舒筋活血通络。

（二）推拿治疗

（1）治疗原则　舒筋通络，温经活血，解痉止痛。

（2）取穴与部位　肾俞、腰阳关、大肠俞、八髎、秩边、委中、承山及腰臀部。

（3）主要手法　按揉、点压、弹拨、擦、拍击、扳法等。

（4）操作方法

①准备手法：患者俯卧位，医者先用柔和的掌根按揉法沿两侧足太阳膀胱经从上向下施术5~6遍。

②治疗手法：接着用掌根在痛点周围按揉1~2分钟；医者以双手拇指依次点揉两侧三焦俞、肾俞、气海俞、大肠俞、关元俞、志室、秩边等穴位，约4分钟，以酸胀为度；并用双手拇指弹拨痉挛的肌索10次；然后，患者侧卧位，施腰椎斜扳法，左右各1次；

③结束手法：用掌擦法直擦腰背两侧膀胱经，横擦腰骶部，以透热为度；并用桑枝棒拍击腰骶部，约2分钟，结束治疗。

五、预后转归

部分患者经休息后症状即可得到缓解，大多数患者经及时、正规治疗后，一般预后良好，少数症状顽固者需手术治疗，修补筋膜，分离粘连及切除皮神经。治疗本病应采取包括改善劳动条件、改变劳动姿势的综合疗法，不能单靠药物和手法的治疗，否则治愈后也可复发。

六、预防与调护

（一）预防

（1）避免过劳，工作中要经常变换体

位，不要在某一种姿势下工作时间太长，尤其是长期伏案工作者，更应该每隔1~2小时后起身活动一下，做工间操是非常必要的。

（2）避免风寒湿邪侵入。

（3）坚持不断地锻炼背肌，增强背肌肌力，主要以俯卧背伸"飞燕式"方法为主，此法为预防本病最重要的方法。

（4）注意节制房事，尤其是肝肾素虚、筋骨软弱者，必要时可常服一些补肝肾壮筋骨的药物，如六味地黄丸等。

（二）调护

（1）治疗期间，避免过度劳累，避免长时间保持一种体位，适当休息，防寒防潮。

（2）增强腰背肌的功能锻炼，如行仰卧五点、三点式练习，亦可采用俯卧位的飞燕式锻炼。常用功能锻炼调养法如下：

1）仰卧五点：①仰卧在床上，拿去枕头，屈膝；②双肘部及背部顶住床，腹部及臀部向上抬起，依靠头部、双肘部和双脚这五点支撑起整个身体的重量。

2）仰卧三点：在仰卧五点的基础上将双上肢抬离床面。

3）飞燕式：①俯卧床上，拿去枕头，双手背后，用力挺胸抬头，使头胸离开床面；②同时膝关节伸直，两大腿用力向后也离开床面；③持续3~5秒，然后肌肉放松休息3~5秒，重复进行这些动作。

七、专方选要

补中益气汤　处方：黄芪30g，党参15g，白术15g，当归12g，陈皮8g，升麻8g，柴胡8g，生甘草8g。功能：化生气血，升阳固表，益气健脾。主治：脾虚气陷证，气虚发热证。水煎服。祛风除湿，活血通络，加用炒白芍12g，羌活10g，防风10g，丹参10g。

方中重用黄芪，补中益气，升阳固表，为君药。配伍党参、白术、甘草补气健脾为臣。当归养血和营，陈皮调理气机，共为佐药。柴胡、升麻升阳举陷，甘草益气补中，调和诸药，均为佐使药。诸药共奏化生气血，升阳固表，益气健脾之功。

主要参考文献

［1］李明灿. 补中益气汤加味配合手法治疗脾气虚弱型腰背肌筋膜炎42例体会. 中医药导报. 2005，11（6）：29-30.

［2］陈娟，林斌强，汤丽珠，等. 腰背肌筋膜炎的中医治疗进展［J］. 智慧健康，2022，8（32）：75-79，87.

第二十九节　股四头肌损伤

股四头肌损伤是股四头肌遭受直接暴力打击而致的挫伤，以及因扭捩所致的撕裂伤。扭捩所致的撕裂伤中以股直肌肌腱断裂多见，严重的撕裂伤可以致使肌肉完全断裂。股四头肌损伤的病理基础是股四头肌猛烈收缩或被过度牵拉或受直接暴力撞击引起股四头肌受损。股四头肌损伤为骨伤科的常见病，此病临床上常见于运动员和中老年人。

一、病因病机

（一）西医学认识

1. 相关解剖

股四头肌为大腿的前群肌肉，覆盖在股骨前方，分为四部分，主要由股直肌、股内侧肌、股外侧肌、股中间肌组成。各肌均有单独的起点，向下相互融合成一强大的股四头肌腱，附于髌骨，延长为髌韧带，止于胫骨粗隆。

（1）股直肌　股直肌为长而厚的双羽状肌，呈梭形，是股四头肌群中最前面的一条，也是股四头肌群中唯一越过髋关节及具有屈髋功能的肌肉。它的起点为一短而强的分叉腱，直头起于髂前下棘，反折头起于髋臼上部，覆盖股髂股韧带的侧部，向下合为股四头肌的中部肌束，下端借股四头肌腱止于髌骨的上缘。

（2）股内侧肌　股内侧肌为一大而扁平的肌肉，位于大腿的前内侧，拢抱股骨的内侧及股中间肌内侧缘，下部肌束与股中间肌愈合，其起点由转子间线下部至股骨粗线的内侧和内侧肌间隔，肌纤维斜向前下方。此肌大部分肌束止于股四头肌腱及髌骨内侧缘，小部分止于髌骨上缘及膝关节囊。股内侧肌远端由于覆盖其上的筋膜较薄，止点靠下，因此收缩时较为明显。

（3）股外侧肌　股外侧肌为一大而扁的肌肉，构成股外侧部肌肉最主要部分，为四个头中最宽阔者。其起点颇长，在大转子下方，覆盖于大腿的后外侧面，由转子间线上部环绕大转子基部，循臀肌粗隆至粗线的外侧唇，并起自外侧肌间隔。股外侧肌上部较下部坚强，主要位于股部上1/3及中1/3，内缘与股中间肌相融合，下端借股四头肌腱止于髌骨的外侧缘和上缘。

（4）股中间肌　股中间肌位于股直肌深面，其前面呈腱性并凹陷，以容纳股直肌。起自转子间线以下至股骨下1/4以上的股骨前面，纤维由后上向前下，并与股外侧肌及股内侧肌相融合，其与股内侧肌的融合更为明显。肌束向下借股四头肌腱止于髌骨的上缘，此肌下部深面的少许肌束，分别止于髌骨上缘和膝关节囊的上部和两侧，特称这部分肌束为膝关节肌，其作用为伸小腿和向上牵引膝关节囊。

2. 病因

对于整个股四头肌来说，主要功能为伸膝关节，其中股直肌起于髂骨，尚有屈髋关节的作用，其他各肌均不能屈髋。股四头肌腱、髌骨及髌韧带，组成膝关节伸直装置，对维持下肢直立，股四头肌最为重要，是唯一能防止膝关节屈曲者，此外该肌可以在任何位置下防止膝部旋转。在股四头肌的四个组成部分中，股内侧肌最为重要，它可以维持髌骨的位置。在膝关节伸直的最后10°~15°时尤为重要。因此，股内侧肌对膝关节起稳定作用，保护关节免受损伤。股四头肌遭受直接钝性打击可引起损伤，轻者部分肌纤维损伤，重者肌肉断裂。由间接暴力引起的损伤系该肌急剧收缩所致，均可产生急性损伤。特别是股直肌为双关节肌，肌肉扁窄，跨度长，易受损伤。当大腿固定而受强力打击时，即可造成股四头肌损伤，亦可由于在用力踢腿、踢球或猛伸小腿时，肌肉的突然收缩而致伤。损伤可自其附着处或肌腱交界处撕脱、撕裂。

（1）直接暴力　股四头肌遭受直接钝性打击，如打击、碰撞、砸等暴力可引起损伤，轻者部分肌纤维损伤，重者肌肉断裂。

（2）间接暴力　一些运动可以引起股四头肌的急剧收缩，如超重的负重蹲起、用力踢腿、猛伸小腿以及足球运动中的后摆腿、正脚背大力踢球等动作。

（3）慢性劳损　反复跪跳、牵拉等。

（4）体育运动中足球、篮球、摩托、举重等项目，容易发生股四头肌挫伤。

以上因素均可导致股四头肌的受损，从而产生一系列的症状。

股四头肌遭受碰撞、打击等挫伤，由于损伤疼痛，反射性地引起相应部位的肌肉产生保护性肌痉挛，而出现局部的痉挛性索条及结节硬块。

（二）中医学认识

中医学认为股四头肌损伤属于"筋伤"范畴，中医学认为本病由于急性损伤或慢性劳损，致使气血瘀阻于经络，为肿为痛。

《杂病源流犀烛》中说，"跌仆闪挫卒然身受，由外及内，气血俱伤病也"，"气滞血凝，则作肿作痛，诸变百出"。

二、临床诊断

（一）辨病诊断

1.临床表现

（1）症状

①患者大腿前方有明显的扭伤或挫伤史，伤肢的髋、膝功能活动受限，行走不便严重时出现跛行或需借助外力行走。如股四头肌断裂者，若部分断裂则伸膝功能较弱，伸力较弱；完全断裂者则伤肢主动伸膝功能消失，患者不能下地行走。

②伤后局部突然发生疼痛（疼痛的性质因伤势轻重不同可呈现肿痛、牵扯样痛、撕裂痛或跳痛）、肿胀，伸小腿、屈大腿时疼痛加重，疼痛剧烈者，可影响患者情绪，以至影响睡眠和食欲。

③多数患者可以触到局部肌肉紧张而形成的索条状肌束。病程久的患者可见股四头肌萎缩。

④直接暴力损伤、肌肉僵硬、血肿明显者，穿刺可抽出血液。血肿后期可被吸收，也可局限化而形成包囊；间接暴力损伤，使股四头肌急剧收缩致肌肉自发性破裂者，破裂部位多发生在肌膜，有时发生在肌腱与骨附着部，很少在肌肉与肌腱的联合部。

（2）体征

①损伤处有皮下瘀斑，压痛剧烈。血肿大者，触摸有波动感，血肿机化或有钙化者，可摸到发硬的索状物。

②股四头肌慢性劳损或陈旧性、部分性损伤对一般活动无影响，但不能完成大强度跳跃活动。

③少数肌纤维损伤时，肌张力正常，但压痛点固定。

④抗阻力伸膝试验阳性：患者取仰卧位，检查者一手托住腘窝，使膝关节处于半屈曲位，另一手压于踝关节前方，嘱患者用力伸直膝关节，伤处疼痛加重或伸膝无力。

⑤跟臀试验阳性：患者取俯卧位，两下肢伸直，检查者握住足踝部后，屈曲其膝关节，使足跟接触到臀部，慢性劳损或陈旧性部分损伤者在大腿前部有不同程度的牵拉痛。

2.相关检查

（1）拍摄X线片　常为阴性，股骨段正侧位X线摄片，显示软组织广泛肿胀阴影，可借以排除撕脱性骨折，后期可见到钙化阴影。

（2）MRI　MRI对于肌肉及软组织有极高的分辨率，能够准确地显示肌肉损伤、炎症及肿块，对于股四头肌损伤的诊断和鉴别诊断有重要的价值，且MRI对人体无放射性损害。但MRI检查费用较高，检查耗时，患者不能接受。目前MRI不作为诊断股四头肌损伤的常规检查。

（二）辨证诊断

1.气滞血瘀型

（1）临床证候　突然强力收缩或直接暴力撞致伤。局部疼痛，肿胀，瘀斑，压痛。如肌肉断裂伤者疼痛剧烈，在断裂处可扪及肌肉凹陷，伸膝功能障碍。舌暗红，脉弦。

（2）辨证要点　局部疼痛，肿胀，瘀斑，舌暗红，脉弦。

2.瘀热阻络型

（1）临床证候　损伤后局部肌肉僵硬，关节强直，有条索状硬结，或灼热红肿，活动后肌肉疼痛加重。舌质红，脉弦数。

（2）辨证要点　肌肉僵硬，关节强直，有条索状硬结。舌质红，脉弦数。

3.气血虚损型

（1）临床证候 股四头肌萎缩，伸膝无力，劳累后肌肉酸痛，面色苍白，少气懒言。舌淡，脉细无力。

（2）辨证要点 萎缩，伸膝无力，劳累后肌肉酸痛，少气懒言。舌淡，脉细无力。

三、鉴别诊断

（一）西医学鉴别诊断

1.髌骨骨折

股四头肌猛烈收缩或直接暴力也常致髌骨骨折，主要为膝关节肿胀，功能障碍，髌骨处压痛明显，并可有异常活动和骨擦音，关节穿刺常为血性液体，X线检查可鉴别。

2.大腿部炎性疾患

除股部肿胀疼痛外，还可伴有一系列炎性反应，如发热，皮肤潮红，皮温增高，血常规改变等可资鉴别。

3.因半月板和梨状肌等损伤引起的股四头肌萎缩

半月板损伤压痛点应在膝关节，梨状肌损伤压痛点应在臀部，以此可鉴别。

4.肌源性腿部肌肉萎缩

肌源性疾病是由于肌肉本身疾病而导致的，其中以肌营养不良为常见症状，营养不良性肌强直症、偏头痛、外伤（如挤压综合征）等都是此类肌肉萎缩的症状。此病发病前没有外伤史，以此可资鉴别。

（二）中医学鉴别诊断

痿证

痿证是指筋骨痿软，肌肉瘦削，皮肤麻木，手足不用的一类疾患，但肢体关节一般不痛，无麻木等感觉障碍。故本病需与以下肢痿弱失用为主症的痿证相鉴别。"痿证"是肢体筋脉弛缓软弱废用的病证。常见于西医学的多发性神经炎、脊髓空洞症、肌萎缩、肌无力、侧索硬化、运动神经元病、周期性瘫痪、肌营养不良症、癔症性瘫痪和表现为软瘫的中枢神经系统感染后遗症等。

四、临床治疗

（一）提高临床疗效的要素

股四头肌损伤多是由于急、慢性劳损，致使气血瘀阻于经络，为肿为痛而为病。推拿具有促进血液循环，活血理气通络的作用，能促进损伤部位瘀血的吸收，缓解疼痛和肌肉痉挛，疗效较好。

（二）推拿治疗

（1）治疗原则 理筋通络活血。

（2）取穴及部位 股四头肌。

（3）主要手法 采用揉、摩、拿、摇等手法。

（4）操作方法 股四头肌部分断裂，行推拿手法治疗。

①揉膝：以食、中环指末节指腹着力，在瘀肿处做揉法2~3分钟，有散瘀肿的作用，宜用于早期治疗。

②理筋：拇指张开，余四指并拢，全掌着力，自大腿根部向下，理至踝部止。理筋6~8次，有行气止痛散瘀消肿作用，适用于各期。

③摩法：以全掌着力，于瘀肿处做摩法2~3分钟。有散瘀消肿作用，适用于早期。

④拿法：沿大腿前、内、外侧做拿法，分别由大腿根拿至踝部，反复拿3~4遍，有行气止痛作用，适用于各期。

⑤分筋：以拇指末节指腹着力，沿伤侧压痛点或筋络处做分筋，约1~2分钟，有消散筋结的作用，适用于后期。

⑥摇法：顺、反时针方向摇动患膝1~2分钟，有松解粘连、滑利关节的作用，宜

用于后期。

股四头肌完全断裂，应早期手术修补，术后长期管形石膏固定3~4周。

五、预后转归

对于股四头肌损伤轻度患者如果及时采取正确的处理措施，预后良好；而对于损伤严重甚至肌腱断裂者，要及时进行手术治疗。

六、预防与调护

（一）预防

（1）在工作和日常生活中尽量保护股四头肌以免受外界暴力的损伤。

（2）要尽量避免长时间反复的股四头肌牵拉活动。

（二）调护

（1）治疗期间，在损伤初期，可先用冷敷，加压包扎，以减少出血，防止肿胀，或加用中药活血瘀。

（2）适当进行功能锻炼，预防股四头肌失用性萎缩，练功方式以主动收缩股四头肌活动为主。肌肉部分肌纤维断裂者，应将伤肤处于受损肌肉拉长位，练功方式以主动屈膝后伸为主，目的是使损伤肌纤维不致因瘢痕挛缩而变短，后期主动伸膝练功。肌肉完全断裂和肌腱附着完全断裂者，术后6周加强主动练功，防止股四头肌萎缩。

（3）对于股四头肌损伤严重或伤后未能进行及时、正确的治疗导致伤后股四头肌萎缩者，需要进行相关的治疗，具体治疗方案包括如下几种。

1）运动及功能训练：运动及功能训练一直是首选并且其作用也是至关重要的。规范而合理制订的训练方案能够显著地促进肌肉纤维类型的转变，增强骨骼肌质量，从而提高肌肉氧化能力，改善血流供应。如股四头肌的等长、等张抗阻运动的锻炼、被动活动、辅助主动运动、主动运动等。

2）耐力训练：常见有骑固定自行车、登山、中长距离慢跑等。萎缩肌肉的恢复程度取决于耐力训练的强度。有研究证实，中高强度的耐力训练最为适宜，它能够显著的增加肌纤维的横截面积，同时肌细胞及血管活性也得到了最大利化。由此可以看出，耐力训练是萎缩肌肉恢复过程中不可或缺的关键环节。

3）物理治疗：目前常见的方法有电刺激治疗、中医针灸治疗、拔火罐、中药局部注射以及热应激治疗、血管阻塞治疗等。这些方法可以通过不同的机制来增加萎缩肌肉的湿重、肌纤维横截面积，增加肌蛋白合成，抑制分解，促进肌纤维类型的转变，从而有效地改善萎缩肌肉的形态和功能。

七、专方选要

外敷方　处方：黄柏30g，延胡索12g、大血藤12g，白芷12g，羌活9g，独活9g、木香9g，血竭5g。功能：清热活血，祛风除湿，行气止痛。将上述药物研成细粉，用蜂蜜水按1∶2比例调敷，每日1次，10天为1个疗程，可以明显缓解瘀血肿胀及疼痛的症状。

大血藤有清热解毒，活血祛风的功效，木香、玄胡、白芷行气止痛；羌活、独活祛风湿，舒经通络，黄柏清热燥湿，泻火解毒。

主要参考文献

[1] 杨桦，陈松. 外敷方结合针灸治疗股四头肌挫伤疗效观察 [J]. 陕西中医，2013, 34（4）: 457-458.

[2] 施杞，王和鸣. 骨伤科学 [M]. 北京：人民卫生出版社，2003.

第十章 妇科疾病

第一节 月经不调

月经不调是月经周期出现异常的总称。本病以月经周期及经期、量、质、色的异常为主要特点，包括月经先期、月经后期、月经先后不定期、月经过多、月经过少、经期延长及经间期出血。

西医功能性子宫出血、排卵性月经失调属于本病。

一、病因病机

（一）西医学认识

月经不调是女性的常见病、多发病，育龄期女性大多有过月经不调。月经周期的调节是一个复杂的过程，涉及下丘脑、垂体和卵巢。下丘脑分泌促性腺激素释放激素，通过调节垂体促性腺激素的分泌，调控卵巢功能下丘脑－垂体－卵巢轴的神经内分泌活动。月经周期还受外界环境因素及体液的影响，大脑皮质也参与内分泌活动的调节。大脑皮质、下丘脑、垂体和卵巢之间任何一个环节发生障碍，都会引起卵巢功能紊乱，导致月经不调。现代研究发现，电子设备在使用过程中会产生不同程度的电磁波，会对女性的内分泌和生殖功能产生不良影响，导致内分泌紊乱，引起月经失调。

功能性子宫出血也称功血，分为无排卵性功血和排卵性功血，无排卵性功血约占80%以上，多见于青春期和围绝经期妇女。青春期功血多因下丘脑－垂体－卵巢轴发育不成熟，反馈机制未完善引起，围绝经期功血的主要原因是卵巢功能衰退，

对促性腺激素反应性下降引起。排卵性功血多见于育龄期妇女，由于卵巢对垂体促性腺激素反应异常，使黄体发育异常或萎缩不全，导致异常出血。

（二）中医学认识

月经，又称月信、月事、月水，是女子肾精充盈至一定程度而产生的周期性阴道出血的生理现象。《黄帝内经》中称"月事不以时下""月事衰少""崩"等，汉代《金匮要略》中称"经水不利""经候不匀"，晋代《脉经》中称"月使不调"，明代《景岳全书》中称为"经不调""经乱"，清代《女科要略》则称"失信"。

月经不调多与肝、脾、肾三脏以及冲、任脉有关。古代医家认为与肾精有关，《素问·上古天真论篇》中提到"女子二七，天癸至，任脉通，太冲脉盛……天癸竭，地道不通，故形坏而无子也"。天癸至，女子月经来潮，月经的产生，是脏腑经脉气血及天癸作用于胞宫的结果。胞宫的形态与功能正常与否直接影响月经的来潮。由于肝藏血，主疏泄，冲脉隶属于肝脏，脾胃为后天之本，气血生化之源，统摄血液的作用。由于外感或内伤等原因，导致脾不健运、肝失疏泄，或肾虚不固，引起冲任损伤，气血失调，而致本病。月经先期多见于气虚或血热。月经后期多见于血虚、血寒和气滞。月经先后不定期多见于肝郁、肾虚。

二、临床诊断

（一）辨病诊断

1.临床表现

（1）症状　多为月经周期紊乱，经期长短不一，经量不定或增多，甚至大量出血。

（2）体征　出血期间无腹痛或其他不适，出血量多或时间长，常继发贫血，大量出血可导致休克。失血过多可引起贫血，严重者可致头晕、心律失常、呼吸困难、乏力、水肿和食欲下降等，并可伴有不孕。

2.相关检查

（1）血常规检查　确定有无贫血及血小板减少。

（2）凝血功能检查　包括凝血酶原时间、部分促凝血酶原激酶时间、血小板计数、出凝血时间等，排除凝血功能障碍性疾病。

（3）尿妊娠试验或血β-HCG检测　排除妊娠。

（4）盆腔超声　了解子宫内膜厚度及回声，以明确有无宫腔占位病变及其他生殖道器质性病变等。

（5）基础体温测定（BBT）　不仅有助于判断有无排卵，还可提示黄体功能不全（体温升高天数≤11天）、黄体萎缩不全（高相期体温下降缓慢伴经前出血）。当基础体温双相，经间期出现不规则出血时，可了解出血是在卵泡期、排卵期或黄体期。

（6）血激素检查　适时测定黄体酮水平可确定有无排卵及黄体功能，测定甲状腺素可迅速排除甲状腺功能异常，测定催乳素及其他内分泌激素水平有利于鉴别诊断。

（7）诊断性刮宫或宫腔镜下刮宫　异常子宫出血病程超过半年，或超声子宫内膜厚度＞12mm，或年龄＞40岁者，首次就诊可考虑采用诊断性刮宫或宫腔镜后刮宫，以了解子宫内膜情况。

（二）辨证诊断

1.气血亏虚型

（1）临床证候　经期提前或延后，经量过少、色淡、质稀，伴神疲肢倦，气短懒言，头晕眼花，失眠多梦，小腹空坠或绵绵作痛，纳少便溏，面色苍白或萎黄，唇舌淡，舌苔薄白，脉细弱。

（2）辨证要点　经量过少、色淡、质稀，气短，头晕眼花，失眠多梦，小腹空坠或绵绵作痛，面色苍白或萎黄，唇舌淡，舌苔薄白，脉细弱。

2.寒凝型

（1）临床证候　经期延后，经量少、色暗红、有血块。实寒者小腹拒按冷痛，得热痛减，四肢不温，面色青白，舌质暗淡，苔白，脉沉紧。

（2）辨证要点　经期延后，小腹冷痛或隐痛，得热痛减，四肢不温，舌质暗淡或淡、苔白，脉沉紧或细弱。

3.血热型

（1）临床证候　经色红、质黏稠。实热者经期提前，经量多，经色鲜红或深红，伴心烦易怒，口干唇燥，小便短赤，大便干结，舌红苔黄，脉数或滑数。虚热者经量少、色红，伴五心烦热，两颧潮红，腰膝酸软，舌红少苔，脉细数。

（2）辨证要点　经色红、质黏稠。经期提前，经色鲜红或深红，舌红苔黄或少苔，脉数或滑数。

4.肝郁型

（1）临床证候　经量或多或少，经色或暗红或紫红，经行不畅，伴乳房及两胁胀痛，胸闷不舒，食少嗳气，喜叹息，舌红，苔薄黄，脉弦涩。

（2）辨证要点　经色或暗红或紫红，伴乳房及两胁胀痛，嗳气，喜叹息，舌红、苔薄黄, 脉弦涩。

5. 肾虚型

（1）临床证候　经期或前或后, 经量少, 经色暗、质清, 伴有面色晦暗, 头晕耳鸣, 腰膝酸软, 舌淡、苔薄、脉沉细。

（2）辨证要点　经量少, 经色暗、质清, 头晕耳鸣, 腰膝酸软, 舌淡、苔薄, 脉沉细。

三、鉴别诊断

（一）西医学鉴别诊断

1. 异位妊娠

月经后期当与异位妊娠相鉴别, 二者均可出现月经逾期, 但异位妊娠兼见阴道少量出血, 或突然出现一侧下腹部撕裂样疼痛, 甚至出现昏厥或休克。妊娠试验, B超检查有助于鉴别。

2. 血小板减少症、再生障碍性贫血等血液病

月经过多当与血小板减少症、再生障碍性贫血等血液病相鉴别, 二者均可出现月经量多症状, 但血液病具有血液病史, 或有皮下出血、牙龈出血等全身出血症状, 血液学检查等有助于鉴别。

3. 其他器质性及药物性病变

器质性疾病如下丘脑、脑垂体肿瘤或病变, 子宫肌瘤, 子宫内膜息肉, 宫颈息肉, 子宫内膜癌等肿瘤及发育异常、营养不良、颅内疾患、严重肝病、肾病等。使用治疗精神病的药物、内分泌制剂或采取宫内节育器避孕者均可能发生月经不调。某些长跑运动员容易出现闭经。

（二）中医学鉴别诊断

1. 激经

妊娠初期仍按月行经而且无损胎儿发育的, 称为激经。这种特殊的生理现象易与月经过少相混淆。出血特点为阴道少量周期性出血, 数天自止, 早期很难鉴别, 激经者应有恶心、呕吐有困倦思睡, 背微恶寒, 或恶心、呕吐等早孕反应, 妇科检查可见子宫体增大, 宫颈软, BBT呈双相反应, 高温相持续18天以上, 超子宫检查可见子宫腔内有孕囊或胎儿心搏动等现象。

2. 早孕

育龄期妇女, 月经过期不来, 应有妊娠可能。早孕者, 有早孕反应, 妇科检查子宫体增大、变软, 宫颈充血着色, 妊娠试验阳性反应, B超盆腔扫描可见于宫腔内有孕囊。月经后期者则无以上表现, 且停经前多有月经失调病史。

四、临床治疗

（一）提高临床疗效的要素

月经不调的治疗应注意标本缓急, 辨清虚实、脏腑, 谨守病机, 注重生理特点而调经, 对症治疗。

（二）推拿治疗

1. 治疗原则

调和气血、调理冲任为主。气血虚者, 治宜益气生血; 血寒者, 治宜温经散寒; 血热者, 治宜清热凉血; 肝郁者, 治宜疏肝理气; 肾虚者, 治宜补肾调经。

2. 取穴与部位

气海、关元、中极、中脘、天枢、膈俞、肝俞、脾俞、胃俞、肾俞、八髎、合谷、血海、足三里、三阴交、八髎等穴, 以及腹部、胁肋部、腰骶部。

3. 主要手法

一指禅推法、摩法、揉法、按法、搓法。

4. 操作方法

（1）腹部　患者取仰卧位, 医者坐于右侧。先用一指禅推法或按揉法于气海、关元、中极等穴处操作, 每穴约1分钟, 以

得气为度，然后用摩法顺时针方向揉摩小腹治疗，时间6~8分钟。

（2）腰背部　患者取俯卧位，医者用一指禅推法或掌推法施术于背部两侧膀胱经，重点在脾俞、肝俞、肾俞等处，时间3~5分钟，然后按揉脾俞、肝俞、肾俞等穴，每穴约1分钟，以酸胀得气为度。然后横擦八髎穴，以透热为度。

（3）下肢部　患者取仰卧位，医者用双拇指按揉三阴交、太冲、太溪等穴，每穴约1分钟，以酸胀为度。

（三）其他疗法

1.拔罐法

取肾俞、气海、关元、三阴交、照海穴位，用闪火法拔罐，留罐10分钟，每日1次，10次为1个疗程。肾虚者可先用艾条点燃温灸各穴，以皮肤有温热感及人体感觉舒适为宜。

2.刮痧法

头部（双侧额旁3带、右侧额旁2带、额顶带后1/3）、背部（膀胱经、双侧肝俞、脾俞至肾俞）、腹部（气海、关元、双侧归来）、下肢（双侧血海、三阴交），双侧中都、太冲、交信、太溪。经早以太冲、太溪为重点；经迟以血海、归来为重点；经乱以肾俞、交信为重点。用刮痧板蘸刮痧油在上述穴位操作，每日1次，以皮肤潮红为度。

3.穴位贴敷法

取神阙、子宫穴。药用：乳香、没药、白芍、牛膝、丹参、山楂、广木香、红花各15g，冰片1g。除冰片外，余药烘干，研为细末，过筛，再将冰片末调入重研一遍，装瓶备用。用时取药末20g，以生姜汁或黄酒适量，调为稠膏，敷神阙穴及子宫穴，上置塑料薄膜，纱布敷盖，胶布固定，每2日换药1次，连用至月经干净，3个月1个疗程。适用于血瘀型月经先期。

4.穴位注射法

取关元、三阴交、气海、血海、肝俞、脾俞、肾俞穴。每次选用2或3穴，用5%当归注射液或10%丹参注射液，每穴注入药液0.5ml，隔天1次。

5.穴位埋线法

取三阴交、中极、关元穴。用1cm长的消毒羊肠线，埋植于以上穴位，在经前、经后均可治疗，作用持久。

（四）医家诊疗经验

1.黄万香

运用黄氏按摩治疗月经不调，治疗方法如下。

（1）头面部　①斜向开天门（开天门为两拇指交替从眉心上推至前发际，轨迹为一直线，该流派的操作为从眉心斜向外上方推行）。②分运双柳（与分推坎宫相似，但手指所及恰在眉毛之上）并揉太阳。③三指摩颜面并点揉颊车。

（2）颈部　①拿桥弓。②推摩颈筋。③点揉与扣拨缺盆。

（3）胸腹部　①下推膻中。②推按剑下至胁肋。③拿脐胁。④分推腹阴阳。⑤点按腹正中线（任脉），力度由轻到重再到轻。⑥拿腹。

（4）上肢　①扣拨腋下大筋。②拿揉推持上臂。③扣拨肘筋。④推揉前臂。⑤搓摩手指。⑥拔伸手指。

（5）下肢　①拿揉下肢。②踝关节摇法。③掰脚趾。④掌压脚背（跖屈位）并点"涌泉"。

（6）腰背部　①拿肩井。②按揉推持膀胱经。③黄氏捏脊法（腹泻上捏、便秘下捏）。每日1次，5次为1个疗程，每位患者治疗3个疗程，中间间隔2天。

2.周华龙

周华龙认为本病的治则在于调理冲任，理血调经，运用平衡推拿法治疗月经不调。

（1）患者仰卧位，施术者位于心侧，在其腹部行推法、摩推法、揉法、摩法治疗，共10分钟左右，应以患者自觉腹部发热为宜。以上、下腹为重点，用点抖法点上、中、下部建里、归来，按上法在双下肢行㨰法、挤捏法，点揉血海、足三里、三阴交穴。

（2）患者俯卧位，施术者在其腰部采用按法、揉法、㨰法、推法和擦法治疗10分钟左右。然后，在腰骶部做横擦法，使局部有温热感为宜。最后在脊柱上及其两侧（督脉和膀胱经在腰背部的循行部位）做往返的平推揉法治疗，反复操作3~5遍。点按心俞、厥阴俞、肺俞、胃俞、膀胱俞、三焦俞、肾俞穴。

3.严金林

严金林等用倒悬疗法治疗月经不调。手法治疗方法如下。

（1）倒悬角度 30°~60°。

（2）手法 一指禅、点、按、摩、揉、振腹。

（3）取穴 膻中、中脘、关元、子宫、冲门。

（4）基本操作 ①倒悬体位患者仰卧位于倒悬牵引床上，双下肢缓慢上升至比头部高30°~60°，在头高脚低的倒悬体位姿势下静卧5分钟。②治疗手法：医者坐或站于一侧，以一指禅法或按揉法作用于膻中、中脘、气海、关元、子宫、冲门等穴。然后以掌摩法施治于小腹部，在腹部做顺时针及逆时针方向治疗，约10分钟，以透热为度。患者俯卧位，先在腰部用轻快的揉法治疗，同时配合按揉八髎穴，以酸胀为度，往返操作4分钟。然后点按肝俞、肾俞穴，然后掌擦背俞穴以透热为度。③放松调理手法：用振腹法在腹部施术5~10分钟，振腹方向向斜上，使产生的力与子宫的逆向回缩力相互作用，达到治疗效果。

（5）辨证施法 ①肝肾亏虚型医者重

点用掌摩或小鱼际搓摩患者中脘、气海、关元、冲门穴，每穴约5分钟，以腹部透热为度，同时点按足三里、三阴交以酸胀为度，可配合掌振法于少腹部以活气血。②肝气郁结型属实型者，医者重点以一指禅法点按三阴交、血海、行间、地机穴，手法可重，但以患者能承受为度。属虚型者，可加取三阴交、太溪、涌泉、八髎、肾俞等穴以滋阴清热。

五、预后转归

月经不调病证若治疗及时得当，多易痊愈。若治疗失当，可发展至崩漏、闭经等病，使病情反复，治疗困难，因此，对本病一定要给予重视，积极治疗。推拿治疗功能性失调性月经不调效果较佳，对于器质性患者须尽早发现，消除病因，并做适当处理。推拿治疗宜在经前1~2周治疗，直至月经干净后1周，一般连续3个月周期。治疗配合药物、针灸等多种方法治疗，可以提高疗效。

六、预防与调护

（一）预防

因人施教，医者告知患者月经不调的常见诱发因素。保持乐观，避免过度紧张、忧愁、抑郁。加强防寒保暖，避免衣着不适合及淋雨、涉水等侵袭。月经期要注意个人卫生，保持局部清洁，避免造成生殖器炎症引起月经失调，避免过度劳累，多休息，以免损伤气血和脏腑功能。婚后女性房事宜适度，经期前后避免房事，房事过劳可伤肾。手术和外伤可直接损伤冲任和胞宫，故应做好计划生育，不宜长期服用避孕药，以免影响内分泌功能。

（二）调护

合理饮食调护，保护脾胃功能，饮食

宜寒温适宜，五味不偏嗜，不应过度节食，身体弱，气血不足者，宜食牛奶、瘦肉、猪肝、鸡蛋、红枣等。阴虚内热者，多食黑木耳、百合、藕、梨等。脾胃虚弱者多食山药、白扁豆、莲子、芡实等。

七、专方选要

（1）左归丸　熟地黄、党参、怀山药、枸杞子、女贞子各15g，山茱萸12g，墨旱莲10g，菟丝子、怀牛膝各8g。先将熟地黄蒸烂杵膏，炼蜜为丸，如梧桐子大。每服百余丸，食前用滚汤或淡盐汤送下。

功能主治：滋阴补肾，填精益髓。主治真阴不足证。症见腰酸腿软，头晕眼花，耳聋失眠，遗精滑泄，自汗盗汗，口燥舌干，舌红少苔，脉细。

方中重用熟地黄滋肾益精，枸杞子补肾益精、养肝明目，菟丝子性平补肾。以上为补肾药组。佐山茱萸养肝滋肾、涩精敛汗，山药补脾益阴、滋肾固精，牛膝益肝肾、强腰膝、健筋骨、活血，既补肾又兼补肝脾。

（2）柴胡疏肝散　陈皮（醋炒）6g，柴胡6g，川芎4.5g，香附4.5g，枳壳（麸炒）4.5g，芍药4.5g，炙甘草1.5g。每日一剂，水煎服。

功能主治：疏肝理气，活血止痛。主治肝气郁滞证。症见胁肋疼痛，胸闷善太息，情志抑郁易怒，或嗳气，脘腹胀满，脉弦。

方中以柴胡功善疏肝解郁，用以为君。香附理气疏肝而止痛，川芎活血行气以止痛，二药相合，助柴胡解肝经郁滞，并增行气活血止痛之效，共为臣药。陈皮、枳壳理气行滞，芍药、甘草养血柔肝，缓急止痛，均为佐药。甘草调和诸药，为使药。诸药相合，共奏疏肝行气、活血止痛之功。

主要参考文献

［1］王华兰. 推拿学［M］. 北京：人民军医出版社，2004：286-287.

［2］罗才贵. 实用中医推拿学［M］. 四川：四川科学技术出版社，2004：281-283.

［3］吕明. 推拿治疗学［M］. 北京：中国中医药出版社，2013：211-213.

［4］周信文. 推拿治疗学［M］. 上海：上海浦东教育出版社，2010：347-353.

［5］刘元华，廖品东，张戈，等. 黄氏推拿治疗月经不调临床疗效观察［J］. 山东中医药大学学报，2010，34（2）：129-130.

［6］周华龙. 周华龙推拿基金［M］. 东南大学出版社，2008：227-228.

［7］严金林. 倒悬推拿疗法［M］. 中医古籍出版社，2006：224-225.

第二节　痛经

痛经为妇科最常见的症状之一，是指在行经前后或月经期出现下腹部疼痛、坠胀，伴腰酸或其他不适，症状严重影响患者生活质量。痛经分原发性和继发性两类，前者是指生殖器官无器质性病变的痛经，占痛经90%以上，后者是指盆腔器质性疾病如子宫内膜异位症、盆腔炎或宫颈狭窄等所引起的痛经。

一、病因病机

（一）西医学认识

痛经是妇科常见病。因每个人的痛阈值不同，临床又缺乏确切的测定方法，各家报道痛经的发生率差异很大。原发性痛经以月经初期后1~2年开始发病者为多见。

原发性痛经主要与月经时子宫内膜前列腺素（PG）含量增高有关。研究表明，痛经患者子宫内膜和月经血中PGF2α及

PGE2 含量均较正常妇女明显升高。PGF2α 含量增高是造成痛经的主要原因。PGF2α 和 PGE2 是花生四烯酸脂肪酸的衍生物，在月经周期中，分泌期子宫内膜前列腺素浓度较增生期子宫内膜高。月经期因溶酶体酶溶解子宫内膜细胞而大量释放，使 PGF2α 和 PGE2 含量增高。PGE2 含量增高可引起子宫平滑肌过强收缩，血管痉挛，造成子宫缺血、乏氧状态，出现痛经。此外，原发性痛经还受精神、神经因素影响，疼痛的主观感受也与个体痛阈有关。增多的前列腺素进入血液循环，还可引起心血管和消化道等症状。无排卵期的增生期子宫内膜因无黄体酮刺激，所含前列腺素浓度很低，通常不发生痛经。

（二）中医学认识

痛经病位在子宫、冲任，以"不通则痛"或"不荣则痛"为主要病机。其之所以伴随月经周期而发，又与经期及经期前后特殊生理状态有关。未行经时，由于冲任气血平和，致病因素尚不足以引起冲任、子宫气血瘀滞或不足，故平时不发生疼痛。经期前后，血海由满盈转泄溢，气血盛实转骤虚，子宫、冲任气血变化较平时急剧，易受致病因素干扰，加之体质因素的影响，导致子宫、冲任气血运行不畅或失于煦濡，不通或不荣而痛。经净后子宫、冲任血气渐复则疼痛自止。但若病因未除，素体状况未改善，则下次月经来潮，疼痛又复发矣。其常见病因病机有气滞血瘀、寒凝血瘀、湿热瘀阻、气血虚弱、肾气亏损。

二、临床诊断

（一）辨病诊断

1. 临床表现

（1）症状

①精神症状：包括情绪、认知及行为方面的改变。最初可感到全身乏力、疲劳、困倦、嗜睡。情绪变化有两种截然不同类型：一种是精神紧张、身心不安、烦躁、遇事挑剔、易怒，微细琐事就可引起感情冲动，甚至争吵、哭闹，不能自制；另一种则变得没精打采，抑郁不乐，焦虑忧伤或情绪淡漠，爱孤居独处，不愿与人交往和参加社交活动，注意力不能集中，判断力减弱，甚至偏执妄想，产生自杀意识。

②手足、眼睑水肿：较常见，少数患者体重显著增加，平时合身的衣服变得紧窄不适。有的患者腹部有胀满感，可伴有恶心、呕吐等肠胃功能障碍，偶有肠痉挛。临床经期可出现腹泻、尿频。由于盆腔组织水肿、充血，可有盆腔鼓胀、腰骶部疼痛等症状。

③经前头痛：为较常见主诉，多为双侧性，但亦可为单侧头痛，疼痛部位不固定，一般位于颞部或枕部，伴有恶心呕吐，经前几天即可出现，出现经血时达高峰。头痛呈持续性或无诱因性，时发时愈，可能与间歇性颅内水肿有关，易与月经期偏头痛混淆，后者往往为单侧，在发作前几分钟或几小时出现头晕、恶心等前驱症状。发作时多伴有眼花（视野内出现闪光暗点）等视力障碍。可根据头痛部位、症状的严重程度及伴随症状，进行鉴别。

④乳房胀痛：经前常有乳房饱满、肿胀及疼痛感，以乳房外侧边缘及乳头部位为重。严重者疼痛可放射至腋窝及肩部，影响睡眠。

⑤食欲改变：食欲增加，多数有对甜食的渴求或对一些盐味特殊食品的嗜好，有的则厌恶某些特定食物或厌食。

⑥自主神经系统功能症状，出现不稳定的潮热、出汗、头昏、眩晕及心悸。

⑦其他：皮肤出油、痤疮、性欲改变。

（2）体征　严重者可出现面色苍白，四肢发凉。腹部查体无明显阳体征，妇科检查可发现子宫过度后倾、后屈，或子宫颈管狭窄。叩诊时乳房敏感、触痛，有弥漫性坚实增厚感，有时可触及颗粒结节，但缺乏局限性肿块，经期后完全消失，下一周期又重新出现，但症状及体征的严重程度并非固定不变，一般在 2~3 年内虽不经治疗也可自行痊愈。如发生乳腺小叶增生，则可能在整个月经周期有持续性疼痛，经前加剧。触诊可触到扁平、颗粒样较致密的区域，边缘不清，经后亦不消退。在月经前后进行检查，对比可发现肿块大小有较大变化。

2. 相关检查

（1）B 超检查 一般采用 B 超检查以了解盆腔内有无器质性病变，如子宫肌瘤、卵巢肿瘤、盆腔炎症等。

（2）腹腔镜检查 能确定病变的部位与程度，如盆腔炎症，还能确诊子宫内膜异位症或取活检，能够鉴别子宫畸形如单角子宫、残角子宫、双角子宫等，鉴别盆腔肿块，如炎性包块、子宫肌瘤及卵巢肿瘤等。

（3）宫腔镜检查 可诊断黏膜下肌瘤、宫腔粘连、宫内节育器嵌顿及内膜息肉、溃疡及炎症等。

（4）盆腔静脉造影 有助于诊断盆腔静脉淤血综合征。

（5）子宫输卵管造影 可以帮助诊断先天性子宫畸形如单角、中隔子宫、宫颈管狭窄及子宫粘连等。

（二）辨证诊断

1. 气血瘀滞型

（1）临床证候 经前或经期小腹胀痛拒按，或伴乳胁胀痛，经行量少不畅，色紫黑有块，块下痛减，舌质紫暗或有瘀点，脉沉弦或涩。

（2）辨证要点 少腹胀痛拒按，舌紫暗、脉沉弦而涩。

2. 寒湿凝滞型

（1）临床证候 经行小腹冷痛，得热则舒，经量少，色紫暗有块，伴形寒肢冷，小便清长，舌苔白腻，脉细或沉紧。

（2）辨证要点 身体困重、酸楚，形寒肢冷，得温则减，舌苔腻。

3. 肝郁湿热型

（1）临床证候 经前或经期小腹疼痛，或痛及腰骶，或感腹内灼热，经行量多质稠，色鲜或紫，有小血块，时伴乳胁胀痛，大便干结，小便短赤，平素带下黄稠，舌质红、苔黄腻，脉弦数。

（2）辨证要点 情志抑郁，胸胁胀痛，身热不扬，头痛而重。

4. 气血亏虚型

（1）临床证候 经期或经后小腹隐痛喜按，经行量少质稀，形寒肢疲，头晕目花，心悸气短，舌质淡、苔薄，脉细弦。

（2）辨证要点 神疲乏力，少气懒言，面、睑、唇、舌色淡白，气短，动则诸症加剧。

5. 肝肾亏损型

（1）临床证候 经期或经后小腹绵绵作痛，经行量少，色红无块，腰膝酸软，头晕耳鸣，舌淡红、苔薄，脉细弦。

（2）辨证要点 腰膝酸软，头晕耳鸣，两目干涩，盗汗，骨蒸劳热。

三、鉴别诊断

1. 子宫内膜异位症

子宫内膜异位症痛经多为继发性且呈进行性加剧。妇科检查有助于诊断，子宫内膜异位症者子宫骶骨韧带或子宫直肠陷凹处可触及硬性结节，触痛明显。B 超及腹腔镜检查更有助于诊断，腹腔镜下能见到蓝紫色结节。子宫内膜异位症者抗子宫内膜抗体多表现为阳性。

2. 盆腔炎

盆腔炎除痛经外还经常出现下腹部疼

痛，带下增多，患者多有流产及盆腔炎史，婚后有不孕史。妇科检查可见附件增厚伴压痛。B超检查有助于诊断。

3. 子宫肌瘤

子宫肌瘤时经行腹痛，常伴有月经过多。妇科检查见子宫体增大，有的出现子宫体高低不平。B超有助于诊断。

4. 子宫病变

常见的子宫畸形有双子宫、子宫纵隔等，还有子宫颈口狭窄，或人工流产后致子宫颈口粘连闭锁或宫腔粘连等使经血流出不畅而致腹痛。常借助妇科检查、B超以及输卵管碘油造影来协助诊断。

四、临床治疗

（一）提高临床疗效的要素

痛经的治疗应首先辨清疼痛性质，谨守病机，辨证施治。

（二）推拿治疗

（1）治疗原则 理气活血，通经止痛为主。气滞血瘀者，治宜行气化瘀；寒湿凝滞者，治宜散寒祛湿；脾肾亏虚者，治宜补脾益肾；湿热蕴结者，治宜清热利湿。

（2）取穴与部位 取中脘、神阙、气海、关元、肝俞、脾俞、胃俞、肾俞、命门、八髎、血海、阴陵泉、足三里、丰隆、三阴交等穴，腹部、背部、腰骶部、胁肋部。

（3）主要手法 一指禅推法、摩法、揉法、按法、揉法、擦法、搓法。

（4）操作方法

①腹部：患者取仰卧位，医者坐于右侧。医者用掌摩法顺时针方向摩腹约5分钟，以小腹发热为度。用一指禅推法推任脉，自天突穴至关元穴，约5分钟。掌揉中脘、气海、关元穴各约3分钟。

②腰背部：患者取俯卧位，医者站于患者右侧，施擦法于腰部脊柱两旁及骶部，用一指禅推法或掌指关节擦法重点施术于肾俞、命门、八髎穴，时间约5分钟，力求热量能达到小腹部。之后用小鱼际擦八髎穴，透热为度。

③下肢部：患者取仰卧位，医者站于患者一侧，用一指禅推法或点按法重点施术于血海、阴陵泉、足三里、丰隆、三阴交，时间约1分钟，以酸胀为度。

（三）其他疗法

1. 耳穴贴敷法

将磁珠或王不留行籽放在黄豆瓣大小的橡皮胶布上，贴耳部子宫、卵巢、交感等穴，贴好后经常按压，以耳部疼痛但能忍受为度，可治各种原因所致的痛经。

2. 穴位贴敷法

取穴子宫、三阴交、气海或腹部痛点，痛经发作时用麝香痛经膏外敷，1~3天更换1次，痛经消失后除去。适于气滞血瘀型。

3. 成药应用

（1）益母草冲剂 每次1~2包，每日2次。治经行不畅，血瘀痛经。

（2）血府逐瘀口服液 每次2支，每日2次。治经行夹有血块之痛经。

（3）艾附暖宫丸 每次6g，每日2次。治寒湿凝滞之痛经。

（4）月月舒冲剂 每次2袋，每日2次。经前1周起服，经净停止。治寒凝气滞血瘀。

（5）妇科调经片 每次10片，每日4次。治血虚痛经。

（6）妇女痛经丸 每次6粒，每日5次。治血瘀痛经。

（7）田七痛经胶囊 每次3粒，每日3次。治寒凝气滞血瘀之痛经。

（8）宁坤养血丹 每次7.5g，每日2次。治气血不足、血行不畅之经后小腹疼痛。

五、预后转归

痛经的预后与痛经的类型有关。原发性痛经者,可以在有性生活后减轻或消失,大部分痛经者经过适当的药物治疗、体育锻炼、心理治疗,于足月分娩后减轻或消失。继发性痛经者则与引起痛经的各种原发性疾病有关。因病而异。许多盆腔器质性疾病在药物保守治疗无效时,均需住院行手术治疗以根治疾病。一般而言,不论是原发性痛经还是继发性痛经,大部分均为良性病变,但极个别患者,比如小部分子宫内膜异位症患者可发生恶性变,以卵巢及阴道直肠窝处内膜异位为多,应提高警惕。

六、预防与调护

(一)预防

(1)注意并讲究经期卫生,经前期及经期少吃生冷和辛辣等刺激性强的食物。

(2)平时要加强体育锻炼,尤其是体质虚弱者。还应注意改善营养状态,并要积极治疗慢性疾病。

(3)消除对月经的紧张、恐惧心理,解除思想顾虑,心情要愉快。可以适当参加劳动和运动,但要注意休息。

(二)调护

(1)严重的痛经应当卧床休息,注意避免强烈的运动和情绪的紧张。注意饮食营养,避免刺激性太大和生冷的食物。注意外界气候对机体的影响。注意经期卫生,避免月经排泄时可能的感染,月经期所用的东西应保持干净,如果发现有其他疾病时应迅速治疗,以免引起继发性的痛经。一般中度和轻度的痛经,仍可从事轻微的运动或劳动。

(2)疼痛发作时可对症处理,可服用阿托品片,缓解疼痛。长期不能缓解的患者,可试用中医辨证调理。

七、专方选要

(1)益肾调经汤 杜仲9g,续断9g,熟地黄9g,当归6g,白芍(炒)9g,益母草12g,艾叶9g,巴戟天9g,乌药9g。每日1剂,水煎服。用于肝肾亏损型痛经。

(2)少腹逐瘀汤 红藤60g,牛膝25g,桃仁15g,红花15g,当归15g,延胡索10g,赤芍10g,香附10g,炮姜6g,桂枝6g,川楝子6g,小茴香6g,柴胡3g。水煎服,每日1剂,每剂2煎,分2次。用于寒湿凝滞型痛经。

主要参考文献

[1]罗才贵. 实用中医推拿学 [M]. 四川:四川科学技术出版社,2004:371-372.

[2]吕明. 推拿治疗学 [M]. 北京:中国中医药出版社,2013:209-210.

第三节 闭经

闭经是指无月经或月经停止,是妇科疾病中的常见症状。闭经可分为生理性和病理性。生理性闭经是指青春期前、妊娠期、哺乳期以及绝经后的月经不来潮。病理性闭经又可分为原发性和继发性两类,原发性闭经是指年龄超过16岁,第二性征已发育但无月经来潮,或年龄超过14岁,尚无第二性征发育者;继发性闭经则指以往曾有过正常月经,之后因某种原因停经6个月,或在月经稀发的妇女中停经达3个周期以上。

一、病因病机

(一)西医学认识

原发性闭经较为少见,仅占闭经总数

的 5% 左右，主要由性染色体异常、性腺发育不全、性分化异常、副中肾管发育障碍等原因所致。继发性闭经多见，约占闭经的 90% 以上，主要由性腺轴、肾上腺轴、甲状腺轴功能失调所致。原发性闭经药物治疗预后较差，而继发性闭经预后较好，但病程长，年龄超过 35 岁者预后较差。

月经是指子宫内膜周期性变化而出现的周期性子宫出血。正常月经周期的建立和维持有赖于下丘脑－垂体－卵巢轴的神经内分泌调节，以及靶器官子宫内膜对性激素的周期性反应，其中任何一个环节受到干扰均可引起功能失常导致月经失调，甚至闭经。根据闭经的常见原因和不同环节的病理改变，分述如下。

（1）子宫病变所致的闭经 闭经的原因在子宫，月经的神经内分泌调节功能正常，但子宫内膜对卵巢激素不能产生正常反应而致闭经。常见的原因有副中肾管严重发育不全或不发育导致的先天性子宫缺陷，人工流产或产后出血刮宫过度引起的子宫内膜损伤，因结核或流产、产后严重感染所致的子宫内膜炎，以及因子宫肿瘤行子宫切除或子宫腔内放射治疗等。

（2）卵巢病变所致的闭经 闭经的原因在卵巢，因卵巢性激素水平低下，子宫内膜失去影响而无周期性变化致月经停闭。常见的原因有先天性卵巢发育不全或缺如、卵巢功能早衰、卵巢肿瘤致组织破坏、卵巢切除、卵巢功能性肿瘤致性激素水平低下、卵巢不排卵等。

（3）垂体病变所致的闭经 闭经的主要病变部位在垂体，垂体前叶器质性和功能性病变均可影响促性腺激素的分泌，进而影响卵巢功能，导致闭经。常见的原因有原发性单一垂体促性腺激素缺乏症、产后大出血引起的垂体前叶缺血坏死致垂体功能减退、垂体肿瘤（以催乳激素腺瘤多见）等。

（4）下丘脑病变所致的闭经 闭经的原因主要在下丘脑，这是最常见且病因最复杂的一类闭经。因中枢神经系统－下丘脑功能失调影响垂体，进而影响卵巢功能导致闭经。常见的原因有精神神经因素，神经性厌食或强迫节食，消耗疾病所致的营养不良及体重下降，另外如多囊卵巢综合征、某些药物如吩噻嗪及其衍生物（奋乃静、氯丙嗪）、利舍平与甾体类避孕药所致的闭经泌乳综合征，以及肾上腺、甲状腺功能紊乱等均可引起中枢神经系统－下丘脑－垂体－卵巢功能失调，从而导致闭经。

（二）中医学认识

中医学认为，导致闭经的病因比较复杂，有先天因素，也有后天因素，可由月经后期量少发展而来，也可由其他疾病引起。其发病的主要病机为冲任气血失调，按"辨证求因"的原则其病因总不外虚实两类，虚者多因先天不足或后天损伤，致精亏血少，血海空虚，无余可下。实者则为邪气阻隔，脉道不通，经血不得下行。

二、临床诊断

（一）辨病诊断

1. 临床表现

（1）症状 本病以月经停闭为特征。女性年过 16 岁，虽有第二性征发育但无月经来潮，或年过 14 岁，尚无第二性征发育及月经，或月经来潮后停止 3 个周期或 6 个月以上。应注意体格发育和营养状况，有无厌食、恶心，有无周期性下腹疼痛，有无体重改变（肥胖或消瘦），有无婚久不孕、痤疮、多毛、头痛、复视、溢乳、烘热汗出、烦躁、失眠、阴道干涩、毛发脱落、性欲减退等症状。

（2）体征 原发性闭经查体和妇科检查可见生长发育较差，第二性征或内生殖器发育不良等征象。继发性闭经常有第二性征或内生殖器萎缩，或有贫血、肥胖、多毛等征象。

2.相关检查

（1）血清激素 如卵巢激素、促性腺激素、催乳素的测定，对于诊断下丘脑－垂体－卵巢性腺轴功能失调性闭经具有意义。

（2）孕激素试验 孕激素撤退后有出血者，说明体内有一定水平的内源性雌激素影响。停药后无撤退性出血者，则可能存在两种情况：①内源性雌激素水平低下；②子宫病变所致闭经。

（3）雌激素试验 用足够的孕激素后无撤药性出血，说明患者体内内源性雌激素水平低下，不能使子宫内膜出现正常的增生期反应，或子宫内膜有缺陷，对雌激素无反应。停药后如有撤退性出血者可排除子宫性闭经。停药后无撤退性出血者可确定子宫性闭经。

（4）基础体温测定 基础体温测定是一种简便且易于掌握的方法，可了解卵巢有无排卵。除部分子宫性闭经外，闭经患者一般无排卵，基础体温多呈单相。

（二）辨证诊断

1.肾气不足型

（1）临床证候 年过 16 周岁，月经未至或来潮后复闭，素体虚弱，头晕耳鸣，第二性征不足，腰腿酸软，腹无胀痛，小便频数，舌淡红，脉沉细。

（2）辨证要点 腰腿酸软，头晕耳鸣，夜尿频多，舌淡、苔薄白，脉沉细。

2.气血亏虚型

（1）临床证候 月经周期后延，经量偏少，继而闭经，面色不荣，头晕目眩，心悸气短，神疲乏力，舌淡、边有齿印、苔薄，脉细无力。

（2）辨证要点 神疲乏力，少气懒言，面、睑、唇、舌色淡白，气短，动则诸症加剧。

3.痰湿阻滞型

（1）临床证候 月经停闭，形体肥胖，神疲嗜睡，头晕目眩，胸闷泛恶多痰，带下量多，舌苔白腻，脉濡或滑。

（2）辨证要点 胸闷脘痞，身体困重、酸楚，舌苔腻。

4.阴虚内热证

（1）临床证候 月经先多后少，渐致闭经，五心烦热，颧红升火，潮热盗汗，口干舌燥，舌质红或有裂纹，脉细数。

（2）辨证要点 盗汗，骨蒸劳热，干咳或咯血，舌红、苔少，脉细数。

5.血寒凝滞型

（1）临床证候 经闭不行，小腹冷痛，得热痛减，四肢欠温，大便不实，舌苔白，脉沉紧。

（2）辨证要点 少腹拘急冷痛，形寒肢冷，得温则减。

6.血瘀气滞型

（1）临床证候 月经闭止，胸胁胀满，小腹胀痛，精神抑郁，舌质紫暗，边有瘀点、苔薄，脉沉涩或沉弦。

（2）辨证要点 少腹胀痛拒按，按则痛甚，舌质暗或有瘀斑。

三、鉴别诊断

（一）西医学鉴别诊断

1.妊娠

两者均可见月经停闭，但妊娠有行经史、早期有妊娠反应，妊娠试验阳性，腹部逐渐增大有胎动感，B 超和多普勒检查均可证实妊娠。

2.闭经泌乳综合征

两者均可见闭经，但闭经泌乳综合征伴见溢乳、头痛、复视、脉弦，基础体温单相，催乳素异常升高，检查头颅 CT 或 MRI 有助于诊断。

3.席汉综合征

两者均可见闭经，席汉综合征有产后大出血史，毛发脱落，畏寒肢冷，基础体温单相，促性腺激素（FSH、LH）水平降低，B超检查可见生殖器萎缩。

（二）中医学鉴别诊断

避年、暗经

避年指月经一年一行无不适，不影响生育，暗经指终身不行经，但能生育也无不适。避年和暗经均为极少见的月经特殊生理现象。

四、临床治疗

（一）提高临床疗效的要素

（1）辨清虚实　闭经的治疗应根据具体情况，虚者补而通之，实者泻而通之，虚实夹杂者当补中有通，攻中有养。切不可不分虚实概以活血理气通之。特别是虚者因血海空虚、源断无血可泻，若一概泻而通之，必会伤及脏腑、气血、经络，适得其反。只有通过补益之法，使气血恢复，脏腑平衡，血海充盈，则经自行。

（2）用药切中病机　用药时不可过用辛温香燥之剂，因为辛温香燥有劫津伤阴之弊，即使应用也须配以养血和阴之品，使气顺血和，则病自愈。用补药应使其补而不腻，补中有行，以利气血化生。

（二）推拿治疗

（1）治疗原则　理气活血为主。肝肾虚者，宜补肾养肝；气血虚弱者，则补气养血调经；气滞血瘀者，宜理气活血、化瘀通经；痰湿阻滞者，当用除湿祛痰、理气活血之法通经。

（2）取穴与部位　取关元、气海、血海、三阴交、足三里、肝俞、脾俞、肾俞等，腹部、腰背部、下肢部。

（3）主要手法　摩法、一指禅推法、按法、揉法等。

（4）操作方法

①腹部：患者取仰卧位，医者坐于右侧。用摩法施于小腹，摩法方向为逆时针，腹部移动方向为顺时针，手法要求深沉缓慢，同时配合按揉关元、气海，时间约10分钟，以酸胀为度。

②下肢部：患者取仰卧位，按揉地机、血海、三阴交、足三里，每穴约2分钟，以酸胀为度。

③腰背部：患者取俯卧位，用一指禅推法治疗腰部脊柱两旁，重点在肝俞、脾俞、肾俞，每穴1~2分钟，或用按法在腰脊柱两旁治疗，然后再按揉上述穴位2~3遍，以患者感觉酸胀为度。然后按压八髎穴，用手掌按压在八髎穴处，用力往下压住，每次施术50次以上，继而在八髎穴施摩法，以透热为度。

（三）其他疗法

1.耳针法

取子宫、内分泌、皮质下、卵巢、神门穴，两耳交替取2~3穴，用王不留行籽胶布贴敷，每天按压3~5次，每次每个穴位按压10~15分钟。

2.成药应用

（1）血府逐瘀口服液　每次2支，每日2次。治疗气滞血瘀之经闭。

（2）妇科调经片　每次6片，每日4次，合归脾丸，每次8粒，每日3次。治疗脾虚血虚之经闭。

（3）左归丸　每次9g，每日2次，合大补阴丸，每次6g，每日3次。治肾虚经闭。

（4）河车大造丸　每次9g，每日1次。治肾气虚经闭。

（5）艾附暖宫丸　合右归丸，每次各9g，每日3次。治肾阳虚及寒凝血瘀经闭。

（6）礞石滚痰丸合苍附导痰丸　每次各9g，每日2次。治痰湿阻滞之经闭。

（7）大黄䗪虫丸　每次9g，每日2次。治气滞血瘀之经闭。

（8）八宝坤顺丹　每次9g，每日2次。用于气血亏虚、肝郁不舒之经闭。

（9）丹栀逍遥丸　每次9g，每日2次。治疗肝郁化热所致溢乳闭经。

五、预后转归

闭经的预后与转归取决于病因、病位、病性、体质、环境、精神状态、饮食等诸多环节。若病因简单，病变脏腑单一，病程短者，一般预后稍好，月经可行，但建立和恢复排卵有一定难度。若病因复杂，或多脏腑损伤则难以调治，疗效难尽如人意。而且闭经的多种证候之间有一定联系，各证也可相兼或转化，使治疗更趋复杂。如情志、环境或其他诸多因素均可导致复发。若久治不愈，可导致不孕症、性功能障碍、代谢障碍、心血管病等其他疾病。

六、预防与调护

（一）预防

（1）闭经的发生与诸多因素有关。虽然无确切的方法可以预防，但注意调摄，还是可以降低本病的发生率。如正确处理产程，防止产后大出血，注意精神调摄，保持精神乐观，情绪稳定，避免暴怒、过度紧张，压力过大。

（2）采取避孕措施，避免多次人流或刮宫。

（3）经行之际，避免冒雨涉水，忌食生冷。

（二）调护

（1）饮食适宜，少食辛辣、油炸、油腻之品，以保养脾胃，增强体质。

（2）适当参加体育活动，但需避免剧烈运动，注意营养。

（3）不宜长期服用某些药物，如避孕药、减肥药等。及时治疗某些慢性疾病，消除闭经因素。

七、专方选要

（1）一阴煎　生地黄9g，熟地黄15g，芍药9g，麦冬9g，甘草3g，牛膝3g，丹参9g。每日煎2次，空腹食远温服。功能滋阴补肾，清热降火。用于治疗阴虚内热型闭经。

方中以生地黄养阴清热凉血，熟地黄滋阴补肾；芍药养血和阴，合地黄、丹参共奏养血调血之力；麦冬生津清热润燥，牛膝补肾，合丹参有调经之妙；甘草益脾胃，调诸药。诸药合用，共奏滋肾益阴，和血调经之功。

（2）膈下逐瘀汤　五灵脂（炒）6g，当归9g，川芎6g，桃仁（研泥）9g，牡丹皮6g，赤芍6g，乌药6g，延胡索3g，甘草9g，香附4.5g，红花9g，枳壳4.5g。水煎服，每日1剂。病轻者少服，病重者多服，病去药止，不可多服。功能活血祛瘀，行气止痛，用于血瘀气滞型，积聚痞块，痛不移处，卧则腹坠，及肾泻、久泻由瘀血所致者。

方中红花、桃仁、五灵脂、赤芍、牡丹皮、延胡索、川芎、当归活血通经，行瘀止痛；香附、乌药、枳壳调气疏肝。与血府逐瘀汤相比，本方活血祛瘀之品较多，因而逐瘀之力较强，止痛之功更好。至于本方中之甘草所以用量较重，一则是取其调和诸药，使攻中有制；二则是协助主药以缓急止痛，更好发挥其活血止痛之能。

主要参考文献

[1] 王华兰. 推拿学 [M]. 北京：人民军医出版社出版，2011：289-290.

［2］罗才贵. 实用中医推拿学［M］. 四川：四川科学技术出版社，2004：371-372.

［3］吕选民. 第二十七讲推拿治疗内妇科五官科疾病（八）［J］. 中国乡村医药，2017，24（17）：28-29.

第四节　围绝经期综合征

绝经是每个妇女生命进程中必然发生的生理过程。绝经提示卵巢功能衰退，生殖能力终止。卵巢功能衰退呈渐进性，人们一直用"更年期"来形容这一渐进的变更时期。由于更年期定义含糊，1994年WHO提出废弃"更年期"，推荐采用"围绝经期"一词。围绝经期是指自开始出现卵巢功能衰退的征兆（40岁左右）起直至最后一次月经（即绝经）后一年，此期是女性卵巢功能逐渐衰退至完全消失的一个过渡时期。部分妇女在围绝经期可出现一系列性激素减少所致的不同程度的躯体和心理方面的变化，以自主神经功能紊乱为主，伴精神心理障碍的一组症状称为围绝经期综合征。除自然绝经外，双侧卵巢经手术切除或受放射线照射破坏致人工绝经者，较自然绝经者更易发生围绝经期综合征。

一、病因病机

（一）西医学认识

围绝经期是指妇女从生育期向老年期过渡的转化时期，介于40~60岁之间，包括绝经前期、绝经期及绝经后期。绝经是指月经持续停闭1年以上，我国妇女平均绝经年龄为49.5岁。2/3的围绝经期妇女可出现，但症状有轻重之别。

目前多认为卵巢功能衰退、雌激素分泌减少是导致围绝经期综合征的主要原因。因卵巢功能逐渐衰退，卵泡发育不良，排卵次数减少，雌激素分泌减少，孕激素分泌减少或停止，对垂体和下丘脑的反馈调节作用减弱，导致内分泌功能失调、代谢障碍以及自主神经功能紊乱等，从而出现一系列临床症状。雄激素分泌减少还干扰了中枢神经递质的代谢和分泌，从而使机体表现出情绪不稳定、易激动等一系列精神症状。

（二）中医学认识

中医学认为肾与天癸关系非常密切，天癸藏于肾，其发育和功能有赖于肾气，肾气又是肾阴在肾阳的温煦生化下产生的。肾之阴阳是天癸发育的必要条件，天癸竭就应当补天癸和补肾之阴阳。此外，根据中医理论，肝、脾、肾三者的关系也非常密切。因先天之精藏于肾，后天水谷所化之精，除供应全身活动需要外，亦归藏于肾，使先天之精得到不断的补充。肝、肾同源而有精血互生的关系，所以首先输送到肾，补充肾精的是肝血。血能转化为精，隋代巢元方说："精者血之所成也。"可见肝血先盛，则可灌注冲任，为月经之血、养胎之血，余者则由冲任输入肾脏，化为肾精以贮存之。综上可以看出，肝、脾、肾三脏与内分泌有着密切关系，肾则影响着内分泌活动。中医认为肾是生命的主宰，是非常正确的。年老体衰，肾气、肾之阴阳首先衰减，因此调补肾阴、肾阳是治疗本病的根本。在调补肾阴、肾阳的基础上，还要分辨肾虚影响何脏，有针对性地进行治疗。如肾阴不足，肾水不能上济心火，致使心火上炎，可出现心肾不交的证候。肾阳虚衰，火不生土、脾失温照，可出现脾肾两虚、胸阳不振、痰湿阻滞等证候。精、血、肝、肾同源，肾阴虚衰则肝阴亦虚，肝肾阴虚又可出现虚阳上浮的证候。诸多证候多属本虚而标实。故治疗本病应首先考虑调补肾阴、肾阳。而对心、肝、脾、肺等见症，亦应考虑到与肾气虚衰相关联。

二、临床诊断

（一）辨病诊断

1. 临床表现

（1）症状

①月经紊乱是围绝经期的主要临床症状之一，约2/3的妇女可出现月经紊乱，主要表现月经周期不规则、月经量多伴经期延长、持续阴道出血、月经延后量少、闭经。也有月经突然停闭，但较为少见。

②精神、神经症状：典型的症状为烘热，继之汗出，或有面部和颈胸部皮肤阵阵发红，可伴有心悸、眩晕、疲乏等症。烘热、汗出发作的频率和持续的时间有很大的差异，轻者仅偶有发作，重者每日可发作数次甚至数十次。神经过敏，情绪不稳定，多疑敏感，抑郁忧虑，或烦躁易怒，不能自控，甚者喜怒无常。可伴有记忆力减退，注意力不集中，失眠等。

③心血管系统变化：可出现围绝经期高血压，其特点是以收缩压升高为主，且波动较大，还可出现"假性心绞痛现象"。由于雌激素可降低血脂，防止血管硬化，绝经后妇女雌激素水平下降，血胆固醇水平升高，各种脂蛋白增加，而高密度脂蛋白、低密度脂蛋白比率降低，易诱发动脉粥样硬化，增加冠心病的发生率。

④骨质疏松：指骨组织单位体积内骨量减少的一系列症状，临床主要表现为骨痛（腰背或腰腿疼痛），严重者可导致桡骨远端、股骨颈、脊柱骨折。妇女在35~40岁以后，骨吸收速度大于骨形成速度，骨质逐渐丢失，绝经后数年内骨质丢失更快，这与雌激素水平下降有关。雌激素可促进甲状腺分泌降钙素，降钙素可抑制骨质吸收，对骨骼起保护作用。此外，甲状旁腺激素是刺激骨吸收的主要激素，绝经后由于甲状旁腺功能亢进，雌激素水平下降，骨骼对PTH的敏感性增强，导致骨吸收增加。

（2）体征

①泌尿、生殖道症状：外阴皮下脂肪变薄，阴道干涩，皱襞变浅，弹性减弱，致性交疼痛。子宫逐渐缩小，盆底松弛，乳房下垂，尿道缩短。黏膜变薄，括约肌松弛，常有尿频或排尿不畅。

②皮肤与毛发的变化：皮肤变薄，丧失弹性，出现皱纹，可出现色素沉着或老年斑，日照后尤为明显，或有全身皮肤瘙痒，出现皮疹或神经性皮炎。毛发逐渐脱落，并逐渐变白。

③第二性征及内外生殖器官逐渐萎缩。

2. 相关检查

（1）阴道细胞学检查　一般表现为雌激素水平低下，亦可正常，其结果与其临床表现并非完全一致。

（2）血激素测定　雌激素、孕激素水平下降，无明显周期性变化，FSH、LH水平增高，高促性腺激素和低雌激素提示卵巢功能衰竭。

（3）诊断性刮宫　对绝经前后阴道不规则出血，或疑有器质性病变者，应做诊断性刮宫，其目的是了解子宫内膜状况，排除恶性病变，同时起到止血的作用。

（4）骨质检查　可做血清钙磷，碱性磷酸酶、尿钙磷、骨矿含量测定，X线检查等，了解有无骨质疏松。

（5）血脂、心电图检查　测定血清胆固醇、脂蛋白水平，做心电图检查，以了解患者心血管情况。

（6）B超检查　了解肝、胆、脾、胰、肾及内生殖器官有无器质性病变。

（二）辨证诊断

1. 肾阴虚型

（1）临床证候　绝经前后，月经紊乱，月经提前，量少或量多，经色鲜红，头目晕眩，耳鸣，头部面颊阵发性烘热，汗出，五心烦热，腰膝酸疼，足跟疼痛，或皮肤干燥、瘙痒，口干便结，尿少色黄，舌红少苔，脉细数。

（2）辨证要点　腰膝和足跟痛，盗汗，骨蒸劳热，皮肤干燥或瘙痒，口干便秘溺短赤，舌红少苔，脉细数。

2. 肾阳虚型

（1）临床证候　经断前后，经行量多，经色暗淡，或崩中漏下，精神萎靡，面色晦暗，腰背冷痛，小便清长，夜尿频数，或面浮肢肿，舌淡，或胖嫩边有齿印，苔薄白，脉沉细弱。

（2）辨证要点　小便清长，夜尿频数，面浮肢肿，舌淡，或胖嫩有齿印、苔薄白，脉沉细弱。

3. 肾阴阳俱虚型

（1）临床证候　经断前后，月经紊乱，量少或多，乍寒乍热，烘热汗出，头晕耳鸣，健忘，腰背冷痛，舌淡苔薄，脉沉弱。

（2）辨证要点　头晕耳鸣，健忘，腰背冷痛，舌淡苔薄，脉沉弱。

三、鉴别诊断

（一）西医学鉴别诊断

1. 高血压

高血压病即原发性高血压。常有家族史，病程较长，往往以高血压为其主要或唯一的临床表现，晚期可并发心、脑、肾等重要脏器的改变。围绝经期综合征患者的高血压，常常和潮热汗出或其他症状同时出现，血压波动较大，以收缩压升高较为明显，一般无心、脑、肾等脏器改变。

2. 低血压

低血压又称原发性低血压，见于体质虚弱的女性。有家庭遗传倾向，多无自觉症状，仅在体格检查时，发现低血压。围绝经期综合征患者的低血压病程短，同时伴有倦怠乏力、心悸、头晕、目眩、心前区压迫感等心脏神经官能症表现。

3. 贫血

慢性贫血或失血者，由于机体有适应能力，在安静情况下，能忍受较重的贫血而不出现严重的贫血症状，从事轻微体力劳动后、会出现心慌、气短等症状，检查：血红蛋白低于 100g/L。围绝经期综合征患者有的倦怠乏力和气短，与贫血症状相似，但无子宫出血或其他失血病史和血液病史，检查血红蛋白在正常范围内。

（二）中医学鉴别诊断

1. 眩晕、心悸、水肿

本病症状表现可与某些内科病如眩晕、心悸、水肿等相类似，临证时应注意鉴别。

2. 癥瘕

多经断前后，如出现月经过多或经断复来，或有下腹疼痛，浮肿，或带下五色，气味臭秽，或身体骤然明显消瘦等症状者，应详加诊察，必要时结合西医学的辅助检查，明确诊断，以免贻误病情。

四、临床治疗

（一）提高临床疗效的要素

中医学认为，围绝经期综合征是以肾虚为本，治疗时始终以补肾为主，使肾之阴阳趋于平衡。本病可分为肾阴虚、肾阳虚、肾阴阳俱虚型。肾虚必致气血虚弱，脏腑经络失养而气血运行缓慢，故不论何证，遣方时均加几味活血之品，以改善微循环，提高疗效。

（二）推拿治疗

（1）治疗原则　补肾活血，滋养肝肾，育阴潜阳。

（2）取穴与部位　取膈俞、肝俞、脾俞、肾俞、八髎、中脘、天枢、关元、神门、血海、阳陵泉、足三里、三阴交、太溪、涌泉等穴，以及腹部、颈项部、腰骶部、胁肋部、四肢部。

（3）主要手法　推法、摩法、揉法、按法、搓法、擦法、拨法、拿法。

（4）操作方法

①患者取俯卧位，医者双手由肩背部沿膀胱经路线推至足跟3~5遍，双手多指由脊柱沿肋间隙向两侧分推3~5遍。继上势，按揉并叠压背部膀胱经3~5遍，拇指揉、拨、压夹脊穴，点按膈俞、肝俞、脾俞、肾俞穴各半分钟。继上势，由下至上施捏脊法3~5次。继上势，搓擦肾俞、命门、八髎穴，以透热为宜。继上势，两手多指揉、拿小腿后群肌5~7遍，拇指揉压承扶、承山、涌泉等穴。

②患者取仰卧位，医者双手分推胁肋部3~5次，按揉期门、章门穴3~5次。继上势，自上而下推腹3~5次，叠掌轮状揉腹部3~5分钟，点按中脘、天枢、关元穴3~5次。继上势，自上而下多指揉拿前臂心包经路线，拇指揉压双内关、神门穴各半分钟左右。继上势，拿揉下肢脾胃经3~5遍，拇指揉压血海、阳陵泉、足三里等各1分钟左右。继上势，双拇指揉压头部督脉、膀胱经及胆经路线5~7遍，拇指揉压头维、百会、率谷等穴，双手侧指敲击头部，双手大鱼际揉前额至太阳数遍，拇指揉压攒竹、太阳，双手多指揉压枕骨下缘数遍，拇指按压风池、安眠穴。

③患者取正坐位，医者多指揉拿颈项数遍，多指揉拿肩井结束。

（三）其他疗法

1. 足浴法

处方：远志9g，红花9g，酸枣仁、磁石、龙骨、桃仁各15g。以上药水煎2次，将两次药汁充分混合后，双足悬于药液上熏蒸，待温度适宜，将双足浸于药中，充分浸泡，每次浸30分钟，每晚睡前1次，半个月为1个疗程。

2. 药枕法

取茯苓50g，菊花80g，钩藤80g，竹叶50g，灯心草50g，琥珀20g，薄荷30g，玫瑰花50g，做成药枕，每次睡前可在枕下稍加热，以助药气上蒸，连续使用1个月，更新枕芯1次。

3. 拔罐法

取大椎、心俞、肝俞、身柱、心俞、脾俞穴，每日或隔日1次，每次1组，均用刺络留罐法。

4. 成药应用

（1）六味地黄丸　每次8粒，每日3次，口服。适用于肾阴不足之围绝经期综合征。若阴虚内热可用知柏地黄丸，剂量与服法同上；阴虚肝旺可用杞菊地黄丸，剂量与服法同上。

（2）二至丸　每次4.5g，每日2~3次，平时可常服。适用于肝肾阴虚之围绝经期综合征。

（3）左归丸　每次6g，每日2次，口服。适用于肾阴虚损之围绝经期综合征。

（4）右归丸　每次6g，每日2次，口服。适用于肾阳虚损之围绝经期综合征。

（5）大补阴丸　每次6g，每日2次，口服。适用于肾阴虚损，虚阳上越者。

（6）交泰丸　每次5g，每日2次，口服。适用于心肾不交之围绝经期综合征。

（7）归脾丸　每次10粒，每日3次，口服。适用于心脾两虚之围绝经期综合征。

3.单方验方

（1）甘地汤　熟地黄 12g，小麦 30g，茯神 10g，百合 10g，龙骨 15g，淫羊藿 12g，肉苁蓉 10g，远志 5g，甘草 6g，大枣 10 枚。治疗围绝经期心肾不交之证。

（2）补阴更年方　何首乌 10g，石斛 10g，淫羊藿 12g，菟丝子 10g，知母 6g，黄柏 6g，白芍 10g，百合 10g，酸枣仁 10g，香附 10g。治疗围绝经期肾阴虚之证。

（3）坤宝汤　生地黄 12g，白芍 12g，女贞子 12g，菊花 10g，黄芩 10g，炒酸枣仁 10g，生龙齿（先煎）30g。治疗肝肾阴虚型围绝经期综合征。

（4）更年乐　柴胡 10g，党参 15g，姜半夏 10g，炙甘草 6g，黄芩 10g，小麦 30g，大枣 6 枚，黑山栀子 10g，珍珠母（先煎）30g，淫羊藿 12g。治疗围绝经期妇女肝肾不足之潮热、汗出等症。

（5）更年饮　生地黄 15g，紫草 15g，淫羊藿 10g，桑寄生 15g，当归 10g，钩藤 15g，制香附 10g，生麦芽 15g。治疗围绝经期妇女乍寒乍热、自汗盗汗之症。

五、预后转归

本病持续时间长短不一，短则几个月或 2~3 年，严重者可长达 5~10 年，该阶段若对肾气衰退，天癸渐竭，未能引起足够的重视，施以必要的改善措施，或因长期失治误治，易发生情志异常、心悸、心痛、贫血、骨质疏松症等疾患。

六、预防与调护

（一）预防

维持适度的性生活，调畅情志，防止心理早衰，适当散步，参加各项体育锻炼，增强体质，调节阴阳气血。注意劳逸结合，生活规律，睡眠充足，避免过度疲劳和紧张饮食。适当限制高脂、高糖类物质摄入，注意补充新鲜水果、蔬菜及矿物质。定期进行体格检查、妇科检查、防癌检查、内分泌检查。若行开腹手术，应尽量保留或不损伤无病变的卵巢组织。进入绝经前后期，注意参加社会保健，每年接受一次妇女病普查，并全面体检一次，完善各项目检验，建立一个系统的肿瘤筛查医疗保健措施。

（二）调护

正确处理产程，防止产时、产后大出血。一旦发生大出血，应及时输血抢救，防止出现席汉综合征，发生血枯经闭。

七、专方选要

（1）左归丸　熟地黄 24g，山药（炒）12g，枸杞子 12g，山茱萸 12g，川牛膝 9g，菟丝子 12g，鹿角胶 12g，龟甲胶 12g。先将熟地黄蒸烂杵膏，炼蜜为丸，如梧桐子大。每服百余丸，食前用滚汤或淡盐汤送下。功能主治：滋阴补肾，填精益髓，用于肾阴虚型闭经。症见腰酸腿软，头晕眼花，耳聋失眠，遗精滑泄，自汗盗汗，口燥舌干，舌红少苔，脉细。

方中重用熟地黄滋肾益精；枸杞子补肾益精、养肝明目；鹿龟二胶，为血肉有情之品，峻补精髓，其中龟甲胶偏于补阴，鹿角胶偏于补阳，在补阴之中配伍补阳药，意在"阳中求阴"；菟丝子性平补肾。以上为补肾药组。佐山茱萸养肝滋肾、涩精敛汗，山药补脾益阴、滋肾固精，牛膝益肝肾、强腰膝、健筋骨、活血，既补肾又兼补肝脾。

（2）右归丸　熟地黄 25g，山药（炒）12g，山茱萸 9g，枸杞子 12g，鹿角胶 12g，菟丝子 12g，杜仲 12g，当归 9g，肉桂 6g，制附子 6g。将熟地黄蒸烂杵膏，余为细末，加炼蜜为丸，如弹子大。每嚼服二三丸（6~9g），以滚白汤送下。功能主治：温补肾阳，填精止遗，用于肾阳虚型闭经。症见肾阳不足，命门火衰，腰膝酸冷，精神不振，怯寒畏冷，阳痿遗精，大便溏薄，尿频而清。

方中以附子、肉桂、鹿角胶为君药，温补肾阳，填精补髓。臣以熟地黄、枸杞子、山茱萸、山药滋阴益肾，养肝补脾。佐以菟丝子补阳益阴，固精缩尿；杜仲补益肝肾，强筋壮骨；当归养血和血，助鹿角胶以补养精血。诸药配合，共奏温补肾阳，填精止遗之功。

主要参考文献

[1] 张玉珍. 中医妇科学［M］. 北京：中国中医药出版社，2007.

[2] 金涛. 推拿对女性更年期综合征患者内分泌功能的影响［J］. 中国中西医结合杂志，2009，29（10）：876.

[3] 肖菊层. 按摩治疗更年期综合征38例临床体会［J］. 光明中医，2007，22（1）：79.

[4] 罗才贵. 实用中医推拿学［M］. 四川：四川科学技术出版社，2004.

[5] 吕明. 推拿治疗学［M］. 北京：中国中医药出版社，2013.

[6] 丛春雨. 近现代25位中医名家妇科经验［D］. 北京：中国中医药出版社，1998.

第五节　带下病

带下的量明显增多，色、质、气味发生异常，有全身、局部症状者，称为"带下病"，又称"下白物""流秽物"。相当于西医的阴道炎、子宫颈炎、盆腔炎、妇科肿瘤等疾病引起的带下增多。

带下病以带下增多为主要症状，临床必须辨证与辨病相结合进行诊治。西医妇科疾病如阴道炎、子宫颈炎、盆腔炎、妇科肿瘤等均可见带下量多，应明确诊断后按带下病辨证施治，必要时应进行妇科检查及癌症检查，避免贻误病情。带下病以湿邪为患，故其病缠绵，反复发作，不易速愈，而且常并发月经不调、闭经、不孕、癥瘕等疾病。

一、病因病机

（一）西医学认识

带下病是妇科领域的常见病和多发病，一般预后良好。西医认为本病与子宫颈炎、阴道炎、盆腔炎有一定关系，应明确诊断后按带下病辨证施治，必要时应进行妇科检查及排癌检查，避免贻误病情。

古有十女九带之说，临床可见于细菌性、病毒性、特异性及非特异性的感染，造成盆腔充血，引起分泌物增多。

①非特异性感染：使用强碱、强酸性药物冲洗外阴、阴道，或放置避孕工具、药物、棉球时间过长等刺激，造成黏膜充血、水肿、分泌物增多。

②全身患有慢性消耗性疾病，如肺结核、严重的心脏病、肾脏疾患、糖尿病、贫血等可引起盆腔、子宫充血，使带下增多。

③细菌感染：患有急慢性盆腔炎、阴道炎、宫颈炎，或因生殖器损伤，抵抗力下降导致细菌生长繁殖，带下量增多。

④特异性感染：患有滴虫性、真菌性、阿米巴性、结核性的外阴炎和阴道炎时，由于盆腔充血，引起带下量多。

⑤病毒性感染及性传播疾病：如生殖器尖锐湿疣、疱疹、病毒感染、淋病、艾滋病、梅毒、软下疳等，均可导致黏膜充血水肿引起带下量增多。

⑥生殖器官肿瘤：患有阴道肿瘤、宫颈癌、子宫内膜腺癌、卵巢肿瘤时，由于肿瘤组织坏死变性，可出现大量血性、恶臭的白带。

（二）中医学认识

带下病主要病因是"湿"邪，湿有内外之别。外湿指外感之湿邪，如经期涉水淋雨，感受寒湿，或产后胞脉空虚，摄生不洁，湿毒邪气乘虚内侵胞宫，致任脉损伤，带脉失约，引起带下病。内湿的产生与脏腑气血功能失调有密切的关系。脾虚运化失职，水湿内停，下注任、带，或肾阳不足，气化失常，水湿内停，又关门不固，精液下滑，或素体阴虚，感受湿热之邪，伤及任带。总之，带下病系湿邪为患，而脾肾功能失调又是发病的内在条件，病位主要在前阴、胞宫。任脉损伤，带脉失约是带下病的核心机制。

二、临床诊断

（一）辨病诊断

1. 临床表现

（1）症状　带下过多者表现为带下量较平时明显增多，色、质、味异常，或伴有外阴、阴道瘙痒、灼热、疼痛等局部症状。带下过少者表现为带下量较平时明显减少，阴道干涩、痒痛或萎缩，部分患者伴有性欲低下、性交疼痛，月经量少或月经延后，甚至闭经、不孕等。因病因不同，白带可呈脓性、血性、浆液性、水样等，颜色呈白色、黄色、绿色、灰白色、黄绿色等。

（2）体征　患者多有经期、产后不洁、术后感染、手术切除双侧卵巢、盆腔放疗、肿瘤化疗、产后大出血等病史，伴有外阴、阴道瘙痒及下腹部不适。检查可发现阴道黏膜充血，宫颈糜烂，输卵管炎症等。

2. 相关检查

（1）阴道分泌物检查　取分泌物镜检，可确定白带的原因，多因感染滴虫、真菌、淋菌等造成。

（2）B超检查　带下过少可见双侧卵巢缺如或卵巢体积变小，或子宫萎缩，子宫内膜菲薄。

（3）性激素测定　带下过少可见雌二醇明显降低，促卵泡生成素、促黄体生成素升高。

（二）辨证诊断

1. 脾阳虚型

（1）临床证候　带下量多，色白或淡黄，质稀薄，无臭气，绵绵不断，神疲乏力，四肢不温，纳少便溏，两足跗肿，舌质淡、苔白腻，脉缓弱。

（2）辨证要点　带下量多，色白或淡黄，四肢不温，纳少便溏，舌质淡、苔白腻，脉缓弱。

2. 肾阳虚型

（1）临床证候　带下量多，色白清冷，稀薄如水，淋漓不断，头晕耳鸣，腰痛如折，畏寒肢冷，小腹冷感，小便频数，大便稀溏，面色晦暗，舌淡润、苔薄白，脉沉细而迟。

（2）辨证要点　带下量多，色白清冷，头晕耳鸣，畏寒肢冷，舌淡润、苔薄白，脉沉细而迟。

3. 阴虚挟湿型

（1）临床证候　带下量不甚多，色黄或赤白相兼，质稠或有臭气，阴部干涩不适，或灼热感，腰膝酸软，头晕耳鸣，颧赤唇红，五心烦热，失眠多梦，舌红苔少或黄腻，脉细数。

（2）辨证要点　带下量不甚多，色黄或赤白相兼，颧赤唇红，五心烦热，红苔少或黄腻，脉细数。

4. 湿热下注型

（1）临床证候　带下量多，色黄黏稠，有臭气，或伴阴部瘙痒，胸闷心烦，口苦咽干，纳差，小腹痛作，小便短赤，舌红、苔黄腻，脉濡数。

（2）辨证要点　带下量多、色黄黏稠、有臭气，舌红、苔黄腻，脉濡数。

5.湿毒蕴结型

（1）临床证候　带下量多、黄绿如脓，或赤白相兼，或五色杂下，状如米泔，臭秽难闻，小腹疼痛，腰骶酸痛，口苦咽干，小便短赤，舌红、苔黄腻，脉滑数。

（2）辨证要点　带下量多、黄绿如脓、状如米泔、臭秽难闻，舌红、苔黄腻，脉滑数。

三、鉴别诊断

（一）西医学鉴别诊断

1.阴道炎

以外阴瘙痒、阴道分泌物增多为主。若分泌物呈泡沫状，多为滴虫性。分泌物如豆渣样，多为真菌性。通过实验室检查可以找到相关病原体。

2.宫颈炎

阴道分泌物多，可无明显阴痒。妇科检查见子宫颈充血或呈不同程度糜烂，伴腰骶酸痛。

3.盆腔炎

带下量多，颜色多呈黄色，通过妇科检查可以查到盆腔炎体征。

（二）中医学鉴别诊断

1.白淫病

白淫指欲念过度，心愿不遂时，或纵欲过度，贪图房事时，从阴道内流出的白液，有的偶然发作，有的反复发作，与男子遗精相似。

2.漏下

经血非时而下，量少淋漓不断为漏下，易与赤白带相混。赤带者月经正常，时而从阴道流出一种赤色黏液，似血非血，绵绵不断。

3.经间期出血

经间期出血是两次月经中间，有周期性的阴道少量出血。而赤带是绵绵不断，无周期性。

四、临床治疗

（一）提高临床疗效的要素

狭义带下分为生理性和病理性带下，临床应掌握病机，辨证准确，对症治疗。

（二）推拿治疗

（1）治疗原则　理气化湿，健脾补肾。

（2）取穴与部位　取带脉、中脘、气海、关元、中极、腰阳关、三阴交、血海、足三里、太溪、八髎、合谷等穴，以及腹部、腰骶部、四肢部。

（3）主要手法　推法、按法、揉法、摩法、擦法、掐法、拿法、拨法。

（4）操作方法

①患者取仰卧位，医者用手掌紧贴患者腹部沿顺时针方向摩揉腹部5分钟。继上势，掌揉带脉、中脘、气海、关元、中极等各1分钟。继上势，用一指禅推法、按揉法和掐法，推掐按揉足三里、三阴交、血海、太溪各1分钟。继上势，用手指分推额部，力度由轻到重，每次分推200次以上。继上势，用手指掐神门、合谷、行间穴，力度重，保持平稳，使穴位有胀痛感，每次掐5分钟以上。

②患者取俯卧位，医者用一指禅推法推腰阳关、八髎各2分钟，以透热为度。继上势，指揉按压腰眼、命门、八髎穴，手指用力按压穴位，然后轻柔放松，每次施术指揉按压100次以上。继上势，用手指拿捏脊柱皮肤肌肉，用力往上提，或手指对称用力捏揉，每次拿捏50次以上。继上势，用手指深掐膏肓穴，然后进行弹动或左右拨动，每次掐20次以上。

③患者取正坐位，医者用手指拿捏肩井、风池穴，力度先重后轻，每次拿捏50次以上。

（三）其他疗法

1. 中药熏洗法

（1）塌痒汤　鹤虱10g，苦参10g，威灵仙10g，当归尾10g，蛇床子10g。水煎熏洗，每日1~2次，7~10天为1个疗程。适用于带多阴痒。

（2）蛇床子散　蛇床子10g，花椒10g，明矾10g，苦参10g，百部10g。煎汤趁热先熏后坐浴，每日1次，10次为1个疗程。

2. 阴道纳药法

洁尔阴泡腾片、保妇康栓等，纳入阴道，每晚1粒。

3. 中药灌肠法

选用清热解毒、利湿、活血化瘀止痛的红藤汤灌肠。药为红藤、败酱草、蒲公英各30g，桃仁15g，赤芍10g，红花10g，方中红藤、败酱草、蒲公英清热解毒利湿，红花、桃仁、赤芍活血化瘀，此方妊娠及阴道出血量多时禁用。

（1）操作　①将上药浓煎至300ml，分2次备用；②治疗前嘱患者排便后进行，患者取侧卧位，将150ml上药加热放入灌肠桶内，缓慢滴入，一日2次，早晚治疗；③治疗完嘱患者抬高臀部，卧床休息半小时，腹部热敷效果更佳，7天为一个疗程。

（2）注意事项　①本方为基础方，临床应用时可随证辨证加减；②灌肠药液温度不宜太热，以35~37℃为宜，以免损伤直肠黏膜。亦可选用清热解毒利湿的中药，如大黄、紫花地丁、蒲公英、败酱草、白花蛇舌草、苦参等，浓煎100ml保留灌肠，每日1次，可连续应用，月经期暂停使用。

4. 成药应用

（1）千金止带丸　每次6g，每日3次，温开水送服。用于脾肾两虚之带下。

（2）白带片　每次4片，每日3次，温开水送服。用于脾肾不足之带下。

（3）温经白带丸　每次9g，每日2次，饭后温开水送服。用于肾阳不足、寒湿下注之带下。

（4）愈带丸　每次5粒，每日3次，温开水送服。主治湿浊下注，任带失约，日久化热之带下。

（5）乌鸡白凤丸　每次1丸，每日2次。可用于气血两虚之带下。

（6）妇科千金片　每次6片，每日3次。适用于湿热下注证。

（7）抗宫炎片　每次4片，每日3次。适用于湿热夹瘀证。

五、预后转归

带下病若治疗不及时或治疗不彻底，或病程迁延日久，致使邪毒上客胞宫、胞脉，可导致月经异常、癥瘕和不孕症等病证。若带下病日久不愈，要注意排除恶性变，预后差。

六、预防与调护

（一）预防

（1）保持外阴清洁，特别注意经期、产后卫生，提倡淋浴及蹲式厕所。

（2）房事适度，做好计划生育工作，避免早婚多产，定期进行妇科普查，发现病变及时治疗。

（3）勿久居湿地，经期、产后避免在水中作业及生冷饮食。

（4）妇科检查及手术操作时应严格执行无菌操作，防止交叉感染，勤换内裤。

（5）身体虚弱者，应积极锻炼身体。

（二）调护

（1）保持外阴清洁，避免盆浴。

（2）月经期停止使用阴道冲洗、坐药

及塞药，防止上行感染。

（3）阴道分泌物中如找到滴虫或真菌者应禁止游泳，专盆自用。

七、专方选要

（1）止带方　猪苓12g，茯苓20g，车前子（包）12g，泽泻6g，茵陈6g，赤芍12g，牡丹皮10g，黄柏10g，栀子10g，牛膝10g。每日1剂，水煎服。功能主治：清利湿热止带，用于湿热下注型。

方中猪苓、茯苓、车前子、泽泻利水渗湿止带；赤芍、牡丹皮清热，凉血活血；黄柏、栀子、茵陈泻热解毒、燥湿止带；牛膝利水通淋，引诸药下行，使热清湿除，带自止。

（2）完带汤　白术（土炒）30g，山药（炒）30g，人参6g，白芍（酒炒）15g，车前子（酒炒）9g，苍术（制）9g，甘草3g，陈皮2g，黑芥穗2g，柴胡2g。每日1剂，水煎服。功能主治：补脾疏肝，化湿止带，用于脾阳虚型。症见带下色白，清稀如涕，面色㿠白，倦怠便溏，舌淡苔白，脉缓或濡弱。

方中重用白术、山药为君，意在补脾祛湿，使脾气健运，湿浊得消，山药并有固肾止带之功。臣以人参补中益气，以助君药补脾之力，苍术燥湿运脾，以增祛湿化浊之力，白芍柔肝理脾，使肝木条达而脾土自强，车前子利湿清热，令湿浊从小便分利。佐以陈皮理气燥湿，既可使补药补而不滞，又可行气以化湿。柴胡、芥穗之辛散，得白术则升发脾胃清阳，配白芍则疏肝解郁。以甘草调药和中，诸药相配，使脾气健旺，肝气条达，清阳得升，湿浊得化，则带下自止。

主要参考文献

［1］张玉珍. 中医妇科学［M］. 北京：中国中医药出版社，2007.

［2］刘光瑞. 妇科病常见推拿［M］. 四川：四川科学技术出版社，2007.

［3］赵培科. 推拿手法治疗脾虚型非炎性带下病的临床观察［D］. 北京：北京中医药大学，2014.

［4］罗才贵. 实用中医推拿学［M］. 四川：四川科学技术出版社，2004.

［5］吕明. 推拿治疗学［M］. 北京：中国中医药出版社，2013.

第六节　产后身痛

产妇在产褥期间，出现肢体关节酸楚、麻木、疼痛重着者，称为产后身痛，或称产后关节痛、产后痛风。本病多因素体气血不足，复因产时耗血伤气，气血愈虚，四肢百骸及筋脉关节失养所致，或因产后起居不慎，风寒之邪入经络而致，或因产后瘀血阻络，瘀阻致痛。如《沈氏女科辑要笺正》云："此证多血虚，宜滋养。或有风寒湿三气杂至之痹，则养血为主，稍参宣络，不可峻投风药。"

一、病因病机

（一）西医学认识

西医学产褥期中因风湿、类风湿引起的关节痛、坐骨神经痛、多发性肌炎、血栓性静脉炎出现类似症状者，可与本病互参，通过血常规、血沉等检查以协助诊断。本病若及时治疗，预后良好。但也有部分患者导致痿痹残疾。

妊娠后期及分娩时，由于骨盆各关节活动性增加，关节松弛，耻骨联合及骶髂关节轻度分离等，可致产后肢体关节疼痛。此外，妊娠、产后均需大量钙质供应，若母体营养未能满足此项需要，势必动用其长骨中储存的钙质补充，因而也可能引起肢体骨骼疼痛不适症状。近年来有作者认为，本病主要由于产后休息不当，过早持久地活动或端坐，致使松弛的关节韧带不能恢复，造成劳损。

（二）中医学认识

中医学认为，该病与产褥期生理有关，主要是指产伤气血不足，虚损未复，或因经脉失养，不荣则痛，或由风寒湿邪乘虚而入，不通则痛。然不荣而痛，又有素体血虚，产时或产后失血过多，气血不足，或素体肾虚，因产伤动肾气，不通则痛又有产后百节开张，卫阳不固，腠理不密，起居不慎，风寒之邪乘虚而入，致气血运行不畅，经脉失养，或产后气血虚弱，血为寒凝血瘀或余血未尽留滞络脉，或产后感受热邪，灼伤阴血为瘀，或气滞血瘀，瘀阻而痛。

不同分型病机如下。①血虚：素体气血不足，复因产时失血过多，耗气伤血，气血愈虚，血虚不能濡养四肢百骸，筋脉关节失养而作痛。②血瘀：因产时耗气伤血，致气血虚弱，气血运行不畅，瘀阻作痛，或因产后瘀血未尽，瘀血留滞于经络、肌肉之间，长久不散，影响气血运行，瘀滞作痛。③感受外邪：多因产后气血大虚，营卫失调，腠理不密，若起居不慎，则风寒湿邪乘虚而入，留着经络关节，使气血运行不畅，瘀滞而作痛。④肾虚：素体肾虚，复因产时伤动脏腑，气血俱虚，胞脉失养。腰为肾之府，肾虚不能濡养经脉、温煦肢体，故腰疼、身疼。

二、临床诊断

（一）辨病诊断

1.临床表现

（1）症状　产褥期出现四肢关节疼痛、麻木、重着，甚则屈伸不利，不能行走。或有发热、全身不适、关节肿痛等。

（2）体征　检查发现关节红肿，有压痛。

2.相关检查

（1）血常规检查　血常规检查主要是对血液中的白细胞、红细胞、血小板等进行检查，可以判断产妇是否存在感染、贫血等情况，还可以对产妇的血液进行检查，判断是否存在血小板减少症。

（2）尿常规检查　通过尿液的实验室检查，判断患者是否存在泌尿系统感染。

（3）风湿4项检查　如系风湿病急性期，白细胞计数可增高，血沉加快，类风湿因子可呈阳性。

（4）X片或CT检查　X射线或CT检查可用于检查骨盆、骨骼的异常情况。可以排除骨折、骨质疏松或骨盆腔内脏器的移位情况。

（二）辨证诊断

1.血虚型

（1）临床证候　产后遍身关节酸楚、疼痛，肢体麻木，面色萎黄，头晕心悸，舌淡苔薄，脉细弱。

（2）辨证要点　产后，肢体疼痛，面色萎黄，舌淡，脉细弱。

2.风寒型

（1）临床证候　产后肢体关节疼痛，屈伸不利，或痛无定处，或冷痛剧烈，宛如针刺，得热则舒，或关节肿胀，麻木，重着，伴恶寒怕风，舌苔薄白腻，脉濡细。

（2）辨证要点　产后，肢体疼痛，痛无定处，恶寒怕风，舌苔白腻，脉濡。

3.血瘀型

（1）临床证候　产后身痛，尤见下肢疼痛、麻木、发硬、重着，肿胀明显，屈伸不利，小腿压痛，恶露量少，色紫暗夹血块，小腹疼痛，拒按，舌暗、苔白，脉弦涩。

（2）辨证要点　产后，肢体疼痛，恶

露色紫暗，小腹疼痛拒按，舌暗，脉弦涩。

4.肾虚型

（1）临床证候　产后腰膝、足跟疼痛，难以俯仰，头晕耳鸣，夜尿多，舌淡暗，脉沉细弦。

（2）辨证要点　产后，肢体疼痛，足跟痛，头晕耳鸣，夜尿多，脉沉细。

三、鉴别诊断

（一）西医学鉴别诊断

产后耻骨疼痛

本病系指妇女分娩之后发生耻骨部位疼痛的疾病。与西医学的产后耻骨联合损伤、分离相同。在翻身时可出现撕痛的感觉，步行或膝与髋关节弯曲外展时疼痛明显，以致行动受限。兼有腰酸腿软，头晕耳鸣，局部水肿处有压痛。如耻骨联合分离移位，可借助 X 线诊断。

（二）中医学鉴别诊断

1.痹证

本病外感风寒型与痹证的发病机制相近，临床表现也相类似，二者病位都在肢体关节。但本病只发生在产褥期，与产褥生理有关，痹证则任何时候均可发病。若产后身痛日久不愈，迁延至产褥期后，则不属本病，当属痹证论治。

2.痿证

二者症状均在肢体关节。产后身痛以肢体、关节疼痛、重着、屈伸不利为特点，有时亦兼麻木不仁或肿胀，但无痿弱的表现，痿证则以肢体痿弱不用、肌肉瘦削为特点。

四、临床治疗

（一）提高临床疗效的要素

本病发病的特点，一是以冬春严寒季节分娩者多见，二是突发性，往往短时间

内即可出现肢体关节酸楚、疼痛、麻木、不能屈伸，甚则不能行走。本病病因各异，但总因产后失血过多，气血虚弱不能濡养经脉为其根本，故治疗应以养血为主，纵有外感也不可峻投风药，只宜稍佐宣络之品，临证大多以补益气血，兼祛外邪，进行调治。

（二）推拿治疗

（1）取穴与部位　取大椎、风门、肺俞、曲池、合谷、膈俞、肝俞、脾俞、肾俞、胞肓、八髎、命门等穴，及腰骶部、腹部。

（2）主要手法　一指禅推法、摩法、揉法、按法、搓法、擦法、拿法。

（3）操作方法

①按揉调经止痛法：患者取坐位，医师随操作部位而移动，先拿风池，按揉大椎、风门、肺俞、曲池、合谷各 30 秒，然后拿肩井，横擦大椎。患者仰卧位，两下肢微屈，医师站于一侧，用一指禅推法或按揉法沿中脘、气海、关元操作，点按血海、足三里、三阴交各 30 秒，然后屈伸活动四肢各关节。

②摩揉调脏腑法：患者取仰卧位，医者重点在小腹进行摩腹、揉脐 10 分钟。

③按揉通调经脉法；患者取俯卧位，医师立于一侧，用一指禅推法或按揉法施于膈俞、肝俞、脾俞、肾俞、胞肓各 30 秒。由下至上捏脊 7~10 次。

④擦背通督结束法：继上势，横擦命门、八髎，透热为度。

（三）其他疗法

1.中药外敷法

（1）用荆芥、防风、乌梅各 30g，水煎 2 次取混合液约 100ml，再加入新鲜的豆腐泔水（压榨豆腐时沥下的淡乳白色水液）5000ml，加热至热敷时患者能够耐受为度。

用毛巾浸取药液热敷患处，每次 30 分钟，药液变凉，可再加热继续洗用。

（2）透骨草 30g，虎杖 15g，威灵仙 15g，千年健 15g，桑寄生 12g。煎沸，用热毛巾浸透药汁，趁热敷于关节肌肉疼痛处，每次敷 20~30 分钟，每日 1~2 次。

（3）三棱 12g，莪术 12g，威灵仙 12g，防风 12g，木瓜 20g，杜仲 10g，独活 10g，冰片 3g。研细末，调拌凡士林，外敷贴痛处。治产后腰痛。

2. 中药熏蒸法

红花、沉香、草乌、杜仲、肉桂、土鳖虫、川乌各 20g，乌梢蛇、乳香、伸筋草各 30g，没药、牛膝各 15g。将上述中药混合一起粉碎成黄豆粒大小装入药袋中，放入熏蒸床的加热器内胆中加水加热。当温度达到提前设定好的温度后，让患者将疼痛部位置于熏蒸床开口处，盖以被子等厚物以防散热。熏蒸温度为 50~55℃，每日 1~2 次，每次 30 分钟，15 次为 1 个疗程。

3. 穴位敷贴法

辣椒痛可贴、麝香镇痛膏、狗皮膏药外贴痛处。

4. 成药应用

（1）益母草冲剂　每 1~2 包，每日 2 次。治血瘀产后身痛。

（2）人参归脾丸　每次 6g，每日 2 次。治气虚血亏产后身痛。

（3）人参再造丸　每次 1 丸（每丸 3g），每日 2 次。能益气补血，舒筋活络，从而调治产后身痛。

（4）金鸡虎丸　每次 6g，每日 2 次。治气虚血亏产后身痛。

（5）安络解痛片　每次 3~5 片，每日 3 次。治血滞经脉产后身痛。

（6）风湿液　每次 10ml，每日 3 次。治肝肾亏损、湿滞经络产后身痛。

（7）黄芪注射液　每次 4ml，每日 2 次，肌内注射。治气血虚损产后身痛。

（四）医家诊疗经验

庞逸云

庞逸云应用中药熏蒸结合穴位按摩治疗产后身痛有效。①双上肢按摩：患者取平卧位，对手臂内侧、外侧进行按摩，采取捏、揉、搓手法，从肘至手，并对曲池穴、外关穴、内关穴、合谷穴进行点按，以出现酸麻胀痛得气感为准，按摩之后被动活动腕关节 5 分钟左右；②双下肢按摩：患者取平卧位，身体稍向床边移动，对小腿内侧、外侧进行按摩，采用捏、揉、搓手法，从上至下，并对血海穴、三阴交穴、足三里穴、昆仑穴进行点按。在按摩过程中，应以不同部位症状严重程度为依据有所侧重，按摩结束后，予以屈伸、内外翻踝关节活动 6~8 分钟。中药熏洗组方：宽根藤 50g，防风 35g，川芎 50g，艾叶 30g。将其磨成粉状，溶入开水，调至所需的量和温度后泡双脚，并用毛巾敷四肢关节。正常分娩剖宫产术后第一天开始给予中药熏洗。需要注意的是，水温应控制在 37~38℃，皮肤过敏者禁用，水肿产妇不用。得出结论：对产后身痛行中药熏洗联合穴位按摩治疗的临床疗效确切，可以有效改善全身各部位及关节疼痛，临床价值显著。

五、预后转归

转归与预后与体质差异、病情的轻重、治疗调摄是否得当有关，若能及时治疗，大多可以治愈，预后亦佳。如果失治、误治，日久不愈，正气愈虚，经脉气血瘀阻愈甚，转虚实夹杂之证，可致关节肿胀不消，屈伸不利，僵硬变形，甚则肌肉萎缩，筋脉拘紧，可致痿痹残疾。

六、预防与调护

（一）预防

（1）本病以预防为主，注意产褥期护理，要慎起居，避风寒，注意保暖，避免居住在寒冷潮湿的环境。

（2）加强营养，增强体质，适当劳动，保持心情舒畅。

（二）调护

（1）患者疼痛剧烈时，应卧床休息，疼痛的肢体可用被褥垫起抬高，以利于采取舒适体位。

（2）病室应保持干燥，温度适宜，阳光充足，避免直接吹风，而使病情加重。

（3）保持床铺及衣被的干燥、清洁，汗出多时，应及时更换衣被，并用温水擦身。

（4）注意保暖，衣被适中，随四时气候变化及起居变化增减衣被，以防风寒侵袭，加重病情，夏季切勿贪凉，不宜睡竹席、竹床，尤其注意疼痛肢体及关节的保温。

（5）汤药宜热服，并可加少量酒为药引，以温经散寒。

（6）宜食营养丰富易于消化之品，忌食生冷。血虚者，可多食猪肝、大枣红豆汤及桂圆莲子汤等；血瘀者，可选桃仁粥、红花酒等；外感身痛者，可食葱豉黄酒汤等。

七、专方选要

（1）黄芪桂枝五物汤　黄芪9g，芍药9g，桂枝9g，生姜18g，大枣4枚。以水六升，煮取二升，温服七合，日三服。功能益气通经，和血通痹。主治：肌肤麻木不仁，如风痹状。

方中黄芪为君，甘温益气，补在表之卫气。桂枝散风寒而温经通痹，与黄芪配伍，益气温阳，和血通经。桂枝得黄芪益气而振奋卫阳；黄芪得桂枝，固表而不致留邪。芍药养血和营而通血痹，与桂枝合用，调营卫而和表里，两药为臣。生姜辛温，疏散风邪，以助桂枝之力；大枣甘温，养血益气，以资黄芪、芍药之功；与生姜为伍，又能和营卫，调诸药，以为佐使。

（2）身痛逐瘀汤　秦艽3g，川芎6g，桃仁9g，红花9g，甘草6g，羌活3g，没药6g，当归9g，五灵脂6g，香附3g，牛膝9g，地龙6g。每日1剂，水煎服。功能活血祛瘀，通经止痛，祛风除湿，治产后气血瘀之身痛。

方中红花、桃仁、川芎、当归活血祛瘀，为君药。羌活、秦艽祛风除湿，五灵脂、没药、香附行气血，止疼痛，为臣药。牛膝、地龙疏通经络以利关节，为佐药。甘草调和诸药，是为使药。

主要参考文献

［1］张玉珍. 中医妇科学［M］. 北京：中国中医药出版，2007.

［2］李祥云，实用妇科中西医诊断治疗学［M］. 北京：中国中医药出版社，2005.

［3］陈琼，张婷婷，谭丽，等. 产后身痛中医药治疗研究进展［J］. 辽宁中医药大学学报. 2012，14（2）：55-57.

［4］李秀. 针灸合推拿理疗治疗产后身痛24例［J］. 中医外治杂志. 2010，18（3）：42-43.

［5］丛春雨. 近现代25位中医名家妇科经验［M］. 北京：中国中医药出版社，1998.

［6］刘莹. 趁痛散加减治疗产后身痛的临床观察［D］. 黑龙江：黑龙江中医药大学，2011.

第七节　缺乳

产妇于分娩后3日左右，乳汁分泌甚少

或全无，或乳汁稀薄，称为缺乳。在哺乳期间，如乳汁突然减少或稀薄量少，亦称缺乳。又称"乳汁不足""乳汁不行""产后乳无汁"，是产妇哺乳期常见的疾病。

一、病因病机

（一）西医学认识

产妇从产后至6个月，乳汁分泌量逐日增多。健康的乳母，产后第二天就有几十毫升乳汁分泌，第一周每日可泌乳250~300ml，两周后每日泌乳约500ml，第2个月每日泌乳约700ml，4个月时每日泌乳800~900ml，产后9个月时乳汁分泌开始减少。每日分泌量少于500ml者，为乳汁不足症或乳汁缺少症。

西医学认为，母乳的分泌是受神经–内分泌系统调节的。正常情况下，婴儿吸吮乳头刺激通过神经传到下丘脑，下丘脑的活动促进脑垂体分泌催乳激素，加速乳汁排出。此外，乳汁分泌与乳腺的发育，产妇的营养、健康状况以及情绪等有关，任何一种因素影响，均可导致缺乳。

西医亦称本病为缺乳，认为是垂体功能低下，或孕期胎盘功能不全，造成促性腺激素、促肾上腺皮质激素、生长激素、雌激素、孕激素分泌不足，阻碍乳腺的发育，影响产后分泌乳汁。此外乳汁开始分泌后，如发生营养不良、精神恐惧或抑郁，均可直接影响丘脑下部，致使垂体前叶催乳素分泌减少，因此缺乳。如哺乳次数太少，或乳汁不能排空，造成乳汁郁积，也会转而抑制乳汁的分泌。

（二）中医学认识

中医学认为，缺乳由于脾胃虚弱，气血生化不足，复因分娩失血过多，气随血耗，以致气虚血少，乳汁因而减少或全无，或生产时情志抑郁，肝失条达，气机不畅，而致经脉涩滞，阻碍乳汁运行，因而乳汁缺少，甚至不下。

乳房是肝经与胃经经络所过之处。乳汁由血所化，赖气以运行。因此，乳汁的有无或多少及质的稠稀，与肝、胃二经及气血的盛衰有密切关系。如平素体虚，气血不足，或分娩出血过多，或产时疲劳过度，耗气伤血，以致气血亏虚，血虚不化，气虚不运，形成乳汁缺乏。亦有哺乳期，精神抑郁，怒气伤肝，肝气郁结，气机不畅，经络受阻，影响乳汁排泄，亦可形成缺乳。亦有初产妇，乳汁初潮，乳腺不畅，乳汁迟迟不分泌形成暂时缺乳者。

二、临床诊断

（一）辨病诊断

1.临床表现

（1）症状　产后哺乳期，大多在产后半个月内，乳汁缺乏或全无，不足以喂养婴儿。

（2）体征　乳房柔软，或乳房胀痛，乳头凹陷或皲裂。根据本病典型症状，诊断并不困难。

2.相关检查

（1）血常规检查　血常规检查看患者有无感染、贫血等情况，帮助医生对患者的生理状态进行一个初步的判断。

（2）激素测定　对患者行激素检查，可发现患者血液中泌乳素出现下降的表现，此外雌激素、促肾上腺皮质激素、促甲状腺激素、促黄体生成素、促卵泡激素、人生长激素等与垂体分泌的激素水平下降有关。

（3）彩超　超声检查能够较为清晰地看到乳腺的解剖层次，排除一些乳腺结节疾患，鉴别乳腺囊性或者实性肿块，如果有乳腺其他病变，可以结合多普勒去观察血流的情况，做出进一步判断。

（二）辨证诊断

1.气血虚弱型

（1）临床证候　产后乳汁少甚或全无，乳汁稀薄，乳房柔软无胀感，面色少华，倦怠乏力，舌淡、苔薄白，脉细弱。

（2）辨证要点　面色少华，倦怠乏力，舌淡、苔薄白，脉细弱。

2.肝郁气滞型

（1）临床证候　产后乳汁分泌少，甚或全无，乳房胀硬、疼痛，乳汁稠，伴胸胁胀满，情志抑郁，食欲不振，舌质正常、苔薄黄，脉弦或弦滑。

（2）辨证要点　乳房胀硬、疼痛，伴胸胁胀满，情志抑郁，食欲不振；脉弦或弦滑。

3.痰浊阻滞型

（1）临床证候　乳汁甚少或无乳可下，乳房硕大或下垂不胀满，乳汁不稠，形体肥胖，胸闷痰多，纳少便溏，或食多乳少，舌淡胖、苔腻，脉沉细。

（2）辨证要点　形体肥胖，胸闷痰多，舌淡胖、苔腻，脉沉细。

三、鉴别诊断

（一）西医学鉴别诊断

1.急性乳腺炎

患侧乳房红、肿、热、痛，有硬结，若已形成脓肿，局部有波动感，又称化脓性乳腺炎，同时可有寒战、高热等全身症状。主要因乳汁淤积，并发感染所致。

2.硬结乳房

为一至数个乳腺叶或小叶局部肿胀，有时是乳腺管梗阻的结果，偶也可能为妊娠前乳房部受创伤，影响一部分乳腺管所致。局部有不规则乳腺组织硬块，有触痛但并无炎症或任何全身反应。必要时可做乳房造影以明确诊断。

3.乳腺减少症

乳房大者并不一定产生乳汁多，因其主要构成为脂肪而非乳腺组织。

4.乳腺囊肿

由于乳腺管被凝结的分泌物阻塞，以致乳汁积蓄于乳房的一至数叶。一般积蓄量有限，偶有量多形成波动之包块，经治疗后多能消退。

（二）中医学鉴别诊断

乳痈

本病应与乳痈相鉴别，二者均可表现为乳汁不足。但缺乳以产后乳汁分泌量少，甚或全无，不够喂养婴儿为特点。而乳痈多伴恶寒发热，乳房局部红肿热痛，甚则化脓溃破，临床不难鉴别。

四、临床治疗

（一）提高临床疗效的要素

产后缺乳的治疗应注辨清虚实、脏腑，谨守病机，注重生理特点，对症治疗。

（二）推拿治疗

（1）治疗原则　调理气血，通脉下乳。

（2）取穴与部位　取膻中、乳根、少泽、合谷、肺俞、心俞、脾俞、胃俞、肝俞等穴。腹部、腰背部、四肢部、乳房及周围部位。

（3）主要手法　一指禅推法、按法、揉法、摩法、拨法、拿法。

（4）操作方法

①患者取仰卧位，医者用掌部着力，沿中脘—左天枢—关元—右天枢做环形摩动，紧摩慢移，每次2分钟左右。继上势，用中指或拇指按揉中脘、足三里、三阴交、血海、合谷、外关、少泽等穴，每穴按揉1分钟左右。用轻柔的一指禅推或点揉乳头及乳上、下、左、右4个部位，以及膻中、

乳根、乳中穴 2 分钟。继上势，医者四指指腹或掌根环形按揉乳房周边皮肤 2 分钟，五指相撮以指腹轻轻抓揉乳房 10~20 次，然后以手掌托住乳房轻轻振抖 1 分钟，自上而下直推胸骨，分推膻中至乳头各 10 遍，最后采用梳篦法，即左手托住乳房，右手四指分开成梳子状，顺着乳腺导管的生长方向，从乳房根部向乳头方向轻拉 3~5 分钟。

②患者取俯卧位，医者弹拨小腿胃经 4~5 遍。

③患者取坐位，医者拇指放于肩后部肩胛冈上方，其余四指放于缺盆穴上方，将拇指与食中指相对用力，做缓和、连贯的捏揉动作，每次操作 10~15 遍。

（三）其他疗法

1. 中药外敷法

（1）芙蓉花（或叶）捣烂醋调，外敷乳房硬块处，以散结清热下乳。

（2）金银花根 30g，通草 20g，当归 6g，芙蓉花叶 60g，上药捣烂，外敷患处或乳房胀痛部位，每日 2 次，3 日为 1 个疗程，适用于实证乳汁不通。

（3）鲜蓖麻叶 200g，加水适量，煎 50~60 分钟，取药汁热敷于乳房上。

2. 中药熏洗法

鲜柑皮或陈皮煮水外洗乳房，适用于缺乳见乳房有硬块（伴红肿热痛）者。

3. 成药应用

（1）十全大补丸　每次 6g，每日 2 次。治虚证缺乳。

（2）逍遥丸　每次 6g，每日 3 次。治肝郁缺乳。

（3）芎归平胃散　每次 6g，每日 2 次。治痰湿缺乳。

五、预后转归

本病若能及时治疗，脾胃功能、气血津液恢复如常，则乳汁可下。但若身体虚弱，虽经治疗，乳汁无明显增加或先天乳腺发育不良"本生无乳者"，则预后较差。如乳汁壅滞，经治疗乳汁仍然排出不畅，可转化为乳痈。

六、预防与调护

（一）预防

（1）饮食宜淡，多喝淡汤水。

（2）保持心情舒畅。

（3）养成定时哺乳的习惯和正确的哺乳方法。

（4）尽可能减少抗生素的运用。

（二）调护

（1）注意营养和休息　营养含有治本之意，如猪蹄、鲫鱼、糯米、赤豆、酒酿等是主要的食疗品，同时注意口味宜淡不宜咸，因咸能耗血，并要忌辛辣之品。应注意休息，要有足够的睡眠。

（2）早期哺乳，早期治疗　产后第 2 天即可哺乳，1 周内可知乳汁是否充足。有些产妇因为早期乳房不胀，中断或减少哺乳次数造成缺乳。也有难产妇往往因过迟开始哺乳而影响乳汁的生成。如在早期哺乳就发现缺乳，及时治疗，疗效也较好。若在产后 1~2 个月时才治疗缺乳，效果往往不佳。

（3）注意恶露情况，如恶露过多或不止，则必耗血，影响乳汁化生，所以要及时治疗。

（4）注意乳房乳腺发育，发育差者虽经治疗，效果不佳。如有乳头凹陷或乳头皲裂，授乳困难，可用乳罩帮助之。

（5）注意精神情志变化。若产后情志不畅、忧郁、恐惧、紧张，必然影响乳汁分泌。服用逍遥散或下乳涌泉散的同时，必须对患者进行心理治疗。

七、专方选要

（1）通乳丹　木通 0.9g，人参 30g，麦冬（去心）15g，生黄芪 30g，当归（酒洗）60g，桔梗 0.9g，猪蹄（去爪壳）2 个。每日 1 剂，水煎服。功能补气养血，生化乳汁。主治气血虚弱型缺乳，症见产后气血不足，乳汁点滴皆无，乳房柔软而无胀感，乳汁不下。

方中人参、黄芪大补元气，当归、麦冬养血滋液，猪蹄补血通乳，木通宣络通乳，桔梗载药上行。如见乳汁不通者，可加王不留行；肝郁气滞者，加柴胡、青皮；肝郁化热者，加蒲公英、夏枯草。

（2）下乳涌泉散　当归 10g，白芍 15g，川芎 10g，生地黄 12g，柴胡 12g，青皮 9g，天花粉 15g，漏芦 15g，通草 30g，桔梗 12g，木通 6g，白芷 12g，穿山甲（以他药代替）6g，王不留行 30g，甘草 6g。水煎服，一次 1 袋，水煎 2 次，煎液混合后分 2 次服。功能主治：养血催乳，用于产后少乳。

方中用四物汤养血活血，培其本源，用柴胡疏肝理气，通其经脉，用天花粉、桔梗散结导滞，助其药力，用白芷、漏芦、木通、穿山甲、通草、王不留活血通经，散其瘀滞。此方立意巧妙，兼顾表里，有补有通，服后乳汁自通，如泉水涌，故名之。

主要参考文献

[1] 张玉珍. 中医妇科学 [M]. 北京：中国中医药出版社，2007.

[2] 周信文. 推拿治疗学 [M]. 上海：上海浦东教育出版社，2010.

[3] 罗凛. 推拿治疗产后缺乳临床疗效观察 [J]. 按摩与康复医学，2011，2（2）：22.

[4] 郑娟娟，陆萍，赵毅. 推拿手法治疗产后缺乳的研究 [J]. 中国针灸，2009，29（6）：501-503.

[5] 郑燕，谢萍，郑静，等. 产后缺乳的中西医病因病机与治疗 [J]. 中药与临床，2013，4（1）：44-46.

[6] 翟佳丽，李保民. 推拿治疗产后缺乳症的临床研究进展 [J]. 滨州医学院学报，2013，36（1）：66-67.

第八节　乳痈

乳痈又称急性乳腺炎，是由于细菌侵入乳管和乳腺组织引起的急性炎症。乳痈多发于哺乳期妇女，尤以初产后 3~4 周最为多见。初起乳部红肿疼痛，同时伴有发热、恶寒、头痛等全身症状，日久生脓溃烂。乳痈发于妊娠期称为内吹乳痈，发于哺乳期称为外吹乳痈。

一、病因病机

（一）西医学认识

随着人们生活水平的不断提升，急性乳腺炎的诊治率有逐年上升趋势。本病是乳房的急性化脓性感染，是外科女性患者中较为常见的化脓性疾患，约 90% 为产后哺乳期妇女。急性乳腺炎占乳腺感染性疾病的 75%，资料表明，产后妇女急性乳腺炎发病率达 9.5%~16%，绝大多数发生在产后 3~4 周，尤其以初产妇为多见，个别见于产后 1 年以上。

由于引起急性乳腺炎的病因不同，故将其分为乳汁淤积性乳腺炎和急性化脓性乳腺炎两类。①乳汁淤积性乳腺炎的病因（乳汁淤积）：由于乳头内陷或乳头过小，哺乳时无法将乳腺内乳汁吸净，造成乳汁淤积；乳房外伤或乳腺结构不良，或导管堵塞，或排乳不畅，出现乳汁滞留。有些产妇乳汁过多，乳汁吸不尽，有盈余，致使乳汁在腺叶中积滞。②急性化脓性乳腺炎的病因（病原菌侵入）：由于乳头皲裂或乳头外伤或乳头擦伤，病原菌经破损处侵入，沿着淋巴管蔓延至乳腺的腺叶间和腺小叶间的脂肪、纤维等组织内引起急性蜂窝组织炎。若婴儿有含着乳头睡眠的不良习惯或婴儿患口腔炎及哺乳方法不当，有利于细菌经乳头直接侵入输乳管，上行到腺小叶。腺小叶中若有乳汁存留时，使得细菌容易在局部大量繁殖，继而扩散到乳腺实质。金黄色葡萄球菌常引起乳房脓肿，感染可沿乳腺纤维间隔蔓延，形成多房性脓肿。病原菌逆行感染致本病发生。另外，产后其他部位感染细菌，如上呼吸道感染、急性扁桃体炎等经血液循环至乳房，也可引起本病的发生。

乳汁淤积是发病的重要原因，淤积乳汁的分解产物是细菌的良好培养基，有利于入侵细菌的生长繁殖。乳腺炎的发生多由金黄色葡萄球菌或链球菌感染引起，少数由白色葡萄球菌、大肠埃希菌或结核杆菌引起。金黄色葡萄球菌感染一般侵入较深趋向于化脓，脓肿形成后可穿破纤维隔，形成多房性脓肿，而链球菌感染常常引起弥漫性蜂窝组织炎，导致严重的全身中毒症状，少数由大肠埃希菌引起。

（二）中医学认识

乳痈，痈肿之发于乳房者，即急性化脓性乳腺炎，出自《肘后救卒方》，又名乳毒、吹乳、内吹、外吹、乳根痈等。多因肝气郁滞，胃热壅塞，乳汁淤积，兼感风寒之邪结聚而发。乳汁淤积是乳痈最常见的原因，因乳头破碎，怕痛拒哺，或因产妇不能调养，以致乳浊而壅滞为脓。《诸病源候论》记载："初产妇因乳儿未哺乳或乳汁不出，或断乳，乳汁不能完全排出。乳汁蓄积与气血相搏，即发热口渴，局部疼痛，拒按。病之初便用手助捻除其乳汁。"根据经脉循经分布，女子乳头属足厥阴肝经，乳房属足阳明胃经。朱丹溪对乳痈也有论述，他认为乳房属阳明经，乳头属厥阴肝经，哺乳期妇女不知调养，郁闷、发怒，使气机不畅，厥阴之气不行，乳窍不通，乳汁郁而不通，与阳明气血相搏，故发生乳痈。根据本病发病时期不同，将在哺乳期发生的称为外吹乳痈，在孕期发生的称内吹乳痈，在非哺乳期和非孕期发生的称不乳儿乳痈。古代医家根据病情严重程度的不同，乳痈又有吹乳、忌乳、乳痈之分。

二、临床诊断

（一）辨病诊断

1. 临床表现

（1）症状

①乳房红、肿、热、痛：初起时乳房肿胀、疼痛、结块，皮肤不红或微红，肿块或有或无，乳汁分泌不畅，或伴有恶寒发热、头痛、胸闷不适。成脓期肿胀结节肿块逐渐增大，皮色焮红，皮肤灼热，疼痛逐渐加重呈鸡啄样痛。若疼痛10天减轻，肿块中央变软，按之有波动感时，是内脓已成。

②破溃出脓：破溃出脓经手术切开排脓后，一般寒热减退，肿消痛减，逐渐愈合。若溃破后，脓出不畅，肿痛不减，身热不退，属脓液波及其他乳络，成为传囊。

③乳汁疮口溢出：如溃破后乳汁从疮口溢出，形成乳漏，愈合较慢。患侧乳房肿大，局部红、肿、热、痛，有搏动性疼痛，哺乳时疼痛加剧。

（2）体征　患侧乳房出现红、肿、热、痛等急性炎症表现，常伴有患侧腋窝淋巴结肿大、压痛等，随炎症发展常伴有寒战、高热、脉搏加快等全身中毒表现。脓肿形成可有波动感。病程往往迁延较久，严重的可并发全身化脓性感染。

2. 相关检查

（1）超声检查 ①炎症肿块，边界不甚清楚，内部回声增厚增强，亮点不均匀；②乳汁潴留，为无回声的小暗区；③脓肿形成，声像显示内部不均匀的液体暗区，边缘模糊，肿块局部有增厚，有时有分层现象，脓肿后方回声增强。

（2）血常规检查 白细胞总数及中性粒细胞数增加。并发脓毒血症时，白细胞总数常在 1.5×10^{10}/L，中性粒细胞常达 0.8×10^{10}/L 以上。

（3）脓液培养及药敏试验 可指导临床选用抗生素。多为金黄色葡萄球菌感染，链球菌少见。

（二）辨证诊断

1. 气滞热壅型

（1）临床证候 乳汁淤积结块，皮色不变或微红，肿胀疼痛，伴有恶寒发热，头痛，周身酸楚，口渴，便秘，舌苔黄，脉数。

（2）辨证要点 乳房局部肿痛，皮肤不变或微红，恶寒发热，舌苔黄，脉数。

2. 热毒炽盛型

（1）临床证候 壮热，乳房肿痛，皮肤焮红灼热，肿块变软，有应指感，或切开排脓后引流不畅，红肿热痛不消，有"传囊"现象，舌质红，苔黄腻，脉洪数。

（2）辨证要点 乳房局部肿胀跳痛，肿块不清或增大，皮肤焮红灼热，壮热不退，舌苔黄，脉洪数。

3. 正虚毒恋型

（1）临床证候 溃脓后乳房肿痛虽轻，但疮口脓水不断，脓汁清稀，愈合缓慢或形成乳漏，全身乏力，面色少华，或低热不退，饮食减少，舌质淡、苔薄，脉弱无力。

（2）辨证要点 溃后脓出通畅，痛减，热退，肿消为愈合，是顺证。溃脓不畅，痛不减，热不退，肿不消为传囊，溃后乳汁从疮口而出为乳漏，二者均为逆证。

三、鉴别诊断

（一）西医学鉴别诊断

1. 哺乳期外伤性乳房血肿

有乳房外伤史，可见红肿热痛，偶可触及边缘不清的肿块，局部穿刺可吸出血性内容物。

2. 炎性乳癌

好发于哺乳期或妊娠期，局部症状显著，发病后患乳迅速增大，常累及整个乳房的 1/2 或 1/3 以上，甚可增大 2~3 倍，患乳皮肤水肿、潮红、发热、轻触痛，但无明显的包块，皮肤呈橘皮样外观。病变可迅速涉及对侧乳房，患侧腋窝常出现转移性淋巴结肿大，全身中毒症状较轻，抗炎治疗无效，病情严重者甚至数月内即死亡，穿刺细胞学检查，可找到癌细胞即可确定诊断。

3. 乳腺导管扩张

多有先天性乳头凹陷畸形，乳头口可有油脂样物或粉刺样物溢出。在急性期，表现类似急性乳腺炎，可见乳房红肿疼痛、乳头溢出浆液或脓性液体、乳头凹陷、乳房肿块与皮肤粘连，溃后伤口不收口，或愈合复发。乳腺导管扩张乳头或乳晕下可触到增粗的导管，乳腺导管造影显示乳腺导管扩张，抗炎治疗无效。

4. 浆细胞性乳腺炎

多发于非哺乳期妇女，哺乳期也可发生。其肿块发于乳晕部，多伴乳头凹陷内缩，乳晕皮肤红肿，有瘙痒感或烧灼感，后期转为疼痛，乳头溢出红棕色、绿色或黑色液体，乳晕下区可扪及边缘不清的软结节，偶为硬结节。

（二）中医学鉴别诊断

1. 乳疽

相当于乳腺深部化脓性感染，属阴证。为乳房深部结块，疼痛较轻，皮色不变，即使酿脓，皮色亦不变，应指不明显，酿脓、破溃及愈合均较缓慢，易成漏证。

2. 乳痨

相当于西医的乳房结核。不痛不痒，边界不清，皮肉相连，肿块化脓后流脓清稀，夹有败絮样物质，疮口不易收敛，多形成瘘管，病程缓慢，以年月计。

3. 乳发

相当于西医的乳房蜂窝组织炎或乳房坏死性蜂窝组织炎，表现为乳房部红肿热痛，范围较大，而后皮肉腐烂坏死，甚至热毒内攻，病情较乳痈重。

四、临床治疗

（一）提高临床疗效的要素

治疗乳痈时应明确诊断，分期论治，辨证施治，内外结合。

（二）推拿治疗

（1）治疗原则　疏肝清热，通乳消肿。初期、脓成或已溃阶段，分别施以消散、托里、排脓等法。

（2）取穴与部位　取乳根、天溪、食窦、屋翳、膺窗、膻中、乳根、乳中、中脘、天枢、气海、风池、肩井、少泽、合谷等穴。以及腹部、腰背部、四肢部、乳房及周围部位。

（3）主要手法　摩法、按法、揉法、拿法、𢭏法、一指禅推法等。

（4）操作方法

①摩揉消肿通乳法：患者取俯卧位，医者用𢭏法、揉法于腰臀部及患侧下肢部，医者用一只手在乳房红肿处轻轻用揉、摩法施于乳房及周围的乳根、天溪、食窦、屋翳、膺窗、膻中穴，约2分钟，再自乳根部向乳头方向推进数次。然后，用右手拇指、食指轻捻乳头，同时左手按压乳中穴，再以双手轮换轻按乳房，使乳汁流出，反复进行3~5次，可使淤积的乳汁充分排出。然后患者仰卧，医者按揉中脘、天枢、气海穴，每穴2~3分钟，接着用顺时针揉摩法施于胃脘部及腹部，分别为5分钟。

②𢭏揉项背理气法：患者取俯卧位，医者坐或立于其体侧，用𢭏法或一指禅推法沿背部膀胱经第一、第二侧线反复操作，然后用拇指施按揉法于肝俞、脾俞、胃俞穴，每穴2分钟，以酸胀为度。患者坐位，医者先按、揉其风池，再沿颈椎两侧向下到大椎两侧，往返按揉30遍，然后拿风池、肩井、少泽、合谷各30秒。

（三）其他疗法

1. 耳针法

取胸、内分泌、肾上腺、胸椎穴。毫针浅刺，捻转数分钟，留针20~30分钟。每日1次。

2. 成药应用

（1）炎立消胶囊　每次3片，每日3次。清热解毒，消炎，用于急性乳腺炎等感染性疾病。

（2）夏枯草口服液　每次10ml，每日2次。功能清火，明目，散结，消肿。用于治疗乳痈肿痛。

（3）夏枯草胶囊　每次2粒，每日2~3次。功能清火，明目，散结，消肿。用于治疗头痛眩晕，甲状腺肿大，淋巴结结核，乳腺增生，乳腺炎等。

（4）新癀片　1次2~4片，1日3次。功能清热解毒，活血化瘀，消肿止痛。

五、预后转归

本病多数是由革兰阳性球菌引起，病

情轻微者可用红霉素等治疗，如果脓肿形成则须切开脓肿，同时给予抗生素消炎配合治疗。有条件者应做脓汁细菌培养及抗生素敏感试验，恰当用药会收到更好的效果。本病治疗及时，早期治疗得当合理，就会得到一个理想的预后。也有部分患者预后较差，比如形成脓肿的急性乳腺炎患者。患病以后，尽早治疗，不要进食辛辣、刺激、油腻的食物，并用吸奶器将乳汁吸尽。脓肿形成且量大时，可考虑手术切开排脓引流。成脓期切开排脓后易形成乳瘘。若脓流不畅，肿热不消，疼痛不减，身热不退，可能形成袋脓，或脓液波及其他乳囊（腺叶），形成"传囊乳痈"，亦可形成败血症。极少数患者因治疗不当，或妄加挤压，导致毒邪扩散，出现热毒内攻脏腑的危象。

六、预防与调护

（一）预防

（1）矫正乳头内陷，及时治疗乳头破碎及身体其他部位化脓性疾病。

（2）产妇应做好预防措施，在妊娠后期保持乳头清洁卫生。哺乳期和妊娠期乳房常用清水擦洗乳头或用75%乙醇棉球涂擦乳头、乳晕，加强婴儿口腔护理。哺乳时避免露乳当风，注意胸部保暖，哺乳后轻揉乳房，排尽乳汁。

（3）保持乳汁排出通畅 乳汁淤积是发病的重要因素。养成良好的哺乳习惯，定时哺乳，不让婴儿含乳睡觉，并不断改变抱婴姿势，双侧乳房轮流哺喂，使乳腺管内乳汁充分吸尽、排空。若哺乳后有剩余要排尽乳汁。

（4）断乳时，应先逐渐减少哺乳次数，然后再行断乳。

（5）保持心情舒畅，不过食膏粱厚味，忌食辛辣炙煿之品，避免挤压碰撞。

（二）调护

（1）术后换药 有坏死组织或者脓液较多时应用大黄油纱（自制药），有少量坏死组织换药时应用创伤膏（自制药），无坏死组织换药时应用生肌玉红膏。

（2）术后并发症处理 用垫棉法。可用于袋脓或乳汁从疮口溢出者。袋脓者垫在脓腔下方，乳汁溢出者宜垫棉加绑缚，束紧患侧乳房。

（3）心理护理 应有针对性地进行疏导、解释，以消除患者忧虑和恐惧，保持乐观的情绪。

（4）饮食护理 饮食宜清淡、低脂食品，多食新鲜蔬菜，忌食辛辣油腻食物，保持大便通畅。

（5）外治疗法护理 患乳外敷中药时，应注意观察有无皮肤过敏等，保持皮肤清洁、干燥。

（6）健康教育 妊娠后期常用温水清洗乳头，并及早纠正乳头内陷；培养良好的哺乳习惯，注意乳头清洁，每次哺乳后排空乳汁，防止淤积。

七、专方选要

（1）瓜蒌牛蒡汤 瓜蒌12g，牛蒡子9g，天花粉9g，黄芩9g，生栀子9g，皂角刺9g，金银花9g，连翘9g，陈皮3g，青皮3g，柴胡3g，生甘草3g。1日1剂，水煎服。功能清热疏肝，通乳散结。主治气滞热壅证，症见乳痈初起，红肿热痛，或身发寒热，舌红少苔，脉数。

方中牛蒡子、瓜蒌为君以清热消痈，牛蒡子清热解毒、散结消肿，瓜蒌利气宽胸、散结消痈。金银花可清热解毒，连翘被誉为"疮家圣药"可消痈散结，花粉清热生津、消肿排脓。黄芩清热泻火解毒，山栀子泻火除烦。金银花、连翘、天花粉、黄芩、山栀子合用，共奏清热解毒、消痈散结之功，体现了中医治疗本病以"清"为主的治疗特点。皂角刺可直达病所，溃坚散结消痈。以上诸药为臣，以"清""消"为主；柴胡疏肝解郁为引经药，青皮疏肝理气，陈皮理气健脾化痰。柴胡、青皮、陈皮三药为佐，疏肝理气，气行则乳行，体现了中医治疗本病时以"通"为贵的治疗特点。生甘草益气补中、清热解毒、调和药性为使。诸药共奏活血化瘀、清热解毒、消痈散结之功。

（2）托里消毒散 人参、川芎、白芍药、黄芪、白术、茯苓、当归、金银花各3g，白芷、甘草、桔梗、皂角刺各1.5g。每日1剂，水煎服。功能：清热解毒，益气养血。主治：正虚毒恋，疮疡肿毒，体虚气血不足，脓毒不易外达者，或痈疽疮形平塌，根盘散漫，难溃难腐者，或溃后脓水稀少，坚硬不消，腐肉不退者。

方中人参、白术、茯苓、甘草为四君子汤，能补益气血而利生肌；当归、川芎、白芍、生黄芪，补益气血，托毒排脓；金银花、白芷、桔梗，清热解毒，提脓生肌收口；皂角刺消肿排脓，托疮毒促其早溃。本方配伍特点在于补益气血与托毒消肿合用，使正气充则祛邪有力，余毒随即外泄而疾病得愈。

主要参考文献

[1] 罗才贵. 实用中医推拿学 [M]. 四川：四川科学技术出版社，2004.

[2] 刁军成. 妇科疾病效验秘方 [M]. 北京：中国医药科技，2014.

[3] 张世明. 妇科常见病推拿 [M]. 四川：四川科学技术出版社，2007.

[4] 吕明. 推拿治疗学 [M]. 北京：中国中医药出版社，2013.

[5] 周信文. 推拿治疗学 [M]. 上海：上海浦东教育出版社，2010.

[6] 张丽莉. 张晓琳教授手法排乳治疗急性乳腺炎经验举隅 [J]. 中医药学报，2011，39（6）：92-93.

[7] 司徒红林，朱华宇，陈前军，等. 林毅治疗急性乳腺炎经验 [J]. 陕西中医，2009（10）：1640-1641.

[8] 孙海燕，邓迎晓，樊燕飞，等. 中药配合穴位按摩治疗早期乳痈 [J]. 光明中医，2017，32（13）：1916-1918.

第九节 乳癖

乳癖又称为乳痰、乳核，是妇女乳房部位常见的慢性肿块，表现为乳房发生单个或多个大小不等的肿块，质地坚韧或呈囊性感，边界清楚，活动度好。肿块随着情绪变化增长，与月经周期有关。乳癖是中年妇女的常见病和多发病，病程较长，少数病例可发生癌变。

西医诊断乳腺小叶增生、慢性囊性增生属于本病。

一、病因病机

（一）西医学认识

乳腺增生病，又称乳腺结构不良，是指乳腺上皮和纤维组织增生，乳腺导管和乳小叶在结构上的退行性病变及进行性结缔组织的生长。乳腺增生病是妇女乳腺疾病中的常见病和多发病，常见于25~50岁的妇女，但近年来本病发病有逐渐年轻化的趋势。1993年Bodian就提出乳腺增生病是乳腺癌发病的危险因素。近年来对乳腺流行病学的研究，提出了"乳腺正常组织增生（轻、中、重）→非典型增生→原位癌→浸润性癌"的发展模式。乳腺增生病被认为是一种癌前病变，患者的患癌危险率明显高于正常妇女，在中国，乳腺增生病约有2%~3%患者发生癌变。

乳腺是多种激素的靶器官，正常乳房

的生长、发育和分泌受大脑皮质和丘脑下部的调节，尤以垂体-性腺激素对乳腺的影响最大。正常的乳腺组织随月经周期性激素水平的变化，发生着生理性增生与复旧的周期性变化。经典的病因学说认为本病是由于雌激素与孕激素平衡失调，表现为黄体期、孕激素分泌减少，雌激素的量相对增多，致使雌激素长期刺激乳腺组织而缺乏孕激素的节制与保护作用，乳腺导管和小叶在周而复始的月经周期中增生过度而复旧不全，导致乳腺增生病。

（二）中医学认识

乳癖又称为"乳痰""乳核""乳中结核""乳粟"。中医认为，乳腺增生的病因与情志、饮食劳倦以及先天体质因素有关。古代医家多把乳核、乳癖的产生责之肝脾失调。本病最早见于《中藏经》："癖者，痞也。痞者，气机不畅，胀满疼痛。"陈实功在外科正宗中说："忧郁伤肝，思虑伤肝，积想在心，所愿不得志者，致经络痞涩，聚结成核。"余听鸿在《外证医案汇编》中说："乳症，皆云肝脾郁结，则为癖核。"吴谦在《医宗金鉴》中认为："乳中结核梅李形，症由肝脾郁结成。"宋代《圣济总录》中说："又冲脉者，起于气街，夹脐而行，至胸中而散。妇人以冲任为本，若失于将理，冲任不和，阳明经热，或为风邪所客，则气壅不散，结聚乳间，或硬或肿，疼痛有核。"不仅阐述了乳核与乳痛之间的关系，还提出乳核的发生与冲任不调有关。临床常见肝郁气滞、冲任失调两种临床常见证型。情志不畅，郁久伤肝，致气机郁滞，蕴结于乳房胃络，经脉阻塞不通，轻则不通则痛，重则肝郁气血周流失度，气滞痰瘀，结聚成块而形成乳腺增生，或劳倦内伤，房劳过度，耗伤元气，劳伤日久，脾胃乃伤，久则肾益虚，无以灌养冲任，冲任失调而生乳癖，治疗以疏肝解郁，调理冲任为大法。

二、临床诊断

（一）辨病诊断

1.临床表现

（1）症状

①乳房疼痛：多为双侧性，也可为单侧，乳房疼痛主要以胀痛为主，也可有刺痛或牵拉痛。疼痛常与月经有关，多为经前期疼痛加剧，经后疼痛减轻或不痛，或疼痛随情绪变化而变化，痛甚者不可触碰，甚至在行走或活动时即感乳痛，影响工作或生活。疼痛部位主要在肿块处，常可涉及胸胁部或肩背部。连续3个月或间断疼痛3~6个月不缓解。

②乳中有结块：乳房肿块可发于单侧或双侧乳房，以乳房的外上象限较多见。表面光滑或呈颗粒状，质地中等或坚韧，活动度好，边界清楚，皮色如常，多无痛感，少部分有压痛，不溃破。

（2）体征

①乳房肿块：肿块可发于单侧或双侧乳房内，单个或多个，好发于乳房外上象限，亦可见于其他象限。肿块形态不规则（肿块大小不等，形态为片状、盘状、颗粒状、条索状等），质地软韧或韧硬，边界不清，有压痛，与皮肤无粘连。肿块大小不一，直径一般在1~2cm左右，大者可超过3cm。肿块的形态常可分为片块型、结节型、混合型和弥漫型四种类型。片块型，其肿块呈厚薄不等的长圆形或不规则形的片块状，数目不一，质地中或软有韧性，活动度好，边界清楚，表面光滑或呈颗粒状。结节型，肿块呈扁平或串珠状结节，形状不规则，中等硬度，活动度好，边界清楚。也有呈米粒或砂粒状结节。混合型，同一乳房内有片块、结节、条索、砂粒等两种形态以上的肿块者。弥漫型，肿块分

布的范围超过三个象限者。临床以片块型多见，结节型较少。肿块可在月经前增大，经后稍变小变软，少数患者乳头溢出白色或黄绿色浆液样液体。肿块和乳房疼痛可同时或先后出现。患者常伴月经不调、心烦易怒等症状。

②乳头溢液：少数患者可出现自发性乳头溢液，为草黄色或棕色浆液性液体。

③月经失调：本病患者可兼见月经前后不定期，量少或色淡，可伴痛经。

④情志改变：患者常感情志不畅或心烦易怒，每遇生气、精神紧张或劳累后加重。

2. 相关检查

（1）钼靶X线摄片　目前公认的有助于乳腺癌早期发现的检查方法。适用于乳房摄影，可使密度较近似的软组织对比度提高，层次清晰，获得较理想的影像。对于诊断乳腺良恶性肿瘤的正确率达85%以上，临床触摸不到的早期病变可被检出。本病可见棉花状、雪片状或绒毛状的密度增高阴影，或整片均匀性密度增高阴影。囊性增生为圆形或不规则弧形且边缘整齐的阴影，周围有一透亮区。临床检测中，对体检发现异常者如乳房肿块、皮肤溃疡、酒窝征、乳头溢液、乳头回缩等，应首选钼靶X线以发现病变并鉴别良、恶性。对具有乳腺癌高危因素的患者如初潮早、绝经迟、35岁以后未育、有乳腺癌家族史等特征的患者，即使临床仅有较轻微的异常征，亦应及早行乳房钼靶X线片以发现隐匿的病变。

（2）B超检查　无损伤型检查，对于区别囊性和实质性病变有明显优势。对鉴别良、恶性实质性肿块不够可靠，对1cm以下的小癌肿不能查出。

（3）细胞学检查　脱落细胞学检查，取乳晕部糜烂处脱落物或乳头分泌物做成涂片。

（4）活组织病理检查　确定病变性质。针刺活检法或切除活检和切取活检。切除活检是对肿块直径小于2cm，良性可能性较大，将整个肿块连同周围组织切除做石蜡切片。切取活检是对较大肿块，高度怀疑恶性者，在做好根治术的准备下，于肿块最硬处切取一部分组织做快速冰冻切片检查。

（5）近红外线乳腺扫描　本病在近红外线乳腺扫描屏幕上显示为散在点、片状灰影，或条索状、云雾状灰影，血管增多、增粗呈网状、树枝状等改变的基础上常见蜂窝状不均匀透光区。

（二）辨证诊断

1. 肝郁痰凝型

（1）临床证候　多见于青壮年妇女，乳房胀痛或刺痛，乳房肿块随喜怒消长，伴胸闷胁胀，善郁易怒，失眠多梦，舌质淡红，苔薄白，脉弦和细涩。

（2）辨证要点　胀痛，善郁易怒，常生闷气，并随喜怒消长，两胁胀痛，舌紫暗，或有瘀点，脉弦或细涩。

2. 冲任失调型

（1）临床证候　多见于中年妇女，乳房肿块或胀痛，经前加重，经后缓减，伴腰酸乏力，神疲倦怠，头晕，月经先后失调，量少色淡，甚或经闭，舌淡苔白，脉沉细。

（2）辨证要点　乳房结块，隐痛或刺痛，痛有定处，经前加重，经后缓解，伴腰酸乏力、神疲倦怠、月经失调、不孕，舌淡苔白，脉沉细。

三、鉴别诊断

（一）西医学鉴别诊断

1. 乳腺癌

乳腺癌是指发生在乳房腺上皮组织的

恶性肿瘤。部位以外上象限常见。乳腺癌初病时可为乳腺无痛性肿块，位于外上象限者居多，质较硬，边界不清，表面不光滑，活动度差。发展后可有酒窝征、橘皮样改变、皮肤卫星结节、皮肤受侵溃烂、炎症样改变、乳头回缩、乳头溢液、乳头湿疹样变、区域淋巴结肿大，可浸润胸肌乃至胸壁。

2.乳腺纤维腺瘤

乳腺纤维腺瘤是发生于乳腺小叶内纤维组织和腺上皮的混合性瘤，是乳房良性肿瘤中最常见的一种。乳腺纤维腺瘤可发生于青春期后的任何年龄，但以18~25岁的青年女性多见。临床上以无痛性乳房肿块为主要症状，很少伴有乳房疼痛及乳头溢液者。

3.乳汁潴留囊肿

多见于哺乳期妇女，尤其好发于断乳后，乳房肿块一般为1~2cm，大者可达3~4cm，多数患者有轻微胀痛或沉重感，肿块边界清楚，表面光滑，质柔韧而有囊性感，肿块活动度好。钼靶X线摄片见圆形或椭圆形的透亮区，轮廓锐利光滑，呈脂肪样密度。常见于较深的乳腺部分。细针穿刺可抽得乳汁或黏稠乳酪样物质。

（二）中医学鉴别诊断

乳岩

乳岩表现为乳房肿块，多无疼痛，逐渐长大，肿块质地坚硬，表面高低不平，边界不整齐，常与皮肤粘连，活动度差，患侧淋巴结可肿大，后期溃破呈菜花样。乳癖是乳腺组织既非炎症也非肿瘤的良性增生性疾病，乳房疼痛并出现肿块，质地不硬，活动度好，乳痛和肿块与月经周期及情志变化密切相关。乳癖常因肝、脾等脏腑功能失调所致，属于脏腑病，乳部为肝、脾、胃经循行之处，且肿块位于皮肉之中。

四、临床治疗

（一）提高临床疗效的要素

（1）仔细检查，明确诊断　乳癖证首先当识别其性质，乳房肿块的性质和疼痛情况是辨证的重要内容。要注意肿块疼痛与月经有无关系。肿块的大小、形态是否规则、质地如何、肿块与周围组织分界是否清楚、与皮肤与胸肌筋膜有无粘连，推之是否移动，腋下淋巴结有无肿大。可以根据病史、临床表现、B超、钼靶X线摄片明确诊断，钼靶是目前国际上对乳腺疾病最为先进的诊断方法。活检、高分辨超声、CT检查也是当前进行乳腺疾病诊断的先进方法，其次为乳腺红外透视仪等，不要漏诊乳癌。

（2）辨证施治　不论哪种原因造成的乳腺增生，中医认为与乳房血液瘀滞导致气血不畅有密切的关系。根据血液瘀滞、气血不通的具体表现，结合病因病机，采用标本同治，疏肝理气，活血化瘀，逐瘀化痰，软坚散结法，使气畅痰消，瘀行而结块消散。

（3）重视心理因素　精神因素是产生本病的重要因素，所以心理治疗较为重要，消除患者思想顾虑，使之心情愉快，树立战胜疾病的信心，也是预防乳腺增生复发的重要因素。

（二）推拿治疗

（1）治疗原则　疏肝解郁，调摄冲任，散结止痛。

（2）取穴与部位　取乳根、膻中、中脘、天枢、气海、肝俞、脾俞、胃俞、风池、肩井、天宗、曲池、内关等穴。

（3）主要手法　揉法、摩法、一指禅推法、按法、拿法等。

（4）操作方法

①揉摩调气散结法：患者取仰卧位，医者轻轻用揉、摩法施于乳房及周围的乳根、膻中穴，约2分钟。再按揉中脘、天枢、气海穴，每穴2~3分钟。接着顺时针方向用揉摩法施于胃脘部及腹部，分别为5分钟。

②推揉通调经脉法：患者取俯卧位，医师坐或立其体侧，用一指禅推法沿背部膀胱经第1、第2侧线反复操作，然后用拇指按揉法施于肝俞、脾俞、胃俞穴，每穴2分钟，以酸胀为度。

③按揉调气温乳法：患者取坐位，医师先按、揉风池穴，再沿颈椎两侧向下至大椎两侧，往返按揉30遍，然后拿风池、肩井，点按天宗、曲池、内关各30秒。

④随证加减：气滞痰凝者，按揉小腿内侧胫骨后缘（足三阴经）5分钟。重点按压阴陵泉、蠡沟、太冲，每穴约1分钟。冲任失调者，按揉肾俞、丰隆、足三里、三阴交各30秒。横擦腰骶，以透热为度。

（三）其他疗法

1. 推拿联合温针灸

嘱患者调整体位为仰卧位，点按中府、膻中、章门、屋翳和乳根穴，每处按压2分钟。保持仰卧体位不动，对增生结节予以重点按揉。继而温针灸鱼际穴，取长度在1.5寸以上的毫针，刺入穴位得气后，在留针过程中，将约2cm长艾条段套在针柄上，将艾条放至距离皮肤3cm以上，在燃烧过程中，将一块长约5cm、宽约3cm的硬纸块剪开置于该穴区，避免灼伤皮肤。

2. 成药应用

（1）乳核散结片　每次4片，每日3次。功能舒肝解郁，软坚散结，理气活血。用于治疗乳腺囊性增生、乳痛症、乳腺纤维腺瘤和男性乳房发育等。

（2）乳块消颗粒　每次1袋，每日3次。功能疏肝理气，活血化瘀。用于治疗肝气郁结，气滞血瘀引起的乳腺增生病，乳房疼痛。

（3）乳宁片　每次4~6片，每日3次。功能温肺祛痰，活血化瘀。用于治疗痰瘀互结引起的乳房结块、肿胀疼痛及乳腺小叶增生属上述证候者。

五、预后转归

患有乳癖的妇女，以后发生乳腺癌的危险性较正常人群要大，特别是有乳腺癌家族史者。乳癖与乳腺癌之间存在着密切的联系。15%~20%乳腺癌患者有家族史。初潮年龄过小（12岁来潮），绝经年龄过大（55岁后绝经），生育年龄大于35岁，产后未哺乳及未生育的女性，月经周期短及绝经后肥胖者都易患乳腺癌。本病目前治疗无特效药，症状轻者经推拿治疗改善或治愈，应定期观察病情变化，出现增长快且变硬的肿块，应高度怀疑恶性变的可能，立即手术切除。

六、预防与调护

（一）预防

（1）适时婚育，积极哺乳，并注意保持乳头清洁，避免外伤。创造和谐的家庭气氛，夫妻双方和睦相处，提倡经前进行和谐愉快的夫妻性生活。

（2）谨慎用含雌激素高的美容护肤养颜之品。

（3）起居有规律，劳逸结合，保持大便通畅。

（4）调整月经不调，保持心情要愉快，掌握自我区别乳岩与乳癖的方法。

（5）乳腺自检。每月月经干净后5~7天自查乳房1次，绝经后妇女可每月固定时间自查。40岁以上的妇女、乳腺癌术后患者每年行钼靶X线检查1次，以便早期发现乳腺癌或乳腺癌复发征象。

（二）调护

（1）由于乳腺增生与激素代谢紊乱有关，因此宜进食足量的维持代谢和有利于乳腺组织康复的蛋白质，如肉、禽、蛋、大米、玉米、大豆、红薯、高粱、荞麦等。

（2）常食新鲜水果及蔬菜，如菠菜、卷心菜、芹菜等，这类食物均含有大量的维生素，有利于组织的康复。

（3）消除对乳腺增生的紧张、恐惧心理，解除思想顾虑，保持良好的心理素质，忌发怒、郁闷，保证充足的睡眠时间。

（4）注意保持乳房部的清洁，避免损伤、感染。

（5）定期复查。

七、专方选要

（1）二仙汤 仙茅9g，淫羊藿9g，当归9g，巴戟天9g，知母4.5g，黄柏4.5g。水煎，分2次服。功能温肾阳，补肾精，泻肾火，调理冲任。主治冲任失调证。症见月经不调、经期延后、月经量少、闭经、痛经、崩漏、不孕，脉细。

方中仙茅、淫羊藿温肾阳，补肾精，辛温助命门而调冲任共为君药。巴戟天温助肾阳而强筋骨，性柔不燥以助君药温养之力，当归养血柔肝而充血海，以助君药调补冲任之功，二者共为臣药。知母、黄柏滋肾阴而泻虚火，可治疗肾阴不足所致之虚火上炎，又可缓解仙茅、淫羊藿的辛热猛烈，故为佐使药。全方药味，寒热并用，精血兼顾，温补肾阳又不失于燥烈，滋肾柔肝而不寒凉滋腻，主次分明，配伍严谨，简而有要，共奏温补肾阳，滋阴降

火，调理冲任，平其失衡的药理作用。

（2）开郁散 白芍15g，当归6g，白芥子9g，柴胡3g，炙甘草2.4g，全蝎3个，白术9g，茯苓9g，郁金6g，香附9g，天葵草9g。每日1剂，水煎服。功能疏肝解郁，化痰散结。主治肝郁痰凝证。症见局部有肿块，胁肋疼痛，胸闷善太息，情志抑郁易怒，或嗳气，脘腹胀满，舌苔薄白，脉弦滑。

方中以柴胡、郁金、香附疏肝解郁；白芍、当归柔肝养血；白术、茯苓健脾利湿；白芥子善去寒痰，消皮里膜外之结块；全蝎、天葵子解毒消岩肿；甘草调和诸药。举凡肝郁痰凝之证，皆可治之。

主要参考文献

［1］罗才贵. 实用中医推拿学［M］. 四川：四川科学技术出版社，2004.

［2］李曰庆. 中医外科学［M］. 北京：中国中医药出版社，2002.

［3］王华兰. 推拿学［M］. 北京：人民军医出版社，2004.

［4］邢杰. 理气散结推拿治疗肝郁气滞型乳癖［C］. 第十三次中医推拿学术年会论文汇编，2014.

［5］李健，张雪岭，曲怡. 推拿疏肝理气法治疗乳腺增生临床观察［J］. 世界中西医结合杂志，2011，6（4），310-311.

［6］膳书堂文化. 中华偏方单方大全［M］. 北京：中国画报出版社，2011.

［7］龙晖. 推拿治疗乳腺增生病13例［J］. 按摩与导引，2005，21（10）：31-32.

［8］胡东辉，王焱. 针刺配合推拿治疗乳癖42例［J］. 2005，21（9）：35-36.

第十一章　儿科疾病

第一节　婴儿腹泻

泄泻是婴幼儿时期最常见的一种消化道疾病，临床以急性起病，大便次数增多，粪质稀薄或如水样为特征。

泻与泄的含义不同，如《奇效良方》曰："泄者，泄漏之义，时时溏泄，或作或愈；泻者，一时水去如注。"《丹台玉案》也说："泄者，如水之泄也，势犹舒缓；泻者，势似直下，微有不同。"但因病因相同，病位一致，临床常统称泄泻。

本病早在《黄帝内经》中便有"濡泄"（指泻下如水）"飧泄"（指泄泻完谷不化）"洞泄"（指食已即泄，完谷不化）"滑泄"（指泻下无度，伴中气下陷）"溏泄"（指便泄污积黏垢）等病名，并提出感受风、寒、暑、湿、热等外邪及饮食不节、起居不慎等，均可引起泄泻。隋代《诸病源候论》中首次记载了"冷利候""热利候""冷热利候"等有关小儿腹泻的内容。

一、病因病机

（一）西医学研究

西医学认为，婴幼儿腹泻是一组多病原、多因素引起的以腹泻为主要表现的综合征。

1. 易感因素

（1）婴幼儿消化系统发育不完善　胃酸及消化酶分泌少，消化酶活性低，对食物量和质的变化耐受性低。

（2）生长发育快　对营养物质的需求相对较多，胃肠道负担重。

（3）机体防御能力差　婴儿胃酸偏低，

胃排空较快，对进入胃内的细菌杀灭能力较弱，加之血清免疫球蛋白（尤其是 IgM、IgA）和胃肠道分泌型 IgA 均较低，导致易被细菌病毒感染。

（4）肠道菌群失调　新生儿出生后尚未建立正常的肠道菌群，或因使用广谱抗生素等导致肠道菌群失调。

（5）人工喂养　婴儿不能从母乳中获得 IgA 等成分，且食物和食具易被污染。

2. 感染因素

（1）肠道内感染　主要由病毒、细菌等病原微生物引起，秋冬季节的婴幼儿腹泻 80% 以上是由病毒感染所致，以轮状病毒感染最为常见，多通过污染的水、食物、日用品、手、玩具等进入消化道，或通过带菌者传播。

（2）肠道外感染　如肺炎等疾病可因发热、病原体毒素作用使消化功能紊乱或肠道外感染的病原同时感染肠道引起腹泻。病原微生物能否引起肠道感染，取决于宿主的防御能力、病原微生物数量的多少及毒力强弱。

3. 非感染性因素

（1）饮食因素　主要是喂养不当，饮食物品种过杂，或摄入过多，或过于肥厚油腻不易消化之品。

（2）过敏因素　如对牛奶及某些食物成分过敏或不耐受而引起腹泻。

（3）气候因素　腹部受凉使肠蠕动增加，或天气过热使消化液分泌减少等，可诱发消化功能紊乱引起腹泻。

（二）中医学认识

引起小儿泄泻的病因主要有感受外邪、饮食不节、素体虚弱、暴受惊恐等。本病的主要病变部位在脾胃，常涉及肝、肾二脏。其基本病理改变为脾失健运，水谷合污下走大肠。

1. 感受外邪

由于卫外不固，易为外邪所侵，使脾受邪困，运化失职，升降失调，致水谷不化，下趋大肠而为泄泻。六淫之邪均可引起泄泻，尤以湿邪最为常见。

2. 内伤饮食

小儿不知饥饱，常因乳食不节，过食生冷，或饮食不洁，误食变质食物等损伤脾胃，导致脾胃运化功能失调，清浊不分，发生泄泻。

3. 脾胃虚弱

小儿先天不足或后天失宜，或久病不愈，致脾胃虚弱，胃弱则腐熟无能，脾虚则清阳不升，运化失职，不能分清别浊，水谷并走于下而致泄泻。

4. 脾肾阳虚

先天禀赋不足，或久病、久泻损伤脾肾之阳。肾为胃关，职司二便，肾阳不足，命门火衰，则阴寒内盛，水谷不化，洞泄不止。

5. 惊吓

小儿肝常有余，脾常不足，且精神怯弱，易受惊吓，使肝之疏泄失常，肝旺乘土，脾运失职发为腹泻。

二、临床诊断

（一）辨病诊断

1. 临床表现

（1）症状　有乳食不节、饮食不洁或感受时邪的病史。腹泻可轻可重，轻者一日数次，大便呈糊状或稀水样。重者一日十余次或几十次，大便呈蛋花汤样或稀水样，或色褐而臭，或伴有恶心呕吐、腹痛、发热、口渴等症。部分病例伴有腹痛，大便带黏液，里急后重。严重病例伴频繁呕吐、厌食、烦躁、精神萎靡等中毒症状，且有不同程度脱水和电解质紊乱。

（2）体征　观察患儿精神状态、体温、脉搏、呼吸、血压、皮肤弹性与干燥程度。有无囟门及眼窝凹陷、口腔黏膜干燥等脱水表现；有无面色灰暗、唇色樱红等酸中毒表现；有无发绀、四肢厥冷、心音低钝、心律失常、肌张力减低、腹胀、肠鸣、膝腱反射减弱或消失、惊厥等酸碱平衡失调及电解质紊乱表现。

2. 相关检查

（1）大便常规　大便镜检可有脂肪细胞，或有少量红细胞、白细胞或吞噬细胞等，还应注意有无虫卵、寄生虫、真菌孢子和菌丝。有时需反复多次检查才有意义，大便常规有助于腹泻病的病因和病原学诊断。

（2）大便培养　大便或直肠拭子培养致病菌（常为大肠埃希菌、空肠弯曲菌、鼠伤寒沙门菌、白念珠菌）及药敏试验，对确定腹泻病原体有重要意义。一次粪便培养阳性率较低，须多做几次，新鲜标本立即培养可提高阳性检出率。

（3）大便乳胶凝集试验　对某些病毒性肠炎有诊断价值，如轮状病毒、肠道腺病毒等，有较好敏感性和特异性，对空肠弯曲菌感染的肠炎诊断有帮助。

（4）酶联免疫吸附试验　对轮状病毒有高度敏感性、特异性。有助于轮状病毒感染的肠炎和其他病毒性肠炎诊断。

（5）聚丙烯酰凝胶电泳（PAGE）试验　此法可检测出轮状病毒亚群及不同电泳型，有助于轮状病毒分类和研究。

（6）大便还原糖检查　双糖消化吸收不良时，大便还原糖检查呈阳性，pH < 6.0。还原糖检查可用改良本尼迪克特试剂或 Clinitest 试纸比色。继发性双糖酶缺乏较原发性双糖酶缺乏多见，原发性双糖酶缺乏以蔗糖 - 异麦芽糖酶缺乏最常见。

（7）大便电镜检查 对某些病毒性肠炎有诊断价值。如轮状病毒性肠炎、诺沃克病毒性胃肠炎等。

（8）血白细胞计数和分类 病毒性肠炎白细胞总数一般不增高。细菌性肠炎白细胞总数可增高或不增高，半数以上的患儿有杆状核增高，杆状核大于10%，有助于细菌感染的诊断。

（9）血培养 对细菌性痢疾、大肠埃希杆菌和沙门菌等细菌性肠炎有诊断意义，血液细菌培养阳性者有助于诊断。

（10）血生化 对腹泻较重的患儿，应及时检查血 pH、二氧化碳结合力、血钠、血钾、血氯、血渗透压，对于诊断及治疗均有重要意义。必要时测血钙、血磷、血镁和微量元素锌。

（11）其他 对迁延性和慢性腹泻者，必要时做乳糖、蔗糖或葡萄糖耐量试验，呼气氢试验，也可做纤维结肠镜检查。低钾血症者应做心电图检查。病程迁延、营养障碍及感染中毒症状重者，应做 X 线、B 超检查。

（二）辨证诊断

1. 风寒型

（1）临床证候 大便清稀，多夹泡沫，臭气不甚或有腥味。伴见恶寒发热，鼻塞流涕，肠鸣腹痛，小便清长，口淡不渴，舌苔薄白或白腻，脉滑有力，指纹色红。

（2）辨证要点 大便清稀多泡沫，肠鸣腹痛，伴风寒表证。

2. 湿热型

（1）临床证候 大便水样，或如蛋花样，泻势急迫，色黄臭秽，可夹黏液。伴见发热烦躁，口干欲饮，偏于湿者，可见胸脘痞闷，不思饮食，或伴恶心呕吐，肢体倦怠，小便短少黄赤，舌苔黄腻，脉滑数，指纹色紫。

（2）辨证要点 病势急骤，泻下次频

量多，色黄褐，味臭秽，伴全身湿热内盛之象。

3. 伤食型

（1）临床证候 大便稀溏，泻下酸臭，或如败卵，夹有乳块或食物残渣，脘腹胀痛拒按，痛则欲泻，泻后痛减，或有呕吐，患儿多啼哭厌食，嗳气酸馊，手足心热，夜寐不宁，小便浑浊，舌红，苔黄厚腻，脉滑濡数，指纹紫滞。

（2）辨证要点 泻下酸臭，脘腹胀满疼痛，泻后痛减，嗳腐吞酸。

4. 惊泻型

（1）临床证候 大便质稠如胶，或稀溏，色青如苔，便前哭闹，烦躁不安，紧偎母怀，睡中惊醒，啼哭不止，面唇色青，舌边红，苔薄白，脉弦，指纹青滞。

（2）辨证要点 大便色青如苔，烦躁不安，睡中惊醒，啼哭不止，面唇色青。

5. 脾胃虚弱型

（1）临床证候 大便稀溏，色淡不臭，可夹不消化食物残渣，食后作泻，时轻时重，病程迁延达 2 个月以上，纳呆腹胀，喜温喜按，面色萎黄，神疲倦怠，消瘦乏力，舌淡苔白，脉缓弱，指纹色淡。

（2）辨证要点 乳食不化，大便稀溏不臭，伴全身脾虚气弱，病程迁延反复。

6. 脾肾阳虚型

（1）临床证候 大便清稀，完谷不化，五更作泻，久泻不止，或见脱肛，形寒肢冷，面色㿠白，精神萎靡，睡时露睛，舌淡苔白，脉细弱，指纹淡滞。

（2）辨证要点 大便澄澈清冷，完谷不化，泻下缠绵不愈，神萎肢冷，脉微细弱。

三、鉴别诊断

（一）西医学鉴别诊断

本病应与细菌性痢疾、生理性腹泻相

鉴别。

1. 细菌性痢疾

大便稀薄，夹有黏液脓血，次频量少，伴发热，腹痛，里急后重，大便镜检有大量白细胞及巨噬细胞，大便培养见痢疾杆菌阳性即可确诊。

2. 生理性腹泻

多见于6个月以下母乳喂养的婴儿，外观虚胖，常伴有湿疹，出生后不久即腹泻，大便每日4~7次。除大便次数增加外，食欲好，无呕吐，生长发育不受影响。添加辅食后大便逐渐转为正常。

（二）中医学鉴别诊断

霍乱

霍乱是一种卒然起病，剧烈上吐下泻，吐泻并作的病证。泄泻与霍乱相比，同有大便清稀如水的症状，故需鉴别。霍乱的发病特点是来势急骤，变化迅速，病情凶险，起病时常先突然腹痛，继则吐泻交作，所吐之物均为未消化之食物，气味酸腐热臭，所泻之物多为黄色粪水，或如米泔水，常伴恶寒发热，部分患儿在吐泻之后，津液耗伤，迅速消瘦，或发生转筋，腹中绞痛，若吐泻剧烈，可见面色苍白，目眶凹陷，汗出肢冷等津竭阳衰之危候。而泄泻只以大便次数增多，粪质稀薄，甚至泻出如水样为主症，一般起病不急骤，量不大，无米泔水样便，津伤较轻，无危证。

四、临床治疗

（一）提高临床疗效的要素

谨守病机，辨证论治，及时治疗，防止传变。

（二）推拿治疗

1. 风寒型

治法：祛风散寒，化湿止泻。

推拿治疗：补脾经、补大肠、揉外劳、推三关、逆时针摩腹、揉足三里、揉龟尾、推上七节骨。

2. 湿热型

治法：清热和中，利湿止泻。

推拿治疗：清脾经、清胃经、清大肠、清小肠、掐揉四横纹、清天河水、退六腑、顺时针摩腹、揉天枢、推下七节骨。

3. 伤食型

治法：消食导滞，理气和中。

推拿治疗：补脾经、清胃经、清大肠、揉板门、掐揉四横纹、顺运内八卦、顺时针摩腹、推下七节骨、揉足三里、较重手法捏脊。

4. 脾胃型

治法：健脾益气，化湿助运。

推拿治疗：补脾经、补胃经、补大肠、顺运内八卦、揉外劳、推三关、逆时针摩腹、揉脐、揉足三里、揉龟尾、推上七节骨、捏脊，重提并按揉脾俞、胃俞、大肠俞。

5. 脾肾阳虚型

治法：温肾补阳，健脾止泻。

推拿治疗：补脾经、补大肠、补肾经、顺运内八卦、揉外劳、推三关、逆时针摩腹、揉脐、揉足三里、揉龟尾、推上七节骨、捏脊、按揉百会，按揉脾俞、肾俞。

6. 惊泻型

治法：健脾助运，平肝止泻。

推拿治疗：补脾经、清肝经、清心经、掐揉五指节、顺运内八卦、分手阴阳、逆时针摩腹、揉龟尾、推上七节骨、摩囟门、掐揉小天心、猿猴摘果、按揉肝俞。

（三）其他疗法

1. 外治疗法

（1）叶信画采用足部推拿结合泄泻点推拿治疗功能性泄泻，以拇指腹压揉胃、脾、大肠区，找到敏感点持续点揉3分钟。

重点点按泄泻点（手背第3掌指、第4掌指关节间上1寸）5分钟。随后在全足按摩的基础上，重点按摩肾、脾、胃、膀胱、肠道、淋巴反射区，腹腔神经丛反射区。肠道按摩方向以逆时针为主，时间10分钟，每日1次，7天为1个疗程。治疗2个疗程。

（2）郑松应用中医推拿联合艾灸疗法治疗小儿泄泻，推拿治疗方法如下。①手掌摊开，用拇指指腹进行推腹，由剑突推至下腹部，连续100次。②拇指分开，其余四指并拢，由脊柱两侧由上至下进行推背，推至皮肤发热。③拇指由剑突穴推向两侧季肋区，由下腹部正中位分推至两侧腹，从神阙穴向两侧腹推拿。④拇指由天门穴轻轻推至虎口穴，连续100次，至皮肤发红，由板门穴横推至横门穴，连续100次，双手拇指轻揉足三里穴，连续100次。艾灸方法如下。将清艾条点燃后悬放至神阙、天枢、关元、足三里穴，治疗时间为5~10分钟，以皮肤温热潮红为度。

2. 成药应用

（1）丁桂儿脐贴　外用。贴于脐部，一次1贴，24小时换药一次，用于脾胃虚寒者。

（2）藿香正气液　口服，每次3~5ml，每日2次。或取干净纱布一块，折叠成4~6层置于患儿肚脐处，将藿香正气水置水中预热，待药温适宜时倒在纱布上，以充盈不溢为度，用塑料布覆盖纱布后，再用医用胶布固定，2~3小时后取下，每日2~3次，一般2日即可见效，用于外感风寒、内伤湿滞证。

五、预后转归

腹泻患儿只要及时补水补液，治疗原发病，一般预后良好，但如失治或腹泻严重，也可致死。长期慢性腹泻可影响生长发育，导致营养不良和多种感染疾病发生。本病常见并发症如下。

（1）消化道外感染　消化道外感染可能是腹泻的病因，但也常因腹泻后全身抵抗力低下而受感染。常见的有皮肤化脓性感染、泌尿道感染、中耳炎、上呼吸道感染、支气管炎、肺炎、静脉炎和败血症。病毒性肠炎偶有并发心肌炎。

（2）鹅口疮　病程迁延或原有营养不良的患儿易并发鹅口疮，尤其在长期使用广谱抗生素后更多，如不及时停药，真菌可侵及肠道，甚至引起全身性真菌病。

（3）中毒性肝炎　腹泻病程中可出现黄疸，多见于原有营养不良的患儿。可能因大肠埃希菌引起的肠炎，并发大肠埃希菌败血症，导致中毒性肝炎。腹泻后病情很快加重，出现黄疸后很快死亡。

（4）营养不良和维生素缺乏　腹泻迁延日久，或反复多次禁食、长期热量不足，易导致营养不良、贫血和维生素缺乏。久泻致肝功能受损、维生素吸收减少和凝血酶原减低，而致出血。

（5）其他　脱水重时可并发急性肾衰竭。此外还有中毒性肠麻痹、肠出血、肠穿孔、肠套叠和胃扩张。还可因输液不当引起急性心力衰竭、高钠或低钠血症、高钾血症。小婴儿呕吐护理不周时可引起窒息。

六、预防调护

（一）预防

（1）注意小儿起居　因为小儿腹泻可以由于外感引起，应注意及时加减衣物，保暖腹部，勿使受寒受热。

（2）节制饮食　提倡母乳喂养，不宜在夏季及小儿生病时断奶，遵守添加辅食的原则，注意科学喂养，最好固定时间进食，小儿饮食不宜过饱，注意食物清洁。

（3）注意保养　加强户外活动，注意气候变化，及时增减衣服，防止腹部受凉，小儿腹泻虽多由风寒或饮食引起，但内因总由脾胃虚弱所致，脾虚小儿，又常可因腹泻而继发慢惊风，因此平时必须加以注意。

（4）尽早治疗乳母疾病　乳母有病最好断乳，因为乳母疾病常可影响小儿，如迫于客观原因不能断乳，亦必须对乳母疾病早期处理，如乳母病重，则必须立即断乳。

（5）谨慎用药　"小儿易虚易实，肠胃嫩弱，不胜其毒"，因为小儿抵抗力弱，临床上用药必须特别谨慎，非紧急情况下，最好不用药性峻猛之品。

（6）注意饮食卫生　食品应新鲜、清洁，不吃变质食品，不要暴饮暴食。饭前、便后要洗手，餐具要卫生。

（二）调护

（1）适当控制饮食，减轻胃肠负担　泻泄轻者要减少喂养次数和喂养量，母乳喂养者，要缩短哺乳时间，减少哺乳次数。吐泻严重及伤食泄泻患儿可禁食6~8小时，随着病情好转，逐渐增加饮食量。此外还要注意适当的忌口。忌食易导致腹胀的食物，如各种豆类、牛奶等，但酸奶可以食用，因其含有乳酸杆菌，能抑制肠内有害细菌的繁殖。忌食富含纤维的食物如西瓜、梨、芹菜、菠菜、柚子、柑桔等，防止其促进肠蠕动，加重腹泻。忌食肉类、奶油、动物内脏等易导致滑肠的高脂食物。少食蛋、肉末等高蛋白食物，防止其发酵腐败加重腹泻。少食多糖食物，因其在肠道内易发酵，加重胀气。注意禁食时应注意及时足量补液。

（2）保持皮肤清洁干燥　勤换尿布或尿不湿。小儿每次大便后，用温水清洗臀部，并扑上爽身粉或涂护臀膏、香油等，防止发生红臀。换下来的尿布要开水煮沸，暴晒消毒，尿不湿要用塑料袋包好尽快处理。母亲喂奶前后要清洗乳头及双手。

（3）密切观察小儿大小便次数、颜色、性味、气味的变化，以及有无腹痛、腹胀等症状变化，防止发生泄泻变证。

（4）伴有脾虚、阳虚泄泻的患儿如有身凉肢冷、面色发青者，应注意保暖，尤其注意腹部及下肢保暖。

七、专方选要

（1）七味白术散　出自《小儿药证直诀》。药物组成：人参、茯苓、炒白术、藿香叶、木香、甘草、葛根。功效：补中化湿，升清生津。主治：脾胃久虚，呕吐、泄泻频作。

（2）参苓白术散　出自《太平惠民和剂局方》。药物组成：人参、白术、茯苓、甘草、山药、莲子、白扁豆、薏苡仁、砂仁、桔梗。功效：健脾益气、渗湿止泻。主治：脾虚泄泻。

主要参考文献

[1] 赵亚娟. 中医疗法治疗小儿腹泻临床效果分析 [J]. 白求恩医学杂志, 2014, 12（4）: 368-369.

[2] 崔莹春, 桂金贵. 中医药治疗小儿轮状病毒肠炎的研究进展 [J]. 中医儿科杂志, 2014, 10（5）: 67-69.

[3] 雷建波. 湘西刘开运小儿推拿治疗小儿脾虚型泄泻的临床观察 [D]. 长沙: 湖南中医药大学, 2013.

[4] 冯转红, 李新民. 小儿病毒性腹泻的中医药治疗进展 [J]. 河北中医, 2014, 36（9）: 1424-1426.

[5] 晋文蔓. 推拿法在小儿腹泻治疗中的应用概况 [J]. 内蒙古中医药, 2014, （25）: 120-121.

[6] 龙承星, 彭昕欣, 赵先平, 等. 七味白术散治疗小儿腹泻的 Meta 分析 [J]. 中国微生态学杂志, 2014, 26（10）: 1135-1137.

[7] 郑松. 探讨中医推拿联合艾灸疗法治疗小儿腹泻的临床疗效 [J]. 中国医药指南, 2023, 26 (18): 126-129.

第二节 呕吐

呕吐是胃失和降，气逆于上，以致乳食由胃中上逆，经口而出的一种病证，是小儿常见的临床症状，可见于多种疾病中。病机关键为胃气上逆。小儿脾胃薄弱，胃体未全、胃用未壮，若胃为外邪所伤，或肝气横逆犯胃，易使胃失和降，气逆于上，发生呕吐。

本病首见于《黄帝内经》，《素问·举痛论篇》中曰："寒气客于肠胃，厥逆上出，故痛而呕也。"《小儿推拿广意》中说："有物有声名曰呕，干呕则无物，有物无声名曰吐。"因呕与吐往往同时并见故统称为呕吐。

一、病因病机

（一）西医学认识

本病发病无年龄和季节的限制，但以婴幼儿较多见，夏秋季节较易罹患。呕吐可见于西医学中多种疾病，如消化道功能紊乱、急性胃炎、胃溃疡、幽门痉挛、胆囊炎、胰腺炎、肝炎、颅脑疾患、胆道蛔虫病、肠梗阻等。

西医学认为，婴幼儿呕吐是由于多种原因刺激延髓的呕吐枢（接受来自胃肠道及其他内脏的神经冲动）而产生的一组以呕吐为主要症状的综合征。

（二）中医学认识

小儿呕吐病变部位在胃，和肝脾密切相关。无论什么原因所致，其共同的病理变化，都属胃气通降失和。呕吐发生的原因，以乳食伤胃、胃中积热、脾胃虚寒、肝气犯胃为多见。《幼幼集成》说："盖小儿呕吐有寒有热有伤食，然寒吐热吐，未有不因于伤食者，其病总属于胃。"

1. 外邪犯胃

小儿脏腑娇嫩，脾胃运化功能未健，若起居不慎，感受风、寒、暑、湿之邪，导致胃失和降、气机上逆而发生呕吐。

2. 乳食积滞

小儿胃腑小且弱，若喂养不当，乳食过多，或进食过急，较大儿童嗜食肥甘厚味，或过食生冷瓜果，蓄积胃中，则致中焦壅塞，损伤脾胃，以致胃不受纳，脾失健运，气机升降失调，胃气上逆而呕吐。

3. 脾胃虚弱

小儿脏腑娇嫩，脾胃素弱，因久病或先天不足，后天饮食失调，导致胃气虚弱或胃阴不足，运化失司，升降失调，乳食停积于中，使仓廪实满，新谷不得入，入则溢出而致呕吐。

4. 胃虚寒凝

先天禀赋不足，脾胃素虚，中阳不足，或过食生冷瓜果，或因过服寒凉攻伐之品，或风寒之邪自口鼻入胃，或乳母过食寒凉生冷，乳汁寒薄，儿食其乳，脾胃受寒，损伤胃气，致胃寒不能腐熟水谷，水谷不运，通降无权，胃气上逆作吐。

5. 胃中积热

胃为阳土，性喜清凉，如因乳母过食炙煿辛辣之物，乳汁蕴热，儿食母乳，以致热积于胃，或较大儿童过食辛热之品，感受夏秋湿热，热积胃中，胃气上逆而呕。

6. 肝气犯胃

小儿神气怯弱，易受感触，因环境不适，所欲不遂，或被打骂等导致情志怫郁，或因暴受惊恐，气机逆乱，肝胆不宁，肝气不舒，横逆犯胃，使胃失和降，气逆于上而发生呕吐。

二、临床诊断

（一）辨病诊断

1.临床表现

（1）症状

1）呕吐方式：①溢乳。系哺乳量过多或贲门松弛所致，常表现为胃内乳汁，由口角少量外溢。②一般呕吐。此种呕吐常伴有恶心，呕吐物量多少不定。③喷射状呕吐。是指大量呕吐物从口鼻喷涌而出，除医生检查咽部按压舌面不当及家长喂药刺激外，常见于吞入大量空气，幽门肥大性狭窄及中枢神经系统疾病。

2）呕吐物性质：呕吐物为黏液、乳汁的新生儿应考虑到食管闭锁或食管－气管瘘。呕吐物为奶汁、乳凝块、食物而无胆汁者，多见于幽门痉挛及梗阻、贲门失弛缓、十二指肠上端梗阻。呕吐物含有胆汁者见于剧烈呕吐、胆道蛔虫病及高位小肠梗阻者。呕吐物带粪汁则多见于下段或更低位的肠梗阻。吐出物内有较多血液时应考虑到消化道溃疡、食管下端静脉曲张症。吐物为咖啡色血液，提示胃内渗血或有小血管破裂。

3）呕吐与进食的关系：病前有无进食食物或药物史。若进食后立即呕吐，常见于吞入空气，新生儿早期应考虑到食管闭锁或狭窄。进食3~4小时后呕吐者，常见幽门肥大性狭窄、急性胃肠炎、下消化道梗阻。呕吐与进食无关者，见于消化道外疾病。

4）伴随症状：呕吐的同时伴有发热、头痛、神经系统体征阳性则提示颅内感染。呕吐伴有发热、恶心、上腹部不适者需注意病毒性肝炎。呕吐伴有发热、腹痛、腹泻者应考虑到消化道感染。呕吐伴有血便者，可能为痢疾、肠套叠、坏死性肠炎、梅克尔憩室炎、过敏性紫癜等。有不明原因的反复呕吐者应考虑到颅内肿瘤、结核性脑膜炎。若呕吐的同时有高热、惊厥、昏迷或休克者需考虑到败血症或严重感染。

5）既往史：有无蛔虫病、肝炎、结核病、周期性呕吐史以及个人出生时情况等。

（2）体征 在全面体检的基础上，应特别注意腹部体征及神经系统检查，必要时进行眼底检查及直肠指检。

1）新生儿及婴儿体检时须注意前囟、脑膜刺激征、皮肤发绀、出血点、心音强弱与速率、四肢发凉体征。同时应注意呼吸节律，有无凝视，巩膜黄染，瞳孔大小，对光反应等。

2）腹部检查应注意：有无腹胀、肠型、蠕动波；肝脾大小，腹壁肌张力，触痛及反跳痛；肠鸣音减弱、消失或亢强、气过水声等。新生儿早期应注意有无肛门畸形。疑似肠套叠者，应及时进行直肠指检。对幼儿及年长儿除重视中枢神经体征外，还应注意检查口腔、扁桃体和咽喉部有无炎症以及腹部有无外科急腹症的体征等。

2.相关检查

（1）大便常规、尿常规及其他检查 疑似肠道感染或肠寄生虫可行大便常规或集卵检查。疑似尿路感染或周期性呕吐须检查尿常规及酮体。若怀疑有肝肾疾患、糖尿病及电解质紊乱者，可相应做肝功能、肾功能、血糖、血钾、血钠、血氯、二氧化碳结合力及pH等检查。疑似苯丙酮尿症或半乳糖症者可选做尿三氯化铁试验、尿黏液酸试验有助于诊断。

（2）X线检查 疑颅内占位性病变或脑出血，有条件者可进行CT或核磁共振检查。疑有先天性食管闭锁或食管－气管瘘时，可用8号导尿管，在X线透视下，由鼻咽腔插入食管，若多次返折或在8~10cm处受阻，可经导管注入碘油0.5~1ml有助于诊断及确定畸形部位。疑有食管贲门松弛症或先天性幽门肥大性狭窄时，可做钡餐检查，以明确诊断。疑有肠梗阻时，应做腹部 X 线透视或摄片，高位者可见盆腔内缺乏气体，低位者可见梗阻以上肠段扩张、充气且有液平面，梗阻以下肠段则无气体。

（二）辨证诊断

1. 乳食内积型

（1）临床证候 呕吐频繁，吐物酸腐，患儿食欲不振，腹胀腹痛，脘腹痞闷，矢气恶臭，大便秘结或泻下臭秽，有未消化的食物残渣或奶瓣，便后痛减，或手足心热，烦躁多啼，夜眠不安，形体消瘦，精神不振，舌红、苔黄腻，脉滑数，指纹色紫滞。

（2）辨证要点 有伤食病史，呕吐酸腐，厌食腹胀，矢气恶臭，大便秘结或泻下臭秽，便后痛减，舌红，苔黄腻，脉滑数，指纹色紫滞。

2. 脾胃虚寒型

（1）临床证候 饮食稍多即吐，时作时止，呕吐物酸臭不甚，多为清稀痰水或不消化的乳食，面色萎黄或㿠白，困倦无力，不思乳食，食则腹胀，脘闷喜按，腹痛喜暖，或呕逆不化，睡卧不宁，四肢不温，大便溏泄，或完谷不化，小便清长，唇舌淡白，舌苔薄白或白腻，脉细滑，指纹色淡红。

（2）辨证要点 有久病或过食寒凉病史，呕吐物为清稀痰水或不消化的乳食，面色㿠白，腹胀脘闷，喜按喜暖，四肢不温，大便溏泄，小便清长，舌苔薄白或白腻，脉细滑，指纹色淡红。

3. 胃热呕吐型

（1）临床证候 食入即吐，呕吐物恶臭，身热口渴，面赤烦躁，大便臭秽或秘结，小便黄赤，舌质红，苔黄腻，脉数，指纹色紫。

（2）辨证要点 乳母过食炙煿辛辣之物或较大儿童过食辛热之品所致，吐物恶臭，面赤身热，大便臭秽或秘结，小便黄赤，舌质红，苔黄腻，脉数，指纹色紫。

三、鉴别诊断

（一）西医学鉴别诊断

小儿呕吐可见于多种疾病的过程中，最常见的是消化系统疾病，临床要注意排除各种急腹症、颅脑疾病、药物中毒等，及时明确诊断以免误诊。

1. 急性胃肠炎

小儿多见类型为急性单纯性胃炎，可因饮食不当或服用药物所致，表现为上腹部不适，疼痛，恶心，呕吐，食欲减退，一般不严重，临床上常见由于进食被细菌污染的食物所引起急性胃肠炎，症状轻重不一，进食后数小时或 24 小时内发病，恶心、呕吐、腹痛较剧烈，常伴水样便，重者伴发热、失水、酸中毒甚至休克，一般病程较短，经治疗 1~2 天病情即好转。

2. 病毒性肝炎

起病早期常出现呕吐，黄疸出现后呕吐渐减轻。

3. 胆道蛔虫

本病为阵发性右上腹剧烈绞痛，伴频繁呕吐，常吐蛔虫或胆汁。

4. 急性阑尾炎

主要症状是腹痛，可伴恶心，呕吐或腹泻，呕吐多在腹痛开始后数小时发生，一般不重。

5. 先天性食管闭锁

共分 5 型，其中第Ⅲ型（食管上端为盲管伴食管下端气管瘘）最为常见，占总数的 85%~95%，孕妇常有羊水过多史，最早的症状是唾液增加，出生后不久即见唾液从口腔和鼻孔不断涌出，出生后第 1 次喂水或乳即发生呕吐，呛咳，发绀，呼吸困难甚至窒息，吸出口鼻分泌物后，症状可缓解，易合并吸入性肺炎和肺不张，由口腔插入 8 号导管至 8~12cm 时，受阻折回，X 线造影可确诊。

6. 先天性肥厚性幽门狭窄

大多由于幽门环肌神经组织发育异常或变性，致幽门环肌肥厚，造成幽门狭窄，多见于第一胎男孩，呕吐为本病主要表现，多于生后 2~3 周开始出现，呈持续性、进行性加重，呕吐为喷射性、量多，呕吐物含乳凝块及胃液，但不含胆汁。腹部检查见上腹部膨隆，可见逆蠕动波，于进食或扣压腹部后明显。常有消瘦，粪便量少，呕吐严重时可合并脱水、低氯、低钾、碱中毒或酸中毒，部分患者可伴有黄疸。90% 以上的病例，在右上腹肋缘下，腹直肌外缘处的深部能触及橄榄大小坚硬的肿物，是本病的重要体征。钡餐造影示胃扩张，蠕动强烈，胃排空延迟，幽门管呈线样狭窄。

（二）中医学鉴别诊断

1. 厌食

以长期不思乳食为主，一般情况良好，无腹部胀满、呕吐、腹泻等症状。

2. 疳证

以面黄肌瘦，毛发稀疏，肚腹膨胀或青筋暴露，腹凹如舟等为特征，病程较长，影响生长发育，易并发其他疾患。

3. 溢乳

又称漾乳。为小婴儿哺乳后，乳汁自口角溢出。多为哺乳过量或过急所致，并非病态。教母亲正确的哺乳方法，或随着年龄的增长，可逐渐自愈。

四、临床治疗

（一）提高临床疗效的要素

呕吐病机总属胃失和降，胃气上逆，故和胃降逆止吐为本病治标主法，同时应辨明病因，审因论治以治本。

（二）推拿治疗

（1）乳食内积型

治法：消积导滞，调理脾胃。

处方：补脾经，清大肠，揉板门，掐揉四横纹，运内八卦，揉中脘，分腹阴阳，揉天枢，按揉足三里，推下七节骨。

（2）脾胃虚寒型

治法：温中健脾，行气和血。

处方：补脾经，补肾经，揉二马，推三关，揉外劳，揉一窝风，运内八卦，掐揉四横纹，揉小横纹，按揉足三里，摩中脘，捏脊。

加减：若五心烦热，盗汗，舌红光剥，宜去推三关、揉外劳，加清肝经、补肾经、揉二马、运内劳宫；烦躁不安加掐揉五指节、清肝经；口舌生疮加掐揉小横纹；目赤多眵，隐涩难睁者，加清肝经、揉肾纹；便溏加补大肠；便秘加清大肠、推下七节骨。

（3）胃热呕吐型

治法：清热止呕。

处方：推六腑，清天河水，清板门，运内八卦，顺时针摩腹，推下七节骨，推天柱骨，揉涌泉，分推腹阴阳。

（三）其他疗法

1. 外治疗法

董廷瑶先生认为，小儿呕吐主要与患儿舌根处的"火丁"受循经而上的秽浊之气影响而引起（"火丁"为患儿悬雍垂对面的会厌软骨处感受湿热浊邪之火熏蒸而导致的突起），并创立了以指压"火丁"来止吐的方法。王霞芳对此法进行了深入研究，在结合实验与多年临床经验的基础上，将其规范为"董氏指压法"，具体操作如下：医生用右手戴消毒手套，食指指头上蘸少量冰硼散，伸入患儿口腔内，快速地按压在患儿舌根部的"火丁"（悬雍垂对面的会厌软骨）上，按后取出，1 小时后方可进食。

2. 成药应用

（1）藿香正气液　口服。1 次 5~10ml，1 日 2~3 次，可解表化湿，理气和中。

（2）香砂养胃丸　口服。1 次 3~8g，1 日 2~3 次，可温中和胃止呕。

（3）一捻金　口服。1 岁以内 1 次 0.3g，1~3 岁 1 次 0.6g，4~6 岁 1 次 1g，1 日 1~2 次，可消积导滞、祛痰通便。

五、预后转归

本病如能及时治疗预后较好，反复或长期呕吐患儿必须及早到医院诊治，明确病因，做到及时治疗，尽快痊愈。经常或长期呕吐，则损伤胃气，胃纳失常，可导致津液耗损，气血亏虚，引起一系列变证发生。呕吐丢失水分和电解质，又影响体液的摄入量，易导致脱水。胃液富含盐酸，呕吐较重的患儿盐酸丢失过多，易导致碱中毒，表现为呼吸浅慢或暂停，小儿兴奋性增高。血清游离钙减少，致手足搐搦和惊厥。由于血氯化物减少，氢离子指数升高，尿氯化物减少，呈碱性。患胃肠炎和下消化道梗阻的患儿，反复长时间的呕吐，可丢失大量肠道碱性液，导致酸中毒，血、尿中酮体增高，表现为精神萎靡，呼吸深长，血清钠、氯减少，氢离子指数降低。因反复呕吐而进食少的患儿，可出现低血钾，尿排钾减少，排氢增加，从而加重碱中毒，尿呈酸性。久之，影响小儿的营养和生长发育，形体日渐羸瘦，可转化为疳证。应明确诊断，针对病因及症状及时有效的治疗。

六、预防调护

（一）预防

（1）注意患儿饮食调养，节制乳食，1

周岁以内婴儿提倡母乳喂养，尽可能避免人工喂养，定时、定量，及时添加辅食，添加辅食不宜太快，品种不宜太多，使婴儿脾胃逐渐适应新的食物以后渐次添加。

（2）调摄寒暖，注意气候变化，添减衣服，避免过热或受凉，炎热天气不要在烈日下长时间嬉戏，不要坐在阴冷的地面，室内空气注意流通。

（3）注意饮食卫生，不要吃污染或变质的食物，禁止多食油腻及生冷食物，纠正挑食、偏食、吃零食等不良习惯。

（4）适时断乳，注意不要选择在炎热的夏季断乳，若母乳不足，可辅以人工喂养或添加辅食，待秋凉后再行。

（5）哺乳时不宜过急，以防吞入空气，哺乳后，将小儿竖抱，轻拍背部，使吸入的空气排出，再让其平卧。

（6）喂养小儿时，应节制饮食，做到"乳贵有时，食贵有节"。注意避免风冷入腹。食物宜清淡而富有营养，不进辛辣、炙煿和有腥臊膻臭异味的食物等。

（二）调护

（1）保持呼吸道的通畅　呕吐厉害时，呕吐物可能从鼻腔喷出，父母需立即清除鼻腔异物，保持呼吸道的畅通。若呕吐发生在宝宝直立或卧床时，可以先让宝宝身体向前倾或维持侧卧的姿势，让呕吐物易于流出，以免呕吐物呛入气管，造成窒息或吸入性肺炎。

（2）保持口腔的清洁　呕吐之后，会有一些胃酸、消化，及未消化的食物残渣残留在口腔中，因此呕吐后要用温开水漱口，清洁口腔，去除臭味。婴儿可通过勤喂水，以保持口腔清洁。

（3）短暂禁食，然后清淡饮食　呕吐较轻者，可进少量易消化流质或半流质食物，呕吐频繁者应禁食 4~6 小时，包括开水、牛奶，可用生姜汁少许滴入口中，再用米汁内服。待病情缓解后，再给予多次少量电解质液（可用运动饮料代替，但若同时合并腹泻，应将运动饮料稀释再喝）。若无明显恶心、呕吐、腹胀症状，再酌情增加饮食，给予清淡食物（如稀饭、干饭、馒头），但应避免食用奶制品、油腻饮食（这类食物会引起胃胀或恶心感）2~3天。

（4）呕吐后如何吃药 注意喂水喂药方法，均应少量频服，服一口后，稍息片刻，不见呕吐，可再服一口。有些止吐药需要在进食前30分钟服用。有些药物如抗生素，必须按照医师指示服用。若于服用药物后30分钟内大量呕吐，则需要再给一次剂量，0.5~1小时内呕吐，可再补充半次剂量，若于服用药物2小时之后才发生呕吐，因大部分药物已蠕动进入小肠，不会再被吐出来，所以不需要补充药物。服用中药时宜少量多次频服，以不引起呕吐为度。药液可浓缩，冷热适中。热性呕吐者药液宜冷服，寒性呕吐者药液宜热服，避免病邪与药物格拒加重呕吐。呕吐重者，可用中药保留灌肠。

（5）对症用药 呕吐频繁者须予止吐剂、镇静剂。如苯巴比妥、氯丙嗪、多潘立酮栓剂等，慎用甲氧氯普胺。由于胃肠痉挛引起的可给予解痉药物，如颠茄合剂、阿托品、山莨菪碱、溴本胺太林、1%~2%普鲁卡因等。有脱水或电解质紊乱者，应及时按需补液和纠正电解质紊乱。

七、专方选要

（1）藿香正气散 出自宋代《太平惠民和剂局方》。药物组成：大腹皮、白芷、紫苏、茯苓、半夏曲、白术、陈皮、厚朴、苦桔梗、藿香、甘草。功效：健脾利湿、理气和胃。主治：外感风寒、内伤湿滞所致的胃肠功能紊乱。

（2）吴茱萸汤 出自汉代张仲景《伤寒论》。药物组成：吴茱萸9g，生姜18g，人参9g，大枣十二枚。功效：温中补虚、降逆止呕。主治：肝胃虚寒，浊阴上逆证。

主要参考文献

[1]云中芹，米鹂.《活幼心书》小儿呕吐辨治探析[J]. 山东中医药大学学报，2012，36（2）：138-139.

[2]罗勇. 和胃降逆法治疗小儿呕吐50例[J]. 四川中医，2010，28（4）：101-102.

[3]翁泽林，陈浪，林季文. 林季文教授和胃降逆止呕法治疗小儿呕吐经验[J]. 中国中西医结合儿科学. 2012，4（2）：121-123.

[4]孔秀路，刘虹，刘婷婷. 陈宝义教授治疗小儿呕吐的临床经验[J]. 四川中医，2014，32（4）：24-26.

[5]张利群. 推拿治疗小儿呕吐120例疗效观察[J]. 浙江中医杂志，2013，48（5）：359.

[6]韩海琼，陈伟斌. 小儿呕吐病因病机古籍浅析[J]. 光明中医，2014，29（7）：1377-1380.

[7]周清平，马桂霞，张亚琴. 小儿呕吐病因分析[J]. 临床医学，2010，30（4）：90.

[8]邢冰冰. 小儿呕吐中医证治的发展历程与研究进展——附52例临床病例分析[D]. 北京：北京中医药大学，2012.

第三节 腹痛

腹痛是指胃脘以下，脐的四周及耻骨以上小腹部位发生疼痛为主症的排除了器质性病变的一类功能性腹痛，是小儿常见的临床症状之一，在中医学中又被称为"肠气病""肠痛""盘肠气"。由于小儿病情变化多端，对疼痛表达能力差，而且部分病例有进一步演变为急腹症的可能，所以一定要认真辨证，属急腹症的患儿宜马上接受手术治疗。

一、病因病机

（一）西医学认识

1. 流行病学

不同年龄小儿的腹痛，其多发疾病亦各异。如肠痉挛多见于3个月以下的幼婴，常由于喂养不当或吞咽空气过多所致。肠套叠、嵌顿性疝以及肠道感染多见于两岁内小儿，急性阑尾炎、肠道寄生虫病则相对少见。胃肠道感染、肠道寄生虫病、肠系膜淋巴结炎、胆道蛔虫病、大叶性肺炎、腹型癫痫、过敏性紫癜等以年长儿为多见。发病急骤或阵发性加剧者常为外科性疾病，如急性阑尾炎、绞窄性肠梗阻、胃肠道穿孔、肠套叠及腹股沟疝嵌顿等。发病缓慢而疼痛持续者常为内科性疾病，如肠蛔虫病、胃及十二指肠溃疡、肠炎及病毒性肝炎等，对原有慢性腹痛者，如腹痛转为持续性或突然剧痛，应注意可能为急腹症。

2. 发病机制

西医学认为，腹痛是一个症状，可见于多种小儿疾病的发生发展过程中。本节主要论述无外科急腹症指征的小儿腹痛。诱发小儿腹痛的病因很多，应分清症状性质、功能性与器质性。其次，饮食失调、寒冷刺激、病毒感染、幽门螺杆菌感染也是导致小儿腹痛的常见病因。

（1）症状性质　多为肠道外疾病引起，如上呼吸道感染，化脓性扁桃体炎，肝、胆疾病，泌尿系疾病，肠道寄生虫病均可引起腹痛。

（2）腹腔内器质性疾病　如溃疡病、阑尾炎、肠梗阻、急腹症等。

（3）功能性　由于小儿自主神经系统发育还不完善，对胃肠运动功能的调节也不稳定，副交感神经的兴奋性常占优势而致胃肠蠕动增强，并可进一步发生胃肠痉挛而导致腹痛，婴幼儿时期脾胃比较虚弱，

小儿饮食本不知自节，若过食生冷瓜果、肉蛋海鲜等不易消化的食物或进食过量均可导致腹痛，另外饮食不洁、便秘及消化功能紊乱均可引起的腹痛（亦称功能性消化不良）。

（4）体质敏感　部分孩子久病体虚或较为敏感，站立过久或食用鱼虾蛋奶等易引发过敏的食物后出现腹痛。

（5）精神因素　有些孩子的心理较为敏感，据报道腹痛与小儿心理因素有关，在紧张与压抑时很容易出现腹痛。

（6）慢性胃炎及幽门螺杆菌感染　近年来的研究认为小儿腹痛与慢性胃炎及幽门螺杆菌感染有关。

（二）中医学认识

该病首见于《诸病源候论》："小儿腹痛，多由冷热不调，冷热之气与脏腑相击，故痛也。"后世医家归纳各家学说，将腹痛分为寒、热、虚、实四大类。腹痛病位在腹，病变涉及脾、大小肠、肝胆、肾、膀胱等多脏腑。

1. 感受寒邪

由于护理不当，衣被单薄，或气候突然变化，小儿脐腹受风寒冷气侵袭，或因小儿饮食不知节制，过食瓜果生冷，寒邪损伤中阳，阳气不足，又感受外寒。寒性收引，搏结肠间，气机受阻，则见腹部拘挛疼痛，寒性凝滞，闭阻血脉，致血行不畅，气血壅遏而经脉不通，不通则痛，故见腹痛。

2. 乳食积滞

由于乳食不节，暴饮暴食，恣食肥甘，或临睡前多食，停滞中焦，脾胃损伤，升降失和，气机受阻，运化失常而致腹痛。即《素问·痹论篇》所谓"饮食自倍，肠胃乃伤"。

3. 蛔虫内扰

由于小儿不懂卫生常识，喜食生冷瓜

果或不洁之物，使虫卵经口入肠，滋生成虫。虫居肠中，夺取小儿摄入的营养物质而致小儿身体虚弱。其间寒温不适、脏腑不和，均可引起虫体扰动肠中，或窜行胆道，或虫多而扭结成团，阻滞气机而致小儿绕脐腹痛。

4.脾胃虚寒

由于小儿素体阳虚，脾胃较弱，或久病伤脾，致脾阳不振，中焦虚寒，水谷失司，寒湿滞留，气机不畅，中焦气血不足以温养脏腑，而致腹痛绵绵。

5.燥热内结

暑热或燥邪外侵，或内邪（寒邪、食积等）郁久化热，邪热传里，侵入人体，或恣食辛辣厚味，致中焦湿热交阻，肠胃积热，气机不和，传导失职，腑气不通，燥热闭结而腹痛。

6.气血瘀闭

若小儿跌仆损伤，暴受惊恐，或外科手术之后，损伤腹部经络，瘀血内停，闭阻气机，气血逆乱，肠腑气滞血瘀而致腹痛。

7.肝木乘脾

小儿所欲不遂致情志不舒，肝气郁结，失于条达，克侮脾土，或进食时啼哭，气与食相结，以致肝脾不和，气机阻滞，经脉不通而发生腹痛。

二、临床诊断

（一）辨病诊断

1.临床表现

（1）症状

①腹痛的性质：腹痛可为阵发性疼痛、持续性疼痛或轻度隐痛。阵发性疼痛或绞痛有梗阻性疾病病史，若局部喜按或热敷后腹痛减轻者，常为胃、肠、胆管等空腔脏器的痉挛。持续腹痛加剧多见于胃肠穿孔；持续性钝痛，改变体位时加剧、拒按，

常为腹腔脏器炎症、包膜牵张、肿瘤以及腹膜脏层受到刺激所致。隐痛多见于消化性溃疡。放射性疼痛为一个局部病灶通过神经或邻近器官波及其他部位的疼痛，如大叶性肺炎引起同侧上腹部疼痛。腹痛伴排便或排尿困难，可能为粪块堵塞、尿路感染、结石。

②腹痛的部位：一般腹痛的部位与病变的部位相一致。如右上腹痛常见胆道蛔虫病、病毒性肝炎、同侧的胸膜病变或大叶性肺炎。剑突下疼痛见于消化性溃疡。右下腹痛以阑尾炎及肠系膜淋巴结炎等可能性最大。左下腹痛可能为便秘或菌痢。脐部疼痛以肠蛔虫病及急性肠炎为多见。全腹剧烈疼痛，伴高热及全身中毒症状者，多提示原发性腹膜炎。沿输尿管部位的绞痛，伴腰痛者，考虑可能为尿路结石。但有的疾病，起病时的疾病部位可能与病变部位不同，如阑尾炎最早可在脐周、中上腹痛，6~12小时后转移局限于右下腹痛。

③伴随症状：应注意腹痛与发热的关系。先发热，后腹痛多为内科疾病，如上呼吸道感染、扁桃体炎常并发急性肠系膜淋巴结炎。反之先腹痛，后发热多为外科疾病，如急性阑尾炎、继发性腹膜炎等。更应注意腹痛与伴随症状属于哪个系统：如腹痛伴发热、咳嗽则为呼吸系统疾病，腹痛伴恶心、呕吐、腹泻、便血或呕血等多为胃肠道疾病，腹痛伴尿频、尿痛、血尿或脓尿者，多为泌尿道疾患，但阑尾脓肿、髂窝脓肿也可见到泌尿道刺激症状或里急后重等肠壁刺激症状，须注意鉴别，伴黄疸者多系肝胆疾病。阵发性腹痛伴有频繁呕吐，明显腹胀，不排气及不排粪者，常提示肠梗阻。急性腹痛伴脓毒症休克多见于胃肠穿孔、急性坏死性肠炎、急性胰腺炎、卵巢囊肿扭转等。腹痛剧烈不敢翻动体位且拒按者，常有局限性或弥漫性腹膜刺激征，如阑尾炎、腹膜炎等。

（2）体征　除测体温、脉搏、呼吸、血压外，应注意观察小儿的面色、表情、体位和精神状态，须仔细进行全身体格检查，尤以腹部检查对诊断更有帮助。

1）视诊：注意有无腹胀、肠型、肠蠕动波和腹式呼吸。若有明显肠型或蠕动波者，提示可能有肠道梗阻；若伴有明显腹胀者，应考虑肠炎、机械性或麻痹性肠梗阻等；弥漫性腹膜炎时，腹式呼吸常受限。注意皮肤是否有出血点、瘀斑、黄疸，有助于诊断流行性脑脊髓膜炎、败血症、紫癜及肝胆疾病引起的腹痛。心肺检查可协助诊断大叶性肺炎、胸膜炎、心脏疾患所致的腹痛。检查腹股沟，以免漏诊嵌顿性疝。

2）听诊：正常肠鸣音，每分钟1~5次。肠鸣音减少或消失，可能为肠麻痹；肠鸣音不规则的亢进，提示可能有肠道感染；肠鸣音高亢、气过水声、金属音则常表示肠梗阻的存在。

3）叩诊：腹胀明显者应检查肝浊音是否消失，有无移动性浊音，对腹腔脏器破裂、出血、穿孔的诊断甚为重要。鼓音明显者提示肠腔充气，有梗阻可能。肝浊音区消失是穿孔的表现。

4）触诊：腹部触诊关系到能否正确诊断。触诊检查时，应注意以下几点：①争取小儿配合接受检查，幼婴可利用玩具，年长儿力求让患儿自己用一个手指，指明疼痛部位或范围；②不合作者，可于啼哭吸气时检查或待病儿睡眠时进行检查；③检查者应态度和蔼，手宜温暖，动作轻柔缓慢；④检查时应由非疼痛部位开始，逐渐移向疼痛部位，要反复对比各部位的反应，找出压痛点及紧张部位、范围和程度，有疑点时应反复检查，最好能争取在小儿安静时或入睡后再次检查。应强调三层（轻、中、重）检查法，在施行检查中要观察各种手法时，患儿面部表情、局部拒按、哭叫程度。若全腹柔软，疼痛部位不固定，基本可排除外科急腹症。阑尾炎，右下有明显压痛，同时有反跳痛、肌紧张；全腹肌紧张伴压痛及反跳痛者，提示有腹膜炎存在或腹内空腔脏器有穿孔。腹内触及肿块者对疼痛的诊断有重要意义。肠套叠可于右上腹或脐上方触及腊肠样肿物；蛔虫性肠梗阻，常在腹痛缓解时，于脐周触及不规则的条索状物；急性肠系膜淋巴结炎，有时可在右下腹触及肿大的淋巴结；先天性肥大性幽门狭窄，可于肋下缘与右腹直肌间触及橄榄样肿块。疑有急腹症时应做肛指检查，注意穹隆处有无触痛（腹膜炎）、血便（肠套叠）。

2. 相关检查

（1）实验室检查　血液和大小便常规检查，对腹痛的病因诊断很有帮助，有时可提供有诊断价值的资料。如血红蛋白及红细胞逐渐下降，须警惕内出血的存在。白细胞总数升高常提示炎症性病变。观察粪便性质有助于肠道感染和肠套叠的诊断。尿内有较多红细胞或白细胞提示尿路感染。必要时需检测血生化、肝功能、肾功能或血和尿的胰淀粉酶等。

（2）影像学检查　常用的有X线检查、CT检查、核磁共振检查（MRI）等。胸部X线检查可显示肺、胸膜及心脏病变。通过腹部透视和平片检查，可观察有无胃肠穿孔引起的膈下游离气体，有无十二指肠和升、降结肠后壁穿孔引起的腹膜后积气，以及有无肾及输尿管结石或胰腺结石等病变。胃肠钡餐造影对于诊断胃肠道溃疡、憩室、肿瘤均有应用价值。钡剂灌肠对诊断结、直肠炎症性病变、肿瘤、息肉等也有帮助。肠内有梯形液体平面或充气扩大的肠袢，提示肠梗阻。疑有肠套叠者可做钡剂灌肠或空气造影，可见典型的杯状充盈缺损，对协助诊断和复位治疗有重要意义，但疑有内脏穿孔者禁用。逆行胰胆管造影对于诊断肝、胆、胰腺疾病很有帮助。若疑有尿路病变可摄腹部平片或做静脉肾盂造影。CT 诊断意义与 B 超检查相似，其优点是不受肠管内气体的干扰，是评估急腹症的一个安全、非创伤性、快速有效的检查方法。特别是对胰腺、十二指肠和主动脉等病变，CT 比其他诊断工具更清楚和详细。CT 还可以很敏感地诊断腹腔游离气体、脓肿、钙化及腹腔积液等。CT 对腹腔内实质性脏器病变的诊断更具优势，PET-CT 检查对肿瘤的诊断更加敏感。MRI 检查比较耗时，对腹痛的诊断价值通常不如 CT。但磁共振成像检查对胆道疾病或泌尿系疾病引起腹痛的诊断有特殊价值，如 MRCP 可诊断胆道梗阻的病因。

（3）B 超及其他检查　可快速地对肝、脾、胆囊、胰腺、阑尾、肾脏、子宫及卵巢等脏器疾病做出诊断。疑有胆石症、肝脓肿、膈下脓肿时做腹部 B 超检查。疑腹型癫痫者可做脑电图。疑腹腔有积液或出血者，可进行腹腔诊断性穿刺，吸取液体进行常规检查和细胞学检查，可以确定病变性质。

（4）内镜、腔镜检查　由于内镜检查需要患者配合，而患儿因年龄小不能配合，一般不用该项检查。胃镜检查可明确胃十二指肠溃疡、梗阻、狭窄、肿瘤或活动性出血灶部位。结肠镜检查可明确结肠及末端回肠疾病，如炎性肠疾病、肿瘤性梗阻、肠套叠等。小肠镜检查可发现空、回肠病变。腹腔镜检查对腹痛的诊断很有价值，有助于鉴别阑尾炎与其他原因引起的下腹痛。

（5）诊断性腹腔穿刺及灌洗术　在腹痛的诊断中具有重要意义，对于钝性腹部损伤及腹膜炎等评估很有帮助。若抽到鲜血或脓性渗液时即可确诊。如穿刺为血性渗液，在急腹症患者一般提示有出血性或绞窄性病变存在，在慢性腹痛患者则可能

为癌肿或结核。腹内某处疑有脓腔存在时，也可以试行穿刺以确诊。该项操作最好在 B 超引导下进行，以免穿破肠壁或其他实质脏器，导致感染扩散或腹腔内出血。

对腹痛患儿使用上述诊断方法仍不能确诊或患者确有手术探查指征者，可行剖腹探查术，该方法既是诊断的措施，又是治疗的手段。

（二）辨证诊断

1. 寒积腹痛型

（1）临床证候　腹痛急暴，哭叫不安，常在受凉或饮食生冷后发生，疼痛阵作，患处喜暖，得温则舒，遇寒痛甚，肠鸣辘辘，面色青白，痛甚者，额冷汗出，唇色紫暗，肢冷，或兼吐泻，小便清长，或兼大便清稀，舌淡，苔白滑，指纹色红，脉沉弦紧。

（2）辨证要点　常有外感寒邪或饮食生冷病史，腹痛暴作，拘急冷痛，痛无间断，腹部胀满，肠鸣切痛，得温则缓，遇冷痛甚。

2. 伤食腹痛型

（1）临床证候　脘腹胀满，疼痛拒按，不思乳食，嗳腐吞酸，或恶心呕吐，吐物酸馊，矢气频作，或腹痛欲泻，泻后痛减，粪便臭秽，或大便秘结，夜卧不安，时时啼哭，舌淡红，苔厚腻，指纹紫滞，脉沉滑。

（2）辨证要点　有伤乳、伤食的病史，脘腹胀满，疼痛拒按，不思乳食，或吐物酸馊，矢气频作，粪便秽臭，腹痛欲泻，泻后痛减。

3. 虫痛型

（1）临床证候　腹痛突然发作，以脐周为甚，时作时止，痛时腹部可有蠕动索条块，时隐时现，痛喜揉按，按之痛减，痛时呕吐清涎，不痛时如常人，有便虫病史，小儿消瘦，不思饮食，或嗜食异物，

精神疲倦，如蛔虫窜行胆道则见突然右上腹钻顶样绞痛，弯腰曲背，辗转不安，恶心吐蛔，肢冷汗出，舌红、苔黄腻，指纹紫滞，脉沉滑。蛔虫上入胃可吐蛔，钻入胆道则为"蛔厥"，蛔虫结聚于肠中，成团则形成"虫瘕"，梗阻则发生阵发性剧烈腹痛和频繁呕吐。

（2）辨证要点　既往有睡中龄齿，大便时下虫，或粪便镜检有虫卵，脐周疼痛，时作时止。

4. 虚寒腹痛型

（1）临床证候　腹痛绵绵，时作时止，痛处喜温喜按，面色萎黄或㿠白，形体消瘦，精神倦怠，手足清冷，食欲不振，或食后腹胀，大便稀溏，舌淡苔薄，指纹淡红，脉沉缓。

（2）辨证要点　起病缓慢，腹痛绵绵，喜按喜温，病程较长，反复发作。

5. 痧胀腹痛型

（1）临床证候　卒然腹中绞痛，欲吐不得吐，欲泻不得泻，烦躁闷乱，面色苍白，手足厥冷，头额多汗，舌淡胖，苔白滑腻，指纹淡，脉沉伏。

（2）辨证要点　常在夏季闷热时感受暑邪而发病，卒然腹中绞痛，欲吐不得吐，欲泻不得泻，烦躁闷乱。

6. 实热腹痛型

（1）临床证候　腹痛胀满，疼痛拒按，大便秘结，烦躁不安，潮热口渴，手足心热，唇舌鲜红，舌苔黄燥，指纹紫滞，脉滑数或沉实。

（2）辨证要点　腹痛胀满，拒按便秘。邪正俱实者腹痛急剧，脉沉实有力。邪实正虚者痞满不甚，腹痛仍剧，神疲乏力，舌干少津。

7. 血瘀腹痛型

（1）临床证候　腹痛经久不愈，痛有定处，痛如锥刺，或腹部积块拒按，肚腹硬胀，青筋显露，舌紫暗或有瘀点，指纹紫滞，脉涩。

（2）辨证要点　以痛有定处，痛如针刺拒按或癥块为特征，有外伤手术或外伤等病史。

三、鉴别诊断

（一）西医学鉴别诊断

1. 急性阑尾炎

小儿各年龄均可以得此病，而且比较常见。起病较急，腹痛以右下腹为重，用手按小儿右下腹时会加剧孩子的哭闹，常伴有恶心及呕吐，然后出现发热，体温可升高达39℃左右。此时需到医院进行治疗，因小儿阑尾炎的发展较快，时间稍长有阑尾穿孔造成化脓性腹膜炎的可能，危及小儿生命。

2. 肠套叠

肠套叠多发生于2岁以内的婴幼儿。其病变为肠管的一部分套入邻近的一部分肠腔内，所以腹痛时可以在腹部触到一固定性包块，压痛明显，腹痛发作后不久就会呕吐，尤以在发病后2~12小时出现暗红色果酱样大便为特征，有时呈深红色血水样大便。如能早期发现，到医院进行充气复位，则可免除因套入部分的肠管受压时间过久缺血、发生坏死而必须采取的手术治疗。

3. 嵌顿疝

小儿疝气以脐疝和腹股沟疝为多见。脐疝发生嵌顿的概率很小，多数由于腹股沟疝发生嵌顿造成腹痛。这样的小儿在发病前都有可复性疝气存在，即在小儿站立或用力排便时腹股沟内侧出现一肿物，或仅表现为一侧阴囊增大，平卧时消失，即使不消失还可用手慢慢还纳。一旦不能送还，肿物不消失且出现腹痛，患儿阵发性哭闹，腹胀和呕吐，时间长了肿物表面皮肤肿胀、发热，压痛明显，为嵌顿疝，必须及时送医院治疗。

4. 过敏性紫癜

这是一种变态反应性疾病，伴有周身的症状。首先表现为皮肤紫癜，面积大小不等，表面紫红色，压之不褪色，多分布于四肢和臀部，以踝、膝关节处明显。在此基础上出现腹部阵发性剧烈绞痛，以脐周或下腹部明显，有压痛但肚子软。可伴有腹泻及轻重不等的便血，大便为黑色或红色。它是由于肠管内壁出血、水肿造成的。有的小儿还可伴有关节肿痛，甚至血尿等情况。本病一般预后良好，轻症1周，重症4~8周便可痊愈。

5. 肠梗阻

儿童以蛔虫病、肠套叠等引起的为多。肠梗阻的疼痛多在脐周，呈阵发性绞痛，伴呕吐与停止排便排气。体征检查时可见肠型、腹部压痛明显，肠鸣音亢进，甚至可闻"气过水"声。如若腹痛呈持续性疼痛伴阵发性加剧，腹部压痛明显伴肌紧张及反跳痛，或发现腹水，并迅速呈现休克者则提示为绞窄性肠梗阻。X线平片检查，若发现肠腔充气，并有肠梗阻病史者诊断即可确立。

6. 腹型癫痫

本病是小儿癫痫的一种，患儿常以腹痛、腹泻、恶心、呕吐的胃肠道症状替代了癫痫抽搐发作。腹痛突然发生，骤然停止，如仔细观察，腹痛时患儿可有轻微意识障碍。腹痛后精神萎靡、嗜睡。这些患儿常有癫痫家族史，腹痛时做脑电图检查，有助于鉴别诊断。

7. 过敏性腹痛

这是由于孩子对异性蛋白过敏而引起的腹痛，属功能性腹痛。常见的是对牛奶和鸡蛋过敏，在喂奶1~2小时后出现腹痛、腹泻、腹胀、呕吐现象，与一般的腹痛可以区别。这种情况引起的腹痛应该立即给孩子禁食牛奶。

8. 肺部疾病

小儿肺炎或右侧胸膜炎时，由于肋间神经受到刺激，可引起右腹部放射性疼痛，甚者还有压痛和腹肌紧张。患者常伴有面色潮红、呼吸快、咳嗽、胸痛等现象。

9. 腹型偏头痛

腹型偏头痛常以腹痛形式表现出来，临床上表现为周期性腹痛，伴有呕吐，很少甚至没有头痛。发作持续几小时，可伴有畏寒、面色苍白和疲倦等自主神经功能紊乱体征。脑电图和脑血液图有助于诊断。

10. 生长痛

其疼痛的部位多以脐周为主，每次时间较短。疼痛轻者仅为腹部略有不适感，不需要处理，疼痛很快就能缓解。是由于儿童生长发育快，肠道在暂时缺血的状态下，出现肠痉挛性的收缩而引起的疼痛。

（二）中医学鉴别诊断

1. 肠痈

肠痈早期为上腹痛，继则出现转移性右下腹痛，拒按，按之痛剧而有定处，或有痞块，右下肢蜷缩则舒，或伴发热、呕吐、腹泻、便秘。

2. 疝气痛

脐疝、腹疝、小肠疝均可见腹痛，但各种疝气痛均因腔内容物向外突出所致，故脐疝见脐部突出；腹疝可扪及腹壁肿物；小肠疝则见腹股沟处有肿物。

3. 痢疾

痢疾除腹痛外，还有发热、里急后重、下利赤白脓血等症状，可与一般的腹痛区别。

4. 霍乱

起病急骤，卒然发作，上吐下泻，腹痛或不痛为特征的疾病。因此病起于顷刻之间，挥霍缭乱，故名为霍乱。

5. 臌胀

臌胀是以腹部胀大，皮色苍黄，青筋

暴露，四肢瘦削为特征的一种病证。由于患者腹部膨胀如鼓，故名为臌胀。

四、临床治疗

（一）提高临床疗效的要素

腹痛病变涉及多脏腑、多经脉，且相互夹杂，互为因果，总以脏腑气机不利、经脉气血阻滞、脏腑经络失养、不通则痛为基本病机，其治疗重在通利，使通则不痛。

（二）推拿治疗

（1）立法　调和脏腑，畅通气血，缓急止痛。

（2）施治　推脾经，掐揉一窝风，运内八卦，摩腹，拿肚角，分腹阴阳。

（3）加减

①寒积腹痛：加揉外劳宫，推三关，补脾经，擦督脉。

②伤食腹痛：加揉板门，清大肠，揉中脘，揉天枢，顺时针摩腹，推下七节骨。

③虚寒腹痛：加补肾经，推三关，揉外劳宫，揉脐，按揉足三里，补脾经，擦肾俞、命门。

④虫痛：加揉外劳宫，推三关，揉脐，推下七节骨。

⑤热痛：加清大肠，退六腑，推下七节骨，清脾经，推脊。

⑥血瘀：加平肝经，清心经，按弦走搓摩，补脾经，按揉膈俞、三阴交。

⑦痧胀腹痛：加清肺经，清胃经，掐揉四横纹，挤按天突、大椎、胃俞、大肠俞，以出痧为度。

（三）成药应用

（1）藿香正气丸　每次 6g，1 日 3 次，用于暑湿腹痛。

（2）延胡索止痛片　口服，1 次 2~3 片，1 日 3 次，用于气滞血瘀腹痛。

五、预后转归

体质好，病程短，正气尚足者预后良好；体质较差，病程较长，正气不足者预后较差。身体日渐羸瘦，正气日衰者难治。

若腹痛暴急，伴有大汗淋漓，四肢厥冷，脉微欲绝者，为虚脱之象，如不及时抢救则危殆立至。

临床上应先明确诊断，不要随便采取措施，如果是器质性病变，按揉患儿肚子或做局部热敷，可能促进炎症化脓处破溃甚至穿孔，形成弥漫性腹膜炎。严密观察疼痛的变化，了解疼痛的特点，除重视患者主诉外，还应观察神志、面容、生命体征等变化，判断疼痛的严重程度。

六、预防调护

（一）预防

腹痛预防与调摄的要点是节饮食，适寒温，调情志。寒痛者要注意保温，虚痛者宜进食易消化食物，热痛者忌食肥甘厚味和醇酒辛辣，食积者注意节制饮食，气滞者要保持心情舒畅。

（1）根据气候变化及时添减衣服，避免感受寒邪，注意保持腹部温暖。

（2）小儿乳贵有时，食贵有节，注意饮食卫生，避免暴饮暴食，或者过食冷饮。严密观察疼痛的变化，了解疼痛的特点，除重视患者主诉外，还应观察神志、面容、生命体征等变化，判断疼痛的严重程度。不宜过食生冷瓜果、进食油腻变质食物，不要让小儿直接食用刚从冰箱里拿出的食品、饮料，选食瓜果时，应注意与时令气候相合，减少食用反季节瓜果。

（3）运动时应避免精神紧张，充分做好准备活动，注意循序渐进加大运动量，量力而行。每餐后稍休息，一般在饭后 1 小时后再进行运动，勿做剧烈运动。

（4）如果腹痛是在食用牛奶、蛋类、鱼虾等食物后发生，一般为过敏性腹痛，应立即停止食用这类食物。

（5）小儿不宜经常更换奶制品的品牌，防止乳品过敏，肠胃不耐受，常表现为腹痛后发生腹泻。

（6）若诊断为蛔虫病，应给予适当的驱虫药物如驱虫净、阿苯达唑等。

（二）调护

（1）应协助患者采取有利于减轻疼痛的体位，缓解疼痛，减少疲劳感。对于烦躁不安患者，应加强防护安全措施，防止坠床。

剧烈腹痛或持续不止者应卧床休息，加强观察，按时查体温、脉搏、血压和排泄物，随时检查腹部体征，并做必要的其他辅助检查，明确诊断，及时处理。

（2）当急性腹痛诊断未明时，最好予以禁食，必要时进行胃肠减压。

（3）遵医嘱合理应用药物镇痛，应注意严禁在未确诊前随意使用强效镇痛药或激素，以免改变腹痛的临床表现，掩盖症状、体征而延误病情。

（4）消除患儿的恐惧心理，对于气滞腹痛小儿宜避免情绪激动和精神刺激。

（5）根据病因，给予相应的饮食调护。如食积腹痛，宜控制饮食；虫积腹痛，忌用甜食，适当给以酸味食品；虚寒腹痛者，宜甘温之味；实热腹痛忌肥甘厚味和辛辣之品。必要时冷敷或用其他降温方法。

（6）寒性腹痛者应温或热服药液，热性腹痛者应冷服药液，伴呕吐者，药液要少量多次分服。根据情况可选择局部热敷、针灸等方法缓解疼痛，但急腹症时不能热敷。

七、专方选要

（1）桂枝加芍药汤　出自《伤寒论》。药物组成：桂枝三两，芍药六两，炙甘草二两，大枣十二枚，生姜三两。功效：散寒止痛。主治：腹痛。

（2）木香槟榔丸　出自《儒门事亲》。药物组成：木香、槟榔、青皮、陈皮、莪术、黄连、黄柏、大黄、香附、牵牛子。功效：消食导滞，行气和中。主治：食积气滞所致之腹痛。

主要参考文献

[1] 马利亚. 腹痛贴治疗小儿腹痛58例临床疗效观察 [J]. 现代诊断与治疗，2014，25（7）：1515-1516.

[2] 张静. 小儿肠系膜淋巴结炎中西医研究概况 [J]. 贵阳中医学院学报，2010，32（6）：66-67.

[3] 李志华，熊宇航，张华根. 香砂六君子汤合乌药散治疗小儿腹痛临床研究 [J]. 亚太传统医学，2013，9（4）：139-140.

[4] 马志，王慧智，鞠传余，等. 小儿腹痛相关因素分析及其治疗对策 [J]. 中国药物经济学，2014（5）：237-238.

[5] 马学梅，李小玲. 小儿急性肠系膜淋巴结炎的研究现状 [J]. 医学综述，2014，20（4）：698-700.

[6] 孙振华，关亚红. 应用超声讨论小儿腹腔肠系膜淋巴结肿大与小儿腹痛的关系 [J]. 中国医药指南，2012，10（2）：186-187.

[7] 胡钰，徐仕冲. 中药外治独取神阙穴治疗小儿腹痛28例 [J]. 陕西中医学院学报，2014，37（1）：36-37.

[8] 戴伲伲，曲曼青，郭晓琳. 小儿功能性腹痛健康教育及心理疏导的重要性 [J]. 中国民间疗法，2015，23（9）：89-90.

第四节　疳积

疳积中医学称之为"疳证"，相当于西医学中的"消化不良""营养不良""肠寄生虫病""病后体弱"等病证。它是由于喂养不当或多种疾病影响，导致脾胃受损，运化失常，气液耗伤而导致全身虚弱羸瘦、面黄发枯等症的一种慢性疾病。临床以形体消瘦，面色无华，毛发干枯，精神萎靡或烦躁，饮食异常，大便不调为特征，甚者皮肤干燥松弛，精神烦躁或萎靡不振，动作、智力发育迟缓，并常伴有恶心、呕吐、腹泻等消化紊乱和慢性营养障碍（不良）的表现。病久则容易合并其他疾病甚至危及生命。因其起病缓慢，病程迁延，会不同程度地影响小儿的生长发育，严重者还可导致阴竭阳脱，因而被古人视为恶候，列为儿科四大要证之一。

"疳"之含义，自古有两种解释：其一曰"疳者甘也"，是指小儿恣食肥甘厚腻，损伤脾胃，形成疳证；其二曰"疳者干也"，是指气液干涸，形体羸瘦。前者言其病因，后者述其病机及主症。关于疳证的分类，古代医家认识不一，有以五脏分类的，如肝疳、心疳、脾疳、肺疳、肾疳；有以病因分类的，如蛔疳、食疳、哺乳疳；有以患病部位分类的，如眼疳、鼻疳、口疳等；有以某些症状分类的，如疳嗽、疳泻、疳肿胀等；有以病情轻重分类的，如疳气、疳虚、疳积、疳极、干疳等。目前临床一般将疳证按病程与证候特点分证，分为疳气、疳积、干疳三大证候及其他兼症。

一、病因病机

（一）西医学认识

以前由于生活水平低下，小儿疳积多由营养不良而引起，本病发病率较高，可见于各年龄儿童。随着生活水平和医学水平的提高，本病发病率逐渐降低，病情也逐渐减轻，现多由家长盲目喂养甚至错误喂养，加重小儿脾胃的负荷而损伤脾胃，导致疳积，故现代的小儿疳证多由于营养过剩引起。目前，本病多见于5岁以下儿童，且以疳气为主，干疳少见。

（二）中医学认识

疳证曾经是中医儿科四大要证（痘、麻、惊、疳）之一，古人对疳积的论述分为五疳。其实五脏六腑皆可为疳。因小儿禀赋脆弱，脏腑娇嫩，易寒易热，易虚易实，饮食积滞，冷暖失调，郁而化火，耗及肝阴，引动肝火，上炎及心、肺，下迫肾、膀胱，由此引发三焦诸疳证。临床上引起疳证的病因较多，临床以饮食不节，喂养不当，营养失调，疾病影响以及先天禀赋不足为常见，其病变部位主要在脾胃，可涉及五脏。胃主受纳，脾主运化，共主饮食物的消化、吸收及其水谷精微输布，以营养全身。脾健胃和，则气血津液化生有源，全身上下内外得以滋养。若脾胃失健，生化乏源，则气血不足，津液亏耗，肌肤、筋骨、经脉、脏腑失于濡养，日久则形成疳证。正如《小儿药证直诀》中所说："疳皆脾胃病，亡津液之所作也。"《太平圣惠方》曰："小儿百日之后，五岁以前，乳食渐多，不择生冷，好食肥腻，恣食甘酸，脏腑不和，并生疳气。"指出小儿多在5岁之前易患疳积，且多有饮食不节及饮食不当所造成。《小儿药证直决》曰："疳皆脾胃病，亡津液之所作也。因大病或吐泻后，以药吐下，致脾胃虚弱亡津液。"认识到疳积的病位、病机变化主要在脾胃。《活幼新书》曰："疳之为病，皆因过餐饮食，于脾脏一家，有积不治，传之余脏。"阐明了疳证病因病机和转化因素。

综上所述，疳证的主要病变部位在脾胃，其基本病理改变为脾胃受损，津液消亡。因脾胃受损程度不一，病程长短有别，而病情轻重差异悬殊。初起仅表现脾胃失和，运化不健，或胃气未损，脾气已伤，胃强脾弱，肌肤失荣不著，此为病情轻浅，正虚不著的疳气阶段。继之脾胃虚损，运化不及，积滞内停，壅塞气机，阻滞络脉，则呈现虚中夹实的疳积证候。若病情进一步发展或失于调治，脾胃日渐衰败，津液消亡，气血耗伤，元气衰惫者，则导致干疳。干疳及疳积重症阶段，因脾胃虚衰，生化乏源，气血亏耗，诸脏失养，必累及他脏，因而易于出现各种兼证，正所谓"有积不治，传之余脏"也。若脾病及肝，肝失所养，肝阴不足，不能上承于目，而见视物不清，夜盲目翳者，则谓之"眼疳"。脾病及心，心开窍于舌，心火上炎，而见口舌生疮者，称为"口疳"。脾病及肺，土不生金，肺气受损，卫外不固，易于外感，而见咳喘、潮热者，称为"肺疳"。脾病及肾，肾精不足，骨失所养，久致骨骼畸形者，称为"骨疳"。脾虚不运，气不化水，水湿泛滥，则出现"疳肿胀"。若脾虚失摄，血不归经，溢出脉外者，则可见皮肤紫斑瘀点及各种出血证候。重者脾气衰败，元气耗竭，直至阴阳离决卒然死亡。

二、临床诊断

（一）辨病诊断

1. 临床表现

（1）症状　有喂养不当或病后饮食失调及长期消瘦史。形体消瘦，体重比正常同年龄儿童平均值低15%以上，面色不华，毛发稀疏枯黄，严重者干枯羸瘦，体重可比正常平均值低40%以上。有饮食异常、大便干稀不调、脘腹膨胀等脾胃功能失调

症状。兼有精神不振，或好发脾气，烦躁易怒，或喜揉眉擦眼，或吮指磨牙等症。

（2）体征　腹壁静脉青筋隐隐若现，或暴露，既多又粗，腹股沟部皮下可触及绿豆大小结节，或大如黄豆，累累成串，腹部触诊软而不坚或坚而微软，或腹胀如鼓，坚而不软。

2. 相关检查

实验室检查：贫血者，血红蛋白及红细胞减少。出现肢体浮肿，属于疳肿胀（营养性水肿）者，血清总蛋白大多在45g/L以下，人血白蛋白常在20g/L以下。大便检查可见不消化食物残渣及脂肪。

（二）辨证诊断

根据全国高等中医药院校规划教材《中医儿科学》，将疳证分为以下几个证型。

1. 疳气型

临床证候：形体略瘦，面色少华，毛发稀疏，食欲不振，或多食多便，精神欠佳，性急易怒，大便干稀不调，舌质略淡，苔薄微腻，脉细有力。

辨证要点：形体略瘦，食欲不振，大便干稀不调。

2. 疳积型

临床证候：形体明显消瘦，面色萎黄无华，肚腹膨胀，甚则青筋暴露，毛发稀疏结穗，精神烦躁或困倦思睡，夜卧不宁，或揉眉挖鼻，吮指磨牙，食欲不振或善食易饥，或嗜食异物，大便酸臭，或夹有不消化食物，舌淡苔腻，脉沉细而滑。

辨证要点：形体明显消瘦，四肢枯细，肚腹膨胀，饮食异常。

3. 干疳型

临床证候：形体极度消瘦，皮肤干瘪起皱，貌似老人，毛发干枯，面白无华，精神萎靡，啼哭无力，腹凹如舟，不思饮食，大便稀溏或便秘，舌质淡嫩，苔少，脉细弱。

辨证要点：形体极度消瘦，精神萎靡，不思饮食。

三、鉴别诊断

（一）西医学鉴别诊断

1. 原发性肺结核

除消瘦、体重下降、食欲不振外，其主要症状还有长期低热、咳嗽、咯血、潮热和盗汗等症状；胸部 X 线检查可以明确诊断。

2. 寄生虫病

患儿除消瘦外，可常有腹痛、肛门痒，大便检查可以发现有肠道寄生虫卵。

（二）中医学鉴别诊断

1. 厌食

本病由喂养不当，纳化失司，脾胃运化功能失调所致，以长期食欲不振、食量减少、厌恶进食为主症，无明显消瘦，精神尚好，腹无所苦，大便尚可，病在脾胃，不涉及他脏，一般预后良好。

2. 积滞

本病由内伤乳食，停聚不消所致，以不思乳食，食而不化，脘腹胀满，大便酸臭为特征，与疳证以形体消瘦为特征有明显区别。但两者也有密切联系，若积久不消，影响水谷精微化生，致形体日渐消瘦，可转化为疳证。

四、临床治疗

（一）提高临床疗效的要素

首先辨别其主要病因、轻重虚实，其总的治疗原则以顾护脾胃为本。在疾病的不同阶段，针对各自主要病机治之。

（二）推拿治疗

1. 疳气型

治法：平肝和胃，健脾导滞。

处方：补脾经，推三关，运内八卦，清补大肠，推五经，推板门，运水入土，捏脊，清天河水，清肝经，掐心经，分手阴阳，运内八卦，捏脊。

2. 疳积型

治法：滋阴清热，泻心健脾。

处方：补肺经，揉二马，清天河水，分手阴阳，捣小天心，掐揉总筋，掐心经，补脾经，掐精宁，顺时针摩腹，捏脊。

3. 干疳型

治法：培元固肾，健脾益气。

处方：补脾经，补肾经，推三关，掐揉四横纹，揉五指节，揉二马，分手阴阳，揉肺俞、心俞、膈俞、脾俞、肾俞穴，捏脊，擦肾俞命门，擦腰骶八髎。

（三）其他疗法

1. 外治疗法

指压消疳法：高玲等采用指压消疳法治疗小儿疳积，令患儿伸指仰掌，用75%乙醇将四缝穴消毒，用王不留籽贴附于患儿四缝穴处，医者用拇指分别对患儿四缝穴王不留籽进行按揉，以患儿略感疼痛为度，每个穴位点约按揉100次。治疗结束后，嘱其家长回家每日早晚各轻揉100次。

2. 成药应用

（1）肥儿丸　1次1粒，1日2次，可健胃消食、驱虫。

（2）小儿香橘丹　1次1丸，1日3次，可健脾和胃、消食止泻。

五、预后转归

小儿疳积是一组慢性消化、代谢功能紊乱综合征，预后取决于营养不良发生年龄、持续时间及其程度，其中尤以发病年龄最为重要，年龄愈小，其远期影响愈大，尤其是认知能力和抽象思维能力易发生缺陷。早期发现，及时明确诊断，积极治疗，是防治并发症、改善预后的关键因素。

本病经恰当治疗，绝大多数患儿均可治愈，仅少数重症或有严重兼症者，预后较差。病因多由父母缺乏育婴保健知识，过分娇惯，断乳后喂养不当，未及时添加辅食，病后失于调养，长期厌食、挑食、偏食导致营养摄入不足。或父母教养方法失当，强迫进食，责骂引起幼儿精神压力增加，情绪反常，导致胃肠功能紊乱，影响食物充分吸收利用，造成营养不良。所以提高父母的育儿意识，对孩子疾病的恢复有着至关重要的作用。

六、预防调护

（一）预防

对孕妇和哺乳期的妇女，应适当补充营养，多吃新鲜蔬菜及蛋类、鱼类等食物。对婴幼儿，尤应做到合理喂养，防止饮食偏嗜和过食肥甘厚腻之品。

（1）提倡母乳喂养，乳食定时定量，按时、按序添加辅食，供给充足的营养物质，以满足小儿生长发育的需要。

（2）合理安排小儿生活起居，保证充足的睡眠时间，经常户外活动，呼吸新鲜空气，多晒太阳，增强体质。

（3）乳贵有时，食贵有节，纠正饮食偏嗜、过食肥甘滋补、贪吃零食、饥饱无常等不良饮食习惯，避免脾胃损伤。

（4）发现幼儿体重不增或减轻，食欲减退时，要尽快查明原因，及时加以治疗。

（二）调护

（1）加强饮食调护，应选择适宜患儿的消化能力、符合营养需要的食物，婴儿尽量采用母乳喂养，无母乳可选用牛乳、配方奶粉等。除乳类食品外，还可给予豆浆、蛋类、肝泥、肉末、鲜鱼粉等。食物中应含有丰富的维生素和微量元素，添加食物应由稀至稠，由单一到多种，循序渐进地进行，不可过急过快。食物供给方式以口服为主，若不能口服者，可予以鼻饲等。

（2）保证病室温度适宜，光线充足，空气新鲜，患儿衣着要柔软，注意保暖，防止交叉感染。

（3）定期测体重、身高，及时了解和分析病情，观察疗效。

七、专方选要

黄芪建中汤　出自《金匮要略》。药物组成：黄芪、桂枝、白芍、炙甘草、饴糖、生姜、大枣。功效：温中补虚、益气养阴、敛阴通阳、和里缓急。主治：虚劳里急，腹中时痛，喜温喜按，阳虚发热，自汗盗汗，形瘦神疲，倦怠短气，舌淡苔白，脉弱等症。

主要参考文献

［1］任秀华. 按摩治疗小儿疳积［J］. Guide of China Medicine, 2014, 2（22）: 311.

［2］王嘉毅. 点刺四缝穴结合穴位贴敷与捏脊综合治疗小儿疳积50例［J］. 中医临床研究, 2012, 4（13）: 43-44.

［3］李蕾华, 温爱平. 疳积方内服配合针刺四缝"捏脊疗法"耳穴贴压治疗小儿疳证50例［J］. 新中医, 2014, 46（10）: 143-144.

［4］凌钦亮. 黄芪建中汤治疗小儿疳证的临床研究［D］. 广州: 广州中医药大学, 2011.

［5］李永虞. 捏积疗法配合八珍糕治疗小儿疳积36例［J］. 实用中医药杂志, 2013, 29（3）: 171.

［6］梁丹. 捏脊疗法配合针四缝在小儿疳积症中的应用［J］. 亚太传统医学, 2012, 8（3）: 87-88.

［7］李华. 健脾消积法配合针刺四缝穴治疗小儿厌食症的临床观察［J］. 河北医药, 2010, 32（24）: 3573-3575.

［8］麦锦辉. 小儿疳积的全科治疗模式的研究

［J］. Pharmacy Today, 2012, 22（7）: 440-441.

第五节　便秘

便秘是大便秘结不通，排便时间延长，或欲大便但大便艰涩不畅的一种病证。古代医书记载便秘为"后不利""大便难"，认为与脾受寒湿侵袭有关。汉代张仲景称便秘为"脾约""闭""阴结""阳结"，其病与寒、热、气滞有关。《诸病源候论》中说："小儿便不通者，脏腑有热，乘于大肠故也。"《小儿推拿广意》中有关于推拿治疗的记载："便秘者，烧酒在肾俞推上龟尾，推膀胱，推下承山，但脚里边在承山旁抽骨处亦要推下，而推此顺气之法，可免急胀之患。"

西医学认为，便秘是临床常见症状，有时单独出现，有时继发于其他疾病。

一、病因病机

（一）西医学认识

小儿便秘的病因不外器质性和功能性两个方面，器质性病变常见有先天性巨结肠、无肛病等。如经过检查排除器质性病变的则属于功能性便秘。80%~90%的患儿便秘为功能性便秘。

由于小儿喝水少、偏食、不吃辅食等不良饮食习惯，致水分、糖类、纤维素的摄取不足，造成大便干硬，或因平时不良排便习惯，使大便在肠内停留时间过久，水分过度吸收导致粪质变硬，若用力过度导致肛裂或脱肛，小儿更不敢用力排便，形成恶性循环。便秘常见病因有：①进食过少；②食品过于精细缺乏残渣；③幽门或肠道梗阻；④结肠张力过低；⑤乙状结肠过度或不规则地痉挛收缩；⑥肠壁平滑肌、肛提肌、膈肌、腹肌收缩力减弱等。

（二）中医学认识

便秘的病因是多方面的，其中主要的有外感寒热之邪、内伤饮食情志、病后体虚、阴阳气血不足等。本病病位在大肠，并与脾、胃、肺、肝、肾密切相关。脾虚传送无力，糟粕内停，致大肠传导功能失常，形成便秘。胃与肠相连，胃热炽盛，下传大肠，燔灼津液，大肠热盛，燥屎内结，可成便秘。肺与大肠相表里，肺之燥热下移大肠，则大肠传导功能失常，而成便秘。肝主疏泄气机，若肝气郁滞，则气滞不行，腑气不能畅通，可形成便秘。肾主水液且司二便，若肾阴不足，则肠道失润，若肾阳不足则大肠失于温煦而传送无力，大便不通，均可导致便秘。其病因病机归纳起来，主要包括实证和虚证两大类。

1. 实秘

饮食不节或喂养不当，过食辛热厚味，以致肠胃积热，气滞不行，或过用辛温药物，耗伤津液，或于热病后余邪留恋，导致燥热内结肠道，津液失于输布而不能下润，肠道干涩，传导失常，大便秘结，难以排出。

2. 虚秘

先天不足，或后天失调，或病后体虚，运化无能，气血生化无源致气血两亏。气虚则温煦无权，阳气不足，大肠传送无力，或血虚真阴亏，津少不能滋润肠道，大便排出困难。

二、临床诊断

（一）辨病诊断

1. 临床表现

（1）症状　大便排出困难，排便时间或排便间隔时间延长，粪质多干硬。起病缓慢，多属慢性病变过程。常伴有腹胀腹痛，头晕头胀，嗳气食少，心烦失眠，肛裂，出血，痔疮，汗出，气短乏力，心悸头晕等症状。

（2）体征　一般常规检查正常，致肛裂时可有便血和黏液，应查甲状腺功能，注意鉴别甲状腺功能低下和佝偻病等疾病。

2. 相关检查

（1）胃肠X线钡剂造影　常用钡灌肠，根据钡剂在胃肠道内运行的情况，了解结肠的运动功能状态，区分张力减退性便秘和痉挛性便秘，并及时发现器质性病变，如先天性巨结肠、肿瘤、结核等，也可发现冗长结肠、结肠增宽。如在侧位片上，骨盆入口处乙状直肠宽度超过6.5cm，可认为异常。

（2）直肠镜　乙状结肠镜及纤维结肠镜检查，可直接了解肠黏膜状态，由于粪便的滞留和刺激，结肠黏膜特别是直肠黏膜常有不同程度的炎症性改变，表现为充血、水肿、血管走向模糊不清，此外，在痉挛性便秘可见肠管挛缩性收缩、肠腔变窄。

（3）肛管直肠测压术　肛管直肠测压术是儿科常用的一种了解直肠肛门功能障碍的技术，遇有严重便秘的患儿可利用压力测定装置，确定直肠扩张时的阻力，肛管的静息紧张度，肛门随意肌收缩的强度以及患儿对直肠扩张的自我感觉，并可对肛门内外括约肌反射做出评价。

（4）肌电图　对盆底肌、耻骨直肠肌和肛门外括约肌进行肌电图观察是评价慢性便秘的有用方法，正常小儿排便时肛门外括约肌张力下降，而便秘患儿仅42%有耻骨直肠肌或肛门外括约肌出现肌电活动下降。

（5）X线排粪造影　近年来由于排粪造影检查法的临床应用，可对肛门括约肌和肛门直肠做静态及动态观察。将钡剂注入直肠、结肠（还可口服钡剂以观察小肠）后，患者坐在易透X线的便器上，在患者

排便的过程中，快速摄片（每秒2~4张）或录像，连续观察排粪动作全过程，以观察肛管、直肠的影像学改变。

（6）组织学检查　疑为先天性巨结肠时，应进行活检。过去常在齿线上方2~3cm处取材，但有人认为取材宜在齿线以上1~1.5cm，因过高部位的取材可能遗漏"超短段巨结肠"。

（7）结肠转运功能检查　利用不透X线标志物，口服后定时拍摄腹部平片，追踪标志物在结肠运行中的情况，为判断结肠内容物运行速度及受阻部位的一种方法。

（二）辨证诊断

1. 实证

（1）热秘型

临床证候：大便干结，口干口臭，腹中胀满或痛，五心烦热，小便短赤，脉滑数，舌红苔黄厚或燥。

辨证要点：大便干结，口干口臭，腹胀腹痛，五心烦热。

（2）气秘型

临床证候：欲便不得出，或便而不爽，大便干结或不甚干结，腹满胀痛，肠鸣矢气，嗳气或口苦，胸胁胀满，烦躁易怒或郁郁寡欢，纳食减少，舌苔白厚，脉弦。

辨证要点：欲便不得，或便而不爽，便干或不干，腹满肠鸣，胸胁胀满，烦躁易怒。

2. 虚证

（1）气虚型

临床证候：大便并不干硬，虽有便意，但排便困难，用力努挣则汗出短气，便后乏力，面色萎黄或无华，神疲懒言，肢倦乏力，舌淡苔薄白，指纹色淡，脉虚弱。

辨证要点：大便不干，努挣乏力，面色萎黄，神疲肢倦，舌淡苔薄，脉虚弱。

（2）阴虚型

临床证候：大便干结，便如羊粪，口

干少津，形体消瘦，心悸怔忡，两颧红赤，头晕耳鸣，潮热盗汗，腰膝酸软，舌红少苔，指纹色紫滞，脉细数。

辨证要点：便干如羊粪，形体消瘦，颧红口干，潮热盗汗，舌红少苔，脉细数。

（3）阳虚型

临床证候：大便干或不干，排出困难，腹中冷痛，得热则减，小便清长，四肢不温，眩晕耳鸣，舌淡，苔白厚，指纹色淡，脉沉细。

辨证要点：便干或不干，腹中冷痛，小便清长，四肢不温，眩晕耳鸣，脉沉细。

三、鉴别诊断

（一）西医学鉴别诊断

1. 先天性巨结肠

90% 以上患儿生后 24 小时内无胎便，若有便秘和腹胀，必须经过反复灌肠才能缓解症状。

2. 肠梗阻

患儿见阵发性腹部绞痛、呕吐和肛门不排气，无大便。

（二）中医学鉴别诊断

积聚

积聚、便秘均可在腹部出现包块。但便秘者常出现在左下腹，而积聚的包块在腹部各处均可出现。便秘多可扪及条索状物，积聚则形状不定。便秘之包块在排便后消失，积聚之包块则与排便无关。

四、临床治疗

（一）提高临床疗效的要素

详询病史及排便规律，准确辨证，急则治标，缓则治本，以通腑行气为治疗总则。

（二）推拿治疗

（1）治法　调腑和中，润肠通便。

（2）处方　推脾经，运内八卦，清大肠，摩腹，拿肚角，揉天枢，推下七节骨，揉龟尾。

（3）辨证加减

①热秘：加退六腑，按弦走搓摩，推脾经用调法，以清泻脏腑实热，荡涤肠腑积滞。

②气秘：加平肝经，按弦走搓摩，推脾经用调法，以理气解郁，调中通便。

③气虚秘：加推三关，按揉足三里，捏脊，推脾经用补法，以健脾益气，助运通便。

④阴虚秘：加揉二人上马，补肾经，水底捞明月，推脾经用补法，以滋阴养血，润肠通便。

⑤阳虚秘：加推三关，揉外劳宫，揉脐，摩关元，推脾经用补法，以温阳散寒，调中通便。

（三）其他疗法

1. 外治疗法

赵磊等采用鲜芦荟外敷，配合推拿治疗小儿便秘。具体如下：取新鲜芦荟 2~3 枚，清水洗净，去针刺，取汁，自内向外擦患儿小腹部内侧 2~3 遍，或把鲜芦荟打碎外敷小腹部，用绷带包扎 1~2 小时，配合推脾土 200 次，推大肠 500 次，推三关 400 次，推七节 300 次，揉龟尾 300 次，捏脊 5 遍，摩腹 200 次。

2. 成药应用

（1）枳实导滞丸　1 次 6~9g，1 日 2 次。用于食积便秘。

（2）麻仁润肠丸　1 次 1~2 丸，1 日 2 次。用于燥热便秘。

五、预后转归

便秘一病，若积极治疗，并结合饮食、情志、运动等调护，多能在短期内治愈，久病体虚便秘，多为气血不足，阴寒凝聚，治疗宜缓缓图之，难求速效。由于患儿排便次数减少，粪便干燥坚硬，有排便困难和肛门疼痛，有时粪便擦伤肠黏膜或肛门会引起出血，而大便表面可带有少量血或黏液，自觉腹胀及下腹部隐痛，肠鸣及排气多，长期便秘可继发肛裂、痔疮或直肠脱垂。便秘日久，由于腑气不通，浊气不降，粪便停留在肠道内过久还可反射性地引起全身症状，如精神食欲不振、乏力、头晕、头痛、食欲减退、睡眠不安等症。因食欲不振，长期摄食不足，可发生营养不良，进一步加重便秘，形成恶性循环。若粪便在直肠停留过久可使局部发生炎症，有下坠感，有时便秘患儿常有便意却不能排净，大便次数增多。严重便秘者，大便在局部嵌塞，可在干粪的周围不自觉地流出肠分泌液，酷似大便失禁，便秘是引起肠绞痛的常见原因。

六、预防调护

（一）预防

（1）调整生活方式　①合理安排生活和工作，做到劳逸结合。适当的文体活动，特别是腹肌的锻炼有利于胃肠功能的改善，对于久坐少动和精神高度集中的脑力劳动者更为重要。②养成定时排便的习惯，有便意时需及时排便，避免抑制排便。睡醒及餐后结肠的动作电位活动增强，将粪便向结肠远端推动，故晨起及餐后是最易排便的时间。

（2）提倡均衡饮食，适量增加膳食纤维，多饮水，避免进食过少，避免食品过于精细，缺乏残渣，对结肠运动的刺激减少。①高纤维饮食：膳食纤维本身不被吸收，能吸附肠腔水分从而增加粪便重量，刺激结肠，增强动力。含膳食纤维丰富的食物有麦麸、糙米、蔬菜、芒果、香蕉等（注意未熟的水果含鞣酸反而会加重便秘）。②补充水分：多饮水，建议每天饮水量在1500ml以上，使肠道保持足够的水分，有利于粪便排出。③供给足量维生素B及叶酸，促进消化液分泌，维持和促进肠管蠕动，有利于排便。多吃粗粮、酵母、豆类、菠菜、包心菜等具有良好的通便作用。④多食易产气食物，促进肠蠕动加快，有利于排便，如洋葱、萝卜、蒜苗等。⑤增加脂肪供给：适当增加高脂肪食物，植物油能直接润肠，且分解产物脂肪酸有刺激肠蠕动的作用。干果的种仁（如核桃仁、松子仁、瓜子仁、杏仁、桃仁等），含有大量的油脂，具有润滑肠道、通便的作用。

（3）避免排便习惯受到干扰　由于精神因素、生活规律的改变、长途旅行过度疲劳等未能及时排便，易引起便秘。排便的环境和姿势尽量方便，免得抑制便意、破坏排便习惯。

（4）避免滥用泻药　滥用泻药会使肠道的敏感性减弱，形成对某些泻药的依赖性，造成便秘。

（5）及时治疗肛裂、肛周感染、子宫附件炎等疾病，应用泻药要谨慎，不要使用洗肠等强烈刺激方法。

（6）应保持小儿心情舒畅，避免忧思恼怒等七情刺激。

（二）调护

1. 基础调护

（1）合理的饮食搭配　按儿童膳食搭配原则，在保证蛋白质足够摄入的同时，加入足量的水果及蔬菜，也可适当为儿童添加粗粮，促进肠胃蠕动。

（2）适当增加运动量　保证儿童有足

够的活动量，加强腹肌锻炼，延长运动时间，避免久坐少动，加快肠胃蠕动，促进排便。运动以医疗体操为主，可配合步行、慢跑。对婴幼儿，可以请家长常帮孩子做婴儿体操，两腿轮流屈伸模仿蹬自行车运动。举双腿由内向外画圆圈等。对于稍大的孩子，可鼓励其练习翻身、爬行。

（3）保证足够的饮水量　保证儿童能够足量饮水达到润肠通便的作用。

（4）排便训练　排便作为一类反射性运动，进行积极有效的训练，保证儿童能够自行养成定时排便的习惯。

2. 心理行为指导

部分儿童出现便秘可能因为恐惧排便过程较为疼痛，还可能由于家庭环境因素产生过大的心理压力，降低胃肠道功能。因此，医疗工作者可对患儿进行有效的心理疏导。

3. 腹部按摩

患儿仰卧床上，家长两手搓热后，右手平放在小儿肚脐上，以肚脐为中心，顺时针方向摩动。每天做2~3次，每次5~10分钟。

七、专方选要

（1）四磨汤　出自《济生方》。药物组成：乌药、槟榔、木香、火麻仁、白芍各10g，沉香5g。功效：消食导滞，和中通便之功。主治：便秘。

（2）增液汤　出自《温病条辨》。药物组成：玄参、生地黄、麦冬。功效：养阴增液，润肠通便。主治：便秘津亏肠燥证。

主要参考文献

［1］杨春玲. 补肾阴法治疗小儿食积便秘随机平行对照研究［J］. 实用中医内科杂志，2014，28（8）：10-12.

［2］薛辉. 探究小儿便秘的原因及诊治对策［J］. 吉林医学，2014，3（15）：3299.

［3］赵磊，刘洪伟. 鲜芦荟联合推拿疗法治疗小儿便秘16例疗效观察［J］. 社区医学杂志，2011，9（20）：85.

［4］陶黎梅，俞建庭，顾梅青，等. 增液汤加味治疗小儿便秘56例疗效观察［J］. 中国中西医结合儿科学，2014，6（2）：173-174.

［5］孙正新. 推拿治疗小儿便秘（肠道实热型）的临床研究［D］. 济南：山东中医药大学. 2012.

［6］张靖，姚玉萍，李丹，等. 张世卿教授运用河洛九宫推拿治疗小儿便秘的临床经验［J］. 中医药导报，2022，28（10）：129-131.

第六节　发热

发热是一种常见的临床症状。由多种原因引起人体体温升高，或体温正常而患者自觉有发热感，均称之为发热。外感发热是儿科临床常见症状，也是儿科临床常见的急症。小儿脏腑功能娇嫩，为纯阳之体，抗邪能力不足，热邪传变迅速，易致邪气鸱张而致壮热，甚者可出现邪热内陷心包，或热极生风、肝风内动之危象。

中医历代论治发热的理论相当丰富。《黄帝内经》中专列一节为"热论"，《伤寒论》中有很多的条文论外感发热，《小儿药证直诀》中亦有章节专论发热，分温热、壮热、潮热三种。明清温病学派创卫气营血辨证治疗体系，影响深远。发热的概念有狭义和广义之分。狭义的发热指体温高于正常标准。广义的发热还包括自觉发热有症状，如五心烦热。

一、病因病机

（一）西医学认识

外感发热是小儿时期最常见的疾病，发病率占儿科疾病的首位，属西医学急性上呼吸道感染范畴。西医学认为，发热是下丘脑前部对炎症介质所产生的反应。各种病原体入侵和其他炎症刺激时，单核细胞和巨噬细胞产生和释放内生致热原（EP），出现体温升高。

（二）中医学认识

小儿脏腑娇嫩，形气未充，为稚阴稚阳之体，易虚，易实，易寒，易热，较易发病，传变迅速。发热乃邪正相争的征象，多由邪气实所致，属于外感病范畴，但内在因素也很重要。小儿外感发热病因较为复杂，但不外内因、外因两端。

天气骤变，或调护失宜，感于风寒，风寒之邪客于肌表，卫阳被遏，正盛邪实，正邪交争，故恶寒发热。春夏之季，若小儿调护失宜，风夹热邪而侵犯人体，邪在卫表，营卫失和，正邪交争，故发热不恶寒或微恶风寒。夏季炎热，酷暑盛行，若小儿嬉戏于烈日之下，感于暑热，邪热蒸腾于外，熏灼肌肤，则高热。长夏季节，小儿感受暑湿之邪，或逢阴雨，或久坐湿地，感受湿邪，积湿化热，形成湿热，遏阻气机，故身热不扬或午后发热。小儿肠胃脆弱，且乳食不知节，若恣食生冷难化之物，损伤脾胃，运化失职，而成积滞，胃肠积热，蒸发肌肤，故肚腹热甚，日晡潮热。

内伤与外感诸因素常互相影响，如乳食内停，积热不化，易受外邪。发热日久，耗伤气血，正气衰微，更易遭外邪侵袭。小儿肝常有余，神气怯弱，外感发热，热盛易引动肝风，出现高热惊厥。小儿脾常不足，外感发热易影响脾胃，或苦寒药太过，伤及脾胃，致脾虚气弱，运化失职，又可能出现发热。

阴阳不和，有所偏盛或偏虚，即可发生寒热的变化。阳盛则热，阴盛则寒；阳虚生外寒，阴虚生内热。阴阳失调所致的发热中，以阳虚发热与阴虚发热常见。

二、临床诊断

（一）辨病诊断

1.临床表现

（1）症状 体温升高、持续，或呈稽留热，或呈弛张热，伴大量出汗、畏寒或寒战，发生 41℃以上高热时常伴有抽搐和呕吐。体温高达 42.2℃以上时可导致不可逆的大脑损害，导致昏迷、死亡。

（2）体征 测体温，高热为腋下体温高于 37.0℃或肛温高于 37.6℃，或一日间的体温变动超过 1.2℃。可分为超高热（体温在 41℃以上）、高热（38℃以上）与低热（体温 37~38℃）。发热持续 2~4 周称为长期发热。记录患儿一天之内的体温变化情况，体温持续在 39℃以上，24 小时内波动在 1℃内，称为稽留热，常见于大叶性肺炎、伤寒与副伤寒。高热在 24 小时内波动在 1℃以上，但不降至正常，称为弛张热，多见于心内膜炎、流行性感冒等疾病。热度在 39℃以上，数小时内可退至正常，一日间体温波动较大，称为间歇热，常见于败血病、急性肾盂肾炎、疟疾等疾病。

2.相关检查

（1）血常规 外周血中白细胞计数降低，多为病毒感染。白细胞及中性粒细胞百分比增高，多为细菌感染。外周血中有异常淋巴细胞提示病毒感染。幼稚细胞则提示白血病。

（2）血培养 检查 C 反应蛋白、血沉、抗链球菌溶血素"O"、肝肾功能、肥达反应、外斐反应、嗜异性凝集试验、肺炎支原体抗体和类风湿因子等，还应做结核菌素试验。

（3）粪便常规、粪便培养 考虑为消化系统感染者可行粪便常规、粪便培养。

（4）尿常规 伴有泌尿系统症状时可行尿常规检查。

（5）脑脊液检查　当小儿高热伴有头痛、呕吐、抽搐、意识障碍等中枢神经系统症状时可行脑脊液检查。

（6）骨髓穿刺　当小儿高热伴有贫血、肝脾和淋巴结肿大等症状时可行骨髓穿刺。

（7）其他辅助检查　根据临床具体情况，有针对性地进行相关辅助检查，如 X 线、CT、磁共振、B 超、心电图等检查及活检。

（二）辨证诊断

1. 外感发热型

（1）临床证候　外感风寒者，可有发热恶寒，头痛无汗，鼻塞，鼻流清涕，口不渴，咳嗽，痰清稀，舌苔薄白，脉浮，指纹鲜红。外感风热者，可有发热，微汗出，头痛，鼻塞，鼻流浊涕，咳嗽，痰黄稠，咽痛口干，舌质红，苔薄黄，脉浮数，指纹红紫色。

（2）辨证要点　发热恶寒，头痛无汗或微汗，鼻塞流涕，咳嗽咯痰，舌苔薄白或薄黄，脉浮。

2. 肺胃实热型

（1）临床证候　发热较高，面赤唇红，口鼻干燥，渴而引饮，气息喘急，不思饮食，大便秘结，小便短赤，舌质红，苔黄燥，脉数而实，指纹深紫。

（2）辨证要点　发热较高，面赤唇红，渴而引饮，大便秘结，小便短赤，舌质红，苔黄燥，脉数而实，指纹深紫。

3. 阴虚内热型

（1）临床证候　以午后潮热或低热为主，形瘦体弱，自汗盗汗，五心烦热，口唇干燥，食欲减退，舌红苔剥，脉细数，指纹淡紫。

（2）辨证要点　午后潮热或低热，形瘦体弱，自汗盗汗，五心烦热，舌红苔剥，脉细数，指纹淡紫。

三、鉴别诊断

引起发热的原因很多，主要见于各种感染性疾病，其次为非感染性发热，如大面积灼伤，大手术后，心肌、肺、脾梗死，恶性肿瘤，变态反应，产热、散热异常及中枢神经性发热等。一些原因不明的发热诊断起来很复杂，需配合多方面检查，较长时间的观察，全面分析，以求确诊。以下为发热伴随症状与可能罹患的疾病的关系。（表 11-1）

表 11-1　发热伴随症状与可能罹患的疾病

伴随症状	可能罹患的疾病
咳嗽、流鼻涕、头晕	上呼吸道感染（感冒）
头痛、呕吐、惊厥、昏迷	脑炎、脑膜炎、中暑等
咳嗽、咯痰、咯血、胸痛气急	肺、气管、支气管、胸膜等部位的疾患
心悸、呼吸困难、心绞痛、休克	心脏疾病，如心内膜炎、心肌炎、心包炎等
急性发热、腹痛、腹泻	细菌性痢疾、细菌性食物中毒、霍乱、副霍乱
肋下痛、黄疸、肝脾肿大	肝胆系统感染，如病毒性肝炎、胆管感染等
剧烈腹痛	阑尾炎、胰腺炎、腹膜炎等
腰痛、尿频、尿急、尿痛	肾脏、膀胱、尿路感染

伴随症状	可能罹患的疾病
明显的关节肿痛、心率加快、心律失常	风湿热
皮肤或黏膜有出血点	败血症、感染性心内膜炎、血液病
小儿患者，发热伴皮疹	传染病，如麻疹、猩红热、风疹、水痘等
皮肤有化脓性病灶	金黄色葡萄球菌感染导致的败血症
淋巴结肿大	局部急性炎症、淋巴结结核、肿瘤或血液系统疾病
用药（如磺胺药、青霉素、巴比妥类等）1周之后，常伴有皮疹	有可能是药物热，停药2日后退热，再次服用药物，可重复出现发热

四、临床治疗

（一）提高临床疗效的要素

临证时应分清发热和兼症的主次，对高热有变证趋势的患儿应预防传变，用物理降温，或掐人中、掐十宣、掐老龙、掐威灵、掐精宁等穴开窍醒神，镇惊止痉。

（二）推拿治疗

（1）外感发热型

治则：疏风解表。风热者，佐以清热利咽；风寒者，佐以宣肺散寒。

处方：开天门、推坎宫、推攒竹、揉太阳、运耳后高骨、清肺经、清天河水。风热者加推脊、揉大椎、揉曲池、揉合谷；风寒者，加推三关、揉二扇门、拿风池。

加减：咳嗽者，加推揉膻中、运内八卦、揉肺俞；痰多者，加揉丰隆；鼻塞者，加黄蜂入洞；咽痛者，加掐揉少商、拿合谷、清板门；脘腹胀满、不思乳食、嗳腐吞酸、恶心呕吐者，加揉中脘、分腹阴阳、运板门、推天柱骨；夜寐不宁、惊惕不安者，加清肝经、掐揉小天心、掐揉五指节。

（2）肺胃实热型

治则：清泻里热，理气消食。

处方：清肺经、清胃经、清大肠、揉板门、运内八卦、清天河水、水底捞明月、退六腑、揉天枢、摩腹。

加减：肠热便结者，加推下七节骨、掐揉膊阳池；夜寐不安者，加揉小天心、掐揉五指节。

（3）阴虚发热型

治则：滋阴清热。

处方：揉二马、补脾经、补肺经、补肾经、清天河水、推擦涌泉、运内劳宫、按揉足三里。

加减：自汗盗汗者，加揉肾顶；烦躁不安者，加清肝经、清心经、开天门、揉百会、掐揉五指节。

（三）成药应用

（1）紫雪散　每次0.75~1.5g，每日2~3次，可清热解毒，止痉开窍。

（2）羚羊角颗粒　口服，1次5g，1日2次，可平肝息风，清肝明目，散血解毒。

（3）清开灵颗粒　口服，1次3g，1日3次，可清热解毒，镇静安神。

五、预后转归

本病预后取决于原发病及对高热的处理。发热的孩子抵抗力下降，如果发热持续时间过长或体温过高，可使体内蛋白质、脂肪、维生素大量消耗和机体代谢紊乱，各器官功能受损，高热还可引起惊厥，当体温超过41℃时，体内蛋白质会发生分解，可引起脑水肿导致幼儿死亡或留下脑病后遗症。因此，孩子出现40℃以上高热时必须紧急处理。

六、预防调护

（一）预防

（1）衣被不可过暖，饮食不可过多。

（2）平时宜在室外适当活动，以增强机体抵抗力，适时加减衣服，减少剧烈活动，以不出大汗为宜，避免汗后受风。

（3）凡疫病流行季节，不到公共场所活动，以免感染时行疫之邪。

（4）勤洗手，尽量少用手摸眼睛、鼻子，以避免通过手传播病毒。

（5）洗脸时用冷水，用手掬一捧水洗鼻孔，即用鼻孔轻轻吸入少许水再擤出，反复多次，可预防感冒。

（6）每晚用较热的水泡脚15分钟，要注意泡脚时水要没过脚面，泡后双脚要发红，可预防感冒。

（7）增加营养也能有效提高免疫力。比如多喝白开水，多吃含丰富维生素的水果和蔬菜，如番茄、白菜、西瓜、苹果、梨、香蕉等。

（8）对于住所及办公场所要勤通风，保持空气清新。

（二）调护

普通感冒引起的发热，多由病毒感染引起，7天自愈，不需用抗生素，但由于婴幼儿稚阴稚阳之体，病情易于传变，如3天不愈，或咽炎、扁桃体炎明显，体温和白细胞增高时，考虑合并细菌感染，可适当选用相应的抗生素治疗。

（1）物理降温　可采用冰或冷水敷头、颈、腋下及双侧腹股沟退热。冰敷时，冰袋外需裹一层布，以防局部皮肤冻伤。可以用30%~40%的乙醇擦浴，要注意不要擦浴头面及胸前，也可用30℃左右的温水洗澡，洗澡的水温最好比体温低1~2℃。但畏寒、寒战时不宜采用这些物理降温方法。

（2）减少运动　发热期间不锻炼，运动后机体代谢会相对旺盛些，这样大量消耗体内的糖、脂肪、蛋白质等，会削弱身体的抵抗力，很可能让小感冒演变为病毒性心肌炎、肺炎、风湿病等。

（3）卧床休息　高热患儿应卧床休息，保持环境安静，既可以减少能量消耗，减少肌肉活动和热量的产生，同时在睡眠时，可增强人体免疫力，能加速感冒及其他病毒性疾病的康复。

（4）减少外出　外出时应少去人多的地方，减少不必要的聚会，尽量不要和流感患者接触，以减少疾病的传播。

（5）调整饮食　发热的孩子一方面消耗大，另一方面胃肠道的消化能力又差，因此给他们提供的食物要既有营养又易于消化，少吃鱼、肉、蛋等高能量食品。可少量多餐，以清淡为宜，服解表发汗药后，应喝热饮，如米粥，并盖衣被，以助汗出，但取微汗为宜，不可过汗。

（6）补充水分　发热时呼吸快，蒸发的水分多，因此要及时补充水分。多喝水还可促使多排尿，通过排尿有利于降温和毒素的排出。最好饮用温开水，有利于发汗，也可选用盐开水。

（7）空气流通　居室空气要流通，在夏天最好使室温降低一些，这样有助于体热经传导辐射散热，有利于降温。

（8）注意退热　高热时若物理降温效果不理想可口服退热药，但要注意，每次只服用一种退热药，不要同时服用几种退热药，以免药物过量，出汗太多，导致小儿虚脱。也不要频繁服用同一种退热药，一般两次服药间隔最好不要低于6小时。可以将不同种类的退热药物按一定次序间隔3~4小时序贯使用。因为两种药物的降温机制截然不同，退热药和物理降温法不能同时应用。

（9）避免汗后受风 患儿热退时常伴有大量出汗，要及时用干毛巾擦拭或换下汗湿的衣服，不要到风口，防止受凉。

（10）注意散热 发热患儿衣服不要穿得过多，被子也不要盖得过厚，以免影响体热散发。

（11）发热患儿要注意口腔卫生，可于饭前用温水漱口，帮助增加食欲，饭后用盐水漱口或刷牙。

如果孩子虽然高热，但面色红润精神好，家长就不用着急，也不必频繁去医院，只要遵照医生的嘱咐，坚持服药就行。如果孩子变得精神萎靡、面色苍白，或出现频繁呕吐、腹泻、头痛，要及时到医院就诊，以免延误病情。

七、专方选要

（1）柴胡桂枝汤 出自《伤寒论》。药物组成：桂枝4.5g，黄芩4.5g，人参4.5g，炙甘草3g，半夏6g，芍药4.5g，大枣6g，生姜4.5g，柴胡12g。功效：和解少阳，调和营卫。主治：外感发热或内伤发热。

（2）白虎汤 出自《伤寒论》。药物组成：石膏50g，知母18g，甘草6g，粳米9g。功效：辛寒清热。主治：阳明热盛证。

主要参考文献

[1] 朱智巧. 小儿清热饮治疗小儿外感发热58例 [J]. 浙江中医杂志，2013，48（6）：439.

[2] 马书杰，严隽陶. 小儿推拿退热作用探讨 [J]. 云南中医学院学报，2014，37（3）：30-32.

[3] 韩庆荣，刘明云. 一笑退热散治疗小儿发热的临床疗效观察 [J]. 时珍国医国药，2013，24（7）：1698-1699.

[4] 李玉梅，江文文，林季文. 林季文老中医运用"清透汤"治疗小儿发热经验 [J]. 中国中西医结合儿科学，2013，5（5）：405-406.

[5] 庞军，李坤明，唐宏亮. 推拿治疗小儿外感发热概况 [J]. 河南中医，2014，34（3）：522-523.

[6] 蔡树玲，胡静璐，李玉实，等. 王道全教授推拿治疗小儿发热的经验介 [J]. 光明中医，2013，28（1）：24-25.

[7] 刘富林. 推拿治疗小儿发热52例临床体会 [J]. 按摩与导引，2008（2）：39-40.

第七节　咳嗽

咳嗽是小儿常见的一种肺系病证。有声无痰为咳，有痰无声为嗽，有声有痰谓之咳嗽。多种疾病如感冒、肺炎等都可引起咳嗽。本病相当于西医学所称的急性支气管炎、慢性支气管炎等呼吸系统疾病。小儿咳嗽有外感和内伤之分，临床上小儿的外感咳嗽多于内伤咳嗽。小儿咳嗽病因虽多，但其发病机制皆为肺脏受累，宣肃失司而成。外感咳嗽病起于肺，内伤咳嗽多因肺病迁延，或他脏先病，累及于肺所致。

一、病因病机

（一）西医学认识

西医学认为，咳嗽是由于细菌、病毒等病原微生物侵犯呼吸道所致。当生物性、化学化、物理性、过敏性等各种原因使咽、喉、气管、支气管或肺受到刺激，黏膜或肺泡充血、水肿，毛细血管通透性增高，黏液分泌增多，由炎症渗出物、黏液、浆液、吸入的尘埃与组织破坏产物等混合成痰液，不断刺激呼吸道黏膜，引起咳嗽，排出痰液。

（1）炎症因素 由病原体作为变应原引起气道变应性炎症，引发多种炎性介质及细胞因子分泌失衡，导致气道持续炎症，这是非特异性支气管高反应性的重要决定因素。

（2）上皮损伤 支气管上皮细胞覆盖于气管腔内表面，对维持呼吸系统的正常生理功能十分重要，气道上皮细胞功能失稳态或缺陷，可能是气道高反应性形成的发病机制。

（3）神经因素 气道的自主神经控制复杂，包括肾上腺素能神经、胆碱能神经等，人体内不同作用的神经受体功能处于一种动态平衡状态，感染引起的神经–受体失衡机制在气道高反应性中产生作用。

（二）中医学认识

小儿咳嗽发生的原因，主要为感受外邪，其中又以感受风邪为主。《活幼心书》指出："咳嗽者，固有数类，但分寒热虚实，随证疏解，初中时未有不因感冒而伤于肺。"指出了咳嗽的病因多由外感引起。此外，肺脾虚弱则是本病的主要内因。

咳嗽的病变部位在肺，常涉及脾。肺为娇脏，其性清宣肃降，上连咽喉，开窍于鼻，外合皮毛，外邪从口鼻或皮毛而入，邪侵于肺，壅阻肺络，肺气不宣，清肃失职，肺气上逆，发为咳嗽。小儿脾常不足，易被乳食、生冷所伤，则脾失健运，酿为痰浊，上贮于肺，肺脏娇嫩，不能输布津液，化液成痰，痰阻气道，肺失宣降，气机不畅，则致咳嗽痰多。或素有食积内热，或心肝火热，或外感邪热稽留，炼液成痰，痰热相结，阻于气道，肺失清肃，则致咳嗽痰多。小儿禀赋不足素体虚弱者，或外感咳嗽经久不愈耗伤正气后，致使肺气亏虚，脾气虚弱，运化失司，气不布津，痰液内生，蕴于肺络，则久咳不止，邪热伤肺，阴津受损，阴虚生内热，或阴虚生燥，也可致久咳不止。

二、临床诊断

（一）辨病诊断

1. 临床表现

（1）症状 本病以咳嗽为主要临床症状，注意咳嗽的性质，如犬吠样、鸡鸣样、断续性或阵发性等，注意咳嗽的加重因素及伴随症状。咳嗽好发于冬春二季，常因气候变化而发病。多数咳嗽患儿病前多有感冒病史。临诊时详细询问病史，尽可能寻找引起慢性咳嗽的病因，包括物理、化学、生物的原因等，这对病因诊断具有重要作用。

（2）体征 肺部听诊时两肺呼吸音粗糙，或闻及干、湿啰音，观察有无甲床发绀、杵状指等。评估患儿的生长发育情况、呼吸频率、胸廓有无畸形等。

2. 相关检查

（1）血常规检查 病毒感染者血白细胞总数正常或偏低，细菌感染者血白细胞总数及中性粒细胞增高。

（2）病原学检查 诱导痰或支气管肺泡灌洗液细胞学检查和病原微生物分离培养，可以明确呼吸道感染病原体，若嗜酸性粒细胞增高则是诊断 EB 等过敏性炎症的主要指标。鼻咽或气管分泌物标本做病毒分离或桥联酶标法检测，可作为病毒学诊断。冷凝集试验可作为肺炎支原体感染的过筛试验，一般病后 1~2 周开始上升，滴度 1：32 为阳性，可持续数月，50%~76% 的肺炎支原体感染患儿可呈阳性。痰细菌培养，可作为细菌学诊断。

（3）放射学检查 儿童慢性咳嗽应常规检查胸部 X 线片，胸部 X 线片显示正常，或肺纹理增粗，肺门阴影增深，依据胸部 X 线片正常与否，决定下一步的诊断性治疗或检查。怀疑鼻窦炎时拍片或者建议到耳鼻咽喉科进一步诊治。胸部 CT 有助于发现纵隔、肺门淋巴结及肺叶内的中小病变，高分辨CT则有助于非典型支气管扩张、肺间质性疾病的诊断。CT鼻窦片显示鼻黏膜增厚＞4mm或窦腔内有气液平是鼻窦炎的特征性改变。鼻窦部CT、MRI检查是不可或缺的诊断手段之一，但不宜列为常规检查，可视病情由医生决定实施。结果解释时，在儿童尤其1岁以下小儿需慎重，因为小儿鼻窦发育不完善上颌窦、筛窦出生时已存在但很小，额窦、蝶窦5~6岁才出现，结构不清楚，单凭影像学检查容易误诊"鼻窦炎"。

（4）肺功能　5岁以上儿童应常规行肺通气功能检查，必要时可根据一秒用力呼气容积（FEV1），进一步行支气管舒张试验或支气管激发试验，以辅助哮喘（包括CVA）的诊断。

（5）支气管镜（纤维支气管镜、硬质气管镜等）　对于怀疑气道发育畸形、异物（包括气道内生异物、痰栓）等引起的慢性咳嗽，以及需要进行防污染的病原微生物检查时，可行支气管镜检查。

（6）其他　根据患儿症状可进行结核菌素试验（PPD皮试）、血清总IgE和特异性IgE测定、皮肤点刺试验、24小时食管pH监测、食管腔内阻抗检测等。呼出气一氧化氮测定、气管支气管活检、咳嗽感受器敏感性检测等对儿童慢性咳嗽的诊断价值尚不确定。

（二）辨证诊断

1.风寒型

（1）临床证候　咳嗽频作，咽痒声重，痰白清稀，鼻塞流清涕，恶寒重而无汗，头痛发热，全身酸痛，舌苔薄白，脉浮紧，指纹浮红。

（2）辨证要点　有外感风寒病史，以起病急，咳嗽频作、声重，咽痒，痰白清稀为特征。

2.风热型

（1）临床证候　咳嗽不爽，痰黄黏稠，不易咯出，鼻流浊涕，恶风重，微汗出，口渴咽痛，发热头痛，舌苔薄黄，脉浮数。

（2）辨证要点　有外感风热病史，咳嗽不爽，痰黏难咯，并伴有外感风热表证。

3.气虚型

（1）临床证候　久咳，身微热或干咳少痰，或咳嗽痰多，食欲不振，神疲乏力，形体消瘦，舌淡嫩，边有齿痕，脉细无力。

（2）辨证要点　咳嗽日久，或反复发作，病程长，神疲乏力。

4.痰热型

（1）临床证候　咳嗽不爽，痰黄黏稠，不易咯出，口渴咽痛，鼻流浊涕，伴有发热恶风，头痛微汗出，舌质红，苔薄黄，脉浮数，指纹浮紫。

（2）辨证要点　咳嗽不爽，痰黄黏稠，不易咯出，鼻流浊涕，舌红苔黄。

5.痰湿型

（1）临床证候　咳嗽重浊，痰多壅盛，色白而稀，喉间痰声辘辘，胸闷纳呆，神乏困倦，舌淡红，苔白腻，脉滑，指纹色红。

（2）辨证要点　咳嗽重浊，痰多壅盛，色白而稀，喉间痰声辘辘，身乏困倦。

6.阴虚型

（1）临床证候　干咳无痰，或痰少而黏，或痰中带血不易咯出，口渴咽干，喉痒，声音嘶哑，午后潮热，或手足心热，舌红少苔，脉细数。

（2）辨证要点　干咳无痰，痰少而黏，喉痒声嘶，午后潮热，或手足心热，舌红少苔，脉细数。

三、鉴别诊断

（一）西医学鉴别诊断

1. 原发型肺结核

以低热、咳嗽、盗汗为主症。多有结核病接触史，结核菌素试验＞5~20mm，气道排出物中可找到结核菌，胸部 X 线检查显示活动性原发型肺结核改变，纤维支气管镜检查可见明显的支气管结核病变。

2. 肺炎喘嗽

小儿肺炎是临床常见病，四季均易发生，以冬春季为多。临床表现为咳嗽，伴气急痰喘，发热较高，鼻翼扇动，严重时口唇指甲可见发绀。也有不发热而咳喘重者，新生儿反应能力很差，患肺炎时症状不典型，不发热也不咳嗽，体温正常或低于正常。两肺听诊可闻及细小湿啰音，胸透见斑片状阴影。

3. 毛细支气管炎

毛细支气管炎是一种肺部小气管感染，感染呼吸道合胞病毒的婴幼儿容易受到侵害，特点为持续性干咳兼有发作性喘鸣。初期的症状与一般感冒的症状类似，2~4 天之后，发生咳嗽、呼吸困难、肋间在吸气时有明显凹陷，或是吐气时发出喘鸣声，同时呼吸频次增加，有些类似气喘病的症状，到了夜间也无法安眠。3~5 天后，喘鸣声及呼吸急促困难会逐渐改善，但鼻塞及咳嗽会持续 1~2 周。

4. 急性感染性喉炎

因炎症引起喉部黏膜肿胀会导致呼吸困难。一般白天病情较轻，夜间加重，夜里常常因喉头炎症迅速发展出现喉头水肿，从而发生急性喉部梗阻。咳嗽特点是犬吠样咳嗽，同时出现声音嘶哑。一般白天病情较轻，夜间加重。患儿可因呼吸困难而憋醒，声音会嘶哑，呼吸时鼻翼扇动，吸气时出现"三凹征"。

5. 百日咳

百日咳是一种由百日咳杆菌所致的并具有高度传染性的呼吸道疾病，如未得到及时有效的治疗，病程可迁延数个月左右。咳嗽的特点是阵发性痉挛性咳嗽伴有深长的"鸡鸣"样吸气性吼声，咳嗽时伴有鼻内黏液泡。患儿的年龄越小，病情越重，可因并发肺炎、脑病而死亡。

6. 支气管哮喘

哮喘导致患儿肺内小气管膨胀狭窄，进而引起刺激性黏液产生。过敏性哮喘的患儿接触花粉等异物就咳嗽，咳嗽时可伴有喘鸣、肺部充血和呼吸困难。活动或者夜晚咳嗽重，白天较轻，咳嗽可达数周，多发于有哮喘家族史者。

7. 胃食管反流疾病

由于胃部顶端括约肌无力导致胃酸反流进入婴幼儿的肺中，可刺激肺部组织引起咳嗽。特点是进食后出现气喘及持续、沙哑的咳嗽，平躺后加重。

8. 吸入异物

患儿吸入异物后立即发生剧烈呛咳，顿时面红耳赤，并有憋气、呼吸不畅等症状。随后，若异物自己附于气管壁，症状可暂时缓解。若吸入的异物轻而光滑，如西瓜子等，则常随呼吸气流在气管内上下活动。因此，患儿仍不时发生咳嗽。异物在气管内随气流向上撞击可发出拍击样声响。当异物进入支气管后，咳嗽可略减轻。若异物为植物性异物，则常有发热、咳嗽、痰多。若双肺支气管均有异物堵塞，则会有明显的憋气或呼吸不畅。

（二）中医学鉴别诊断

1. 哮病、喘证

哮病和喘证虽然也会兼见咳嗽，但各以哮、喘为其主要临床表现。哮病主要表现为喉中哮鸣有声，呼吸气促困难，甚则喘息不能平卧，发作与缓解均迅速。喘证主要表现为呼吸困难，甚至张口抬肩，鼻翼扇动，不能平卧，是多种急、慢性疾病的一个症状。

2. 肺痨

咳嗽是肺痨的主要症状之一，其特点为干咳，或痰中带血，或咯血痰，常伴有低热、盗汗、消瘦等症。X线胸部检查常能确定病灶所在。

3. 顿咳

咳嗽呈阵发性，日轻夜重，剧咳时面红目赤，涕泪交流，颈脉怒张，弯腰曲背，咳毕有吸气性鸡鸣样回声，病程较长，有传染性，可引起流行。

四、临床治疗

（一）提高临床疗效的要素

治疗咳嗽时应辨证清晰，明确病位病性，早期以宣肺解表为主，后期以宣肺排痰为主。

（二）推拿治疗方法

（1）风寒型

治法：温阳解表，宣肺止咳。

处方：推攒竹，推坎宫，运太阳，揉耳后高骨，清肺经，运内八卦，推三关，掐揉二扇门，推揉膻中，揉乳旁，揉乳根，揉肺俞，分推肩胛骨。

（2）风热型

治法：疏风清热，宣肺止咳。

处方：推攒竹，推坎宫，运太阳，揉耳后高骨，清肺经，运内八卦，清天河水，推六腑，推揉膻中，揉肺俞，分推肩胛骨，揉丰隆。

加减：痰多喘咳，有干、湿性啰音者加推小横纹，揉掌小横纹。

（3）气虚型

治法：健脾养肺，止咳化痰。

处方：补脾经，补肺经，运内八卦，

推揉膻中，揉乳旁，揉乳根，揉中脘，揉肺俞，按揉足三里。

加减：久咳体虚、喘促者加补肾经，推三关，捏脊；痰黏难咯者加揉丰隆，揉天突。

（4）痰热型

治法：清肺化痰。

处方：清肺经，清胃经，清天河水，退六腑，揉肺俞，揉风门，揉定喘，揉膏肓，分推八道，分推腹阴阳，分推肩胛。

（5）痰湿型

治法：化痰止咳，宽胸理气。

处方：清肺经，清胃经，清天河水，退六腑，开璇玑，揉丰隆，揉肺俞，揉风门，揉定喘，揉膏肓，揉乳根，揉乳旁，擦胸骨。

（6）阴虚型

治法：开胸顺气，滋阴润燥。

处方：清肺经，清天河水，揉二马，补肾经，分推八道，按弦搓摩，分肩胛，揉肺俞，揉定喘，揉膏肓，揉脾俞，揉肾俞。

（三）其他疗法

1. 外治疗法

（1）推拿联合中药足浴疗法　起式用黄蜂出洞3遍。平肝清肺300次，顺运内八卦100次，揉外劳宫100次，抹一窝风100次，推三关300次，揉天突1分钟，深点缺盆3次，直擦华盖、膻中、鸠尾穴以透热为度，点按中府、云门穴10次，分胸八道5遍，横擦头项之交以透热为度，横擦项背之交以透热为度，分推肩胛骨100次，开天门100次，推坎宫100次，揉太阳50次，运耳后高骨50次，肃肺法3遍，收式用总收法3遍。足浴方：紫苏叶15g，艾叶15g，枇杷叶15g，防风15g，将上述药物浸泡半小时后用武火煮沸，然后再改用文火煎煮15分钟左右，将所得2000ml药液倒入浴足盆中，加入适量清水，待水温（38~42℃）可被患儿接受后，将患儿双足放入浴足盆中（以水面没过患儿足踝为度），浸泡10~15分钟，身有微汗出即可。每天1次，晚上睡前1小时，治疗6天为1个疗程。

（2）拔罐

方法一：先用三棱针点刺大椎穴，并在其周围6cm处上下左右各刺两针，共8针，以微出血为佳，然后用中型火罐拔于穴上，3分钟起罐。

方法二：选取大椎、身柱、肺俞、膏肓穴及听诊啰音较明显的部位，快速针刺后拔罐，每日1次。

（3）穴位贴敷　安肺膏：猪牙皂150g，冬虫夏草、甘草各6g，生半夏、生南星各15g，葶苈子、茯苓各30g，沉香末3g，冰片9g，蛤蚧1对，化橘红20g，生川乌10g，珍珠粉5g。以上药物除珍珠粉、沉香末、冰片外，均入香油炸枯，过滤去渣，再徐徐入黄丹搅匀，以滴水成珠为度，离火后加入余下药物搅匀备用。将膏药摊在3cm×3cm的白布上，分别敷贴在双侧肺俞、膻中穴，3日换药1次。

2.成药应用

（1）返魂草颗粒　开水冲服，每次5g，每日3次，用于肺热咳嗽。

（2）通宣理肺丸　口服，每次3~6g，每日3次，用于风寒咳嗽。

五、预后转归

咳嗽的转归与预后，取决于患儿体质强弱、病位深浅、病情轻重以及治疗是否正确等。临床需注意外感咳嗽与内伤咳嗽的关系及其预后转归。外感咳嗽多急性发病，患儿正气未伤，病位较浅，及时治疗，易于痊愈。但夹湿、夹燥者较为缠绵，若迁延失治或误治，反复发作，耗伤正气，可由外感咳嗽转为内伤咳嗽，性质由实转虚，病位也由肺波及他脏。内伤咳嗽多呈

慢性过程，病位较深，迁延反复，患儿正气已有损伤，治疗难以速效。正确的综合治疗，可使正气恢复，邪去而愈。如咳嗽日久，反复发作，病邪必然由肺及脾至肾，病情逐渐加重，甚至累及于心，导致心、肺、脾、肾诸脏皆虚，痰浊、水饮、气滞、瘀血内停，演变为肺胀等病，则预后较差，往往缠绵难愈。

六、预防调护

（一）预防

（1）防咳先防感。预防感冒非常关键，督促小儿经常到户外活动，加强锻炼，增强小儿抗病能力。

（2）注意气候变化，随时加减衣服，避免感受风邪，积极预防感冒。

（3）避免与煤气、烟尘等接触，减少不良刺激，秋冬季节注意胸背部保暖，以防外感。

（4）对孩子要加强生活调理，饮食规律，保证睡眠，居室环境要安静，空气要清新。

（5）不宜过食肥甘厚味、辛辣刺激之品，适当食用梨和萝卜，荤素搭配好，保证营养供给。

（6）少去公共场所。在呼吸道疾病流行期间，尽量不带孩子到公共场所，少与咳嗽患者接触，避免交叉感染。

（7）积极预防营养不良、佝偻病、贫血和各种传染病，按时预防接种，增强机体的免疫能力。

（二）调护

（1）减少活动，增加休息时间，保持室内安静，卧床时将头胸部稍提高，使呼吸通畅。

（2）保证充足的水分及营养供给，鼓励患儿多饮水，必要时由静脉补充。给予

易消化营养丰富的饮食，发热期间进食流质或半流质为宜。婴幼儿尽量不改变原有的喂养方法，咳嗽时应停止喂哺食，以防食物呛入气管。年长患儿饮食宜清淡，不喂食辛辣、油腻、生冷、过甜、过咸食物。

（3）保持口腔清洁，由于患儿发热咳嗽时，痰多且黏稠，咳嗽剧烈可引起呕吐，故要保持口腔卫生，以增加舒适感，增进食欲，促进毒素的排泄。婴幼儿可在进食后喂适量白开水，以清洁口腔。年长患儿应在晨起、餐后、睡前漱洗口腔。

（4）发热护理，患儿热度不高时不需特殊处理，高热时要采取物理降温或药物降温措施，防止发生惊厥。

（5）观察呼吸道分泌物的性质以及能否有效地咯出痰液，指导并鼓励患儿有效咳嗽。若痰液黏稠可适当提高病室湿度，室内湿度宜维持在60%左右，以湿化空气，稀释分泌物，也可采用超声雾化吸入或蒸气吸入。对于咳嗽无力的患儿，宜经常更换体位，拍背，使呼吸道分泌物易于排出，促进炎症消散。如果分泌物多，影响呼吸时，要用吸痰器，及时清除痰液，保持呼吸道通畅，有咳喘症状者可给予氧气吸入。

七、专方选要

止嗽散　出自《医学心悟》，"治诸般咳嗽"。由桔梗、荆芥、紫菀、百部、白前、甘草、陈皮组成。功效：宣肺疏风，止咳化痰。主治：寒热结气，咳逆上气。

主要参考文献

[1] 杨中，彭暾，刘俊梅.《小儿药证直诀》咳嗽辨证特点浅析［J］. 辽宁中医杂志，2014，41（11）：2325-2326.

[2] 韩华. 捏脊配合中药敷贴治疗小儿咳嗽临床应用［J］. 亚太传统医药，2014，10（22）：55-56.

[3] 冯斌. 史纪教授中医辨治小儿咳嗽四法［J］.

中医学报，2014，29（196）：1292.

[4] 吴兴立，高珊，邹维宇，等. 推拿治疗小儿咳嗽60例疗效观察［J］. 湖北中医杂志，2014，36（10）：49-50.

[5] 王绍洁，赵文华，孙小迪. 走罐疗法治疗小儿咳嗽50例［J］. Journal of External Therapy of TCM，2008，17（4）：48.

[6] 张拯. 推拿结合中药浴足治疗小儿风寒咳嗽的临床研究［D］. 广州：广州中医药大学，2017.

第八节　哮喘

哮喘，俗称齁喘，是小儿时期常见的肺系疾病，是一种反复发作的痰鸣气喘疾病。哮指声响言，喘指气息言，哮必兼喘，故统称哮喘。临床以发作时喘促气急，喉间痰鸣，呼气延长，严重者不能平卧，呼吸困难，张口抬肩，唇口发绀为特征。常在清晨或夜间发作或加剧。大多数患儿可经治疗缓解或自行缓解，在正确的治疗和调护下，随年龄的增长，大都可以治愈。但如果长时间反复发作，会影响到肺的功能，甚至造成肺肾两虚，持续喘息，难以缓解，或反复发作，甚至终身不愈。本病发作有较明显的季节性，冬季及气候多变时易于发作，气候突变、寒温失宜、饮食不当等为本病诱发因素。

古代医籍对哮喘记载甚多。金元之前，多列入喘门，《丹溪心法》首先命名为"哮喘"，提出"哮喘专主于痰"，并有"未发以扶正气为主，既发以攻邪气为急"的论述。《景岳全书》指出："喘有夙根，遇寒即发，或遇劳即发者，亦名哮喘。"《证治汇补》中说："因内有壅塞之气，外有非时之感，膈有胶固之痰，三者相合，闭拒气道，搏击有声，发为哮喘病。"儿科医籍《幼科发挥》说："或有喘疾，遭寒冷而发，发则连绵不已，发过如常，有时复发，此为宿疾，不可除也。"古书中已认识到本病有反复发作，难以根治的临床特点。

一、病因病机

（一）西医学认识

本病包括了西医学所称的喘息性支气管炎、支气管哮喘。本病有明显的遗传倾向。早期认为本病的发生，主要由于机体过敏所致，由花粉、油漆、鱼虾、煤气、细菌等变应原，使细小支气管平滑肌发生痉挛，产生一系列症状。过度疲劳、情绪冲动、气候变化等也常为本病的诱发因素。现在越来越多的人认识到本病的发生是由多种细胞尤其是肥大细胞、嗜酸性粒细胞和 T 淋巴细胞参与的气道慢性炎症引起气道高反应，导致可逆性气道阻塞性疾病。哮喘发病机制的研究已由痉挛学说发展到气道慢性炎症学说，现已进入平滑肌功能障碍及气道炎症的平行学说，临床治疗也由反复解痉，注重抗炎到现在的联合抗炎和解除平滑肌痉挛治疗。

（二）中医学认识

哮喘的病因既有外因，也有内因，多认为是由于外因作用于内因的结果。

1. 内因

本病的发生与肺、脾、肾三脏功能不足有关。人体水液的正常代谢为肺、脾、肾三脏所司，肺为水之上源，脾胃乃水谷之海，肾主一身水液，若三脏功能失调，则致水液代谢失常，痰浊内生。如因外邪犯肺，或肺气虚衰，则治节无权，水津失于输布，凝液为痰。脾虚不能为胃行其津液，运化失司，湿聚为痰，上贮于肺。肾气虚衰，不能蒸化水液，使水湿上泛为痰，聚液成饮。所谓痰之本，水也，源于肾。痰之动，湿也，主于脾，痰之末，饮也，贮于肺。肺脾肾三脏功能失常，是形成哮喘伏痰的基础。此外，如感受外邪，邪失表散，风痰不化，或过食咸酸，水湿结聚成痰，或表邪未尽，误用酸敛收涩之品，致邪留于肺，痰液内结等，都是造成哮喘伏痰留饮的病理因素。

2. 外因

感受外邪，以六淫为主，六淫之邪，以风寒、风热为多。邪入肺经，肺失宣肃，肺气不利，引动伏痰，痰气交阻于气道，痰随气升，气因痰阻，相互搏击，气机升降不利，以致呼吸困难，气息喘促，喉间痰鸣哮吼，发为哮喘。此外，嗜食咸酸厚味、鱼腥发物，接触花粉、绒毛、油漆等异常气味，活动过度或情绪激动，也都能刺激机体，触动伏痰，阻于气道，影响肺的通降功能，诱发哮喘。

总之，本病的发生都是外因作用于内因的结果，其发作之病机内有壅塞之气，外有非时之感，膈有胶固之痰，三者相合，闭拒气道，搏击有声，发为哮喘。若是外感风寒，内伤生冷，或素体阳虚、寒痰内伏者，则发为寒性哮喘。若是外感风热，或风寒化热，或素体阴虚、痰热内伏者，则发为热性哮喘。若是外寒未解，内热已起，可见外寒内热之证。若是痰饮壅肺未消，肾阳虚衰已显，又成肺实肾虚之证。

二、临床诊断

（一）辨病诊断

1. 临床表现

（1）症状　常突然发作，发作之前，多有喷嚏、咳嗽、胸闷等先兆症状。呈反复发作的特点，发作与某些诱发因素有关，如气候骤变、感受外邪、接触或进食某些过敏物质等。多有婴儿期湿疹史、过敏性鼻炎史、家族哮喘史。

（2）体征　发作时两肺可闻及哮鸣音，以呼气时明显，呼气延长。支气管哮喘如有继发感染，可闻及湿啰音。

2. 相关检查

（1）血常规检查　一般情况下，白细胞总数正常，嗜酸性粒细胞可增高。伴肺部细菌感染时，白细胞总数及中性粒细胞均可增高。

（2）胸部 X 线检查　肺过度充气，透明度增高，肺纹理可增多，并发支气管肺炎或肺不张时，可见沿支气管分布的小片状阴影。

（3）肺功能检查　气道阻力增加，或支气管激发试验阳性，支气管舒张剂试验阳性。

（4）变应原检查。

（二）辨证诊断

1. 寒哮型

（1）临床证候　咳嗽气喘，呼吸困难，喘息时有哮鸣声，甚者抬肩欠肚，不能平卧，吐痰清稀有泡沫，形寒无汗，鼻流清涕，面色苍白或发绀，四肢不温，口不渴或渴喜热饮，小便清长，舌质淡红，苔薄白，脉濡数或浮滑，指纹淡红。

（2）辨证要点　本证以咳喘哮鸣，痰多清稀，舌淡苔白为特征。

2. 热哮型

（1）临床证候　咳嗽气促，声高息涌，喉间痰吼哮鸣，痰稠色黄，身热，面赤，口干，咽红，胸闷膈满，烦躁不安，渴喜冷饮，小便黄赤，大便干燥或秘结，舌质红，苔薄黄或黄腻，脉滑数，指纹深红。

（2）辨证要点　本证以咳嗽喘急，声高息涌，咳痰稠黄，身热面赤，舌红苔黄为特征。

3. 虚实夹杂型

（1）临床证候　咳喘持续不已，动则喘甚，喘促胸满，或咳嗽痰多，喉中痰鸣，面色少华，神疲乏力，舌淡红，苔薄腻，脉细。

（2）辨证要点　本证以咳喘日久，动则喘甚，神疲乏力，舌淡红，苔薄腻为特征。

4. 肺气虚弱型

（1）临床证候　面白少华，气短懒言，咳嗽无力，易出汗，易感冒，神疲乏力，舌质淡，苔薄白，脉细无力。

（2）辨证要点　本证以易出汗，易感冒，神疲乏力为特征。

5. 脾气虚弱型

（1）临床证候　面色萎黄，虚浮少华，倦怠无力，晨起咳嗽，时有痰鸣，食少便溏，舌质淡，苔薄腻，脉细缓。

（2）辨证要点　本证以面色萎黄，倦怠无力，时有咳嗽痰鸣，食少便溏为特征。

6. 肾气虚弱型

（1）临床证候　面色淡白无华，畏寒肢冷，动则气短，神疲乏力，大便清稀，遗尿或夜尿增多，舌质淡，苔薄，脉沉细。

（2）辨证要点　本证以畏寒肢冷，动则气短，夜尿增多，舌淡苔薄为特征。

三、鉴别诊断

（一）西医学鉴别诊断

1. 毛细支气管炎

好发于冬季，2 岁以内幼儿多见，起病急，发热，呼吸增快，咳嗽时有哮鸣音，喘憋明显，有遗传倾向，过敏史不明显，病程短，恢复快，对支气管扩张剂疗效差。

2. 肺炎

咳喘并重，并伴发热、气促、鼻扇等，双肺听诊以湿啰音为主。

3. 变态反应性咳嗽

持续性咳嗽，晨起较重，常是哮喘的前期症状，大儿童用力呼气后可诱发哮鸣音，对婴幼儿，将听诊器压其胸壁，然后突然放松，常能听到哮鸣音，患儿及其家属常有过敏性疾病史。

（二）中医学鉴别诊断

肺炎喘嗽

哮喘以咳嗽、哮鸣、气喘、呼气延长为主症，多数不发热，常反复发作，多有过敏史，两肺听诊以哮鸣音为主。肺炎喘嗽以发热、咳嗽、痰壅、气急、鼻扇为主症，多数发热，两肺听诊以湿啰音为主。

四、临床治疗

（一）提高临床疗效的要素

（1）哮喘临床上分为发作期与缓解期。辨证主要从寒热虚实和肺、脾、肾三脏入手。发作期以邪实为主，进一步辨寒热。缓解期以正虚为主，辨肺、脾、肾三脏不足，进一步辨气血阴阳。此为要点。

（2）本病的治疗应按发作期和缓解期分别施治。发作期当攻邪以治其标，治肺为主，分辨寒热虚实、寒热夹杂，随证施治。缓解期当扶正以治其本，调其肺、脾、肾等脏腑功能，消除伏痰风根。哮喘属于顽疾，宜采用多种疗法综合治疗，除口服药外，雾化吸入、敷贴、针灸疗法，以及配合环境疗法、心理疗法可增强疗效。

（二）推拿治疗

（1）寒哮型

治法：温肺豁痰平喘。

处方：补脾经，清肺经，揉掌小横纹，揉板门，揉外劳宫，分推膻中，揉乳根，揉乳旁，揉风池，推三关，黄蜂入洞。

（2）热哮型

治法：清肺降逆平喘。

处方：推板门，清肺经，清大肠，运内八卦，揉掌小横纹，捏挤天突、大椎，揉丰隆，推下膻中，分推肩胛骨，揉肺俞，推下七节骨。

（3）肺脾肾虚弱型

治法：扶正固本，调理肺脾肾。

处方：补脾经，补肺经，补肾经，运土入水，揉外劳宫，推三关，黄蜂入洞，按揉定喘穴，揉肺俞、脾俞、肾俞、三焦俞。

针对肺气虚弱、脾气虚弱、肾气虚弱三种缓解期证型，要侧重补肺、补脾、补肾。但是小儿脏腑娇嫩，形气未充，临证单独出现某一脏腑虚损的情况少见，所以临床一般肺、脾、肾三脏同等对待，相关兼症可以特殊处理。

（三）其他疗法

1. 外治疗法

（1）刘氏推胸背法 首先应用开天门、推坎宫、推太阳、揉按总筋、分推手阴阳各 24 次以开窍，继以刘氏"推胸法"操作，包括按揉膻中、分推膻中、直推膻中、按压肋间四部分。医者以拇指或中指指腹按揉膻中穴 100 次，继用双手拇指或中指指腹，同时从膻中穴向左右两侧分推至两乳头 50 次，继用食指、中指、无名指指腹，从患儿胸骨上窝往下直推经膻中，至胸骨下角 50 次，最后用食、中指指腹，按压小儿第一至第五肋间的肋间隙 5 遍。"推背法"由按揉肺俞穴、推"介"字、盐擦"八"字三步操作组成。医者于患儿身后，以两拇指指腹或中指指腹分别贴于两侧肺俞穴上，行右侧顺时针、左侧逆时针方向按揉约 60 次，继用双手拇指指腹或中指指腹从风门穴向外下方斜推，经肺俞穴至两侧肩胛骨下缘，约 100 次，推呈"八"字形，继而从肺俞穴向下直推至膈俞穴 50~100 次，推呈"Ⅱ"形，为推"介"字，后以中指指腹蘸取少量盐，沿两侧肩胛骨的内侧缘从上往下斜擦，经肺俞穴至肩胛骨下缘，擦至皮肤发红，称盐擦"八"字。操作完后拿捏肩井穴关窍。

（2）穴位贴敷　取肺俞、膏肓、膻中、定喘、天突、大椎穴。用白芥子、延胡索、甘遂、细辛各4g，共研细末，加生姜汁调成糊状，贴4~6小时，如局部有烧灼感，可提前取下。或用白芥子、细辛、甘遂、肉桂各等份研末备用，用时将生姜汁调成膏状再加上麝香，每次贴敷4~6小时。时间为每年夏天的初伏、中伏、末伏3次，连用3年。

2. 成药应用

（1）小青龙口服液　每服10ml，1日2次。用于寒性哮喘。

（2）哮喘宁颗粒　每服10g，1日2次，开水冲服。用于热性哮喘。

五、预后转归

哮喘是小儿时期常见病、多发病，是由多种炎症细胞介导的慢性变态反应性疾病，以气道炎症、气道阻塞和气道高反应性为特征，其发病率呈现逐年上升的趋势，病情往往反复发作，严重影响儿童的身心健康和生长发育。随着年龄的增长，体质增强，大多数哮喘患儿可生活自理，达到临床痊愈标准。但要避免食物、情绪、药物、环境等因素的诱发。幼儿哮喘的高发病率很大程度上是因为家长的医疗防护意识淡薄和缺乏导致的，也与患儿的心理因素有很大关系，因此做好患儿自身与家属的宣传工作，正确认识哮喘疾病的本质和学会正确处理方法能有效地降低哮喘的发病率和死亡率。

六、预防调护

（一）预防

（1）适寒温，防外感　受寒和感冒是引起哮喘发作的重要原因，故春冬寒冷季节应做好保暖御寒，及时给小儿增减衣服，夜间盖好被子，而夏暑季节则应避免空调风及风扇直吹，并适时增减衣物。积极治疗和清除感染病灶，避免各种诱发因素如吸烟、冰冷饮料、气候突变等。

（2）避免接触变应原和刺激因素　空气中花粉、粉尘、螨虫，衣服中的人造纤维、皮毛，家中猫狗的皮屑均是导致哮喘急性发作的原因，故应积极避免。①注意房间卫生，及时清除屋内尘螨变应原。②勤用热水洗床单或勤晒。③枕头、褥垫最好用可清洗的物品，不用稻草、羽绒。④不用地毯，不养宠物，灭蚊、灭蟑。⑤远离烟雾、香水、油漆、喷雾剂或其他有浓烈气味的东西。⑥在花粉和真菌高发季节，关好门窗，尽量少出门。或于好发季节前进行脱敏治疗。

（3）节饮食，护脾胃　"脾为生痰之源，肺为贮痰之器"，肺脾为母子之脏，调护脾胃可"培土生金"，杜绝生痰之源可预防哮喘发病。饮食宜清淡而富有营养，忌食生冷油腻、辛辣酸甜之品，如海鲜鱼虾、蛋、牛奶、腰果、芝麻等可能引起哮喘。

哮喘患儿要注重饮食调护，饮食要营养充足，清淡易消化，宜多食健脾益气，补肾润肺之品，如百合、紫菜、海参、银耳、核桃、薏苡仁、白扁豆、山药等，忌食辛辣油腻之品，防止食积蕴热，损伤脾胃。

食物过敏是哮喘的诱发原因之一，奶、蛋、鱼虾、花生、大豆等食物是常见的变应原，可通过患儿家长的细心观察来发现，避免食用，必要时可检测食物变应原，以饮食戒断或脱敏。酒、茶、咖啡、可乐饮料、巧克力及辣味等佐食常可引发哮喘或使瘙痒加剧，应限制食用。

（4）注重情志调护　中医学认为精神刺激、情志变化常可导致气机郁滞，影响脏腑功能，致肝郁气滞，化火伤阴，损伤肺脾肝肾，诱发或加重哮喘。

故应注重哮喘患儿的情志调护，避免

患儿过度悲伤惊恐，尤其发病季节应避免情绪激动，防止外界刺激诱发哮喘，加强自我管理教育，将防治知识教给患儿及家属，调动他们的抗病积极性，做好心理疏导，让患儿保持良好的精神状态，增强战胜疾病的信心，积极配合治疗，让疾病早日康复。

（5）坚持锻炼，增强体质　体育锻炼可改善心肺功能，增强体质。哮喘患儿在应用药物的同时进行适当的体育运动如游泳、间歇性运动、呼吸训练、医疗步行等，可加强治疗效果，鼓励患儿室外运动，经常接触大自然，风吹，日晒，逐渐适应气候和环境的变化，避免或减少因受凉而发生感冒的概率。发病季节应避免活动过度，以防诱发哮喘。

（二）调护

（1）哮喘患儿在气候骤变时尽早采用预防性措施，注意随时增减衣服，预防感冒，防止呼吸道感染。避免劳累、大哭大笑或大声叫喊，冬末春初或夏秋之交，气温变化大或空气污染严重时戴口罩出门。

（2）室内要安静，空气要清新、温暖，保持一定湿度。冬季也要每天短时间开窗流通空气，有条件可在室内放加湿器使空气湿润。

（3）急性发作期饮食以清淡、易消化的流质或半流质饮食为宜，多吃水果，避免吃诱发哮喘发作的食物，如海鲜、虾、蟹等。大便要保持通畅，如有便秘，可冲服蜂蜜水或使用润肠通便药物。

（4）轻拍患儿后背协助排痰。保持呼吸道畅通，清除鼻垢和鼻腔内分泌物。注意口腔卫生，因发作时常张口呼吸，故每隔5~10分钟应喂温开水，保持口腔黏膜湿润。

（5）居室宜空气流通，阳光充足。冬季要保暖，夏季要凉爽通风。避免接触特殊气味。

（6）患儿取坐位或半坐位，减少胸部呼吸肌的阻力，从而使呼吸通畅。为了减少长时间坐位的疲劳，可在床上放一小桌，上垫软枕，以便患者伏在枕上休息或睡眠。

仔细观察病情变化，注意每分钟呼吸及脉搏的次数和节律，注意有无发绀和出汗，防止哮喘大发作。

七、专方选要

（1）麻杏石甘汤　出自《伤寒论》，药物组成：麻黄4两，杏仁50个，炙甘草2两，生石膏半斤。功效：辛凉宣泄，清肺平喘。主治：肺热喘咳。

（2）射干麻黄汤　出自《金匮要略》，药物组成：射干9g，麻黄9g，生姜9g，细辛3g，紫菀6g，款冬花6g，大枣3枚，半夏9g，五味子3g。功效：散寒宣肺，降逆化痰。本方现代可用于治疗哮喘、小儿支气管炎、支气管哮喘、中老人急慢性支气管炎、肺气肿、肺源心脏病等。

主要参考文献

[1] 董幼祺，董继业，郑含笑. 董氏儿科运用杜痰法治疗小儿哮喘缓解期经验 [J]. 中华中医药杂志，2014，29（4）：1127-1128.

[2] 赵玉. 伏九贴敷疗法防治小儿哮喘非急性期发作的临床研究 [D]. 武汉：湖北中医药大学，2014.

[3] 李荣. 补肾健脾方联合中药穴位贴敷法治疗小儿哮喘 [J]. 中医临床研究，2014，6（20）：27-28.

[4] 白美茹，虞坚尔，闵伟福，等. 补肾固表平喘膏方与激素吸入对比治疗小儿哮喘缓解期临床研究 [J]. 四川中医，2014，32（4）：100-103.

[5] 刘小燕. 麻杏二陈三子汤佐治小儿哮喘发作期50例 [J]. 陕西中医，2013，34（10）：1352-1353.

[6] 叶华, 邱新英. 健脾益肺汤联合孟鲁司特片治疗小儿哮喘缓解期78例[J]. 浙江中医杂志, 2014, 49(5): 356.

[7] 厉艳合. 麻杏甘石汤加味治疗小儿哮喘的临床观察[J]. 检验医学与临床, 2013, 10(20): 2650-2651.

第九节 遗尿

遗尿又称遗溺, 尿床, 是指3岁(亦有学者认为5岁)以上的小儿不能自主控制排尿, 经常睡中小便自遗, 醒后方觉的一种病证。正常小儿1岁后白天已渐渐能控制小便, 随着小儿经脉渐盛, 气血渐充, 脏腑渐实, 知识渐开, 排尿的控制与表达能力逐步完善。若三岁以后夜间仍不能自主控制排尿就是遗尿。

隋代《诸病源候论》中记载: "遗尿者, 此由膀胱虚冷, 不能约于水故也。膀胱为足太阳, 肾为足少阴, 二经为表里。肾主水, 肾气下通于阴。小便者, 水液之余也。膀胱为津液之腑, 腑既虚冷, 阳气衰弱, 不能约于水, 故令遗尿也。"在此对遗尿的病因病机做了基本概括。《仁斋直指小儿附遗方论》云: "其水出而不禁, 谓之遗尿。睡里自出, 谓之尿床。"此皆肾与膀胱俱虚而夹冷所致也, 这句话对遗尿与尿床作了简单的区分, 但两者的病因病机相同, 故现在多将二者统称为遗尿。

一、病因病机

(一)西医学认识

西医学认为, 小儿遗尿分原发性遗尿和继发性遗尿两种。其中90%以上属于原发性遗尿, 仅有不到10%的患儿为继发性遗尿。继发性遗尿往往存在器质性原发病因, 在临床表现上, 绝大多数患儿曾经3~6个月以上夜间没有遗尿, 而后又出现了遗尿。

原发性遗尿临床较为多见, 一般无器质性疾病, 由大脑皮质及皮质下中枢功能失调引起。一是由于尚未建立起排尿反射, 功能发育尚不成熟(如膀胱控制排尿功能差, 膀胱容量较小); 二是由于情绪及体质的影响, 如紧张、受惊、病后体虚、白天劳累过度等。多有较明显的家族倾向, 除夜间尿床外, 部分患儿可伴有白天尿频、尿急, 甚至遗尿, 情绪波动或环境变化时症状往往暂时加重, 少数患儿可愈后复发。

(二)中医学认识

中医学认为, 遗尿的病因由虚实两大因素导致, 以虚为主。由于先天禀赋不足, 素体虚弱, 或久病之后失于调养, 致使肺脾肾亏虚, 或因情志过极, 湿热下注, 均可致膀胱开合失司, 约束无力而致遗尿。

1. 肾气不足

多由先天禀赋不足引起, 如早产、双胎、胎怯等, 使元气失充, 肾阳不足, 下元虚冷, 不能温养膀胱, 膀胱气化功能失调, 闭藏失职, 不能制约尿液, 而致遗尿。

2. 脾肺气虚

素体虚弱, 屡患咳喘泄利, 或大病之后, 脾肺俱虚。脾虚运化失职, 不能转输精微, 肺虚治节不行, 通调水道失职, 三焦气化失司, 则膀胱失约, 津液不藏, 而致遗尿。

3. 肝经湿热

平素性情急躁, 所欲不遂, 肝经郁热, 或肥胖痰湿之体, 肝经湿热蕴结, 疏泄失常, 且肝之经络环阴器, 肝失疏泄, 影响三焦水道的正常通利, 湿热下注膀胱而致遗尿。

二、临床诊断

（一）辨病诊断

1.临床表现

（1）症状　发病年龄在3周岁以上，寐中小便自出，醒后方觉。患儿睡眠较深，不易唤醒，每夜或隔几天发生遗尿，甚则每夜遗尿1~2次以上。

（2）体征　可行腹部触诊，生殖器检查，以及神经系统检查，另外应观察脊柱下端外观有无凹陷、皮肤异常、毛发生长，如病史中有排尿时异常，还需观察儿童排尿情况，大多数遗尿症儿童在体格检查时无异常发现。

2.相关检查

（1）实验室检查　尿常规或尿培养检查以排除尿路感染、慢性肾脏疾病等；尿比重测定排除因血管升压素缺乏所致的遗尿。

（2）泌尿系统B超　排除泌尿系统器质性病变。

（3）腰骶部X线片　了解有无骶椎隐裂等先天畸形。

（4）其他检查　有少数病例需要进一步的检查，包括抗利尿激素水平、尿流动力学检查、脑电图检查等。

（二）辨证诊断

1.肾气不固型

（1）临床证候　睡中经常遗尿，甚者一夜数次，尿清而长，醒后方觉，神疲乏力，面白肢冷，腰膝酸软，智力较差，舌质淡，苔薄白，脉沉细无力。

（2）辨证要点　以遗尿日久，次频量多，兼见神疲乏力，肢冷畏寒，舌淡苔白为特征。

2.脾肺气虚型

（1）临床证候　睡中遗尿，少气懒言，神倦乏力，面色少华，常自汗出，食欲不振，大便溏薄，舌淡苔薄，脉细无力。

（2）辨证要点　以夜间遗尿，日间尿频，汗多易感，面色少华，食少便溏为特征。

3.肝经湿热型

（1）临床证候　睡中遗尿，尿黄量少，尿味臊臭，性情急躁易怒，或夜间梦语磨牙，面赤唇红，口渴欲饮，舌红，苔黄或黄腻，脉弦数。

（2）辨证要点　遗尿色黄量少，气味臊臭，性情急躁，舌红，苔黄腻为特征。

三、鉴别诊断

（一）西医学鉴别诊断

1.继发性遗尿

继发性遗尿多由于精神创伤或行为问题，这种情况常为间歇性或一过性遗尿；还有继发于膀胱或全身疾病如泌尿道感染、糖尿病、尿崩症、镰状细胞贫血等。另外，肾功能不全或肾小球疾病及大脑发育不全时也常伴有遗尿症。

2.尿失禁

尿失禁时尿液自遗不分寐寤，不论昼夜，出而不禁，在小儿多为先天发育不全或有脑病后遗症。

3.神经性尿失禁

其特点是患儿在白昼尿频尿急，入睡后尿频消失，与遗尿迥然不同。

（二）中医学鉴别诊断

热淋

热淋有尿频、尿急、尿痛，白天清醒时小便也急迫难耐而尿出，常湿衣裤。小便常规检查有白细胞，尿培养呈阳性。

四、临床治疗

（一）推拿治疗

（1）治疗原则　本病治疗以虚则补之、实则泻之为原则。肾气不足者，治以温肾固涩；肺脾气虚者，治以益气收摄；肝经湿热者，治以清利疏泄。

（2）辨证论治

①肾气不足

治法：温阳补肾，固涩小便。

处方：补肾经，补脾经，掐揉二马，运八卦，揉肾俞，揉关元，按揉百会。

②脾肺气虚

治法：补中益气，固涩小便。

处方：补脾经，补肺经，捣小天心，补肾经，摩丹田，揉关元，按揉肾俞，脾俞，擦八髎，摩百会。

③肝经湿热

治法：平肝清热。

处方：分手阴阳，捣小天心，清小肠，清心经，掐肝经，清肝经，清脾经，揉丹田，推箕门。

（二）其他疗法

1. 外治疗法

可行隔药饼灸联合温肾健脾推拿法。

①温肾健脾推拿法：令患儿坐卧位，对患儿脾、肾经以及外劳宫穴、脾俞穴、肾俞穴、丹田穴、八髎穴、脊柱穴、三阴交穴、足三里穴等穴，配合使用滑石粉以拇指自上向下进行揉捏，手法及力度应以每个患儿的耐受程度为准，每次揉捏1~3分钟，持续治疗1个月为1个疗程。

②隔药饼灸：取肉桂、丁香、附子等中药磨成粉状，将其与70%的乙醇充分混合后制成圆饼状，圆饼上放置5炷艾绒，于患儿的命门、关元两处穴位交替灸治，隔日1次，6次为1个疗程。

2. 成药应用

（1）五子衍宗丸　每次5g，每日2次。可补肾益精，用于肾气不足证。

（2）缩泉丸口服　每次5g，每日2次。可补肾缩泉，用于小儿遗尿之肺脾气虚证、肾气不足证。

五、预后转归

遗尿是儿科常见病证。不仅影响患儿的生活质量，还可影响患儿心理的健康发展，遗尿严重程度一般随年龄增长而下降，多数患儿随年龄增长而自愈。但仍有部分患儿症状持续到成年，且此类患儿的遗尿程度会而随年龄增长而加重。本病治疗周期长，症状易反复，因此需要患儿及其家属密切配合和坚持方能取得最好效果。本病预后多数较佳。

六、预防调护

（一）预防

患儿白天不宜贪玩，防止过度疲劳，睡前不宜饮水过多。治疗期间，嘱患儿家长让患儿养成定时排尿的习惯，夜间定时叫醒患儿起床排尿，家长应关心、体贴患儿，不宜嘲笑，避免精神刺激。鼓励患儿消除自卑感，树立战胜疾病的信心。因此治疗遗尿必须重视患儿心理、饮食起居、生活习惯对治疗效果的影响，要帮助他们消除自卑心理，积极和家长、患儿一同寻找发生遗尿的相关诱因，建立遗尿日志，将被动治疗转为主动治疗。

（二）调护

晚餐中勿过食蛋白质及盐类，晚餐与睡眠时间间隔3小时，睡前排尿；记录遗尿日志，如患儿不遗尿，次晨得奖励，鼓舞其信心；鼓励患儿与家长一起清理床铺，培养患儿的责任心；父母掌握患儿遗尿规律，在尚未尿床前亲自或用闹钟唤醒患儿，在完全清醒的情况下促其排尿，反复训练，直至其能自醒排尿；鼓励患儿白天多饮水，有尿意时静坐憋尿，直到不能耐受时方排尿，但最长不超过2个小时，并指导其排尿时，练习排尿、中断、再排尿、再中断，重复直至排空膀胱。

七、专方选要

缩泉汤 出自《妇人良方》，组成：盐炒益智仁12g，乌药9g，怀山药15g。功效：补肾固涩。主治：小儿遗尿、尿频、夜尿多。

主要参考文献

[1] 彭玉，陈竹，冷丽. 黄建业名老中医"从心论治"小儿遗尿经验 [J]. 中医儿科杂志，2014，10（1）：10-12.

[2] 胡梦. 推拿配合头皮针治疗小儿遗尿疗效观察 [J]. 新中医，2014，46（3）：182-183.

[3] 陈周明，朱莉. 补肾止遗汤辅助治疗肾阳虚型小儿遗尿症48例疗效观察 [J]. 新中医，2014，46（11）：137-138.

[4] 韩冰，梁冬梅，宋波. 去氨加压素联合醒脾养儿颗粒治疗小儿原发性遗尿症56例 [J]. 山东中医杂志，2014，33（3）：207-209.

[5] 胡春生. 耳穴配合按摩治疗小儿遗尿的临床观察 [J]. 湖北中医杂志，2014，36（10）：68-69.

[6] 冯海泉. 加味缩泉汤配合中药敷脐治疗小儿遗尿症临床观察 [J]. 湖北中医杂志，2014，36（1）：30.

[7] 张益辉，顾勤. 隔药饼灸配合指针治疗小儿原发性遗尿50例 [J]. 中国针灸，2013，34（8）：831-832.

[8] 卢华锋，毛美玲. 灸法配合耳穴贴压治疗小儿遗尿症34例 [J]. 中医儿科杂志，2014，10（1）：71-73.

第十节　小儿肌性斜颈

小儿肌性斜颈是指头向患侧歪斜、前倾，颜面部转向健侧的一类疾病。本病是由于一侧胸锁乳突肌发育不良或有包块造成先天性肌性斜颈，多于出生后两周左右发现，严重者出生后即可发现，其中发育不良型斜颈具有较强的隐匿性，不容易被发现。

一、病因病机

（一）西医学认识

先天性肌性斜颈形成的原因目前尚未完全确定，目前主要有以下几种学说：产伤学说、间室综合征后遗症学说、静脉受阻学说、胸锁乳突肌先天性发育不良学说。先天性肌性斜颈的直接原因是胸锁乳突肌纤维化，随后发生挛缩。但引起胸锁乳突肌纤维化的具体原因目前仍不十分清楚，大多数学者认为子宫内压力异常或胎儿胎位不正是导致先天性肌性斜颈的主要原因。

（二）中医学认识

本病属中医"筋结""筋肿""项痹"范畴。由于孕妇失养，胎儿先天禀赋不足，或由于孕体失护，跌仆闪挫，致使胎儿颈部受损，血行不畅，瘀血阻滞，脉络不通，经筋结聚。

1. 气滞血瘀，筋脉挛缩

或因胎位不正、胎儿过大、羊水过少等导致胎儿在宫内活动不利，或因难产、助产不当、急产等导致分娩受阻，造成颈部经脉损伤，使脖颈血脉不畅，气机凝滞，筋肉挛急，而见颈部肿块，头颈歪斜，活动不利。

2. 气血亏虚，肌肉痿软

或因先天禀赋不足，或后天失养，致

小儿脾胃虚弱，气血不足，则气不充肌，血不养筋，导致筋肉痿软无力，而见头颈歪斜，活动不灵。正如《幼幼集成》中曰："有小儿生下颈便软者，胎气不足也。"

二、临床诊断

（一）辨病诊断

1. 临床表现

（1）症状　患儿出生后可见头部向患侧倾斜、前倾，患侧耳朵向下接近胸锁关节，颜面部向健侧旋转，下颌指向健侧肩部。2~3 周后斜颈畸形更加明显。症状较轻者须仔细观察才能发现，此症状随着患儿的生长发育日益加重。早期未得到有效治疗可出现颜面部畸形，主要表现为面部不对称，双侧眼外角至口角的距离不对称，患侧距离缩短，健侧增长，患侧眼睛位置平面降低，因双眼不在同一水平线上，易产生视力疲劳出现视力减退。健侧颜面部圆而饱满，患侧则窄而平。此外患儿整个面部包括鼻、耳等也可出现不对称性改变。

（2）体征　一般在出生时或出生后 2 周内患侧颈部胸锁乳突肌中下段可触到条索状肿块，呈梭形，无明显压痛，1~2 个月后达到最大，之后逐渐缩小至完全消失。此类患儿中有一部分可发生肿块不消失并产生肌肉纤维化和挛缩引起斜颈畸形。或仅见患侧胸锁乳突肌在锁骨的附着点周围有骨疣样改变的硬块物。也有部分患儿在患侧颈部摸不到肿块。可触及颈部肿块，位于中下段，右侧多见。此肿块无压痛。还有一部分患儿表现为一侧颈部胸锁乳突肌较另一侧细小，发育不良。患儿头部向患侧旋转和向健侧屈曲明显受限。颈椎可发生代偿性侧凸畸形。还可合并先天性髋关节半脱位及颈椎其他畸形。

2. 相关检查

（1）超声检查　对于小儿的先天性肌性斜颈，超声检查能够准确地与颈部其他疾病鉴别，如颈部囊性淋巴管瘤、颈部淋巴结肿大等。对于就诊时肿块已消失者，超声检查更为重要。超声检查可显示患侧胸锁乳突肌增粗、增厚，胸锁乳突肌较健侧缩短，或可探及肌性肿块，有团块回声，回声大小不等，回声增高或减低，边界不清，边缘不规则，多位于胸锁乳突肌周边部分，沿肌肉长轴分布，肌纹理增粗、紊乱，故大体呈梭形，内部回声较弱，欠均匀，肌肉条纹回声较杂乱。或患侧胸锁乳突肌、斜方肌等较对侧变细、变薄，弹性降低等。

（2）X 线检查　有利于鉴别不同原因造成的斜颈，如枕颈部畸形所致的骨性斜颈和自发性寰椎旋转性半脱位引起的斜颈，一般不会出现胸锁乳突肌挛缩和肿块，后者多有轻微外伤或上呼吸道感染病史。

（3）其他　对于上述检查方法都难以确诊的病例，可进行 CT 检查或进行三维重建，可以排除骨性斜颈、寰枢椎半脱位等器质性病变。

（二）辨证诊断

1. 气滞血瘀，筋脉挛缩型

（1）临床证候　患儿一出生即可发现头颈歪斜，主动及被动活动不利，患侧胸锁乳突肌可触及较硬的肿块，或梭形条索状物，部分患儿患侧头面五官扁小畸形。面色红润，哭声洪亮，口周发青。

（2）辨证要点　患侧胸锁乳突肌可触及较硬的肿块，或有梭形条索状物，面色红润，哭声洪亮，口周发青。

2. 气虚血瘀，肌肉痿软型

（1）临床证候　出生 3~4 个月后，发现患儿头颈歪斜，主动活动不利，而被动活动如常，患侧胸锁乳突肌肿块较软或无肿块而肌型痿软而细小，无肿块。部分患儿患侧头面五官扁小畸形，面色萎黄，哭声低弱，不思乳食，大便溏薄。

（2）辨证要点　患侧胸锁乳突肌痿软而细小，无肿块，患儿面色萎黄，不思乳食，大便溏薄。

三、鉴别诊断

（一）西医学鉴别诊断

临床上应与因视力障碍引起的代偿性斜颈、脊柱畸形引起的骨性斜颈及颈部肌麻痹导致的神经性斜颈相鉴别。

1. 先天性骨性斜颈

本症多系先天性枕颈部畸形所致，包括短颈畸形、颅底凹陷、半椎体畸形、寰枕融合及齿状突发育畸形。上述疾病均可造成斜颈及面部不对称，但一般不会伴有胸锁乳突肌条索状挛缩及肿块，X线检查可明确诊断。

2. 眼源性斜颈

出生时颈部没有肿块，到6个月时才出现斜颈。这种情况有可能是斜视或眼外肌麻痹出现复视所致，一般患儿定位看东西时才有表现，睡觉时又会恢复正常。头的左倾和右倾与上直肌、下直肌、上斜肌、下斜肌有关。眼源性斜颈必须等到1到2岁左右才能确诊，之前确诊不了，需定期复查。

3. 神经性斜颈

神经性斜颈又称痉挛性斜颈。因中枢神经变化致颈部多处肌肉不自主抽搐，强迫头颈异常姿态和异常功能活动，有的歪向一侧，有的水平扭转，有的低头不能抬起，有的仰头不能低头，有的头旋转又前倾，有的头旋转又后仰，有的头不停摇晃，甚至造成寰枢椎脱位，或压迫神经引起项背部疼痛。白天清醒时较重，睡觉平卧时消失，情绪紧张、劳累、运动时加重，也有昼夜不停者。可见于颈肌麻痹、小儿麻痹后遗症、脑瘫等疾病。

4. 小儿颈部淋巴结炎

婴儿期患有颈部淋巴结炎，可迅速发生斜颈并可出现颈部肿块，但此肿块往往压痛明显且并不位于胸锁乳突肌上。

5. 自发性寰枢椎旋转性半脱位

寰枢椎旋转性半脱位同样可以引起斜颈，但此病多有轻微外伤或上呼吸道感染病史，主要表现为颈部旋转运动受限及颈部疼痛症状明显，胸锁乳突肌检查未触及紧张的条索或肿块，X线检查可鉴别。

6. 耳源性斜颈

由于一侧耳听力障碍，患儿在注意倾听时常表现为斜颈姿势，X线片可见颈椎骨无异常，亦无胸锁乳突肌挛缩。

还应特别强调的是，斜颈患儿应注意检查是否伴有颈部肿瘤、脑瘫、先天性髋关节半脱位等。

（二）中医学鉴别诊断

1. 落枕

因睡时受风或睡卧时头颈姿势不当所致，起床后项强作痛，转动欠利，一侧或两侧胸锁乳突肌压痛或肿胀，常见于年龄较大的患儿，病程短而易愈。

2. 五软

五软是指头项软、口软、手软、足软、肌肉软而言，五软不一定全部出现，或见一两个部位软，或见于局部。患儿头项软弱不能抬举，两侧胸锁乳突肌均软弱无力，吸吮咀嚼困难，手足弛缓无力，肌肉松软，发育较同龄正常儿落后，精神萎靡，面色苍白，患儿哭声微弱，自主动作较少。

四、临床治疗

（一）提高临床疗效的要素

早期发现、早期治疗、分清虚实是先天性斜颈治疗的关键。

（二）推拿治疗

（1）治疗原则　舒筋活血，软坚散结。

（2）常用穴位及部位　颈部（桥弓穴）、阿是穴、患侧胸锁乳突肌及颈侧部。

（3）常用手法　摩法、揉法、捏法、拿法、弹拨法、擦法，以及颈部各向抻展法。

（4）基本操作

①患儿取仰卧位，或由家长抱坐于膝上，将患儿两小腿夹于家长两腿之间，医生面对患儿头侧，以滑石粉或其他药膏为介质，在胸锁乳突肌及其周围颈部施以轻柔缓和的四指摩法，往返操作约2分钟。

②继而在胸锁乳突肌上以肿块为中心施以轻重交替的捏揉法、提拿法，以患儿能够耐受为度。同样上下往返，施术1~2分钟。施术时可辅以指摩法以缓解捏拿等手法的刺激。

③患儿坐位，令家长双手握扶患儿肩部，医者面对患儿，以双手分别托患儿两下颌，使头向患侧旋转10次左右，旋转时患儿头稍向前倾，反向操作5次左右，然后医者一手按扶住患侧肩部，另一手扶住患儿头顶，使患儿头部渐渐向健侧肩部侧屈，逐渐拉长患侧胸锁乳突肌，幅度由小渐大，在生理范围内反复进行10~15次，反向操作5次左右，改善患儿颈部侧向活动功能。注意幅度由小到大，切不可用暴力。

④患儿坐位，点按、提拿风池、肩井各5~10下，最后，擦患侧胸锁乳突肌及肩背部，以透热为度。

⑤面部变形者，用拇指按揉患侧面部约2分钟，以促进局部血液循环，改善面部畸形。整个治疗过程约为25分钟。

（5）辨证施治

①气滞血瘀：在基本操作的基础上，延长肿块部位的捏揉、提拿时间，可在肿块部位施以缠推法或振法。

②气虚血瘀：在基本操作的基础上，延长拿、揉颈项部健侧相关肌群的时间；捏脊3~5遍，自上而下依次按揉颈胸段华佗夹脊及足太阳膀胱经第一侧线上的背俞穴3~5遍。

上述治疗方法，应根据病情长短、年龄大小来决定，年龄越小效果越显著，出生40天至6个月者，以10天为1个疗程，6个月至1岁者，以20天为1个疗程，1~2岁者，以30天为1个疗程。

（三）外治疗法

1. 推拿疗法

给患儿松解衣领，滑石粉作介质，医生用拇指、食指在患处使用推、揉和拿法治疗10分钟。以拇指弹拨胸锁乳突肌8~12次为宜，次数不宜过多。医者一手按住患侧肩部，另一手将患儿头部轻推向健侧20~30次。再两手分别固定患儿枕部和颌部，头前屈5°左右，向患侧旋转引伸50~100次，结束。

2. 足底按摩疗法

治疗时宜先患侧后健侧。医生用拇指在患儿足内侧，自足大趾趾尖轻轻推至足跟部3遍，再在足大趾内侧趾根部轻揉10次，左右手拇指分推此部位10次，然后在足掌面足大趾根部，二趾根部轻揉数次。最后医者用拇指、食指固定患儿大趾顺时针、逆时针旋转各20次，结束。顺序是先推足部，待颈部肌肉放松后，再推拿颈部。每30次为1个疗程，休息3天后再进行下1个疗程。每次治疗以20分钟为宜。

3. 运动疗法

（1）头部被动运动伸展痉挛或挛缩的胸锁乳突肌　患儿去枕仰卧位，头部伸出治疗床外，暴露整个颈部，其作用是使其放松，达到最大活动范围。治疗师站在床头，助手固定患儿肩部。治疗师右手托住患儿头部，虎口放在枕骨，拇指在右耳后，四指在左耳后，左手放在下颌，左前臂掌侧放在左侧面部，双手固定，下蹲，身体后倾，借助上肢力量将头部向后牵拉，在受限处保持3秒，其作用是直接牵拉颈椎关节周围的软组织，保持或增加其伸展性，改善颈椎关节的活动范围，之后用力使头部向健侧侧屈70°，保持3秒，然后向患侧旋转90°，保持3秒，其作用是牵拉患侧胸锁乳突肌，使其得到充分伸展。如此反复做10次，10次为1组，每天做3组，两组中间可适当休息。

（2）头部主动运动伸展痉挛或挛缩的胸锁乳突肌　患儿仰卧位，治疗师用颜色鲜艳且能发出声音的玩具在离患儿眼睛30cm的水平位置，缓慢向健侧对角线方向移动，诱导患儿头部主动向患侧旋转。患儿俯卧位肘支撑，治疗师双手托住下颌借助患儿头部主动上抬保持垂直位，抑制患儿头部斜向一侧的异常姿势。

（3）立位头部的活动　由家长抱着患儿，治疗师用颜色鲜艳的玩具逗引患儿头部主动向健侧侧屈，然后玩具放置头部上方。

4. 贴敷法

跌打丸：每次1丸，用手将跌打丸捏碎成饼状，用山西陈醋调成糊状，用斜颈托或胶布将其固定在肿块或肌肉紧张处，隔日1次，皮肤发红者注意观察，必要时停用，20次为1个疗程。

5. 点刺法

采用循经取穴及病位取穴相结合的方法，以理气活血、疏通经络为准则，用针刺快速轻柔点刺法，主穴取翳风、完骨、扶突、气舍、外关、曲池、合谷，配穴取天窗、天牖、水突、阿是穴，用1寸毫针快速轻柔点刺，不留针，得气为度。以疏通少阳、阳明之经气，使气血流畅，瘀去新生，改善局部血液循环，使挛缩舒展、硬块及条索变软消失。

五、预后转归

小儿肌性斜颈治疗越早，治愈率越高，而且临床发现有相当一部分患儿在3个月前肿块随小儿生长而变大变硬。因此在新生儿期就应对小儿进行此病的筛查，如有肿块者可在新生儿期就先行早期综合保守治疗，这样能大大提高治疗效果。如不及时治疗，患儿病久会引起患侧颜面部发育受影响，如患侧面颊较健侧小，鼻子歪斜，眼睛斜视，使颜面部不对称，健侧一半的颜面部也会发生适应性的改变，患儿整个面部，包括鼻、耳等也可出现不对称性改变。严重的可伴有代偿性的胸椎侧凸畸形，造成患儿终身残疾。80%的肌性斜颈通过功能锻炼等理疗方式可治好，20%到1岁没有好转的患儿，需要做手术才能松解。手术疗法适用1岁以上的病儿，对于12岁以上者，虽然脸部畸形已难以矫正，但手术仍可使颈部畸形和活动有所改善。目前，国外治疗本病多以手术为主，但是临床常出现斜颈复发、出血血肿、感染、骨化、副神经损伤、瘢痕形成等并发症。中医主要采用推拿手法治疗，或配合针灸、药物外敷等，有疏通经络、调和气血、消散瘀结、解痉松肌的作用，可促进局部血液循环、缓解肌肉痉挛，治愈率均达80%以上。治疗越早，病情越轻，年龄越小，则预后越好，疗程越短，治愈率也越高。患儿的年龄应该在6个月以内，最大不超过12个月。

六、预防调护

（一）预防

本病大多为先天性，无有效预防措施。临床上最主要是要做到早期发现，早期诊断，早期治疗，防止给患儿带来进一步的损伤。

（1）注意孕期教育，加强孕妇产前检查，经常检查胎位，尽力避免臀位分娩，做到产前预防，产后早发现，早治疗，及时纠正，提倡科学护理，减少分娩过程中的产伤。

（2）早诊断，早治疗是预防继发性头、面部、颈椎楔形畸形的关键。

（3）推拿治疗小儿肌性斜颈具有较好的临床疗效，最佳治疗时间是患儿出生后到1岁之间。

（二）调护

（1）牵伸运动　嘱患儿家长协助医生每日做患侧胸锁乳突肌的被动牵拉伸展运动。将患儿平卧于膝上，使患儿颈部后伸，家长用左手轻轻按住患儿胸廓，右手握住头颈部，将患儿脸部尽量旋向患侧，枕部旋向健侧肩峰，操作时手法应轻柔，使挛缩的胸锁乳突肌得到较大的牵伸。

（2）姿势纠正　在日常生活中采用与头颈畸形相反方向的动作加以矫正，如哺乳时在小儿患侧卧位哺乳，患儿睡觉时，取仰卧位，用小沙袋固定头部于脸面部向患侧，枕部向健侧位。逗引时以玩具或喂奶吸引注意力，使患儿头经常向患侧旋转，以助纠正。

（3）热敷　孩子入睡后，把小块方巾在50℃水温的水中浸一下，拧干敷在患侧胸锁乳突肌的肿块上。每天两次，每次10分钟左右。也可用热水袋敷，注意垫一块干毛巾，热水袋温度在50℃左右，摸起来比皮肤温度稍高些就好。

七、专方选要

七厘散　出自清代谢元庆的《良方集腋》，该散由血竭、乳香、朱砂、冰片、儿茶、红花、没药、麝香等药物组成。功效：散瘀消肿、消痛止血。主治：一切跌打损伤的伤科要药。以茶水调和七厘散敷患处

的方法治疗小儿先天性肌性斜颈，可以增强活血化瘀、消肿散结的功效。

主要参考文献

［1］潘永斌，高卫华，何时鸣．活血化瘀祛风方外敷辅助治疗婴儿先天性肌性斜颈的研究［J］．Seek Medical And Ask The Medicine，2012，10（3）：256-258.

［2］米新．手法分型治疗小儿肌性斜颈360例［J］．陕西中医，2013，34（8）：979-981.

［3］庞军玲，家秋瑛，贾杰．推拿结合牵张康复治疗先天性肌性斜颈的临床疗效分析［J］．云南中医学院学报，2014，37（4）：36-44.

［4］马保德，方美兰，蒙春雪．推拿配合红外偏振光治疗小儿先天性肌性斜颈86例观察［J］．实用中医药杂志，2013，29（12）：1049-1050.

［5］赵章帅．婴儿先天性肌性斜颈1373例综合治疗的研究［D］．遵义：遵义医学院，2013.

［6］邹晓音，李蔷华，阮永红，等．婴幼儿先天性肌性斜颈临床分型与保守治疗效果关系研究［J］．新中医，2013，45（1）：52-55.

［7］张相薇，李征爽．小儿先天性肌性斜颈治疗概况［J］．湖南中医杂志，2013，29（11）：149-151.

［8］张铭华．七厘散联合芒硝外敷治疗急性软组织损伤的实验研究及临床初步应用［D］．福州：福建中医药大学，2013.

［9］白金尚，耿惠．李延芳针刺治疗小儿先天性斜颈经验［J］．Chinese General Practice，2000，3（1）：76.

第十一节　夜啼

夜啼是指小儿经常在夜间啼哭不眠，白天如常，或间歇发作，或持续不已，甚至通宵达旦，民间俗称"夜哭郎"。

夜啼首见于《诸病源候论》。对于其病

因病机，历代医家多从"脏寒、心热、神不安、拗哭"进行阐述。西医学认为，小儿神经系统发育不完全，可能因一些疾病导致自主神经功能调节紊乱发生本病，多归入夜惊及睡眠不安等心理、情绪、行为异常类疾病。

本节主要论述婴儿夜间不明原因的反复啼哭。由于伤乳、发热或因其他疾病引起的啼哭，应当审因论治，不属于本节范围。

一、病因病机

（一）西医学认识

夜啼是儿科临床常见的睡眠障碍之一，持续时间少则数日，多则数月，常发生于冬春两季，多见于3岁以下小儿。由于婴幼儿大脑皮质神经细胞的细胞质、细胞膜分化差，神经髓鞘未完全形成，神经细胞与神经胶质之间正常的关系尚未建立，神经兴奋易于泛化，故婴幼儿容易发生夜啼。

（二）中医学认识

小儿夜啼多由脾寒、心热、惊恐、食积所致。中医认为，由于中焦脾寒，寒性收引，气血凝滞不通，或胎热结于心脾，邪热上乘于心而扰乱心神，偶见异物，突受惊恐，以致心志不宁，神不守舍，或食积胃脘，胃不和则卧不安等致使患儿阴阳失调，不寐而啼。

1. 脾胃虚寒

素体虚弱，脾常不足，至夜阴盛，脾为阴中之阴，若家庭护理不当寒邪内侵，脾寒乃生。夜属阴，阴愈盛，脾寒愈盛，寒邪凝滞，气机不通，故入夜腹痛而啼。

2. 心经积热

乳母平日恣食辛辣肥甘，或炙煿动火之品，或贪服性热之药，火扰热郁，积热上炎。心主火属阳，阳为人生之正气，至

夜则阴盛而阳衰，阳衰则无力与邪热相搏，正不胜邪，则邪热乘心，故夜间烦躁啼哭。

3. 惊恐

小儿神气不足，心气怯弱，如突视异物，耳闻异声，使心神不宁，神志不安，常在梦中惊而作哭，故夜间惊啼不寐。

4. 食积

乳食不节，内伤脾胃，乳食积滞，胃气上逆，胃不和则卧不安，故入夜则啼。

二、临床诊断

（一）辨病诊断

1. 临床表现

（1）症状 婴儿难以查明原因的入夜啼哭不安，时哭时止，或每夜定时啼哭，甚则通宵达旦，而白天如常。可有受寒、乳食不节、暴受惊恐等病史。多无发热、呕吐、泄泻、口疮等表现。

（2）体征 体格检查多无明显异常，观察有无枕秃、方颅、鸡胸、漏斗胸、肋骨串珠、肋缘外翻、肋膈沟、手镯、"O"形或"X"形腿、脊柱后突或侧弯等，以排除维生素D缺乏导致的佝偻病。并排除外感发热、口疮、肠套叠、寒疝等疾病引起的啼哭，以免贻误患儿病情。

2. 相关检查

（1）实验室检查 正常维生素D缺乏导致的佝偻病测血钙、磷正常或稍低，碱性磷酸酶浓度升高。

（2）X线检查 腕部X线摄片可见手骺端有毛刷状或杯口状改变，也可见骨质疏松，皮质变薄。

（二）辨证诊断

1. 脾胃虚寒型

（1）临床证候 夜啼多发生在下半夜，睡喜俯卧，曲腰而啼，额汗，干啼少泪，不欲吮乳，四肢欠温，腹凉喜按喜摩，食

少便溏，面色青白，唇舌淡白，口鼻气凉，舌苔薄白，脉象沉细，指纹青红。

（2）辨证要点　夜啼多发生在下半夜，患儿面色青白，睡喜蜷卧，四肢不温，腹喜摩按，口鼻气凉。

2. 心经积热型

（1）临床证候　啼哭多发生在上半夜，啼哭时哭声较响，啼哭多泪，睡喜仰卧，喜蹬衣被，见灯啼哭愈甚，烦躁不安，小便短赤，或大便秘结，面赤唇红，口中气热，或口舌生疮，手腹俱热，平时性多执拗，舌红或尖红，苔白，脉数有力，指纹发绀。

（2）辨证要点　啼哭多发生在上半夜，哭声响亮，心烦喜仰卧，面赤唇红，口中气热，手腹俱热，大便秘结。

3. 惊骇恐惧型

（1）临床证候　睡中时惊惕，或睡中忽起，惊叫啼哭，哭声较尖，神情不安，紧偎母怀，面色乍青乍白，哭声时高时低，时缓时急，唇舌多无异常变化，或夜间脉弦数。

（2）辨证要点　夜间啼哭声较尖，睡中惊惕时作，或睡中忽起，神情不安，紧偎母怀，指纹青。

4. 乳食积滞型

（1）临床证候　夜眠不安，烦躁啼哭，脘腹胀满，不思乳食，口气臭秽，面黄唇焦，嗳腐吞酸，或呕吐乳食，大便酸臭，手足心热，舌红，苔白厚或黄厚腻，脉象弦滑，指纹紫滞。

（2）辨证要点　啼哭声音响亮，口气臭秽，或呕吐乳食，脘腹胀满，大便酸臭，不思乳食，舌苔厚，脉弦滑。

三、鉴别诊断

（一）西医学鉴别诊断

1. 佝偻病

佝偻病初期多表现为神经系统症状，睡眠不安，反复夜间啼哭并伴有多汗、枕秃，活动期可有方颅、鸡胸、漏斗胸、X形腿、O形腿等骨骼系统改变。

2. 疝气

疝气是夜啼较多见的原因，需手法复位，疼痛缓解后方能缓解夜啼。因疝气时间较长可形成"嵌顿疝"致肠管坏死，必须及时复位，必要时请外科大夫处理。

3. 口疮及咽峡炎

患儿口疮或咽峡炎造成患儿吞咽疼痛，摄入不足，饥饿疼痛双重因素致患儿夜间哭闹不安。

4. 上呼吸道感染

患儿夜啼并伴有鼻塞、流涕、咳嗽、发热，或喉中有痰鸣，多为呼吸道疾病。

（二）中医学鉴别诊断

1. 不适

小儿夜间若哺喂不足或过食，尿布潮湿未及时更换，环境及衣被过冷或过热，襁褓中夹有缝衣针或其他异物等，均可引起婴儿不适而啼哭，采取相应措施后婴儿啼哭即止。

2. 拗哭

有些小婴儿因不良习惯而致夜间啼哭不已，如因夜间开灯而寐，或在摇篮中摇摆而寐，或需父母怀抱而寐，或需边走边拍而寐等，要注意加以纠正。

四、临床治疗

（一）提高临床疗效的要素

辨证要与辨病相结合，排除因外伤、腹痛、疝气、发热等其他疾病导致的夜啼，确认夜啼无直接病因者，根据病情轻重缓急，寒热虚实，按脾寒、心热、惊恐等辨证施治。

（二）推拿治疗

（1）基本操作

①患儿取家长抱坐或仰卧位：按揉百会100次，摩囟门一分钟，按揉水沟100次，清肝木100次，清心火100次，揉小天心100次。

②患儿俯卧位：自上而下掌摩脊柱3~5遍，捏脊3~5遍，按揉膈俞、肝俞、心俞、脾俞、胃俞、肾俞、命门、腰阳关、膀胱俞，每穴约半分钟，横擦腰骶部，以透热为度。

（2）辨证施治

①脾胃虚寒：补脾土300次，推三关50次，揉外劳宫100次，拿肚角5~8次，顺时针方向摩腹5分钟，振腹一分钟或以透热为度，捏脊3~5遍，按揉脾俞、胃俞、足三里，每穴约半分钟，横擦腰骶部，以透热为度。

②心经积热：清心火300次，清肝木100次，清小肠经100次，掐总筋10次，分腹阴阳50次，揉小天心100次，揉内劳宫50次，揉神门100次，清天河水100次，退六腑50次，推涌泉100次。

③惊骇恐惧：按揉百会100次，摩囟门两分钟，清心火100次，清肝木200次，补肾水300次，掐小天心50次，摩脊柱2~3遍。

④乳食积滞：揉板门100次，补脾土100次，清胃经100次，清大肠经100次，全运内八卦50次，揉中脘100次，顺时针方向摩腹3分钟，揉脐及天枢100次，捏脊3~5遍，揉龟尾100次，推下七节骨100次。

主要参考文献

［1］程爵棠．拔罐疗法治百病［M］．3版．北京：北京人民军医出版社，2008.

［2］李艳平，李建平，万宁宁，等．辨证论治配合脐敷方治疗小儿夜啼61例［J］．四川中医，2010，28（10）：99.

［3］陈虎，刘淑刚．不同力度摩囟门对小儿夜啼症的影响［J］．中国中医基础医学杂志，2013，19（3）：354.

［4］党仁源，马兰．对小儿夜啼的认识及其治疗方法［J］．求医问药，2013，11（10）：150-151.

［5］代传伦．推拿疗法治疗小儿夜啼60例临床观察［J］．亚太传统医学，2012，8（9）：77.

［6］褚雪梅．推拿治疗小儿惊吓夜啼56例［J］．中医临床研究，2012，4（3）：59.

［7］郑玲玲，周正，刘科．中药涌泉穴位敷贴治疗小儿夜啼36例［J］．临床医学信息，2010，23（10）：3631-3632.

［8］孙亚威．灸百会穴治小儿夜啼［J］．中国民间疗法，2013，21（12）：91.

［9］刘爱玲，冀艳凤．小儿夜啼验方［J］．中国民间疗法，2011，19（3）：8.

［10］程春华，邹华，王丛礼．镇惊散脐疗联合三字经派推拿治疗夜啼临床观察［J］．中国中医药现代远程教育，2018，16（24）：106-107.

第十二节　小儿脑性瘫痪

小儿脑瘫，即脑性瘫痪，是指出生前到出生后1个月以内，由于各种原因引起的非进行性脑损伤所致的综合征。主要表现为中枢性运动障碍及姿势异常，严重者可伴有智力低下、语言及视听功能异常、癫痫等由大脑功能失常而引起的神经系统缺陷。

脑瘫在中医学中属于"胎怯""胎弱""五迟""五软""五硬""痉证""痿证"等范畴。中医学对本病早就有认识，在《诸病源候论》中，便有"齿不生候""数岁不能行候""头发不生候""四五岁不能语候"的记载。《小儿药证直诀》中指出："长大不行，行则脚软，齿久不生，生则不固；发久不生，生则不黑。"脑瘫是一种全身性疾病，涉及肾、脾、肝、心、脑等脏腑，而以肾、脾为主。西医学认为，脑瘫是自受孕开始至婴儿期非进行性脑损伤和发育缺陷所导致的综合征。

一、病因病机

（一）西医学认识

脑瘫是儿童致残的主要原因，足月儿发生脑瘫的风险远小于早产儿。脑瘫不仅可能出现运动障碍，往往伴发许多其他神经系统的损害。脑瘫发病机制很复杂，脑损害可累及大脑及小脑，以弥漫性大脑皮质发育不良或萎缩性脑叶硬化常见。皮质和基底节有分散的因神经元丢失或神经胶质增生伴有的髓鞘化增加所致的大理石样病灶瘢痕。除弥漫损害外，局限性病变也是脑瘫的重要病理基础，包括局限性白质硬化和巨大脑穿通畸形。

不论何种病理因素损害导致的脑瘫，均有1/3的病例肉眼可见脑回变窄、脑沟增宽等畸形。2/3的病例镜下可见皮质各层次的神经细胞退行性变、神经细胞数目减少、白质萎缩、部分中枢结构胶质细胞增生等结构异常。由于高级神经中枢失去对随意性运动功能的控制能力，如皮质下行纤维束受损，下行抑制作用必然减弱，周围传入纤维的兴奋作用相对增强，可出现痉挛性运动障碍和姿势异常。感知能力如视、听能力受损可使患儿智力低下，基底节受损，导致手足徐动症，小脑受损可发生共济失调等，从而出现以神经系统功能失调为主，循环和内分泌等系统参与的多系统功能失调。

（二）中医学认识

小儿先天不足或后天失养，病失调护，致气血亏虚，脏腑经络失养，脑络受损而最终产生本病。先天禀赋不足，后天脾胃亏虚是脑瘫的主要病机。气血生化无源，导致脏腑气血功能受损，是脑瘫的主要病理改变。

脑瘫病机总为五脏不足，气血虚弱，精髓不充，导致生长发育障碍。《小儿卫生总微论方》中说："心气怯者，则性痴而迟语，发久不生，生则不黑。心主血，发为血之余，怯则久不生也。心系舌之本，怯则语迟也。"肾主骨，肝主筋，脾主肌肉，人能站立行走，需要筋骨肌肉的协调运动。若肝、肾、脾不足，则筋骨肌肉失养，可出现立迟、行迟，头项软而无力，不能抬举，手软无力，不能握持，足软无力，难于行走。齿为骨之余，若肾精不足，可见牙齿迟出。发为血之余、肾之苗，若肾气不充，血虚失养，可见发迟或发稀而枯。言为心声，脑为髓海，若心气不足，肾精不充，髓海不足，则见言语迟缓，智力不聪。脾开窍于口，又主肌肉，若脾气不足，则可见口软乏力，咀嚼困难，肌肉软弱，松弛无力。

二、临床诊断

（一）辨病诊断

1.临床表现

（1）症状

1）早期症状：新生儿或3个月内婴儿对噪声或体位改变易惊、拥抱反射增强，伴啼哭不止、厌乳和睡眠困难。早期喂养咀嚼、饮水、吞咽困难，以及有流涎、呼吸障碍。3个月内婴儿没有踏步反射或3个月以上婴儿仍无站立或迈步，仰卧位拉起头不能后仰，俯卧不能抬头，4~5个月婴儿挺腰时头仍摇摆不定，4个月婴儿仍有拇指内收，手不张开，5个月婴儿不能伸手抓物，即应怀疑小儿脑瘫。痉挛型小儿脑瘫患儿表情淡漠，手足徐动型常呈愁眉苦脸的样子。脑瘫患儿肌肉松软不能翻身，动作徐缓僵硬，触摸小儿大腿内侧，或让小儿脚着床，或上下跳动时，出现下肢伸展交叉，穿衣时，上肢难穿进袖口，换尿布清洗时，大腿不易外展，擦手掌时及洗澡时出现四肢僵硬。小儿脑瘫患儿可出现过早翻身，但是一种突然的反射性翻身，全身翻身如滚木样，而不是有意识地节段性翻身。痉挛型脑瘫的婴儿，坐稳前可出现双下肢僵硬，像芭蕾舞演员那样的足尖站立。

2）主要症状

①运动障碍：运动自我控制能力差，严重的则双手不会抓东西，双脚不会行走，有的甚至不会翻身，不会坐起，不会站立，不会正常地咀嚼和吞咽。

②姿势障碍：各种姿势异常，姿势的稳定性差，3个月仍不能头部竖直，习惯于偏向一侧，或者左右前后摇晃。孩子不喜欢洗澡，洗手时不易将拳头掰开。

③智力障碍：智力正常的孩子约占1/4，智力轻度、中度不足的孩子约占1/2，重度智力不足的孩子约占1/4。

④语言障碍：语言表达困难，发音不清或口吃。

⑤视听觉障碍：以内斜视及对声音的节奏辨别困难最为多见。

⑥生长发育障碍：一部分轻型脑瘫儿童生长发育可以基本或接近正常，但大部分的脑瘫儿童都比同年龄的正常孩子个子长得矮小，生长发育较正常小儿要落后。

⑦牙齿发育、口面功能障碍：牙齿质地疏松、易折。脸部肌肉和舌部肌肉有时痉挛或不协调收缩，咀嚼和吞咽困难，口腔闭合困难以及流口水。

⑧情绪和行为障碍：固执、任性、易怒、孤僻，情绪波动大，有时出现强迫、自伤、侵袭等异常行为，如自己强制自己做某一动作，自己打自己或用头不停地撞墙，或殴打他人，但较少见。

（2）体征

①特有姿势检查：见脑瘫综合征患儿肩高耸，前臂内收，肘、腕关节屈曲。手旋前，手指屈向掌侧，拇指高度内收。瘫侧下肢过伸，髋关节内收，膝关节伸直，踝关节内收，足趾跖屈呈爪形趾或马蹄内翻足，画圈样行走步态。

②面部检查：脑瘫综合征患儿眼裂以上通常没有麻痹或只有轻微的麻痹，闭目欠紧，睫毛征阳性，用力闭嘴可发现偏瘫侧力弱，自然位时瘫痪侧口角偏向下外方，张口时口呈斜椭圆形。

③肢体检查：瘫侧肢体肌张力显著增高，肢体运动明显减弱，部分患者可完全不能运动或前臂内收，表现为上肢伸肌群、下肢屈肌群瘫痪，且手与足最严重，上肢重于下肢。

④肌张力检查：瘫侧上肢以屈肌张力增高为主，下肢以伸肌张力增高为主，偏瘫侧各关节被动运动抵抗感显著。抵抗随牵张力量的增加而加强，最后抵抗消失。

⑤肌阵挛检查：当膝腱或跟腱被牵张后出现一系列节律性收缩，是突然对伸肌施加压力的持续性被动牵张而引起，常称之髌阵挛、踝阵挛、腕阵挛等。

⑥病理反射检查：不论任何原因导致的锥体束损害均可出现病理征阳性，如上肢屈肌病理反射可出现霍夫曼征阳性，下肢伸肌病理反射可出现巴氏征阳性等。

2. 相关检查

（1）脑瘫诊断的直接相关检查

①头颅影像学检查：MRI和CT为最有力的证据支持。MRI在病因学诊断上优于CT。1/2~2/3的患儿影像学检查可有异

常，但 CT、MRI 检查结果正常者不能否定小儿脑瘫的诊断，大多数脑瘫患者在脑损伤早期可发现缺氧缺血性脑病、颅内出血、脑水肿等；脑损伤急性期后可发现脑萎缩、外部性脑积水、脑软化或其他脑部损害。

②遗传代谢和凝血机制检查：遗传代谢和凝血机制检查为较好的证据支持检查。遗传代谢不作为常规的检查项目。由于不易解释的脑梗死常在脑瘫的偏瘫患儿中发现，因此在需要时检查凝血机制。

（2）脑瘫并发症的相关检查

①脑电图：约有 80% 的脑瘫患儿有脑电波异常，其中偏瘫的脑电图异常率高，也有可能正常，也可表现异常活动，伴有癫痫性放电波者应注意合并癫痫的可能性。

②脑电地形图：检测囟门发育与脑波变化。

③脑磁图：脑磁图对脑部损伤的定位诊断比脑电图更为准确，加之脑磁图不受颅骨的影响，图像清晰易辨，可结合脑电图。

④诱发电位：视力减退或听力障碍者可分别给予视觉诱发电位和听觉诱发电位检查。

⑤肌电图：了解肌肉和神经的功能状态，小儿脑瘫合并肌萎缩者尽可能做此检查。

⑥脑阻抗血流图：应用电阻抗式血管容积描记技术检查头部血管搏动性血容量改变及其功能状态的一种方法，用于检查头部血管功能和供血情况。

⑦头颅超声波：对前囟门未闭合的小儿，用超声波检查，可发现缺氧缺血性脑病、颅内出血、脑水肿、脑萎缩、外部性脑积水、脑软化或其他畸形。

⑧智能测定：可发现脑瘫患儿是否合并智力低下。

⑨血尿氨基酸分析：尿气相色谱、尿质谱分析、肝肾功能、血糖、电解质、甲状腺功能等检查，可对不明原因的智力运动发育迟缓的婴幼儿进行遗传代谢病的筛查。

⑩TORCH 筛查：TORCH 是指弓形虫、风疹病毒、巨细胞病毒、单纯疱疹病毒等病原体的总称，它们是孕期中病毒感染的主要病原微生物，有可能是导致脑瘫的感染性因素。

（二）辨证诊断

1. 肝肾阴虚型

（1）临床证候　肢体瘫痪，筋脉拘急，屈伸不利，急躁易怒，四肢抽搐，智能低下，生长发育迟缓，舌质红，苔少，脉弦或弦细。

（2）辨证要点　肢体瘫痪，筋脉拘急，屈伸不利，急躁易怒，四肢抽搐，舌质红，苔少，脉弦或弦细。

2. 气虚血瘀型

（1）临床证候　筋脉拘急，上肢屈曲，下肢伸直，用力屈伸则疼痛，或有躯干四肢刺痛，或肢体痿软无力，竖头困难，面色苍白，自汗便溏，舌质暗，脉涩无力。

（2）辨证要点　筋脉拘急，用力屈伸则疼痛，或有躯干四肢刺痛，肢体痿软无力，面色苍白，自汗便溏，舌暗，脉涩无力。

3. 脾虚痰阻型

（1）临床证候　肢体屈伸不利，手不能举，足不能立，语言不利，智力低下，涎出不禁，面色萎黄，精神倦怠，少气懒言，肌肉消瘦，舌质淡，苔腻，脉细弱。

（2）辨证要点　肢体屈伸不利，涎出不禁，面色萎黄，少气懒言，肌肉消瘦，舌淡苔腻，脉细弱。

4. 肾精不足型

（1）临床证候　四肢瘫痪，痿弱不用，发育迟缓，智力低下，囟门未闭，语音不清，抬头或坐立困难，舌淡苔白，脉微细。

（2）辨证要点　四肢痿弱，发育迟缓，智力低下，囟门未闭，语音不清，舌淡苔白，脉微细。

5. 虚风内动型

（1）临床证候　肢体瘫痪，伴有肢体不自主抽动，多动不宁，坐立、行走困难，或有抽搐，智力低下，语言发育迟缓，舌红苔白，脉细。

（2）辨证要点　肢体不自主抽动，多动不宁，或有抽搐，智力低下，语言迟缓，舌红苔白，脉细。

三、鉴别诊断

1. 进行性脊髓肌萎缩症

本病于婴儿期起病，多于3~6个月后出现症状，少数患者出生后即有异常，表现为上下肢对称性无力，肌无力呈进行性加重，肌萎缩明显，腱反射减退或消失，常因呼吸肌功能不全而反复患呼吸道感染，患儿哭声低微，咳嗽无力，肌肉活组织检查可助确诊。本病不合并智力低下，面部表情机敏，眼球运动灵活，可资鉴别。

2. 运动发育迟缓

有些小儿的运动发育稍比正常同龄儿落后，特别是早产儿。但其不伴异常的肌张力和姿势反射，无异常的运动模式，无其他神经系统异常反射。运动发育落后的症状随小儿年龄增长和着重运动训练后，症状可在短期内消失。

3. 先天性肌弛缓

患儿出生后即有明显的肌张力低下，肌无力，肌腱反射低下或消失。平时常易并发呼吸道感染。本病有时被误诊为张力低下型脑瘫，但后者腱反射一般能引出。

4. 智力低下

本病常有运动发育落后，动作不协调，原始反射、沃伊塔姿势反射、调正反应和平衡反应异常，在婴儿早期易被误诊为脑瘫，但其智力落后的症状较为突出，肌张力基本正常，无姿势异常。

5. 小儿麻痹症

小儿麻痹症主要是由于病毒感染所致，发病年龄主要是8~24个月的婴儿，发生瘫痪的肢体多见于下肢，其膝腱反射或其他腱反射皆减弱或消失。此种瘫痪表现为弛缓型。另外此症一般不影响患儿的智力、思维、感觉系统，亦不会加重。

6. 孤独症

有些孤独症小儿行走时使用脚尖着地，有时误认为是痉挛型脑瘫。但体检可发现跟腱不挛缩、足背屈无障碍、腱反射不亢进，无病理反射，这些特点都可与脑瘫鉴别。

7. 先天性韧带松弛症

本病主要表现为大运动发育落后，尤其是独自行走迟缓，走不稳，易摔倒，上下楼费力。有时误认为是脑瘫，但本病主要表现为关节活动范围明显增大，可过度伸展、屈曲、内旋、外旋，肌力正常，腱反射正常，无病理反射，不伴有智力低下或惊厥。有时有家族史。随年龄增大症状逐渐好转。

8. 三体综合征

三体综合征又称先天愚型、唐氏综合征，是最常见的常染色体疾病。根据其特殊面容及异常体征一般诊断不难。但有些病例新生儿时期症状不明显，只表现活动减少，面部无表情，对周围无兴趣，肌张力明显低下，肌力减弱，有时可误认为是脑瘫肌张力低下型，但本病膝反射减弱或难引出，这是与脑瘫明显的不同点，而且莫罗反射减弱或引不出。确诊本病可查染色体。

9. 异染性脑白质营养不良

该病又名硫酸脑苷脂沉积病。患儿出生时表现为明显的肌张力低下，随病情的发展逐渐出现四肢痉挛、肌张力增高、惊厥、共济失调、智力进行性减退等。基于脑瘫的鉴别要点在于病情呈进行性发展，检测血清、尿或外周血白细胞中芳香硫酸酶A的活性可确诊。

10. GM1 神经节苷脂贮积症

GM1 神经节苷脂贮积症分三型，Ⅰ型（婴儿型）属全身性 GM1 沉积病，出生后即有肌张力低下，吸吮无力，运动发育落后，晚期肌张力增高，呈去大脑强直状态，有时可能与脑瘫相混。但本病病情进展迅速，且有特殊外貌，表现为前额突出，鼻梁凹陷，耳位低，舌大，人中长，面部多毛，患儿发育迟缓，不能注视，有眼震，听觉过敏，惊吓反射明显。早期就出现严重惊厥，1~2 个月患儿视网膜黄斑部有樱桃红点，6 个月后出现肝脾肿大，脊柱后弯，关节挛缩。晚期呈去大脑强直状态，对外界反应消失，多在 2 岁以内死亡。GM1 神经节苷脂贮积症 Ⅱ 型只侵犯神经系统，可有运动发育落后，走路不稳，腱反射亢进等表现，有时需要与脑瘫鉴别。但本病在婴幼儿期起病，病前发育正常，此点与脑瘫的病程明显不同。本病常表现听觉过敏，惊吓反射增强，多有智力低下及惊厥，但本型无特殊容貌，肝脾不肿大，眼视网膜黄斑部无樱桃红点。

四、临床治疗

（一）提高临床疗效的要素

注重小儿脑瘫与督脉、肾经、脾经之间的紧密关系。在治疗运动障碍类型的患儿时，活动关节类手法要和缓，活动角度要从小到大。

（二）推拿治疗

（1）治法　补益气血，柔肝健脾，滋阴填精、柔筋活血。

（2）取穴及部位　脾经、肾经、板门、腹、足三里、百会、脊柱、头、上肢、下肢、背腰部。

（3）手法　推法、揉法、滚法、摇法、抻法、拔伸法等。

（4）操作

①补脾经、补肾经、揉板门、摩腹、按揉足三里、按揉百会、捏脊。

②患儿仰卧，开天门、推坎宫、揉太阳、勾揉风池，拇指按揉百会、头维、风府、哑门、风池及天柱等穴，拿揉颈项部。

③施术者用揉法和滚法施术于患儿上臂及前臂，然后点揉肩髃、肩髎、肩贞、天宗、曲池、手三里、内关及外关等穴位，双手大拇指在患儿手掌部，自手心向大鱼际、小鱼际方向推摩 10~15 次，再由指根部向指端做四指掌面推抹 10~15 次，再做各手指捻法及滚法。

④摇肩法：施术者用左手握患儿腕关节，用右手固定肩关节，做幅度由小到大的旋转摇动。

⑤摇肘法：患儿取仰卧位，患肢上臂平放于床面，肘关节屈曲 90°~135°，施术者一手握其上臂远端固定，另一手握其腕部将前臂做屈伸及旋后运动 10~15 次。

⑥摇腕法：患儿屈肘，施术者一手握其四指，另一手握其拇指，做腕关节屈伸 10~15 次，一手握其手掌，另一手握其手腕做腕关节轻轻摇动。

⑦压肩法：施术者一手握患儿肘部，一手压其肩关节，向上牵拉至肩关节上举 180°，再缓慢拉直恢复原位，如此反复 20 次。

⑧用滚法在背腰部施术 3~4 分钟，点、揉背俞穴及督脉，捏脊 3~4 遍，直擦督脉，透热为度。

⑨用拿法或滚法施术于大腿前后侧及小腿后侧约 5 分钟，点按环跳、秩边、承扶、殷门、委中、委阳、昆仑等，得气为度。患儿仰卧，髋关节外展外旋，一手固定髋关节，另一手拿揉痉挛的股内收肌群。

⑩髋关节摇法：施术者一手握患儿踝关节，另一手握其膝关节，屈膝屈髋做髋关节环转摇动，然后做髋关节屈压法，左右各10次。

⑪髋关节内外侧旋转抻法：患儿仰卧，一侧下肢伸直，另一侧下肢屈膝，将踝关节置于伸直下肢的膝部固定，呈"4"字，施术者一手固定对侧髋关节，另一手向下压屈曲膝关节，左右各10~20次。

⑫分髋法：施术者与助手分别坐在患儿身体两侧，一手固定髋关节，另一手握其踝关节，同时做髋关节外展、内收10~20次。然后令患儿屈膝屈髋，令助手将其双足掌相对并拢握持住，施术者双手抚按双侧膝关节内侧，缓慢将双膝向两侧分开，使髋关节外展到最大程度，如此反复做10~20次。

⑬髋关节过伸抻法：患儿仰卧，施术者一手托其臀部，另一手按扶其大腿前部，两手相对用力，做髋关节过伸运动10次。

⑭踝关节摇法及屈伸抻法：患儿取仰卧位，施术者左手握住患儿足跟部向下牵拉，右手握其足前掌，拇指紧压涌泉穴，做踝关节摇法，然后做踝关节向前、向外、向前、向内屈伸摇法30次。该法适用于踝关节屈曲挛缩。

（5）辨证加减　肝肾阴虚型配合按揉肝俞、肾俞、复溜、关元、涌泉；气虚血瘀型配合按揉气海、关元，擦督脉；脾虚痰阻型配合按揉足三里、丰隆，捏脊；肾精不足型配合按揉肾俞、腰阳关，横擦肾俞命门；虚风内动型配合按揉百会，掌振神阙，擦督脉、八髎，透热为度。以上治疗每次20~30分钟，每日1~2次。

（三）其他疗法

1. 循经针灸联合推拿手法

以先针灸后推拿的顺序进行。针灸选择的主要穴位是印堂、三阴交、百会、肾俞、内关等，配穴是听会、承浆穴、神门、曲池、合谷、印堂、天柱等，每3天针刺1次，每个穴位行针10~15秒后出针，持续3个月以上。对于四肢功能障碍的患儿，点揉攒竹、印堂、百会、四神聪、头维、太阳穴、天柱等腧穴，并对上臂前臂进行擦法、揉法放松，点按手三里、曲池、肩贞、肩髎和天宗等穴，根据运动功能障碍情况，配合牵拉和内收等动作，达到舒经活络目的。

2. 成药应用

（1）十全大补丸　每服2~4g，1日3次。

（2）河车大造丸　每服3g，1日3次。

（3）孔圣枕中丹　每服3g，1日3次。

五、预后转归

脑瘫的预后与很多因素有关，包括脑损伤的程度，是否早期发现、早期干预，康复治疗预防情况及社会因素等。脑瘫患儿经过长期的药物及康复治疗和一些早期干预措施后，一般都能获得不同程度的功能恢复，患病轻微的经较长时间的治疗后还可以治愈。一般受累的肢体越多，预后也越差，痉挛型双肢瘫和偏瘫预后较好；手足徐动症和痉挛型四肢瘫痪预后较差。患儿如果到6岁不能独立行走，以后恢复行走的可能也不大。脑瘫无法完全治愈，尽管少数人经过早期康复训练能生活自理甚至做到自食其力，但许多患儿经过长期的药物治疗和康复训练，也仅能改善症状，需要终身的特殊生活照顾，因此要树立终身康复的观点。重症脑瘫患儿由于运动功能障碍严重、进食困难、身体虚弱，可能合并有多种并发症，预后较差。脑瘫患儿需要包括家庭成员在内的全社会对残疾和康复的帮助，提高康复效果，将来能回归社会，真正成为社会的成员。

六、预防调护

（一）预防

1. 出生前预防

孕妇的健康及营养状况与胎儿的生长发育关系密切，需要积极开展早期产前检查、胎儿预测，开展优生优育宣传教育，做好围生期保健工作，防止胎儿发生先天性疾病。

（1）孕妇应戒除不良嗜好，如吸烟、饮酒。

（2）避免不必要的服药，不要滥用麻醉剂、镇静剂等药物。

（3）避免流感、风疹等病毒感染及接触猫、狗；避免放射线等有害、有毒物质接触及频繁的 B 超检查。

（4）定期进行健康检查，积极防治高血压、糖尿病等易于导致难产的因素。

（5）保证营养，防止早产，有准备地进行安全分娩。

（6）另外，有下列情况的孕妇应尽早做产前检查：大龄孕妇（35 岁以上），男方 50 岁以上，近亲结婚，有不明原因的流产、早产、死胎及新生儿亡史，孕妇智力低下，或双方近亲有癫痫、脑瘫及其他遗传病史。若孕早期发现胎儿异常，就尽早终止妊娠。

2. 出生时预防

分娩过程中的因素引起胎儿窒息和颅内出血是造成小儿脑瘫的一个重要原因。

（1）应预防早产、难产，做好早产、难产胎儿各项处理。

（2）认真细致地处理好分娩的各个环节。

3. 出生后预防

（1）胎儿出生后 1 个月内要加强护理，合理喂养，预防颅内感染、脑外伤等疾病，若出现应尽早去医院诊治。

（2）重点保护未成熟、窒息、重症黄疸婴儿，并进行必要的处理，如吸氧、进保温箱等。

（3）脑损伤儿应建卡随访，定期筛查。

（4）鼓励母乳喂养，为婴儿进行三联疫苗、脊髓灰质炎、风疹或结核的免疫接种。

（5）教育家长识别脑膜炎的早期症状，如发热、颈硬、嗜睡等，一旦发现，及时治疗。

（6）发热患儿要物理降温，足量饮水，及时治疗。

（7）患儿腹泻严重，应补水并及时就诊。

（8）对运动发育落后，姿势异常，哺乳不良，惊叫不睡，肌肉过软或过硬者，应注意脑部病变。

（二）调护

1. 家庭护理

（1）要加强护理，对患儿要给予易消化且富于营养的食物，如鸡蛋、瘦肉、鱼、小米粥、牛奶等，并要多给患儿吃水果和蔬菜。

（2）家长除睡前给小儿按摩外，再加 1~2 次治疗，以利于提高治疗效果。

（3）脑性瘫痪的小儿，身体的抵抗力大都低下，要避免接触患有传染病和急性感染性疾病的人。

（4）让患儿进行合理的功能锻炼，如日常生活动作训练，语言训练和预防肌肉挛缩的措施等。

（5）脑瘫是由固定的脑部病变引起，治疗起来比较困难，但如能早期发现，给予适当治疗，可减轻功能障碍。

2. 日常饮食

脑瘫患儿由于身体缺陷，容易感染疾病进而影响功能的康复，因此合理的饮食十分必要的，不仅有助于增强身体的免疫力，还会对患儿的康复和治疗有着推动性的作用。

（1）食物要营养丰富，容易消化吸收，多选牛奶、豆浆、鸡蛋、酸奶、肉类等富含蛋白质的食物，蛋白质是智力活动的基础与脑的记忆、思维有密切的关系。

（2）以碳水化合物如米饭、面食、馒头、粥、粉为主食，过多杂食会影响食欲，造成营养障碍。

（3）多吃富含维生素的食物，如蔬菜和水果，因为维生素A能增强身体的抵抗力，促进大脑的发育。维生素B族能提高机体各种代谢功能，增强食欲，维生素D能帮助钙的吸收和利用。少吃脂肪肥肉，蔬菜和水果中含有维生素和纤维，能保持大便通畅，如小孩不吃蔬菜，可以把菜剁烂，做成菜肉包子、菜肉饺子、菜泥、菜汤，教育孩子养成吃蔬菜的习惯。

3. 家庭康复

（1）保持正确姿态　当患儿有了较好的躯干控制能力与进食能力时，可以开始语言训练，交谈时要与患儿眼睛的高度保持一致，如果位置过高，会使患儿全身过度伸展，不利于发音。

（2）增加说话和活动的量　父母不要因为与患儿说话得不到回应就丧失信心，应利用各种机会跟患儿说话。做游戏时与患儿一起进行呼吸和发声训练，寓教于乐，引起患儿对训练的兴趣。

（3）鼓励患儿说话　应多表扬，鼓励患儿发声的积极性，帮助患儿树立说话的信心。当患儿发声时，要立即回应，多启发他表达想说的话。千万不要批评和指责患儿。

（4）教育要持之以恒　语言的矫治和训练是长期而艰苦的，家长要有极大的耐心和毅力，只有持之以恒，才能有所收获，才能给有语言障碍的脑瘫儿打下良好的语言基础。

（5）对患儿不过分保护、不怜悯、不放弃、不与其他孩子作比较，多鼓励患儿参加游戏和活动。

七、专方选要

六味地黄丸　出自《小儿药证直诀》，药物组成：熟地黄24g，山茱萸12g，山药12g，茯苓12g，牡丹皮9g，泽泻9g。功效：滋补肝肾，清热泻火。主治：肾阴亏损，头晕耳鸣，腰膝酸软，骨蒸潮热，盗汗遗精，消渴。

主要参考文献

[1] 郑宏，张建奎，雷爽，等. 辨证施术推拿按摩对痉挛型脑瘫粗大运动功能及中医证候积分的影响［J］. 中国康复医学杂志，2013，28（10）：952-954.

[2] 王强，王勇，邢宇庆. 王国才推拿治疗小儿脑瘫经验浅析［J］. 山东中医药大学学报，35（6）：511-513.

[3] 唐乐平，邵湘宁，易宣超，等. 推拿治疗痉挛型小儿脑瘫的Meta分析［J］. 湖南中医杂志，2014，30（10）：142-144.

[4] 赵彩娇，卢海泉，金瑞勤，等. 针刺治疗小儿脑瘫常用穴规律探析［J］. 湖北中医杂志，2014，36（3）：56-59.

[5] 金龙涛，高华利，孙健，等. 针刺推拿配合运动疗法治疗痉挛型脑瘫临床观察［J］. 上海针灸杂志，2014，33（2）：113-116.

[6] 李二伟. 循经针灸联合推拿手法对小儿痉挛型脑瘫的效果及对运动发育的影响分析［J］. 中国现代药物应用，2020，14（19）：228-230.

第十三节　惊风

惊风又称"惊厥""抽风"，是小儿时期常见的一种急重病证，以抽搐、昏迷为主要特征，临床上可归纳为搐、搦、颤、掣、反、引、窜、视八候。西医称为小儿惊厥。

四季均可发生，小儿发病率为成人的10倍，尤以1~5岁的小儿为多见，年龄越小，发病率越高。其中热性惊风是儿科常见紧急症状，属于一种特殊的癫痫综合征，好发于6个月至5岁小儿。惊风频繁发作或持续状态可危及患儿生命或遗留严重的后遗症，影响智力发育和身体健康。

一、病因病机

（一）西医学认识

本病伴有发热者，多为感染性疾病所致，包括颅内感染性疾病和颅外感染性疾病。颅内感染多为由细菌、病毒、寄生虫、真菌等感染引起的脑膜炎或脑炎，常表现为疾病初期或极期有反复而严重的惊厥发作，可伴有不同程度的意识障碍和颅内压增高表现。颅外感染是由非颅内感染性疾病引起的惊厥发作，最常见的是热性惊厥，或并发于败血症、重症肺炎、细菌性痢疾、百日咳等严重细菌性感染性疾病的感染中毒性脑病，与感染和细菌毒素导致急性脑水肿有关。本病不伴有发热者，多为非感染性疾病所致，如癫痫、脑外伤、脑瘤等。由于婴幼儿大脑皮质发育不完善，神经髓鞘未完全形成，对神经细胞的保护功能极差，或脑内生化物质不稳定，细胞因子激活、免疫炎症及基因等多种因素，引起神经细胞过度兴奋或异常放电，导致惊厥。

（二）中医学认识

根据发病急缓、阴阳虚实可分为急惊风和慢惊风。凡起病急暴、属阳属实者为急惊风。《小儿药证直诀》中云："小儿急惊者，本因热生于心；身热面赤引饮，口中气热，大小便黄赤，剧则搐也，盖热甚则风生，风属肝，此阳盛阴虚也。"凡病势缓慢、属阴属虚者为慢惊风。

1. 急惊风

（1）外感时邪　时邪包括六淫之邪和疫疠之气。小儿肌肤薄弱，卫外不固，若冬春之季，寒温不调，气候骤变，感受风寒或风热之邪，邪袭肌表或从口鼻而入，易于传变，郁而化热，热极生风。或小儿元气薄弱，真阴不足，易受暑邪，暑为阳邪，化火最速，传变急骤，内陷厥阴，引动肝风。或暑多夹湿，湿蕴热蒸，化为痰浊，蒙蔽心窍，痰动则风生。若感受疫疠之气，则起病急骤，化热化火，逆传心包，火极动风。

（2）内蕴湿热　饮食不洁，误食污秽或毒物，湿热疫毒蕴结肠腑，内陷心肝，扰乱神明，而致痢下秽臭，高热昏厥，抽风不止。甚者肢冷脉伏，口鼻气凉，皮肤花斑。

（3）暴受惊恐　小儿元气未充，神气怯弱，若猝见异物，乍闻异声，或不慎跌仆，暴受惊恐，惊则气乱，恐则气下，致使心失守舍，神无所依，轻者神志不宁，惊惕不安，重者心神失主，痰涎上壅，引动肝风，发为惊厥。

2. 慢惊风

（1）脾肾阳虚　若胎禀不足，脾胃素虚，复因吐泻日久，或误服寒凉，伐伤阳气，以致脾阳受损，阴寒内盛，不能温煦筋脉，而致时时搐动之慢脾风证。

（2）阴虚风动　急惊风迁延失治，或温热病后期，阴液亏耗，肝肾精血不足，阴虚内热，灼烁筋脉，以致虚风内动而成慢惊。

二、临床诊断

（一）辨病诊断

1. 临床表现

（1）症状

①急惊风：多见于3岁以下婴幼儿，5

岁以上则逐渐减少。以四肢抽搐、颈项强直、角弓反张、神志昏迷为主要临床表现。有接触疫疠之邪或暴受惊恐史。有明显的原发疾病，如感冒、肺炎喘嗽、疫毒痢、流行性腮腺炎、流行性乙型脑炎等。

②慢惊风：具有反复呕吐、长期泄泻、急惊风、解颅、佝偻病、初生不啼等病史。多起病缓慢，病程较长。症见面色苍白、嗜睡无神，抽搐无力，时作时止，或两手颤动，筋惕肉瞤，脉细无力。

（2）体征　中枢神经系统感染患儿，神经系统查体病理征呈阳性。

2. 相关检查

急惊风可做大便常规、大便细菌培养、血培养、脑脊液等检查协助诊断。慢惊风可做血生化、脑电图、脑脊液、头颅 CT 或 MRI 等检查，以明确诊断原发病。

（二）辨证诊断

1. 感受时邪型

（1）临床证候　起病急骤，高热烦躁，头痛身痛，咳嗽流涕，四肢拘急，手足躁动，反复抽搐，项背强直，目睛上视，牙关紧闭，舌红苔白，或舌绛苔黄糙，脉浮数或弦数。

（2）辨证要点　感受时邪，四肢拘急，手足躁动，目睛上视，牙关紧闭，脉弦数。

2. 乳食积滞型

（1）临床证候　呕吐酸腐，腹胀纳呆，大便干结，或泄泻大便酸臭，烦躁不安，身热惊厥，面红目赤，痰多，舌苔黄腻，指纹紫滞。

（2）辨证要点　饮食不节，呕吐酸腐，大便酸臭，腹胀纳呆，烦躁不安，身热惊厥，舌苔黄腻，指纹紫滞。

3. 惊恐惊风型

（1）临床证候　暴受惊恐后突然抽搐，惊跳惊叫，神志不清，四肢欠温，舌苔薄白，脉乱不齐。

（2）辨证要点　暴受惊恐，惊跳惊叫，神志不清，脉乱不齐。

4. 脾肾阳虚型

（1）临床证候　精神萎顿，昏睡露睛，面白无华或灰滞，口鼻气冷，额汗不温，四肢厥冷，溲清便溏，手足蠕蠕震颤，舌质淡，苔薄白，脉沉微。

（2）辨证要点　昏睡露睛，面白无华或灰滞，口鼻气冷，四肢厥冷，溲清便溏，手足蠕蠕震颤，脉沉微。

5. 肝肾阴亏型

（1）临床证候　精神疲惫，形容憔悴，面色萎黄或时有潮红，虚烦低热，手足心热，易出汗，大便干结，肢体拘挛或强直，抽搐时轻时重，舌绛少津，苔少或无苔，脉细数。

（2）辨证要点　面色潮红，虚烦低热，手足心热，肢体拘挛或强直，抽搐时轻时重，舌绛少津，苔少或无苔，脉细数。

三、鉴别诊断

惊风的原因非常复杂，临证要详细询问病史，进行细致的体格检查，并做相应实验室检查，以明确诊断，及时进行针对性治疗。

1. 癫痫

癫痫时抽搐反复发作，抽搐时口吐白沫或有畜鸣声，抽搐停止后神情如常。一般不发热，年长儿较为多见，有家族史，脑电图检查可见癫痫波。

2. 晕厥

由心律不齐或血流分布不均引起的脑血流灌注不足或脑缺氧出现的一过性意识障碍。常见年长儿，多有晕厥家族史。发作前往往有明确诱因，如疼挛、恐惧、紧张过度、饥饿等，或因在空气闷热处洗澡导致缺氧。发作前多有先兆，如感到耳鸣、眼花、眼前发黑、热感或冷感，继而先出现面色苍白、出汗、手脚湿冷，继而肌肉无力、意识丧失、跌倒在地，持续数分钟很快恢复。严重时出现四肢抽动。患者感到疲劳，但不嗜睡，对发作过程有记忆。平卧后能迅速自行缓解。神经系统检查无明显异常，智力正常。

3. 偏头痛

头痛为一侧或双侧性，位于眼眶周围、头顶、枕部、颞部，呈阵发性发作，起病较急，同时可伴有恶心、呕吐、烦躁、畏光、眼球疼痛等，多见于学龄儿童。易在清晨发作，少见于入睡时。

4. 抽动秽语综合征

主要见于儿童，男孩多见，以眨眼、面部抽搐、做鬼脸、多动、不自主发声、重度秽语为主要特征，脑电图正常。

5. 屏气发作

屏气发作属于一种中枢性自主神经调节障碍，是对不良刺激的一种不自主反应，常由情绪激动引起，以恐惧、疼痛、发怒、要求未能满足等为诱因，开始为强烈的情绪暴发，大声啼哭，过度换气，随机出现屏气、呼吸停止、口唇发绀及四肢强直，严重者可有短暂的意识丧失、全身强直、角弓反张或四肢肌肉痉挛性抽动，1~3 分钟后肌肉放松，呼吸、意识恢复，发绀消失。

6. 发作性睡病

这是一种睡眠障碍综合征，学龄期起病。表现为发作性白昼睡眠过多，可突然停止原有的活动，入睡数十分钟至数小时，每日发作数次，可以唤醒，醒后照常活动。体格检查、神经体征、脑 CT、脑 MRI 均正常。

7. 婴儿手淫

本病常于 1 岁后发作，可持续多年，男孩多见，可伴智力障碍。发作时两腿交叉式强直内收，上下移擦自己的外生殖器。有的可骑于椅角上反复摩擦，会阴部肌肉收缩并有分泌物，同时面颊潮红、出汗、两眼发直、呼吸急促，持续数分钟或更长时间，然后有疲倦感或入睡，多出现在入睡前或刚睡醒后。

8. 夜惊

入睡后 2 小时突然醒来，出现语无伦次的尖叫，或不加受约束地奔跑，不认人，无法安慰。持续数分钟或数十分钟，然后入睡，事后对此没有记忆，起病年龄常在 4~6 岁。

四、临床治疗

（一）提高临床疗效的要素

急惊风既要用稍重的手法镇惊止搐、醒神开窍治其标，又要重视原发病以治其本，辨证与辨病结合，治标与治本并举。慢惊风的主症是虚，有虚寒和虚热的区别，其治疗以补虚为主，兼以镇惊安神。

（二）推拿治疗

（1）感受时邪型

治法：清热疏邪，开窍醒脑，镇惊息风。

处方：掐人中、十王、老龙、端正、天庭、印堂、眉弓、精宁、威灵，揉太阳，捣小天心，清心经，清肝经，清肺经，退六腑，清天河水，推天柱骨，推脊，拿风池、肩井、曲池、合谷、委中、承山、仆参、昆仑等。

（2）惊恐惊风型

治法：镇惊安神。

处方：揉百会、神门，捣小天心，掐十王、老龙、精宁、威灵，拿肩井、曲池、合谷、委中、承山、昆仑，揉足三里，补脾土，猿猴摘果。

（3）乳食积滞型

治法：消食导滞，醒神开窍。

处方：掐十王，掐精宁、威灵，清脾经，清大肠，运内八卦，清胃经，揉中脘，摩腹，按弦走搓摩，推下七节骨。

（4）脾肾阳虚型

治法：健脾补肾，温阳安神。

处方：揉百会，补脾，补肾，推三关，揉外劳，揉足三里，揉脾俞、肾俞，捏脊，揉丹田、关元、气海，揉小天心，掐精宁、威灵、十王。

（5）肝肾阴亏型

治法：育阴潜阳，养肝息风。

处方：补肾，揉二马，补脾，清天河水，揉肾俞、脾俞，捏脊，揉足三里、涌泉，拿肩井，揉小天心，掐十王、精宁、威灵，揉委中、承山。

（三）其他疗法

1. 外治疗法

（1）耳针治疗

①急惊风：取穴神门、脑（皮质下）、心、脑点、交感。强刺激，每隔10分钟捻转1次，留针60分钟。

②慢惊风：取穴神门、皮质下。中等刺激，留针30分钟，或用王不留行籽压丸法。

（2）刮痧治疗　由水沟穴向上经督脉的印堂、上星、百会、大椎等穴刮至至阳处；由曲池穴处沿前臂后外侧手阳明大肠经经手三里刮至合谷穴处，刮太冲、太溪、涌泉、阳陵泉穴。外感惊风，加刮少商、中冲、商阳、十宣。痰热惊风者，加刮中脘、足三里、丰隆；惊恐惊风者，加刮神门、前顶，牙关紧闭者，加刮颊车；腹胀腹痛者，加刮中脘、天枢、气海；恶心呕吐者，加刮内关。刮痧时嘱患儿平卧，解开衣扣，保持呼吸道通畅，必要时配合针刺、退热剂、镇静剂等综合治疗。

（3）灯火疗法　又称爆灯火疗法，是我国少数民族土家族人民应用非常广泛的一种治疗方法。其方法是，用灯心草的一端浸蘸灯油或植物油，点燃后，以燃烧的灯火点烧一定的穴位，操作时，可听到轻微的"噗、噗"爆响声，被点烧过的皮肤会出现米粒大小的白色焦点，患儿有轻微痛感。清代儿科名医夏禹铸在《幼科铁镜》中将灯火疗法称为"灯火十三燋"，用于治疗小儿脐风，取囟门、眉心、水沟、承浆、少商、脐心、脐轮共十三燋，使经络通畅、气血流通、祛邪外出。此外，书中还记载了"定惊灯火十五燋"，即取囟门、眉心、脐心、脐轮、合骨、鞋带各穴共十五燋，用于治疗惊风。

2. 成药应用

（1）羚羊角粉　每服0.3~0.6g，可平肝息风、清肝明目、清热解毒，用于急惊风各证。

（2）紫雪散（丹）　每服1.5~3g，1日1~3次。可清热解毒，止痉开窍，用于急惊风抽搐。

（四）医家诊疗经验

柳广意

柳氏广意派治疗急惊风以清热豁痰、镇惊息风为基本方法，功能益髓荣脑，调达气机，开窍醒神，止惊定搐。推拿时结合《神灸经纶》的"百会急惊风摩方""涌泉慢惊风摩方"等，强调应用申脉、照海二穴，并拿太溪、昆仑收功。急惊风用百会伍水沟、上星、囟会、印堂，以开窍醒神，定搐制挛，率谷调达气机，大敦、行间、太冲养肝血而息风定搐，间使宁心制厥，尺泽疏调上焦气血，畅达宗气，止痉定搐。慢惊风用涌泉补益肾元，中脘、食窦、天枢、足三里四穴共奏健脾和胃、培补气血、宁心定志之功，京门荣脑益智、开窍醒神。

五、预后转归

主要与引起惊风的原发病有关，如单纯由代谢紊乱引起的惊风预后良好，而脑或皮层发育异常者预后极差。由于窒息、颅内出血或脑膜炎引起的脑损伤，其预后取决于损伤的严重性和范围。另外惊风发作的时间也与预后有关，若持续时间过长，或反复发作，会引起小儿脑损害，导致癫痫。新生儿惊厥发作的持续时间越长，后来发生脑性瘫痪的可能性越大。

六、预防与调护

（一）预防

1. 急惊风

（1）平时加强体育锻炼，提高抗病能力。

（2）按时预防接种，避免时邪感染。

（3）避免跌仆惊骇。

（4）有高热惊厥史患儿，在外感发热初起时，要及时降温，服用止痉药物。

2. 慢惊风

（1）积极治疗原发疾病。

（2）做好小儿保健，调节精神情绪，加强体格锻炼，提高抗病能力。

（二）调护

1. 急惊风

（1）抽搐时，切勿用力强制，以免扭伤骨折；将患儿头部歪向一侧，防止呕吐物吸入；将纱布包裹压舌板，放在上下牙齿之间，防止咬伤舌体。

（2）保持安静，避免刺激，密切注意病情变化。

2. 慢惊风

（1）保持病室安静，减少刺激，保证患儿安静休息。

（2）抽搐时，切忌强行牵拉，以免拉伤筋骨。

（3）对长期卧床的患儿，要经常改变体位，必要时可垫海绵垫褥或气垫褥等，经常用温水擦澡、擦背或用温热毛巾行局部按摩，避免发生压疮。

（4）昏迷、抽搐、痰多的患儿，应注意保持呼吸道通畅，防止窒息。

（5）注意加强营养，不会吞咽者给予鼻饲。

主要参考文献

［1］林远灿，骆海莺. 1275例小儿惊风中药处方分析［J］. 海峡药学，2011，23（7）：180-181.

［2］何远征，孙凤英，张景荣. 定风散在小儿惊风中的应用［J］. 河南中医，1990，6（10）：30-31.

［3］梁伟东. 浅谈"举少阳"在小儿急惊风的运用［J］. 光明中医，2010，25（8）：1358-1360.

［4］王华敬，王佳笑，赵时鹏. 王氏小儿推拿手法验案举隅［J］. 现代中医药，2014，34（2）：10-11.

［5］郭云，张瑜，沈印荣. 小儿急惊风的推拿急救与护理［J］. 基础医学论坛，2013，17（7）：938.

［6］张伟. 小儿惊风的针灸治疗与护理［J］. 中国伤残医学，2014，22（17）：201.

［7］郭兰芳，陈月，吴晖. 小儿惊风七厘散预防小儿热性惊厥疗效观察［J］. 江西中医药，2011，46（12）：1104-1105.

［8］程洁. 小儿惊风证治的体会［J］. 甘肃中医，2009，22（7）：33-34.

［9］李卓睿. 柳氏广意派推拿术治疗小儿惊风浅析［J］. 中国民间疗法，2019，27（10）：51-53.

第十二章　五官科疾病

第一节　近视

近视是指眼在调节松弛状态下，平行光线经眼的屈光系统的折射后焦点落在视网膜之前，多见于青少年。病情发展，可使近视加重，甚至出现一些并发症，严重影响视力。

历代医籍对本病多有论述，如《诸病源候论》认为，目不能远视是由"劳伤脏腑，肝气不足"所致。元代医家王海藏则提出："不能远视，责其无火，法当补心。"《审视瑶函》则名为能近怯远症，并指出近视可因"肝经不足肾经病"，并有"禀受生成近觑"和"久视伤睛成近觑"等记载。到清代，《目经大成》始称本病为近视，并形容高度近视时说："甚则子立身边，问为谁氏。行坐无晶镜，白昼有如黄昏。"

本病概括了西医学之近视眼。

一、病因病机

（一）西医学认识

近视眼的病因比较复杂，可能与多种因素有关。内因包括遗传和发育两方面因素，高度近视眼属常染色体隐性遗传，一般近视眼属多因子遗传病，遗传和环境因素同时发生作用。婴儿因眼球较小，故均系远视，但随着年龄的增长，眼轴也逐渐加长，至青春期方发育正常。如发育过度，则形成近视，此种近视称为单纯性近视，多在学龄期开始。一般都低于6.00D。外因即环境因素。当眼球发育成熟后，如果没有先天遗传因素，则环境的改变对近视的发生和发展有很大影响。如照明不足、字迹模糊不清、长时间的近距离阅读、作业、工作、经常使用电脑或验光配镜过矫等，容易导致近视的发生。

近视临床有假性（调节性）近视与真性（轴性）近视之分，所谓假性者，指过用目力使睫状肌调节疲劳，不能调节晶状体的屈光能力所致者，休息后可以解除或减轻。真性者指眼轴发育过长，超过了屈光间质所能调节的范围而形成者，必须借助近视眼镜才能矫正。初发者，往往两者兼有。

（二）中医学认识

中医学认为，近视存在体质因素，如劳伤心神、心阳，心阳气上达不能，目络瘀阻，或虚损过劳，精血不足，肝肾亏虚，加之久视，使目筋挛急，血络瘀阻而发病。即心阳衰弱，神光不得发越于远处；肝肾两虚，精血不足，以致神光衰微，光华不能远及。

二、临床诊断

（一）辨病诊断

1. 临床表现

（1）症状　视力障碍，远视力减退，近视力正常，因辐辏作用减弱，可致共济性外斜视。

（2）体征　散瞳验光远视力减退，近视力正常。可伴有外隐斜或外斜视或眼球突出。

2. 相关检查

实验室检查：眼睛B超可测量眼轴长度，中、重度近视眼轴长，玻璃体混浊，巩膜后葡萄肿。眼底检查，低度近视眼底变化不明显，高度近视因眼轴的过度伸长，可引起眼底的退行性改变，具体表现如下。

1）豹纹状眼底：视网膜的血管离开视盘后即变细变直，同时由于脉络膜毛细血管伸长，可影响视网膜色素上皮层的营养，以致浅层色素消失，而使脉络膜血管外露，形成似豹纹状的眼底。

2）近视弧形斑：视盘周围的脉络膜在巩膜伸张力量的牵引下，从乳头颞侧脱开，使其后面的巩膜暴露，形成白色的弧形斑。如眼球后极部继续扩展延伸，则脉络膜的脱开逐步由乳头颞侧伸展至视盘四周，终于形成环状斑。此斑内可见不规则的色素和硬化的脉络膜血管。

3）黄斑部：可发生形成不规则的、单独或融合的白色萎缩斑，有时可见出血。此外，在黄斑部附近偶见有变性病灶，表现为一个黑色环状区，较视盘略小，边界清楚，边缘可看到小的圆形出血，称为Foster-Fuchs斑。

4）巩膜后葡萄肿：眼球后部的伸张，若局限于一小部分时，从切片中可以看到一个尖锐的突起，称为巩膜后葡萄肿。这种萎缩性病灶如发生在黄斑处，可合并中心视力的障碍。

5）锯齿缘部及周边部囊样变性，甚至形成破孔。

（二）辨证诊断

1.气血不足型

（1）临床证候　视近清楚，视远模糊，无其他全身症状，高度近视者眼底或可见视网膜呈豹纹状改变；或兼见面色㿠白，神疲乏力；舌质淡、苔薄白，脉细弱。

（2）辨证要点　视近清楚，视远模糊，面色㿠白，神疲乏力，脉细弱。

2.肝肾两虚型

（1）临床证候　能近怯远，可有眼前黑花飘动，眼底可见玻璃体液化混浊，视网膜呈豹纹状改变；或有头晕耳鸣，腰膝酸软，寐差多梦；舌质淡，脉细弱或弦细。

（2）辨证要点　病史较长，或先天不足，能近怯远，眼前黑花飘动，头晕耳鸣，腰膝酸软。

三、鉴别诊断

（一）西医学鉴别诊断

1.真性近视和假性近视

真性与假性近视均表现为远视力下降，近视力好。假性近视为功能性，多发生于青少年，视力可在数周或1~2个月内下降，适当休息后又可得到某种程度的恢复。真性近视为器质性改变，不能自然恢复。可采用睫状肌麻痹法、云雾法、动态检影法等进行鉴别。

2.老视

老视只是由于调节力的减弱，对近方目标看不清，属于一种生理性障碍，戴上凸透镜后虽能看清了近方目标（书、报），但不能同时用此镜看清远方物体，这和近视者戴镜的情况不同。

3.远视

是一种异常的屈光不正状态，能看清远处的物体，看不清近处的物体，戴凸透镜后既可看清远方，也能看清近方。

（二）中医学鉴别诊断

能远怯近：指视远清晰而视近处反模糊的病证，可由先天而来。眼外观无明显异常，视近物模糊，视远反清晰，甚者视远近皆困难。

四、临床治疗

（一）提高临床疗效的要素

近视推拿应当结合全身和眼部的证候表现，辨证施治。既要重视眼周穴位的推拿，又要根据脏腑阴阳失调和气血功能紊乱，选择胸腹腰背部相关脏腑穴位。还可以配合后枕部推拿，改善眼周血液循环。

（二）推拿治疗

根据病型，选用不同的推拿方法。

（1）气血不足型

治法：调和气血，疏通经络。

推拿治疗：揉睛明、攒竹、天应、太阳、四白、翳风，按风池，推天柱骨，按揉心俞、肾俞、命门。

（2）肝肾两虚型

治法：健脾益气，疏通脉络。

推拿治疗：揉睛明、攒竹、丝竹空、太阳、四白，拿风池，弹拨天柱骨，分推风门，按揉脾、胃、肾俞，拿合谷，揉涌泉。

（三）其他疗法

1. 外治疗法

（1）滚豆碾压眼周穴治疗儿童近视　嘱患儿取坐位或平卧于床上，取双眼睛明、四白、瞳子髎、鱼腰、攒竹穴，操作者以食指指尖点揉上述穴位，患者感酸麻胀感即为"得气"，得气后做标记。取直径约5mm圆形药丸2粒，分别粘贴于长、宽约4cm×1cm胶布中间处。将药豆正对穴位标记贴压在双眼相同穴位处，双手拇指与食指同时隔胶布捏紧药豆并凝力于拇食指上，以向下按压之力拖动双眼相同穴位处皮层，做水平方向碾压滚动。穴位点处皮肤移位至极限为药豆碾压范围，碾压所用力量以患者能够接受为宜。睛明穴与瞳子髎穴碾压方向为纵向，四白穴与鱼腰穴采用横向碾压，碾压双眼攒竹穴时采用纵横双向碾压法，纵向碾压可波及印堂穴，横向碾压可触到上睛明穴。碾压过程中操作者有"如触丝线"感觉，患者则感穴位处持续酸、麻、胀感。药豆每左右碾压滚动一个来回为1次，每穴碾80~100次。更

换穴位。依次同时按压双眼睛明、四白、瞳子髎、鱼腰、攒竹穴，每日操作1次。

（2）经筋推拿手法联合揿针治疗儿童近视　首先遵循"以痛为输"的原则，运用壮医经筋疗法理论，结合科学的医疗手势手法，借助经筋查灶法，沿患者相应经筋走行，以头面部眶隔筋区（鼻骨和眼眶内缘、眶上缘相间的部位）、耳前筋区（头侧面区域，即沿耳廓前端、耳垂下缘至发际之间的范围）、颞筋区（头部两颞侧，即前至眉梢外，后至枕外，上至颞上线，下至颧弓）、百会筋区（即四神聪穴和百会穴的范围）、额筋区（额面部范围，具体为鼻根上端双凹陷处）；下肢区域：臀部1线、2线、3线，下孖肌，梨状肌，上孖肌，腰部1线、2线、3线，腰3横突部，腰上三角至骶骨，发现条索样病灶点及疼痛点，在膝关节、腕、足背及肘外区域探寻远端病灶点。术者先用拇指联合肘部，沿足太阳经筋、足阳明经筋、足少阳经筋在头面部及下肢的走行，通过按压、揉、手法，对经筋充分松解，之后着重对以上探知的病灶点行揉、点、拨、弹法，充分运用壮医"钳弓手"手法，在力度上应从轻到重，刺激强度以患者可耐受为度，充分软化、松解病灶点，缓解局部压痛。揿针疗法：取穴（双侧）：眼周取攒竹、太阳、鱼腰、丝竹空、睛明、承泣、四白，头部取百会、四神聪、风池，后背部取肝俞、胆俞、肾俞、心俞，四肢远端取养老、足三里、三阴交、光明，于腧穴附近进行查灶，遵循"以灶为腧"的原则选穴，针对眶内上角"目上网""目下网"筋结的不同形态和硬结程度，以眼周、头部穴位为主穴，每次取3~4个，以后背部、四肢远端穴位为配穴，每次取3~4个。

2. 成药应用

（1）明目增视口服液　口服，每次25ml，每天3次，可以补肾益精、开窍通

络、养血明目。

（2）增视片　口服，每次3片，每天3次。可以益气养血、升阳明目。

五、预后转归

轻度近视患者，预后良好；若轻度近视不注意，继续发展为高度或进行性近视，可以出现多种并发症，其中以黄斑、富克斯斑及视网膜脱离最为严重，预后较差，建议高度近视患者定期到专科医院检查眼底、眼压等，以利早发现、早诊断、早治疗。

六、预防调护

（一）预防

1.假性近视的预防

（1）养成良好的用眼习惯，阅读和书写时保持端正的姿势，眼与书本应保持30cm左右的距离，不在走路、乘车或卧床情况下看书。

（2）学习和工作环境照明要适度，照明应无眩光或闪烁，黑板不反光，不在阳光照射或暗光下阅读或写字。

（3）定期检查视力，对验光确诊的近视应佩戴合适的眼镜以保持良好的视力及正常调节与集合。

（4）加强体育锻炼，注意营养，增强体质。

2.真性近视的预防

（1）文字法　头部僵硬，或肩膀僵硬会使血液循环恶化，间接地导致眼睛的功能衰退。而头部运动与视点移动的综合运动，能自然地恢复上述的健康功能。

训练要领：在心情轻快的状态下，张开两脚与肩膀同宽，让肩膀放松；注视远方，摇动头部写字。可以描写任何自己喜欢的文章；眼睛要配合脸的活动，移动视点，做20分钟；一定要配合韵律活动，可

放点音乐，自然能在轻松的气氛下进行。

（2）长跑法　锻炼脚力也能强化眼睛。俗语说，疲劳起自脚与眼睛，同样的，老化与疲劳也都从脚和眼睛开始。疲倦的症状容易出现在眼睛和脚这两个部位。只要脚觉得疲倦，眼睛也会疲倦，反之亦然。因此可将长跑法纳入到整个训练体系中。

（3）冷热法　这是用冷热毛巾交替敷眼的方法，对于消除眼睛疲劳、促进血液循环、刺激眼肌和舒缓僵化眼外肌有很好的帮助，能够达到提神醒目、活络眼球细胞和增进代谢功能的目的。

（4）贴覆法　现代眼科医学研究表明，通过对眼部补充营养，改善眼部微循环，提高眼部免疫能力和抗氧化能力，促进眼部组织新陈代谢，就能有效消除多种眼部疾病的诱因，从而在最大程度上保护眼睛健康。

训练方法：准备两条毛巾：一条毛巾泡热水使毛巾变热，另一条覆盖在冰袋上或先冷藏（以湿纸巾亦可）；坐、站、躺姿势不限，身心放松，双眼闭合；先将热毛巾折成适当大小、覆盖在双眼上3~5分钟，再换上冷毛巾，约2~3分钟。交替进行2~3次，温度以眼睛能接受为宜。每周做2~3次。需要注意的是：眼睛发炎、眼睑红肿、角膜炎、长针眼、疼痛或发热时不能热敷。

（二）调护

对于有视疲劳的患者，应坚持戴镜。佩戴近视眼镜主要是为了纠正视力，可以清晰地看到远距离的物体。为了使眼球的睫状肌保持一定的调节能力，对于低度近视眼的患者来说，还是以脱脱戴戴为好，即看远物时戴眼镜，看近物时不佩戴眼镜。但是如果您佩戴的眼镜超过了300度，最好还是坚持一直佩戴眼镜。因为原则上讲，只有保持清晰的视野，才能避免加重近视。并配合按摩眼周穴位，以解除视疲劳。对

于高度近视，应避免增加眼部压力的动作，以防视网膜脱离。平时爱惜目力，注意视力卫生，也是调护的重要方面。

七、专方选要

苓桂术甘汤　药物组成：云苓、桂枝、白术、甘草。功能温阳化饮，健脾利湿。主治：近视、弱视、远视。

八、研究进展

推拿治疗青少年近视眼，可改善眼局部组织的血液循环和眼的调节功能，调节睫状肌的张力；选取颈部穴位，不仅可以疏通经气，而且可以改善双侧椎动脉供血，提高眼组织、视神经核及大脑血液供应，促进视力恢复。穴位按摩治疗可起到疏通经络、调和气血、补虚泻实的作用，以改善眼组织的血液循环和新陈代谢；同时可促进局部神经由麻痹转为兴奋，眼睫状肌由紧张逐渐恢复正常，有效解除眼睛疲劳，改善眼的调节功能，从而有效地改善和提高视力，预防和治疗近视。

（1）吕贤蕊推拿治疗青少年假性近视，具体操作如下：患儿仰卧位，闭目，医者用食、中、无名指揉摸眼眶周围。再以多指轻轻揉摸眼球。再以拇、食、中指捻揉眉弓，点揉睛明、天应、鱼妖、丝竹空、童子髎、四白穴，用骨膜按压法由前额至头顶部行多指按压法，同时点揉阳白穴。患者俯卧位，以拇指按揉第2颈椎旁，然后按揉膈俞、肝俞、脾俞、肾俞。患儿坐位，向远处眺望，医者拿揉患儿颈肩部肌肉，点揉风池穴，摩擦枕后区域。

（2）张淑贤等根据中医传统理论，通过局部按摩配合分型调理，以扶阳抑阴、温补心阳为主，兼以行气活血、养肝明目，具体操作如下：按睛明、揉攒竹、揉天应、揉太阳、揉四白、揉丝竹空各1分钟，拿风池3分钟，弹拨天柱骨1分钟，拇指指端按

揉养老、光明各2分钟，擦腰骶部（透热为度）。让患儿闭眼，医者的拇指、食指和患儿的眼球垂直，在眼外部水平方向左右推、垂直方向上下推、45°对角左斜推、45°对角右斜推，各推十来回；平揉以瞳孔最高点为中心反复平揉，每周360°，正反10周。治疗时先左手做左眼，后右手做右眼，严禁双眼同作，每天1次或2次，注意操作手的卫生。心阳不足基本处方加按揉心俞、膈俞各1分钟，揉小天心1分钟，点按神门、内关各1分钟；肝肾两虚基本处方加按揉肝俞、肾俞各2分钟，揉三阴交、太溪、曲泉各2分钟。

（3）王新宇等应用清肝明目穴"一指禅推法"配合"特定小儿推拿"治疗小儿近视，具体操作如下：开天门、推坎宫、运太阳各1分钟，拇指按揉印堂12次，点按睛明、鱼腰、丝竹空、阳白、承泣、四白、颧髎各6次。"8"字画圆法刮上下眼眶各18次，捏双眉弓各6次，拇指轻揉眼球部5次，以推宝瓶法以双手拇指沿鼻两侧经双侧颧骨下缘绕至耳前。将搓热的双手大鱼际轻覆于双眼上5秒，重复3次。按揉耳前三穴：听宫、耳门、听会各1分钟。按揉神门、内分泌、皮质下、眼、目1、目2等穴位，每穴30秒。患儿取俯卧位，往返掌擦两侧膀胱经10次。拇指按揉双侧脾俞、胃俞、肾俞各1分钟，肝俞2分钟。捏脊5次，在脾俞、肝俞、胃俞、肾俞重提，叠掌直擦背部督脉10次，以皮肤透热为度。患儿取仰卧位，双手分推胸八道1分钟，以拇指按揉双侧期门2分钟，顺时针摩腹60周。再以拇指沿着任脉自上至下按揉中脘、天枢、气海、关元、中级，每穴15秒。拿揉双侧上下肢各1分钟，拇指按揉双侧上肢曲池、合谷和下肢的足三里、三阴交等穴，每穴30秒，以酸胀得气为度。患儿取俯卧位，扫散法扫散双侧颞部1分钟，拇指按揉双侧风池、翳明穴各30秒；掌揉大椎穴1

分钟；以五指拿法拿五经 5 次；拿揉颈项部 1 分钟，双手拿肩井 5 次。肝肾不足者加按曲泉穴，心阳不足者加按膻中穴。应用"一指禅推法"对太溪、行间、大墩、肝俞、太冲实施操作，每穴位 1 分钟，每天 3 次。

（4）周平等使用面部诸穴推拿和整脊手法结合治疗青少年假性近视，具体操作如下：选择头面部攒竹、睛明、阳白、承泣等穴，一指禅松弛眼轮匝肌，双手拇指刮眼眶，整脊推拿松解背部肌肉、颈椎整复、胸椎整复、腰椎整复。患者取仰卧位，医者按揉眼部攒竹、睛明、阳白、承泣、四白、太阳、印堂、鱼腰、丝竹空穴各 1~3 分钟，用力均匀柔和，以酸胀为度。一指禅从右侧太阳穴开始，慢慢推向右侧阳白穴，然后经过印堂穴、左侧阳白穴，推到左侧太阳穴为止，再从左侧太阳穴推向左侧阳白穴，然后经过印堂穴、右侧阳白穴，推到右侧太阳穴，以此法松解眼轮匝肌，反复操作 5~6 分钟。刮眼眶：以双手拇指螺纹面从印堂穴分推双眉 20~30 次，再沿下眼眶分推 20~30 次。患者取俯卧位，医者立于一侧，以压揉法作用于项平面，并沿膀胱经第一侧线、第二侧线及督脉施以柔和的压揉法，点揉肝俞、胆俞、脾俞、胃俞、三焦俞、肾俞、筋缩等腧穴；患者取侧卧位，医者施以柔和的压揉法作用于颈侧肌肉。患者仰卧位，操作者以双手环托患者下颌及颞枕部，在保持颈椎轻度前屈位下将头向后上方牵引片刻；然后在维持牵引力下将患者头部旋转向棘突偏凸侧，至弹性限制位后再做一突发、有控制扳动，即可复位。患者俯卧位，操作者站于胸椎棘突偏凸侧，以靠近患者头端的手掌后豌豆骨抵住偏突的棘突，另一手抓住对侧髂前上棘部位向后扳，使脊柱后伸扭转至极限位；然后两手协调用力，做一突发的扳动，并向患者前上方推压棘突，即可复位。患者侧卧位，患侧在上。操作者站于其面前，

调整肩部与臀部的位置，使脊柱的扭转中心正好落于病变腰椎节段；然后以一手按住肩部向前推，另一上肢肘部半屈，以肘尖和前臂抵住臀部向后扳，将脊柱扭转至弹性限制位后，适时做一突发、有控制的扳动。整脊推拿每次时间约为 20 分钟，隔日 1 次，10 次 1 个疗程，共 3 个疗程。

主要参考文献

[1] 谢祥勇. 儿童近视的中西医防治进展 [J]. Journal of Guangxi Traditional Chinese Medical University, 2012, 5（2）: 80-82.

[2] 李兰霞, 罗荣芳. 滚豆碾压眼周穴用于儿童近视的家庭康复效果研究 [J]. 护理研究, 2014, 28（6）: 1996-1998.

[3] 张小江. 耳穴贴压治疗青少年近视随机对照临床研究文献的 Meta 分析 [J]. 中医儿科杂志, 2013, 9（3）: 58-62.

[4] 刘洪彬, 吴西西, 杜娟娟, 等. 西医防治儿童近视的临床研究进展 [J]. 广西中医药大学学报, 2013, 16（4）: 84-87.

[5] 刘伙生, 宣守松, 赵海龙, 等. 经筋推拿手法联合揿针治疗青少年假性近视的疗效观察 [J]. 河北中医, 2022, 44（2）: 298-317.

[6] 王新宇, 张远洋, 陈从山. 清肝明目穴"一指禅推法"配合"特定小儿推拿"在假性近视中的疗效观察 [J]. 川北医学院学报, 2020, 35（3）: 443-445.

[7] 吕贤蕊. 推拿治疗青少年假性近视疗效分析 [J]. 实用中医药杂志, 2020, 36（4）: 512-513.

[8] 周平, 张轶鸣, 洪欣, 等. 整脊结合局部推拿治疗青少年假性近视临床观察 [J]. 云南中医学院学报, 2014, 37（2）: 47-50.

[9] 张淑贤, 孙德仁. 少儿推拿治疗青少年假性近视体会 [J]. 实用中医药杂志, 2017, 33（11）: 1338-1340.

第二节 颞颌关节功能紊乱症

颞下颌关节病为口腔科常见病，其中颞颌关节紊乱症（TMD）尤为多见。中医称之为颊车骱病，还有"颔痛""颊痛""口噤不开""牙关脱臼"等称谓。属于"痹证"范畴。颞下颌关节紊乱病的临床表现主要为：关节弹响、疼痛、张口受限、进食和语言等颌功能障碍，严重影响患者的生活质量。颞下颌关节由颞骨的关节窝、下颌骨的髁状突、二者之间的关节盘以及围绕周围的神经血管及结缔组织构成，颞下颌关节是颌面部唯一的关节组织，其与口颌系统的整体功能——咀嚼、吞咽、语言密切相关。颞颌关节紊乱症的发病率很高，对其病因和治疗目前尚未达到较为一致的认识。

一、病因病机

（一）西医学认识

颞下颌关节紊乱病的发病原因尚未完全阐明，多数学者根据实验和临床研究提出和本病发病有关的因素，且都认为该病是多因素发病，与心理社会因素、殆因素、外伤、寒冷刺激等原因有关。颞下颌关节紊乱病患者常有情绪焦急、易怒、精神紧张、容易激动以及失眠等精神症状，可能导致咀嚼肌痉挛，出现张口困难、弹响等症状；干扰、牙尖早接触、严重的锁殆、深覆牙合、多数后牙缺失及殆面过度磨耗致垂直距离过低等殆因素导致牙齿排列不整齐、咬合关系紊乱，可能会引起咀嚼肌功能紊乱，出现疼痛、张口受限等症状；外伤后没有及时治疗，可能会导致关节囊损伤，出现关节弹响、疼痛等症状；寒冷刺激、体态不良也可以引起肌功能紊乱而影响下颌骨及髁突的正常位置，出现疼痛、

关节弹响等。除上述常见的原因外，也可能与免疫因素导致的关节病变、过度负荷导致的炎症病变等原因有关。颞下颌关节自身也存在解剖结构的问题，人类进化过程中为适应复杂的言语和表情的下颌运动，使得关节和颌骨更为灵巧，同时导致相应的关节、肌韧带明显变弱，关节的承重能力降低，是导致颞颌关节紊乱症的内在原因。

（二）中医学认识

1. 外感风寒湿邪

风寒湿外侵，阻遏卫阳，滞涩经络，气血运行不畅，寒湿流注颞下颌关节而为病。

2. 湿热积聚

素体阳盛，风湿之邪直入，滞留经络，蕴而化热，郁于关节脉络，气血阻滞而为病。

3. 肝肾阴虚

情志内伤或久病不愈，肝肾阴虚，而肝主筋，肾主骨，局部劳损，过度用力，咬物坚硬，或偏用一侧，关节平衡失调，劳伤筋骨，筋脉失于濡养而为病。

4. 脾胃气虚

劳倦损伤，或思虑太过，或饮食不当而致脾胃虚弱、受纳失常，运化失职，气血生化不足，肌肉筋脉无以濡养而虚弱无力，颞下颌关节开合不力而为病。

二、临床诊断

（一）辨病诊断

1. 临床表现

（1）症状　主要的临床表现有局部酸胀或疼痛、弹响和运动障碍。

1）疼痛：其部位可在关节区或关节周围；并可伴有轻重不等的压痛。关节酸胀或疼痛尤以咀嚼及张口时明显。疼痛可来

源于关节、肌肉、筋膜等不同组织，因此临床表现有所不同。

①颞下颌关节创伤、滑膜炎症、关节盘移位、骨关节炎等引起的关节源性疼痛的疼痛特点为：关节运动时发生疼痛或疼痛加重；多为轻度到中度疼痛，急性滑膜炎可出现强烈的疼痛；疼痛多表现为隐痛、牵扯痛、钝痛、胀痛，有时仅表现为不适感、僵硬感或肿胀感；疼痛部位为颞下颌关节区，有时可牵涉到颞部、耳部、半侧咀嚼肌，甚至可引起半侧头痛。

②来源于咀嚼肌的疼痛特点为：轻度到中度疼痛，多为钝痛或隐痛，有时存在敏感的触痛点（疼痛扳机点）；局部或广泛的肌肉压痛；疼痛多表现持续性，患者常主诉咀嚼乏力、疲劳，晨起面部肌肉有胀感，活动后减轻；部分患者常有全身乏力、焦虑、抑郁、生活事件、睡眠障碍等心理和社会问题。

2）弹响：在张口活动时出现。响声可发生在下颌运动的不同阶段，可为清脆的单响声或碎裂的连响声。

3）运动阻碍：常见张口受限，但也可出现张口过大或张口时下颌偏斜。此外，还可伴有颞部疼痛、头晕、耳鸣等症状。

（2）体征

1）面型及关节动度检查

①视诊：观察面部左右是否对称，包括关节区、下颌角、下颌支和下颌体的大小和长度是否正常、双侧是否对称；颏点是否居中，面下 1/3 是否协调。

②髁突活动度检查：有两种方法：以双手食指或中指分别置于两侧耳屏前方、髁突外侧，嘱患者作开闭口运动，感觉髁突动度，或将小指伸入外耳道内，贴外耳道前壁进行触诊。

2）下颌运动检查

①开口度和开口型是否正常，两侧关节动度是否一致。

②弹响和杂音：有无关节弹响和杂音，弹响发生的时间、性质、次数和响度；在开闭口运动时是否有绞锁。

3）咀嚼肌及关节区触诊检查

①检查髁突后区和髁突外侧是否有压痛。

②检查颞肌、咬肌、翼外肌等咀嚼肌群的收缩力，是否有压痛，双侧是否对称。口内检查颞肌前份（下颌支前缘向上）、翼外肌下头（上颌结节上方）和翼内肌下部（下颌磨牙舌侧后下方和下颌支内侧面）。

2.相关检查

（1）X 线平片（关节薛氏位和髁状突经咽侧位） 可发现有关节间隙改变和骨质改变，如硬化、骨破坏和增生、囊样变等。

（2）关节造影 可发现关节盘移位、穿孔、关节盘诸附着的改变以及软骨面的变化。上腔造影因操作容易而多用，下腔造影国内应用较少。近年来，不少学者应用关节内窥镜检查，可发现本病的早期改变，如关节盘和滑膜充血、渗血、粘连以及未分化成熟的软骨样组织形成的"关节鼠"等。由于本病有很多类型，治疗方法各异。因此，应做出具体类型的诊断，如翼外肌痉挛、可复性关节盘移位或关节盘穿孔等。

（3）关节 MRI 可直接观察关节盘位置、囊内粘连和骨质有无破坏等。

（4）关节 CT 可观察关节骨质有无破坏。

（5）关节内窥镜检查 可直接观察关节腔内的病变，根据观察到的结果直接做出诊断，还可以在镜下取材做活检。

（二）辨证诊断

1.风寒湿阻型

（1）临床证候 颞下颌关节疼痛明显或重着麻木，畏风恶寒，关节开合不利，遇阴雨时节及寒冷则症状加重。舌质淡，舌体胖，舌苔薄白稍腻，脉弦紧。

（2）辨证要点 颞下颌关节疼痛明显或重着麻木，畏风恶寒，遇冷加重。

2. 湿热痹阻型

（1）临床证候 颞颌关节酸痛灼热，得寒则舒，活动不利，咀嚼受限，烦热头痛，口渴便秘，喜冷饮，小便热赤，舌质红、苔黄腻，脉滑数。

（2）辨证要点 颞颌关节酸痛灼热，得寒则舒，口干喜冷，便秘舌红。

3. 肝肾阴虚型

（1）临床证候 张口不利或开口时下颌偏斜，牙根松动，咬合不齐，前后错牙，齿动弹响，腰膝酸软，头晕耳鸣，心悸，失眠多梦，舌淡红苔少，脉细数。

（2）辨证要点 张口不利，齿动弹响，腰膝酸软，头晕耳鸣，失眠多梦。

4. 脾失健运型

（1）临床证候 面色萎黄，患侧面肌萎缩，咀嚼无力或酸胀疼痛，纳差便溏，四肢乏力，舌淡、苔薄白，脉濡弱。

（2）辨证要点 患侧面肌萎缩，咀嚼疼痛，纳呆腹胀，四肢乏力，舌淡、苔薄白，脉濡弱。

三、鉴别诊断

（一）西医学鉴别诊断

1. 肿瘤

颌面深部肿瘤也可引起开口困难或牙关紧闭，因为肿瘤在深部不易被查出，而误诊为颞下颌关节紊乱综合征，甚至进行了不恰当的治疗，失去了肿瘤早期根治的良机。因此，当有开口困难，特别是同时伴有脑神经症状或其他症状者，应考虑是否有以下部位的肿瘤：①颞下颌关节良性或恶性肿瘤，特别是髁状突软骨肉瘤。②颞下窝肿瘤。③翼腭窝肿瘤。④上颌窦后壁癌。⑤腮腺恶性肿瘤。⑥鼻咽癌等。

2. 颞下颌关节炎

（1）急性化脓性颞下颌关节炎 关节区可见红肿，压痛明显，尤其不能上下对，稍用力即可引起关节区剧痛。

（2）类风湿性颞下颌关节炎 常常伴有全身游走性、多发性关节炎，尤以四肢小关节最常受累，晚期可发生关节强直。

3. 耳源性疾病

外耳道疖和中耳炎症也常放射到关节区疼痛并影响开口和咀嚼，仔细进行耳科检查不难鉴别。

4. 颈椎病

可引起颈、肩、背、耳后区以及面侧部疼痛，容易误诊。但疼痛与开口和咀嚼无关，而常常与颈部活动和姿势有关。有的可有手的感染和运动异常。X线片可协助诊断颈椎有无骨质变化，以资鉴别。

5. 茎突过长症

茎突过长症除了吞咽时咽部疼痛和感觉异常外，常常在开口、咀嚼时可引起髁状突后区疼痛以及关节后区，耳后区和颈部牵涉痛。X线片检查容易确诊。

6. 癔症性牙关紧闭

癔症性牙关紧闭如和全身其他肌痉挛或抽搐症状伴发，则诊断比较容易。此病多发于女青年，既往有癔病史，有独特的性格特征，一般在发病有精神因素，然后突然发生开口困难或牙关紧闭。此病用语言暗示或间接暗示（用其他治疗法结合语言暗示）常能奏效。

（二）中医学鉴别诊断

痿证

痿证为肢体力弱，无疼痛症状，颞颌关节紊乱症属于痹证，以颞颌关节疼痛为主，是由风、寒、湿、热之邪流注肌腠经络，痹阻筋脉关节而致。痿证是运动无力，痹证是因痛而影响活动；痿证病初即有肌肉萎缩，痹证是由于疼痛甚或关节僵直不能活动，日久失用导致肌肉萎缩。

四、临床治疗

（一）提高临床疗效的要素

颞颌关节功能紊乱症患者的咬合、肌肉、颞下颌关节三者之间任何一个发生异常，必然会影响其他两者之间的关系，故治疗前应根据症状和必要的检查，做出正确的评估，判断病位施加手法。

（二）推拿治疗

（1）治疗原则 舒筋通络，活血祛瘀，理筋整复，恢复功能。

（2）施术部位 患侧颞颌关节部及相关部位。

（3）操作过程

①患者取仰卧位，头偏于一侧，使患侧在上（或取侧卧位），医生坐于其患侧。为防止局部皮肤损伤，局部可外铺治疗巾。

②揉捻法：先在颞下颌关节区及翼外肌周围用鱼际揉法3~5分钟，以促进血液循环，缓解翼外肌痉挛。

③推法：用大拇指由下关穴起，沿下颌骨前缘，自上而下推按3~5次。

④点穴：以指代针点按上关、下关、翳风、颊车、角孙、听宫、阿是穴等穴，以通经活络。

⑤指揉耳门、下关穴时，嘱患者做主动张口、闭口运动，动作要缓慢幅度要小，使指揉的功力透入深层组织，操作5~10分钟。

⑥活动颞颌关节法：医者用双手大鱼际置于两侧颊车穴部，双手多指握住下颌骨的前后缘，协同用力（嘱患者配合）做上下、左右及顺逆时针方向活动颞颌关节各数次。

⑦将患侧下颌后部向前健侧牵拉，按压患侧磨牙后区，向下、向前、向健侧牵

引下颌2~3次；如果同时伴关节盘内、外及旋转移位、则配合以下手法治疗：医者双手拇指及大鱼际和余指分别握紧两侧下颌体，先左右转动侧移数次，然后令患者做张口闭口动作时，医者两手相对挤靠，双手下压下颌体，向齿缝对齐方向挤压一下。

⑧牙齿咬合关系异常者，医者用一手大鱼际置于患侧颞部及下颌小头，另一手掌放于健侧下颌部，嘱患者做张口、闭口动作，医者双手相对用力挤按，即可将向健侧偏斜的下颌矫正，恢复其正常咬合关系。

⑨最后局部可辅以擦法或热敷法，拿合谷穴、肩井穴结束治疗。

（4）辨证加减 风寒湿阻加拿揉风池，合掌擦颈项部；湿热痹阻加捏挤大椎，按揉曲池、阴陵泉、丰隆；肝肾阴虚加按揉肝俞、肾俞、三阴交、复溜，擦涌泉；脾失健运加摩腹，捏脊，按揉足三里。

每次治疗15~20分钟，每日1~2次，10~15次为1个疗程，以中等刺激为宜，勿擦伤局部皮肤。

（三）其他疗法

1. 针刀

针刀松解术结合手法治疗颞颌关节功能紊乱症：患者侧卧位，局部碘伏常规消毒后用1%利多卡因麻醉，第1支针刀松解颞下颌关节的颞骨下颌窝处的粘连瘢痕，嘱患者做张口运动，确定颞下颌关节的颞骨下颌窝，刀口线与人体纵轴垂直，呈90°角刺入，针刀经皮肤、皮下组织，有落空感时即达颞下颌关节间隙，针刀再向上寻找骨性结构即为颞骨的下颌关节窝，提插切法切割2~3刀，范围不超过0.5cm。第2支针刀松解颞下颌关节下颌骨上颌头处的粘连瘢痕，嘱患者做张口运动，确定颞下颌关节的颞骨下颌窝，刀口线与人体纵轴垂直，针刀体与皮肤呈90°角，针刀经皮

肤、皮下组织，有落空感时即达颞骨的下颌关节间隙，嘱患者再做张口运动，针刀向下寻找移动的下颌骨的上颌头，在其骨面上用提插刀法切割2~3刀，范围不超过0.5cm，术毕压迫针孔片刻，待不出血后，再用碘伏消毒针孔，创可贴外贴，10天治疗1次，共治疗2次。针刀术后立即手法治疗让患者坐于椅上，一助手站在患者背后将患者头部固定，医者两手拇指包上无菌纱布，放入患者口内两侧槽牙上，将下颌关节下压，使下颌关节分离，然后双手端起下颌关节，向后上方推顶复位。

2. 温针

温针加一指禅推法治疗颞下颌关节功能紊乱综合征：患者取仰卧位，头转向一侧，患侧在上，医者坐于床头，以一指禅推法施术于颞下颌关节处，紧推慢移，力度适中，以局部酸胀为度，触及痛点时可适当调整力度，以患者能耐受为度，进行重手法刺激。后循手足三阳经在头面部的循行路线进行施术，施术过程中重点点按上关、下关、颊车、耳门、听宫、听会、牵正、翳风等穴。再以大鱼际揉法施术于颞下颌关节处，以透热为度。最后拿双侧合谷穴配合患者小幅度张口、闭口动作，结束治疗。然后取健侧合谷及患侧下关、颊车、上关、听宫、翳风穴。令患者取坐位或仰卧位，在施术部位进行常规消毒，用0.30mm×40mm毫针直刺合谷穴，施泻法，强刺激，以局部酸胀并向上放射为度，然后用0.30mm×40mm毫针直刺其余穴位（听宫穴张口位进针），施平补平泻法，以得气为度，在上述穴位（合谷除外）针柄上套置一段长1cm艾条施灸，留针30分钟。

五、预后转归

本病的发展可有三个阶段：功能紊乱阶段；结构紊乱阶段；关节器质性破坏阶段，这三个阶段一般显示了疾病的早期、中期和后期。本病病期一般较长，可有几年或几十年，常反复发作，不易治愈。患病初期仅为关节功能失调，多数患者一般不发生关节强直，预后良好；但部分患者若长期无法得到正确、有效的治疗，因长期不平衡的下颌运动，且致病因素持续存在，则易迁延不愈，导致关节持续磨损，最终发生关节器质性破坏，此时则需进行手术治疗，预后欠佳。

六、预防调护

（一）预防

（1）调整心态，避免因生活、工作压力大导致的情绪焦虑、易怒、精神紧张、容易激动以及失眠等精神症状。

（2）预防并及时治疗牙病，避免受龋齿、磨牙等困扰。

（3）减少连续摄入坚果等坚硬的食物。

（4）改变平日咀嚼食物偏好单侧等不良进食习惯。

（5）避免进食过多冷饮，或天气寒冷时颜面部保暖不佳。

（6）纠正工作生活中的不良姿势，如长期伏案时单侧支撑下颌等。

（二）调护

（1）注意劳逸结合，加强体育锻炼，改善全身状况。

（2）调整精神状态，保持乐观、放松、心胸开阔。

（3）纠正不良习惯，如单侧咀嚼。

（4）坚持进软食7~14天，小口进食，避免过大张口和进食过硬食物、零食、口香糖、瓜子等。

（5）在寒冷条件下注意关节局部保暖，戴上口罩、围脖等。

（6）不要自行验证关节疼痛或弹响是否存在。

（7）关节区可以局部涂抹双氯芬酸二乙胺，配合热敷，每天2~3次，一次半小时左右，但是要避免烫伤。也可用盐袋加热后热敷。

（8）拔除阻生牙时，注意保护下颌关节；其他口腔内治疗时，应注意不让患者长时间地大张口。

（9）颞颌关节操　1天3次，一般第一套先做16遍，再做第二套16遍。

1）第一套：①上下前牙对齐，嘴巴慢慢张开，张到最大时停留5秒钟，之后慢慢收回，回到正常咬合位置休息5秒钟。②下颌牙齿向左边移动，回到中间；然后下颌牙齿再向右边移动，再回到中间。③下颌前牙前伸，类似"地包天"后再收回到原来位置上。

2）第二套（张口受限者适用）：双手两食指平着放在下颌前牙位置上，两大拇指顶着上面大牙（上颌最里面的牙），用力将嘴巴撑大，停留5秒钟，再往回收，手拿出来，嘴巴回到正常位置休息5秒钟。

七、专方选要

玉真散　药物组成：南星、防风、白芷、天麻、羌活、制附子等。功用：祛风化痰，定搐止痉。主治：破伤风症见牙关紧闭、口颊唇紧、颞颌关节功能紊乱综合征。

八、研究进展

（1）何悦硕采用强刺激推拿治疗颞下颌关节功能紊乱，具体操作如下。

①翼状肌推拿：患者仰卧位，嘱患者略张口，耳前呈现小凹陷间隙，术者用拇指向上下和前方按压，寻找敏感点，在每一个敏感点滑动按压，直至放松。术者用食、中指两个手指尖放在下颌角正下方，向下颌骨内侧面上方按压，轻轻地缓慢移动寻找敏感点，对每一敏感点按压，直至放松。

②咬肌推拿：者将拇指放在咬肌的上部，即外耳道口的前方，向内紧压组织。沿着肌肉纤维向下滑动至下颌骨，在遇到敏感点，停下按压至放松。

③颞肌推拿：术者拇指尖放在颞肌前部顶端（即眼眉的外上方），向内侧紧压，向下滑动指尖至颧骨，在遇到敏感点，停下按压至放松；继续以上治疗直至整个肌肉。

（2）马永健通过调整升颌肌功能治疗颞颌关节功能紊乱，具体操作如下。

①患者侧卧位，患侧在上，术者采用点揉、弹拨、指推手法松解颞颌关节周围肌肉及软组织，调整局部生理功能。特别是要仔细寻找咬肌、颞肌及颞颌关节处结节样组织反应物或肌肉痉挛，找到后要进行重点点揉、弹拨及顺肌纤维方向作指按手法，将其逐一剥离、理顺、复平。

②整复颞颌关节半脱位或错缝：患者坐位，术者立于患侧，患者头向健侧偏歪45°。术者以左手掌心前部托住颏下部，右手拇指放于半脱位的髁状突的前缘，其余四指放于颈后部。此时，右手拇指先按压下关穴，使肌肉放松，然后向后推髁状突，同时左手以协同动作向后向患侧推颏下部，此时常可听到复位的弹响声。

（3）叶宏亮等采用推拿点穴治疗颞下颌关节紊乱病，具体治疗方法按下列步骤进行。

①点按且揉足少阳胆经、足阳明胃经、手少阳三焦经、手太阳小肠经的腧穴（足临泣、陷谷、中渚、后溪）每穴各0.5分钟，其中敏感性最强的穴位加时3~5分钟。同时让患者作适当的颞颌关节自主活动。

②点按且揉患者双侧合谷穴5分钟。

③用一指禅推法点按患侧的颊车、上关、下关、听宫、翳风、阿是穴。

④在患侧的咀嚼肌、颞肌、颌下诸肌

做轻柔的大鱼际揉法。以皮肤潮红或有热量渗透为度。

⑤患者取坐位，呈张口状，医者两手拇指裹纱布后伸入口腔内，向下扣住下颌骨，其余四指扶住下颌骨，双手配合，适当用力，带住下颌骨作上、下运动。而后再作左、右侧方运动，促使下颌关节的活动。

⑥最后再在局部颞颌关节部位做轻柔的擦法，有透热感后结束（可用适量的介质如冬青膏等）。

如果同时伴有单侧盘移位者的加以下手法：将患侧下颌后部向前健侧牵拉，按压患侧磨牙后区，向下、向前、向健侧牵引下颌2~3次；如果同时伴关节盘内、外及旋转移位者配合以下手法治疗：医者双手拇指及大鱼际和余指分别握紧两侧下颌体，先左右转动侧移数次。然后令患者作张口闭口动作时，医者两手相对挤靠，双手下压下颌体，向齿缝对齐方向挤压一下。

（4）李健等应用柔筋通脉法治疗颞颌关节功能紊乱，具体操作如下。

患者取坐位，医者站其旁，在患侧颞颌关节周围自上而下做单拇指揉法，反复施术2~3分钟；单拇指沿耳前自上而下做一指禅推法，反复施术1~2分钟，以局部透热为宜；患者逐步张口，医者用单拇指沿耳前凹陷自上而下做按压法，反复施术3~5遍；拇指按于关节突旁痛点处，其余4指托于下颌处，嘱患者轻缓张合颞颌关节，随动随按，按动结合；点按上关、下关、耳门、听宫、听会、颊车、肝俞、肾俞等穴各0.5分钟；重点拨揉点按耳上点（耳门与头维连线中点）、耳前点（耳屏前方凹陷中，张口于关节突后缘取之）、耳下点（耳垂下方凹陷中，翳风前上方取之）各1分钟。

（5）苏兴宇采用推拿手法缓解颞下颌关节紊乱综合征，操作如下。

①患者取仰卧位，调节头枕以患者感觉舒适为宜。医者一手固定患者头部，使头部略向健侧倾斜，依次施推法和拇指点按法于患侧阿是穴、耳禾髎、颊车、上关、下关穴5分钟，着重推按压痛敏感点，手法宜缓慢渗透，以缓解局部肌肉痉挛，达到解痉祛瘀的目的。

②施食、中、环三指揉法于颞颌关节局部2分钟，以舒筋通络缓解张口受限。

③施拿法于外关、合谷穴1分钟，以解痉止痛，手法力度以患者出现酸胀得气感并能承受为度。

（6）钟世元采用手法治疗颈源性颞颌关节紊乱症，具体操作如下。

①先用揉、擦手法松弛患部软组织。

②仰头摇正法：患者侧卧，术者一手托其下颌，另一手托枕，将其头上仰转，慢摇2~3下，将头转到45°时稍加有限度"闪动力"。

③低头摇正法：患者侧卧低头，术者一手轻拿后颈，拇指按移位横突隆起处下方作为"定点"，另手托面颊作为"动点"，当摇至最大角度时，托面颊之手用有限度的"闪动力"。

④侧头摇正法：患者侧卧低头，术者一手托其头，另手拇指"定点"于患椎关节下方，将头抬起作侧屈并转动摇正。

⑤侧向搬按法：患者仰卧，术者一手拿其后颈并以拇指按患椎横突侧向隆起处，另手托下颌并用前臂贴其面颊，将患者头先牵引并渐屈健侧后屈向患侧，当摇至最大角度时，拇指"定点"与"动点"手同时作搬按牵联合"闪动力"。

⑥仰卧牵引法：术者一手牵患者下颌，另手拿其后颈，先作水平牵，再将其头微屈作向前上方牵引2~3分钟。

⑦端坐复位：患者低端坐位，头后伸靠墙。术者先指揉双侧颞颌关节周围，后双拇指分别置于颧弓下方的下关穴，余四

指置于下颌下部，拇指揉按 1~2 分钟，患者感到局部酸软，拇指略用力向后下方推的同时，余四指向上托起，常可听到"咯"一声，达到复位。

主要参考文献

[1] 法莉莉，李国香. 常见颞下颌关节紊乱病的鉴别及治疗［J］. 中国民间疗法，2013，21（2）：61.

[2] 马红叶. 点穴结合微波治疗颞颌关节紊乱疗效观察［J］. 中国民间疗法，2014，22（11）：43.

[3] 张殿全，余细明. 电针为主治疗颞下颌关节紊乱综合征 30 例疗效观察［J］. 河北中医，2014，36（3）：399-400.

[4] 安道英. 颞下颌关节紊乱综合征的治疗研究进展［J］. 现代中西医结合杂志，2014，23（33）：3757-3759.

[5] 黄移生. 针刀松解术结合手法治疗颞下颌关节紊乱症 21 例［J］. 湖北中医杂志，2014，36（6）：66-68.

[6] 邹瑾. 齐刺配合温灸治疗颞下颌关节紊乱症 41 例［J］. 云南中医中药杂志，2013，34（6）：43-44.

[7] 叶宏亮，顾非. 推拿点穴治疗颞下颌关节紊乱病［J］. 浙江中医药大学学报，2012，36（1）：83.

[8] 沈志方，沈清河，金月琴，等. 温针加一指禅推法治疗颞下颌关节功能紊乱综合征疗效观察［J］. 上海针灸杂志，2014，33（4）：335-336.

[9] 苏兴宇，卫琳，高豫，等. 推拿手法缓解颞下颌关节紊乱综合征疼痛的疗效评价［J］. 北京中医药，2013，32（12）：900-902.

[10] 王秀玲. 加味羌活汤及其衍化方剂联合常规西药治疗颞颌关节功能紊乱综合征［J］. 中国中医基础医学杂志，2013，19（10）：1165-1167.

第三节　牙痛

牙痛是自觉牙齿或牙龈疼痛，为口腔疾患中常见的症状之一，可见于龋齿、牙髓炎、根尖周围炎、牙外伤、牙本质过敏、楔状缺损等。属中医的"牙宣""骨槽风"范畴，由于外感风邪、胃火炽盛、肾虚火旺、虫蚀牙齿等原因所致。《辨证录》指出："人有多食肥甘，齿牙破损作疼，如行来行去者，乃虫疼也。不知过食肥甘，则热气在胃，胃火日冲于口齿之间，而湿气乘之，湿热相搏而不散，乃虫生于牙矣。"

西医认为，牙痛是由龋齿、牙髓炎、根尖周围炎及冠周炎等引起一个共同症状。

一、病因病机

（一）西医学认识

牙痛大多是由于不注意口腔卫生，牙齿受到牙齿周围食物残渣、细菌等物结成的软质的牙垢和硬质的牙石所致的长期刺激，及不正确的刷牙习惯，维生素缺乏等原因造成牙龈炎和牙周炎、龋齿（蛀牙）或折裂牙而导致牙髓（牙神经）感染所引起的。

（二）中医学认识

中医认为牙痛是由于外感风邪、胃火炽盛、肾虚火旺、虫蚀牙齿等原因所致。常见中医证型有风寒牙痛、风热牙痛、风火牙痛、胃火牙痛、虚火牙痛。

二、临床诊断

（一）辨病诊断

1.临床表现

（1）症状　牙痛是多种牙齿疾病和牙周疾病常见症状之一，其特点表现为以牙痛为主，当急性发作时，疼痛十分剧烈。

伴有牙龈肿胀，咀嚼困难，口渴口臭，或时痛时止，遇冷热刺激痛，面颊部肿胀等。其中，急性牙髓炎表现为间歇性的阵痛，夜间加重，患者不能明确指出患牙；急性根尖周围炎则为持续性疼痛，患者不能正确指出患牙的位置；急性冠周炎有明显的牙龈红肿。牙痛若为尖锐自发痛，多见于急性牙髓炎、尖周炎、牙周脓肿、龈乳头炎和冠周炎、三叉神经痛、髓石、上颌窦炎急性和干槽症；若为自发性钝痛，见于慢性龈炎、创伤颌；若为激发痛，多见于牙本质过敏、2~3度龋、牙髓充血；若为咬合痛，多见于急慢性根尖周炎、创伤颌、不同金属修复体的流电作用。

（2）体征

1）视诊：口腔内患者所述疼痛侧上、下颌牙齿的牙体疾病，如龋、发育异常、外伤牙折、磨损、楔状缺损、牙隐裂等，有无龋坏，注意邻面和上颌八的颊侧，下颌七的远中颈部等隐蔽部位。有无隐裂、高度磨耗、楔状缺损、畸形中央尖、急性舌侧窝、未垫底的深龋充填体、外伤露髓等。另外还应注意有无阻生牙、拔牙创、牙龈乳头红肿、牙龈红肿和脓肿、龈颊沟及面部有无肿胀、开口是否受限等。

2）探诊：牙体疾病探诊、牙周袋探诊。具体操作如下：用改良握笔式握持探针，以口内相邻牙的面或近切缘处的唇面作支点，也可采用口外支点。探诊力量约为20~25g，探入时探针应与牙体长轴平行。探针应紧贴牙面，避免进入软组织，避开牙石而到达袋底，直到在龈沟底感到轻微的阻力。以提插方式移动探针，探查每个牙的各个牙面的龈沟或牙周袋情况，以了解牙周袋的位置、范围、深度及形状。探查牙齿邻面牙周袋时，探针要紧贴牙邻面接触点探入，并将探针向龈谷方向稍倾斜，以探测到邻面牙周袋的最深处。

3）叩诊：用口镜柄或镊子柄叩击牙齿，检查牙齿对叩击反应的一种方法。根据叩诊方向可分为垂直叩诊和水平叩诊（或侧方叩诊）：垂直叩诊即叩击方向与牙齿长轴一致，主要检查尖周区的炎症；水平叩诊即叩击方向和牙齿长轴垂直，用以检查牙周膜某一侧的炎症。进行叩诊检查时，一定要与正常牙进行对比，正常牙叩击时，无疼痛反应，当尖周炎或牙周膜炎时，可出现不同程度的叩击反应。叩诊时不应用力过大，先从健康牙轻轻开始，后叩击患牙，如无明显反应时，可稍用力进行比较。临床上对于牙齿叩击反应的记录方法是：叩诊无反应，可写作叩诊（-）；叩诊疼痛时，可根据牙疼痛的程度，记录为：轻度叩痛（+），中度叩痛（++），重度叩痛（+++）。

4）咬诊：正中及侧方咬合检查。①空咬法：嘱患者咬紧上下牙或做各种咀嚼运动，同时注意牙齿动度和牙龈颜色的改变。②咬实物法：选用近似一个牙宽的棉卷或棉签，先检查正常牙，再检查患牙，根据患牙是否疼痛而明确患牙部位。③咬合纸法或咬蜡片法：用于检查患者的咬合情况时，应使用薄咬合纸，分别在正中𬌗和非正中𬌗位进行咬诊。如果用于确诊单个牙齿的𬌗干扰部位，可用一块2~3层厚半个牙尖宽的咬合纸分别垫在不同牙尖的斜面，按正中𬌗和非正中𬌗位顺序检查。患牙咬合疼痛明显的深点着色，即为𬌗干扰所在处。

5）松动度检查：用镊子夹住前牙切端或抵住后牙咬合面的窝沟，做唇舌向（颊舌向）、近远中向和上下向摇动牙齿，观察牙齿摇晃的程度。结果记录：Ⅰ°松动：仅唇舌向或颊舌向一个方向晃动；或晃动幅度小于1mm；Ⅱ°松动：两个方向的晃动，即除唇舌向或颊舌向晃动外，近远中向也有晃动；或晃动幅度在1~2mm之间；Ⅲ°松动：三个方向的晃动，即唇舌向或颊舌向、近远中向和垂直方向均有晃动；或晃动幅度大于2mm。

6）扣诊：可疑患牙、根尖部、肿胀部位和范围，颌下淋巴结扣诊。

2. 相关检查

（1）实验室检查

①温度测试：冷、热测验。包括冷测法和热测法。冷测法选用冷水、小冰棒、氯乙烷、二氧化碳或雪等作为冷刺激源，在患牙唇、颊面颈1/3处进行测试。热测法选用热水、热牙胶棒、慢速旋转的橡皮轮或热蜡刀作为热刺激源，在患牙唇、颊面1/3处进行测试。

②牙髓电活力测验：检查前向被检者解释检查的目的和可能出现的感觉，嘱其有麻痛感觉时举手示意。检查可疑牙位前，先测对侧同名或正常邻牙，隔湿被试牙，擦干牙面，并放吸涎液器。探头上蘸生理盐水或涂一层牙膏作为导体，检查时，将探头放在牙唇（颊）面中1/3处，避免接触牙龈。观察检测器上的电流强度指数，直到被检者有反应时移开探头。一般重复2次，取平均值。

（2）X线检查　有助于发现隐蔽部位的龋洞、充填物与髓腔的距离、充填物与洞壁间有无密度降低区；有无邻面龋髓石、牙内吸收、牙根外吸收、牙根折裂、根折、根分岔、根尖周及牙槽骨组织有无病变、有无阻生齿及埋伏牙压迫牙根；上颌窦及颌骨内有无肿物；颞颌关节有无异常。

（3）其他　必要时，请有关科室会诊，以排除心脏、血液、精神等全身性疾病。

（二）辨证诊断

1. 风寒牙痛

（1）临床证候　牙痛，牙龈轻微红肿，其痛得热则痛减，遇冷痛甚，并有恶寒，微发热，鼻塞流涕，舌淡、苔薄白，脉沉迟。

（2）辨证要点　牙痛遇冷痛甚，得热则舒，牙龈红肿不甚，可伴有恶寒发热、鼻塞流清涕等风寒表证。

2. 风热牙痛

（1）临床证候　牙齿疼痛，呈阵发性，遇风发作，患处得冷则痛减，受热则痛增，牙龈红肿，全身或有发热、恶寒、口渴，舌红、苔白干，脉浮数。

（2）辨证要点　牙痛阵作，遇风发作，患处喜冷恶热，牙龈红肿，或有发热、口渴等风热表证。

3. 风火牙痛

（1）临床证候　牙齿痛，牙龈红肿疼痛，牵连腮颊或耳下肿痛，延及牙床，颌下淋巴结肿大，遇冷则痛减，遇风、热则痛甚，并有目赤，耳鸣，口苦，或有发热，恶寒，口渴，舌红、苔白干，脉弦数。

（2）辨证要点　牙痛，遇冷痛减，遇风、热则痛甚，牙龈红肿，或有发热、口渴等风热表证。

4. 胃火牙痛

（1）临床证候　牙齿痛甚，牙龈红肿热痛，或牙缝中有赤肉彭出，或出脓渗血，或溃烂臭腐，牵及颌面疼痛、头痛，口渴，口臭，大便秘结，小便短赤，脘闷不食，舌红苔黄，脉滑数。

（2）辨证要点　牙齿牙龈红肿热痛，或牙缝中有赤肉彭出，或出脓渗血，牵及颌面疼痛，可伴有头痛、便秘、脘闷不食，舌红苔黄，脉滑数等胃火炽盛之证。

5. 虚火牙痛

（1）临床证候　牙齿隐隐微痛，牙龈微红、微肿，久则牙龈萎缩、牙齿松动，伴有心烦失眠、眩晕，舌红嫩，脉细数。

（2）辨证要点　牙齿隐痛，牙龈微红肿，或牙龈萎缩、牙齿松动，伴有心烦失眠、脉细数等阴虚之证。

三、鉴别诊断

牙痛常为患者的主观就诊原因。多种牙源性疾病和非牙源性疾病都可引起牙痛，所以临床鉴别就很重要。应对患者牙痛的原因、性质、时间、部位及全身情况作综合判断分析。

1. 深龋

深龋有较深的龋洞，已达到牙本质深层，洞内有软化牙本质、食物残渣等，龋蚀接近牙髓，或已影响牙髓。对温度刺激，特别对热敏感，化学刺激可有一过性酸痛感，但刺激去除后疼痛立即消失。叩诊（-），探诊洞底敏感，无自发痛，经盖髓治疗有效。

2. 牙本质过敏

牙本质过敏是牙齿受到外界刺激，如温度（冷、热）、化学物质（酸、甜）以及机械作用（摩擦、咬硬物）等引起的酸痛症状，当用尖锐的探针在牙面上滑动时，可找到一个或数个过敏区，它发作迅速、疼痛尖锐、时间短暂，是各种牙体疾病的共有症状，一般患者年龄稍大，釉质的完整性受到破坏，牙本质暴露，颌面磨耗严重，颈部楔状缺损或有不同程度牙龈萎缩。磨耗、楔状缺损、牙折、龋病、牙周萎缩均可发生牙本质过敏。

3. 急慢性牙髓炎

急性牙髓炎可有自发性，阵发性，放射性疼痛且不能定位，冷热刺激加重，可有叩痛或不适。慢性牙髓炎可有长期牙痛史，多可定位患牙，稍有叩痛或不适。

4. 根尖周炎

根尖周炎有可定位的自发性持续性跳痛，与冷热等刺激无关，向同侧颞部放射，常感病牙伸长，咬合时疼痛加剧，不敢用患牙咀嚼食物，叩痛严重，咬合能准确地指明病牙的位置。牙髓活力测试无反映，相应牙的根部红肿，扣痛，松动，并可诱发间隙感染、淋巴结肿大压痛及全身症状。

5. 智齿冠周炎

下颌第三磨牙区胀痛剧烈，放射至耳颞部，可有咀嚼和吞咽困难，有不同程度的张口受限，颌下淋巴结肿大、压痛，严重者还出现发热等全身症状。

6. 干槽症

下颌阻生智齿拔除后 2~3 天后出现剧烈的疼痛，疼痛向耳颞部、下颌下区或头顶部放射，用一般的止痛药物不能缓解，则可能发生了干槽症。临床检查牙槽窝内空虚，或有腐败变性的血凝块，灰白色假膜覆盖。在牙槽窝壁覆盖的坏死物有臭味，用探针可直接触及骨面并有锐痛，邻牙可有轻微叩痛。颌面部无明显肿胀，张口无明显受限，下颌下可有淋巴结肿大、压痛。

7. 牙周脓肿

牙周支持组织内的局限性化脓性炎症，脓肿部位近龈缘，有较深的牙周袋和附着丧失，慢性牙周脓肿，X 线片显示有牙槽骨吸收，X 线显示牙槽骨吸收，相应淋巴结压痛，体温升高，全身不适。根侧或根尖周围弥散的骨质破坏。

8. 龈乳头炎

牙间乳头充血、肿胀，探触和吸吮时易出血，可有自发胀痛或探触痛。有的女性患者在月经期胀痛感加重。可有中等程度的冷热刺激反应，有食物嵌塞史，邻面龋或不良修复体。检查可见龈乳头红肿，探诊易出血，牙髓活力正常。有时局部可查到刺激物，牙齿可有轻度叩痛，这是因为龈乳头下方的牙周膜也有炎症和水肿。

9. 上颌窦炎

患侧面部出现持续性胀痛，涉及同侧牙齿，重者可向颞部放射或表现为半侧头痛，疲倦后加重，并常有鼻塞及流脓性鼻涕。无明显牙体疾患，但无额窦底部及前壁明显压痛和叩击痛。上颌窦穿刺有脓液。

10. 三叉神经痛

突然的、自发的，如闪电样、刀割样的阵发性短暂的面部剧痛。涉及患牙与共侧牙齿，有扳机点，可因说话、进食、洗脸或接触面部某一点而诱发。常沿三叉神经分布区域放射，每次历时数秒至数分钟，有间歇期，白天重，夜间多缓解，冷热刺激正常，口服卡马西平有效。

11. 冠心病、高血压引起的牙痛

冠心病心绞痛心脏的症状不是很明显，却出现一侧或上下多个牙齿同时疼痛，含服硝酸甘油牙痛很快缓解。高血压引起的牙痛，是由于外周小动脉硬化，发生痉挛导致牙组织营养不良而出现牙痛，往往伴有牙龈出血，血压较高。这两种牙痛都无法找到牙体病损，有冠心病心绞痛病史和高血压病史。

12. 非典型性牙痛

多由于拔牙后或根管治疗后，成年女性患者常见，多发于以上颌磨牙和前磨牙，呈中度持续性钝痛，疼痛的部位多广泛，也可局限，疼痛的性质类似牙髓炎，病程迁延 4 个月以上，似不影响睡眠，醒后疼痛多可暂时缓解，紧张时痛减轻。故患者常因牙痛而求治，治疗后虽可暂时缓解疼痛，以后多可复发。患者或伴有抑郁或焦虑，抗抑郁治疗对牙痛有效。

13. 无痛性心肌梗死

无痛性心肌梗死是指急性心肌梗死时患者缺乏典型的心绞痛症状，或仅表现为轻微的胸闷。糖尿病、脑梗死或心衰的老年患者易出现无痛性心肌梗死，容易漏诊。无痛性心肌梗死的发生与年龄、吸烟、脑循环障碍、糖尿病、心肌梗死并发症及心肌梗死部位有关。其临床表现除症状不典型外，常见异位疼痛，如上腹痛、牙痛、下颌痛、肩臂痛、下腹痛、足趾痛等，心电图以及心肌酶学或心肌标志物的动态演变均与有典型胸痛症状的心肌梗死相似。

四、临床治疗

（一）提高临床疗效的要素

临证时，按牙痛诸症寒热虚实在脏在经辨析，再注意其归经特点，疗效会更好。

（二）推拿治疗

（1）风寒牙痛

治法：疏风散寒止痛。

推拿治疗方法：

1）患者坐位或卧位，开天门、推坎宫、揉太阳各 1 分钟，一指禅推或按揉颈项部风池、风府穴各 1 分钟。

2）按揉双侧颊车、合谷穴各 1~3 分钟。

3）以擦法在肩背部操作 3~5 分钟，重手法按揉大椎穴 1 分钟。

4）提拿肩井穴 5~10 遍。

（2）风热牙痛

治法：疏风清热，解毒消肿。

推拿治疗方法：

1）患者坐位或卧位，一指禅推或按揉颈项部风池、风府穴各 1 分钟。

2）按揉双侧颊车、合谷穴各 1~3 分钟。

3）以擦法在背部膀胱经及督脉操作 3~5 分钟。

4）提拿肩井 5~10 遍。

（3）风火牙痛

治法：宜疏风泄热。

推拿治疗方法：

1）患者坐位或卧位，重手法拿揉颈项部风池、风府穴各 1 分钟。

2）按揉双侧颊车、合谷穴、肺俞、肝俞、脾俞、胃俞、大肠俞各 1~3 分钟。

3）以擦法在背部膀胱经及督脉操作 3~5 分钟。

4）提拿肩井 5~10 遍。

5）按揉涌泉 1~3 分钟。

（4）胃火牙痛

治法：清胃泻热，凉血止痛。

推拿治疗方法：

1）患者坐位或卧位，重手法拿揉颈项部风池、风府穴各1分钟。

2）按揉双侧合谷、曲池穴、外关穴各1~3分钟，以拇指甲掐按内庭穴1分钟。

3）提拿肩井5~10遍。

4）逆时针摩腹3~5分钟，重手法自上而下捏脊5~10遍。

5）直擦腰背至骶部，往返5~10次。

（5）虚火牙痛

治法：滋阴益肾，降火止痛。

推拿治疗方法：

1）患者坐位或卧位，一指禅推或按揉颈项部风池、风府穴各1分钟。

2）按揉双侧颊车、合谷穴、太溪、行间穴各1~3分钟。

3）搓擦涌泉穴3~5分钟。

4）提拿肩井5~10遍。

5）以滚法在肩背部操作3~5分钟，重手法按揉大椎穴部。

6）横擦肾俞命门及腰骶八髎，以透热为度。

五、预后转归

（1）龋齿早治，不但牙体组织破坏少，患者痛苦少，而且疗效也好。因为此时龋蚀较浅，不引起任何继发病。若失治或误治，龋蚀继续向深部发展，则引起牙髓病、牙痛、牙槽风等证，给患者造成严重的痛苦。智齿冠周炎症治疗不及时，可引发感染，如颊间隙感染、嚼肌间隙感染，或导致相邻的其他牙齿损坏，或转为慢性，反复发作，甚至遗留瘘管。若炎症继续扩展，可形成骨膜下脓肿，或在相当于下颌第一或第二磨牙颊侧形成脓肿或龈瘘，或穿破皮肤形成皮瘘，严重者，尚可并发颌周蜂窝织炎、下颌骨骨髓炎甚至全身性的感染。

牙髓炎的转归与机体的抵抗能力密切相关。①如果炎症轻微而牙根尖孔粗大机体的修复能力强，牙髓组织可能恢复正常；②如果炎症与抵抗能力相对平衡，牙髓组织的炎症为慢性表现；③如果炎症刺激性强且持久而抵抗及修复能力差，则牙髓炎症进一步发展出现局部甚至全部的牙髓组织坏死、化脓，进而导致根尖周炎的发生。

（2）牙龈炎如不及时治疗，还可进一步发展成为牙周疾病。牙周病不仅影响牙齿的健康，还会影响全身的健康，导致或加剧某些全身疾病，如冠心病、低出生体重儿、糖尿病、肺部感染等疾病的发生发展，严重危害人体健康。

（3）牙周病会感染心血管组织，引起心血管疾病。当患有牙周病，其产生的细菌进入到血液当中，会附着在冠状动脉的脂肪酸，容易产生斑块，导致动脉硬化，妨碍血液流通，影响氧气和营养的正常供应，从而导致心脏疾患。

（4）不及时治疗牙痛等口腔疾病，可引起败血症。口腔疾病产生诸多病毒，其通过血液循环，可传到身体其他部位，包括脑部也会深受其害。具体来讲，口中长期保留烂牙，或者炎症不及时治疗，会引起败血症，通过脑部CT，会发现头颅内有脑脓肿。

（5）口腔疾病产生有害细菌，可引起糖尿病。口腔疾病引起的细胞因子具有破坏性，不利于人体健康，例如：过多的细胞因子会破坏胰岛腺，减少人体必要胰岛素的分泌量，容易引起2型糖尿病的发生。可以说，高血压、糖尿病是口腔疾病的并发症，因此想预防高血压、糖尿病，要注意口腔护理。

六、预防调护

（一）预防

（1）保持口腔卫生养成良好的卫生习惯，每日最好早晚各刷牙1次，进食后漱口，及时清除留在口里和牙齿之间的食物残渣和细菌，保护牙齿洁净。选用含氟牙膏对预防龋齿有一定作用。

（2）定期进行口腔检查，每半年到一年进行一次，是防治牙病的重要措施。

（3）儿童饮食要多样化，适当吃些硬性和韧性的食物，可以促进其颌骨和牙齿的生长发育。不要让儿童含着糖块睡觉，或者吃了甜食不刷牙漱口就睡觉，因为糖在嘴里变酸，易于腐蚀牙而得龋齿。

（4）6~12岁儿童恒牙萌出后及时做窝沟封闭，即把牙齿的窝沟用一层树脂类材料封闭，避免食物碎屑和细菌等有害物质进入牙体内从而预防龋齿。

（5）对于位置不正的智齿和食物嵌塞的牙齿及时治疗。

（6）不合适的假牙和牙套及时处理。

（7）牙齿保健操　古书中记载了许多行之有效的牙齿保健法，如叩齿，转舌按摩，鼓漱，解便时咬紧牙关等。为预防牙病，可坚持每天做这些锻炼牙齿的牙齿保健操，对促进牙齿、牙周的血液循环，增强牙齿的生理性刺激大有裨益。

①叩齿：上下牙齿互相碰击，铿锵有声，早晚各一回，每日72下，日日如此，长年坚持。

②转舌按摩：翻卷舌尖，紧贴牙龈，360°旋转，先外后内，按摩36次，天天坚持。

③鼓漱：双唇紧闭，作含水漱口状，鼓漱36次，让唇颊部不断拍击牙齿和牙周。

④手指按摩：漱口后用干净食指以垂直方向由牙龈向牙冠按摩，内外上下左右

依次进行，然后改用沿牙龈水平方向按摩，亦依次分区进行，按摩5分钟。

别看这些动作似乎无关紧要，却是很有科学道理的运动，能长期坚持，对牙齿的健康大有益处。

（二）调护

（1）由于食物的刺激每能使牙痛增剧，因此对牙痛患者的护理，主要是注意饮食的调节。食物不宜过热过冷，忌食辛辣煎炒及过酸过甜之品，宜进食富于营养而易消化、清淡的食物，最好进食流质或半流质。

（2）得了龋齿时及时治疗，牙洞浅的要在去除破坏的牙质后，用适当材料充填，使牙齿的形态和功能得到恢复，防止进一步龋坏；牙洞深的龋齿，要根据具体情况进行适当的治疗。龋齿引起的牙髓炎或根尖周炎，要清除牙髓腔内或牙根周围的细菌感染，经过根管治疗，保住牙齿。对于已经失去治疗价值的残冠残根及时拔除及时修复。

七、专方选要

孙氏牙痛方　药物组成：荆芥4g，防风4g，石膏4g，生地黄4g，青皮4g，牛蒡子2g。功用：祛风清热，泻火解毒，滋阴补虚，理气解郁，散结止痛。主治：牙痛。

八、研究进展

（1）宫巧红等应用全息推拿疗法缓解阻生齿拔除后干槽症疼痛，具体操作如下：耳部全息穴位疗法：运用耳穴压豆方法，先用75%乙醇棉球消毒耳背，再用耳穴电测仪或耳穴探针在双耳背探查牙、丘脑、第三脑室、肾上腺、垂体前叶穴位，寻找阳性反应点，左手固定耳廓，右手用0.5cm×0.5cm胶布粘贴王不留行籽对准穴位贴压。每穴每次用对压法压迫药籽60次，

至患者耳部酸麻胀痛感觉，其刺激强度以患者能耐受为宜，以上穴位分实穴、虚穴，两天后换虚穴按以上方法贴压。面部全息穴位疗法：患者取坐位，施术者一手扶定患者头部，另一手拇指以按揉法揉牙痛侧之地仓穴、翳风穴，接着施点按法于牙痛侧的迎香穴、承浆穴、颊车穴、大迎穴、太阳穴，每穴约1~3分钟。手部全息穴位疗法：施术者首先按摩整个手部，使其完全放松并产生热感，然后施拿法于双侧合谷穴、内关穴、牙痛点、第二掌骨桡侧头穴，每穴约1~3分钟。

（2）郑卫国应用点穴治疗牙痛，以泻法点揉阿是穴及辅以循经取穴，几乎点到痛止。主要操作如下：取穴：阿是穴。上牙痛配合谷、太阳、下关；下牙痛配下关、颊车、内庭。除合谷为对侧，均为患侧取穴。操作方法：患者取坐位或卧位，嘱其张口，以指（中指并食指）点其阿是穴及周围肿胀组织，以有酸、麻、胀感为度，然后根据上、下牙痛分取上述穴位，以泻法重按或轻点，交替进行，最后以揉法结束。

主要参考文献

[1] 伯大全. 白酒花椒治牙痛 [J]. 中国民间疗法, 2014, 22（6）: 16.

[2] 张志愿, 俞光岩. 口腔科学 [M]. 8版. 北京：人民卫生出版社, 2013.

[3] 吴中朝, 王彤. 中医舌诊完全图解 [M]. 北京：人民军医出版社, 2010.

[4] 黄颂敏. 辨证循经取穴治疗牙痛30例 [J]. 上海针灸杂志, 2010, 29（3）: 186.

[5] 苑婷, 王彩悦, 李岩. 齿痛病机刍议 [J]. 四川中医, 2012, 30（9）: 33-34.

[6] 程丽琼, 唐娅琴. 刺络拔罐治疗牙痛15例 [J]. 上海针灸杂志, 2014, 33（1）: 87.

[7] 郑卫国. 点穴治疗牙痛136例 [J]. 河北中医, 2004, 26（2）: 160.

[8] 官巧红, 王斌. 全息推拿疗法在缓解阻生齿拔除后干槽症疼痛中的研究 [J]. 中国医学创新, 2013, 10（25）: 39-41.

第四节　鼻渊

鼻渊，是耳鼻咽喉科的常见病、多发病，是以鼻流浊涕，量多不止为主要特征的鼻病。本病多因邪犯鼻窦，窦内湿热蕴积，酿成痰浊所致，常伴头痛、鼻塞、嗅觉减退，鼻窦区疼痛，鼻内肌膜红赤或淡红肿胀，鼻根或颧部疼痛等症状，久则虚眩不已，是鼻科常见病、多发病之一。"渊"即深水之意，在此形容鼻涕量多，长流不止。如《素问·气厥论篇》说："鼻渊者，浊涕下不止也。"鼻之上为颃，颃之上为脑，因涕从上向下流，故又名"脑崩""脑漏""脑渗""脑泻""历脑""控脑砂"等名称。西医学称鼻渊为鼻窦炎，有急、慢性之分。

一、病因病机

（一）西医学认识

西医学认为，本病是鼻窦黏膜的化脓性炎症。急性鼻窦炎与邻近器官感染、鼻腔疾病、创伤性因素、医源性因素、过度疲劳、营养不良、维生素缺乏等有关。慢性鼻窦炎除以上因素外，还可由邻近器官感染、胃食管反流和囊性纤维化等引起。

1. 细菌与病毒感染

急性鼻窦炎多由上呼吸道感染引起，细菌与病毒感染可同时并发。常见细菌菌群是肺炎链球菌、溶血性链球菌和葡萄球菌等多种化脓性球菌，其次为流感嗜血杆菌和卡他莫拉菌属，后者常见于儿童。其他的致病菌还有链球菌类、厌氧菌和金黄色葡萄球菌等。某些毒力较强的致病菌，如患猩红热时的乙型溶血性链球菌，其所致的急性鼻窦炎，极易转为慢性。真菌及过敏也有可能是致病因素。

2. 阻塞性病因

由于各个鼻窦特殊的或异常的解剖构造，或鼻腔内的阻塞性疾病，如鼻息肉、中鼻甲肥大、鼻腔结石、鼻中隔偏曲、鼻腔肿瘤、鼻腔填塞等阻碍鼻腔鼻窦通气、引流，是本病的重要病因。

3. 牙源性感染

因上列磨牙的牙根与上颌窦底部毗邻，若牙疾未获根治，易成为牙源性慢性上颌窦炎。由牙病引起者，尤其某些磨牙根部的感染，多属厌氧菌感染，脓液常带恶臭。

4. 外伤和异物

如外伤骨折、异物存留或血块感染等，导致慢性鼻窦炎。

5. 过敏性体质及全身性因素

包括各种慢性疾病、营养不良、疲劳过度而导致的机体抵抗力低下，如贫血。同时，还有各种变应性因素及支气管扩张所诱发的病因。

6. 邻近鼻腔的病灶感染

如扁桃体肥大、腺样体肥大，鼻部外伤，异物穿入鼻窦，游泳时跳水姿势不当（如立式跳水），污水进入窦内等，均可引起感染。

7. 急性鼻窦炎转变而来

慢性鼻渊多由对急性鼻窦炎治疗不当，或对其未予彻底治疗以致反复发作，迁延不愈，使之转为慢性。

（二）中医学认识

中医学认为，鼻渊由虚实两大因素导致，其病因病机可归纳为以下几点。

1. 肺经风热

风热邪毒，袭表犯肺；或风寒侵袭，郁而化热，肺失清肃，致使邪毒循经上犯，结滞鼻窍，灼伤鼻窦肌膜而为病。

2. 胆腑郁热

胆为刚脏，内寄相火，其气通脑。若情志不畅，喜怒失节，胆失疏泄，气郁化火，循经上犯，移热于脑或邪热犯胆，胆经热盛，上蒸于脑，伤及鼻窦，燔灼肌膜，热炼津液而为涕，迫津下渗发为本病。

3. 脾胃湿热

素嗜酒醴肥甘之物，脾胃湿热内生。运化失常，清气不升，浊阴不降，湿热邪毒循经上犯，停聚窦内，灼损窦内肌膜所致。

4. 脾肺虚弱

鼻渊日久，耗伤肺脾之气，脾虚运化失健，营气难以上布鼻窍；肺气不足，易为邪毒侵袭，且又清肃不利，邪毒滞留鼻窍，凝聚于鼻窦，伤蚀肌膜而为病。

5. 肾阴不足

鼻渊日久，阴精大伤，虚火内扰，余邪滞留不清，两者搏结于鼻窦，肌膜败坏，而成浊涕，发为鼻渊。本型临床较少见。

二、临床诊断

（一）辨病诊断

1. 临床表现

（1）症状　有感冒、急性鼻炎等病史。浊涕量多为必备症状，可流向鼻前孔，也可向后流入咽部，常同时伴有鼻塞及嗅觉减退，症状可局限于一侧，也可双侧同时发生，部分患者可伴有明显的头痛，头痛的部位常局限于前额、鼻根部或颌面部、头顶部等，并有一定的规律性。急性鼻渊有发热及全身不适。

（2）体征　鼻黏膜充血、肿胀，尤以中鼻甲或中鼻道为甚，或为淡红色，中鼻甲肥大，或呈息肉样变，中鼻道、嗅沟、下鼻道或后鼻孔可见黏性或脓性分泌物。

2. 相关检查

（1）实验室检查　①鼻内镜检查：鼻腔内可见脓液，鼻腔黏膜充血水肿。②体位引流试验：可查见脓液。③上颌窦穿刺冲洗：冲出液宜作需氧细菌培养和药敏。

（2）鼻窦X线摄片　鼻颏位和鼻额位摄片可有阳性表现，如急性鼻窦炎时可显示鼻窦黏膜肿胀，窦腔浑浊、透光度减弱，有时可见液平面，或因颅骨重叠，观察效果欠佳。

（3）CT扫描　可更清楚地观察窦壁是否受损及窦腔黏膜病变的程度，是目前诊断急性鼻窦炎的较好指标。

（4）MRI扫描　对鼻窦内软组织和液体有较好的区分度，对术前制定完备的手术方案有益。

（5）鼻窦超声波检查　主要用于上颌窦、额窦的检查，可发现窦腔内积液、息肉或肿瘤。

（二）辨证诊断

1. 肺经风热型

（1）临床证候　鼻涕量多、浑浊，鼻塞，嗅觉减退，头痛；或有发热恶寒，汗出，咳嗽，痰多；舌边尖红，舌苔薄白，脉浮数。

（2）辨证要点　本证以发热恶寒，头痛，咳嗽痰多，舌质红、苔微黄、脉浮数为特征。

2. 胆经郁热型

（1）临床证候　鼻涕量多、浑浊，色黄或黄绿，或有腥臭味，鼻塞，嗅觉减退，头痛剧烈；口苦，咽干，目眩，耳鸣耳聋，寐少梦多，急躁易怒；舌质红、舌苔黄腻，脉弦数。

（2）辨证要点　本证以鼻涕量多、浑浊，头痛剧烈，口苦，咽干舌红、苔黄、脉弦数为特征。

3. 脾经湿热型

（1）临床证候　鼻涕量多、浑浊色黄，缠绵不愈，鼻塞持续，嗅觉减退；倦怠乏力，胸脘痞闷，头昏或头胀，纳呆食少，小便黄赤；舌质红、苔黄腻，脉滑数。

（2）辨证要点　本证以鼻涕量多，倦怠乏力，胸脘痞闷，舌红、苔黄腻，脉濡或滑数为特征。

4. 肺脾气虚型

（1）临床证候　鼻涕浑浊、量多，鼻塞，劳累后症状加重，嗅觉减退；或伴有食少，腹胀，便溏，乏力，头昏重；舌淡胖，边有齿印、苔白腻，脉细弱。

（2）辨证要点　本证以全身头晕，气短乏力，鼻塞，嗅觉减退，舌淡红、苔薄白为主症。

三、鉴别诊断

（一）西医学鉴别诊断

1. 慢性鼻炎

慢性鼻炎流鼻涕不呈绿脓性，亦无臭味，故观察鼻涕的性质是鉴别关键；拍摄X线片检查鉴别可准确无误，慢性鼻炎病变局限于鼻腔，而慢性鼻窦炎则鼻窦内可见有炎性病变。

2. 神经性头痛

有些神经性头痛的患者可长年头痛，反复发作，往往误认为有鼻窦炎，但这种患者基本没有鼻部症状，故从表现及拍X光片即可加以鉴别。

3. 鼻腔鼻窦肿瘤

如鼻腔内翻新乳头状瘤、鼻腔鳞癌等，以鼻塞为主要症状，经CT或MRI检查，或应用鼻内镜做病理诊断可以明确鉴别。

（二）中医学鉴别诊断

1. 伤风鼻塞

鼻渊与伤风鼻塞均有鼻塞、流涕和头痛。伤风鼻塞病程短，早期流清涕，后期为黏涕，下鼻甲肿胀；鼻渊病程相对较长，鼻涕浑浊量多，以中鼻甲肿大为主，中鼻道或嗅裂可见脓涕。

2.鼻窒

鼻渊与鼻窒均可出现鼻塞、流涕。但鼻窒以长期鼻塞、流涕、头痛、嗅觉下降等为特征的慢性鼻病，鼻塞可呈交替性、间歇性、持续性，下鼻甲肿胀为主，病程较长。

四、临床治疗

（一）提高临床疗效的要素

观察流涕的色、质、量、气味等辨别寒热虚实，根据头痛部位等伴随症状判断病位、所属脏腑，根据起病快慢、病程长短判断虚实，总以宣通肺窍法为基本治法。

（二）推拿治疗

（1）治法　通窍止痛。

（2）推拿治疗　开天门，推坎宫，运太阳，按揉耳后高骨，按揉鼻通、迎香，一指禅推法在"治鼻"穴（位于颧骨弓的下缘，相当于颞骨颧突和颧骨颞突合缝线隆起部的稍后方，约为蝶腭神经节浅层5~6cm处）操作，自鼻根处分推颧弓，点按曲池、合谷，按揉肺俞、膈俞、肝俞、肾俞等。

（3）辨证加减

①肺经风热型

治法：祛风散热，宣肺通窍。

推拿治疗：按揉风池、风府、四横纹，揉印堂、膻中、列缺、丰隆。

②胆经郁热型

治法：清泻肝胆，祛风通窍。

推拿治疗：揉印堂、风池，分阴阳，推天河水，清肝经，按揉阳陵泉、绝骨、太冲、行间。

③脾经湿热型

治法：清脾泻热，祛湿通窍。

推拿治疗：揉印堂，清板门穴，清补脾经，清天河水，按中脘、脾俞、胃俞、

按揉公孙、阴陵泉、丰隆。

④肺脾气虚型

治法：补脾益肺，升阳举陷，通窍止痛。

推拿治疗：揉外劳宫，补脾经、肺经，揉百会、印堂，按中脘、脾俞、肺俞，按揉足三里、三阴交。

（三）其他疗法

1.外治疗法

五输穴推拿合用药浴治疗营卫失调、肺脾气虚的鼻炎患儿，以玉屏风散外洗方（黄芪30g，白术30g，防风30g，荠菜30g，排风藤30g），煎水洗澡。洗澡时推手太阴肺经（从少商推至太渊），手阳明大肠经（从商阳推至合谷穴），每日1次，每次20分钟。并予藿香3g，白芷3g，川芎3g，薄荷3g，石菖蒲3g，做香包外用鼻闻。气味消失则更换。

2.成药应用

（1）鼻炎康片　一次4片，1日3次。可清热解毒，宣肺通窍，消肿止痛。用于肺经风热证及胆经郁热证。

（2）藿胆丸　一次3~6g，1日2次。可芳香化浊，清热通窍。用于湿浊内蕴，胆经郁火所致的鼻渊。

五、预后转归

鼻渊是耳鼻咽喉科的常见病、多发病，多因外感风寒或风热，治疗不及时或不彻底，邪毒未清，或脏腑虚损，反复感邪，邪毒滞留鼻窍，腐坏肌膜或引起气血瘀阻而成。病情常常得不到有效控制反复发作，严重影响患者的身心健康及工作学习。急性起病者，经及时、恰当的治疗，可获痊愈。病程较长者，易致迁延难愈。脓涕长期倒流至咽部，可诱发喉痹或乳蛾。如擤鼻方法不当，可诱发耳胀或脓耳。

六、预防调护

（一）预防

（1）及时积极治疗上呼吸道疾病及邻近组织器官病变，如扁桃体炎等，以免发生急性鼻渊。对急性鼻渊亦应及时治疗，以免急性转为慢性，迁延日久难愈，或并发其他疾病。

（2）平时注意生活起居有节，衣着适宜，避免受凉受湿，过度疲劳，要注意锻炼身体，增强体质，预防感冒。

（3）注意室内空气流通，加强营养，尤要注意食物中维生素A、维生素C的供给。

（4）积极防治牙病，可减少牙源性上颌窦炎的发病。

（5）游泳时注意正确姿势，避免呛水。

（6）因鼻出血而行填塞止血时，填塞物不可留置过久，否则不仅可引起局部刺激或污染，也会妨碍窦口通气引流而诱发本病。

（二）调护

（1）适当休息，饮食宜清淡而富于营养，忌食辛辣厚味之品。

（2）清洁鼻腔，去除积留鼻涕，保持鼻道通畅，可让患儿做低头、侧头运动，以利窦内涕液排出。

（3）注意擤鼻方法，鼻塞涕多者，切忌用力擤鼻，以免鼻腔分泌物通过耳咽管进入中耳，发生耳疾。不会擤鼻的儿童，可用弹力好的冲洗皮球，接连一细橡胶管，将橡胶管端插入鼻腔内，利用皮球的弹力将鼻腔内分泌物吸净。

七、专方选要

麻黄附子细辛汤 药物组成：麻黄10g，附子10g，细辛5g。功用：温经散寒，助阳解表。主治：变应性鼻炎。

八、研究进展

（1）唐景满等检索文献中分析近20年推拿治疗小儿过敏性鼻炎的处方，录入中医传承辅助平台软件，采用该软件"数据统计"模块进行穴位频次统计，利用"规则分析"及"组方规律"得到常用组合，通过"网络化展示"得到小儿过敏性鼻炎的核心特定穴位组合，推拿选穴规律。对于小儿过敏性鼻炎的治疗选穴，以局部取穴、调脏选穴、小儿特定用穴为主。局部取穴以迎香、鼻通、天门、印堂、风池、太阳为主，可疏风解表、宣通鼻窍。调脏选穴主要取总督一身脏腑阳气之脊，五脏俞之肺俞以及多气多血的足阳明经之足三里，调脏以扶正，局部以祛邪，内外兼治。同时，脊与足三里又能导滞通络、健脾和胃、调中理气，以应"肺脾同治"之理。小儿特定穴外可疏表散邪，内可调理体质。内外兼治、标本兼顾对于治疗小儿过敏性鼻炎起到很好效果。

（2）赵李清等采用二部（仰卧位、俯卧位）五法（按揉法、旋推法、抹法、擦法、捏脊法）治疗小儿过敏性鼻炎，具体操作如下：仰卧位：①开天门；②推坎宫；③揉太阳；④按揉经外五穴：以食、中二指自上而下推鼻部两侧的鼻交–鼻穿–鼻环–鼻柱–鼻流，再搓擦鼻翼两旁；⑤对胸骨向腋前线连线2~7肋间隙进行抹法，并重点按揉天突、膻中、中府、云门等穴；⑥旋推小儿无名指、拇指、食指、小指。俯卧位：用大拇指依次按揉两侧膀胱经相关腧穴，并重点按揉风门穴；最后捏脊。

主要参考文献

[1] 杨丽，赵莹莹，乔锦. 孙书臣序贯疗法治疗慢鼻渊临床思路总结［J］. 北京中医药，2012，31（4）：275–276.

［2］李山英，顾建芳. 苍耳子散加味治疗鼻渊
187 例［J］. 宜春医专学报，2000，12（2）：
110-111.

［3］许妍. 低温等离子消融术治疗肥厚型鼻炎
疗效观察［J］. 药物与人，2014，10（27）：
61.

［4］胡楠，宋若会. 近年来中医外治慢性鼻-
鼻窦炎概况［J］. 中医药临床杂志，2013，
25（10）：934-936.

［5］李金亮，曾晓翠. 推拿治疗小儿鼻渊 60 例
［J］. 现代中医药，2013，33（6）：59-60.

［6］王全周，杜庆芳，董淑荣. 治疗顽固性鼻
渊经验方［J］. 中国民间疗法，2013，21
（3）：42.

［7］刘昱辛. 中医"序贯疗法"治疗急鼻渊的
临床观察与及其可操作性评价的研究［D］.
北京：北京中医药大学，2014.

［8］唐景潇，范顺，郭建宏. 基于中医传承辅
助平台探讨推拿治疗小儿过敏性鼻炎的选
穴规律［J］. 内蒙古中医药，2023，42（2）：
150-153.

［9］林艳. 刁本恕经方药浴结合推拿治疗儿科
虚证经验［J］. 中医外治杂志，2019，28
（2）：71-72.

［10］赵李清，万怡，王勇. 二部五法推拿结合
药物治疗儿童变应性鼻炎临床观察［J］.
四川中医，2018，36（4）：177-180.

第五节　喉痹

喉痹，是以咽喉部肌膜红肿，肥厚，或干萎为主要病理改变，以咽部疼痛或干燥不适为主要症状的急、慢性咽病，是指以咽部红肿疼痛，或干燥、异物感，或咽痒不适、吞咽不利等为主要临床表现的疾病。

喉痹一词，最早见于《黄帝内经》，如《素问·阴阳别论篇》："一阴一阳结，谓之喉痹"，其含义较广，大抵包含了具有咽喉部红肿疼痛为特点的多种咽喉部急、慢性炎症。后世医家对疾病的分类渐趋详细，将喉痹作为一种独立的疾病区分开来，如《喉科心法》："凡红肿无形为痹，有形是蛾"。但总的来说，古代医籍中喉痹的概念一直较为笼统，所指颇多，其一是指咽喉肿痛，水谷难下，或呼吸不通为主症的一类咽喉危重症的总称；其二系指咽喉、齿、舌诸口腔疾病的总称；其三系指咽喉肿痛。因其所指范围较广，界限不清，不利于掌握病情。现代中医喉科对喉痹的概念已逐渐统一，系专指急、慢性咽炎。根据病因病机的不同，急喉痹是因外邪客于咽部所致，以咽痛、咽黏膜肿胀为特征的急性咽病，相当于西医的急性咽炎。慢喉痹是因脏腑虚弱，咽部失养，或邪滞于咽所致，以咽部不适，咽黏膜肿胀或萎缩为特征的慢性咽病，相当于西医的慢性咽炎。

一、病因病机

（一）西医学认识

西医认为急性单纯性咽炎为咽部黏膜及黏膜下组织的急性炎症，咽部的淋巴组织亦常被侵及。受凉受湿是最常见的诱发因素，内分泌失调、慢性全身性疾病，鼻部及咽部的慢性疾病也是本病的起因。病原多以溶血性链球菌为主。非溶血性链球菌、肺炎双球菌、葡萄球菌及病毒亦可致病。慢性咽炎为慢性感染所引起的弥漫性咽部病变，病因有多方面，如急性咽炎反复发作，以致转为慢性，其他如慢性鼻炎、鼻窦炎、龋齿、外来不良刺激、过敏体质等也可以引发本病。

（二）中医学认识

风热喉痹多因起居不慎，肺卫失固，致风热邪毒乘虚侵犯，由口鼻而入直袭咽喉，以致咽部红肿疼痛而发。若因失治误

治，或平素肺胃积热，则邪热传里而出现肺胃热盛的重症。素体虚寒者，风寒之邪犯于皮毛，内应于肺，壅结于咽喉，则可表现为风寒喉痹。

1. 外邪侵袭，上犯咽喉

气候骤变，起居不慎，肺卫失固，易为风邪所中。风邪多有夹寒夹热，风热外邪乘虚侵袭，邪从口鼻侵犯人体，壅塞肺系，肺气闭郁，失其宣畅之机，邪毒停聚于咽，则发为喉痹；风寒之邪外袭，外束肌表，卫阳被郁遏不得宣泄，寒邪客于肺系，壅结于咽，亦可发为喉痹。

2. 肺胃热盛，上攻咽喉

邪热外袭，不得解而循经顺传肺胃；或过食辛热煎炒、醇酒之类，肺胃蕴热，复感外邪，内外邪热搏结，循经上蒸咽喉而为病。

3. 肺肾阴虚，虚火上炎

温热病后，或劳伤过度，耗伤肺肾阴液，使咽喉失于滋养，加之阴虚则虚火亢盛，虚火上炎，灼于咽喉，发为喉痹。

4. 脾胃虚弱，咽喉失养

因思虑过度，劳伤脾胃，或饮食不节，或久病伤脾，致脾胃受损，水谷精微生化不足，津不上承，咽喉失养，则发为喉痹。

5. 脾肾阳虚，咽失温煦

因于房劳过度，或操劳过甚，或久病误治，或过用寒凉之品，以致脾肾阳虚，肾阳虚则虚阳浮越，上扰咽喉；或脾肾阳气亏损，失去温运固摄功能，寒邪凝闭，阳气无以上布于咽而为病。

6. 痰凝血瘀，结聚咽喉

饮食不节，损伤脾胃，运化失常，水湿停聚为痰，凝结咽喉；或喉痹反复发作，余邪滞留于咽，久则经脉瘀滞，咽喉气血壅滞而为病。

二、临床诊断

（一）辨病诊断

1. 临床表现

（1）症状　起病急者，多表现咽部疼痛为主，吞咽时咽痛加重；病久者，多表现为咽干、咽痒、咽部微痛及灼热感、咽部异物阻塞感等种种咽喉不适症状，或伴有刺激性咳嗽、恶心，晨起明显，无痰或可咯出颗粒状、藕粉样分泌物，或咳出带臭味、血丝的痂皮。

（2）体征　急性者可见口咽及鼻咽黏膜弥漫性充血、肿胀、腭弓及悬雍垂水肿，咽后壁淋巴滤泡和咽侧索红肿；表面有黄白色点状渗出物，颌下淋巴结肿大并有压痛。细菌感染者，间或在淋巴滤泡中央出现黄白色点状渗出物。严重者，可累及会厌肌的会厌襞，发生水肿。体温可升高至38℃。慢性单纯性咽炎可见咽部黏膜弥漫性充血，咽后壁毛细血管扩张，有散在的淋巴滤泡增生，咽后壁常见黏稠分泌物附着。慢性肥厚性咽炎可见咽部黏膜肥厚，充血呈暗红色，咽后壁淋巴滤泡增生明显，多个散在突起或融合成块。咽侧索亦充血肥厚。萎缩性与干燥性咽炎可见咽部黏膜干燥，萎缩变薄，血管显著突出，黏膜颜色苍白发亮，常见有带臭味的黄色黏稠分泌物附着。变应性咽炎可见咽部黏膜苍白水肿，或淡红色，咽部常有较多水样分泌物，有时可见悬雍垂水肿。

2. 相关检查

（1）实验室检查　血常规检测，白细胞可增多、正常或减少。咽部细菌培养等有助于本病的诊断。

（2）影像学检查　CT、MRI等检查排除肿瘤等全身性的疾病。

（二）辨证诊断

1.外邪侵袭，上犯咽喉

（1）临床证候 咽部疼痛，吞咽不利。偏于风热者，咽痛较重，吞咽时痛增，发热，恶风，头痛，咳痰黄稠，舌苔薄黄，脉浮数。偏于风寒者，咽痛较轻，伴恶寒发热，身痛，咳嗽痰稀，舌质淡红，脉浮紧。检查：风热者，咽部黏膜鲜红、肿胀，或颌下有臖核。风寒者，咽部黏膜淡红。

（2）辨证要点 偏于风热者，咽痛较重，吞咽痛增，发热恶风，咳痰黄稠，咽部黏膜鲜红、肿胀，或颌下有臖核。偏于风寒者，咽痛较轻，伴恶寒发热，身痛，咳嗽痰稀，咽部黏膜淡红。

2.肺胃热盛，上攻咽喉

（1）临床证候 咽部疼痛较剧，吞咽困难，咽喉梗阻感。兼有高热，头痛，口渴喜饮，口气臭秽，大便燥结，小便短赤。舌质红，舌苔黄，脉洪数或数有力。检查见咽部红赤、肿胀明显，喉底颗粒红肿或有脓点，颌下有臖核。

（2）辨证要点 咽痛较剧，吞咽困难，如有物阻。高热烦渴，口气臭秽，便干尿赤，咽部红赤、肿胀明显，喉底颗粒红肿或有脓点，颌下有臖核。

3.脏腑阴虚，咽失濡养

（1）临床证候 咽部异物感、痰黏着感，焮热感，咽微痛，咽干不欲饮。兼有恶心呕吐，胸闷不适。舌质暗红，或有瘀斑瘀点、苔白或微黄，脉弦滑。检查见咽部黏膜暗红，或咽部黏膜干燥少津。

（2）辨证要点 咽部异物感，痰黏焮热，咽微痛而干不欲饮。兼有恶心呕吐，胸闷不适。舌质暗红，或有瘀斑瘀点，咽部黏膜暗红，或咽部黏膜干燥少津。

4.脾胃虚弱，咽失温养

（1）临床证候 咽部干灼不适，吭喀微痛，痰黏不利，异物感，脘腹胀闷，纳呆便溏，少气懒言，气短乏力，四肢倦怠，稍遇寒凉咽痛加重。舌体胖大，舌边有齿痕，舌苔薄白，脉弱无力。检查见咽黏膜淡红或微肿，喉底颗粒较多，可呈扁平或融合，或有少许分泌物附着。

（2）辨证要点 咽干微痛，痰黏不利，如有物阻，腹胀纳呆便溏，少气懒言，气短乏力，遇寒凉咽痛加重，咽黏膜淡红或微肿，喉底颗粒较多，可呈扁平或融合，或有少许分泌物附着。

5.脾肾阳虚，咽失温煦

（1）临床证候 咽部异物感，微干痛不适，哽哽不利，痰涎清稀量多，咽部冷痛而欲热饮，形寒肢冷，腰膝冷痛，面色苍白，夜尿频而清长，腹胀纳呆，下利清谷。舌质淡嫩，舌体胖，舌苔白，脉沉细弱。检查见咽部黏膜淡红。

（2）辨证要点 咽部异物感，咽部冷痛而欲热饮，腰膝冷痛，面色苍白，夜尿频而清长，下利清谷，咽部黏膜淡红。

6.痰凝血瘀，结聚咽喉

（1）临床证候 咽部异物感，痰黏着感，焮热感，咽微痛，痰黏难咯，咽干不欲饮。兼有恶心呕吐，胸闷不适。舌质暗红，或有瘀斑、瘀点、苔白或微黄，脉弦滑。检查见咽黏膜暗红，喉底颗粒增多或融合成片，咽侧索肥厚。

（2）辨证要点 咽部异物感，痰黏着感，焮热感，咽干不欲饮，胸闷不适，舌质暗红，有瘀斑、瘀点，咽黏膜暗红，喉底颗粒增多或融合成片，咽侧索肥厚。

三、鉴别诊断

（一）西医学鉴别诊断

应与某些急性传染病前期症状鉴别。

1.猩红热性咽炎

猩红热性咽炎有咽痛，高热，咽部充血，扁桃体上常有片状渗出物，腭部黏膜可见点状充血或出血。发病24小时后出现典型皮疹，以此可以鉴别。

2.传染性单核细胞增多症性咽峡炎

本病有发热，咽痛，颈淋巴结肿大，血常规中单核细胞增高，以此鉴别。

3.舌咽神经痛

舌咽神经痛引起的疼痛多是一侧疼痛，且疼痛得较剧，没有一定的原因，在使用消炎药以后症状没有明显改善，以此可以鉴别。

4.肿瘤

肿瘤早期没有明显的疼痛感，患者自感疼痛就医时往往病情已经发展到了中晚期。因此这些没有疼痛感觉的咽喉疾病更需要人们重视，一旦感觉咽部不明原因出现了异物感、鼻涕中带血、面部有麻木感、耳后以下出现活动力差的肿块等症状时，要尽早就医检查，可以鉴别。

5.心肌梗死

有高血压、冠心病的老人出现咽喉疼痛，并伴有胸闷、出汗或恶心，要警惕心肌梗死的发生。舌下含服硝酸甘油能够缓解即可鉴别确诊。

（二）中医学鉴别诊断

1.咽喉菌

咽喉菌是指以咽喉异物感、吞咽梗阻感、咽喉疼痛、声音嘶哑、咳痰带血、颈部恶核等为主要症状的咽喉部恶性肿瘤。以咽部异物感为主，进食后有食物残留感觉，常持续不消。或有吞咽不畅，进食时易呛咳。有渐进性单侧咽喉疼痛，部位较明确，可放射至耳部。可相继出现进行性声嘶、吞咽与呼吸困难、痰中带血诸症，伴有贫血，消瘦、衰竭等恶病质表现。咽喉部检查见隆起之肿块，色灰白或淡红，周围黏膜稍有充血，多呈菜花状或溃疡型表现。颈部检查早期可有无痛性肿块，有时为首发症状，多为单侧，少数为双侧性。

喉外形可有变化、喉部可有摩擦感。根据病理检查可以进行鉴别。

2.乳蛾

此病在青少年多见，咽痛剧烈，吞咽困难，检查以喉核红肿疼痛为主，喉核上可有黄白色脓点，重者喉核表面腐脓成片。

3.喉痈

本病表现为急起，高热，咽喉部剧痛，红肿，局部逐渐高突，逐渐加重，吞咽障碍，可化脓，外周血白细胞及中性粒细胞计数升高。

4.急喉风

急喉风发病迅速，病情危重，喉部红肿剧痛，呼吸困难，痰涎壅盛，语言难出，汤水难下，以突起咽喉紧锁，呼吸困难，痰涎壅盛为主要特征，而不仅是咽痛、咽痒不适等表现。

四、临床治疗

1.推拿治疗

治法：清热利咽，滋阴降火。

操作部位：项背部、颈胸部。

手法：一指推法，按揉法，拿法，搓法，压法，摩法等。

具体操作：①患者俯仰卧位，医者站其侧，一指禅推，项后正中线自风府至大椎反复操作数次，拿揉风池、大椎、肩井各半分钟左右，点揉风府、哑门、大椎、风门、肺俞、心俞，肾俞等穴以酸胀为度，掌根推压上背部脊柱两侧的膀胱经自上而下反复操作3~5次，搓揉肾俞、肺俞以热为度。②患者仰卧位，医者站其侧方，一指禅推颈部正中线，自廉泉至天突，即咽喉部两侧的胃经路线，反复操作数次。多指按揉以上三线5~7次，点揉廉泉、人迎、翳风、水突、天突、气舍、膻中、鸠尾、中脘、章门等穴，以得气感为度，指摩天突穴2分钟，摩、揉咽喉穴3分钟（部位在廉泉、翳风连线至中间的压痛点处），拿揉两侧胸锁乳突肌自上而下 3 次，掌推压胸部正中线自上而下 3~5 次，自正中线向两侧分椎胸部及肋弓缘反复操作数次，点揉尺泽、鱼际、少商以酸胀感为度。

辨证加减：外邪侵袭加按揉攒竹、太阳、百会，拿风池、肩井，合掌擦颈项部；肺胃热盛加推挤大椎，按揉合谷，掐揉四横纹、内庭；脏腑阴虚加按揉关元、太溪，擦涌泉，脾肾阳虚加横擦上胸部，横擦肾俞命门，脾胃虚弱加摩腹、捏脊，按揉气海、关元、足三里；痰凝血瘀加按揉膈俞、肝俞、丰隆、三阴交。

2.成药应用

（1）蓝芩口服液 口服，1 次 20ml，1 日 3 次。

（2）咽炎片 口服，1 次 5 片，1 日 3 次。

（3）喉症丸 含化，3~10 岁，1 次 3~5 粒，成人每次 5~10 粒，1 日 2 次。

（4）清咽片 口服，1 次 4~6 片，1 日 2 次。

（5）黄氏响声丸 口服，炭衣丸 1 次 8 丸（每丸重 0.1g）或 6 丸（每丸重 0.133g），糖衣丸 1 次 20 丸，1 日 3 次，饭后服用。

五、预后转归

喉痹急性起病者，经及时、恰当的治疗，一般预后良好，或可痊愈。失治误治或病程较长者，易致慢性喉痹，迁延难愈，或引起其他并发症。炎症可向周围扩散，引起扁桃体周围蜂窝织炎、扁桃体周围脓肿，感染向上蔓延也可引起急性中耳炎、鼻窦炎、急性颈淋巴结炎及咽旁脓肿等。向下蔓延可致急性喉炎、气管炎、肺炎以及中毒性心肌炎。其全身并发症多认为系变态反应所引起，可并发与溶血性链球菌感染有关的风湿热、急性血管球性肾炎、心肌炎、关节炎、败血症等，其中中毒性心肌炎有生命危险，应特别警惕心肌

炎患者的突然死亡。

六、预防调护

（一）预防

（1）经常接触粉尘或者化学气体，应该戴口罩、面罩等防护措施。

（2）保持空气流通新鲜，室内维持合适的温度和湿度是防治慢性咽炎的有效措施。

（3）早晨、饭后及睡觉前漱口、刷牙，可以保持口腔清洁，每月换一次牙刷，防止牙刷孳生细菌。

（4）积极治疗邻近器官的疾病以防诱发本病，如伤风鼻塞、鼻窒、鼻渊、龋齿等，对防治咽炎也不容忽视。

（5）进行饮食调养，以清淡易消化饮食为宜，再辅助一些清爽祛火、柔嫩多汁的食品摄入。如橘子、广柑、菠萝、甘蔗、橄榄、鸭梨、苹果等，或多喝水及清凉饮料，但饮料不能太浓。忌食烟、酒、姜、椒、芥、蒜及一切辛辣之物。

（6）导引吞金津、玉液法 每日晨起，或夜卧时盘腿静坐，两手轻放于两腿上，全身放松，排除杂念，安神入静，双目微闭，舌抵上腭，自然呼吸，意守丹田，然后叩齿 36 下，搅海（舌在口中搅动）36 下，口中即生津液，再鼓腮含漱 9 次，津液满口后，缓缓下咽，用意念送至脐下丹田。每日练 2~3 次，每次 15~30 分钟。

（7）慢性咽炎按摩操 通过有效的穴位按摩，结合体操的运动规律，使咽喉、甲状腺、扁桃体、声带等部位的血液循环通畅，改善咽部的功能。具体做法如下。

1）颈转运动（4×8 拍）。预备姿势：两眼平视，左手拇指与食指呈半握形，按摩扶突穴。动作要领：①面向左后方转；②还原；③面向右方转；④还原。依次进行。

2）颈绕环运动（4×8拍）。预备姿势：两眼平视，左手拇指与食指（半握形）按人迎穴位。动作要领：①1、2拍向前低头，经右侧转至向后仰头；②3、4拍由后仰，经右侧转至前低头；③5~8拍动作相同方向相反。依次进行。

3）摩喉运动（4×8拍）。预备动作：两眼平视，左手拇指与食指（半握形）轻摩颌下。动作要领：①由领颌往下捋至颈底；②动作同①，但方向相反，往上捋。

4）扳喉运动（4×8拍）。预备动作：两眼平视，左手拇指与食指捏住颈部"喉结"，即气管的环状软骨，轻轻扳移。动作要领：①头向右转，同时轻轻向左扳移喉结；②头向左移，轻轻向右扳移喉结。依次进行。

5）搓颈运动（4×8拍）。两手作半伸状，放于颈项两侧，指尖向后，然后搓颈。

6）鼓咽运动（2×8拍）。紧扣牙齿，闭气，自上而下，将咽喉向口腔鼓，每4拍换气1次。

7）咳嗽运动（2×8拍）。用拇指连续按摩天突穴，每4拍向外咳嗽几次，使其自动咳嗽，从而达到治疗作用。

（二）调护

（1）吃容易消化的食物，避免油腻及烟、酒、辛辣、过冷、过烫、带有腥味的刺激食物。

（2）每天少量多次饮水，或饮用富含维生素C的制剂或饮料，饮料以鲜果汁最佳，蜂蜜加柠檬也有保护喉咙的作用。也可以每隔数小时轮流以维生素C与叶绿素加海盐（用一杯温水加半茶匙）漱喉咙。

（3）热敷　咽喉部，用热水袋或放在脖子上，热敷喉咙，可以促进血液循环，减轻疼痛促进康复。

（4）盐敷　在2杯海盐中放入5~6茶匙净水；盐会变潮，但不会湿。把盐放在餐巾中央，然后沿长轴方向把它卷起来。包在颈部，再用另外一块干毛巾把这块餐巾从外包住。

（5）平时应该要注意劳逸结合，避免受寒，急性期应该卧床休息，即使疾病康复，也要嘱患者积极锻炼，增强体质以防复发，或在复发初期，即予以正确的治疗，以防疾病迁延。

（6）多喝淡盐开水，保持大便通畅。

七、专方选要

清咽利膈汤　药物组成：连翘、栀子、黄芩、薄荷、牛蒡子、防风、荆芥、玄明粉、金银花、玄参、大黄、黄连、桔梗、甘草。功用：疏风清热解毒、泻火凉膈。主治：咽炎。

八、研究进展

（1）朱其广采用揉拿颈前五线配合点穴治疗慢性咽炎，治疗部位选择颈前五线。外侧线指双侧胸锁乳突肌，内侧线指颈前喉结旁开1.5寸自上而下两线，中线即气管正中线。取穴：风府、天突、气舍、廉泉、阿是穴。患者仰卧位，医者坐于患者头位偏右侧方。用右手拇指与食、中指相对，轻柔着力由外侧向内侧、自下而上揉拿颈前外侧线及内侧线10~15分钟，然后用一指禅推法自下而上推揉颈前中线5分钟。在推揉过程中如患者口中有痰涎涌出让其自行吐出，切勿吞入。分型论治手法点穴如下：①慢性单纯性咽炎：手法以清热泻火为主兼以滋阴，以手太阳小肠经、手少阳三焦经、足少阴肾经、手少阴心经、足厥阴肝经为主，选穴少海、天井、神门、行间、复溜。每穴点按1分钟。②慢性肥厚增生性咽炎：手法以泻火为主，以手、足阳明经为主，兼足厥阴肝经，选穴曲池、二间、厉兑、行间、中封、太冲、膝关。每穴点按1分钟。③慢性萎缩性咽炎：手法以滋阴为主兼以清热，以足少阴肾经、手少阴心经、足厥阴肝经、手少阳三焦经为主，选穴天井、少冲、复溜、曲泉、行间、涌泉。每穴点按1分钟，涌泉穴可用摩法、擦法以透热为度。每周推拿3次，隔日1次，2周为1个疗程。

（2）何青应用推拿配合耳针治疗喉痹，具体操作如下。咽部推拿法：患者取仰卧位医者坐在患者头侧，先在患者咽喉部三条侧线做一指禅推法和拇食指捏拿法，各往返12次，然后再揉三条线6~8遍，接着用轻快柔和的手法，点按患者人迎、水突及咽喉部敏感压痛点处，反复3~5次结束局部手法。头面、四肢取穴：患者取坐位，医者按揉其风池、风府，捏拿肩井、曲池、合谷等穴1~2分钟，以酸沉感为宜，如患者为实热症，重掐揉少商是、关冲、尺泽等穴，如患者为阴虚证，揉按鱼际、照海、太溪、肝肾阳虚配三阴交等穴。每日1次，7天为1个疗程。配合耳针治疗，选穴：咽喉、轮1~4、扁桃体、肾上腺、肺、肝、肾。采用压丸法，将王不留行籽黏附在0.6cm×0.6cm的胶布中央，患者取坐位，术者站于侧面，将王不留行籽贴压在所选好的穴位上，每日自行按压3~5次，每次每穴按压30~60秒，双耳交替，一侧耳穴贴3日可换另一侧，1周为1个疗程。实热证要重按，并嘱患者做吞咽运动。

（3）朱晓平采用针刺及推拿舌骨周围肌群治疗慢性咽炎，具体操作如下。于舌骨正中点处双侧旁开1寸、锁骨与胸骨连接处、廉泉穴双侧旁开1寸取穴，针尖垂直皮肤刺入皮下，翳风穴针尖向茎突方向进针，得气后留针20分钟。针后即可行推拿手法：医者站于患者头部前方，双手食指、中指、无名指伸直并拢，置于颈正中线舌骨旁。①双手同时沿颈正中线向上，沿下颌

舌骨肌走向推拨肌肉起止点及肌腹、皮肤、筋膜，至下颌骨为止；②双手指重置于舌骨处，双手同时沿颈正中线向下，沿胸骨舌骨肌走向推拨肌肉起止点及肌腹、皮肤、筋膜，至锁骨与胸骨连接处为止；③双手指重置于舌骨处，双手同时与颈正中线约成45°向双耳茎突处，沿茎突舌骨肌走向推拨肌肉起止点及肌腹、皮肤、筋膜，至双耳茎突处为止。上述步骤反复操作5~10次，操作时应注意力度适中，以不引起患者咳嗽等不适为度。

主要参考文献

［1］王振华. 毫针刺法和放血疗法治疗急性咽炎（初期）的临床疗效观察［D］. 济南：山东中医药大学，2012.

［2］倪平敏，黄俭仪. 干祖望教授运用健脾法治疗慢性咽炎经验［J］. 中医学报，2013，28（12）：1811-1812.

［3］高志勇，刘广涛. 对透天凉手法针刺鱼际为主治疗咽炎的验证与改进［J］. 中国针灸，2013，33（8）：752.

［4］陈学堂. 辨证分型治疗慢性咽炎130例临床观察［J］. 实用中医内科杂志，2013，27（4）：33-35.

［5］张宏如，符仲华，顾一煌. 浮针治疗慢性咽炎31例［J］. 中国针灸，2013，33（3）：227-228.

［6］朱其广，叶兵，王俭. 推拿并分型论治手法治疗慢性咽炎86例［J］. 光明中医，2008，14（2）：68-69.

［7］何青. 推拿配合耳针治疗急性单纯性咽炎32例［J］. 北京中医药大学学报（中医临床版），2009，14（4）：44-45.

［8］朱晓平. 针刺及推拿舌骨周围肌群治疗慢性咽炎［J］. 按摩与康复医学，2019，30（7）：31-33.

第十三章　保健推拿

保健推拿是指以推拿手法以及自我推拿为主，结合功法、导引，应用于防病、保健，是中医推拿学的一个重要组成部分。推拿可以由他人按摩，也可以自我按摩。保健推拿是预防未病，推拿治疗是治疗已病。保健防老的养生方法是历代医学家通过长期的研究总结出来的。

第一节　头部保健推拿

头部（颈部以上）为十二经络的诸阳经聚会之处，百脉所通，系一身之主宰，对控制和调节人体的生命活动起着极其重要的主导作用，是中医保健推拿的重要部位。《素问·脉要精微论篇》指出："头者精明之府"，张介宾注："皆上升于头。"说明头部与人体内的各脏腑器官的功能有密切的关系。经络学说"十二经脉、三百六十五络，其血气皆上于头面而走空窍。"头为诸阳之会，手足六阳经皆上循于头面。手足阳明经分布于前额及面部经穴，手足太阳经分布于头颊、头颈部，督脉入脑，六阴经中则有手少阴与足厥阴经直接循行于头面部。除手少阴与足厥阴经脉直接上行头面之外，所有阴经的经别合入相表里的阳经之后均到达头面部。因此，人体的经气通过经脉、经别等联系集中于头面部。在气街学说中"头之气街"列为首位，其原因也在于此，并因此而有"气出于脑"的阐述。这些都说明头面部是经气汇集的重要部位。头部保健推拿具有舒筋通络、活血升阳、宁心安神的效果，可以促进清阳上升，百脉调和，清醒头脑，增强记忆，防治神经衰弱、高血压、面神经麻痹、感冒及神经性头痛、失眠、眩晕、

老年痴呆、脱发等疾病。

一、仰卧位操作

（1）直推前额，分推前额　以印堂至前发际正中线为中线，两手食指屈成弓状，用第二指节桡侧侧面着力，由下至上，自中线向前额两侧分推至丝竹空、太阳、头维处，分推8~10次。

（2）鱼际揉前额，鱼际揉颞部，分抹上下眼眶，分抹颧弓，反复操作8~10次，按揉太阳、鱼腰，食、中指二指摆动式揉睛明、四白，指压瞳子髎，双手中指、环指揉耳门、听会，每穴各1分钟。

（3）食、中二指或中指环指沿耳根前后同时上下推擦，按揉迎香，指擦鼻翼，反复操作8~10次。

（4）按揉地仓、承浆、颊车，每穴1分钟。

（5）以双手食、中二指分别置于人中和承浆两侧，向两侧口角外分抹口角（不要触及嘴唇），反复操作5~8次。

（6）受术者下颌略抬起，医者以食、中、环指和小指轮流自下而上勾抹两侧下颌角部，拍面颊，反复操作5~8次。

（7）按揉脑后，拔伸颈部，以拇指指螺纹或指端揉风池，2~3分钟，托揉项部，指压神庭、上星、百会，每穴1分钟。

（8）指压顶中线，头顶中线两侧，反复操作5~8次。

二、坐位操作

（1）拇、食指揉项部，拿颈部，反复操作5~8次。

（2）二指按揉风池2~3分钟，拔伸颈部，摇颈椎。

（3）双手掌相对用力压住两耳，向两侧突然分开，掩耳拔气，鸣天鼓，弹枕部，反复操作5~8次。

（4）五指抓头顶，中指置于头顶中线，由前向后抓拿，十指外相交叉，夹头发向上拔之，2~3分钟。

（5）扫散颞部，2~3分钟。

（6）合掌侧沿背部正中线上下侧击项部2~3分钟。

三、头部推拿的注意事项

（1）医者要勤修指甲，以免过长指甲划伤受术者皮肤。

（2）清洁双手，手的温度与人体体温相近。

（3）按摩时，发力方向应与皮肤血管的走向一致，并顺着皮肤纹理操作。

（4）面部皮肤及皮下组织较为松软，按摩手法易轻柔。

（5）按摩前，皮肤上可涂润肤油、鱼肝油、维生素E软膏等，但眼皮、眼眶及口唇不宜涂擦。

第二节 眼部保健推拿

眼睛为五官之首，是人体重要的感觉器官。眼部保健，可以增强眼睛的神韵，改善眼部眼袋现象，同时减轻眼部皱纹和黑眼圈，是美容的重要环节。眼部保健推拿还可以缓解视疲劳、预防近视、视力减退等眼病。眼周肌肤作为全脸最薄的部位，是最脆弱也最容易出现问题的部位，伴随着年龄的增长，眼部开始出现眼睑松弛、细纹等一系列的问题。眼周皱纹形成的原因很多，皮肤衰老松弛、皮肤缺水和皮脂的滋润、不注意用眼卫生、不良的眯眼、锁眉等习惯动作、精神紧张、睡眠不足、消瘦都是眼周皱纹形成的原因。眼带的形成主要与衰老、失眠、遗传、身体胖

瘦、不注意眼部护理等因素有关，随着年龄增长，眼部下眼睑松弛，脂肪向前脱出，眶下缘上方形成带状膨大，皮下脂肪过多堆积，松弛组织膨胀下垂，形成眼袋。如果工作学习光线不好，阅读距离近或久阅用眼，造成睫状肌痉挛，会形成假性近视，如进一步加重，近视程度也会逐渐加重，并逐步发展成为轴性近视或屈光性近视。

一、近视的保健推拿

（1）患者仰卧位，双目微闭，医者坐在患者头部，点按揉百会穴2~3分钟。

（2）双手拇指由印堂经前额分推太阳穴5~8次。

（3）多指滑揉上下眼眶5~8次。

（4）一指禅推法从太阳开始，依次在印堂、睛明、鱼腰、丝竹空、承泣等穴上施术，每穴操作1~2分钟，反复操作5~6遍。

（5）用拇指点揉或按揉鱼腰、睛明、承泣、球后、太阳、攒竹及眼周围酸胀点各，每穴各1分钟，反复操作5~8次。

（6）双手拇指、食指对捏耳垂部，并向外下方轻扯5~8次。

（7）用双手大鱼际或双手拇指指腹分抹上下眼眶，从内向外反复1~2分钟。

（8）患者俯卧位，拿风池2~3分钟。

（9）点揉双侧肝俞、肾俞各1分钟，横擦肾俞、命门，以透热为度。

二、眼周皱纹的保健推拿

（1）患者闭目，在眼周涂上按摩油后按摩。

（2）用手掌从下往上捋颈部，以舒展颈部5~8次，再将双手中指从鼻梁由下往上推至额中间的发际。

（3）双手熨目。两手掌相互搓擦至发热后，令受术者闭眼，将手掌轻放在其双眼上待手掌冷却，然后再搓擦再熨，反复

操作 2 分钟。

（4）分抹眼睑。受术者微闭双眼，术者用双手中指指腹贴附在目内眦处，向目外眦分抹上下眼睑，反复操作 1 分钟。

（5）捏眉棱骨。用双手拇指、食指指腹捏住眉头，边捏边沿眉棱骨向眉梢移动，反复操作 1 分钟。

（6）分推眼眶。用双手拇指指腹由内向外分推上下眼眶，反复操作 1 分钟。再从眉头向眉梢分推眉毛，反复操作 1 分钟。

（7）按眼周穴位。用中指指腹点按揉以下穴位：睛明、攒竹 – 鱼腰 – 丝竹空（三指同时）、承泣 – 四白（可二指同时）、太阳、迎香、风池。

（8）用两手掌按压双耳，用按压旋转的方法按摩耳部，使眼神经松弛，以消除眼睛疲劳。

三、眼袋的保健推拿

（1）嘱患者闭目，医者两手心相互摩擦发热，然后将双手掌心轻摩患者上下眼眶部位，以微有热感为宜，反复操作 3~5 次。

（2）用双手食指、中指沿上、下眼眶分推 20~30 次。

（3）食、中指揉双侧外眼角及下眼睑各 1 分钟。

（4）用中指指面轻擦上、下眼睑各 1 分钟。

（5）按眼周穴位，用双手中指指腹点按印堂、睛明、攒竹、丝竹空、承泣、四白穴，每穴各 1 分钟。

（6）一指禅偏锋推两眼眶，沿横 "8" 字路线移动 3 次。

四、眼部推拿的自我保健

（1）指掐睛明　用一手的拇指和食指指甲掐两侧的睛明穴 30 次，以酸胀为度。

（2）按揉四白、太阳、颊车　用两手的食指螺纹面分别按揉两侧的四白、太阳穴、颊车穴 20 次，以酸胀为度。

（3）掌心压眼　双眼轻闭，两手掌心搓热后，趁热分别置于两眼球上，慢慢向下压，待眼球有微胀感时将手抬起，反复操作 3~5 次。

五、眼部推拿的注意事项

（1）按摩前，眼周可涂上眼部护理霜，可起到保护和营养皮肤的作用。

（2）眼部手法应轻柔，不可将眼角向下拉，以防止皮肤松弛。

（3）局部皮肤破损或有湿疹等皮肤病者不宜用。刮时应注意患者皮肤有无破损，若导致破损，应立即停止。

第三节　面部美容推拿

面部美容推拿保健是以手法为主的面部美容法，整个面部涂上润肤霜并施用一定的轻柔手法进行按摩，使人面部的疲劳得以恢复，面部轮廓更加清晰，面部皮肤更加光润。通过手法作用的刺激，调整人体生理功能，清除皮肤表皮的死细胞，促进血液循环，起到美容效果，并使保健与美容融为一体。面部推拿具有放松宁神的作用，安全无副作用，疗效可靠。推拿手法要求轻柔灵活，常用手法有点法、揉法、按法、压法、摩法、推法、拍法、弹法、扫散法等，操作常采取仰卧位。

面部推拿前需要清洁皮肤，保障面部皮肤无任何化妆品及清洗剂残留，配合按摩膏。医者要调整好姿态，调整好与受术者的高度，腰挺直，两肘关节紧贴身体，自然下垂，通过腕关节活动控制双手的变换。

一、面部美容按摩

（1）以两手中指、环指交替从前额中

央直抹到前发际，再分抹至左右两侧太阳穴，再回到前额中央，反复操作3~5次。

（2）以两手中指、环指从眉间沿眉毛上下缘分抹至眼角外侧，将眉毛向上拉起，用中指环形从眼角外侧经眼眶下缘推至睛明、攒竹、丝竹空。反复操作6~8次。

（3）以两手中指、环指指腹轻轻击打眼周，向两侧太阳穴、眼眶下缘、鼻、眉毛移动，最后向外达太阳穴，注意避开眼球。

（4）将两手食指放于鼻翼两侧迎香穴，指腹从此按揉至面颊部，再到两侧太阳穴处，反复操作6~8次。

（5）以两手中指、环指从鼻翼两侧向上经过眉毛上缘、太阳穴抹至面颊及额区，在额区处用两拇指做环形按摩，到嘴角处用中指按揉片刻，沿鼻翼两侧、眉毛上缘至太阳穴，按压数秒，再向下至额部，反复操作5~6次。

（6）以两手中指、环指指腹轻轻拍打面颊部，反复操作3~5次。

（7）以两手中指环绕口唇作弧形推抹，反复操作8~10次。

（8）以两手中指、环指指腹由颈部正前方，直线向上按摩至颌下，然后在颈侧顺着淋巴液流动方向向下稍用力按摩，反复操作8~10次。

（9）以两手四指指面托揉颈部，沿脊柱从颈项根部抹至枕骨下缘。

（10）拇指在上，四指在下，两手同时按揉肩背部及上臂肌肉。

二、面部自我保健按摩

（1）分推前额　由印堂至太阳穴，然后向上向外沿上额打小圈至眉上1寸处的阳白穴。整个手掌由内向外，由上向下摩额部，拍额部。

（2）点压额区　点压额角头维、印堂，经额上头顶点压至百会，再点压前额中央至阳白推至发际，向下拽耳垂。

（3）点压眼区　点按睛明、太阳、承泣，由内向外，由上向下按摩整个眼周，轻弹眼袋。

（4）拿捏鼻根　用一手的拇指和食指分别置于鼻根的两侧，然后拿捏鼻根部肌肉10~15次。

（5）揉推鼻部　用两手的食指同时按揉两侧迎香穴30次，然后两手的食指和中指伸直并拢，分别从两侧迎香穴向上推抹两侧鼻旁至鼻根部30次，使推拿的局部产生轻微的温热感。

（6）舔摩口腔　坐位或仰卧位，口唇轻闭，以舌在上、下齿及齿龈处依次进行舔摩3~5次。

（7）轻叩牙齿　口唇轻闭，上下齿轻轻叩击30次。

（8）点压口周　以中指、无名指点按人中、地仓、承浆等，以中指、无名指、小指并拢由内向外，由下向上按穴位所在肌肤，最后无名指轻摩口周。

三、面部美容推拿注意事项

（1）面部按摩以30分钟左右为宜。

（2）按摩操作应在餐后半小时后进行，过饱和过饥都不宜马上按摩。

（3）面部皮肤及皮下组织较为松软，易于伸展移动，故按摩手法应轻柔。

（4）按摩时方向沿螺旋或向上推拿，注意不可将眼角或嘴角向下拉，以防止皮肤松弛。

（5）熟悉面部肌肉排列方向，沿肌肉纤维排列方向按摩，有助于消除皱纹。

（6）皮肤表面发炎或创面未愈合，不适合按摩。

（7）患有传染性皮肤病者不宜按摩，如各种癣、扁平疣、传染性软疣等。

第四节　胸腹部保健推拿

胸腹部是五脏重要脏器所在部位，是保健推拿比较重要的操作部位。通过胸腹部按摩可使血液循环加快，堆积在肌肉等部位的代谢产物得到清除，使紧张的肌肉筋腱放松，使疲劳引起的肌肉酸痛、乏力等症状消除，增强活力。古代有"摩腹运气法""腹诊按摩法""脏腑按摩法"等都是在胸腹部操作的。胸部推拿可以丰胸，通畅乳腺，促进胸部血液循环，疏通乳腺组织，促进乳房细胞再次发育，强化胸部结缔组织，防止乳房下垂，治疗乳痛、缺乳、预防乳房疾病，同时可改善胸闷胸郁。腹部按摩可以调理脏腑，防治心血管疾病、呼吸系统疾病、消化系统疾病、神经系统疾病、内分泌系统疾病、妇科疾病等，还可以起到美体减肥的功效。

一、胸部保健推拿

（1）直推乳房　先用右手掌面在左侧乳房上部，即锁骨下方着力，均匀柔和地向下直推至乳房根部，再向上沿原路线推回，做20~50次后，换左手按摩右乳房20~50次。

（2）双手掌小鱼际托住乳房外下方轻揉按3~5分钟。

（3）以食指或拇指轮流自乳房四周沿乳腺方向（放射状）向乳头部梳理（膺窗－乳中；灵墟－乳中；神封－乳中；步廊－乳中；乳根－乳中；食窦－乳中；辄筋－乳中；胸乡－乳中）。

（4）穴位点按　中府（肺经），乳根、屋翳（胃经），天溪、大包（脾经），神封、灵墟（肾经），膻中（任脉），天宗（小肠经），肩井（胆经），每穴1分钟。

（5）按推任脉　气海（脐下1.5寸）－曲骨，揉按气海、关元。

（6）坐位，搓摩胁肋，从上至下，点按大包穴。

二、胸腹部保健推拿

（1）掌根按压双肩　双手掌根同时按压患者双肩5~6次。

（2）分推胸部至两胁　自正中线向两侧分推至腋中线，由上至下3~5次，对女性患者分推时应避开敏感区。

（3）全掌揉腹部　双膝屈曲，腹部放松，叠掌轻揉患者腹部，先揉脐周，然后顺时针揉全腹，时间约为2~3分钟。

（4）轻拿腹直肌　以双手拇指置于腹肌一侧，余四指置于腹肌另一侧，自上而下，提拿腹肌3~5次。

（5）点压上脘、中脘、下脘、天枢、气海、关元穴。每穴一分钟。

（6）摩腹　先顺时针后逆时针，各旋转轻摩脐周30次。

三、胸腹部自我保健推拿

（1）指点天突　一手的食指屈曲成钩状，以食指的指端置于天突穴处，沿气管的方向向下点按10次，点按时局部有酸胀感，并沿气管向下放散。

（2）指按胸骨　一手的食指、中指、无名指三指并拢，从璇玑穴开始逐步向下点按到中庭穴处止，反复操作3~5遍。

（3）按揉膻中　用右手或左手的大鱼际按揉膻中穴20次。

（4）摩按中府、云门　以一手的四指并置于一侧胸大肌的胸骨缘，沿肋间隙向外梳摩至中府穴、云门穴，反复数次。然后，以四指置于中府、云门穴处着力指按1分钟。做完一侧再做另一侧。梳摩时要注意用力均匀、和缓，以皮肤微红为度，按压时用力要由轻到重，忌蛮力。

（5）擦胁肋骨　以两手掌掌根紧贴两侧胁肋部，做前后往返的快速擦动，擦热为止。该手法有疏肝解郁的作用，对肝气郁结证有较好的防治效果。

（6）分摩腹部　以两手四指分别置于剑突下，自内向外下方沿季肋下缘分摩20次。

（7）掌推腹部　以一手掌根置于剑突下，由上向下经胃脘部推动至脐下关元穴止，反复操作20次。

（8）按揉中脘、脐部、天枢、关元　用一手的食指、中指、无名指的螺纹面按揉中脘穴，用力要柔和，顺时针方向旋转揉动1分钟。

（9）掌拍腹部　两手掌心空虚，用虚掌交替拍击腹部30次。

第五节　背腰部保健推拿

背部为五脏六腑所系，正中的脊柱负责神经传导，沟通中枢与四肢百骸，故腰背部是推拿保健最重要的部位，目前作为一种时尚休闲的养生方式。由于过度劳累和姿势不当都会导致腰背部酸痛等情况，通过背腰部推拿可以放松背部、腰部紧张的肌肉，强化免疫功能，对背腰酸痛、腰肌劳损、腰椎疾病等有治疗作用，同时又有塑形美体的功效。背部脊柱是主一身阳气的督脉所在，脊柱两旁是贯穿全身的足太阳膀胱经，背部脊柱两旁共有53个穴位。而且五脏六腑皆系于背部，如心、肝、脾、肺、肾、胆、大肠、小肠、膀胱、三焦、十二俞等穴位都集中在背部，这些经穴是运行气血，联络脏腑的通路，按摩可以刺激这些穴位，起到疏通经气、促进气血运行、振奋阳气、活血通络、养心安神、平衡阴阳，调和五脏六腑的功能，从而达到阴阳平衡，健康长寿的目的。

（一）背腰部的保健推拿

（1）按压肩胛上部，掌根揉冈上窝，掌压冈下窝2分钟。

（2）两掌分别置颈后区和腰骶区，向上向下撑开按压，反复操作3~5次。

（3）直推（按揉）背腰部。脊柱两侧第一、二条膀胱经，反复操作3~5次。

（4）弹拨足太阳膀胱经　以双手拇指指腹同时自上而下弹拨足太阳膀胱经，反复操作3~5次。

（5）按压脊柱（足太阳膀胱经）　背部膀胱经第一、二条线上，自大杼穴起，自上而下，同时或交替按压"背俞穴"3~5遍。按完一侧再按另一侧。

（6）掌揉背腰部，搓脊柱两侧2~3分钟，自上而下进行。

（7）拍打背腰部　以双手空拳或虚掌叩击、拍打背腰部1~2分钟，注意腰部两侧叩击的力量要轻。

（8）按揉肾俞穴，约1~2分钟。

（9）搓命门　双手搓热，放置于命门穴，快速搓擦肾俞、命门至患者腰部感到温热为止，约1~2分钟。

（10）直推背腰部　掌根直推脊柱两侧，反复操作3~5次。

（二）背腰部的自我保健推拿

（1）按揉肾俞　两手握拳，上肢后伸，用两手的拇指掌指关节紧按腰部肾俞穴，做旋转按揉1分钟，以酸胀为度。

（2）掌擦腰部　两上肢后伸，以两手手掌的掌根分别置于腰部，用力上下擦动，动作要快速有力发热为止。

（3）横摩腰骶　以一手手掌掌面置于同侧髂后上棘上方，然后呈横行摩动至对侧，反复操作10次。

（4）叩击腰骶　一侧上肢后伸，且手握空拳。以拳背轻轻叩击腰骶部10次。

第六节 四肢保健推拿

四肢的保健推拿主要是手法作用于四肢的推拿保健。四肢保健推拿可以加强四肢的新陈代谢，具有疏通经络、强筋健骨、滑利关节、防老健身等作用，可以防治手肘、膝盖退化、肩周炎、腱鞘炎、肢体软弱无力等病证。四肢的推拿要注意方向性，多采用自上而下的方向，但是在一些特殊情况下也会采用向心性操作，如用于淋巴引流按摩、促进静脉回流、四肢部有淤血水肿、运动竞赛结束后恢复性推拿等。

（一）上肢的保健推拿

（1）拿揉上肢经络　拿揉上肢肌肉，由肩部至腕部，从上至下，从下至上反复2~3遍。顺序：肺经（从上至下）、大肠经（从下至上）、心包经（从上至下）、三焦经（从下至上）、心经（从上至下）、小肠经（从下至上）。反复1~2遍。

（2）活动关节　摇肩，拔伸肩关节，用右手握住受术者的手腕向前方、上方、外侧方三个方向拔伸，活动揉捏手指18个小关节，逐个牵拉指头并抖动。摇肘、腕关节。

（3）点按揉穴位　点按揉上臂肩髃、曲池、外关、鱼际、太渊、合谷、劳宫、神门，每穴1分钟。

（4）分掌法　施术者双手托受术者一手，将两拇指分别置于大鱼际、小鱼际，然后由中间向两侧分推，反复进行10次。

（5）指推掌根法　以一手固定手部，用另一手拇指指腹自掌心向掌根手腕方向推，反复10次。

（6）推揉手背　由指掌指关节处推至手掌根部。

（7）捻指法　以拇指和食指捏住指根部，自指根到指端做相对捻搓2次。

（8）勒指法　中、食指弯曲夹住指根的掌面与背面，向指端做勒、捋、抖，捋到指端时急拉滑脱，施以寸劲，熟练时可以发出"叭、叭"的响声。

（9）抖动上肢法　一手握前臂，另一手握手部，环绕活动腕关节，推、拉、抖腕关节。

（10）摇肩关节　先顺时针后逆时针，环转摇动肩关节各3~5次。

（二）下肢的保健推拿

（1）压推揉法　受术者平躺在床上，双腿自然放松伸直，按摩者左手托起被按摩者的右腿的右侧，左手握在右腿膝盖处，然后双手做环状按摩。左右手掌根重叠，左手重叠在右手上，用右手掌根压推揉结合施于下肢后侧的肌肉。从上至下反复操作1~3次。

（2）在腿足部梁丘、风市、伏兔、血海、阳陵泉、阴陵泉、足三里、丰隆、承山、三阴交穴位进行点按揉，每穴1分钟。

（3）将拇指与其余四指弯成"V"字形，用手指和虎口的力量夹住右大腿内侧赘肉并进行挤压式按摩10~20次，要求拿时频率快。换另一条腿，重复相同的按摩动作。

（4）挤压完毕后，将双手拇指置于掌心中，其余四指握拳，用手指的第二关节从膝盖一直按压至大腿根部的淋巴结，再用双手拇指用力挤压大腿根部的淋巴结3分钟，反复操作5~10次，换另一条腿重复。

（5）捏拿跟腱（太溪、昆仑），点按涌泉或小鱼际直擦涌泉约1分钟。

（6）摇膝、踝关节，压膝关节。

（7）拔伸法　医者左手掌托起受术者髌骨的前上方，右手掌握住小腿之前先使患者的膝关节弯曲，然后两手相对用力，使膝关节后伸，左手往上托起右手使膝关节伸直3次，幅度及力度均由小到大再到小。

（8）击法　用左右手拳眼击打大腿的内侧、外侧及小腿的后侧，上下反复数遍，然后改用双手合掌手指击，部位同前。要求有节律，能弹动皮下肌肉，反复操作3~5次。

（9）推摩足背　掌根推摩足背10~20次。

（10）活动踝关节　使踝关节背曲、背伸及环转摇动，先顺时针后逆时针，各5~8圈。

（三）上肢的自我保健推拿

（1）按揉肩井　用一手的食指、中指、无名指的螺纹面用力按揉对侧的肩井穴30次，用力要柔和，以酸胀为度，然后做对侧。

（2）按揉肩髃　用一手中指的螺纹面紧贴另一侧肩端的肩髃穴，用力持续按揉30次，以酸胀为度，然后做对侧。

（3）提拿肩部　用一手的五指提拿对侧肩部的三角肌20次，然后做对侧。

（4）掌擦肩部　用一手掌心紧贴肩部体表，反复擦动，以透热为度。

（5）拿提臂肘　以一手拇指与其余四指分开置于另一侧上臂上方内外两侧，由上到下提拿到肘部止，反复操作4~6次，然后做另一侧。

（6）掌摩上臂　以一手掌置于另一侧上肢肩峰下方，沿上臂外侧由上向下摩动至肘尖12次，再沿上臂内侧由上至下摩动至肘窝12次。

（7）掌擦肘部　以一手的掌心擦另一侧上肢的肘关节，由上到下反复操作，以透热为度，然后做另一侧。

（8）点内外关、神门、劳宫　以拇、食指指端分别置于另一侧前臂的内、外关穴，对合点按20次，按揉神门、劳宫穴，以酸胀为度，然后做对侧。

（9）捻动手指　用一手的拇、食二指螺纹面捏住另一手的手指近端，由近端向远端捻动，从拇指到小指，依次进行，反复操作6遍。

（10）拔伸手指　用一手的拇、食二指螺纹面握捏住另一手的手指远端，进行相反方向的拔伸，从拇指到小指，依次进行，反复操作6遍。

第七节　全身保健按摩

全身保健按摩是运用放松的手法，在患者全身进行按摩，具有消除疲劳，缓解紧张，舒筋活络，调节体内信息，增强体质，健美防衰，延年益寿的作用，可以使人感觉全身轻松、舒适爽快。全身保健按摩的适用范围非常广，凡因脑力劳动、体力劳动、运动量过大，旅游或长时间进行电脑操作引起的过度疲劳；由各种因素引起的周身不适，如头痛、头晕、肢体酸痛、颈项强痛、腰背疼痛、落枕、肩周炎、岔气、失眠、腹胀、痛经、消化不良、感冒全都属于保健按摩的范围。操作流程按仰卧位（头面部→右上肢→左下肢→腹部→右下肢→左下肢）、俯卧位（项肩部→背部→左下肢→右下肢）、坐位的顺序。

（一）俯卧位保健按摩

（1）项肩部　患者俯卧位，医者按揉项部，拿项后区，勾揉风池，拿肩井，拿三角肌，双手侧拳叩击肩井部，约3分钟。

（2）腰背部　叠掌按揉腰背部3遍，从上到下揉腰背部双侧，约3分钟，双手拇指从上向下至八髎，指压腰背两侧膀胱经3遍，掌按腰背部2遍，掌按脊柱，双手拇指按揉肾俞10~15次，横擦腰区，叩击腰背，掌拍腰背部。

（3）下肢部　医者左侧立位，先按摩左腿，掌根揉按臀区，双掌按压，自上至下掌按股后部 2 遍，搓股后部，双手拇指弹拨股外侧部，拿下肢后部，屈膝 90°，以前臂向下按压脚掌，扳踝关节，一手扶脚，另一手侧拳叩击脚掌 5 次，搓小腿。同法按摩右腿。

（二）仰卧位保健推拿

（1）头面部　受术者取仰卧位，施术者坐在受术者头侧，揉印堂约 30 秒，双手手拇指交替直推前额中线开天门 6~8 次，双手拇指分抹前额和眼眶，双手拇指分抹上下眼眶，点按睛明、印堂、攒竹、鱼腰、丝竹空、太阳穴，每穴 2~3 遍，使之酸胀得气，捏双眉 1~2 遍，捏面颊三线，拍前额及面部，搓掌浴面，捏揉耳廓 2~3 次，搓耳根 8~10 遍，按揉搓运太阳穴 8~10 遍。按揉头部，指按头顶（双手拇指并指按压头顶中线及中线两侧），扫散颞区，叩击头部，拉头皮约 1 分钟，点按风池、风府，每穴 1~2 遍。

（2）上肢前部　患者仰卧位，施术者立于手术者左侧后方（以操作右侧颈肩背部为例，以下同），先按摩右上肢。按揉肩前部及上肢约 3 分钟，按压极泉，摇关节 3~5 圈，抖上肢 1 分钟，托揉肱三头肌，弹拨小海，拿肱二头肌，按揉曲池，拿前臂，捏揉内关、外关和合谷，每穴约 1 分钟，捏揉指缝，分推手掌，分推手背，抖上肢并结合肩部外展、内收，抖腕关节约 30 秒，双手侧拳叩击上肢。同法按摩左上肢。

（3）胸部　中指勾揉膻中，双手拇指沿锁骨下缘分推云门，分推胸廓 3~5 遍，按压双肩及缺盆，直推任脉 6~8 遍，双手拇指分推肋间至肋弓下缘 5~8 遍。

（4）腹部　双手鱼际分推、揉腹部，推 1 分钟，掌揉腹部、脐部、全腹约 2~3 分钟，按揉腹部天枢、气海、关元，每穴约 1 分钟，顺时针摩腹 30 次或腹部发热内透为度，提掌自上而下推腹直肌 3~5 遍，从剑

突推摩脘腹至肚脐，掌振丹田 1~2 分钟。

（4）下肢前部　推按下肢，上下往返 3~5 遍，点按搓揉下肢，上下往返 3~5 遍，点按揉血海、梁丘、膝眼、足三里、三阴交、阳陵泉、太溪，每穴 30 秒，从上到下掌按股部 3~5 遍，按压腹股沟 1 分钟，自上而下搓下肢，摇髋 3~5 遍，按压、弹拨下肢 1~2 遍，揉捏牵伸足趾，叩击下肢，上下往返 3~5 遍，活动下肢关节。同法再按摩右腿。

（三）坐位保健推拿

受术者取坐位；施术者立于受术者左侧后方（以操作右侧颈肩背部为例）。

（1）拿颈部，约 1 分钟，弹拨颈部，约 2 分钟。

（2）拿肩井，约 1 分钟，按肩背部，约 3 分钟。

（3）点按风池、风府、翳风、天柱、璇玑、肩中俞、肩外俞、肩井，每穴约 15 秒。

（4）叩击、拍打肩背部，约 1 分钟。

（四）注意事项

1. 禁忌证

（1）有出血倾向者（如血友病、过敏性紫癜）及关节扭伤 36 小时内的关节局部。

（2）皮肤病病变局部，如湿疹、疖疮及癣等的患处。

（3）皮肤破损（如擦伤、裂伤）处及水火烫伤处。

（4）妇女妊娠期与月经期的腰骶部、臀部和腹部禁用推拿操作，其他部位尤其是易于产生较强酸胀"得气"感的穴位处手法宜轻柔。

（5）剧烈运动后、极度劳累、进餐饱食后、醉酒后及饥饿状态者，不宜立即接受保健推拿。

（6）身体极度虚弱及老年性骨质疏松

症者。

（7）精神过度紧张者。

2. 意外处置

（1）意外情况　实施全身推拿过程中可能皮肤破损、软组织损伤及骨与关节损伤等推拿意外。

（2）处理措施　如出现皮肤破损则要涂上皮肤消毒剂以防感染；如出现肌肉等软组织损伤则应停止操作，必要时进行医学处理。一旦发生骨与关节损伤等推拿意外应及早送往医院处理，不要随便搬动受伤者。

第八节　五脏调理推拿及起居调养

健康长寿的基本条件，在于先天禀赋强盛，后天营养充足。肾为人体的先天之本，生命之根，人的生殖能力和生长发育过程，主要是由肾的精气所决定的肾气充盛，机体代谢能力强，则衰老的速度也相应缓慢。脾胃为后天之本，气血生化之源，机体生命活动的营养，都需要脾胃供给，从而滋养五脏六腑、肌肉筋骨、皮肤毛发。肾为先天之本，脾胃为后天之本，肾与脾，是相互依赖配合、相互促进的。脾健肾壮，气血才能渊源无穷，五脏得其充养，神气乃生，身体康健，延年益寿，鹤发童颜，以下介绍几种养生方法。

一、五脏调理推拿法

保健推拿作用于人体经络腧穴，通过对脏腑的调护从而达到预防疾病的目的。脏腑即内脏的总称。在脏腑之中，五脏是以化生和贮藏精、神、气、血、津液为主要生理功能，是生命活动的中心，以五脏为中心，脏腑在生理功能上相互制约、相互依存、相互利用，形成一个非常协调统一的整体。五脏间的协调，即是通过相互依赖，相互制约，生克制化的关系来实现的。有生有制，则可保持一种动态平衡，以保证生理活动的顺利进行。所以，根据个人身体状况有重点地选择 1~2 个脏器的体表部位进行按摩，可以达到补益和调节脏腑功能，预防疾病、延年益寿的目的。

1. 疏肝理气法

肝的主要生理功能是：主疏泄和主藏血。疏泄指疏通、发泄；肝藏血是指肝有贮藏血液，调节血量的生理功能。肝主筋指全身筋膜的营养依靠肝血供给。

肝失调常见现象：头目胀痛、面红目赤、易怒、吐血、昏倒、血瘀、痛经、月经量少、闭经或量多，若肝气抑郁则郁郁寡欢、多愁善感、沉默寡言、时欲悲伤啼哭；若肝气亢奋则烦躁易怒、面红升火、头目胀痛；纳食不化、口苦、两目昏花、抽搐、肢体麻木、动作迟钝；爪甲荣枯、近视。肝与胆相表里，在体主筋，开窍于目。西医学病名包括了部分消化系统疾病，如肝炎，胆道感染、胆囊炎、胆结石等和一些神经系统疾病如肋间神经痛等，以及手足拘挛等筋腱疾病，肝阳上亢导致的高血压及有关眼睛的疾病等等。因此，经常施行疏肝理气的保健按摩方法，对上述疾病可有良好的防治作用。

（1）舒气会　双掌相叠，置于两乳中间的膻中穴，上下擦动。

（2）宽胸法　坐位，右手虚掌置于右乳上方，适当用力拍击并渐横向左侧移动，来回 10 次。左右交换。

（3）疏肋间　坐位，两手掌横置两腋下，手指张开，指距与肋间隙等宽，先用右掌向左分推至胸骨，再用左掌向右分推至胸骨，由上而下，交替分推至脐水平线，反复 10 次。注意手指应紧靠肋间，用力宜均匀，以胸肋有温热感为佳。

（4）拿腰肌　坐位，双手掌虎口卡置于两侧腰胁部肌肉，由上而下至髂部捏拿腰胁肌肉，往返操作 10 次。

（5）擦少腹　坐或卧位，双手掌分置两胁肋下，同时用力斜向少腹推擦至耻骨，往返操作 20 次。

（6）理三焦　坐或卧位，两手四指相交叉，横置按于膻中穴，两掌根按两乳内侧，自上而下，稍用力推至腹尽处，共推 20 次。

（7）拨阳陵　坐位，两手拇指分按置于两侧阳陵泉穴，余四指辅助，先行按揉该 1 分钟，再用力横向弹拨该穴处肌腱 5~10 次，以酸麻放射感为好。

（8）振胸肩　坐位，先用右手从腋下捏拿左侧胸大肌 10 次，再换手如法操作。然后双手叉指抱持于后枕部，双肘相平，尽力向后摆动，同时吸气，摆前时呼气，一呼一吸，操作 10 次。

（9）运双目　端正凝视，头正腰直，两眼球先顺时针方向缓缓转动 10 次，然后瞪眼前视片刻，在逆时针方向如法操作。

（10）叹息法　全身放松，先深吸气后，再尽量呼气，于呼气时发出"嘘"音，并尽力瞪目，重复 10 次。

2. 宁心安神法

心位于胸腔之内，两肺之间，膈膜之上。它主宰人体的生命活动，在五脏六腑中居首要地位。心的主要功能主血脉，主神志。心主血脉是指心气推动血液在脉中运行，流注全身，发挥营养和滋润的作用；心主神志是指心具有主宰人体五脏六腑、形体官窍的一切生理活动和人体精神意识思维活动的功能。心失调常见现象：面色红赤、舌尖深红、疼痛、心胸烦热、面色灰暗、面青、失眠、多梦、昏迷、舌质淡白。心与小肠相表里，在体主脉，开窍于舌。西医学病名可包括心血管系统疾病，如心脏的各种疾患、动脉硬化、脉管炎等，神经系统疾病如神经衰弱、神经官能症、失眠，以及颅脑内外疾患等；或小肠吸收

不良、舌体病等。因此，经常操练宁心安神的保健按摩方法，可对上述各类疾病的防治有良好的作用。

（1）鸣天鼓　以两手掌心掩住两耳孔，掌根在前，手指指向脑后，用食指搭在中指上，向下弹击耳后高骨右，使耳中隆隆作响。

（2）揉神门　坐位，右手食、中指相叠，食指按压在左手的神门穴上，按揉，左右交换。可加按双侧内关穴。

（3）捏中冲　先用右手拇、食指夹持左手中指尖，稍用力按捏数次，随之拨放，操作 10 次。左右交换。

（4）点极泉　先以右手四指置左侧胸大肌内侧，拇指置按胸大肌外侧，同时食、中指自然点按在腋下极泉穴，边捏拿胸大肌，边以食、中指点揉极泉穴，做 10 次。左右交换。

（5）拿心经　右手拇指置左侧腋下，其余四指置上臂内上侧，边做拿捏，边做按揉，沿上臂内侧渐次向下操作至腕部神门穴处。

（6）甩拍法　站立位，两足分开同肩宽，身体自然放松，两手掌自然伸开，以腰转动带胳膊，肘部带动手，两臂一前一后自然甩动。到体前时，用手掌面拍击对侧胸前区；到体后时，以掌背拍击对侧背心区。开始拍击力量宜轻，若无不适反应，力量可适当加重，每次甩打拍击 20 次左右。

（7）摩胸膛　右掌按两乳正中，指尖斜向前下方，先从左乳下环行推摩心区复原，再以掌根在前，沿右乳下环行推摩，如此连续呈 ∞ 形，操作 20 次。

（8）搅沧海　舌在口腔上、下牙龈外周从左向右，从右向左各转动 10 次。产生津液分 3 口缓缓咽下。

（9）擦涌泉　单掌横置涌泉穴处，来回 50 次，左右同。

（10）养心法　闭目、静息，全身放

松，吸气时舌抵上腭，呼气时，轻轻发音"呵"（ke）字，随气流舌离上腭。呼吸要深长、柔和，一呼一吸为一次，共 10 次。

3. 健脾益胃法

脾的主要生理功能是：主运化，升清和统摄血液。运化指消化吸收，升指脾气运动以上升为主，清指营养物质，统摄血液指脾不但可以有生血功能，也有统摄血液，使血行于脉道之中而不溢于脉道之外的作用。脾脏失调常见现象：腹胀、完谷不化、食欲不振、倦怠消瘦、头晕目眩、便血、倦怠乏力四肢沉重、口唇暗淡、皮下发绀。脾与胃相表里，在体主肉，开窍于口。西医学病名包括消化系统疾病，如胃炎、胃及十二指肠溃疡、消化不良、肠炎、腹泻、便秘等，还包括肌营养不良、肌肉萎缩、口腔疾病，以及贫血、血小板减少等血液系统疾病。采用健脾益胃的保健按摩方法，可对上述各种疾病有良好的防治作用。

（1）搅沧海　舌在口腔上、下牙龈外周从左向右，从右向左各转动 10 次。产生津液分 3 口缓缓咽下。

（2）摩脘腹　双掌相叠，置于神阙穴处，先逆时针，从小到大摩脘腹 30 圈，然后再顺时针，从大到小摩脘腹 30 圈。

（3）荡胃腑　坐或卧位，以右手掌按置于中脘穴上，先以掌根稍用力将胃脘向左推荡，继之再以五指将胃脘稍用力推荡向右，往返 10 次。

（4）振中脘　坐或仰卧，双掌相叠于中脘穴处，以振动手法操作 1 分钟。

（5）捏三线　坐或仰卧，自两乳头和膻中 3 条垂直线，以双手逐线自上而下捏拿，揉捏脘腹部肌肉，3 线操作为 1 次，共 5 次。

（6）分阴阳　坐或仰卧，两手除拇指外其余四指并拢，中指相对于剑突下，全掌紧按皮肤，然后自内向外，沿肋弓向胁肋处分推，并逐渐向小腹移动，共操作 10 次。

（7）疏肋间　坐位，两手掌横置两腋下，手指张开，指距与肋间隙等宽，先用右掌向左分推至胸骨，再用左掌向右分推至胸骨，由上而下，交替分推至脐水平线，反复 10 次。注意手指应紧靠肋间，用力宜均匀，以胸肋有温热感为佳。

（8）理三焦　坐或卧位，两手四指相交叉，横置按于膻中穴，两掌根按两乳内侧，自上而下，稍用力推至腹尽处，共推 20 次。

（9）按三里　双手食、中指相叠，按揉足三里穴 50 次。

（10）揉血海　坐位，双拇指分按于两侧腿部的血海穴上，做旋转按揉 1 分钟。

4. 宣肺通气法

肺的主要生理功能是：主气、司呼吸，主宣发肃降，通调水道。宣发指肺气向上升宣和向外围的布散，肃降指肺气向下的通降和使呼吸道保持清洁的作用。通调水道是指体内外气体交换的场所。人体通过肺，吸入自然界的清气，呼出体内的浊气，吐故纳新，使体内的气体不断得到交换，从而维持人体的生命活动。如肺病常见现象：语声低微、身倦无力、胸闷咳喘、鼻塞、喷嚏、无汗、小便不利、尿少、水肿、痰饮、皮毛憔悴、音哑。肺与大肠相表里，其功能的盛衰在体表可通过皮肤的润泽、病变以及鼻部正常与否表现出来。西医学病名可包括呼吸系统的病变，诸如感冒、咳嗽、哮喘、肺炎、肺气肿等，某些大肠疾病如肠炎、便秘，以及荨麻疹等皮肤病和鼻炎等鼻部的疾病。采用保健按摩的方法，可以对上述各种疾病进行有效的防治。

（1）开肺门　双手拇指分别置于双侧的肺门穴（肺有肺门，位于胸坐或卧位），两手四指相交叉，横置按于膻中穴，两掌根按两乳内侧，自上而下，稍用力推至腹尽处，共推 20 次。

（2）勾天突　以手食指尖置天突穴处，向下勾点、揉动 1 分钟。

（3）调肺气　双手拇指按置于中府穴处，向上推揉至云门穴，以酸胀为度。然后拇、食、中指平放一、二、三肋间，往返推擦 1 分钟。

（4）按风池　坐位，两手拇指按在两侧风池穴上，两手小指各按在太阳穴处，其余手指各散置头部两侧，然后两手同时用力按揉风池、太阳及头侧部 1 分钟。

（5）擦大椎　坐位，单掌横置于大椎穴，以大鱼际及食、中指往返擦动，以热为度。

（6）拿合谷　坐位，右手拇、食指相对拿按、揉动左侧合谷穴 1 分钟。左右交换。

（7）清肺经　坐位或立位，右掌先置左乳上方，环摩至热后，以掌沿着肩前、上臂内侧前上方、前臂桡侧至腕、拇、食指背侧，往返推擦 20 次。左右交换。

（8）振胸肩　坐位，先用右手从腋下捏拿左侧胸大肌 10 次，再换手如法操作。然后双手叉指抱持于后枕部，双肘相平，尽力向后摆动，同时吸气，摆前时呼气，一呼一吸，操作 10 次。

（9）擦迎香　双手大鱼际分按两侧迎香穴处，上下擦动，边擦边快速呼吸，喷气，以热为度。

（10）疏表法　坐或站位，以干毛巾拧成柱状，双手抓住两头，屈肘，右手在上，左手在下，过肩沿脊柱两侧上下擦动，先擦一侧，以热为度。左右交换。

5. 固肾益精法

肾位于腰部，脊柱两旁，左右各一。肾的主要功能是：藏精，主生长、发育、生殖和主水及主纳气。精即先天之精与后天之精。先天之精指禀受于父母，与生俱来，主生育繁殖；后天之精指来源于水谷精微，由脾胃化生并灌溉五脏六腑，维持人体的生命活动。肾主水，是说"肾为水脏"，它在调节体内水液平衡方面起着极为重要的主宰的作用。主要是通过肾的气化作用来实现的。肾主纳气指肾有摄纳肺吸入之气而调节呼吸的作用。发育：肾主藏精，而精能生髓，髓居于骨中，骨依赖髓以充养，小孩才能发育健壮。肾出现的不良现象：小儿发育迟缓、青少年生殖器官发育不良、性成熟较晚、不孕不育、中年人功能减退或早衰或老年人衰老快、男子遗精、女子梦交、发冷、小便次数增多、阳痿早泄、女子宫寒不孕、小儿牙齿生长缓慢或松动或脱落。耳鸣、听力减退、老年人耳聋失聪。西医学的病名包括泌尿生殖系统疾病，包括肾炎、膀胱炎、尿路感染、前列腺炎、遗精、早泄、男女不育症和闭经、带下等妇科疾病；骨骼的疾病、腰痛、齿痛；还有神经系统和一些功能低下的疾病，如怕冷、精神萎靡，以及耳鸣、耳聋等耳部病变。选用保健按摩的方法可以对以上所说的各种疾病有较好的防治作用。

（1）点肾俞　坐位，双手拇指夹持腰胁部，食、中指相叠分按在双侧肾俞穴上，稍用力按揉 1 分钟左右。

（2）叩腰　坐或直立位，两手握空拳，用拳眼叩击腰脊两侧，上自尽可能高的部位开始，下至骶部，叩击时可配合腰部的前屈活动，往返 10 次。

（3）擦腰骶　坐位，上身微前倾。屈肘，两手掌尽量上置于两侧腰背部，以全掌尤以小鱼际着力，向下至尾骶部快速擦动，透热为度。

（4）摩关元　坐位，左掌横按在命门穴，右掌以关元穴为圆心，先作逆时针摩腹 50 次，再作顺时针摩腹 50 次。然后随呼吸向内下按压关元 10 次。

（5）拿阴股　坐位，先以右手拇指与

四指分开，从左侧大腿内侧上端起，边拿揉股内侧肌肉边向下移，直至膝部，操作10次，左右交换。再以右掌面推擦左大腿内侧至膝，以热为度，左右交换。

（6）擦小腹　坐或卧位，双手掌分置两胁肋下，同时用力斜向少腹推擦至耻骨，往返操作20次。

（7）增髓法　坐位，右手拇指按于左侧的三阴交穴，食、中指按于绝骨穴，同时稍用力揉1分钟后，向下移动至跟腱处，拇指按于太溪穴，食、中指按于昆仑穴，亦用力按揉分钟。左右交换。

（8）擦涌泉　单掌横置涌泉穴处，来回50次，左右同。

（9）洗双耳　坐位，用两手掌横按于两耳上（拇指向下），均匀用力向后推擦，回手时将耳背带倒再向前推擦，往返操作20次。然后双手拇、食指捏住两耳垂做索抖法数次，再用两食指插入耳孔，行快速震颤法数下，猛然拔出，重复操作。

（10）缩二阴　处于安静状态下，全身放松，用顺腹式呼吸法（即吸气时腹部隆起，呼气时腹部收缩），并在呼气时稍用力收缩前阴和肛门，吸气时放松，重复10次。

二、起居调养

（1）应及时添加衣物注意保暖，尽量避免出汗太过，防止风邪等外邪的入侵。

（2）应注意劳逸结合，避免过度劳累，以免耗损正气。

（3）注意适量运动，特别是肢体的运动，保证血液的流通，促进脾胃的运化能力。

（4）保证充足的睡眠，每天睡眠时间不少于8小时，夜间11点前卧床休息，避免熬夜加重体质偏颇。

第九节　保健推拿介质选介

利用介质推拿是推拿临床上常用的手段，如摩擦类手法的操作常借助介质来完成，介质与手法结合使用，可明显提高临床疗效。

一、介质的作用

推拿介质，也称推拿递质，是指推拿时，为了减少对皮肤的摩擦损害，或者为了借助某些药物的辅助作用，可在推拿部位的皮肤上涂些液体、膏剂或撒些粉末。推拿时应用介质，在我国有悠久的历史，早在《黄帝内经》时代就有"按之以手，摩或兼以药"的说法。以药物为介质在人体体表的一定部位或穴位施以手法，药物助手法以提高治疗疾病的效果的一种推拿方法称为膏摩。也称为"药摩法"，或称为"药物推拿"。临床运用中，除摩法以外，还可运用于其他手法，如擦法、揉法等也可结合药物施用。由于介质推拿对皮肤的刺激性较小，而且不良反应较小，所以，在小儿推拿中应用尤为广泛。介质可以是仅仅作为润滑作用的添加剂，也可以兼有药物作用。

二、介质的种类

常用的润滑介质滑石粉、爽身粉、润肤油等。现在，一般把润滑剂和药物的作用相结合，有散剂、丸剂、酒剂、锭剂、膏剂、汤剂等不同的剂型，每种剂型各有不同的特点，如散剂制作简单，携带方便；丸剂药力持久，吸收缓慢，存贮方便；汤剂处方灵活，可以适应各种病情需要等；在临床使用时要综合考虑，酌情使用。现将常用的推拿介质单方和复方，介绍如下。

1. 常用单方

（1）葱姜汁　由葱白和生姜捣碎取

汁使用，也可将葱白和生姜切片，浸泡于75%的乙醇中使用，能加强温热散寒作用，常用于冬春季节及小儿虚寒证。

（2）白酒　适用于成人推拿（对乙醇过敏者禁用）。有活血祛风，散寒止痛，通经活络的作用，对发热患者还有降温作用，一般用于急性扭挫伤，并常用于治疗风寒湿痹和慢性劳损。

（3）薄荷酊　用5%薄荷脑5g，浸入75%的乙醇100ml内配制而成。具有温经散寒、清凉解表、清利头目和润滑作用，常用于治疗小儿虚寒性腹泻以及软组织损伤，用于擦法、按揉法可以加强透热效果。

（4）凉水　即洁净的自来水或凉开水。有清凉肌肤和退热作用，常用于外感热证。

（5）木香水　取少许木香，用开水浸泡，待凉后去渣使用。有行气、活血、止痛作用。常用于急性扭挫伤及肝气郁结导致的两胁疼痛等症。常用于擦法、揉法等。

（6）麻油　即食用麻油。在使用擦法时局部涂抹少许麻油，可以加强手法的透热作用，而提高疗效，常用于刮痧疗法中。

（7）蛋清　有清凉去热、祛积消食作用。常用于小儿外感发热、消化不良等症。

（8）滑石粉　性味甘、淡、寒。有清热利窍，渗湿润燥作用。常用于小儿推拿的摩擦类手法和夏季用于出汗部位，可以保护医患的皮肤，有利于手法的施行。

2. 常用复方

（1）冬青油　由冬青油、薄荷脑、凡士林和少许麝香配置而成，具有温经散寒和润滑的作用，常用于治疗小儿虚寒性腹泻及软组织损伤。

（2）红花油　为骨伤科常用，主要成分有桃仁、红花等，常用于治疗寒痹、痛痹等。

（3）按摩乳　市售常用外用药物，为多种药物组成，主要作用为舒筋通络，活血化瘀，消肿止痛。

（4）大补益摩膏　选自《圣济总录》。药物组成：木香、丁香、零陵香、炮附子、沉香、吴茱萸、炮干姜、硫黄、桂枝、白矾各1两，麝香、轻粉各1分。主治五劳七伤、腰膝疼痛、肾脏久冷、疝气下坠、耳聋目暗、痔疮肠风、女子子宫久冷、产后诸疾、赤白带下等。

（5）摩腰膏　选自《普济方》。药物组成为陈皮1两，阳起石5钱，干姜、沉香、肉桂、硫黄、吴茱萸、雄黄、蛇床子各5钱，白矾1两，杏仁1两，轻粉1钱，麝香1钱半，炮附子1个，公丁香1两，朱砂1钱2分。主治腰痛痼冷、腿膝痛冷诸症。使用时炙手摩于腰部。

（6）陈元膏　选自《外台秘要》。药物组成为：当归3两，生地黄2斤，附子3两，细辛2两，桂心2两，天雄2两，干姜2两，丹砂1两，川芎2两，雄黄2两，乌头2两，苦酒3，白芷1两，松脂半斤，猪脂10斤。主治湿痹、纳呆、外伤腰痛、心腹积聚、头晕目眩、胸胁背痛、腹痛、闭经痛经、腰膝酸软等。

（7）野葛膏　选自《千金要方》。药物组成为：野葛、犀角（以他药代替）、白花蛇舌草、莽草、乌头、桔梗、升麻、防风、蜀椒、干姜、鳖甲、雄黄、巴豆各1两，丹参3两，踯躅花1斤，苦酒3升，猪脂5斤。主治卒中风毒、腹痛、尸厥、宿食不消等。

（8）乌头摩风膏　选自《太平圣惠方》。药物组成为川乌头、防风、桂心、白芷、藁本、川椒、吴茱萸、白术、细辛、川芎、白附子、黎芦、莽草、羌活各半两，黄脂5两，猪脂1斤，生姜3两。主治风痛、皮肤不仁、筋脉拘急等。在火边炙手趁热摩之。

（9）莽草膏　药物组成：莽草、乌头、附子、踯躅花、苦酒、猪脂。将前4味药切细，用1升苦酒浸泡一夜，次日放入2000g猪油中煎沸，绞去药渣，倒入瓷瓶内贮存备用。本方有散寒消肿，温热止痛，安神定魄作用。用于治疗痹症肿痛，精神恍惚等。

（10）白膏　由天雄、乌头、莽草、羊踯躅组成。将上述药物切碎，用醇苦酒浸泡一夜，次日放入盛有1500g腊月猪油的铜器中，文火煎炼，使药变成焦黄色，绞去滓，置于瓷器中备用。该方具有解毒、祛风湿、散寒止痛的作用，常用于治疗伤风恶寒、肢节烦痛、目赤、咽喉痛、小儿头疮、银屑病等疾患。

（11）青膏　由当归、川芎、蜀椒、白芷、吴茱萸、附子、乌头、莽草组成。将上述药物切碎，用醇苦酒浸泡两天，然后放入2000g猪油内煎至药色发黄，绞去药渣，贮存备用。本方具有祛风散寒，活血止痛的作用。常用于治疗伤寒头痛、项强、四肢烦痛等。

（12）丹参赤膏　由丹参、雷丸、芒硝、戎盐、大黄组成。上述药物切碎后，用250g苦酒浸泡一夜，次日再放入猪油内煎沸，绞去滓，贮存备用。常用于治疗心腹诸痛。

（13）乌头膏　由乌头、野葛、莽草组成。把上述药物切碎后，用适量高度白酒浸泡3日，再放入2500g猪油内煎沸，待药色成焦黄时，滤去药渣，盛入瓷器备用。本方具有祛风散寒，活血通络的作用。常用于治疗伤寒项背强直、偏枯口僻、手足顽麻等病证。

（14）蹉跌膏　由当归、续断、附子、细辛、甘草、通草、川芎、牛膝、蜀椒组成。将上述药物切细后，用1000g猪油先煎取油，然后把药物放入油内煎熬，使药成黄色，绞去滓，盛入瓷器备用。本品具有活血养筋，消肿止痛的作用，常用于治疗因脱位、挫伤而引起的疼痛。

（15）商陆膏　由商陆根、猪油组成。以上两味合煎，炼至色黄，绞去药成膏。

具有逐水消肿作用。治疗水肿等症。

（16）乌头摩风膏　由乌头、附子、当归、羌活、细辛、桂心、防风、白术、川椒、吴茱萸、猪脂组成。将上述药物切碎，用醋浸泡一夜，次日放入500g腊月猪油内，用文火煎熬，使药色变黄成膏，盛入瓷器中备用。本品具有祛风除湿，温中散寒，活血止痛作用。常用于治疗风湿痹痛、腰腿不遂、四肢拘挛、皮肤不仁等病证。

（17）当归摩膏　由当归、细辛、桂心、生地黄、天雄、白芷、川芎、丹砂、干姜、乌头、松脂、猪脂组成。将上述药物（除松脂、丹砂、猪脂外）切碎，用500g取汁，浸泡药物过夜，次日放入2500g猪油和120g松脂内，慢火煎熬，使药色变黄。滤去药渣，盛入瓷瓶中备用。具有散寒祛风，活血止痛作用。治疗风湿痹痛等症。

（18）牡丹膏　由牡丹花、芫花、皂荚、藜芦、附子、莽草叶、大黄、蜀椒组成。将上述药物切细，用布包好放入干净容器中，用1500g酒浸泡过夜，次日放入1500g腊月猪油内，文火煎熬，使药质变为稀稠样，绞去滓，装入密封瓷器中备用。本品具有清热凉血、活血散瘀作用。治疗脚气、痹痛、鼠漏恶疮、风毒、腹中痛等症。

（19）摩脐膏　由杏仁、葱、盐组成。把上述3味同研成糊状成膏。本方具有通便作用，常用于治疗大便不通，腹胀。

（20）皂荚摩膏　由皂荚、醋组成。将皂荚捣细成末，用陈醋调和成膏。本方具有祛痰开窍等作用，治疗卒中口㖞。

（21）杏仁膏　由杏仁、川椒、附子、细辛组成，把上述药物（除川椒以外）切碎，用适量醋浸泡过夜，次日倒入250g猪油内，以文火煎熬，使药色变黄成膏，滤去药渣，盛入瓷器贮存备用。本方具有发散风寒，温通鼻窍的作用。常用于治疗小儿鼻塞，涕流不出等。

（22）摩风膏 由附子、乌头、防风、凌霄花、踯躅花、露蜂房组成。将上述药物研为细末，放入适量猪油文火煎，用柳枝搅匀成膏，滤去药渣，盛进瓷器内备用。具有凉血祛风，散毒消肿的作用。用于治疗白癜风等。

（23）雷丸膏 由雷丸、甘草、莽草、升麻、桔梗、白术组成。将上述药物切成细末，放入适量猪油文火煎，用柳枝搅匀成膏，滤去药渣，盛进瓷瓶备用。具有清热解毒，消肿散结作用。由于治疗小儿风痛、胸中蓄热等症。

（24）清润黄连膏 由黄连、当归、生地黄、黄柏、姜黄、生石膏、薄荷组成。将上述药物用水煎，滤去药渣，加少量冰片和蜂蜜，炼膏后备用。具有清热解毒，散风消疮的作用。用于治疗热毒风疮等。

（25）万灵膏 由鹳筋草、透骨草、紫丁香根、当归、自然铜、血竭、没药、川芎、赤芍、半两钱、红花、川牛膝、五加皮、石菖蒲、苍术、木香、秦艽、蛇床子、肉桂、附子、半夏、石斛、草薢、鹿茸、虎骨（以他药代替）、麝香等组成，除血竭、没药、麝香三味各研细末另包外，其他23味。将香油10斤微火煨浸3日，然后将诸药入油中，熬黑为度，去滓加黄丹5斤再熬，将至滴水成珠离火，待温度降下后入血竭、没药、麝香，搅匀取出，去火气。用于跌打损伤，有消瘀散毒，舒筋活血，祛寒除湿的功效。

三、介质的选择

（1）辨证选择 本法属于中医外治范畴，与其他内治法一样，也要根据中医学理论进行辨证分型，所谓"内治之法即为外治之法，外治之法即为内治之法"。所以，在选择介质时，要依据证型的不同选择不同的介质。总体上以寒热和虚实为总

纲。寒证，要使用有温热散寒作用的介质，如葱姜水、冬青膏等；热证用具有清凉退热作用的介质，如凉水、医用乙醇等；虚证，用具有滋补作用的介质，如药酒等。实证，用具有清泻作用的介质，如蛋青、红花油、传导油等。其他证型可以根据病情的需要酌情制定相应介质，或使用一些中性介质，如滑石粉、爽身粉等。

（2）辨病选择 根据病情的不同，病位的不同，选择不同的介质。软组织损伤，如关节扭伤、腱鞘炎等选用活血化瘀、消肿止痛、透热性强的介质，如红花油、传导油、冬青膏等；小儿肌性斜颈选用润滑性能较强的滑石粉、爽身粉等；小儿发热选用清热性能较强的凉水、乙醇、薄荷水等。

（3）根据年龄选择 对于成年人，一般水剂、油剂、粉剂均可以使用；老年人常用的介质有油剂和酒剂；小儿皮肤娇嫩，所以常用的介质不能刺激性太大，主要选择滑石粉、爽身粉、凉水、乙醇、薄荷水、葱姜汁、蛋清等。

总之，在选择介质时，要本着因人制宜，具体问题，具体分析的方针，综合各方面的情况来选择安全、有效的推拿介质。

四、介质推拿操作方法

使用介质推拿，何种剂型，无论是单方或复方，总原则是方便手法的施行，不能损伤皮肤，确保疗效。具体说来，可以有以下几个方面。

（1）患者要选取适宜的体位，一是要利于手法的操作，二要令患者感觉舒适。施术部位要充分暴露。如果有皮肤破损，或有严重的皮肤病不能使用。

（2）蘸取或挑取适量推拿介质均匀涂抹于施术部位，不能过多或过少。过多则太湿，使手法浮而无力；过少则太燥，使手法滞涩且容易损伤皮肤。

（3）推拿常用手法为摩法、擦法、推法、揉法、抹法。无论使用何种手法，均要以轻快柔和、平稳着实为原则，不可使用蛮力。也可以借助于器具，如《圣济总录》载："以铁熨斗，摩项一二千下"，"以铁匙挑一钱许，涂顶上，细细用铁匙摩之"。现代的刮痧疗法即是其发展，经常使用牛角为推拿器具。凡借助器具者，以刮为主，用力要适宜，刮至皮下微有出血点为度，有出血倾向者禁用；一般隔日一次。用手法者，可每日1次，每次20~30分钟。

（4）推拿术后要注意局部保暖，防止腠理开，邪气乘虚而入而加重病情。

十一、研究进展

（1）凌春燕等采用自我养生保健推拿调治疲劳型亚健康状态，治疗方法：①热搓手：双手掌面相对搓擦及一手掌面与另一手掌背搓擦3分钟左右。②拳揉膻中：右手半握拳，左手自然放在右手背上，双手配合揉之。每次2分钟。③揉腹：右手握拳，左手置于右手手背，用右手拳心揉腹部，以脐为中心，揉脐中及其周围部位，时间2分钟左右。④按摩肾区：双手掌置于肾区向上提按，配合揉法，操作8~12遍。⑤掌推命门：左手置于右手背，用右手掌推命门穴8~12遍至局部微微发热。⑥按揉太溪、太冲、三阴交，叩击足三里：取坐位。双手拇指叠置后按揉太溪、三阴交穴，太冲穴。每穴约1分钟。握拳用小鱼际侧叩击同侧足三里穴1分钟左右。⑦揉搓足心，叩击足底：取坐位。双手鱼际交替揉按涌泉穴，至局部有微微发热感。然后用小鱼际近掌根处搓擦足心。然后用拳击法反复叩击足底2分钟左右。⑧叩击大腿及小腿

内侧：取坐位。用双手拳心同时或交替叩击大腿及小腿内侧面，上下往返叩击8~12遍。⑨拍打、叩击上肢内侧与外侧：用虚掌拍打法或拳心叩击法，交替操作于对侧上肢的内侧与外侧，上下来回操作8~12遍。⑩叩击、拍打臀腿：用双手拳心叩击或双手虚掌同时拍打于双侧臀部及大腿与小腿外侧，上下来回8~12遍。每次约30分钟，1~2次/天，早晚进行，连续推拿30天。研究观察表明，治疗具有理想的调治效果。

（2）邝敏等采用小儿保健推拿治疗婴幼儿脾失健运型厌食，治疗方法：补脾经、揉板门、顺运内八卦、揉中脘、揉天枢、摩腹、分腹阴阳、按揉足三里、捏脊。每天1次。推拿1周为1个疗程，共2个疗程，而后观察4周。研究观察表明，治疗后有效率高，愈后复发少。

主要参考文献

［1］吕明. 推拿学［M］. 北京：中国中医药出版社，2011.

［2］王之虹. 新编中国推拿［M］. 北京：人民卫生出版社，2012.

［3］王之虹. 推拿学［M］. 北京：高等教育出版社，2013.

［4］王华兰. 推拿学［M］. 北京：人民军医出版社，2004.

［5］凌春燕，雷龙鸣. 自我养生保健推拿在疲劳型亚健康状态调治中的应用效果观察［J］. 世界最新医学信息文摘，2019，19（86）：203-206.

［6］邝敏. 小儿保健推拿治疗婴幼儿脾失健运型厌食的临床观察［J］. 内蒙古中医药，2019，38（6）：89-90.

附

录

临床常用检查参考值

一、血液学检查

指标			标本类型	参考区间
红细胞（RBC）	男			$(4.0\sim5.5)\times10^{12}/L$
	女			$(3.5\sim5.0)\times10^{12}/L$
血红蛋白（Hb）	新生儿			170~200g/L
	成人	男		120~160g/L
		女		110~150g/L
平均红细胞血红蛋白（MCV）				80~100fl
平均红细胞血红蛋白（MCH）				27~34pg
平均红细胞血红蛋白浓度（MCHC）				320~360g/L
红细胞比容（Hct）（温氏法）	男			0.40~0.50L/L
	女			0.37~0.48L/L
红细胞沉降率（ESR）（Westergren法）	男		全血	0~15mm/h
	女			0~20mm/h
网织红细胞百分数（Ret%）	新生儿			3%~6%
	儿童及成人			0.5%~1.5%
白细胞（WBC）	新生儿			$(15.0\sim20.0)\times10^{9}/L$
	6个月至2岁时			$(11.0\sim12.0)\times10^{9}/L$
	成人			$(4.0\sim10.0)\times10^{9}/L$
白细胞分类计数百分率	嗜中性粒细胞			50%~70%
	嗜酸性粒细胞（EOS%）			0.5%~5%
	嗜碱性粒细胞（BASO%）			0~1%
	淋巴细胞（LYMPH%）			20%~40%
	单核细胞（MONO%）			3%~8%
血小板计数（PLT）				$(100\sim300)\times10^{9}/L$

二、电解质

指标		标本类型	参考区间
二氧化碳结合力（CO_2-CP）	成人	血清	22~31mmol/L
钾（K）			3.5~5.5mmol/L
钠（Na）			135~145mmol/L
氯（Cl）			95~105mmol/L
钙（Ca）			2.25~2.58mmol/L
无机磷（P）			0.97~1.61mmol/L

三、血脂血糖

指标		标本类型	参考区间
血清总胆固醇（TC）	成人	血清	2.9~6.0mmol/L
低密度脂蛋白胆固醇（LDL-C）（沉淀法）			2.07~3.12mmol/L
血清三酰甘油（TG）			0.56~1.70mmol/L
高密度脂蛋白胆固醇（HDL-C）（沉淀法）			0.94~2.0mmol/L
血清磷脂			1.4~2.7mmol/L
α- 脂蛋白			男性（517±106）mg/L
			女性（547±125）mg/L
血清总脂			4~7g/L
血糖（空腹）（葡萄糖氧化酶法）			3.9~6.1mmol/L
口服葡萄糖耐量试验服糖后 2 小时血糖			< 7.8mmol/L

四、肝功能检查

指标		标本类型	参考区间
总脂酸		血清	1.9~4.2g/L
胆碱酯酶测定（ChE）（比色法）	乙酰胆碱酯酶（AChE）		80000~120000U/L
	假性胆碱酯酶（PChE）		30000~80000U/L
铜蓝蛋白（成人）			0.2~0.6g/L
丙酮酸（成人）			0.06~0.1mmol/L
酸性磷酸酶（ACP）			0.9~1.90U/L
γ- 谷氨酰转移酶（γ-GGT）	男		11~50U/L
	女		7~32U/L

指标			标本类型	参考区间
蛋白质类	蛋白组分	清蛋白（A）	血清	40~55g/L
		球蛋白（G）		20~30g/L
		清蛋白/球蛋白比值		（1.5~2.5）:1
	总蛋白（TP）	新生儿		46.0~70.0g/L
		＞3岁		62.0~76.0g/L
		成人		60.0~80.0g/L
	蛋白电泳（醋酸纤维膜法）	α_1球蛋白		3%~4%
		α_2球蛋白		6%~10%
		β球蛋白		7%~11%
		γ球蛋白		9%~18%
乳酸脱氢酶同工酶（LDiso）（圆盘电泳法）		LD_1		（32.7±4.60）%
		LD_2		（45.1±3.53）%
		LD_3		（18.5±2.96）%
		LD_4		（2.90±0.89）%
		LD_5		（0.85±0.55）%
肌酸激酶（CK）（速率法）		男		50~310U/L
		女		40~200U/L
肌酸激酶同工酶		CK–BB		阴性或微量
		CK–MB		＜0.05（5%）
		CK–MM		0.94~0.96（94%~96%）
		CK–MT		阴性或微量

五、血清学检查

指标	标本类型	参考区间
甲胎蛋白（AFP，αFP）	血清	＜25ng/ml（25μg/L）
小儿（3周~6个月）		＜39ng/ml（39μg/L）
包囊虫病补体结合试验		阴性
嗜异性凝集反应		（0~1）:7
布鲁斯凝集试验		（0~1）:40
冷凝集素试验		（0~1）:10
梅毒补体结合反应		阴性

指标		标本类型	参考区间
补体	总补体活性（CH50）（试管法）	血浆	50~100kU/L
补体经典途径成分	C1q（ELISA 法）	血清	0.18~0.19g/L
	C3（成人）		0.8~1.5g/L
	C4（成人）		0.2~0.6g/L
免疫球蛋白	成人		700~3500mg/L
IgD（ELISA 法）	成人		0.6~1.2mg/L
IgE（ELISA 法）			0.1~0.9mg/L
IgG	成人		7~16.6g/L
IgG/ 白蛋白比值			0.3~0.7
IgG/ 合成率			–9.9~3.3mg/24h
IgM	成人		500~2600mg/L
E- 玫瑰花环形成率		淋巴细胞	0.40~0.70
EAC- 玫瑰花环形成率			0.15~0.30
红斑狼疮细胞（LEC）		全血	阴性
类风湿因子（RF）（乳胶凝集法或浊度分析法）		血清	< 20U/ml
外斐反应	OX19		低于 1∶160
Widal 反应（直接凝集法）	O		低于 1∶80
	H		低于 1∶160
	A		低于 1∶80
	B		低于 1∶80
	C		低于 1∶80
结核抗体（TB-G）			阴性
抗酸性核蛋白抗体和抗核糖核蛋白抗体			阴性
抗干燥综合征 A 抗体和抗干燥综合征 B 抗体			阴性
甲状腺胶体和微粒体胶原自身抗体			阴性
骨骼肌自身抗体（ASA）			阴性
乙型肝炎病毒表面抗原（HBsAg）			阴性
乙型肝炎病毒表面抗体（HBsAb）			阴性
乙型肝炎病毒核心抗原（HBcAg）			阴性

指标	标本类型	参考区间
乙型肝炎病毒 e 抗原（HBeAg）	血清	阴性
乙型肝炎病毒 e 抗体（HBeAb）		阴性
免疫扩散法		阴性
植物血凝素皮内试验（PHA）		阴性
平滑肌自身抗体（SMA）		阴性
结核菌素皮内试验（PPD）		阴性

六、骨髓细胞的正常值

指标		标本类型	参考区间
增生程度		骨髓	增生活跃（即成熟红细胞与有核细胞之比约为 20：1）
粒系细胞分类	原始粒细胞		0~1.8%
	早幼粒细胞		0.4%~3.9%
	中性中幼粒细胞		2.2%~12.2%
	中性晚幼粒细胞		3.5%~13.2%
	中性杆状核粒细胞		16.4%~32.1%
	中性分叶核粒细胞		4.2%~21.2%
	嗜酸性中幼粒细胞		0~1.4%
	嗜酸性晚幼粒细胞		0~1.8%
	嗜酸性杆状核粒细胞		0.2%~3.9%
	嗜酸性分叶核粒细胞		0~4.2%
	嗜碱性中幼粒细胞		0~0.2%
	嗜碱性晚幼粒细胞		0~0.3%
	嗜碱性杆状核粒细胞		0~0.4%
	嗜碱性分叶核粒细胞		0~0.2%
红细胞分类	原始红细胞		0~1.9%
	早幼红细胞		0.2%~2.6%
	中幼红细胞		2.6%~10.7%
	晚幼红细胞		5.2%~17.5%

指标		标本类型	参考区间
淋巴细胞分类	原始淋巴细胞	骨髓	0~0.4%
	幼稚淋巴细胞		0~2.1%
	淋巴细胞		10.7%~43.1%
单核细胞分类	原始单核细胞		0~0.3%
	幼稚单核细胞		0~0.6%
	单核细胞		0~6.2%
浆细胞分类	原始浆细胞		0~0.1%
	幼稚浆细胞		0~0.7%
	浆细胞		0~2.1%
其他细胞	巨核细胞		0~0.3%
	网状细胞		0~1.0%
	内皮细胞		0~0.4%
	吞噬细胞		0~0.4%
	组织嗜碱细胞		0~0.5%
	组织嗜酸细胞		0~0.2%
	脂肪细胞		0~0.1%
分类不明细胞			0~0.1%

七、血小板功能检查

指标		标本类型	参考区间
血小板聚集试验（PAgT）	连续稀释法	血浆	第五管及以上凝聚
	简易法		10~15s 内出现大聚集颗粒
血小板黏附试验（PAdT）	转动法	全血	58%~75%
	玻璃珠法		53.9%~71.1%
血小板第 3 因子		血浆	33~57s

八、凝血机制检查

指标	标本类型	参考区间
凝血活酶生成试验	全血	9~14s
简易凝血活酶生成试验（STGT）		10~14s
凝血酶时间延长的纠正试验	血浆	加甲苯胺蓝后，延长的凝血时间恢复正常或缩短 5s 以上
凝血酶原时间（PT）	全血	30~42s
凝血酶原消耗时间（PCT） 儿童		> 35s
凝血酶原消耗时间（PCT） 成人		> 20s
出血时间（BT）	刺皮血	（6.9±2.1）min，超过 9min 为异常
凝血时间（CT） 毛细管法（室温）	全血	3~7min
凝血时间（CT） 玻璃试管法（室温）		4~12min
凝血时间（CT） 塑料管法		10~19min
凝血时间（CT） 硅试管法（37℃）		15~32min
纤维蛋白原（FIB）	血浆	2~4g/L
纤维蛋白原降解产物（PDP）（乳胶凝聚法）		0~5mg/L
活化部分凝血活酶时间（APTT）		30~42s

九、溶血性贫血的检查

指标	标本类型	参考区间
酸化溶血试验（Ham 试验）	全血	阴性
蔗糖水试验		阴性
抗人球蛋白试验（Coombs 试验） 直接法	血清	阴性
抗人球蛋白试验（Coombs 试验） 间接法		阴性
游离血红蛋白		< 0.05g/L
红细胞脆性试验 开始溶血	全血	4.2~4.6g/L NaCl 溶液
红细胞脆性试验 完全溶血		2.8~3.4g/L NaCl 溶液
热变性试验（HIT）	Hb 液	< 0.005
异丙醇沉淀试验		30min 内不沉淀
自身溶血试验	全血	阴性
高铁血红蛋白（MetHb）		0.3~1.3g/L
血红蛋白溶解度试验		0.88~1.02

十、其他检查

指标		标本类型	参考区间
溶菌酶（lysozyme）		血清	0~2mg/L
铁（Fe）	男（成人）		10.6~36.7μmol/L
	女（成人）		7.8~32.2μmol/L
铁蛋白（FER）	男（成人）		15~200μg/L
	女（成人）		12~150μg/L
淀粉酶（AMY）（麦芽七糖法）			35~135U/L
		尿	80~300U/L
尿卟啉		24h 尿	0~36nmol/24h
维生素 B_{12}（VitB_{12}）		血清	180~914pmol/L
叶酸（FOL）			5.21~20ng/ml

十一、尿液检查

指标			标本类型	参考区间
比重（SG）			尿	1.015~1.025
蛋白定性	磺基水杨酸			阴性
	加热乙酸法			阴性
蛋白定量（PRO）	儿童		24h 尿	< 40mg/24h
	成人			0~80mg/24h
尿沉渣检查	白细胞（LEU）		尿	< 5 个 /HP
	红细胞（RBC）			0~3 个 /HP
	扁平或大圆上皮细胞（EC）			少量 /HP
	透明管型（CAST）			偶见 /HP
尿沉渣 3h 计数	白细胞（WBC）	男	3h 尿	< 7 万 /h
		女		< 14 万 /h
	红细胞（RBC）	男		< 3 万 /h
		女		< 4 万 /h
	管型			0/h

指标				标本类型	参考区间
尿沉渣 12h 计数	白细胞及上皮细胞			12h 尿	< 100 万
	红细胞（RBC）				< 50 万
	透明管型（CAST）				< 5 千
	酸度（pH）				4.5~8.0
中段尿细菌培养计数				尿	< 10^6 菌落 /L
尿胆红素定性					阴性
尿胆素定性					阴性
尿胆原定性（UBG）					阴性或弱阳性
尿胆原定量				24h 尿	0.84~4.2μmol/（L·24h）
肌酐（CREA）	成人		男		7~18mmol/24h
			女		5.3~16mmol/24h
肌酸（creatine）	成人		男		0~304μmol/24h
			女		0~456μmol/24h
尿素氮（BUN）					357~535mmol/24h
尿酸（UA）					2.4~5.9 mmol/24h
氯化物（Cl）	成人		以 Cl⁻ 计		170~255mmol/24h
			以 NaCl 计		170~255mmol/24h
钾（K）	成人				51~102mmol/24h
钠（Na）	成人				130~260mmol/24h
钙（Ca）	成人				2.5~7.5mmol/24h
磷（P）	成人				22~48mmol/24h
氨氮					20~70mmol/24h
淀粉酶（Somogyi 法）				尿	< 1000U/L

十二、肾功能检查

指标				标本类型	参考区间
尿素（UREA）				血清	1.7~8.3mmol/L
尿酸（UA）（成人酶法）	成人		男		150~416μmol/L
			女		89~357μmol/L

指标			标本类型	参考区间
肌酐（CREA）	成人	男	血清	53~106μmol/L
		女		44~97μmol/L
浓缩试验	成人		尿	禁止饮水12h内每次尿量20~25ml，尿比重迅速增至1.026~1.035
	儿童			至少有一次比重在1.018或以上
稀释试验				4h排出所饮水量的0.8~1.0，而尿的比重降至1.003或以下
尿比重3小时试验			尿	最高尿比重应达1.025或以上，最低比重达1.003，白天尿量占24小时总尿量的2/3~3/4
昼夜尿比重试验				最高比重＞1.018，最高与最低比重差≥0.009，夜尿量＜750ml，日尿量与夜尿量之比为（3~4）∶1
酚磺酞（酚红）试验（FH试验）	静脉滴注法			15min排出量＞0.25
				120min排出量＞0.55
	肌内注射法			15min排出量＞0.25
				120min排出量＞0.05
内生肌酐清除率（Ccr）	成人		24h尿	80~120ml/min
	新生儿			40~65ml/min

十三、妇产科妊娠检查

指标			标本类型	参考区间
绒毛膜促性腺激素（hCG）			尿或血清	阴性
绒毛膜促性腺激素（HCG STAT）（快速法）	男（成人）			无发现
	女（成人）	妊娠3周	血清，血浆	5.4~7.2IU/L
		妊娠4周		10.2~708IU/L
		妊娠7周		4059~153767IU/L
		妊娠10周		44186~170409IU/L
		妊娠12周		27107~201615IU/L
		妊娠14月		24302~93646IU/L
		妊娠15周		12540~69747IU/L
		妊娠16周		8904~55332IU/L
		妊娠17周		8240~51793IU/L
		妊娠18周		9649~55271IU/L

十四、粪便检查

指标	标本类型	参考区间
胆红素（IBL）		阴性
氮总量		< 1.7g/24h
蛋白质定量（PRO）	粪便	极少
粪胆素		阴性
粪胆原定量		68~473μmol/24h
粪重量		100~300g/24h
细胞	粪便	上皮细胞或白细胞偶见 /HP
潜血		阴性

十五、胃液分析

指标		标本类型	参考区间
胃液分泌总量（空腹）			1.5~2.5L/24h
胃液酸度（pH）			0.9~1.8
五肽胃泌素胃液分析	空腹胃液量		0.01~0.10L
	空腹排酸量		0~5mmol/h
	最大排酸量	胃液	3~23mmol/L
细胞			白细胞和上皮细胞少量
细菌			阴性
性状			清晰无色，有轻度酸味含少量黏液
潜血			阴性
乳酸（LACT）			阴性

十六、脑脊液检查

指标		标本类型	参考区间
压力（卧位）	成人		80~180mmH$_2$O
	儿童		40~100mmH$_2$O
性状		脑脊液	无色或淡黄色
细胞计数			（0~8）×10^6/L（成人）
葡萄糖（GLU）			2.5~4.4mmol/L
蛋白定性（PRO）			阴性

指标		标本类型	参考区间
蛋白定量（腰椎穿刺）			0.2~0.4g/L
氯化物（以氯化钠计）	成人	脑脊液	120~130mmol/L
	儿童		111~123mmol/L
细菌			阴性

十七、内分泌腺体功能检查

指标			标本类型	参考区间
血促甲状腺激素（TSH）（放免法）			血清	2~10mU/L
促甲状腺激素释放激素（TRH）				14~168pmol/L
促卵泡成熟激素（FSH）	男		24h 尿	3~25mU/L
	女	卵泡期		5~20IU/24h
		排卵期		15~16IU/24h
		黄体期		5~15IU/24h
		月经期		50~100IU/24h
促卵泡成熟激素（FSH）	男		血清	1.27~19.26IU/L
	女	卵泡期		3.85~8.78IU/L
		排卵期		4.54~22.51IU/L
		黄体期		1.79~5.12IU/L
		绝经期		16.74~113.59IU/L
促肾上腺皮质激素（ACTH）	上午 8:00		血浆	25~100ng/L
	下午 18:00			10~80ng/L
催乳激素（PRL）	男		血清	2.64~13.13μg/L
	女	绝经前（＜50 岁）		3.34~26.72μg/L
		黄体期（＞50 岁）		2.74~19.64μg/L
黄体生成素（LH）	男		血清	1.24~8.62IU/L
	女	卵泡期		2.12~10.89IU/L
		排卵期		19.18~103.03IU/L
		黄体期		1.2~12.86IU/L
		绝经期		10.87~58.64IU/L

指标			标本类型	参考区间
抗利尿激素（ADH）（放免）			血浆	1.4~5.6pmol/L
生长激素（GH）（放免法）	成人	男	血清	< 2.0μg/L
		女		< 10.0μg/L
	儿童			< 20.0μg/L
反三碘甲腺原氨酸（rT$_3$）（放免法）				0.2~0.8nmol/L
基础代谢率（BMR）			—	-0.10~+0.10（-10%~+10%）
甲状旁腺激素（PTH）（免疫化学发光法）			血浆	12~88ng/L
甲状腺 ^{131}I 吸收率	3h ^{131}I 吸收率		—	5.7%~24.5%
	24h ^{131}I 吸收率		—	15.1%~47.1%
总三碘甲腺原氨酸（TT$_3$）			血清	1.6~3.0nmol/L
血游离三碘甲腺原氨酸（FT$_3$）				6.0~11.4pmol/L
总甲状腺素（TT$_4$）				65~155nmol/L
游离甲状腺素（FT$_4$）（放免法）				10.3~25.7pmol/L
儿茶酚胺总量			24h 尿	71.0~229.5nmol/24h
香草扁桃酸	成人			5~45μmol/24h
游离儿茶酚胺	多巴胺		血浆	血浆中很少被检测到
	去甲肾上腺素（NE）			0.177~2.36pmol/L
	肾上腺素（AD）			0.164~0.546pmol/L
血皮质醇总量	上午 8:00			140~630nmol/L
	下午 16:00			80~410nmol/L
5- 羟吲哚乙酸（5-HIAA）	定性		新鲜尿	阴性
	定量		24h 尿	10.5~42μmol/24h
尿醛固酮（ALD）				普通饮食：9.4~35.2nmol/24h
血醛固酮（ALD）	普通饮食（早 6 时）	卧位	血浆	（238.6 ± 104.0）pmol/L
		立位		（418.9 ± 245.0）pmol/L
	低钠饮食	卧位		（646.6 ± 333.4）pmol/L
		立位		（945.6 ± 491.0）pmol/L
肾小管磷重吸收率			血清 / 尿	0.84~0.96
肾素	普通饮食	立位	血浆	0.30~1.90ng/（ml·h）
		卧位		0.05~0.79ng/（ml·h）
	低钠饮食	卧位		1.14~6.13ng/（ml·h）

指标			标本类型	参考区间
17- 生酮类固醇	成人	男	24h 尿	34.7~69.4μmol/24h
		女		17.5~52.5μmol/24h
17- 酮类固醇总量（17-KS）	成人	男		34.7~69.4μmol/24h
		女		17.5~52.5μmol/24h
血管紧张素Ⅱ（AT-Ⅱ）		立位	血浆	10~99ng/L
		卧位		9~39ng/L
血清素（5-羟色胺）（5-HT）			血清	0.22~2.06μmol/L
游离皮质醇			尿	36~137μg/24h
（肠）促胰液素			血清、血浆	（4.4±0.38）mg/L
胰高血糖素	空腹		血浆	空腹：17.2~31.6pmol/L
葡萄糖耐量试验（OGTT）	口服法	空腹	血清	3.9~6.1mmol/L
		60min		7.8~9.0mmol/L
		120min		< 7.8mmol/L
		180min		3.9~6.1mmol/L
C 肽（C-P）	空腹			1.1~5.0ng/ml
胃泌素			血浆空腹	15~105ng/L

十八、肺功能

指标		参考区间
潮气量（TC）	成人	500ml
深吸气量（IC）	男性	2600ml
	女性	1900ml
补呼气容积（ERV）	男性	910ml
	女性	560ml
肺活量（VC）	男性	3470ml
	女性	2440ml
功能残气量（FRC）	男性	（2270±809）ml
	女性	（1858±552）ml
残气容积（RV）	男性	（1380±631）ml
	女性	（1301±486）ml

指标		参考区间
静息通气量（VE）	男性	（6663±200）ml/min
	女性	（4217±160）ml/min
最大通气量（MVV）	男性	（104±2.71）L/min
	女性	（82.5±2.17）L/min
肺泡通气量（VA）		4L/min
肺血流量		5L/min
通气/血流（V/Q）比值		0.8
无效腔气/潮气容积（VD/VT）		0.3~0.4
弥散功能（CO吸入法）		198.5~276.9ml/（kPa·min）
气道阻力		1~3cmH$_2$O/（L·s）

十九、前列腺液及前列腺素

指标			标本类型	参考区间
性状			前列腺液	淡乳白色，半透明，稀薄液状
细胞	白细胞（WBC）			＜10个/HP
	红细胞（RBC）			＜5个/HP
	上皮细胞			少量
淀粉样小体				老年人易见到，约为白细胞的10倍
卵磷脂小体				多量，或可布满视野
量				数滴至1ml
前列腺素（PG）（放射免疫法）	PGA	男	血清	13.3±2.8nmol/L
		女		11.5±2.1nmol/L
	PGE	男		4.0±0.77nmol/L
		女		3.3±0.38nmol/L
	PGF	男		0.8±0.16nmol/L
		女		1.6±0.36nmol/L

二十、精液

指标	标本类型	参考区间
白细胞	精液	＜5个/HP
活动精子百分率		射精后30~60min内精子活动率为80%~90%，至少＞60%
精子数		39×10^6/次
正常形态精子		＞4%
量		每次1.5~6.0ml
黏稠度		呈胶冻状，30min后完全液化呈半透明状
色		灰白色或乳白色，久未排精液者可为淡黄色
酸碱度（pH）		7.2~8.0

《当代中医专科专病诊疗大系》
参 编 单 位

总主编单位

开封市中医院　　　　　　　　　　广州中医药大学第一附属医院

海南省中医院　　　　　　　　　　广东省中医院

河南中医药大学　　　　　　　　　四川省第二中医医院

执行总主编单位

首都医科大学附属北京中医医院　　北京中医药大学深圳医院（龙岗）

中国中医科学院广安门医院　　　　北京中医药大学

安阳职业技术学院　　　　　　　　云南省中医医院

常务副总主编单位

中国中医科学院西苑医院　　　　　沈阳药科大学

吉林省辽源市中医院　　　　　　　中国中医科学院望京医院

江苏省中西医结合医院　　　　　　河南中医药大学第一附属医院

中国中医科学院眼科医院　　　　　山东中医药大学第二附属医院

北京中医药大学东方医院　　　　　四川省中医药科学院中医研究所

山西省中医院　　　　　　　　　　北京中医药大学厦门医院

副总主编单位

辽宁中医药大学附属第二医院　　　包头市蒙医中医医院

河南大学中医院　　　　　　　　　重庆中医药学院

浙江中医药大学附属第三医院　　　天水市中医医院

新疆哈密市中医院（维吾尔医医院）中国中医科学院西苑医院济宁医院

河南省中医糖尿病医院　　　　　　黄冈市中医医院

472

贵州中医药大学

广西中医药大学第一附属医院

辽宁中医药大学第一附属医院

南京中医药大学

三亚市中医院

辽宁中医药大学

辽宁省中医药科学院

青海大学

黑龙江省中医药科学院

湖北中医药大学附属医院

湖北省中医院

安徽中医药大学第一附属医院

汝州市中西医结合医院

湖南中医药大学附属醴陵医院

湖南医药学院

湖南中医药大学

咸宁市中医医院

中国中医科学院

南阳理工学院张仲景国医国药学院

长垣中西医结合医院

成都中医药大学附属医院

成都中医药大学第二附属医院

兰州市中医医院

扬州市中医院

高安市中医医院

馆陶县中医医院

江西中医药大学

辽宁中医药大学附属第三医院

盐城市中医院

河南省人民医院

云南中医药大学

常务编委单位
（按首字拼音排序）

安钢职工总医院

安徽中医药大学第二附属医院

安阳市中西医结合医院

安阳市中医院

安阳市肿瘤医院

百色市中医医院

北海市中医医院

北京市昌平区中西医结合医院

北京市平谷区中医医院

北京中医药大学第三附属医院

澄迈县中医院

赤水市中医医院

重庆市北碚区中医院

重庆市中医院

重庆医科大学中医药学院

重庆医药高等专科学校

重庆中医药学院第一临床学院

德江县民族中医医院

防城港市中医医院

福建中医药大学附属康复医院

广西中医药大学

广西中医药大学第一附属医院（仙葫院区）

广元市中医医院

桂林市中医医院

海口市中医医院

河南省骨科医院
河南省洛阳正骨医院
河南省中西医结合儿童医院
河南省中医药研究院
河南省中医院
河南中医药大学第二附属医院
河南中医药大学第三附属医院
南昌市洪都中医院
南京市中医院
黑龙江省中医医院
湖北省妇幼保健院
湖北省中医院
湖南中医药大学第一附属医院
黄河科技学院附属医院
江苏省中西医结合医院
焦作市中医院
开封市第二中医院
开封市儿童医院
开封市光明医院
开封市中心医院
来宾市中医医院
兰州市西固区中医院
梨树县中医院
辽宁省肛肠医院
聊城市中医医院
洛阳市中医院
南京市溧水区中医院
南京中医药大学苏州附属医院
南阳市骨科医院
南阳张仲景健康养生研究院
南阳仲景书院
内蒙古医科大学

宁波市中医院
宁夏回族自治区中医医院暨中医研究院
宁夏医科大学附属银川市中医医院
平顶山市第二人民医院
平顶山市中医医院
钦州市中医医院
青海大学医学院
山西中医药大学
陕西省中医药研究院
陕西省中医医院
陕西中医药大学第二附属医院
上海市浦东新区光明中医医院
上海中医药大学附属岳阳中西医结合医院
上海中医药大学附属上海市中西医结合医院
上海中医药大学针灸推拿学院
深圳市中医院
沈阳市第二中医医院
苏州市中西医结合医院
天津市中医药研究院附属医院
天津武清泉达医院
天津医科大学总医院
田东县中医医院
温州市中西医结合医院
梧州市中医医院
武穴市中医医院
徐州市中医院
义乌市中医医院
银川市中医医院
英山县人民医院
张家港市中医医院

长春中医药大学附属医院

浙江省中医药研究院基础研究所

镇江市中医院

郑州大学第二附属医院

郑州大学第三附属医院

郑州大学第一附属医院

郑州市中医院

中国疾病预防控制中心传染病预防控制所

中国中医科学院针灸研究所

编委单位
（按首字拼音排序）

安阳市人民医院

鞍山市中医院

白城中医院

北海市人民医院

北京市海淀区医疗资源统筹服务中心

重庆两江新区中医院

重庆市江津区中医院

东港市中医院

福建省立医院

福建中医药大学附属第三人民医院

福建中医药大学附属人民医院

福建中医药大学国医堂

福建中医药大学中医学院

广西中医药大学第一附属医院仁爱分院

广西中医药大学附属国际壮医医院

贵州省第二人民医院

合浦县中医医院

河南科技大学第一附属医院

河南省立眼科医院

河南省眼科研究所

河南省职业病医院

河南医药健康技师学院

鹤壁职业技术学院医学院

滑县中医院

滑县第三人民医院

焦作市儿童医院

焦作市妇女儿童医院

焦作市妇幼保健院

开封市妇幼保健院

开封市苹果园卫生服务中心

开封市中医肛肠病医院

林州市中医院

灵山县中医医院

隆安县中医医院

那坡县中医医院

南乐县中医院

南乐益民医院

南乐中医肛肠医院

南宁市武鸣区中医医院

南阳名仁中医院

南阳市中医院

宁夏回族自治区中医医院

平顶山市第一人民医院

平南县中医院

濮阳市第五人民医院

濮阳市中医院

日照市中医院

融安县中医医院

475

三门峡市中医院　　　　　　　　邢台市中医院

厦门市中医院　　　　　　　　　兴安界首骨伤医院

陕西省中医药研究院　　　　　　兴化市人民医院

商水县中医院　　　　　　　　　沂源县中医医院

上海仁爱医院　　　　　　　　　长治市上党区中医院

石家庄市中医院　　　　　　　　昭通市中医医院

天门市中医医院　　　　　　　　郑州大学第五附属医院

尉氏县中医院　　　　　　　　　郑州市金水区总医院

温县中医院　　　　　　　　　　郑州澍青医学高等专科学校

温州市中医院　　　　　　　　　中国人民解放军陆军第 83 集团军医院

湘潭市中医医院　　　　　　　　中国中医科学院中医临床基础医学研究所

新乡市中医院　　　　　　　　　珠海市中西医结合医院

新乡医学院第三附属医院